Neurologie

Chez le même éditeur

Dans la même collection

Activité physique et sportive : facteur de santé, par le Collège français des enseignants en médecine et traumatologie du sport et de l'exercice physique (CFEMTSEP). 2019, 96 pages.

Anatomie et cytologie pathologiques, par le Collège français des pathologistes (CoPath). 3e édition, 2019, 416 pages.

Chirurgie maxillo-faciale et stomatologie, par le Collège hospitalo-universitaire français de chirurgie maxillo-faciale et stomatologie. 5e édition, 2021, 432 pages.

Dermatologie, par le Collège des enseignants en dermatologie de France (CEDEF). 7e édition, 2017, 472 pages.

Endocrinologie, diabétologie et maladies métaboliques, par le Collège des enseignants d'endocrinologie, diabète et maladies métaboliques (CEEDMM). 5e édition, 2021, 528 pages.

Gériatrie, par le Collège national des enseignants de gériatrie (CNEG). 4e édition, 2018, 384 pages.

Gynécologie obstétrique, par le Collège national des gynécologues et obstétriciens français (CNGOF). 5e édition, 2021, 792 pages.

Hématologie, par la Société française d'hématologie. 4e édition, 2021, 424 pages.

Hépato-gastro-entérologie – Chirurgie digestive, par la Collégiale des universitaires en hépato-gastro-entérologie (CDU-HGE). 4e édition, 2018, 536 pages.

Immunopathologie, par le Collège des enseignants d'immunologie. 2018, 328 pages.

Imagerie médicale – Radiologie et médecine nucléaire, par le Collège des enseignants de radiologie de France (CERF) et le Collège national des enseignants de biophysique et de médecine nucléaire (CNEBMN). 2e édition, 2019, 584 pages.

Immunopathologie, par le Collège des enseignants d'immunologie. 2018, 328 pages.

Maîtriser la LCA en anglais – Méthodologie et entraînement, par le Collège universitaire des enseignants de santé publique (CUESP). 5e édition, 2019, 248 pages.

Médecine cardio-vasculaire, par le Collège national des enseignants de cardiologie et la Société française de cardiologie. 2019, 560 pages.

Médecine intensive, réanimation, urgences et défaillances viscérales aiguës, par le Collège des enseignants de médecine intensive – réanimation (CEMIR). 7e édition, 2021, 904 pages.

Médecine légale – Médecine du travail, par la Société française de médecine légale, le Collège des enseignants hospitalo-universitaires de médecine et santé au travail. 2019, 272 pages.

Médecine physique et de réadaptation, par le Collège français des enseignants universitaires de médecine physique et de réadaptation (COFEMER). 7e édition, 2021, 384 pages.

Neurochirurgie, par le Collège de neurochirurgie. 2e édition, 2019, 272 pages.

Neurologie, par le Collège des enseignants de neurologie. 5e édition, 2019, 624 pages.

Nutrition, par le Collège des enseignants de nutrition. 3e édition, 2019, 256 pages.

Ophtalmologie, par le Collège des ophtalmologistes universitaires de France (COUF). 5e édition, 2021, 400 pages.

ORL, par le Collège français d'ORL et de chirurgie cervico-faciale. 4e édition, 2017, 432 pages.

Parasitoses et mycoses des régions tempérées et tropicales, par l'Association française des enseignants de parasitologie et mycologie (ANOFEL). 6e édition, 2019, 504 pages.

Pédiatrie, par A. Bourrillon, G. Benoist, le Collège national des professeurs de pédiatrie. 8e édition, 2021, 936 pages.

Rhumatologie, par le Collège français des enseignants en rhumatologie (COFER). 6e édition, 2018, 456 pages.

Santé publique, par le Collège universitaire des enseignants de santé publique (CUESP). 4e édition, 2019, 472 pages.

Urologie, par le Collège français des urologues (CFU). 5e édition, 2021, 424 pages.

Neurologie

Collège des enseignants de neurologie

6e édition

Elsevier Masson

ELSEVIER

Elsevier Masson SAS, 65, rue Camille-Desmoulins, 92442 Issy-les-Moulineaux cedex, France

Neurologie, 6e édition, par le Collège des enseignants de neurologie.

ISBN : 978-2-294-77437-9
e-ISBN : 978-2-294-77505-5

Table des matières

II Entraînement

Comité de rédaction

Coordinateurs

Y. Béjot

A. Créange
L. Defebvre
M. Mazighi

Auteurs

S. Alamowitch, Paris
M. Anheim, Strasbourg
I. Arnulf, Paris
N. Attal, Boulogne-Billancourt
P. Azulay, Marseille
A. Behin, Paris
Y. Béjot, Dijon
P. Bourdillon, Paris,
P. Bourgin, Strasbourg
B. Brochet, Bordeaux
L. Calvière, Toulouse
M. Ceccaldi, Marseille
P. Clavelou, Clermont-Ferrand
P. Corcia, Tours
C. Cordonnier, Lille
A. Créange, Créteil
M. Debouverie, Nancy
L. Defebvre, Lille
T. Delorme, Angers
C. Denier, Kremlin-Bicêtre
O. Detante, Grenoble
J. de Sèze, Strasbourg
A. Ducros, Montpellier
J. Dumurgier, Paris
A. Eusebio, Marseille
O. Félician, Marseille
C. Froment, Lyon
D. Grabli, Paris
K. Hoang-Xuan, Paris
J. Jonas, Nancy
P. Krystkowiak, Amiens
P. Laforêt, Garches
C. Lamirel, Paris
A. Lannuzel, Pointe-à-Pitre

Conseil d'administration du Collège des enseignants de neurologie

Avant-propos à la sixième édition

Cette sixième édition du référentiel de neurologie, en adéquation avec le programme des ECNi du second cycle, a été actualisée moins de deux ans après la cinquième édition, ce qui a permis d'enrichir les différents chapitres et en particulier l'iconographie, d'ajouter des dossiers de mise en situation pratique, mais également de préciser pour chaque item la hiérarchisation des objectifs de rang A et de rang B, afin de faciliter l'apprentissage selon les recommandations de la réforme du second cycle. Les connaissances de rang C qui concernent le troisième cycle sont parfois mentionnées dans des rubriques « Pour en savoir plus ». Elles ne feront pas l'objet de questions aux ECNi mais permettront aux étudiants qui souhaitent se destiner à la discipline de neurologie d'élargir leurs connaissances avant leur prise de fonction.

Comme pour chaque édition, les étudiants pourront également consulter le site internet du collège des enseignants de neurologie (www.cen-neurologie.fr) pour des rappels utiles de sémiologie avec des vidéos illustratives. Le référentiel sera également disponible en totalité sur ce site dans l'onglet du deuxième cycle.

Nous tenons à remercier tout particulièrement les enseignants du Collège de neurologie et également des autres disciplines, qui ont participé à la rédaction, à l'actualisation et à la relecture des chapitres de ce référentiel.

Nous espérons que ce livre permettra au plus grand nombre d'étudiants en médecine d'acquérir les connaissances de notre discipline, non seulement pour la préparation de l'ECNi, mais aussi pour mieux appréhender leur pratique en stage, puis leur parcours professionnel.

Professeur Luc Defebvre, président du CEN

pour le Collège des enseignants de neurologie

et le comité éditorial du référentiel :

Yannick Béjot, Mikael Mazighi, Alain Créange et Luc Defebvre

Note de l'éditeur

Dans le respect de la Réforme du deuxième cycle des études médicales (R2C), les connaissances rassemblées dans cet ouvrage sont hiérarchisées en rang A, rang B et rang C à l'aide de balises et d'un code couleur :

- A Connaissances fondamentales que tout étudiant doit connaître en fin de deuxième cycle.
- B Connaissances essentielles à la pratique mais relevant d'un savoir plus spécialisé que tout interne d'une spécialité doit connaître au premier jour de son DES.
- C Connaissances spécifiques à un DES donné (troisième cycle).

Au sein des tableaux de hiérarchisation des connaissances, les objectifs grisés avec astérisque * ne sont pas abordés dans l'ouvrage (dans la version ebook de l'ouvrage, cette information est signalée uniquement par l'astérisque *).

Table des compléments en ligne

Des compléments numériques sont associés à cet ouvrage. Ils sont indiqués dans la marge par des pictogrammes qui renvoient vers les vidéos ou enregistrements sonores.

Pour accéder à ces compléments, connectez-vous sur www.em-consulte.com/complement/477437 et suivez les instructions pour activer votre accès.

Abréviations

AAH	Allocation aux adultes handicapés
ACE	Artère carotide externe
ACI	Artère carotide interne
AG	Anesthésie générale
AGEFIPH	Association de gestion du fonds pour l'insertion professionnelle des personnes handicapées
AINS	Anti-inflammatoire non stéroïdien
AIT	Accident ischémique transitoire
ALD	Affection de longue durée
AMAN	*Acute Motor Axonal Neuropathy* ou neuropathie motrice axonale aiguë
AMS	Atrophie multisystématisée
APA	Allocation personnalisée d'autonomie
ARM	Angiographie par résonance magnétique
ATUc	Autorisation temporaire d'utilisation de cohorte
AVC	Accident vasculaire cérébral
BAV	Bloc auriculoventriculaire
BDU	Bilan urodynamique
BDZ	Benzodiazépine
BHE	Barrière hémato-encéphalique
BPCO	Bronchopneumopathie chronique obstructive
BREF	Batterie rapide d'efficience frontale
CADASIL	*Cerebral Autosomal Dominant Arteriopathy with Subcortical Infarcts and Leukoencephalopathy* ou artériopathie cérébrale autosomique dominante avec infarctus sous-corticaux et leucoencéphalopathie
CCQ	Céphalée chronique quotidienne
CDAPH	Commission des droits et de l'autonomie des personnes handicapées
C3G	Céphalosporine de troisième génération
CGTC	Crise d'épilepsie généralisée tonicoclonique
CIDN	Contrôle inhibiteur diffus induit par la nociception
CMRR	Centre de mémoire de référence et de recherche
COMT	Catéchol-O-méthyltransférase
COX	Cyclo-oxygénase
CPAP	*Continuous Positive Airway Pressure*
CRAT	Centre de référence sur les agents tératogènes
CRP	*C-Reactive Protein* ou protéine C réactive
CTA	Céphalée trigémino-autonomique
CVF	Capacité vitale forcée
DA	Dopamine
DaT	*Dopamine Transporter*
DDC	Dopa décarboxylase
DLFT	Dégénérescence lobaire frontotemporale
DLMO	*Dim Light Melatonin Onset*
DNET	*Dysembryoplastic Neuroepithelial Tumor* ou tumeur neuro-épithéliale dysembryoplasique
DNF	Dégénérescence neurofibrillaire
DREZ	*Dorsal Root Entry Zone*
DS	Déviation standard
EBV	Epstein-Barr virus
ECBU	Examen cytobactériologique des urines

ECG	Électrocardiogramme
EEG	Électroencéphalogramme
EMG	Électromyogramme
EN	Échelle numérique
ENMG	Électroneuromyographie
EOG	Électro-oculographique
EVA	Échelle visuelle analogique
EVS	Échelle verbale simple
FIPHFP	Fonds pour l'insertion professionnelle des personnes handicapées dans la fonction publique
FLAIR	*Fluid attenuated inversion recovery*
FLASH MRI	*Fast Low Angle Shot Magnetic Resonance Imaging*
FO	Fond d'œil
FRAA	Formation réticulée activatrice ascendante
FTA	*Fluorescent Treponemal Antibody*
GABA	Gamma amino-butyrique (acide) ou acide gamma-aminobutyrique
GB	Globule blanc
GCS	*Glasgow Coma Scale*
GR	Globule rouge
γGT	Gammaglutamyl-transférase
GIR	Groupe iso-ressource
HAD	*Hospital Anxiety Depression*
HBPM	Héparine de bas poids moléculaire
HED	Hématome extradural
HIC	Hypertension intracrânienne
HLH	Hémianopsie latérale homonyme
HSA	Hémorragie sous-arachnoïdienne
HSD	Hématome sous-dural
HSV	Herpès simplex virus
HTA	Hypertension artérielle
HTIC	Hypertension intracrânienne
IAH	Index d'apnées hypopnées
IASP	*International Association for the Study of Pain*
ICHD	*International Classification of Headache Disorders*
ICOMT	Inhibiteur de la catéchol-O-méthyltransférase
IHS	*International Headache Society*
IMAO-B	Inhibiteur de la monoamine oxydase B
IPAQSS	Indicateur pour l'amélioration de la qualité et de la sécurité des soins
IRM	Imagerie par résonance magnétique
ISAT	*International Subarachnoid Aneurysm Trial*
IV	Intraveineux
LCS	Liquide cérébrospinal
LEMP	Leucoencéphalopathie multifocale progressive
LP	Libération prolongée
MA	Maladie d'Alzheimer
MAA	Migraine avec aura
MAG	*Myelin-Associated Glycoprotein*
MAPA	Mesure ambulatoire de la pression artérielle
MDPH	Maison départementale des personnes handicapées
MEOPA	Mélange équimoléculaire oxygène-protoxyde d'azote
MMSE	*Mini Mental State Examination*
MNc	Motoneurone central

MNP	Motoneurone périphérique
MPN	Mouvement périodique nocturne
MSA	Migraine sans aura
NA	Noradrénaline
NF1	Neurofibromatose de type 1
NFS	Numération-formule sanguine
NIHSS	*National Institute of Health Stroke Score*
NMDA	N-méthyl-D-aspartate
NMMBC	Neuropathie motrice multifocale avec blocs de conduction
NOIAA	Neuropathie optique ischémique antérieure aiguë
NORB	Névrite optique rétrobulbaire
NPI	*Neuropsychiatric Inventory* ou inventaire neuropsychiatrique
OACR	Occlusion de l'artère centrale de la rétine
OCT	*Optical Coherence Tomography* ou tomographie par cohérence optique
ORL	Otorhinolaryngologie
OVCR	Occlusion de la veine centrale de la rétine
PAD	Pression artérielle diastolique
PAN	Périartérite noueuse
PAS	Pression artérielle systolique
PCH	Prestation de compensation du handicap
PCR	*Polymerase Chain Reaction* ou réaction en chaîne par polymérase
PEA	Potentiel évoqué auditif
PEM	Potentiel évoqué moteur
PES	Potentiel évoqué somesthésique
PIC	Pression intracrânienne
PL	Ponction lombaire
PNDS	Protocole national de diagnostic et de soins
PNET	*Primitive Neuroectodermal Tumor* ou tumeur neuro-ectodermique primitive
POM	Paralysie oculomotrice
PPC	Pression positive continue
PPSB	Prothrombine proconvertine (facteur) Stuart (facteur antihémophilique) B
PRES	Encéphalopathie postérieure réversible
PRN	Polyradiculonévrite
PSA	*Prostate Specific Antigen*
PSG	Polysomnographie
PUM	Potentiel d'unité motrice
QLH	Quadranopsie latérale homonyme
RCP	Réunion de concertation pluridisciplinaire
RCP	Réflexe cutané plantaire
REM sleep	*Rapid Eye Movement sleep*
RGO	Reflux gastro-œsophagien
RQTH	Reconnaissance de la qualité de travailleur handicapé
RR	Risque relatif
rTMS	*repetitive Transcranial Magnetic Stimulation* ou stimulation magnétique transcrânienne répétitive
rt-PA	*recombinant tissue-Plasminogen Activator*
SA	Semaine d'aménorrhée
SAOS	Syndrome d'apnée obstructive du sommeil
SARVAS	Syndrome d'augmentation de résistance des voies aériennes supérieures
SAS	Syndrome d'apnées du sommeil
SC	Sous-cutané

SDC	Structure spécialisée douleur chronique
SDRC	Syndrome douloureux régionaul complexe
SEP	Sclérose en plaques
SEP RR	Sclérose en plaques rémittente récurrente
SIADH	Syndrome de sécrétion inappropriée d'hormone antidiurétique
sida	Syndrome d'immunodéficience acquise
SJSR	Syndrome des jambes sans repos
SLA	Sclérose latérale amyotrophique
SLI	Stimulation lumineuse intermittente
SLP	Sommeil lent profond
SNC	Système nerveux central
SNP	Système nerveux périphérique
SP	Sommeil paradoxal
SPGR	*Spoiled Gradient Recalled Echo*
SUNCT	*Short-lasting Unilateral Neuralgiform headache attacks with Conjonctival injection and Tearing*
SVCR	Syndrome de vasoconstriction réversible
TCA	Temps de céphaline activé
TDM	Tomodensitométrie
TENS	*Transcutaneous Electrical Nerve Stimulation* ou neurostimulation électrique transcutanée
TEP	Tomographie par émission de positons
TGO	Transaminase glutamique-oxaloacétique
TGP	Transaminase glutamique-pyruvique
TILE	Test itératif de latence d'endormissement
TME	Test de maintien de l'éveil
TP	Taux de prothrombine
TPHA	*Treponema Pallidum Hemagglutinations Assay*
TPMT	Thiopurine S-méthyltransférase
TSH	*Thyroid-Stimulating Hormone*
TTS	Temps total de sommeil
TVC	Thrombose veineuse cérébrale
UNV	Unité neurovasculaire
VDRL	*Venereal Disease Research Laboratory*
VIH	Virus de l'immunodéficience humaine
VNI	Ventilation non invasive
VPL	Ventro-postéro-latéral
VPPB	Vertige positionnel paroxystique bénin
WFNS	*World Federation of the Neurosurgical Societies*

I

Connaissances

CHAPITRE

1

Item 76 – Addiction à l'alcool. Complications neurologiques de l'alcoolisme

Objectifs pédagogiques

- Repérer, diagnostiquer, évaluer le retentissement d'une addiction à l'alcool.
- Expliquer les indications et principes du sevrage thérapeutique.
- Savoir rechercher et reconnaître les signes d'un syndrome de sevrage à l'alcool et les accidents de sevrage (convulsion et *delirium tremens*).
- Savoir diagnostiquer une intoxication alcoolique aiguë avec ou sans coma éthylique.
- Connaître les signes de l'encéphalopathie de Gayet-Wernicke, ses mécanismes et complications.
- Connaître les complications médicales générales principales de la consommation d'alcool.
- Savoir prendre en charge un accident de sevrage (crise convulsive ou *delirium tremens*).

Hiérarchisation des connaissances

Rang	Rubrique	Intitulé	Descriptif
A	Prévalence, épidémiologie	Connaître les principaux chiffres liés à la consommation d'alcool en France (source : BEH 2019)	
A	Définition	Connaître les définitions des termes suivants : addictologie, non-usage, usage à faible risque, mésusage, usage à risque, usage nocif (CIM 11), dépendance (CIM 11)	
A	Définition	Comparaison dépendance (CIM 11) et trouble de l'usage de l'alcool (DSM 5)	La dépendance (CIM 11) correspond aux troubles de l'usage d'alcool modéré à sévère (DSM 5)
A	Diagnostic positif	Connaître les repères de consommation d'alcool définissant l'usage à faible risque	Repères de Santé publique France définis en 2017 et communiqués en 2019

Rang	Rubrique	Intitulé	Descriptif
A	Diagnostic positif	Savoir diagnostiquer usage nocif et dépendance selon les critères de la CIM 11	Le diagnostic de dépendance repose sur l'association de trois critères au moins dans l'année qui précède et le diagnostic d'usage nocif requiert l'élimination du diagnostic de dépendance (ils s'excluent mutuellement)
A	Diagnostic positif	Savoir dépister un mésusage d'alcool : verres standards, consommation déclarée, AUDIT-C	Le dépistage du mésusage d'alcool est systématique pour tout nouveau patient, en particulier aux urgences, et repose sur l'interrogatoire, au mieux avec l'aide du questionnaire AUDIT-C
A	Diagnostic positif	Savoir rechercher et reconnaître les signes d'un syndrome de sevrage à l'alcool et les accidents de sevrage (convusion et *delirium tremens*)	Faire le diagnostic clinique, éliminer les diagnostics différentiels
A	Identifier une urgence	Savoir diagnostiquer une intoxication alcoolique aiguë avec ou sans coma éthylique (diagnostic différentiel) et rechercher les troubles métaboliques associés	Faire le diagnostic clinique, éliminer les diagnostics différentiels, rechercher hypoglycémie, aciodocétose, hyponatrémie
A	Diagnostic positif	Connaître l'association fréquente du mésusage d'alcool avec d'autres pathologies addictives et psychiatriques, qu'elles soient primaires ou secondaires	Les troubles psychiatriques associés au mésusage d'alcool peuvent être primaires (existant avant l'installation du mésusage, qui peut avoir une fonction autothérapeutique) ou secondaires (la consommation d'alcool entraîne des symptômes voire des troubles psychiatriques, anxieux ou dépressifs en particulier)
A	Diagnostic positif	Connaître les principales complications sociales du mésusage d'alcool et le lien avec la précarité	
A	Examens complémentaires	Connaître les marqueurs biologiques usuels de consommation d'alcool : alcoolemie, GGT, volume globulaire moyen, transferrine désialysée	Les marqueurs usuels de consommation d'alcool sont l'alcoolémie, la gamma GT, le VGM et la transferrine désialylée
A	Diagnostic positif	Connaître les complications médicales générales principales de la consommation d'alcool	
A	Définition	Connaître les principes de base de la prévention primaire du mésusage d'alcool	
B	Prise en charge	Connaître le RPIB (repérage précoce et intervention brève) et son contenu	Le RPIB comprend le dépistage systématique d'un mésusage d'alcool et une intervention brève en cas de mésusage sans dépendance

Rang	Rubrique	Intitulé	Descriptif
A	Prise en charge	Connaître les principes de la prise en charge	La prise en charge doit être globale, biopsycho-sociale et pluridisciplinaire, et les objectifs généraux peuvent être : un arrêt complet des consommations ou abstinence; le retour à un usage à faible risque; voire une réduction des consommations dans un objectif de réduction des risques
A	Prise en charge	Connaître les principes de l'entretien motivationnel	Cf. item 1
B	Prise en charge	Savoir prendre en charge un sevrage encadré d'alcool	Le sevrage de l'alcool peut être réalisé en ambulatoire, par tout médecin, ou lors d'une hospitalisation, et nécessite la prévention des signes et accidents de sevrage
B	Prise en charge	Savoir prendre en charge un accident de sevrage (crise convulsive ou *delirium tremens*)	Un accident de sevrage nécessite une hospitalisation et doit être traité par benzodiazépines demi-vie longue à forte dose, dégressive sur une à deux semaines, vitamine B1 parentérale et hydratation adaptée
B	Prise en charge	Connaître l'existente des groupes d'entraide et des structures de soins en addictologie	
B	Prise en charge	Connaître l'existence de médicaments spécifiques dans la dépendance à l'alcool	Médicaments d'aide à la diminution de la consommation (nalméfène, baclofène) et au maintien de l'abstinence après un sevrage (acamprosate, naltrexone, disulfiram, baclofene)

A L'alcoolisme est la cause directe ou indirecte de 15 à 25 % des hospitalisations et d'environ 41 000 décès par an en France[1].

L'identification d'un alcoolisme chronique est le plus souvent aisée : consommation excessive reconnue, présence de plusieurs signes cliniques (faciès vultueux, couperose du visage, parfois rhinophima) et de signes biologiques (macrocytose, augmentation des γ-GT).

Plusieurs mécanismes peuvent expliquer les effets de l'alcool sur le système nerveux :

- toxicité directe : l'alcool se fixe sur les phospholipides membranaires, notamment sur les récepteurs des systèmes gabaergique et glutamatergique, entraînant une dysfonction des canaux ioniques;
- toxicité indirecte : carences vitaminiques (dues à une mauvaise nutrition et à une gastrite chronique), conséquences de l'atteinte d'organes retentissant sur le cerveau (insuffisance hépatique, cardiomyopathie alcoolique, dépression immunitaire) ou de troubles induits (traumatismes crâniens, accidents).

[1] D'après le Bulletin épidémiologique hebdomadaire de février 2019; www.santepubliquefrance.fr/determinants-de-sante/alcool.

Quand la symptomatologie n'est pas typique, il faut penser à une autre cause que l'alcool et ne pas facilement attribuer une symptomatologie neurologique au seul alcoolisme connu d'un patient.

L'alcoolisme chronique est habituellement associé à un tabagisme chronique et aux complications neurologiques de celui-ci (métastase cérébrale d'un cancer bronchique, encéphalopathie respiratoire due à une BPCO, etc.).

Plusieurs de ces complications doivent être prévenues en prescrivant chez tout patient alcoolique hospitalisé, quelle qu'en soit la raison, un supplément vitaminique B1, B6, B12, folates et PP.

Les complications neurologiques de l'alcoolisme chronique sont souvent associées chez un même patient.

I. Complications neurologiques de l'intoxication alcoolique aiguë

A. Ivresse simple

Conséquence de l'action de l'alcool notamment sur la substance réticulée du tronc cérébral, les noyaux vestibulaires, le cervelet et le cortex, l'ivresse banale associe jovialité, hypomanie (parfois tristesse), propos incohérents et dysarthrie, troubles cérébelleux et vertiges.

Le diagnostic repose sur la mesure de l'alcoolémie.

B. Ivresse pathologique

L'ivresse pathologique associe des troubles du comportement (agressivité, violences, dangerosité, actes clastiques délictueux), parfois des hallucinations et un délire. Elle est suivie d'un sommeil profond et d'une amnésie lacunaire.

C. Ivresse convulsivante

Par abaissement du seuil épileptogène, il s'agit le plus souvent d'une crise généralisée unique au cours d'une intoxication aiguë chez un buveur occasionnel, ne nécessitant pas de traitement antiépileptique.

D. Coma éthylique

En cas d'absorption massive d'alcool, une encéphalopathie peut s'installer sous la forme d'une phase d'obnubilation puis de stupeur, enfin de coma éthylique qui peut comporter des signes de gravité (aréactivité, mydriase, hypotonie, dépression respiratoire, hypothermie, hypotension) engageant le pronostic vital et nécessitant alors le transfert en réanimation où seront prévenues les complications.

Des séquelles (compressions nerveuses périphériques tronculaires et/ou plexuelles, troubles mnésiques post-anoxiques) sont possibles.

Trois troubles métaboliques devront systématiquement être recherchés dans ce contexte car susceptibles d'engager le pronostic vital : hypoglycémie, acidocétose, hyponatrémie (principalement chez le gros buveur de bière), qu'il conviendra de ne pas corriger trop rapidement (risque de myélinolyse centropontine, cf. *infra*).

II. Complications neurologiques aiguës du sevrage alcoolique

L'alcool agit comme agoniste des récepteurs GABA (fonction inhibitrice). Le sevrage entraîne une diminution de la transmission gabaergique, avec pour conséquence une hyperexcitabilité. Le sevrage correspond à un arrêt complet ou à une diminution de la consommation. Il est souvent contemporain d'une affection intercurrente (pathologie infectieuse, traumatisme) qu'il importe d'identifier et de traiter.

A. Crise d'épilepsie

Elle survient surtout chez un patient encore jeune, stade où les autres complications neurologiques sont encore rares.

La seule hospitalisation peut être l'occasion d'un sevrage.

Il s'agit le plus souvent d'une crise généralisée tonicoclonique, unique – mais des états de mal peuvent survenir dans 5 % des cas – dans les 12 à 24 heures du sevrage.

L'EEG est le plus souvent normal, des anomalies paroxystiques à la stimulation lumineuse intermittente sont possibles. Une première crise nécessite une imagerie cérébrale, car elle peut révéler une pathologie associée.

B Il n'y a pas d'indication à un traitement antiépileptique mais on peut utiliser ponctuellement des benzodiazépines, afin de diminuer les autres symptômes de sevrage.

B. *Delirium tremens*

A Les signes de début (« pré-*delirium tremens* ») doivent être dépistés : inversion du rythme nycthéméral, cauchemars, irritabilité, anxiété, sueurs, tremblement postural des mains.

B Ces signes de début nécessitent d'urgence :

- une hydratation *per os* avec vitaminothérapie (B1, B6 et PP) ;
- les benzodiazépines *per os* (diazépam, clonazépam) ou par voie parentérale (diazépam) en cas d'agitation plus importante, imposant une surveillance cardiorespiratoire. Ce traitement a un double intérêt : prise en charge symptomatique de l'agitation et prévention de l'évolution vers un *delirium tremens* avéré.

A En l'absence de traitement, l'évolution se fait vers un *delirium tremens* : syndrome confuso-onirique avec propos incohérents, agitation, hallucinations multiples surtout visuelles avec zoopsie et scènes d'agression, causes d'agressivité et de réactions de frayeur. Le syndrome physique associe fièvre, sueurs, trémulations, parfois signes de déshydratation, modification de la pression artérielle, tachycardie, troubles du rythme. Des crises d'épilepsie, voire un état de mal, peuvent survenir.

B Le *delirium tremens* est une urgence médicale dont le traitement associe :

- hydratation adaptée au bilan électrolytique qui doit être répété, avec surveillance de la diurèse, apport vitaminique (B1, B6, PP), correction de l'hypokaliémie ;
- benzodiazépines IV (dose de charge par diazépam 10 mg par heure). Il est souhaitable de disposer de moyens de réanimation et d'un antidote des benzodiazépines (flumazénil) ; en

cas d'insuffisance hépatocellulaire, on privilégiera des benzodiazépines métabolisées par conjugaison (plutôt que par oxydation), telles que le lorazépam;

- correction de l'hyperthermie (antipyrétiques);
- recours prudent aux neuroleptiques (surveillance, diminution rapide de la posologie, uniquement si les hallucinations persistent malgré les benzodiazépines);
- sans oublier le traitement des facteurs favorisants ou aggravants (infection pulmonaire, traumatisme, par exemple).

C. Prévention des manifestations neurologiques du sevrage alcoolique

Le sevrage thérapeutique à but de prévention des complications de l'alcoolisme se réalise en ambulatoire ou en milieu institutionnel. Il associe hydratation, prescriptions vitaminiques et traitement par benzodiazépine pendant une semaine à dose dégressive.

III. Complications neurologiques de l'intoxication alcoolique chronique

A. Encéphalopathies

1. Encéphalopathie de Gayet-Wernicke (ou de Wernicke-Korsakoff)

Ⓐ Due à une carence en vitamine B1, parfois induite par un apport glucidique, son diagnostic doit être posé au début devant un seul des signes suivants ou en présence de leur association :

- syndrome confusionnel;
- signes oculomoteurs : paralysie oculomotrice, paralysie de fonction, nystagmus;
- syndrome cérébelleux statique;
- hypertonie oppositionnelle.

En dehors du dosage de la vitamine B1 (effondré), le diagnostic est fait par l'IRM cérébrale (hypersignaux FLAIR des corps mamillaires). **Le traitement, urgent, repose sur la vitamine B1 IV sans attendre les resultats des dosages. il est surtout preventif** : supplémentation systématique en vitamine B1 de tout patient alcoolique chronique dénutri, prescription systématique de vitamine B1 lors d'un apport glucosé chez un patient dénutri ou éthylique.

2. Encéphalopathie pellagreuse

Due à une carence en vitamine PP, elle associe confusion mentale et hypertonie extrapyramidale; troubles digestifs et signes cutanéomuqueux (glossite, desquamation) sont très inconstants. Le traitement repose sur la vitamine PP parentérale (500 mg par jour). Il est surtout préventif : prescription systématique de vitamine PP à tout patient alcoolique dénutri.

3. Encéphalopathie hépatique

Secondaire à l'insuffisance hépatique (cirrhose), elle comporte une confusion mentale associée à un astérixis (*flapping tremor*), fait de myoclonies dites négatives (correspondant à une chute transitoire du tonus responsable de mouvements de flexion brusque puis extension des poignets lors de la manœuvre de Barré) avec, parfois, des signes extrapyramidaux (par dépôts de manganèse dans les ganglions de la base : intérêt de l'IRM encéphalique) et des crises d'épilepsie.

Au stade de coma, des myoclonies, des signes focaux, des mouvements de décérébration sont possibles. L'EEG montre des signes (non spécifiques) évocateurs d'une encéphalopathie : ralentissement et diffusion du rythme de base, ondes triphasiques. L'évolution dépend du stade de la maladie, du traitement des facteurs déclenchants : saignement, apport protidique trop important, une prise de benzodiazépines, infection, trouble métabolique.

Le traitement curatif associe lactulose et néomycine (par sonde nasogastrique ou lavement). Le traitement préventif est celui des facteurs déclenchants.

B. Troubles cognitifs

1. Liés à l'alcool

Les troubles cognitifs liés à l'alcool mais non liés à la maladie de Marchiafava-Bignami ou au syndrome de Korsakoff (cf. *infra*) font toujours l'objet d'une certaine controverse. En effet, de nombreux facteurs peuvent être impliqués : effet toxique propre, carences vitaminiques, hépatopathies, traumatismes crâniens répétés, accidents vasculaires cérébraux, effet du vieillissement, possible pathologie dégénérative associée.

Bien que des critères diagnostiques aient été proposés, ils reposent pour l'essentiel sur des durées de consommation et de sevrage, ainsi que sur des quantités d'alcool absorbées. Le tableau clinique reste en effet imprécis ; les troubles dysexécutifs (y compris comportementaux, comme apathie et bradypsychie) sont les plus fréquents, associés aux troubles mnésiques (mémoire épisodique verbale et de travail). Les troubles du langage sont inhabituels et doivent orienter vers une autre étiologie.

L'imagerie cérébrale montre une atrophie corticale diffuse mais sans corrélation avec les signes cliniques.

2. Syndrome de Korsakoff

Il est le plus souvent la conséquence d'une encéphalopathie de Gayet-Wernicke (cf. *supra*) mal ou non traitée ; plus rarement, il apparaît d'emblée, sans phase encéphalopathique préalable. Il traduit l'atteinte des corps mamillaires, des noyaux dorsomédians du thalamus, du trigone, du gyrus cingulaire. Cette lésion du circuit hippocampo-mamillo-thalamique (circuit de Papez) et l'atteinte frontale associée sont responsables du syndrome amnésique combiné à des signes dysexécutifs.

L'amnésie est principalement antérograde (avec au maximum un « oubli à mesure »), classiquement associée à des fausses reconnaissances et fabulations.

L'imagerie cérébrale objective parfois une atrophie des corps mamillaires (figure 1.1).

Le traitement vitaminique parentéral est nécessaire, parfois partiellement efficace. Les conséquences sociales sont majeures, avec la présence constante d'une tierce personne ou la nécessité d'un placement en institution, ce qui n'est jamais aisé avec des sujets souvent jeunes.

3. Maladie de Marchiafava-Bignami

La maladie de Marchiafava-Bignami se caractérise par une démyélinisation du corps calleux, parfois plus étendue latéralement.

La présentation clinique est aspécifique : démence avec mutisme akinétique, troubles de la marche (astasie-abasie), dysarthrie, hypertonie. Les signes de dysconnexion calleuse sont souvent mis en évidence *a posteriori*. Plus rarement, le tableau est celui d'une encéphalopathie avec confusion puis coma.

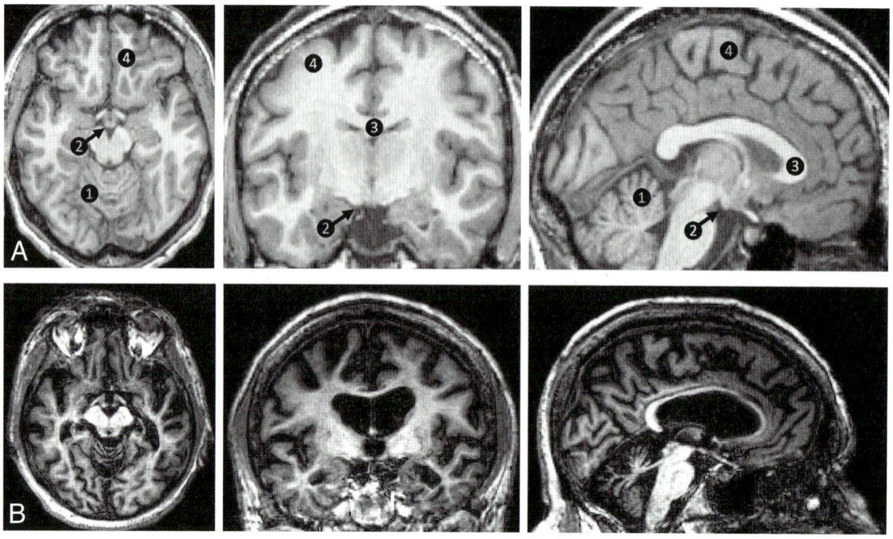

Fig. 1.1. Ⓐ **Syndrome de Korsakoff.**

IRM T1 axiale (à gauche), coronale (au milieu), sagittale (à droite). 1. Cervelet. 2. Corps mamillaire (flèche noire). 3. Corps calleux. 4. Cortex.

A. Sujet sain. B. Syndrome de Korsakoff : atrophie du cervelet, des corps mamillaires, du corps calleux et du cortex. (Source : CEN, 2019.)

Le diagnostic est confirmé par l'aspect du corps calleux en imagerie : hypodense au scanner (bien visible en avant et en arrière des cavités ventriculaires sur les coupes axiales) et hyposignal T1/hypersignal T2 à l'IRM (figure 1.2). Le pronostic à moyen terme est classiquement sombre, mais une atteinte limitée avec régression partielle des signes est possible.

C. Épilepsie

L'éthylisme chronique est une des causes les plus fréquentes d'épilepsie tardive : les crises surviennent de façon aléatoire après de nombreuses années d'intoxication mais indépendamment du rythme d'ingestion.

L'épilepsie peut revêtir tous les types de crises, mais elle est le plus souvent généralisée, et peut continuer à se manifester après le sevrage en cas de lésions cérébrales irréversibles dues à l'alcool.

Elle ne nécessite un traitement antiépileptique au long cours que s'il y a un risque de crises avéré en dehors de toute alcoolisation ; avec trois écueils : la mauvaise compliance (qui fera préférer des molécules à demi-vie longue comme le phénobarbital), le risque de dépendance, une modification du métabolisme des antiépileptiques par l'alcool (prudence vis-à-vis des antiépileptiques hépatotoxiques en cas d'hépatopathies liées à l'alcool).

Pour en savoir plus

Atrophie cérébelleuse

Ⓒ L'atrophie cérébelleuse comporte principalement une ataxie statique et locomotrice d'évolution subaiguë ou chronique ; elle s'améliore parfois après traitement vitaminique mais reste le plus souvent stable. Le scanner ou l'IRM montrent une atrophie vermienne (figure 1.1).

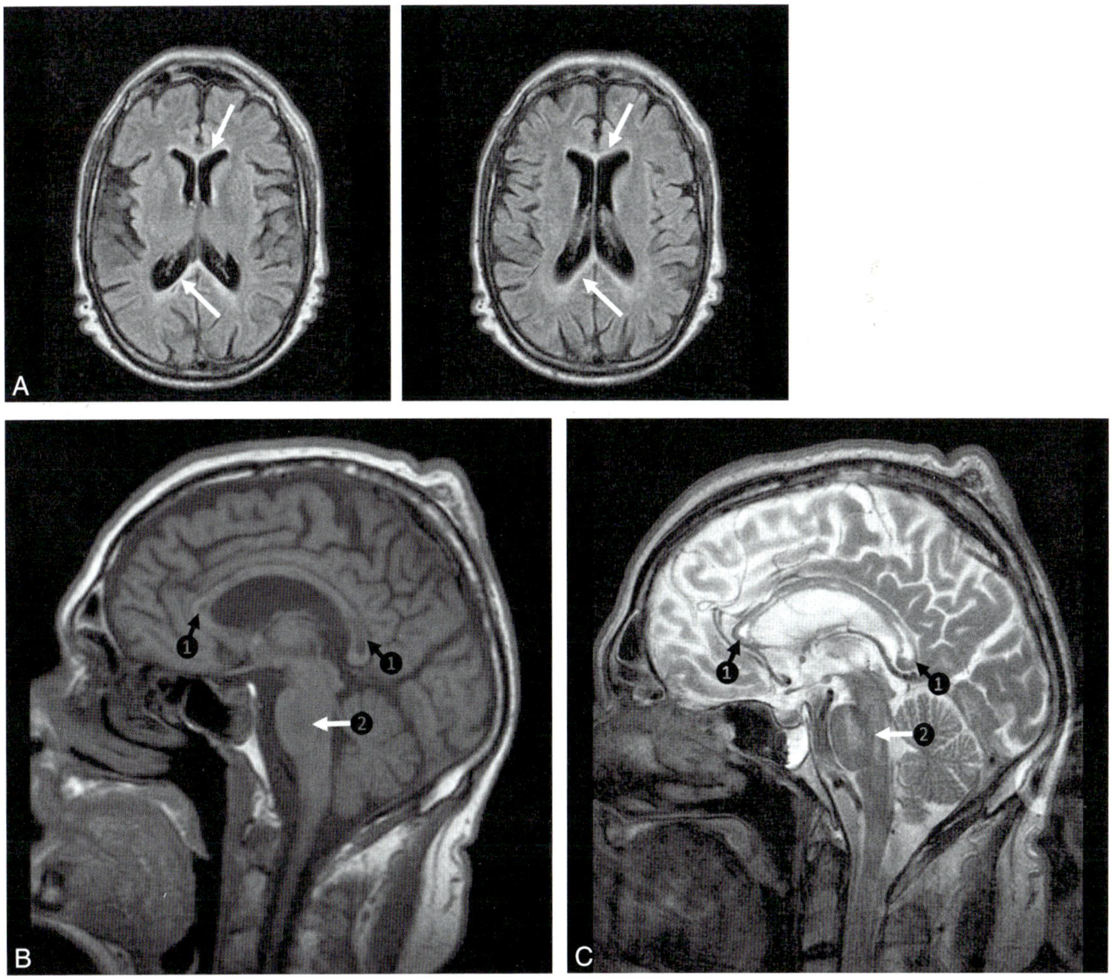

Fig. 1.2. Ⓐ **Maladie de Marchiafava-Bignami.**

A. IRM axiale FLAIR. Hypersignaux du corps calleux (flèches blanches). B. IRM sagittale T1. 1. Hyposignaux du corps calleux (flèches noires). 2. Hyposignal du pont (ou protubérance) (flèche blanche). C. IRM sagittale T2. 1. Hypersignaux du corps calleux (flèches noires). 2. Hypersignal du pont (ou protubérance) (flèche blanche). (Source : CEN, 2019.)

D. Neuropathies

1. Neuropathie optique alcoolotabagique

Ⓐ La neuropathie optique alcoolotabagique se manifeste par une baisse bilatérale de l'acuité visuelle avec dyschromatopsie, scotome central, pâleur papillaire tardive. Favorisée par l'association à une consommation tabagique, son traitement repose principalement sur la vitaminothérapie B et l'arrêt de l'alcoolotabagisme.

2. Polyneuropathie longueur-dépendante

a. Forme chronique

Due à la toxicité directe de l'alcool, la polyneuropathie longueur-dépendante s'associe aux conséquences de la carence en vitamine B1 et en folates. La neuropathie toxique alcoolique touche surtout les petites fibres sensitives (véhiculant la sensibilité thermoalgique). La neuropathie carentielle en vitamine B1 a préférentiellement des conséquences motrices, parfois aiguës (cf. *infra*). Les signes de début comportent : crampes nocturnes, fatigue à la marche avec douleur à la pression des mollets, hypoesthésie douloureuse et aréflexie achilléenne. Le traitement repose sur l'arrêt de l'intoxication éthylique. La recharge vitaminique n'est utile qu'en cas de carence associée (attention au risque d'hématomes en cas d'injection IM). Il convient de chercher une ou d'autres causes intriquées éventuelles (diabète, médicaments neurotoxiques, gammapathie monoclonale, insuffisance rénale).

À un stade évolué, il existe des douleurs (brûlure, étau, hyperesthésie au contact), une anesthésie distale symétrique « en chaussettes », un steppage et des signes trophiques en rapport avec une neuropathie autonome distale (dépilation, troubles de la sudation, impuissance, parfois maux perforants plantaires) et cardiaque, source d'une augmentation de la mortalité.

Le traitement associe, outre le sevrage alcoolique, vitaminothérapie et renutrition en cas de carence, antalgiques (antiépileptiques et/ou tricycliques), soins locaux, rééducation, orthèses. La récupération est lente et souvent incomplète.

b. Forme aiguë

Rare, essentiellement en rapport avec une carence en vitamine B1 favorisée par une dénutrition, elle évoque parfois un syndrome de Guillain-Barré. Elle s'associe souvent à une encéphalopathie de Gayet-Wernicke. Le tableau est celui d'une paraparésie douloureuse amyotrophiante, flasque et aréflexique, s'installant en 24 heures. La prise en charge impose la recharge en vitamine B1 parentérale et les mesures d'accompagnement (cf. *supra*).

3. Neuropathies focales

Des neuropathies focales sont favorisées par l'amaigrissement, source de compressions nerveuses.

E. Myopathies

1. Myopathie aiguë

C Rare, lors d'une ingestion massive, la myopathie aiguë associe myalgies, œdème, déficit proximal, rhabdomyolyse, myoglobinurie, CK élevées, risque d'insuffisance rénale (par nécrose tubulaire).

2. Myopathie chronique

Fréquente, asymptomatique ou réduite à une faiblesse proximale, la myopathie chronique est en rapport avec une modification du calibre des fibres de type II ; l'EMG montre des tracés myogènes (avec tracés neurogènes souvent associés).

IV. Complications neurologiques indirectes de l'alcoolisme

A. Myélinolyse centropontine

Rare, de physiopathologie complexe, associée à la dénutrition, la myélinolyse centropontine est favorisée par l'hyponatrémie et sa correction trop rapide. Elle comporte un trouble de la vigilance avec une tétraplégie et des signes pseudobulbaires traduisant la démyélinisation des fibres du centre du pont (ou protubérance) visible à l'IRM cérébrale (figure 1.3 ; hypersignal T2

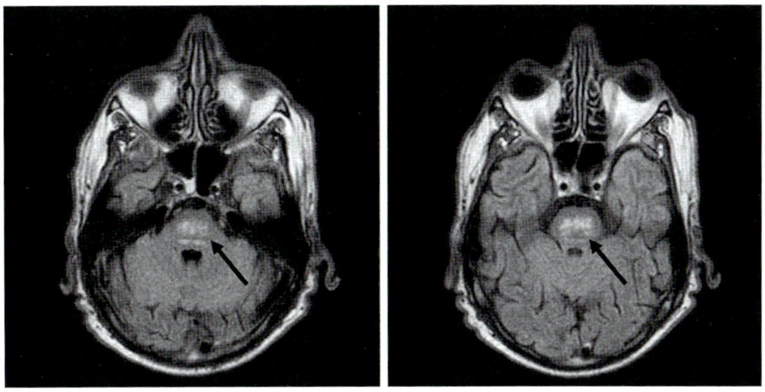

Fig. 1.3. C **Myélinolyse centropontique.**
IRM axiale FLAIR. Hypersignaux du pont (ou protubérance) (flèches noires). (Source : CEN, 2019.)

et FLAIR), parfois étendue à la substance blanche hémisphérique. Le pronostic est péjoratif. Le traitement est préventif : **correction progressive des hyponatremies profondes**.

B. Accidents vasculaires cérébraux

L'intoxication aiguë peut entraîner un AVC ischémique par thromboembolie d'origine cardiaque (par troubles du rythme liés à une cardiomyopathie alcoolique).

L'intoxication alcoolique chronique est un facteur de risque d'hémorragie cérébrale et/ou méningée. Différents mécanismes sont évoqués : troubles de la coagulation (taux de prothrombine abaissé par insuffisance hépatique, thrombopénie alcoolique, thrombopathie modifiant le temps saignement), HTA.

C. Traumatismes crâniens

A Du fait de chutes (lors d'ivresse aiguë, de crises d'épilepsie), l'alcoolique chronique est exposé aux traumatismes crâniens itératifs, responsables de contusions cérébrales hémorragiques, d'hématomes sous-duraux aigus ou chroniques et extraduraux.

D. Neuro-infections

La dénutrition et la précarité immunitaire exposent le patient alcoolique à des pathologies infectieuses comme la méningite tuberculeuse.

E. Neuropathie au disulfirame

C Le disulfirame est donné pour son effet antabuse (effet de flush, céphalées, nausées, vomissement) lors de la consommation d'alcool dans une démarche de prévention.

Il a une toxicité neurologique, hépatique et dermatologique à dose élevée.

Il peut induire une neuropathie axonale distale sensitive, douloureuse, qui ne doit pas être prise pour une récidive d'une neuropathie alcoolique. La neuropathie peut s'associer à une toxicité centrale (somnolence, céphalées).

F. Syndrome alcoolique fœtal

Les mères alcooliques et dénutries risquent d'accoucher de nourrissons souffrant d'une dysmorphie et d'un retard mental.

Prévention

La prévention de ces complications fréquentes, graves et souvent associées entre elles, est essentielle. Elle fait appel à la vitaminothérapie systématique de tout patient alcoolique chronique vu en consultation ou en hospitalisation, surtout s'il existe une dénutrition, un amaigrissement.

Désintoxication

La désintoxication suppose d'envisager avec le patient sa situation personnelle sociale et professionnelle, de lui donner des informations sur les différentes modalités possibles de prise en charge, d'aide sociale et psychologique, sur les possibilités d'aide pour un sevrage en ambulatoire ou lors d'une hospitalisation.

Réflexes transversalité

C Les complications neurologiques de l'alcoolisme couvrent plusieurs items de la neurologie et de la neurochirurgie :

- l'éthylisme aigu peut en effet conduire à des passages aux urgences pour crise d'épilepsie (item 105, item 342), traumatisme crânien (item 334) ou syndrome confusionnel (item 108, item 343), depuis l'agitation (item 351) jusqu'au coma (item 336) ;
- l'éthylisme chronique est responsable de tremblements d'action (item 107), de troubles de la marche (item 109), de neuropathie périphérique (item 96) et de troubles cognitifs (item 108, item 132). D'autres items de spécialités différentes peuvent aussi être concernés. De manière non exhaustive :
- en obstétrique : la prévention des risques fœtaux (item 27) ;
- en psychiatrie : les addictions à l'alcool (item 76), souvent associées aux autres formes d'addictions : au tabac (item 75), aux psychotropes (item 77), aux drogues (item 78) ;
- en hépato-gastro-entérologie : l'hépatomégalie (item 276), la cirrhose et ses complications litem 279), comme l'ascite (item 280) et la pancréatite chronique (item 281) ;
- en cancérologie : les cancers ORL (item 298), du foie (item 304), de l'œsophage (item 305), du sein (item 312) et colorectal (item 301).

Points clés

- Les complications neurologiques de l'alcoolisme résultent des effets toxiques directs de l'alcool, des carences vitaminiques, de l'atteinte d'autres fonctions (hépatique, par exemple) et des accidents induits (traumatismes) (tableau 1.1).
- Les complications peuvent être en rapport avec l'intoxication aiguë (coma) ainsi que le sevrage (*delirium tremens*, épilepsie).
- Les complications chroniques sont les encéphalopathies, en particulier carentielles et métaboliques. Elles peuvent avoir pour conséquences des troubles cognitifs sévères (syndrome de Korsakoff).
- Les complications du système nerveux périphérique sont carentielles et toxiques : polyneuropathie sensitivo-motrice axonale (forme la plus fréquente).
- Les complications indirectes peuvent être la conséquence de troubles métaboliques (myélinolyse centropontine).
- Leur prévention systématique par supplémentation vitaminique est essentielle.
- Il est nécessaire d'informer le patient et sa famille quant aux modalités de prise en charge pour un sevrage ambulatoire ou hospitalier.

Tableau de synthèse 1.1. Ⓐ **Complications neurologiques aiguës et chroniques de l'alcoolisation.**

Cadre	Types de complications	Formes	Description
Intoxication aiguë	Ivresse	Simple	Propos incohérents, dysarthrie, troubles cérébelleux
		Pathologique	Troubles du comportement (agressivité, violences, dangerosité)
		Convulsivante	Crise généralisée unique
	Coma éthylique		Signes de gravité (dépression respiratoire, hypothermie, hypotension) Pronostic vital engagé
Complications neurologiques aiguës	Sevrage alcoolique	Crise d'épilepsie	
		Delirium tremens	Signes de début (« pré-*delirium tremens* ») : inversion du rythme nycthéméral, cauchemars, irritabilité, sueurs, tremblement Syndrome confuso-onirique avec hallucinations multiples (zoopsies)
Intoxication alcoolique chronique	Encéphalopathies	Encéphalopathie de Gayet-Wernicke (ou de Wernicke-Korsakoff) : carence en vit. B1	Syndrome confusionnel, signes oculomoteurs, syndrome cérébelleux
		Encéphalopathie pellagreuse : carence en vit. PP	Confusion mentale et hypertonie extrapyramidale, troubles digestifs et signes cutanéomuqueux (glossite, desquamation)
		Encéphalopathie hépatique : secondaire à l'insuffisance hépatique	Confusion mentale ; astérixis, parfois signes extrapyramidaux et crises d'épilepsie
	Troubles cognitifs	Troubles cognitifs liés à l'alcool	Troubles dysexécutifs et mnésiques
		Maladie de Marchiafava-Bignami	Démyélinisation du corps calleux, présentation souvent aspécifique : mutisme akinétique, troubles de la marche (astasie-abasie), dysarthrie, hypertonie
		Syndrome de Korsakoff	Le plus souvent conséquence d'une encéphalopathie de Gayet-Wernicke mal ou non traitée Atteinte du circuit de Papez Amnésie antérograde (« oubli à mesure »), fausses reconnaissances et fabulations
	Épilepsie		Indépendamment du rythme d'ingestion L'épilepsie peut revêtir tous les types
	Neuropathies	Neuropathie optique alcoolotabagique	Bilatérale, dyschromatopsie, scotome central
		Polyneuropathie longueur-dépendante	*Forme chronique* : symétrique, axonale, prédomine sur les petites fibres sensitives *Forme aiguë* : rare, en rapport avec une carence en vit. B1, évoque parfois un Guillain-Barré
		Neuropathies focales	Favorisées par l'amaigrissement, source de compressions nerveuses

(Source : CEN, 2019.)

CHAPITRE

2

Item 82 – Altération aiguë de la vision

Objectifs pédagogiques

- Diagnostiquer une anomalie de la vision d'apparition brutale.
- Identifier les situations d'urgence et planifier leur prise en charge.

Hiérarchisation des connaissances

Rang	Rubrique	Intitulé
A	Diagnostic positif	Savoir déterminer si un trouble visuel est mono- ou binoculaire
A	Définition	Connaître la définition, la signification, et la démarche étiologique devant une cécité monoculaire transitoire
A	Diagnostic positif, contenu multimedia	Savoir interpréter un réflexe photomoteur direct et consensuel (objectif commun avec item 79)
B	Examens complémentaires	Connaître les principaux examens complémentaires en ophtalmologie et leurs indications
A	Étiologies	Connaître les principales causes d'atteinte des voies visuelles et du nerf optique et identifier les étiologies nécessitant une prise en charge urgente (NOIAA, œdème papillaire)
A	Identifier une urgence	Conduite à tenir devant une baisse de vision brutale avec œil blanc et identification des urgences
B	Examens complémentaires	Indications de l'imagerie devant un trouble visuel récent
B	Diagnostic positif	Connaître les signes cliniques (y compris fond d'œil) des affections vasculaires de la rétine (OACR, OVCR), leurs complications (néovascularisation , glaucome néovasculaire, œdème maculaire) et les principes de traitement
B	Diagnostic positif	Connaître les signes cliniques (y compris fond d'œil) d'une neuropathie optique (NOIA, NORB, œdème papillaire)
A	Diagnostic positif	Savoir évoquer le diagnostic d'aura visuelle migraineuse
B	Diagnostic positif	Connaître les diagnostics différentiels de l'aura visuelle migraineuse
B	Contenu multimédia	Photographie d'un œdème papillaire

Rang	Rubrique	Intitulé
B	Contenu multimédia	Photographie d'un champ visuel des deux yeux avec hémianopsie (quadranopsie) latérale homonyme (ou bitemporale)
A	Identifier une urgence	Savoir évoquer un décollements de rétine
B	Diagnostic positif	Connaître la présentation clinique, les modes de survenue, les facteurs de risque des décollements de rétine
B	Diagnostic positif	Connaître les signes cliniques (y compris fond d'œil) d'une hémorragie du vitré et ses principales causes

I. Pour comprendre

- Un trouble brutal de la vision se manifeste généralement par une cécité ou une vision floue, mais peut parfois se présenter sur un mode plus atypique : phosphènes, déformation des images, éblouissement.
- A Dans la grande majorité des cas, il résulte d'une atteinte du système visuel, depuis le globe oculaire jusqu'au cortex occipital. Plus rarement, en cas de vision floue, il peut relever d'une atteinte des voies oculomotrices, de type parésie ou nystagmus.
- Un trouble visuel monoculaire relève d'une atteinte du globe oculaire ou du nerf optique. L'examen ophtalmologique constitue le premier temps fondamental pour en identifier l'étiologie. Un trouble visuel binoculaire relève le plus souvent d'une atteinte cérébrale.
- Les causes d'un trouble brutal de la vision sont nombreuses et de gravité variable. La démarche diagnostique repose sur l'interrogatoire, l'examen ophtalmologique et neurologique.

A Le caractère brutal du trouble visuel, qu'il soit transitoire ou constitué, évoque un mécanisme vasculaire ischémique. Le modèle en est la cécité monoculaire transitoire (**amaurose fugace**). Une prise en charge urgente est nécessaire pour en identifier la cause et débuter un traitement de prévention secondaire.

Les deux autres principales urgences en pathologie ophtalmologique sont le **décollement de rétine** et la **crise aiguë de fermeture de l'angle irido-cornéen**.

L'aura visuelle de la migraine est le plus fréquent des troubles visuels de cause cérébrale.

II. Conditions générales du diagnostic

A. Interrogatoire

1. Type du trouble visuel

- B Baisse de la vue, du simple flou à la cécité, intéressant tout ou partie du champ de vision.
- Autres manifestations : phosphènes (taches lumineuses, éclairs), photophobie (intolérance à la luminosité), déformations de la perception (métamorphopsies : lignes droites perçues comme ondulées ; dyschromatopsie : trouble de la perception des couleurs), diplopie (vision double), hallucinations élaborées.

2. Modalités d'installation

- Ⓐ Installation brutale (d'une seconde à l'autre) ou progressive.
- Caractère permanent ou régressif du déficit.
- Durée.
- Existence d'épisodes antérieurs du même type.

3. Caractère monoculaire ou binoculaire

Le caractère monoculaire ou binoculaire est fondamental pour localiser l'atteinte.

- Un trouble visuel monoculaire implique une atteinte de l'œil ou du nerf optique.
- Un trouble visuel binoculaire correspond généralement à une atteinte du chiasma ou des voies visuelles rétrochiasmatiques, plus rarement à une atteinte bilatérale de l'œil ou du nerf optique.
- L'occlusion successive de chaque œil est la seule manière simple d'affirmer le caractère monoculaire ou binoculaire du trouble. Si le trouble visuel a disparu, il est donc fondamental de demander au patient s'il avait effectué un test d'occlusion alternée de chaque œil. Si la vision est décrite comme floue mais uniquement en condition binoculaire, il s'agit vraisemblablement d'une atteinte oculomotrice (forme fruste de diplopie, cf. chapitre 12).

4. Présence d'une douleur associée

- Ⓑ Type et localisation de la douleur (oculaire, orbitaire, céphalées, cervicalgies).

5. Contexte

- Circonstances de survenue (traumatisme, position de la tête, activité physique, chaleur ambiante).
- Antécédents ophtalmologiques.
- Âge.
- Facteurs de risque vasculaire.

B. Examen physique

1. Examen ophtalmologique

Ⓐ Il est du ressort de l'ophtalmologiste, même si la détection d'un œil rouge, d'une exophtalmie, d'une inégalité pupillaire, d'une amputation du champ de vision, d'une limitation des mouvements oculaires relève de tout examen médical.

Il précise en particulier :

- la valeur de l'acuité visuelle, de loin et de près, avec correction optique si nécessaire ; chez les patients présentant une acuité visuelle effondrée, on peut évaluer la distance pour compter les doigts ou la persistance d'une perception lumineuse ;
- la réactivité pupillaire : réflexe photomoteur direct et réflexe photomoteur consensuel à l'éclairement de l'œil controlatéral ;

- B l'examen du globe oculaire et de ses annexes au biomicroscope (lampe à fente) : paupières (corps étranger), conjonctive (hyperhémie), cornée (kératite, plaie), chambre antérieure (tyndall), iris (état et motilité des pupilles), cristallin (cataracte) ;
- A l'examen du fond d'œil après dilatation pupillaire, sauf en cas de crise aiguë de fermeture de l'angle : B vitré (hémorragie), rétine (décollement), vaisseaux (occlusion), macula (œdème), papille (œdème) ;
- la mesure du tonus oculaire (glaucome) ;
- A le champ visuel de chaque œil ; au lit du patient, le champ visuel peut être évalué par un examen aux doigts (champ visuel par confrontation).

2. Examen neurologique

- Étude de l'oculomotricité (paralysies, nystagmus).
- Recherche de signes associés de localisation neurologique (syndrome pyramidal, trouble de la reconnaissance visuelle, de la mémoire, de la lecture, du langage, etc.).

3. Examen cardiovasculaire

- Pression artérielle.
- Fréquence cardiaque.
- Palpation des pouls temporaux.
- Auscultation cardiaque et des artères carotides.

C. Examens complémentaires

B Les examens complémentaires sont orientés par l'interrogatoire et l'examen physique et peuvent comporter, selon la topographie lésionnelle présumée et les hypothèses diagnostiques :

- suspicion d'atteinte oculaire : échographie orbitaire en mode B (hémorragie du vitré empêchant la visualisation du fond d'œil), tomographie en cohérence optique (OCT), angiographie rétinienne à la fluorescéine… ;
- suspicion d'atteinte des nerfs optiques : IRM des nerfs optiques, potentiels évoqués visuels… ;
- suspicion d'atteinte chiasmatique ou rétrochiasmatique : IRM cérébrale ou, à défaut, scanner ; enregistrement du champ visuel ;
- mécanisme vasculaire : écho-doppler des troncs supra-aortiques, échocardiographie, holter-ECG, bilan biologique (évaluation d'une anomalie lipidique, recherche d'un diabète)… ;
- mécanisme inflammatoire : VS, ponction lombaire…

III. Raisonnement diagnostique

A Le raisonnement diagnostique repose sur l'identification et la caractérisation du trouble visuel, l'établissement d'hypothèses concernant la topographie de l'atteinte, du mécanisme et, enfin, de la cause sous-jacente (figure 2.1). La première étape consiste à déterminer si l'atteinte visuelle est monoculaire ou binoculaire, ce qui ne peut parfois pas être déterminé avec certitude si les troubles ont déjà régressé sans que le patient n'ait réalisé de test d'occlusion alternée des yeux.

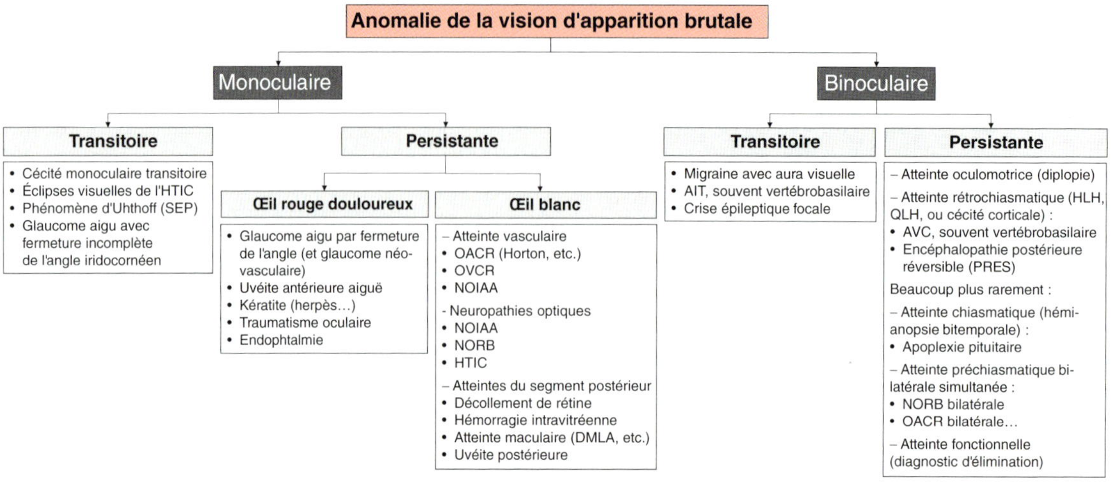

Fig. 2.1. Ⓐ Arbre diagnostique devant une anomalie de la vision d'apparition brutale.

AIT, accident ischémique transitoire; HLH, hémianopsie latérale homonyme; QLH, quadranopsie latérale homonyme; HTIC, hypertension intracrânienne; SEP, sclérose en plaques; OACR, occlusion de l'artère centrale de la rétine; OVCR, occlusion de la veine centrale de la rétine; NOIAA, neuropathie optique ischémique antérieure aiguë; NORB, névrite optique rétrobulbaire; DMLA, dégénérescence maculaire liée à l'âge; PRES, syndrome d'encéphalopathie postérieure réversible. (Source : CEN, 2019.)

IV. Atteinte visuelle monoculaire

B Un trouble visuel monoculaire signe une atteinte préchiasmatique (œil ou nerf optique, figure 2.2). La démarche repose avant tout sur l'examen oculaire, la recherche d'un déficit pupillaire afférent relatif (qui évoque alors une atteinte du nerf optique si la rétine est normale, cf. encadré *infra*), et le fond d'œil (œdème ou hémorragies de la papille, pâleur ou occlusion vasculaire de la rétine).

Ⓐ On distingue schématiquement les troubles visuels monoculaires transitoires, qui ont le plus souvent régressé au moment de l'examen clinique initial, et les troubles persistants, parfois appelés constitués (figure 2.1).

A. Atteinte visuelle monoculaire transitoire

1. Cécité monoculaire transitoire (amaurose fugace)

- *Clinique* :
  - déficit brutal de la vision, d'évolution habituellement régressive en moins de 10 minutes (*accident ischémique transitoire-AIT- rétinien*);
  - les symptômes peuvent être à type de cécité totale, simple flou visuel, amputation du champ de vision de l'œil concerné;
  - **B** le plus souvent isolée, elle peut s'associer à des signes neurologiques controlatéraux en cas d'ischémie hémisphérique concomitante (par exemple, syndrome opticopyramidal : cécité monoculaire transitoire du côté de la lésion et hémiparésie controlatérale).
- *Mécanisme* : généralement embolique; la mise en évidence d'emboles de cholestérol au niveau des bifurcations artérielles à l'examen du fond d'œil est rare, mais pathognomonique (figure 2.3).
- Ⓐ Il s'agit d'une **urgence diagnostique** en raison du risque de survenue d'un accident ischémique constitué de la rétine (occlusion de l'artère centrale ou de ses branches), ou même d'infarctus cérébral.

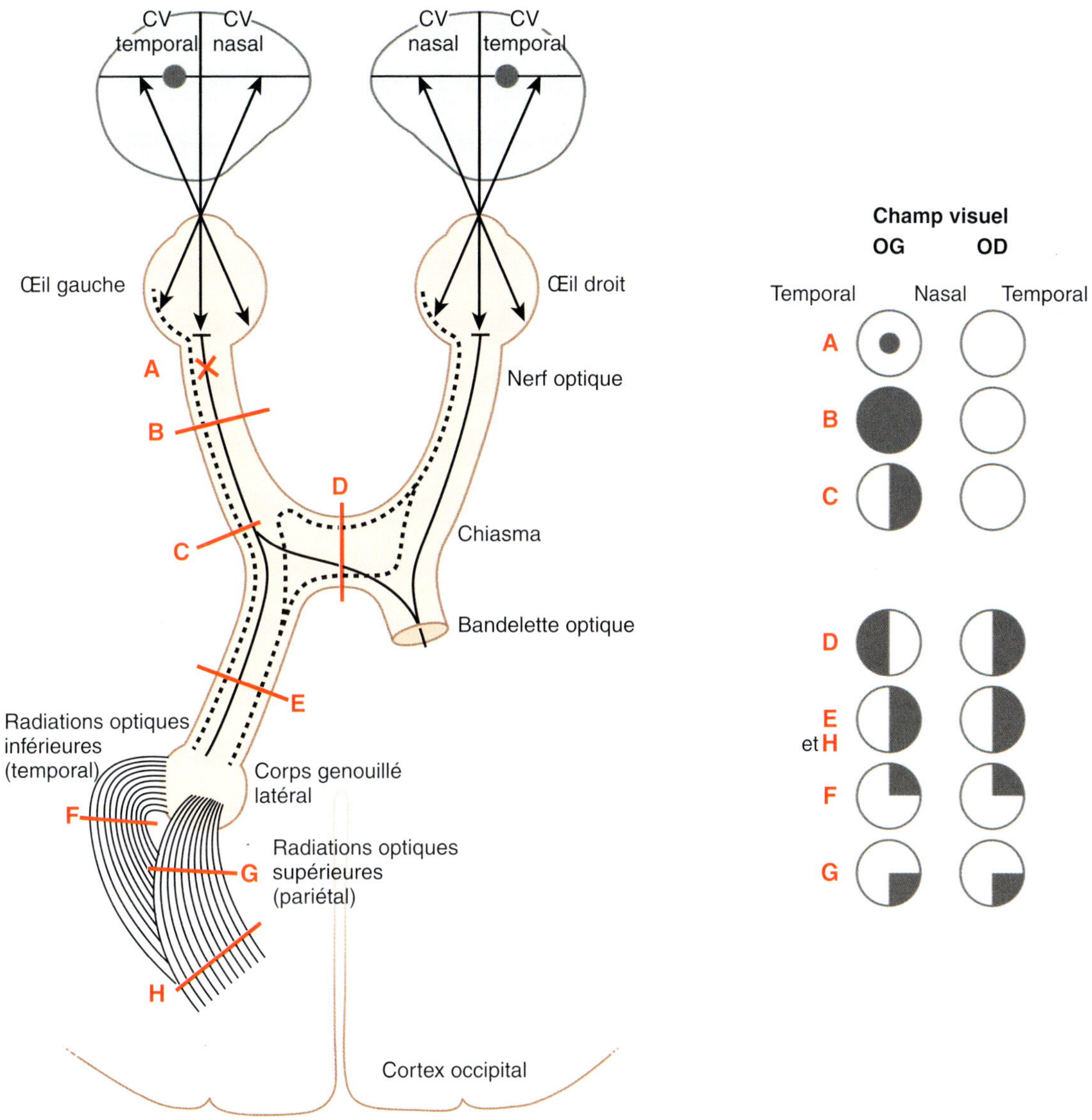

Fig. 2.2. B **Localisation de la lésion en fonction de l'atteinte du champ visuel.**

A. Scotome central de l'œil gauche par atteinte du faisceau maculaire de l'œil gauche.
B. Cécité unilatérale gauche totale par lésion complète du nerf optique gauche.
C. Hémianopsie latérale droite de l'œil gauche par compression latérale du chiasma.
D. Hémianopsie bitemporale par lésion chiasmatique.
E. Hémianopsie latérale homonyme droite par atteinte de la bandelette optique gauche.
F. Quadranopsie latérale homonyme droite supérieure par atteinte des radiations optiques gauches inférieures.
G. Quadranopsie latérale homonyme droite inférieure par atteinte des radiations optiques gauches supérieures.
H. Hémianopsie latérale homonyme droite par atteinte du cortex occipital gauche.

(Ce que le patient ne voit pas est représenté en noir.) (Source : CEN, 2019, illustration de Carole Fumat.)

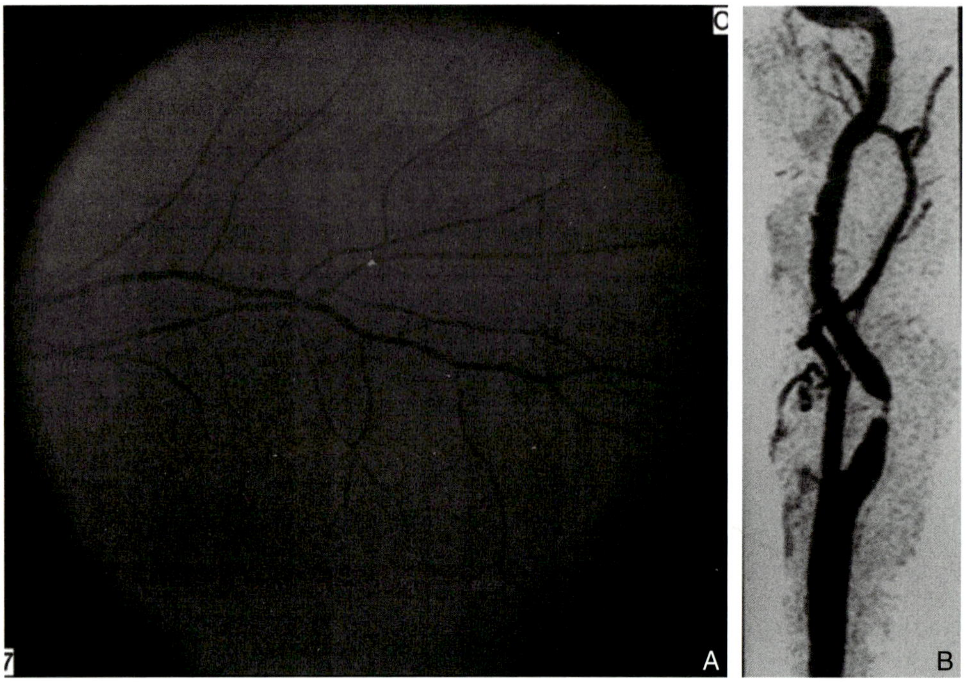

Fig. 2.3. B **Cécité monoculaire transitoire d'origine embolique (amaurose fugace).**
A. Embole de cholestérol visible au fond d'œil. B. Sténose athéromateuse serrée de l'artère carotide interne au cou en angioscanner. (Source : CEN, 2019.)

- *Causes* :
  - sténose ou occlusion carotidienne athéromateuse, qui peuvent être responsables d'épisodes répétitifs de cécité monoculaire transitoire homolatérale; il y a indication à un examen des vaisseaux du cou en urgence (écho-doppler, angio-IRM ou angioscanner);
  - après 50 ans, il faut systématiquement évoquer une *maladie de Horton* et faire pratiquer en urgence VS et CRP;
  - B la cécité monoculaire transitoire peut relever d'une origine cardioembolique, justifiant la réalisation d'un bilan complémentaire (ECG, échocardiographie, holter-ECG).

2. Œdème papillaire de stase par hypertension intracrânienne (HTIC) (figure 2.4)

- *Clinique* :
  - éclipses visuelles à type de flou visuel uni- ou bilatéral, durant quelques secondes, survenant lors des changements de position;
  - les autres signes d'HTIC sont habituellement associés.
- Imagerie cérébrale à réaliser en urgence.
- B *Causes variées* : tumeur cérébrale, hémorragie cérébrale ou méningée, méningite, thrombose veineuse cérébrale, formes idiopathiques d'HTIC chez la femme jeune et obèse.

3. Phénomène d'Uhthoff

- *Clinique* : flou visuel durant quelques minutes, survenant lors de l'effort physique ou de l'exposition à la chaleur.
- *Mécanisme et causes* : traduit une séquelle de neuropathie optique, le plus souvent inflammatoire (sclérose en plaques-SEP-).

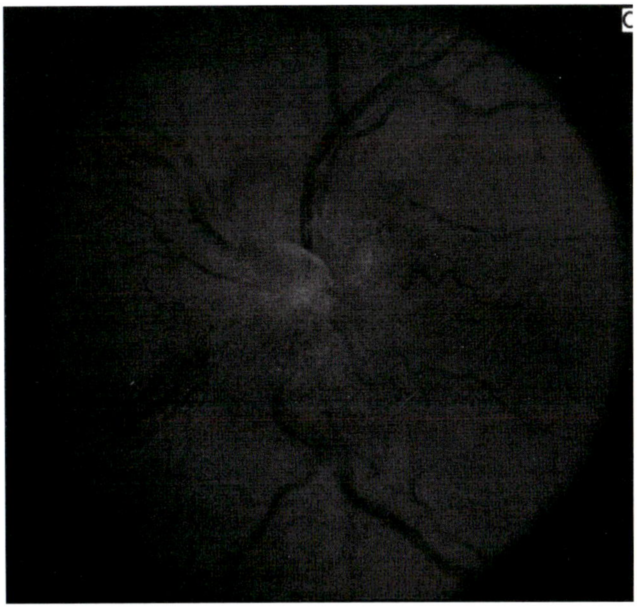

Fig. 2.4. B Œdème papillaire de stase.
(Source : CEN, 2019.)

4. Crise aiguë de fermeture de l'angle irido-cornéen

- A *Clinique* : cause trompeuse d'amaurose transitoire lorsqu'elle ne s'accompagne pas de douleurs.
- *Facteur favorisant classique* : hypermétropie, médicament atropinique.

B. Atteinte visuelle monoculaire persistante

1. Œil rouge douloureux

- Cette situation correspond à une **urgence ophtalmologique**.
- *Causes* à évoquer : crise aiguë de fermeture de l'angle irido-cornéen, B glaucome néovasculaire, uvéite antérieure aiguë, kératite aiguë (notamment herpétique), traumatisme oculaire (plaie cornéenne), endophtalmie (contexte post-opératoire).

2. Œil blanc

a. Atteintes vasculaires (rétine, nerf optique)

Occlusion de l'artère centrale de la rétine (OACR)

- *Clinique* : déficit visuel massif et indolore.
- *Fond d'œil* caractéristique : artères grêles, rétine diffusément pâle sauf dans la région maculaire, d'aspect rouge cerise.
- *Causes* : athérome carotidien, cardiopathie emboligène, maladie de Horton (à évoquer systématiquement).

Occlusion de la veine centrale de la rétine (OVCR)

- *Clinique* : baisse visuelle rapidement progressive, indolore.
- *Fond d'œil caractéristique* : hémorragies rétiniennes, veines dilatées, œdème papillaire.
- *Causes* : athérosclérose, plus rarement syndrome d'hyperviscosité.

Neuropathie optique ischémique antérieure aiguë (NOIA)

Cf. *infra* Neuropathies optiques.

b. Neuropathies optiques

Devant une baisse d'acuité visuelle unilatérale non expliquée par les anomalies du fond d'œil, la présence d'un déficit pupillaire afférent relatif est un signe sensible et spécifique de neuropathie optique unilatérale (cf. encadré ci-dessous).

Déficit pupillaire afférent relatif (signe de Marcus Gunn)

B En cas de neuropathie optique unilatérale – mais pas en cas d'atteinte des milieux transparents ou d'atteinte rétinienne localisée seulement à la macula –, la réponse photomotrice directe de l'œil malade est moins bonne que la réponse consensuelle, avec pour conséquence une dilatation paradoxale de la pupille qu'on illumine alternativement, chaque œil avec la même lumière.

Neuropathie optique ischémique antérieure aiguë (NOIA)

- *Clinique* :
  - déficit visuel brutal et indolore, souvent au réveil, de sévérité variable ;
  - amputation altitudinale du champ visuel caractéristique (figure 2.5) ;
  - déficit pupillaire afférent relatif constant si elle est unilatérale (cf. encadré *supra*).
- *Fond d'œil* : œdème papillaire, hémorragies papillaires.
- *Mécanisme* : ischémie aiguë de la tête du nerf optique par occlusion dans le territoire des artères ciliaires postérieures (branches de l'artère ophtalmique).
- *Causes* : dans 90 % des cas, la NOIA relève de la maladie athéromateuse (présence de facteurs de risque vasculaire) et, dans 10 % des cas, d'une maladie de Horton où un traitement corticoïde précoce empêche alors la bilatéralisation du déficit visuel.

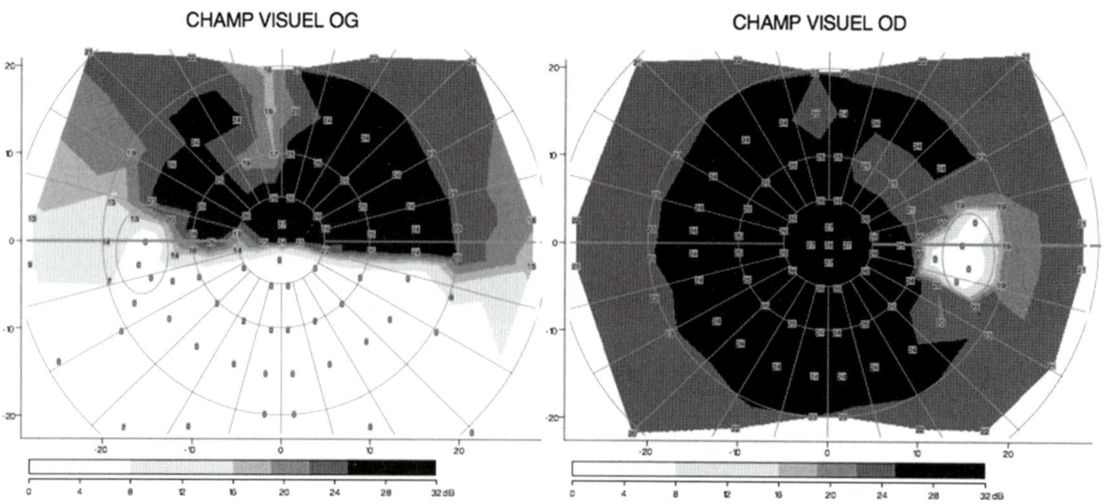

Fig. 2.5. B Amputation altitudinale inférieure du champ visuel de l'œil gauche secondaire à une neuropathie optique ischémique antérieure aiguë (examen du champ visuel automatisé).

(Source : CEN, 2019.)

Neuropathie inflammatoire (névrite optique)

- *Clinique* :
  - baisse d'acuité visuelle monoculaire douloureuse s'installant en quelques heures ou jours ;
  - chez l'adulte jeune ;
  - un déficit pupillaire afférent relatif est quasiment constant si elle est unilatérale (souvent seul signe d'examen objectif au stade initial).
- *Fond d'œil* : papille normale (70 % des cas : névrite optique rétrobulbaire, NORB) ou modérément œdémateuse (30 % des cas : névrite optique antérieure).
- *Champ visuel* : déficit le plus souvent central ou diffus.
- Les potentiels évoqués visuels (allongement de l'onde P100) et/ou l'IRM orbitaire (hypersignal et prise de contraste du nerf optique) confirment le diagnostic.
- *Causes* :
  - SEP : une névrite optique isolée évolue dans la moitié des cas vers une SEP (cf. chapitre 14) ;
  - neuromyélite optique ;
  - causes infectieuses (Lyme, Syphilis, Bartonellose, VIH).
- Récupération spontanée dans plus de 90 % des cas dans les névrites optiques idiopathiques ou associés à la SEP.

Pour en savoir plus

Autres neuropathies optiques unilatérales

C D'origine compressive (anévrisme de la carotide interne, méningiome) ou traumatique, ces rares éventualités justifient une imagerie cérébrale systématique devant toute neuropathie optique aiguë, même régressive.

c. Atteintes du segment postérieur de l'œil

- A Ces affections sont détaillées dans le référentiel du Collège des ophtalmologistes universitaires de France.
- *Causes* à évoquer :
  - décollement de rétine B (phosphènes et flou visuel d'apparition brutale ; le fond d'œil fait le diagnostic, permettant un traitement en urgence) ;
  - décollement du vitré (myodésopsies) ;
  - hémorragie intravitréenne ;
  - atteinte maculaire (dégénérescence maculaire liée à l'âge…).

V. Atteinte visuelle binoculaire

A. Atteinte visuelle binoculaire transitoire

1. Migraine avec aura visuelle

- A *Clinique* :
  - flou visuel avec scotome scintillant, qui s'étend en quelques minutes du centre vers la périphérie (ou inversement), en affectant l'un des deux hémichamps homonymes (hémianopsie latérale homonyme) ou l'ensemble du champ visuel (flou visuel global) ;

- l'évolution est régressive en 15 à 20 minutes, laissant la place à une céphalée pulsatile, volontiers hémicrânienne et controlatérale ;
- le caractère récidivant des épisodes depuis l'enfance ou l'adolescence, la normalité de l'examen neurologique et ophtalmologique après la crise sont nécessaires au diagnostic ;
- parfois, le scotome scintillant est isolé, sans céphalée.
- B Imagerie cérébrale indiquée en cas d'atypies (âge tardif de début, durée, fréquence et chronologie des crises).

2. *Accident ischémique transitoire*

- Souvent dans le territoire vertébrobasilaire, plus rarement dans le territoire sylvien superficiel.
- A *Clinique* :
  - B hémianopsie ou quadranopsie latérale homonyme le plus souvent (figure 2.2) ;
- A **Imagerie cérébrale et des artères cervicales et intracrâniennes à réaliser en urgence.**

3. *Crise épileptique focale*

- B *Clinique* :
  - trouble visuel paroxystique durant quelques secondes ;
  - une altération partielle ou totale de la conscience et d'autres manifestations cliniques peuvent faire suite au trouble de vision, selon que la crise demeure partielle ou se généralise.
- EEG et imagerie cérébrale à réaliser.

Pour en savoir plus

- C Les crises épileptiques à point de départ occipital comportent une sémiologie hallucinatoire élémentaire latéralisée (phosphènes colorés, fixes ou mobiles, lignes), parfois suivie d'une cécité ou d'une hémianopsie latérale homonyme post-critique ;
- Les crises épileptiques à point de départ temporal ont une sémiologie plus élaborée (scènes complexes avec personnages).

4. *Hypertension intracrânienne*

- *Clinique* : outre les épisodes transitoires d'éclipses visuelles décrits au début de ce chapitre, l'HTIC peut être responsable d'un flou visuel persistant. Une diplopie binoculaire peut survenir par paralysie du VIe nerf crânien.
- *Fond d'œil* : œdème papillaire bilatéral de stase.
- **Imagerie cérébrale à réaliser en urgence.**

B. Atteinte visuelle binoculaire persistante

A Devant une atteinte visuelle binoculaire persistante au moment de l'examen clinique initial, l'évaluation de la vision œil par œil et celle du champ visuel sont essentielles pour définir la localisation lésionnelle (figure 2.2) : B rétrochiasmatique le plus souvent, plus rarement préchiasmatique bilatérale, chiasmatique, voire supracorticale.

1. Atteinte oculomotrice

- (A) *Clinique* :
  - il ne s'agit pas d'une baisse d'acuité visuelle mais d'une diplopie, parfois perçue comme un flou visuel dans les formes frustes ;
  - le diagnostic est affirmé par le fait que le trouble visuel disparaît lorsque la vision se fait œil par œil (cf. chapitre 12) ;
  - si l'examen oculomoteur ne permet pas de localiser le déficit musculaire, le bilan orthoptique et l'examen coordimétrique permettent de préciser le déficit et de guider l'imagerie.
- **Imagerie orbitaire et cérébrale à réaliser en urgence** (ne pas méconnaître un accident vasculaire cérébral – AVC – du tronc cérébral).

2. Atteinte rétrochiasmatique

- (B) *Clinique* (figure 2.2) :
  - hémianopsie latérale homonyme (HLH, figure 2.6) ou quadranopsie latérale homonyme (QLH) controlatérales à la lésion cérébrale, plus rarement cécité corticale (HLH bilatérale associée à une conservation du réflexe photomoteur) ;
  - acuité visuelle conservée en cas d'HLH ou de QLH.

Pour en savoir plus

(C) D'autres symptômes visuels, en rapport avec une lésion du cortex visuel associatif, peuvent être associés (alexie, agnosie visuelle, troubles de la perception spatiale). Un syndrome de négligence spatiale unilatérale (héminégligence) gauche et une anosognosie sont fréquemment présents au stade aigu d'un AVC de la partie postérieure de l'hémisphère droit.

- Fond d'œil normal.
- (A) Imagerie cérébrale à réaliser en urgence.

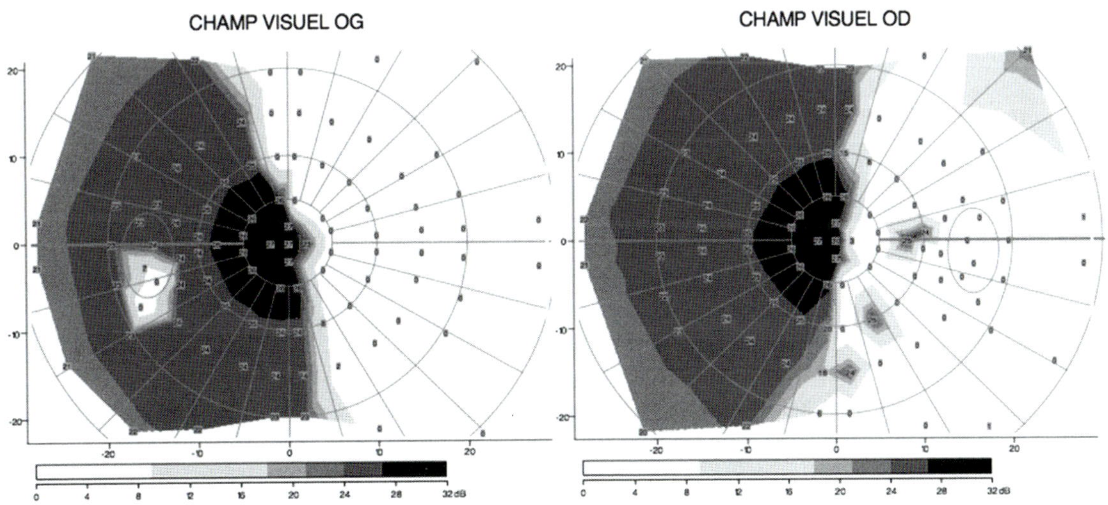

Fig. 2.6. (B) Hémianopsie latérale homonyme droite (examen du champ visuel automatisé).
(Source : CEN, 2019.)

- B *Causes* :
  - infarctus cérébral (artère cérébrale postérieure, plus rarement artère cérébrale moyenne) ;
  - hématome intraparenchymateux ;
  - une atteinte bilatérale est nécessaire pour la cécité corticale (accident vasculaire cérébral).

3. Atteinte préchiasmatique bilatérale simultanée

- Situation moins fréquente.
- Importance du fond d'œil.

Pour en savoir plus

C Causes d'atteinte préchiasmatique bilatérale simultanée :
- neuropathie optique bilatérale (alcoolo-tabagique, carentielle, héréditaire, ischémique, neuromyélite optique, HTIC) ;
- OACR bilatérale (évoquer une maladie de Horton)... ;
- uvéite bilatérale

4. Atteinte chiasmatique

- Rarement brutale.
- *Clinique* : céphalée en « coup de tonnerre », hémianopsie bitemporale (figure 2.2).
- **Imagerie cérébrale à réaliser en urgence.**
- *Cause* : adénome hypophysaire compliqué d'une apoplexie pituitaire.

5. Atteinte fonctionnelle (psychogène)

Elle est à évoquer devant une cécité bilatérale ou un rétrécissement concentrique du champ visuel en l'absence d'anomalie de l'examen clinique et des examens complémentaires (OCT, IRM, ERG, PEV). Une grande prudence est de mise : il doit s'agir d'un diagnostic d'élimination.

Points clés

- A Trouble visuel monoculaire aigu, transitoire :
  - quelques secondes : œdème papillaire ;
  - quelques secondes à quelques minutes : cause vasculaire (cécité monoculaire transitoire liée à une sténose de la carotide interne, maladie de Horton).
- Trouble visuel monoculaire aigu, fixé :
  - occlusion de l'artère ou de la veine centrale de la rétine ;
  - neuropathie optique ischémique antérieure (maladie de Horton) ; autre neuropathie optique ;
  - crise aiguë de fermeture de l'angle irido-cornéen ;
  - décollement de rétine ;
  - complication de dégénérescence maculaire liée à l'âge (DMLA) ;
  - hémorragie intraoculaire.
- Trouble visuel monoculaire subaigu, fixé : névrite optique (patient jeune).
- Trouble visuel binoculaire transitoire et récidivant :
  - aura migraineuse ;
  - accident ischémique transitoire (surtout du territoire vertébrobasilaire) ;
  - épilepsie focale ;
  - HTIC (éclipses visuelles, oedème papillaire).

CHAPITRE

3

Item 88 – Trouble aigu de la parole. Dysphonie

Objectif pédagogique

- Devant l'apparition d'un trouble aigu de la parole ou d'une dysphonie, argumenter les principales hypothèses diagnostiques et justifier les examens complémentaires pertinents.

Hiérarchisation des connaissances

Rang	Rubrique	Intitulé	Descriptif
B	Éléments physiopathologiques	Connaître les fonctions du larynx	Respiration et déglutition
B	Eléments physiopathologiques	Savoir comment se fait l'émission d'un son	
A	Définition	Définition d'un trouble aigu de la parole	
A	Définition	Définition d'une dysphonie	
A	Diagnostic positif	Connaître la démarche diagnostique devant une dysphonie	Connaître les éléments cliniques positifs qui permettent de poser le diagnostic
A	Étiologies	Connaître les quatre principales causes de dysphonie	Lésion maligne ou suspecte des CV, lésion bénigne, immobilité unilatérale, immobilité bilatérale
B	Diagnostic positif	Connaître les examens à réaliser en première intention dans le cadre d'une dysphonie	Laryngoscopie indirect au miroir laryngé, Nasofibroscopie laryngée, laryngoscopie directe
B	Étiologies	Connaître l'orientation diagnostique d'une paralysie laryngée en fonction du contexte et des manifestations associées	Connaître les présentations cliniques orientant vers un type particulier d'immobilité cordale
B	Examens complémentaires	Connaître les indication des examens d'imagerie devant une dysphonie	
B	Étiologies	Connaître l'orientation diagnostique en fonction du contexte et des manifestations associées d'une dysphonie traînante	Connaître les présentations cliniques orientant vers une lésion maligne des cordes vocales

Neurologie

Rang	Rubrique	Intitulé	Descriptif
B	Diagnostic positif	Diagnostiquer une dysphonie par paralysie laryngée unilatérale ou bilatérale	
B	Diagnostic positif	Identifier la dysphonie et la dysarthrie en cas de syndrome parkinsonien	
A	Diagnostic positif	Diagnostiquer une laryngite (aiguë, chronique) en cas de dysphonie	
A	Identifier une urgence	Connaître le risque vital d'une immobilité laryngée	Immobilité en position fermée et detresse respiratoire, en position ouverte et fausses routes

B La voix est un son produit par les cordes vocales sous l'influence de l'air expiré. Lors de la phonation, les muscles qui composent les cordes vocales se rapprochent l'un de l'autre sous contrôle moteur du nerf laryngé inférieur (nerf récurrent), branche du nerf vague (X), puis l'air contenu dans les poumons est expulsé par la contraction des muscles abdominaux. Cet air fait vibrer de façon passive la muqueuse de recouvrement des cordes.

A Les dysarthries (trouble de l'articulation de la parole) des coordinations pneumophoniques et de la musculature intrinsèque du larynx provoquent des dégradations de la voix dénommées dysphonies. B Ces dysfonctionnements vocaux peuvent également être la conséquence de changements morphologiques de l'anatomie du larynx, essentiellement au niveau de la glotte, provoqués par des modifications de sa structure : génération d'un excès de tissus biologiques ou, à l'inverse, manques anatomiques provoqués par des gestes chirurgicaux.

I. Rappel anatomique et physiologique

A. Rappel anatomique

Le larynx est le premier élément des voies aériennes supérieures et est constitué de plusieurs pièces cartilagineuses (thyroïde, cricoïde, aryténoïde, épiglotte). Vers le haut, une lame ligamento-musculaire le relie à l'os hyoïde et à la base de langue, et, vers le bas, le cricoïde donne suite aux anneaux trachéaux.

De nombreux muscles et ligaments intrinsèques constituent un ensemble complexe dont le but est de permettre la mise en tension des cordes vocales (ou plis vocaux), leur abduction lors de la respiration et leur adduction lors de la phonation. La corde vocale est constituée du muscle thyro-aryténoïdien, recouvert du ligament vocal, lui-même doublé d'une muqueuse, dont la vibration produit le son laryngé au cours de la phonation. Entre le ligament et cette muqueuse, il existe un espace de glissement, ou espace de Reinke.

L'innervation du larynx est assurée par le nerf laryngé inférieur (nerf récurrent), qui a un rôle moteur, et le nerf laryngé supérieur, qui a un rôle sensitif (figure 3.1).

A Tout élément intervenant au niveau du muscle, de l'innervation, de la muqueuse ou du ligament vocal est susceptible d'entraîner une dysphonie.

B. Rappel physiologique

B La phonation est un phénomène complexe qui nécessite, de façon schématique, l'adduction des cordes vocales et le maintien d'une pression sous-glottique suffisante pour permettre

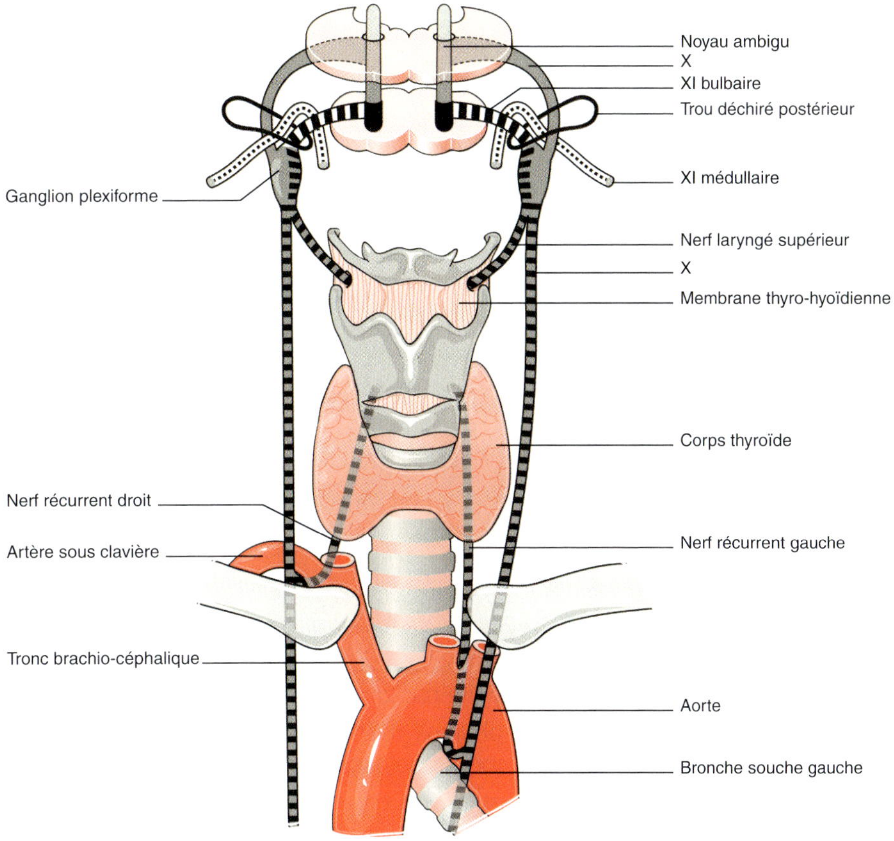

Fig. 3.1. Ⓐ **Innervation du larynx.**
(Source : CEN, 2019)

à l'air de franchir cet obstacle et de provoquer une vibration de la muqueuse. Cette émission d'un son fondamental laryngé sera ensuite modulée au niveau des cavités sus-glottiques, buccales et sinusiennes ; le son ainsi enrichi donne la voix.

II. Démarche diagnostique

A. Éliminer ce qui n'est pas une dysphonie

Ⓐ Il s'agit le plus souvent :

- d'une altération de la voix en rapport avec un défaut de capacité respiratoire, par exemple hypophonie au cours des insuffisances respiratoires aiguës ou chroniques ;
- d'une atteinte des cavités de résonance, en général situées au niveau de l'oropharynx ; les rhinolalies ouvertes (hypernasalité correspondant à une fuite d'air par le nez) ou fermées (hyponasalité) sont classiquement un motif de confusion ;
- d'un obstacle au niveau de la cavité buccale, tel que les tumeurs de la base de langue, de la partie haute de l'épiglotte ou de la région amygdalienne, et du voile du palais.

Ces anomalies sont facilement reconnues par l'examen clinique.

B. Interrogatoire

L'interrogatoire est **capital** et permet souvent d'orienter le diagnostic. Il recherche :

- les antécédents laryngés, neurologiques, de chirurgie cervicale ou thoracique, d'une intubation, quelles que soient sa durée et son ancienneté ;
- les circonstances d'apparition de cette dysphonie : brutale ou au contraire progressive, voire intermittente ; l'interrogatoire permet également de rattacher le mode d'apparition aux antécédents ;
- la **profession** et les conditions de travail, le mode d'utilisation de la voix au cours de l'exercice professionnel ; l'enseignant, l'avocat et le chanteur amateur ou professionnel sont exposés aux troubles fonctionnels de la voix ;
- le **tabagisme**, son ancienneté et son importance ;
- la présence de **signes associés**, tels que la dysphagie, la dyspnée, la toux ou l'otalgie ; ils indiquent une lésion étendue au-delà des cordes vocales.

C. Examen clinique

L'examen clinique comporte l'examen de la région cervicale à la recherche d'une cicatrice ou d'une tuméfaction, complété par la palpation du cou, des reliefs laryngés, du corps thyroïde et par la recherche d'un goitre ; il est complété par la recherche d'adénopathies cervicales.

L'examen de la cavité buccale et du pharynx montre l'aspect inflammatoire ou non de la muqueuse et élimine toute anomalie morphologique des structures oropharyngées.

B L'examen laryngoscopique est l'examen de base à réaliser devant une dysphonie dont l'évolution n'est pas rapidement favorable. Il permet de visualiser le larynx et les cordes vocales à la recherche d'anomalies morphologiques et/ou de troubles de la mobilité :

- laryngoscopie indirecte :
  - elle est réalisée chez un patient assis, bouche ouverte, la main de l'examinateur tenant l'extrémité de la langue, alors que l'autre main utilise un miroir laryngé ou un système d'optique avec caméra vidéo,
  - elle permet d'obtenir une vue précise du larynx dans des conditions pratiquement normales, puisqu'il est demandé au patient de produire une phonation (« é », « i ») ; seul cet examen chez un patient conscient permet d'obtenir des renseignements précis sur la mobilité du larynx et des cordes vocales,
  - lorsque cet examen est de réalisation difficile (réflexes nauséeux), l'utilisation d'un nasofibroscope visualise le larynx mais avec une image moins précise, en particulier pour déceler les éventuelles anomalies de la muqueuse ;
- laryngoscopie directe :
  - elle est réalisée sous anesthésie générale,
  - elle correspond à une véritable endoscopie ORL utilisant des optiques et des spatules laryngées qui sont introduites dans le larynx et éventuellement maintenues immobiles à l'aide d'un appui thoracique,
  - elle est réalisée lorsque l'on a noté, en laryngoscopie indirecte, la présence d'anomalies dont la nature impose un complément diagnostique (biopsie),
  - cet examen permet d'accéder au larynx par voie endoscopique pour effectuer des gestes thérapeutiques dont les indications dépendent de l'étiologie.

A L'examen neurologique complète l'examen morphologique, en particulier lorsqu'il s'agit d'une dysphonie avec cordes vocales normales. Il explore :

- les nerfs mixtes :
  - paralysie du nerf glossopharyngien (IX) : dysphagie, signe du rideau (déplacement latéral vers le côté sain de la paroi postérieure du pharynx), hypoesthésie ou anesthésie du

tiers postérieur de l'hémilangue, des parois latérale et postérieure du pharynx, abolition de la sensibilité gustative du tiers postérieur de l'hémilangue,
  - paralysie du nerf pneumogastrique (X) : la dysphonie par monoplégie laryngée est le signe dominant. La paralysie vélopharyngée doit être recherchée : régurgitation nasale, rhinolalie ouverte, déplacement du voile et de la luette vers le côté sain. Les signes sensitifs sont peu marqués : hypoesthésie ou hémianesthésie du pharynx et du voile sur une zone limitée. Les signes végétatifs respiratoires ou cardiaques sont difficiles à mettre en évidence dans une paralysie unilatérale,
  - paralysie du nerf accessoire (XI) : paralysie du sternocléidomastoïdien et du trapèze ; l'atteinte du spinal interne se traduit par une paralysie vélopalatine ;
- le nerf hypoglosse (XII) : paralysie d'une hémilangue : perte de la protraction ;
- recherche des signes associés : syndrome cérébelleux, syndrome neurogène périphérique, atteinte sympathique, syndrome pyramidal, syndrome extrapyramidal.

D. Examens complémentaires

B Des examens complémentaires sont réalisés lorsque, après laryngoscopie indirecte classique, la pathologie suspectée nécessite un complément d'investigation ou une évaluation précise des troubles liés à cette dysphonie.

1. Stroboscopie

Elle permet, par la décomposition du mouvement vibratoire des cordes vocales, de visualiser une anomalie localisée au niveau de la muqueuse de la corde vocale (synéchie, cicatrice fibreuse, tumeur débutante).

2. Électromyographie laryngée

Elle permet de confirmer les syndromes neurogènes périphériques (paralysie de corde vocale), de la jonction neuromusculaire (syndromes myasthéniques) et dystoniques (dysphonie spasmodique).

3. Examen phoniatrique

Il consiste, en plus de l'examen laryngoscopique, en la réalisation d'un enregistrement vocal et d'une étude des paramètres objectifs de la voix.

4. Imagerie

Le scanner ou l'IRM sont les deux examens utiles pour le diagnostic étiologique. Ils permettent une exploration régionale et un éventuel bilan d'extension en cas de suspicion de tumeur laryngée. L'indication d'une imagerie du système nerveux central, scanner ou mieux IRM, dépendra des conclusions de l'examen neurologique.

III. Principales étiologies

A. Dysphonie par paralysie laryngée

1. Dans les paralysies unilatérales

La voix est typiquement soufflée ou bitonale ; la sémiologie associe une dysphonie importante et des fausses routes aux liquides en cas de paralysie en position latérale ; la sémiologie est plus discrète sans fausse route en cas de paralysie en position médiane. À l'examen laryngoscopique, la corde vocale du côté de l'atteinte est en adduction ou en position intermédiaire mais, surtout, elle est immobile, en particulier au cours de la phonation et de la respiration.

2. Dans les paralysies bilatérales

Le tableau initial est marqué par une aphonie totale et des fausses routes. Rapidement, la voix se normalise alors que s'installe une dyspnée inspiratoire ; l'examen laryngoscopique confirme l'immobilité des deux cordes vocales.

3. Examens paracliniques

En l'absence de circonstances évocatrices, proposer un scanner ou mieux une IRM explorant les régions depuis la base du crâne jusqu'au thorax. Une échographie cervicale explore la thyroïde si nécessaire. La laryngoscopie n'est pas systématique.

4. Principales causes

- Néoplasies thyroïdiennes, œsophagiennes ou médiastinales.
- Séquelles d'une chirurgie :
  - sur le trajet du nerf vague (neurochirurgie du tronc cérébral, chirurgie cervicale) ;
  - ou de ses branches récurentielles (chirurgie cervicale ou thoracique).
- Idiopathique (20 % des cas), le plus souvent unilatérale : il s'agit d'un diagnostic d'élimination.
- Causes neurologiques (moins de 5 % des cas) :
  - bulbaires par atteinte nucléaire ou radiculaire : accident vasculaire cérébral (syndrome de Wallenberg), sclérose latérale amyotrophique (enregistrement sonore 3.1), syringobulbie, tumorale ;
  - par atteinte périphérique : syndrome de Guillain-Barré, sclérose latérale amyotrophique, neurinome.

B. Dysphonie par lésions laryngées

A On désigne sous ce terme les dysphonies consécutives aux changements anatomiques des structures impliquées dans la phonation, en particulier le larynx et les cordes vocales. Plusieurs situations cliniques peuvent être rencontrées.

1. Laryngites aiguës

- Installation brutale lors d'une rhinopharyngite banale ou au décours d'un forçage vocal.
- La voix est plus grave, avec des difficultés dans les aigus, rauque et peu timbrée ; elle peut disparaître totalement (aphonie). Elle est parfois associée à une dyspnée chez l'enfant.

- À l'examen, les cordes vocales sont rouges, œdématiées, parfois recouvertes de sécrétions purulentes ou mucopurulentes.

2. Laryngites chroniques

- Installation progressive d'une dysphonie (voix rauque, grave) souvent isolée. Le contexte évoque une irritation chronique du larynx (tabac, vapeurs toxiques, infections ORL répétées, reflux gastro-œsophagien, surmenage vocal).
- À l'examen, on retrouve une laryngite chronique hypertrophique rouge (érythroplasie) ou une laryngite chronique hypertrophique blanche (leucoplasie).
- Dans tous les cas, il s'agit de lésions suspectes nécessitant une laryngoscopie directe en suspension au microscope, sous anesthésie générale pour réaliser des biopsies et, si possible, une exérèse complète de la lésion.
- En cas de biopsie simple avec un résultat rassurant comme une dysplasie (lésion précancéreuse), la surveillance doit être très étroite car le reste des lésions peut être en réalité un carcinome.
- En cas d'exérèse, la surveillance doit également être étroite en raison du risque de récidive des lésions dysplasiques et du risque de transformation maligne.

3. Cancer du larynx

B La suspicion de cancer doit être constante devant toute dysphonie durant plus de 3 semaines chez un homme d'âge mûr alcoolo-tabagique. Une laryngoscopie directe en suspension au microscope, sous anesthésie générale, pour réaliser des biopsies, doit être proposée au moindre doute lors de l'examen clinique. Parmi les situations suspectes, il faut citer le cas de patients non examinables du fait de leur réflexe nauséeux même si le cas est rare depuis la généralisation des fibroscopies naso-pharyngo-laryngées.

4. Lésions bénignes

a. Nodules des cordes vocales

Ces lésions blanchâtres symétriques, en regard l'une de l'autre, situées au niveau du tiers moyen des cordes, surviennent surtout chez les jeunes garçons qui crient beaucoup et chez les femmes qui forcent leur voix (enseignantes). La voix est plus grave, rauque, soufflée; son timbre est voilé, sourd et éraillé.

b. Polypes et œdèmes de Reinke

Ce sont des lésions plus inflammatoires, uni- ou bilatérales, siégeant au niveau des deux tiers antérieurs des cordes vocales, liées à la conjonction du forçage vocal et souvent du tabac. Il s'agit, du fait du terrain, de lésions plus suspectes et une laryngoscopie directe est souvent proposée : elle permet à la fois le traitement microchirurgical et la certitude histologique.

c. Granulomes

Ces lésions inflammatoires siégeant au niveau du tiers postérieur des cordes vocales surviennent souvent après une intubation prolongée ou dans le cadre d'un reflux gastro-œsophagien; l'aspect fibroscopique rassurant explique que le traitement chirurgical est rarement proposé d'emblée, sauf dans le cas de lésions particulièrement suspectes. La rééducation orthophonique joue là un grand rôle.

d. Papillomatose laryngée

Il s'agit de lésions virales muriformes papillomateuses caractéristiques, étendues non seulement aux cordes vocales mais aussi parfois à la trachée, dues au papillomavirus. Le risque de dégénérescence maligne est rare mais les lésions peuvent finir par être dyspnéisantes et un traitement microchirurgical doit être proposé, surtout en cas de forme extensive. Le problème le plus fréquent est celui de la récidive des lésions.

e. Traumatismes

À part les traumatismes laryngés externes qui nécessitent une prise en charge spécifique, les plus importants changements anatomiques du larynx sont provoqués par des traumatismes chirurgicaux à la suite de l'ablation d'un cancer cordal.

C. Dysphonie et maladies neurologiques

1. Syndromes parkinsoniens

a. Dans la maladie de Parkinson

Les troubles de la parole associent une dysphonie et une dysarthrie (enregistrement sonore 3.2). Cette dysphonie-dysarthrie touche les différents effecteurs de la chaîne parlée : la respiration, la phonation, les résonances, l'articulation et la prosodie.

Tous les signes parkinsoniens s'expriment au niveau de la sphère ORL et contribuent aux troubles de la voix et de la parole : principalement l'akinésie (de la langue, du larynx, des masséters) et l'hypertonie (du voile du palais, du larynx), mais aussi le tremblement (des lèvres, de la cavité buccale, de la langue, du pharynx et du larynx). Cliniquement, la hauteur de la voix est plus aiguë que la normale avec une diminution de la modulation de la fréquence fondamentale. Son intensité devient plus faible, notamment en fin de phrase, pouvant aller jusqu'au chuchotement à un stade évolué, rendant la parole inaudible. Le timbre de la voix est sourd et voilé (*hypophonie*), la raideur du voile du palais entraînant un nasonnement et un assourdissement de la voix.

L'évolution de ces troubles de la parole est variable au cours de la journée, de même que la sensibilité aux traitements dopaminergiques.

b. Dans les atrophies multisystématisées

La dysarthrie est précoce et fréquente, mixte, combinant l'hypophonie monotone et bégayante du syndrome parkinsonien au caractère scandé et irrégulier du syndrome cérébelleux. La dysphonie est retrouvée dans 96 % des cas.

2. Syndromes myasthéniques

A Typiquement intermittente, la dysphonie associée au syndrome myasthénique se caractérise par une voix qui s'éteint progressivement, devient nasonnée puis inintelligible.

Ces signes sont d'autant plus évocateurs qu'il existe un phénomène myasthénique dont le caractère essentiel est de s'accroître à l'occasion d'un effort. En pratique, la dysphonie apparaît ou s'aggrave avec la fatigue, disparaît ou s'atténue avec le repos. Son intensité peut être variable dans une même journée mais si elle est généralement plus marquée le soir.

Pour en savoir plus

C Autres causes neurologiques de dysphonie

• Dysphonie spasmodique (ou dystonie laryngée)
C'est une affection rare qui touche plus fréquemment les femmes que les hommes, dont le début se situe vers l'âge de 40 ans. Le mode d'installation est généralement progressif, rarement brutal. Il s'agit d'une dysphonie d'origine neurologique appartenant au groupe des dystonies focales. Quelle que soit la forme clinique, l'aspect acoustique est variable d'un patient à l'autre. La voix chantée est possible mais souvent imparfaite ; la lecture aggrave la symptomatologie et aboutit souvent à un blocage complet. La fatigue, le stress, les émotions aggravent les troubles de la voix. Sur le plan phonatoire, le temps maximum de phonation sur une voyelle tenue est abaissé. À l'examen au miroir, au repos, le larynx est normal. Le traitement clé de cette pathologie consiste en l'injection intracordale de toxine botulique. Ce traitement aboutit à la paralysie partielle du muscle et donc à la diminution de son hyperactivité. La symptomatologie phonatoire régresse alors instantanément en réduisant l'hypertonie musculaire. Les effets de ce traitement sont réversibles au bout de quelques mois, justifiant des injections répétées deux à trois fois par an.
• Atteinte du nerf grand hypoglosse
La fonction essentielle du nerf grand hypoglosse est d'assurer l'innervation de la langue et, à ce titre, il participe à la mastication, la déglutition et la phonation.
• Syndrome pseudobulbaire
En cas d'atteinte centrale bilatérale, en particulier au cours des syndromes pseudobulbaires, la voix est monotone, sourde et sans timbre.

Causes rares de dysphonie

• Troubles endocriniens
Les plus classiques sont l'hypothyroïdie et l'hyperandrogénisme, qui peuvent être associés à une dysphonie.
• Dysphonie psychogène
Il s'agit le plus souvent de femmes présentant une aphonie totale dont le mode d'installation est typiquement brutal et l'évolution capricieuse. Ce diagnostic ne doit être évoqué qu'après la réalisation d'un bilan paraclinique complet.

Points clés

L'examen clinique d'une dysphonie nécessite un examen de la cavité buccale, un examen laryngoscopique et un examen neurologique. Les explorations complémentaires recourent à la stroboscopie, l'électromyographie laryngée, l'examen phoniatrique et l'imagerie.

Dysphonie par paralysie laryngée

Dysphonie par paralysie laryngée unilatérale ou bilatérale ; les causes à rechercher sont :
- les néoplasies thyroïdienne, œsophagienne ou médiastinale ;
- les séquelles d'une chirurgie basicervicale et du tronc cérébral à proximité par atteinte du nerf vague ou de ses branches récurentielles.

Dysphonie par lésions laryngées

- Laryngites aiguës : installation brutale, voix rauque, associée à dyspnée chez l'enfant.
- Laryngites chroniques : installation progressive, irritation (tabac, surmenage vocal).
- Cancer du larynx : dysphonie traînante, homme, alcoolo-tabagique.
- Lésions bénignes : nodules, polypes, granulomes, papillomatose.

Dysphonie et maladies neurologiques

- Syndromes parkinsoniens :
  – maladie de Parkinson : associe dysphonie (hypophonie) et dysarthrie résultant de l'akinésie, de l'hypertonie et du tremblement.
- Syndromes myasthéniques : intermittente, s'accroît à l'occasion d'un effort.
- Dysphonie spasmodique.

Autres dysphonies neurologiques

- Dysphonie spasmodique.
- Par atteinte du nerf grand hypoglosse.
- Au cours du syndrome pseudobulbaire.

Compléments en ligne

Des compléments numériques sont associés à cet ouvrage. Ils sont indiqués dans la marge par des pictogrammes qui renvoient vers les vidéos ou enregistrements sonores.

Pour accéder à ces compléments, connectez-vous sur www.em-consulte.com/complement/477437 et suivez les instructions pour activer votre accès.

Enregistrement sonore 3.1. Dysarthrie paralytique au cours d'une sclérose latérale amyotrophique.

Enregistrement sonore 3.2. Dysarthrie parkinsonienne.

CHAPITRE

4

Item 91 – Déficit neurologique récent

Objectifs pédagogiques

- Diagnostiquer un déficit neurologique récent.
- Identifier les situations d'urgence et connaître les principes de prise en charge.

Hiérarchisation des connaissances

Rang	Rubrique	Intitulé	Descriptif
A	Définition	Définir la notion de déficit neurologique focal *vs* trouble cérébral diffus	
A	Diagnostic positif	Reconnaître un déficit récent de cause non neurologique (Dg différentiel)	Ostéoarticulaire, vasculaire périphérique, atteinte sensorielle (ORL, ophtalmologique)
B	Diagnostic positif	Connaître les arguments en faveur d'un déficit récent d'origine somatomorphe	Territoire non anatomique, discordances à l'examen, variabilité des plaintes, comportement non approprié
A	Diagnostic positif	Distinguer un déficit neurologique récent d'origine périphérique ou centrale	
A	Diagnostic positif	Connaître la démarche diagnostique syndromique et topographique devant un déficit neurologique récent	
A	Examens complémentaires	Indication des examens d'imagerie devant un déficit neurologique récent	
A	Étiologies	Connaître les principales causes des déficits neurologiques récents centraux	AVC, compression médullaire, traumatisme crânien compliqué, cause infectieuse (méningo-encéphalite, abcès cérébral), état de mal partiel, encéphalopathie
A	Étiologies	Connaître les principales causes des déficits neurologiques récents périphériques	Syndrome de la queue de cheval, syndrome de Guillain-Barré, mononeuropathie multiple, compression de nerf périphérique, myasthénie

Rang	Rubrique	Intitulé	Descriptif
A	Diagnostic positif	Reconnaître un déficit récent par atteinte de la jonction neuro-musculaire ou du muscle	Myasthénie, myosite, rhabdomyolyse
A	Examens complémentaires	Hiérarchiser les examens complémentaires non radiologiques devant un déficit neurologique récent	
A	Identifier une urgence	Face à un déficit neurologique récent, identifier une situation d'urgence et connaître les principes de prise en charge	
A	Étiologies	Connaître les principales causes de déficit neurologique récent transitoire	AIT, crise épileptique partielle, aura migraineuse, hypoglycémie

- A Un déficit neurologique est la perte d'une fonction liée à une dysfonction temporaire (déficit transitoire) ou lésionnelle (déficit permanent) *d'une région* du système nerveux. Il est à distinguer d'une souffrance globale du cerveau comme dans les pertes de connaissance, les comas ou dans les syndromes confusionnels, thèmes développés dans d'autres chapitres de cet ouvrage.
- Un déficit neurologique récent (moins de 1 mois) est un motif fréquent de consultation aux urgences et en neurologie.
- Un déficit neurologique récent témoigne le plus souvent d'une atteinte du système nerveux central, mais il peut aussi être causé par une atteinte du système nerveux périphérique, de la jonction neuromusculaire ou musculaire.
- Un déficit neurologique récent peut signer un problème neurologique grave nécessitant un traitement spécifique et *urgent*, mais peut aussi être un mode d'entrée dans une maladie neurologique *chronique*.

La **démarche diagnostique et thérapeutique** comporte les étapes suivantes.

1. Identification et caractérisation du déficit neurologique; cette étape permet d'établir un diagnostic syndromique et topographique.
2. Identification du mécanisme et de la cause sous-jacente :
   - le mode de début, le profil évolutif;
   - le terrain, les antécédents, le contexte, les signes associés;
   - les examens complémentaires orientés permettent alors d'identifier la maladie causale.
3. Prise en charge thérapeutique :
   - il faut savoir reconnaître les situations d'urgence nécessitant la mise en œuvre immédiate d'un traitement spécifique;
   - prise en charge en rééducation du déficit et prévention des complications liées au déficit.

Tout déficit neurologique récent d'installation brutale doit faire suspecter un accident vasculaire cérébral (AVC) et nécessite une prise en charge diagnostique et thérapeutique immédiate.

I. Identification du déficit neurologique, diagnostic syndromique et topographique

L'interrogatoire et l'examen clinique précisent la nature du déficit qui peut être moteur, sensitif, cérébelleux, sensoriel (vision, etc.) ou cognitif (aphasie, etc.).

L'analyse des signes fonctionnels doit être précise ; certains termes utilisés par le patient peuvent avoir des significations diverses :

- un « engourdissement » peut traduire une atteinte sensitive ou motrice ;
- un « vertige » peut aussi bien être un vertige vrai qu'une lipothymie.

L'examen clinique est orienté par les symptômes.

L'analyse des symptômes et l'examen clinique permettent d'établir un diagnostic syndromique et topographique.

A. Diagnostic syndromique et topographique

- L'atteinte peut siéger :
  - sur le système nerveux central : la lésion est alors soit encéphalique (cérébrale ou du tronc cérébral), soit médullaire ;
  - sur le système nerveux périphérique : la lésion peut se situer sur les racines, les plexus, les troncs nerveux ;
  - sur la jonction neuromusculaire ou sur les muscles.
- L'atteinte du **système nerveux central** est évoquée devant :
  - l'atteinte d'un hémicorps (motrice ou sensitive) ;
  - la présence de signes d'atteinte corticale : aphasie, hémianopsie latérale homonyme, troubles gnosiques ;
  - des troubles de la vigilance associés ;
  - l'association à une crise d'épilepsie ;
  - une atteinte des paires crâniennes ou de l'oculomotricité associée à une atteinte des voies longues, qui oriente vers une atteinte du tronc cérébral ;
  - des signes pyramidaux (réflexes tendineux diffusés, clonus de cheville, signe de Babinski) ;
  - un niveau sensitif abdominal ou thoracique franc (moelle épinière).
- L'atteinte du **système nerveux périphérique** est évoquée devant :
  - des fasciculations, une amyotrophie ;
  - un déficit moteur ou sensitif de topographie radiculaire ou tronculaire systématisé à une (ou plusieurs) racine(s) ou un (ou plusieurs) tronc(s) nerveux ;
  - une diminution ou une abolition des réflexes tendineux – non spécifique, car cela est aussi le cas à la phase initiale dite « flasque » d'un déficit moteur d'origine centrale ;
  - une atteinte distale des membres inférieurs sans troubles vésicosphinctériens.
- L'atteinte de la **jonction neuromusculaire ou musculaire** est évoquée devant :
  - une atteinte motrice pure (pas de trouble sensitif ou vésicosphinctérien) ;
  - un déficit à prédominance proximal ;
  - l'absence d'anomalie des réflexes tendineux et cutanés plantaires.

Au terme de ce raisonnement, l'analyse clinique doit permettre de définir le syndrome et d'établir un diagnostic topographique (atteinte unifocale ou mutltifocale).

C'est une étape fondamentale pour orienter les **examens complémentaires neurologiques**.

B. Diagnostic différentiel : causes non neurologiques de déficit récent

Une perte de la motilité peut être d'origine non neurologique. Il s'agit alors d'une **impotence fonctionnelle**, qui peut être :

- d'origine ostéoarticulaire : fracture, entorse, arthrite, rupture de coiffe, etc. :
  - la douleur (+++) est le plus souvent au premier plan,
  - l'examen clinique et l'imagerie permettent alors de préciser la lésion osseuse ou articulaire en cause ;
- d'origine vasculaire périphérique : occlusion artérielle aiguë (membre très douloureux, blanc ou nécrosé, pouls périphérique non perçu), phlébite, hématome ; là aussi, la douleur est quasi constante.

Pour les troubles de l'élocution, de l'équilibre et de la vision, la cause peut être non neurologique, **d'origine locale** :

- ORL ;
- ophtalmologique.

B Un déficit peut avoir une origine psychogène, il s'agit alors d'un **trouble somatoforme** : territoire moteur ou sensitif un peu « aberrant », non anatomique, avec discordance de l'examen clinique, plaintes changeantes, « belle indifférence »… Les troubles somatoformes peuvent s'inscrire dans différents contextes : hystérique (conversion), simulation, syndrome dépressif…

II. Identification du mécanisme et de la cause du déficit neurologique récent

A Pour identifier le mécanisme et la cause du mécanisme neurologique, il faut s'appuyer sur l'analyse :

- du mode d'installation et du profil évolutif ;
- du terrain, du contexte et des signes associés ;
- des examens complémentaires.

A. Mode d'installation et profil évolutif

1. Mode d'installation

Le mode d'installation du déficit est un élément majeur d'orientation diagnostique, il peut être :

- **brutal (secondes ou minutes)** : mécanisme vasculaire, migraineux, épileptique, traumatique :
  - en cas de déficit brutal d'emblée maximal, le mécanisme est avant tout vasculaire,
  - un déficit installé sur quelques dizaines secondes peut évoquer un mécanisme épileptique (« marche épileptique »), sur quelques dizaines minutes un mécanisme migraineux (« marche migraineuse »), mais un mécanisme vasculaire est également possible pour ces modes d'installation ;
- **aigu/subaigu (quelques heures ou quelques jours)** : cela oriente vers un mécanisme inflammatoire, infectieux, toxique ; certaines affections cérébrovasculaires peuvent avoir également ce mode d'installation : thrombophlébite cérébrale, thrombose artérielle *in situ* (tronc basilaire, etc.) ;

- **rapidement progressif (quelques semaines)** : processus expansif rapide (tumoral malin, abcès, hématome sous-dural), infectieux, métabolique.

2. Profil évolutif

Il faut distinguer :

- un déficit neurologique *transitoire* : il n'est pas constaté par le médecin, l'examen clinique est normal, l'anamnèse doit donc être particulièrement minutieuse (patient, témoins); ces déficits sont liés à une atteinte centrale dans la très grande majorité des situations;
- un déficit neurologique *persistant :* l'examen clinique permet alors de poser le diagnostic syndromique;
- un profil évolutif d'*amélioration spontanée* : il peut être constaté en cas de mécanisme vasculaire ou inflammatoire (poussée de sclérose en plaques);
- un déficit *en «tache d'huile»* : en cas d'évolution vers une aggravation, on évoquera un processus expansif.

Plusieurs mécanismes peuvent être intriqués et modifier le profil évolutif d'une affection : par exemple, une tumeur cérébrale peut avoir un début brutal avec une crise d'épilepsie inaugurale si elle se trouve dans une zone fonctionnelle silencieuse.

B. Terrain, contexte, signes associés

1. Âge

- Plus le patient est âgé, plus les causes vasculaires sont fréquentes.
- La sclérose en plaques débute le plus souvent chez le sujet jeune.
- Il faut néanmoins être prudent sur cet élément d'orientation, les sujets jeunes sont aussi susceptibles de présenter un AVC (dissection artérielle, malformation vasculaire…).

2. Antécédents

- Facteurs de risque vasculaire.
- Immunodépression.
- Séjour à l'étranger.
- Toxiques : alcool, drogues.
- Traitements suivis.

3. Contexte, signes associés

- Fièvre, constantes vitales, autres signes généraux.
- Traumatisme, signes externes de contusion crânienne.
- Autres signes neurologiques associés au déficit : céphalées, syndrome d'hypertension intracrânienne (HTIC), syndrome méningé, douleurs neurogènes, myalgies.
- Facteurs déclenchants, prise de toxiques.
- Atteinte systémique associée : atteinte cardiaque, cutanée (purpura)…

C. Examens complémentaires

Les examens complémentaires neurologiques sont orientés par le diagnostic topographique.

- **IRM cérébrale** (ou à défaut **scanner**) s'il existe des signes orientant vers une atteinte supramédullaire :
  - l'IRM cérébrale pour la plupart des pathologies est préférée en première intention;
  - si l'IRM n'est pas accessible ou contre-indiquée, il faut réaliser un scanner cérébral sans et parfois avec injection;
  - en cas d'infarctus cérébral, une angiographie par résonance magnétique ou un angioscanner cervico-encéphalique sont indispensables pour rechercher une occlusion artérielle.
- **IRM cervico-dorso-lombaire** devant un syndrome médullaire ou **lombaire** devant un syndrome de la queue de cheval.
- **Électromyogramme** (EMG) en cas de suspicion d'atteinte du système nerveux périphérique (racines, plexus, tronc nerveux), de la jonction neuromusculaire ou des muscles.
- **EEG** en cas de suspicion de crise d'épilepsie.
- **Ponction lombaire pour étude du liquide cérébrospinal (LCS)** :
  - en cas de suspicion de polyradiculonévrite;
  - en cas de suspicion de processus infectieux ou inflammatoire : elle sera réalisée après l'imagerie cérébrale (ou médullaire) étant donné la présence d'un déficit neurologique focal.

Le délai de réalisation de ces examens dépend des hypothèses étiologiques :

- tout déficit neurologique brutal ou aigu doit faire suspecter un AVC et nécessite une imagerie cérébrale en urgence (figure 4.1);
- tout traumatisme crânien avec signes neurologiques focaux nécessite la réalisation immédiate d'un scanner cérébral;

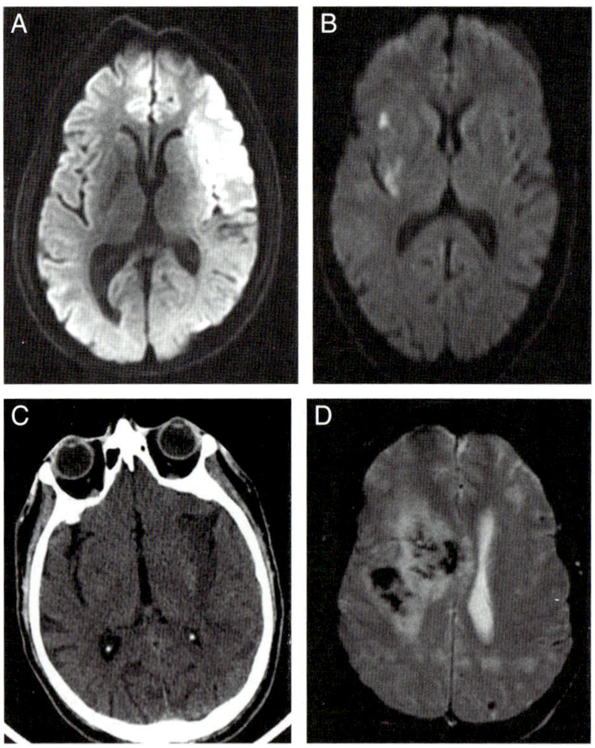

Fig. 4.1. Ⓐ **Déficit récent par accident vasculaire cérébral : imagerie cérébrale.**

A. IRM cérébrale (diffusion). Infarctus sylvien gauche (hypersignal). B. IRM cérébrale (diffusion). Infarctus sylvien droit (hypersignal). C. Scanner cérébral sans injection. Infarctus sylvien gauche (hypodensité). D. IRM cérébrale (T2*, ou écho de gradient). Hémorragie cérébrale frontale droite (hyposignal). (Source : CEN, 2019.)

- l'imagerie en urgence est indispensable pour toute suspicion de pathologie infectieuse encéphalique;
- l'imagerie médullaire doit être réalisée en urgence devant tout syndrome médullaire ou syndrome de la queue de cheval aiguë;
- dans les déficits d'installation progressive, en l'absence de signe de gravité (troubles de la vigilance…), les examens complémentaires sont à réaliser dans un délai rapide (sous 24 heures).

Les autres examens dépendent des orientations étiologiques : examens biologiques sanguins (prélèvement infectieux, enzymes musculaires, dosage de toxiques…), ECG…

III. Étiologie

A. Déficits neurologiques transitoires

Les trois principales causes neurologiques (tableau 4.1) sont :

- les **accidents ischémiques transitoires (AIT)**;
- les **crises d'épilepsies**; le déficit peut être présent en per-critique et/ou en post-critique;
- les **auras migraineuses**.

Les autres causes :

- une hypoglycémie : elle peut donner des signes neurologiques focaux; le contexte est souvent évocateur (diabétique traité); la glycémie capillaire doit être contrôlée devant tout déficit neurologique;

Tableau 4.1. A Arguments cliniques pour un AIT, une crise d'épilepsie, une aura migraineuse.

	AIT	Crise d'épilepsie	Aura migraineuse
Terrain	> 50 ans Facteurs de risque vasculaire	Variable Antécédent d'épilepsie connu ou d'épisodes identiques (accès stéréotypés)	< 50 ans Antécédent de migraine
Mode d'installation	Évocateur si brutal et d'emblée maximal	Marche épileptique de proche en proche sur quelques dizaines de secondes	« Marche migraineuse » avec extension des troubles sur quelques dizaines minutes
Type des symptômes	« Négatifs » : amputation du champ visuel, perte de la sensibilité	« Positifs » : paresthésies, illusions ou hallucination visuelles	« Positifs » : phénomènes visuels lumineux (scotome scintillant) et/ou colorés Symptômes surtout visuels et sensitifs
Signes associés	Souffle vasculaire Cardiopathie	Clonies dans les crises motrices Rupture de contact, amnésie de l'épisode (crises partielles complexes)	Céphalées migraineuses : hémicrânie, photo-sono-phobie, signes digestifs
Résolution des symptômes	Rapide	Rapide	Progressive Durée du déficit < 1 h

(Source : CEN, 2019.)

Tableau 4.2. Ⓐ **Principales causes des déficits neurologiques récents permanents.**

Atteinte encéphalique	• AVC : infarctus cérébral, hémorragie intraparenchymateuse, thrombose veineuse cérébrale, hémorragie méningée • Traumatisme crânien compliqué : hématome extradural, sous-dural, contusion • Tumeur cérébrale maligne : tumeur gliale, métastase, lymphome, etc. • Infectieuse : méningite, méningo-encéphalite, encéphalite, abcès, empyème • Hématome sous-dural spontané • Poussée de sclérose en plaques et autres causes d'atteintes inflammatoires du système nerveux central (maladie de Behçet, sarcoïdose, etc.) • Carentielle : encéphalopathie de Gayet-Wernicke
Atteinte médullaire	• Compression médullaire : traumatique, néoplasique, spondylodiscite/épidurite infectieuse, hernie discale, hématome épidural, etc. • Accident vasculaire médullaire : infarctus (dissection aortique), etc. • Myélite inflammatoire et infectieuse • Myélopathie carentielle
Atteinte du système nerveux périphérique	• Syndrome de la queue de cheval (hernie lombaire, métastase, épidurite, etc.) • Sciatique paralysante, autres atteintes uniradiculaires compressives • Syndrome de Guillain-Barré, méningoradiculite (infectieuse, néoplasique, etc.) • Plexopathie (traumatique, néoplasique, syndrome de Parsonage-Turner) • Neuropathie multifocale (vascularite, diabète) • Neuropathie unifocale (compression traumatique, posturale, ischémie, etc.)
Atteinte de la jonction neuromusculaire et des muscles	• Myasthénie et autres causes de syndromes myasthéniques • Myosite (inflammatoire, infectieuse, etc.), myopathie toxique, métabolique (dyskaliémie) • Rhabdomyolyse

(Source : CEN, 2019.)

- un hématome sous-dural, une tumeur cérébrale, une malformation vasculaire ou d'autres lésions cérébrales, qui peuvent également causer un déficit neurologique transitoire ; c'est le plus souvent en raison d'une crise d'épilepsie surajoutée ;
- une atteinte périphérique tronculaire par compression posturale ou externe, qui peut également être responsable d'un déficit transitoire (paralysie du radial du samedi soir, etc.) ; sa récidive doit faire rechercher une neuropathie héréditaire avec hypersensibilité à la pression par duplication du gène *PMP22* (cf. chapitre 7, item 94).

B. Déficits neurologiques permanents

Ils sont répertoriés dans le tableau 4.2 et illustrés par la figure 4.2.

Un déficit neurologique récent peut aussi être un mode d'entrée dans une maladie neurologique plus *chronique*, comme une tumeur d'évolution lente (tumeur bénigne), une pathologie dégénérative (sclérose latérale amyotrophique, etc.).

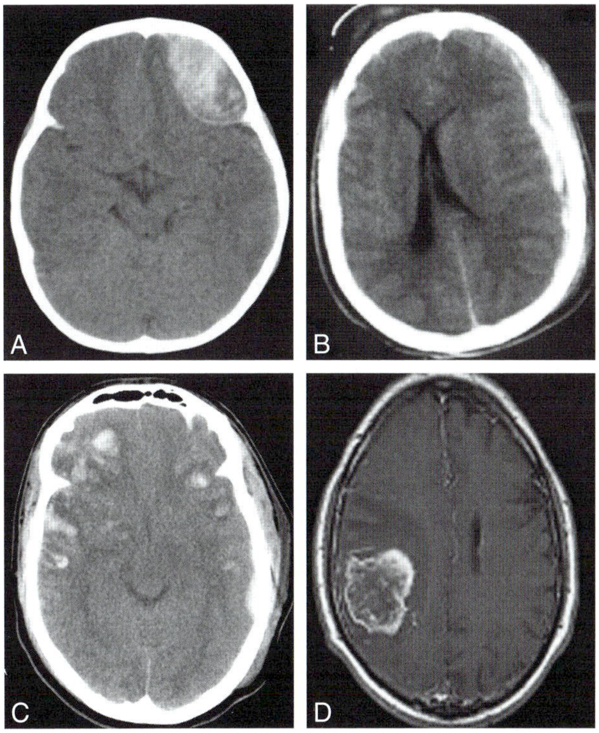

Fig. 4.2. Ⓐ **Exemples de causes de déficit neurologique récent en imagerie.**
A. Scanner cérébral sans injection. Hématome extradural (hyperdensité biconvexe). B. Scanner cérébral sans injection. Hématome sous-dural aigu (hyperdensité en croissant). C. Scanner cérébral sans injection. Contusion hémorragique (hypo- et hyperdensités). D. IRM cérébrale (T1 avec gadolinium). Tumeur cérébrale (lésion rehaussée par le produit de contraste). (Source : CEN, 2019.)

IV. Identification des situations d'urgence et prise en charge

Plusieurs affections causant un déficit neurologique récent nécessitent **la mise en œuvre en urgence de mesures thérapeutiques**.

Quelle que soit l'étiologie, il faut identifier les **signes de gravité**, liés au déficit neurologique ou à la maladie sous-jacente, qui risquent de mettre **en jeu le pronostic vital** : troubles de la vigilance, troubles de la déglutition, atteinte respiratoire ou atteinte hémodynamique.

En cas de déficit neurologique permanent, après la mise en place des mesures thérapeutiques urgentes, une prise en charge de **rééducation adaptée** au déficit est toujours nécessaire (kinésithérapie en cas de déficit moteur ou ataxie, orthophonie en cas d'aphasie, etc.).

A. Accidents vasculaires cérébraux

(Cf. chapitre 27, item 340.)

- Devant toute suspicion d'AVC en cours de constitution, il faut déterminer l'heure de début de symptômes. L'évaluation clinique doit être rapide et comprend : examen neurologique (score NIHSS), glycémie capillaire, constantes vitales.
- En cas d'heure de début de moins de 24 heures, le patient est à adresser **en urgence** en unité neurovasculaire, car il peut s'agir d'une indication à une **thrombolyse** et/ou une

thrombectomie si un infarctus cérébral est objectivé à l'imagerie. La thrombectomie nécessite une prise en charge en urgence en neuroradiologie interventionnelle.

- Tout AVC doit être orienté en **unité neurovasculaire** pour une prise en charge en urgence (traitement spécifique en fonction du type d'AVC) et un traitement symptomatique.
- Le traitement spécifique sera mis en place après l'imagerie, qui permet d'identifier le type d'AVC.

Les objectifs de la prise en charge dépendent de la nature de l'accident vasculaire cérébral.

1. Infarctus cérébral

- *Symptômes <4 h 30* : traitement par thrombolyse (altéplase) intraveineuse à administrer le plus rapidement possible après l'imagerie cérébrale en l'absence de contre-indication ± thrombectomie en cas d'occlusion artérielle proximale. Dans certains cas sélectionnés par imagerie (avec *mismatch* : pénombre ischémique), possibilité de thrombolyse au-delà de 4 h 30.
- *Symptômes <entre 4 h 30 et 6 heures* : thrombectomie si occlusion artérielle proximale. Traitement possible jusqu'à 24 heures dans certains cas sélectionnés par imagerie (avec *mismatch* : pénombre ischémique).
- *Dans les autres situations* : aspirine.
- Identification rapide de la cause et traitement adapté.

2. Hémorragie intraparenchymateuse

- Traitement antihypertenseur en urgence en cas d'HTA.
- Si traitement par anticoagulant : correction du trouble de la coagulation.
- Rarement, évacuation neurochirurgicale.

3. Accident ischémique transitoire (syndrome de menace)

- Traitement antiagrégant plaquettaire pour prévenir la survenue d'un infarctus cérébral.
- Identification rapide de la cause et traitement adapté.

4. Thrombose veineuse cérébrale

- Traitement anticoagulant efficace.
- Traitement symptomatique (HTIC, etc.).

5. Hémorragie méningée

- Un déficit neurologique est rarement la présentation initiale ; il peut s'observer en cas d'hémorragie cérébroméningée ou de vasospasme (au-delà de J4).
- Orientation en milieu de neurochirurgie-neuroradiologie interventionnelle.

B. Traumatisme crânien

(Cf. item 330, Collège de neurochirurgie.)

- La présence d'un déficit neurologique dans les suites d'un traumatisme crânien constitue un signe de gravité qui nécessite la réalisation immédiate d'un scanner cérébral sans injection à la recherche d'un hématome extradural ou sous-dural aigu.

- En cas d'hématome extradural ou sous-dural, le patient est transféré par SAMU en neurochirurgie pour évacuation de l'hématome; les mesures réanimatoires nécessaires seront mises en place.

C. Causes infectieuses

(Cf. chapitre 23, item 151.)

- **Une cause infectieuse doit être évoquée en urgence devant tout déficit neurologique fébrile.**
- **Les méningo-encéphalites** infectieuses associent typiquement un syndrome méningé, un syndrome infectieux et des signes neurologiques focaux; la présence d'un déficit neurologique impose la réalisation au minimum d'un scanner cérébral en urgence avant la réalisation de la ponction lombaire (biochimie, cytobactériologie, PCR multiplex, etc.) :
  - en cas de LCS trouble (méningite purulente), une antibiothérapie intraveineuse probabiliste à forte dose est à débuter immédiatement;
  - en cas de LCS clair (méningite à liquide clair) :
    - si formule lymphocytaire et glycorachie normale : traitement intraveineux antiherpétique et/ou anti-*Listeria*,
    - si formule panachée et/ou hypoglycorachie : traitement intraveineux antibiotique.
- Les **abcès cérébraux** associent des signes focaux et des paramètres infectieux; cependant, la fièvre est absente dans près de 50 % des cas. Des symptômes d'HTIC sont possibles si la lésion est volumineuse. Le diagnostic est évoqué devant l'imagerie cérébrale sans et avec injection (*lésion avec prise de contraste annulaire*) et doit conduire à la mise en place en urgence d'une antibiothérapie intraveineuse probabiliste.
- Le bilan systémique doit être large dans toutes ces situations : sérologie du VIH, NFS, CRP, procalcitonine, hémocultures, radiographie de thorax, prélèvements bactériologiques…

D. Épilepsie

(Cf. chapitre 15, item 105.)

Si le déficit neurologique s'inscrit dans le cadre d'un **état de mal** partiel ou généralisé, la mise en route d'un traitement antiépileptique intraveineux **en urgence** est nécessaire.

E. Encéphalopathies carentielles et métaboliques

(Cf. chapitre 1, item 76; chapitre 18, items 108 et 343)

1. Encéphalopathie hypoglycémique

- Tableau de troubles de la vigilance ou de syndrome confusionnel avec sueurs abondantes, parfois crises d'épilepsie et déficit neurologique dans un contexte évocateur (diabétique traité…).
- Le contrôle immédiat de la glycémie capillaire montre une hypoglycémie qui doit être corrigée **en urgence**.

2. *Encéphalopathie de Gayet-Wernicke*

- Les signes neurologiques déficitaires (atteinte cérébelleuse et oculomotrice) s'inscrivent dans le cadre d'un tableau d'encéphalopathie dans un contexte associé aux carences en vitamine B1 (alcoolique, dénutrition…).
- Un traitement par vitaminothérapie B1 à forte dose en parentérale (1 g par jour) doit être commencée sans attendre les résultats des examens complémentaires; **l'administration de sérum glucosé est contre-indiquée avant recharge vitaminique** (perfusion avec sérum physiologique).

F. Syndrome médullaire aigu

(Cf. chapitre 6, item 93.)

- Une **IRM médullaire** doit être réalisée **en urgence** devant tout syndrome médullaire (ou syndrome de la queue de cheval) d'installation récente à la recherche d'une compression médullaire (ou de la queue de cheval).
- Toute **compression médullaire** est une urgence thérapeutique qui nécessite un avis **neurochirurgical**.
- Le traitement sera adapté à la cause, il nécessite souvent un transfert pour traitement neurochirurgical.
- Un syndrome médullaire aigu en l'absence de compression médullaire témoigne le plus souvent d'une myélite : l'étude du LCS et les autres examens complémentaires (IRM cérébrale, etc.) permettront de préciser la nature de l'affection sous-jacente.
- Les accidents vasculaires médullaires sont une cause rare de syndrome médullaire aigu : le diagnostic est parfois difficile; il ne faut pas méconnaître une dissection aortique qui constitue une cause d'infarctus médullaire.

G. Syndrome de Guillain-Barré

(Cf. chapitre 7, item 97.)

- Un syndrome de Guillain-Barré est évoqué cliniquement devant une atteinte sensitivo-motrice ascendante avec abolition des réflexes tendineux. Dans 50 % des cas, il survient dans un contexte post-infectieux.
- Le diagnostic est confirmé par l'étude du LCS (dissociation albumino-cytologique) et de l'EMG.
- Il faut identifier les signes qui nécessitent un **transfert en réanimation** : troubles de la déglutition, troubles respiratoires (encombrement, dyspnée, toux inefficace), troubles neurovégétatifs (instabilité tensionnelle, anomalies du rythme cardiaque).
- Le traitement spécifique repose **sur les veinoglobulines ou les plasmaphérèses** commencées rapidement devant des arguments diagnostiques convaincants.

H. Myasthénie

(Voir chapitre 8, item 98.)

- La **crise myasthénique** constitue une urgence vitale.
- Elle survient le plus souvent chez un patient myasthénique connu mais peut être révélatrice. Le bilan doit alors comprendre rapidement un EMG avec recherche d'un bloc neuromusculaire et dosage des anticorps (anti-récepteurs de l'acétylcholine et anti-MuSK).

- La gravité est liée à l'atteinte des muscles respiratoires et des troubles de la déglutition, suspectée devant fausses routes, toux inefficace, dyspnée, encombrement.
- Le patient doit être alors transféré en réanimation pour traitement symptomatique (assistance ventilatoire, etc.) et traitement par veinoglobulines ou échanges plasmatiques.

Points clés

- Tout déficit neurologique récent d'installation brutale ou aiguë constitue une urgence.
- La démarche diagnostique repose sur le diagnostic topographique (tableau 4.3), le mode d'installation, le profil évolutif et le contexte (âge, antécédents, signes associés, etc.).
- Les examens complémentaires seront orientés par le diagnostic topographique.
- Une imagerie cérébrale en urgence est indispensable devant tout déficit central aigu.
- Une imagerie médullaire en urgence est indispensable devant tout syndrome médullaire aigu.
- Devant un déficit neurologique transitoire, les principaux diagnostics à évoquer sont : un AIT, une crise épileptique partielle, une aura migraineuse, une hypoglycémie.
- Devant un déficit neurologique récent permanent, les principales causes à évoquer sont celles nécessitant une action thérapeutique en urgence (tableau 4.3).
- Tout déficit neurologique récent d'installation brutale doit faire suspecter un AVC et nécessite une orientation en unité neurovasculaire pour identification des patients avec infarctus cérébral candidats à un traitement de recanalisation artérielle par thrombolyse intraveineuse et/ou thrombectomie.

Tableau 4.3. Ⓐ **Démarche diagnostique devant un déficit neurologique récent.**

Symptômes	Localisation	Évolution	Terrain
• Moteur • Sensitif • Équilibre • Paires crâniennes • Sensoriel (vision) • Cognitif (aphasie…) ↓ Diagnostic syndromique	• Système nerveux central – Cerveau – Tronc cérébral – Moelle spinale • Système nerveux périphérique – Racine – Plexus – Tronc nerveux • Jonction neuromusculaire • Muscle	• Mode d'installation – Brutal – Aigu/Subaigu – Rapidement progressif • Profil évolutif – Transitoire – Permanent	• Âge • Antécédents • Contexte • Signes associés
Principaux diagnostics à évoquer avec prise en charge thérapeutique urgente			
• Accident vasculaire cérébral • Traumatisme crânien compliqué • Cause infectieuse (méningo-encéphalite, abcès, etc.) • État de mal partiel • Encéphalopathie : hypoglycémie, Gayet-Wernicke • Compression médullaire • Syndrome de Guillain-Barré • Crise myasthénique			

(Source : CEN, 2019.)

CHAPITRE

5

Item 92 – Déficit moteur et/ou sensitif des membres

Objectif pédagogique

- Argumenter les principales hypothèses diagnostiques et justifier les examens complémentaires pertinents

Hiérarchisation des connaissances

Rang	Rubrique	Intitulé	Descriptif
A	Diagnostic positif	Connaître la démarche diagnostique syndromique et topographique devant un déficit moteur et/ou sensitif des membres	
A	Diagnostic positif	Connaître les complications d'un déficit moteur d'un ou deux membres inférieurs	Thromboembolique, escarre, enraidissement et rétraction, algoneurodystrophie, encombrement bronchopulmonaire
A	Examens complémentaires	Hiérarchiser les examens complémentaires devant un déficit moteur et/ou sensitif d'un membre	
B	Diagnostic positif	Connaître la valeur localisatrice d'un syndrome sensitif alterne et citer un exemple	Wallenberg
A	Diagnostic positif	Connaître la valeur localisatrice des signes associés au déficit moteur ou périphérique	Troubles génito-sphinctériens, douleur vertéberale, confusion
A	Diagnostic positif	Connaître les principaux syndromes médullaires responsables de déficit moteur et sensitif	Syndrome de Brown-Séquard (hémi-moelle), syndrome syringomyélique
B	Diagnostic positif	Connaître l'origine souvent multifactorielle d'un déficit moteur d'un ou plusieurs membres chez le sujet âgé	

I. Introduction

A Les troubles de la mobilité ou de la sensibilité d'un membre sont des motifs fréquents de consultation. Que l'atteinte soit aiguë ou chronique, il est indispensable :

- de distinguer un déficit d'origine neurologique d'une atteinte non neurologique ;
- de localiser, à partir de l'anamnèse et des caractéristiques cliniques, le niveau des lésions :
  - atteinte centrale *versus* atteinte périphérique,
  - si l'atteinte est centrale, pouvoir préciser si la lésion se situe dans :
    - le cerveau,
    - le tronc cérébral,
    - la moelle épinière,
  - si l'atteinte est périphérique, pouvoir préciser si la lésion touche :
    - une structure en particulier (la corne antérieure, le ganglion rachidien, la racine, le plexus, le tronc nerveux, la jonction neuromusculaire ou le muscle),
    - la répartition des atteintes (mononeuropathie, mononeuropathie multiple, polyneuropathie longueur dépendante ou non, polyradiculoneuropathie).

Cette étape de reconnaissance topographique est indispensable pour générer des hypothèses diagnostiques et orienter les examens complémentaires.

- Enfin, l'analyse des circonstances de survenue, le terrain, le mode d'installation et l'évolution seront nécessaires pour déterminer la cause.

II. Causes non neurologiques de déficit moteur ou sensitif

B Les causes non neurologiques de déficits moteurs et sensitifs sont nombreuses :

Toute douleur peut entraîner une impotence fonctionnelle, quelle qu'en soit l'origine :

- rhumatologique ou orthopédique (ex. : fracture, arthrite aiguë, tendinite, etc.) ;
- vasculaire (ex. : artérite des membres inférieurs avec limitation du périmètre de marche liée aux crampes ; hématome profond avec limitation douloureuse du mouvement, etc.) ;
- autre (ex. : lésion cutanée étendue, œdème important responsable de trouble sensitif, etc.).

L'analyse du déficit moteur est souvent difficile en cas de douleur, avec un risque de surévaluer le déficit. Il est indispensable de tester la mobilité passive du membre déficitaire, afin d'éliminer une limitation d'origine mécanique.

Une origine psychogène est toujours possible, même sans antécédent psychiatrique connu. Le diagnostic repose sur un faisceau d'arguments :

- le contexte d'apparition (choc émotionnel) ;
- les discordances anatomo-cliniques (ex. : troubles sensitifs ou moteurs ne correspondant à aucun territoire anatomique) ;
- les discordances entre les signes observés et leur retentissement (ex. : déficit moteur important lors de l'examen clinique, contrastant avec les mouvements réalisés par le patient dans les actes de la vie quotidienne ou lors de manœuvre de distraction) ;
- le manque de reproductibilité des signes d'un examen clinique à l'autre.

Pour retenir le diagnostic, il est souvent nécessaire de réaliser des examens complémentaires (imagerie et examens neurophysiologiques), car il est fréquent que les patients majorent les signes cliniques (de façon consciente ou non), noyant les signes et symptômes cliniques réels, sous des symptômes et signes surajoutés, formant ce qu'il convenu d'appeler une « surcharge fonctionnelle ».

III. Diagnostic syndromique et topographique d'un déficit moteur ou sensitif des membres

A La démarche diagnostique face à un déficit neurologique moteur ou sensitif se fait en plusieurs étapes, parfois imbriquées lors de l'anamnèse et de l'examen clinique du patient.

La première partie consiste à identifier la ou les localisations des anomalies. Elle repose sur **l'analyse syndromique** du déficit, puis sur **l'analyse de la répartition des anomalies** motrices et sensitives.

La description du trouble neurologique par le patient est souvent ambiguë. Un déficit moteur peut être décrit comme une « faiblesse », une « lourdeur », voire un « engourdissement ». À l'inverse, un trouble sensitif pourra être décrit comme une « paralysie » ou une « sensation de membre mort ». Une description par le patient d'une « main malhabile » peut correspondre à un déficit moteur, une atteinte proprioceptive ou une atteinte cérébelleuse. *Il est donc nécessaire, après avoir laissé le patient décrire ses troubles, de tenter de préciser la nature exacte du trouble.*

A. Analyse syndromique du déficit moteur

On distingue quatre grands syndromes moteurs (tableau 5.1) :

- le syndrome pyramidal (atteinte du motoneurone central);
- le syndrome neurogène périphérique (atteinte du motoneurone périphérique);
- le syndrome myasthénique (atteinte de la jonction neuromusculaire);
- le syndrome myogène (atteinte des muscles).

B. Analyse de la répartition des anomalies motrices et sensitives

En s'aidant de l'analyse du syndrome moteur présenté par le patient, l'étape suivante consiste à déterminer la localisation précise de ou des atteintes.

1. Atteinte du système nerveux central

En fonction de la répartition des anomalies, il est habituellement possible de déterminer le niveau de l'atteinte.

L'atteinte motrice se traduit habituellement par un syndrome pyramidal :

- **déficit moteur :** parfois très marqué (plégie), parfois plus discret (visible à la manœuvre de Barré ou signe de Garcin[2]). Perte des mouvements fins et rapides dans les atteintes plus discrètes. Parfois, description de lenteur au mouvement et de fatigabilité;

2 Signe de Garcin : les yeux fermés, bras tendu, poignets en extension et doigts écartés. Lors du maintien de la position, la main déficitaire se creuse avec un début de flexion des doigts, témoignant d'un discret déficit distal du membre supérieur.

Tableau 5.1. Ⓐ **Caractéristiques sémiologiques des quatre grands syndromes moteurs.**

	Syndrome pyramidal	**Syndrome neurogène périphérique**	**Syndrome de la jonction neuromusculaire**	**Syndrome myogène**
Type de déficit moteur	• Hémiplégie (incluant ou non la face) • Para- ou tétraplégie Atteinte prédominant sur : – les muscles extenseurs aux membres supérieurs – les muscles raccourcisseurs aux membres inférieurs	• **Mononeuropathie** : atteinte des muscles innervés par un tronc nerveux ou une racine • **Mononeuropathie multiple** : atteinte des muscles innervés par plusieurs troncs nerveux • **Polyneuropathie** : atteinte bilatérale, symétrique et distale, prédominant aux membres inférieurs • **Polyradiculoneuropathie** : atteinte bilatérale, proximale et distale • **Mono/polyradiculopathie** : atteinte d'une ou plusieurs racines	Atteinte prédominant sur les muscles : – oculomoteurs – releveurs des paupières – pharyngolaryngés – proximaux des membres – axiaux – respiratoires **Fatigabilité et atteinte fluctuante**	Atteinte prédominant sur les muscles : – proximaux – axiaux – parfois respiratoires Atteinte symétrique
Réflexes tendineux (ROT)	Vifs, diffusés, polycinétiques (cf. pièges)	Abolis (cf. pièges)	Normaux	Normaux
Réflexe cutané plantaire (RCP)	Extension : signe de Babinski	• Flexion ou • Indifférent	• Flexion ou • Indifférent	• Flexion ou • Indifférent
Tonus	Spasticité (cf. pièges) : – en flexion aux membres supérieurs – en extension aux membres inférieurs (– flasque à la phase aiguë)	• Normal ou • Hypotonie	Normal	Hypotonie
Trophicité	Normale	Amyotrophie (cf. pièges) ± fasciculations	Normale	• Amyotrophie ou • Pseudo-hypertrophie
Marche	Fauchage, ou marche spastique	Steppage	• Fatigabilité • Fluctuation	Dandinante
Pièges	• Abolition des ROT et paralysie flasque à la phase aiguë d'une atteinte centrale (mais signe de BBK) • Atteinte de type périphérique au niveau de la lésion dans les atteintes médullaires	• Absence d'abolition des ROT dans une atteinte périphérique localisée (ex. : pas d'abolition des ROT dans une atteinte L5) • Délai de plusieurs semaines à plusieurs mois avant l'apparition de l'amyotrophie		

(Source : CEN, 2019, modifié.)

- **spasticité** : raideur lors du mouvement, y compris lors des mouvements passifs ; tendance à la flexion aux membres supérieurs et à l'extension varus-équin aux membres inférieurs. Lors de l'extension passive de l'avant-bras sur le bras, ce dernier revient brutalement en flexion lorsqu'on le lâche (en lame de canif). La spasticité est augmentée avec la vitesse d'extension de l'avant-bras sur le bras, dans certaines positions, lors d'infection ou après effort ;
- **ROT vifs et diffusés**, avec extension de la zone réflexogène ;
- RCP en extension (**signe de Babinski**).

L'atteinte sensitive dépend de la localisation de la lésion. Elle peut concerner différentes modalités, épicritique et proprioceptive (voie lemniscale, passant par les cordons postérieurs) ou nociceptive et thermique (voie extralemniscale, passant par les faisceaux antérolatéraux). Les fibres sensitives empruntant les voies lemniscale et extralemniscale ont des trajets différents dans la moelle et le tronc cérébral, mais se rejoignent dans le thalamus au niveau du noyau ventro-postéro-latéral (VPL) avant d'être projetées sur l'aire sensitive primaire (gyrus post-central).

a. Atteinte corticale (figure 5.1)

- Déficit de type central, habituellement sensitivo-moteur et hémicorporel.

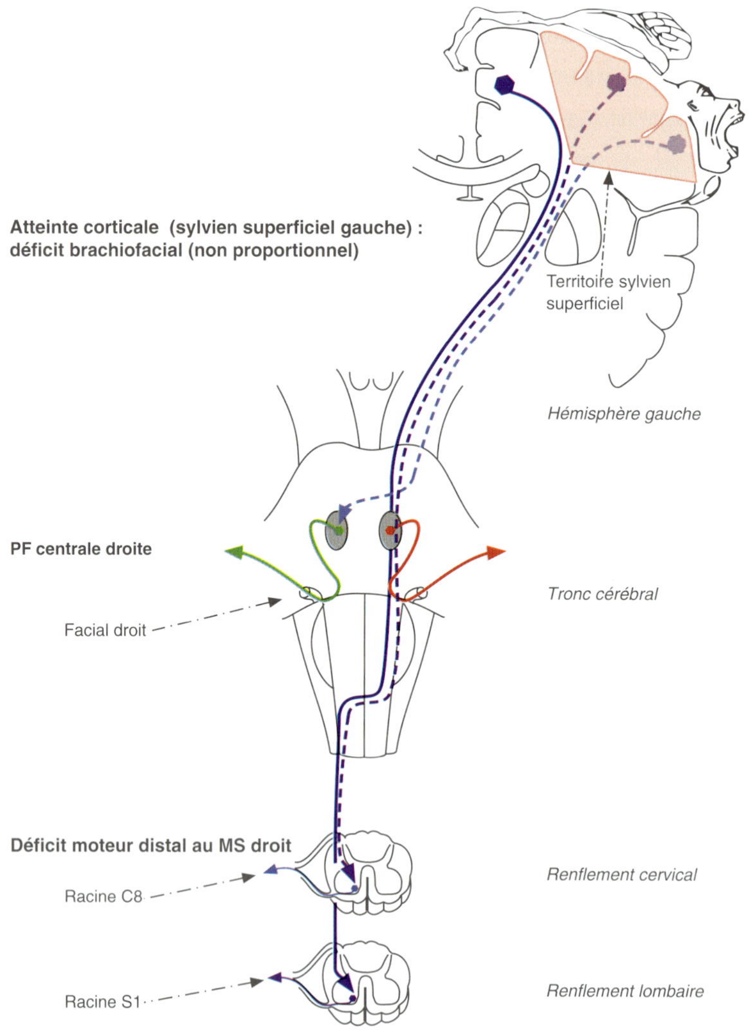

Fig. 5.1. Ⓐ **Atteinte corticale (sylvien superficiel gauche) : déficit brachiofacial (non proportionnel).**

- Mais ne touchant souvent qu'une partie de l'hémicorps (atteinte **brachio-faciale** ou parfois atteinte isolée du membre inférieur).
- L'atteinte sensitive correspond habituellement au territoire moteur et concerne toutes les modalités (épicritique, proprioceptive, nociceptive et thermique).

b. Atteinte sous-corticale (figure 5.2)

- Déficit de type central souvent purement moteur, mais parfois sensitivo-moteur.
- Atteinte globale et comparable en intensité de tout l'hémicorps, y compris de la face (**atteinte proportionnelle**).

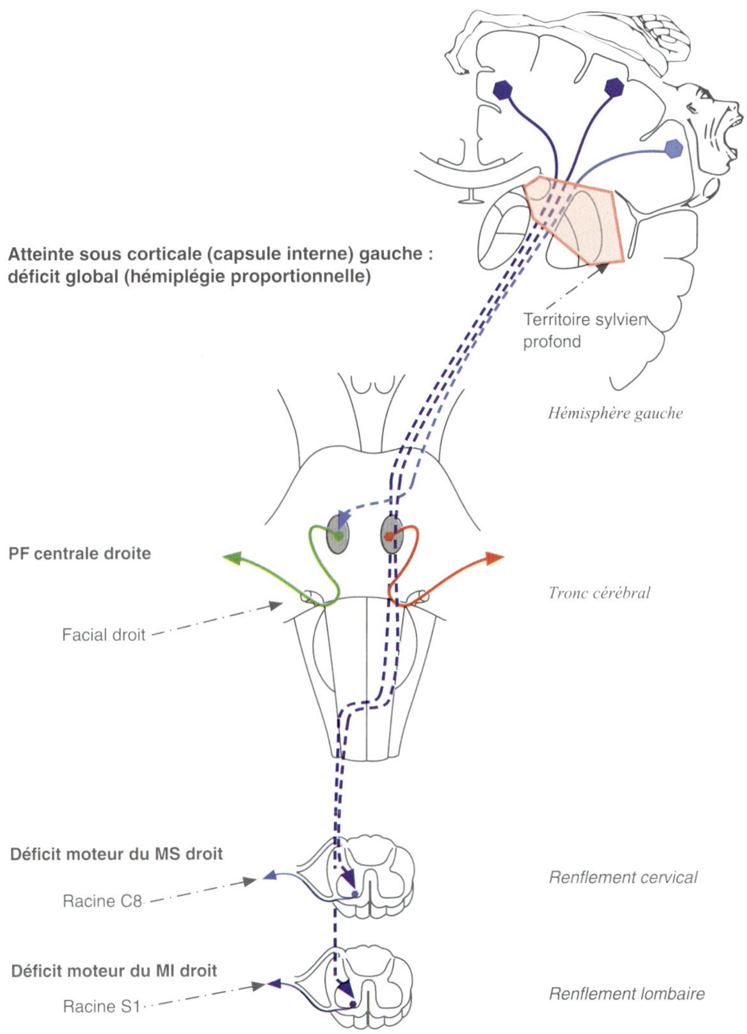

Fig. 5.2. A **Atteinte sous-corticale (capsule interne) gauche : déficit global (hémiplégie proportionnelle).**

c. Atteinte du tronc cérébral (figure 5.3)

- Déficit de type central le plus souvent moteur et sensitif touchant l'hémicorps en dessous de la face et associé à l'atteinte d'une ou plusieurs paires crâniennes controlatérales au déficit des membres (**syndrome alterne**).
- Une précision sur le niveau (mésencéphale, protubérance ou moelle allongée) est possible en fonction des paires crâniennes atteintes.

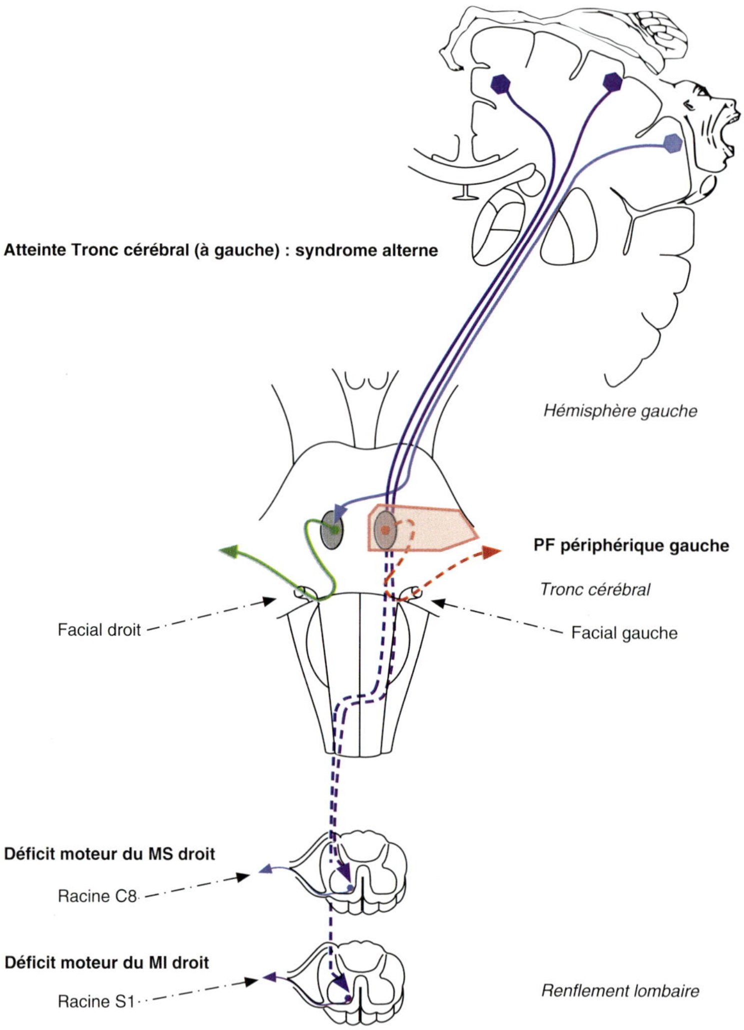

Fig. 5.3. Ⓐ **Atteinte tronc cérébral (à gauche) : syndrome alterne.**

Ⓑ Exemple du syndrome de Wallenberg

C'est un syndrome alterne, résultant d'une lésion du territoire rétro-olivaire au niveau de la moelle allongée. Il est, le plus souvent, dû à l'occlusion de l'artère de la fossette latérale du bulbe, habituellement branche de l'artère cérébelleuse postéro-inférieure (PICA), elle-même branche de l'artère vertébrale.

Il débute par un **grand vertige rotatoire** (atteinte du noyau vestibulaire) et des céphalées postérieures. À l'examen clinique, on constate :

- du côté de la lésion :
  - un nystagmus,
  - un hémisyndrome cérébelleux (à prédominance statique),
  - un signe de Claude-Bernard-Horner,
  - une hypo ou anesthésie de l'hémiface,
  - une paralysie de l'hémivoile du palais (voix nasonnée), de l'hémilarynx (troubles de déglutition) et de la corde vocale (voix bitonale) ;
- du côté opposé à la lésion :
  - une hémianesthésie nociceptive et thermique épargnant la face.

Cette atteinte est à l'origine de fausses routes alimentaires, qui compromettent le pronostic vital, car pouvant être à l'origine d'une pneumopathie d'inhalation, si l'alimentation orale n'est pas totalement suspendue. Le syndrome de Wallenberg est rarement pur, le plus souvent incomplet, ou à l'inverse plus riche en signes cliniques, en fonction du territoire réellement touché.

d. Atteinte médullaire (figure 5.4)

- Ⓐ Déficit de type périphérique au niveau de la lésion (**syndrome lésionnel**).
- Déficit de type central en dessous de la lésion (**syndrome sous-lésionnel**) :
  - tétraplégie si la lésion est située au niveau du renflement cervical ou au-dessus ;
  - paraplégie si la lésion est située sous le renflement cervical.

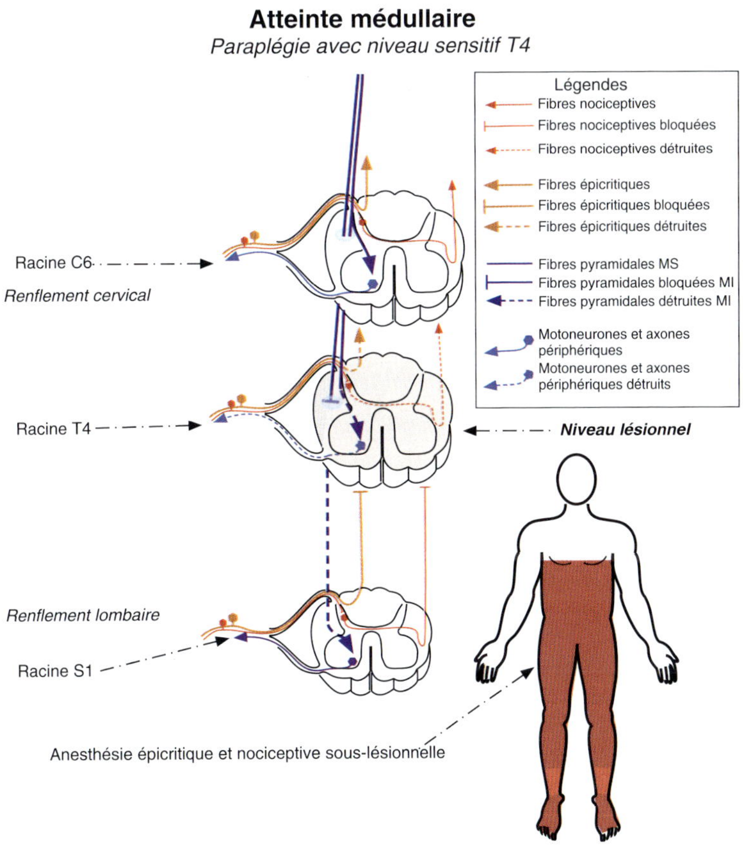

Fig. 5.4. Ⓐ **Atteinte médullaire, paraplégie avec niveau sensitif T4.**

- Atteinte sensitive à tous les modes en dessous de la lésion (**niveau sensitif**).
- Cas particulier du syndrome de **Brown-Séquard** (*atteinte de la moitié d'un segment de la moelle*) (figure 5.5). Au-dessous de la lésion :
  - atteinte motrice de type central du côté de la lésion ;
  - atteinte sensitive épicritique et proprioceptive du côté de la lésion ;
  - atteinte sensitive nociceptive et thermique du côté opposé à la lésion.
- Cas particulier de l'atteinte centromédullaire (**syndrome syringomyélique**) (figure 5.6) :
  - déficit sensitif nociceptif et thermique **suspendu** (correspondant au niveau médullaire de l'atteinte) ;
  - pas d'atteinte sensitive au-dessus ou au-dessous de l'atteinte médullaire ;
  - pas d'atteinte épicritique ou proprioceptive ;
  - parfois, déficit moteur de type périphérique au niveau de la lésion en cas d'atteinte sévère.
- Cas particulier de l'*atteinte de la partie antérieure de la moelle* (territoire de l'artère médullaire antérieure) :
  - déficit moteur de type périphérique au niveau de l'atteinte (syndrome lésionnel) ;
  - déficit moteur central au-dessous de l'atteinte (syndrome sous-lésionnel) ;
  - atteinte sensitive thermique et nociceptive au-dessous de l'atteinte ;
  - pas d'atteinte sensitive épicritique et proprioceptive (respect des cordons postérieurs).

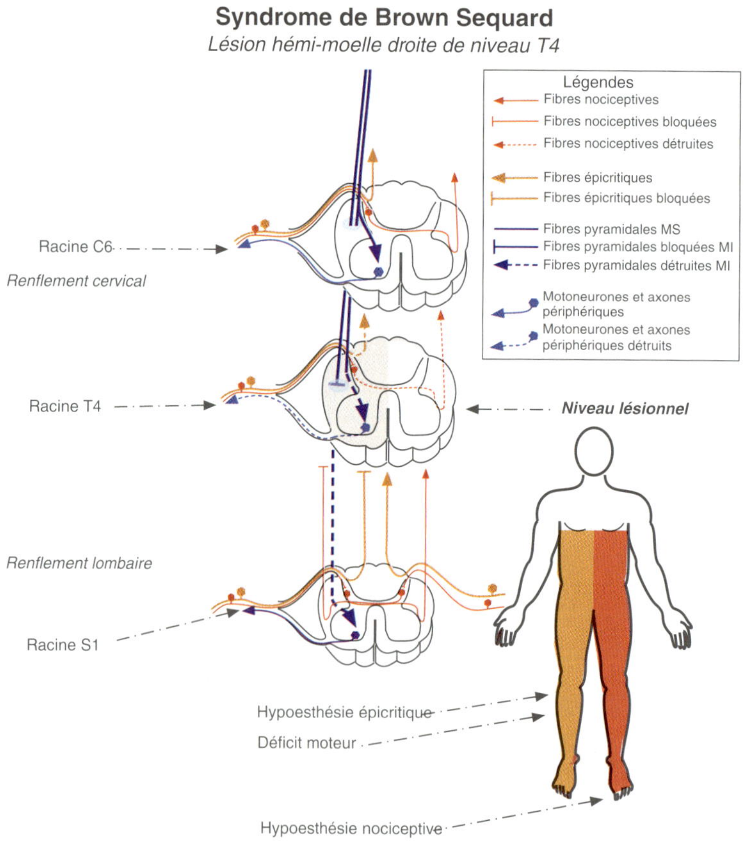

Fig. 5.5. Ⓐ **Syndrome de Brown-Séquard, lésion hémi-moelle droite de niveau T4.**

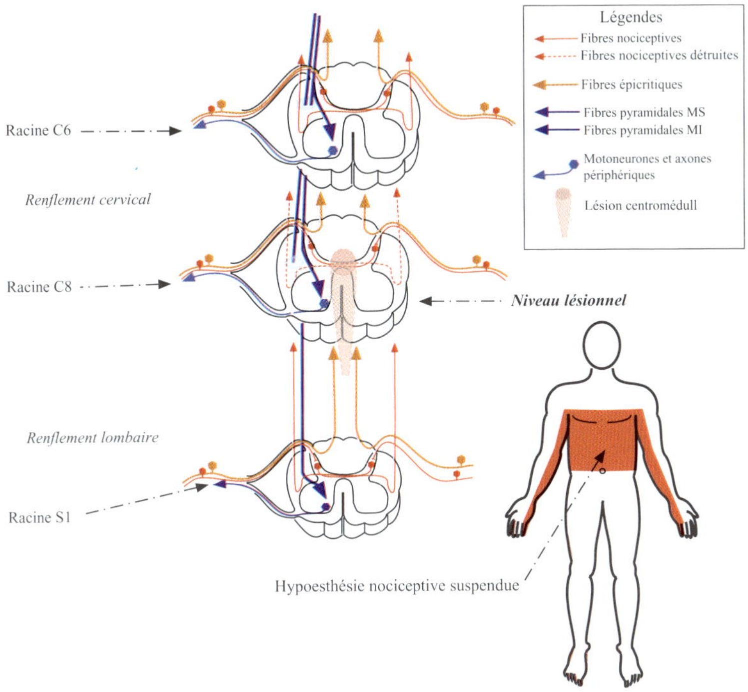

Fig. 5.6. Ⓐ **Syndrome syringomyélique, lésion centromédullaire de C8 à T12.**

- Cas particulier du **syndrome cordonal postérieur** (atteinte de la partie postérieure de la moelle) :
  - déficit sensitif épicritique et proprioceptif (ataxie aggravée par la fermeture des yeux);
  - pas de trouble sensitif nociceptif et thermique;
  - parfois, signe de Lhermitte (impression de décharge électrique très brève le long de la colonne vertébrale, parfois des membres, se déclenchant électivement à la flexion de la tête vers l'avant).
- Cas particulier de l'atteinte du **cône terminal** :
  - déficit moteur et sensitif semblable à celui d'une atteinte de la queue de cheval (d'allure périphérique, car syndrome lésionnel, sans syndrome sous-lésionnel);
  - mais présence d'un signe de Babinski.

2. Atteinte du système nerveux périphérique

L'atteinte du système nerveux périphérique se traduit sur le plan moteur par :

- un déficit moteur flasque (sans spasticité);
- une amyotrophie (mais délai de plusieurs semaines avant qu'elle n'apparaisse);
- des fasciculations et des crampes (non spécifiques, mais fréquentes);
- des ROT réduits ou abolis (s'ils existent des ROT dans les territoires atteints).

a. Atteinte de la corne antérieure (neuronopathie motrice)

- Déficit purement moteur des muscles commandés par ce niveau médullaire (ex. : atteinte du grand glutéal et du triceps sural pour une atteinte de niveau S1 de la moelle).
- Amyotrophie (après quelques semaines).
- Crampes et fasciculations

b. Atteinte radiculaire

- Déficit moteur correspondant au territoire de la racine touchée (ex. : atteinte du moyen glutéal et du tibial antérieur lors d'une atteinte L5).
- Déficit sensitif (à tous les modes) dans le territoire de la racine touchée.
- Trajet douloureux spécifique (figure 5.7).
- Abolition du ROT (s'il existe) correspondant à la racine atteinte (attention : pas d'abolition de ROT lors de l'atteinte de la racine L5, car pas de réflexe L5).

c. Atteinte de la queue de cheval (atteinte pluriradiculaire en dessous de L2)

- Déficit moteur périphérique des membres inférieurs.
- Déficit sensitif des membres inférieurs et du petit bassin (**anesthésie en selle**).
- Abolition des ROT aux membres inférieurs.
- Atteinte des sphincters (incontinence urinaire et fécale).

d. Atteinte tronculaire

- Déficit moteur correspondant au territoire du tronc nerveux en aval de la zone touchée (ex. : atteinte de l'extension des doigts et du poignet, mais pas du triceps brachial lors d'une atteinte du nerf radial au niveau de la gouttière radiale).
- Déficit sensitif correspondant au territoire du tronc nerveux en aval de la zone touchée.
- Abolition des ROT concernés par le tronc nerveux touché.

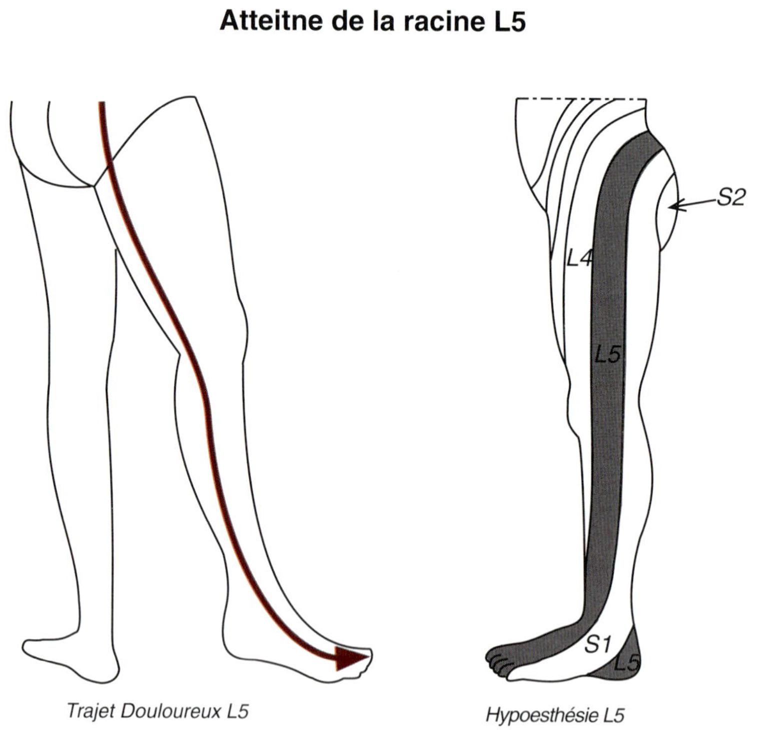

Fig. 5.7. A Atteinte de la racine L5.

e. Atteinte pluri-tronculaire (mononeuropathie multiple ou multinévrite)

- Déficit moteur correspondant aux territoires de plusieurs troncs nerveux, touchés simultanément ou de façon rapprochée dans le temps.
- Déficits sensitifs correspondant aux territoires des troncs nerveux touchés.
- Abolition des ROT dans les territoires touchés.

f. Polyneuropathie (polynévrite)

- Le plus souvent de répartition dite « longueur dépendante » : intensité de l'atteinte proportionnelle à la longueur des neurones atteints.
- Prédominance clinique de l'atteinte sensitive (épicritique et nociceptive).
- Atteinte le plus souvent symétrique.
- Abolition ou réduction des ROT en fonction de l'étendue de l'atteinte (abolition des achilléens, puis éventuellement des rotuliens, bicipitaux et tricipitaux).

g. Poly-radiculo-neuropathie (polyradiculonévrite)

- Atteintes motrice et sensitive le plus souvent bilatérales et symétriques, à la fois proximales et distales.
- ROT abolis de façon diffuse.

h. Atteinte des ganglions rachidiens (neuronopathie sensitive ou ganglionopathie)

- Atteinte purement sensitive.
- Pas de répartition de l'atteinte sensitive analysable en termes de troncs et racines ou de type longueur-dépendante.
- Atteinte parfois très étendue, parfois très multifocale.

Au terme de cette analyse, la localisation de l'atteinte est le plus souvent possible. Cette étape est primordiale dans la démarche diagnostique, car elle permet de restreindre les causes possibles et guide les examens complémentaires nécessaires (voir figure 5.8).

Attention

Dans les premiers jours d'une atteinte aiguë de la voie pyramidale (ex. : accident vasculaire cérébral), une paralysie flasque est fréquente avec abolition des réflexes tendineux et hypotonie (« sidération »). C'est en moyenne entre la première et la troisième semaine que se développe l'hypertonie spastique.

À retenir

- Un déficit spastique est **toujours** d'origine centrale.
- Un déficit flasque est le plus souvent d'origine périphérique, mais il peut s'agir d'une atteinte centrale (à la phase initiale lors d'une lésion aiguë de la voie pyramidale).

Attention

Une paraparésie peut être en rapport avec une lésion cérébrale bifrontale paramédiane (infarctus cérébral antérieur bilatéral, méningiome de la faux du cerveau) qu'il faudra savoir rechercher en cas de normalité des explorations médullaires.

Attention

Lors d'une lésion d'un segment de moelle, l'atteinte sera de type périphérique au niveau de la lésion (syndrome lésionnel), car il y a destruction des motoneurones de la corne antérieure et une atteinte des fibres sensitives à cet étage. En dessous de la lésion, l'atteinte sera de type central (syndrome sous-lésionnel), avec déficit moteur, spasticité et ROT vifs et diffusés. Le syndrome lésionnel est surtout visible lorsque la lésion est située au niveau des renflements cervical ou lombaire, car le déficit, l'amyotrophie et l'abolition éventuelle d'un ROT seront évidents.

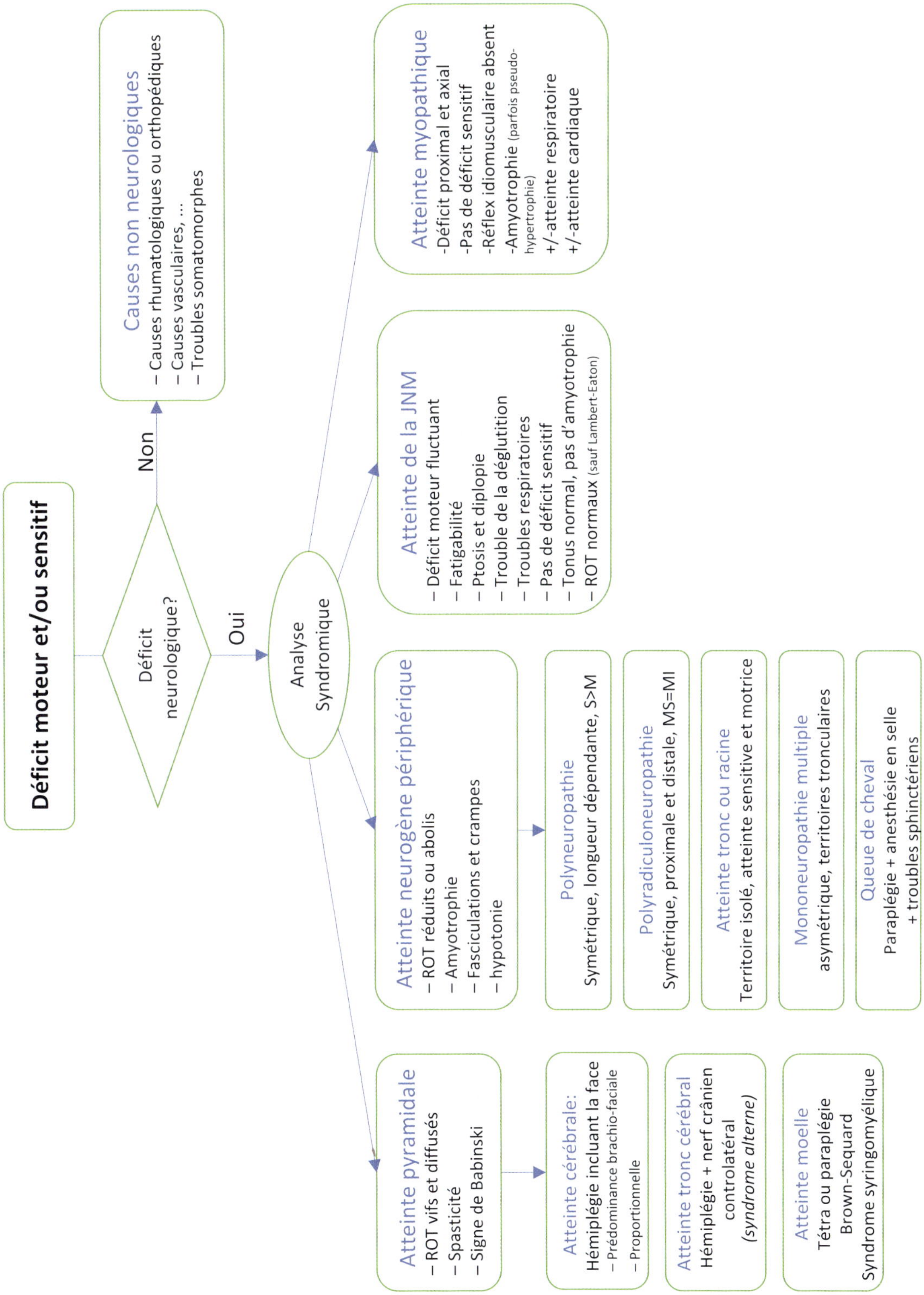

Fig. 5.8. **A** **Analyse syndromique et topographique.**
(Source : création de l'auteur.)

IV. Orientation étiologique et hiérarchisation des examens complémentaires

A. Orientations diagnostiques

Après avoir déterminé la localisation de l'atteinte, la démarche diagnostique s'appuiera sur les circonstances de cette atteinte pour parvenir au diagnostic, ou au moins en limiter les étiologies.

Ainsi, on précisera le type de survenu :

- brutale ;
- en quelques jours ou quelques semaines ;
- insidieusement sur plusieurs mois ou plusieurs années.

Puis on déterminera l'évolution :

- stable ;
- lente ou rapide ;
- à rechutes ;
- en amélioration.

Enfin, on tiendra compte du terrain :

- l'âge du patient et son sexe ;
- les antécédents personnels et familiaux ;
- les signes et symptômes extraneurologiques (AEG, lésions cutanées ou articulaires…).

Une atteinte brutale (en quelques minutes ou quelques heures) oriente essentiellement vers une **origine vasculaire** (en dehors des traumatismes).

Une atteinte rapide (en quelques jours ou quelques semaines) oriente prioritairement vers une **origine inflammatoire, infectieuse ou tumorale**.

Une atteinte lente (en plusieurs mois ou années) oriente vers une **origine dégénérative, parfois héréditaire**.

L'analyse syndromique des troubles, de leurs localisations et des circonstances de survenues permet de générer des hypothèses étiologiques. Ces dernières seront confirmées ou infirmées par la réalisation d'examens complémentaires adaptés.

B. Examens complémentaires

Aucun examen complémentaire n'est réalisé systématiquement. Leur demande et leur ordre dépendent des hypothèses étiologiques formulées à partir des données de l'anamnèse et de l'examen clinique.

1. Imagerie du système nerveux central

L'IRM est l'examen de référence des atteintes du système nerveux central. Le niveau d'exploration (cerveau, moelle spinale) sera précisé en fonction des hypothèses topographiques. Les différentes séquences IRM possibles seront déterminées par les hypothèses diagnostiques envisagées. En cas de contre-indication (Pacemaker, éclats ferromagnétiques intraoculaires …), l'IRM pourra être remplacée par un scanner.

L'IRM permet de rechercher :

- au niveau cérébral : une lésion vasculaire (ischémie ou hématome), tumorale, infectieuse, inflammatoire expliquant le déficit. La présence d'autres lésions peut aider au diagnostic (ex. : multiples hypersignaux periventriculaires dans la sclérose en plaques) ;

- au niveau médullaire : une lésion extra-axiale (ex. : compression osseuse dans la myélopathie cervicoarthrosique), intra-axiale mais extramédullaire (méningiome, schwannome) ou intramédullaire (tumeur gliale, épendymome, plaque de démyélinisation, lésion vasculaire).

2. Électroneuromyogramme

L'électroneuromyogramme (ENMG) est l'examen de référence pour les atteintes du système nerveux périphérique. Il permet de confirmer l'existence d'une atteinte des nerfs périphériques, d'une anomalie de la jonction neuromusculaire ou d'une atteinte musculaire.

a. Suspicion d'atteinte du système nerveux périphérique

Les principaux paramètres étudiés par l'ENMG sont :

- en détection : la recherche de tracés neurogènes (appauvris et accélérés) ;
- en stimulodétection : les amplitudes motrices et sensitives distales, les vitesses de conduction motrices.

L'ENMG en détection confirme le caractère neuropathique (neurogène) de l'atteinte. Il permet de préciser :

- l'extension des lésions (racines touchées, mononeuropathie ou mononeuropathies multiples, atteinte de répartition longueur-dépendante, etc.) ;
- le mécanisme de l'atteinte du nerf :
  - atteinte axonale : potentiels moteurs et sensitifs distaux diminués, mais vitesses de conduction motrice relativement préservées,
  - atteinte démyélinisante : vitesses de conduction motrice diminuées et potentiels sensitifs distaux relativement préservés ; présence de blocs de conduction ;
- le niveau de compression d'un nerf : par exemple, atteinte au canal carpien pour le nerf médian, compression au coude pour le nerf ulnaire, compression au genou pour le nerf fibulaire commun.

b. Suspicion d'atteinte de la jonction neuromusculaire

L'ENMG recherche un bloc neuromusculaire par stimulation répétée :

- chute de l'amplitude motrice (décrément) lors de la stimulation répétitive à 3 Hz.

En cas d'atteinte présynaptique (syndrome de Lambert-Eaton, botulisme), il existe de plus une forte augmentation d'amplitude (incrément) lors de la stimulation à haute fréquence (ou après un effort bref).

c. Suspicion d'atteinte musculaire

L'ENMG recherche une atteinte myogène :

- en détection, tracés myogènes : trop riches pour l'effort, faits de potentiels de faibles amplitudes, brefs et polyphasiques ;
- en stimulodétection : amplitudes motrices basses, mais amplitudes sensitives normales.

3. Ponction lombaire

Elle est effectuée en cas d'atteinte proximale ou de suspicion d'atteinte inflammatoire ou infectieuse du SNP (polyradiculonévrite aiguë, méningoradiculite), ou d'atteinte inflammatoire ou infectieuse du SNC (sclérose en plaques, notamment).

4. Examens biologiques sanguins

Ils sont demandés au cas par cas. Très divers, mais en fonction du contexte ils peuvent être d'une aide déterminante pour le diagnostic positif (enzymes musculaires élevées pour une atteinte musculaire) ou étiologique (diabète révélé par une polyneuropathie ; anticorps spécifiques d'une encéphalite, etc.).

5. Biopsies

Musculaires ou neuromusculaires, elles permettent la confirmation histologique d'un syndrome neurogène périphérique ou myogène et peuvent apporter des arguments clés pour le diagnostic étiologique.

La biopsie neuromusculaire ne se conçoit qu'en cas d'atteinte des fibres sensitives à l'examen clinique et à l'ENMG. À la différence de la biopsie musculaire, elle peut être source de complications (zone d'hypoesthésie séquellaire sur la face dorsale du pied après biopsie, difficultés de cicatrisation, etc.). Elle se discute en milieu neurologique, au cas par cas, en fonction de l'âge, de l'évolutivité de l'atteinte et des hypothèses diagnostiques (accessibilité à une thérapeutique) (cf. chapitre 8, item 98).

C. Stratégie d'utilisation des examens

Ils sont choisis en fonction de l'hypothèse topographique et étiologique. Un algorithme décisionnel est proposé dans la figure 5.9.

1. Hémiplégie

Une imagerie cérébrale (IRM) est à réaliser dans tous les cas.

2. Tétraplégie et paraplégie centrales

On effectue une IRM médullaire de niveau ciblé, éventuellement complétée par une ponction lombaire (en l'absence de compression médullaire et en fonction du mécanisme étiologique suspecté). En cas de normalité de l'IRM médullaire, une IRM cérébrale devra être demandée pour éliminer une atteinte bilatérale.

En cas de paraplégie périphérique, une IRM centrée sur la queue de cheval est réalisée.

Se souvenir que l'atteinte médullaire est habituellement plus haut située que ne le laisse supposer le niveau sensitif, surtout initialement.

3. Atteinte simultanée ou installée rapidement de plusieurs troncs nerveux

L'ENMG est réalisé en urgence pour confirmer une mononeuropathie multiple ; un diabète et une vascularite sont recherchés, une biopsie neuromusculaire discutée.

4. Atteinte sensitive/motrice rapide, symétrique, ascendante des membres

ENMG et ponction lombaire sont effectués à la recherche d'une polyradiculonévrite aiguë, en sachant que ces examens peuvent être normaux les premiers jours.

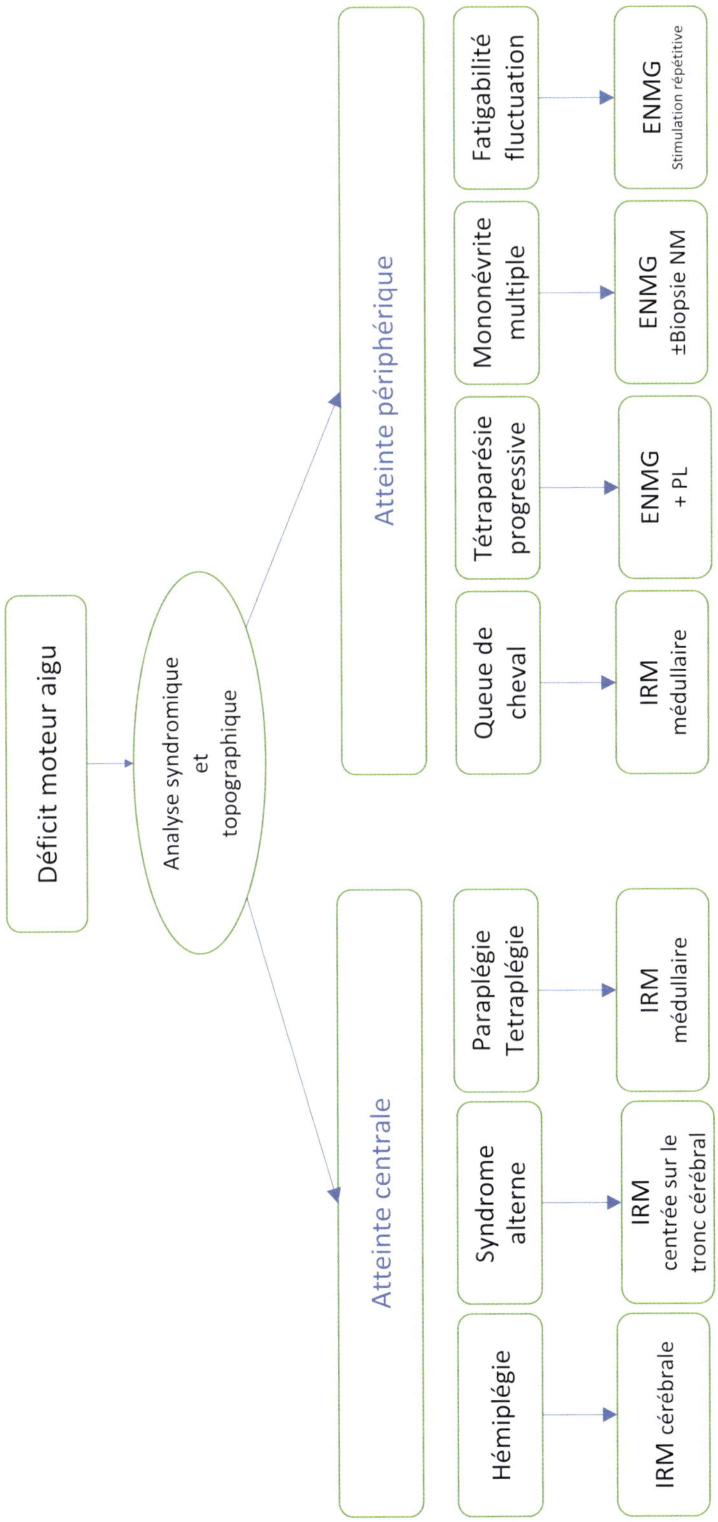

Fig. 5.9. Ⓐ **Stratégies des examens devant un déficit moteur aigu.**
(Source : création de l'auteur.)

5. Fatigabilité fluctuante des membres

L'ENMG recherche un bloc neuromusculaire en faveur d'une myasthénie.

6. Autres

D'autres situations fréquentes nécessitent des examens dans des délais moins urgents.

- Atteinte sensitive/motrice progressive et symétrique des membres :
  - ENMG pour confirmer une polyneuropathie;
  - examens biologiques à visée étiologique (recherche de diabète, syndrome inflammatoire, gammapathie monoclonale, carence vitaminique...).
- Atteinte motrice proximale, progressive et symétrique des membres :
  - ENMG à la recherche d'une atteinte musculaire ou d'un bloc neuromusculaire;
  - dosage des enzymes musculaires, discussion d'une biopsie musculaire.

V. Situations diagnostiques particulières

A. Troubles moteurs ou sensitifs transitoires

Les *troubles moteurs ou sensitifs transitoires* (par définition non observés par un médecin) posent un problème particulier.

- **Accident ischémique transitoire** (AIT, ou syndrome de menace pour le cerveau) : les implications thérapeutiques et pronostiques sont telles que tout déficit moteur ou sensitif transitoire d'installation brutale sans autre cause évidente doit être exploré en urgence comme un AIT (IRM cérébrale, bilan artériel, cardiaque et d'hémostase).
- **Migraine** : l'aura sensitive suit classiquement l'aura visuelle et le mode d'installation des troubles est progressif, avec la succession caractéristique de symptômes (marche migraineuse).
- **Crise épileptique partielle** : plus rare; caractère stéréotypé des atteintes.

Une symptomatologie négative (déficitaire) évoquera une origine ischémique, alors que les manifestations positives évoqueront plus une pathologie épileptique ou migraineuse. Le mode d'installation (brutal et maximum d'emblée en cas d'AIT; rapidement progressif sur quelques secondes en cas d'épilepsie; sur plusieurs minutes en cas de migraine) peut aider à différencier ces trois causes.

B. Origine multifactorielle

B Un trouble de la motilité d'un membre peut parfois être d'origine multifactorielle.

C'est le cas par exemple de complications rhumatologiques sur déficit moteur (périarthrite scapulohumérale sur hémiparésie, etc.) ou de l'apparition d'un trouble d'origine psychique sur un déficit neurologique authentique. Distinguer la part de chacune de ces origines relève de l'expérience clinique et du résultat d'investigations ciblées.

VI. Complications d'un déficit moteur ou sensitif d'un membre

Ⓐ Ces complications sont nombreuses et nécessitent des mesures préventives.

A. Complications générales

Les complications générales sont les plus redoutables et surviennent surtout en cas de déficit des membres inférieurs.

- **Complications thromboemboliques** chez un patient confiné au lit. Les mesures de prévention d'une thrombophlébite d'un membre inférieur doivent être mises en place très rapidement : anticoagulation à doses préventives, mobilisation et stimulations mécaniques du retour veineux; tout essoufflement, douleur basithoracique, malaise doit faire craindre une embolie pulmonaire chez ces patients exposés.
- **Complications bronchopulmonaires** par encombrement – favorisé par l'alitement –, et parfois des fausses routes.
- **Chutes** lors de la reprise de la marche ou lors de l'aggravation du déficit (PRNA), par déficit moteur ou trouble proprioceptif sévère, avec risque de fracture ou de traumatisme crânien.

B. Complications locorégionales

Les complications locorégionales sont également fréquentes.

- **Escarres** (talons, sacrum), prévenues par les modifications régulières du positionnement au lit (décubitus latéral alterné), les massages cutanés pluriquotidiens, la mobilisation du membre paralysé et le matériel de décharge (coussins de formes diverses, matelas à eau).
- **Enraidissement** d'un membre déficitaire avec risque de rétraction (sur hypertonie pyramidale, notamment) et de complications ostéoarticulaires : périarthrite, notamment scapulohumérale, ostéome para-articulaire, notamment au coude et au genou. La lutte contre la spasticité passe par une prise en charge en kinésithérapie avec mobilisation et parfois l'injection de toxine botulique.
- **Algoneurodystrophie** du membre supérieur, dont la prévention passe par une prise en charge en kinésithérapie douce indolore; une fois la complication apparue, le traitement fait appel au repos, au refroidissement du membre.
- **Traumatisme** d'un membre porteur d'un déficit sensitif : brûlures non perçues à la main, troubles trophiques au pied (mal perforant).

Le traitement est essentiellement préventif (mobilisation précoce, prévention d'attitude vicieuse [pied équin]), parfois curatif (intervention sur tendons rétractés).

Points clés

- Un trouble de motilité d'un membre peut avoir des causes neurologiques ou non neurologiques.
- L'orientation étiologique face à un déficit moteur ou sensitif nécessite un diagnostic topographique préalable, dont dépendent les investigations complémentaires qui doivent être ciblées.
- De nombreuses complications peuvent survenir après un déficit moteur ou sensitif, nécessitant des mesures préventives adaptées.
- Une rééducation fonctionnelle est toujours requise.

CHAPITRE

6

Item 93 – Compression médullaire non traumatique et syndrome de la queue de cheval

Objectifs pédagogiques

- Diagnostiquer une compression médullaire non traumatique et un syndrome de la queue de cheval.
- Identifier les situations d'urgence et planifier leur prise en charge.
- Comprendre les principaux déficits et incapacités secondaires à une compression médullaire ou un syndrome de la queue de cheval

Hiérarchisation des connaissances

Rang	Rubrique	Intitulé	Descriptif
A	Eléments physiopathologiques	Connaître l'anatomie et la physiopathologie des lésions médullaires et d'un syndrome de la queue de cheval	
A	Diagnostic positif	Savoir faire le diagnostic clinique d'une compression médullaire	Décrire les principaux symptômes révélateurs. Diagnostiquer et décrire la sémiologie clinique du syndrome radiculaire lésionnel et le syndrome sous lésionnel
A	Examens complémentaires	Savoir hiérarchiser les examens complémentaires devant une suspicion de compression médullaire	
B	Examens complémentaires	Savoir faire le diagnostic d'une compression médullaire à l'imagerie	
B	Contenu multimédia	Exemple IRM typique de compression médullaire	Savoir reconnaître sur une IRM le cordon médullaire, la queue de cheval et les structures avoisinantes
B	Étiologies	Connaître les étiologies d'une compression médullaire	Différencier les causes extradurales, intradurales et extramédullaires, ainsi qu'intramédullaires
B	Diagnostic positif	Connaître le diagnostic différentiel	

Rang	Rubrique	Intitulé	Descriptif
B	Diagnostic positif	Connaître les formes topographiques	Savoir mettre en évidence les éléments cliniques des différents niveaux de compression médullaire dorsale, cervicale basse, cervicale haute
A	Identifier une urgence	Savoir identifier des situations d'urgence devant une compression médullaire	
A	Prise en charge	Connaître les principes de la prise en charge des situations d'urgence devant une compression médullaire	
A	Diagnostic positif	Savoir faire le diagnostic clinique d'un syndrome de la queue de cheval	
A	Examens complémentaires	Savoir hiérarchiser les examens complémentaires d'un syndrome de la queue de cheval	
B	Examens complémentaires	Savoir faire le diagnostic radiologique d'un syndrome de la queue de cheval	
B	Contenu multimédia	Exemple IRM typique de syndrome de la queue de cheval	
B	Étiologies	Connaître les étiologies d'un syndrome de la queue de cheval	
B	Diagnostic positif	Connaître le diagnostic différentiel	
A	Identifier une urgence	Savoir identifier les situations d'urgence devant un syndrome de la queue de cheval	
A	Prise en charge	Connaître les principes de la prise en charge des situations d'urgence devant un syndrome de la queue de cheval	
A	Suivi et/ou pronostic	Comprendre les principaux déficits et incapacités secondaires à une compression médullaire ou un syndrome de la queue de cheval	Conséquences et handicaps principaux sans les détailler
B	Prise en charge	Connaître les principes essentiels de prise en charge des déficits, incapacités et handicap secondaire à une compression médullaire ou un syndrome de la queue de cheval	
A	Contenu multimédia	Évoquer un diagnostic de compression médullaire sur un cas vidéo	

Compression médullaire non traumatique

I. Rappels anatomiques

Ⓐ La moelle spinale chemine du trou occipital au bord supérieur de L2 dans un canal ostéoligamentaire inextensible. Elle est plus courte que le canal rachidien, ce qui explique un décalage entre le niveau vertébral et celui du métamère médullaire (par exemple, le métamère T12 est en regard de la vertèbre T9).

De la moelle spinale émergent les nerfs spinaux, qui sortent par les trous de conjugaison.

La moelle spinale se termine par le cône terminal au niveau des dernières vertèbres thoraciques et de L1 ; les dernières racines spinales (L2 à L5 et les racines sacrées) forment la queue de cheval.

La moelle spinale est entourée par la pie-mère qui y est adhérente, puis par l'arachnoïde sous laquelle circule le LCS et la dure-mère, épaisse et résistante, qui réalise un fourreau cylindrique épais. L'espace extradural est graisseux, rempli de vaisseaux, principalement veineux.

La moelle spinale est organisée transversalement en métamères et longitudinalement en fibres longues (figure 6.1). Elles comportent des fibres sensitives et des fibres motrices :

- les fibres sensitives se répartissent principalement :
  - en voie spinothalamique (ou extralemniscale), qui véhicule la sensibilité thermoalgique et le tact protopathique : elles croisent à chaque niveau métamérique ; elles cheminent dans le cordon latéral de la moelle du côté opposé,
  - en voie lemniscale, qui véhicule le tact épicritique et la sensibilité profonde, située dans le cordon postérieur de la moelle spinal, homolatéral ; elles croiseront plus haut à la partie inférieure de la moelle allongée (bulbe) ;
- le faisceau pyramidal moteur, après avoir croisé dans la moelle allongée, descend dans le cordon latéral de la moelle spinale.

Certains éléments cliniques orientant vers une compression médullaire découlent de cette organisation anatomofonctionnelle :

- un syndrome lésionnel en regard de la compression (douleur radiculaire, déficit radiculaire) ;
- l'existence d'un niveau sensitif correspondant à la limite supérieure de l'atteinte sensitive ;
- un syndrome sous-lésionnel : dysfonctionnement de la moelle sous-jacente privée du contrôle central (déficit sensitif, déficit moteur, signes d'irritation pyramidale, hypertonie pyramidale, troubles sphinctériens) ;
- un syndrome douloureux rachidien.

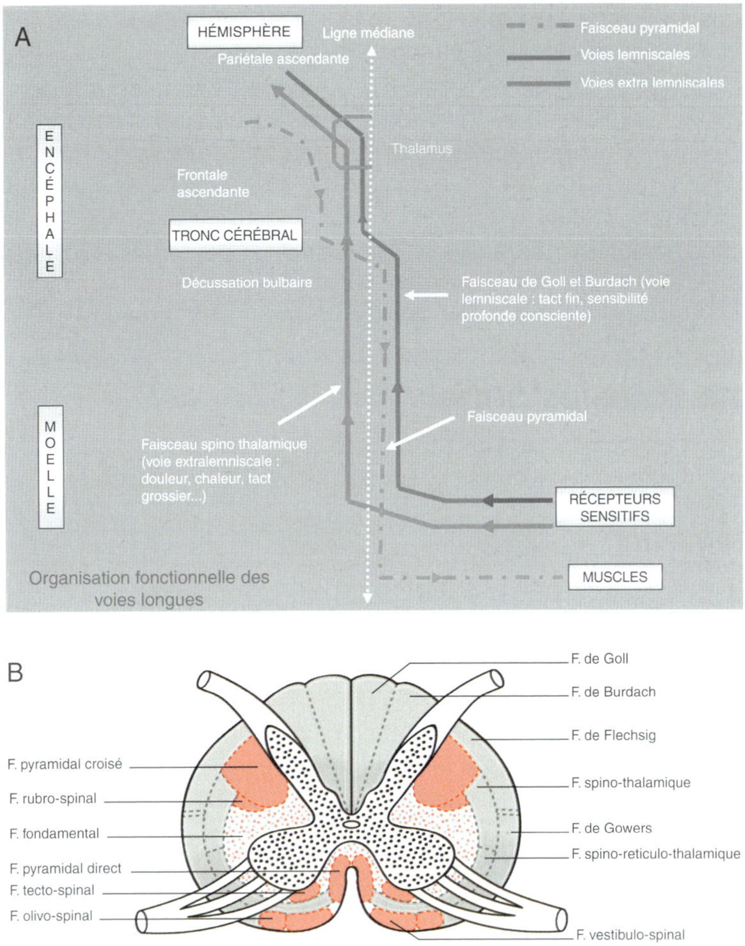

Fig. 6.1. Ⓐ **Moelle spinale.**
A. Coupe longitudinale. B. Coupe transversale.
(Source : CEN, 2019.)

II. Clinique

La compression médullaire non traumatique doit être diagnostiquée dès les premiers signes cliniques car elle nécessite une prise en charge **urgente**.

Le diagnostic de compression médullaire non traumatique est posé sur l'existence d'un syndrome lésionnel et d'un syndrome sous-lésionnel associé le plus souvent à des signes rachidiens.

A. Syndrome radiculaire lésionnel

Il comprend :

- des *douleurs radiculaires* souvent isolées au début; de topographie constante, signalant le dermatome lésionnel (névralgies cervicobrachiales, algies thoraciques en ceinture). Elles surviennent en éclairs, par salves, impulsives à la toux. Elles peuvent s'estomper dans la journée avec l'activité physique et ne se manifester qu'au repos, surtout la nuit, à heures fixes, pouvant s'atténuer à la déambulation nocturne;

- un possible *déficit radiculaire* avec hypoesthésie en bande dans le territoire douloureux avec abolition, diminution ou inversion d'un réflexe, pouvant aboutir à un déficit moteur dans le même territoire radiculaire avec amyotrophie. Ces symptômes sont au début plus discrets à l'étage thoracique ou abdominal qu'au niveau cervical, où la névralgie cervicobrachiale est plus typique.

Il permet donc de *déterminer le niveau lésionnel* et d'orienter les explorations neuroradiologiques.

B. Syndrome sous-lésionnel

Le syndrome sous-lésionnel associe des troubles moteurs, sensitifs et sphinctériens.

1. Troubles moteurs

Syndrome pyramidal d'intensité variable :

- simple fatigabilité à la marche, difficulté à la course, maladresse en terrain accidenté, cédant à l'arrêt;
- gêne non douloureuse correspondant à la claudication intermittente de la moelle;
- progressivement, réduction du périmètre de marche pouvant aboutir à un confinement au fauteuil en raison d'une paraplégie ou d'une tétraplégie spastique.

Il faut noter la différence avec l'installation des signes cliniques dans un contexte de compression médullaire aiguë qui se fera initialement par un déficit moteur flasque, suivi de l'installation plus lente du syndrome pyramidal.

2. Troubles sensitifs

Ils sont retardés : picotements, fourmillements, sensations de striction, d'étau, de ruissellement d'eau glacée, de brûlures parfois exacerbées au contact. Un signe de Lhermitte est possible (décharge électrique le long du rachis et des membres à la flexion du cou).

Le patient a l'impression de marcher sur du coton ou du caoutchouc avec une gêne plus marquée lors de la fermeture des yeux (souffrance cordonale postérieure).

Le déficit sensitif n'est pas toujours complet, initialement cordonal postérieur (atteinte de la sensibilité discriminative, de la proprioception) ou spinothalamique (déficit thermoalgique).

Il existe un niveau sensitif correspondant au métamère inférieur de la compression.

Le syndrome de Brown-Séquard correspond à une souffrance d'une hémi-moelle, dissociation de sensibilité avec un syndrome cordonal postérieur (atteinte de la sensibilité épicritique et proprioceptive) et un syndrome pyramidal homolatéraux à la lésion, et déficit spinothalamique du côté opposé (atteinte de la sensibilité thermoalgique) (figure 6.2 et figure 7.2 au chapitre 7).

3. Troubles sphinctériens

- Troubles urinaires (miction impérieuse, dysurie), sexuels ou anorectaux (constipation) sont très tardifs dans les compressions médullaires, sauf si la lésion est située dans le cône terminal.
- Dans les compressions médullaires évoluées, ils sont quasi constants.

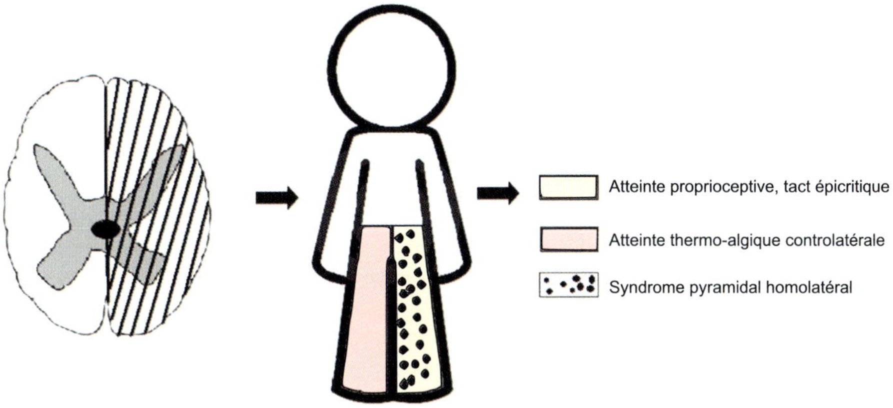

Fig. 6.2. Ⓐ **Syndrome de Brown-Séquard (atteinte de l'hémi-moelle).**
(Source : CEN, 2019.)

C. Syndrome rachidien

- Les douleurs, permanentes et fixes, localisées ou plus diffuses, à type de tiraillement, de pesanteur ou d'enraidissement rachidien, augmentent à l'effort mais elles existent aussi au repos et la nuit.
- Elles sont peu ou pas sensibles aux antalgiques usuels.
- Une raideur segmentaire du rachis, très précoce, est à rechercher systématiquement.
- Une déformation segmentaire (cyphose, scoliose, torticolis) est possible, avec douleurs spontanées localisées accrues lors de la percussion des épineuses ou à la palpation appuyée de la musculature paravertébrale en regard de la zone lésionnelle.

Compression médullaire selon le niveau

Compression cervicale haute entre C1 et C4

B Syndrome sous-lésionnel avec tetraplégie spastique, syndrome lésionnel : paralysie diaphragmatique, paralysie du sternocléidomastoïdien, du trapèze ou hoquet signant la souffrance phrénique.

Compression cervicale basse entre C5 et T1

Paraplégie spastique et névralgie cervicobrachiale; compression entre C8 et T1 : signe de Claude Bernard-Horner homolatéral.

Compression de la moelle dorsale

Paraplégie, douleurs en ceinture thoracique associées à une anesthésie en bande.

Compression de la moelle lombosacrée

Paralysie des quadriceps avec disparition des réflexes tendineux rotuliens, mais réflexes calcanéens (achilléens) vifs et signe de Babinski bilatéral, avec troubles sphinctériens.

Compression au niveau du cône terminal

Troubles moteurs à type de déficit de la flexion de la cuisse sur le bassin, abolition des réflexes cutanés abdominaux inférieurs, abolition du réflexe crémastérien, signe de Babinski; atteinte sphinctérienne constante et sévère et troubles sensitifs de niveau T12-L1.

Pour en savoir plus

Formes cliniques particulières

Compression médullaire chez l'enfant

C La sémiologie diffère peu de celle de l'adulte, mais il est plus difficile de mettre en évidence les douleurs rachidiennes ou radiculaires chez les petits enfants :

- classiquement, on observe : déformation rachidienne précoce, scoliose, cyphose, port de tête guindé ;
- la boiterie ou les troubles sphinctériens évoquent le diagnostic ;
- les compressions médullaires tumorales peuvent s'exprimer par un tableau d'hypertension intracrânienne avec œdème papillaire, hémorragie méningée ou hydrocéphalie.

Compression médullaire selon l'évolution

L'évolution est imprévisible, le plus souvent lentement progressive. Une décompensation rapide, en quelques heures, peut survenir lorsque la compression est suffisante pour entraîner une décompensation vasculaire, responsable d'une ischémie médullaire (pronostic fonctionnel sombre).

III. Examens complémentaires

A Une ponction lombaire peut aussi être à l'origine d'une décompensation brutale et doit être proscrite devant un tableau de compression médullaire en l'absence d'IRM.

A. IRM

L'IRM est l'**examen urgent de première intention** (séquences T1, T2, sans puis avec injection de gadolinium) :

- B étude du cordon médullaire dans les deux plans de l'espace (sagittal et axial) et observation des structures avoisinantes ;
- détermination du niveau médullaire concerné et de la topographie lésionnelle, épidurale, intradurale extra- ou intramédullaire. En cas de processus compressif épidural, les anomalies squelettiques avoisinantes devront être recherchées ;
- tumeurs intradurales extramédullaires : masses arrondies ovoïdes jouxtant la moelle spinale ;
- lésions intramédullaires : élargissement du cordon médullaire (lésion médullaire dont l'aspect dépend de l'étiologie).

L'IRM précise la cartographie du processus tumoral : hauteur, dimension, rapports avec les structures avoisinantes. La nature pleine ou kystique oriente l'étiologie. S'il y a rehaussement par injection de gadolinium, une origine tumorale, inflammatoire ou, plus rarement, infectieuse est évoquée.

Elle permet également de juger du degré de rétrécissement pour évaluer le risque potentiel de souffrance médullaire suraiguë redoutée dans des compressions médullaires lentes.

B. Autres examens (seulement et/ou en complément de l'IRM)

1. Scanner et myéloscanner

a. Scanner en complément de l'IRM

B Il recherche et précise des modifications osseuses : calcifications, érosion d'un pédicule, élargissement d'un trou de conjugaison, élargissement du diamètre transversal ou antéropostérieur du canal rachidien, aspect lytique ou condensant vertébral aboutissant à une vertèbre ivoire ou à un tassement.

b. Myéloscanner en cas de contre-indication à l'IRM

B Coupes de scanner rachidien après injection intradurale (par ponction au niveau lombaire ou sous-occipital, selon la topographie de l'atteinte) de produit de contraste permettant de visualiser les rapports de la moelle spinale avec les structures adjacentes dont le rachis.

2. Radiographies rachidiennes simples

A Elles ne sont plus réalisées, B car remplacées par le scanner ; elles sont utiles en dynamique parfois pour rechercher une instabilité (clichés en flexion et extension).

3. Potentiels évoqués somesthésiques et moteurs

B Ils apprécient l'état fonctionnel des voies lemniscales et pyramidales, mais A ne constituent pas un instrument diagnostique de première intention.

IV. Étiologie

A. Causes extradurales

1. Métastases néoplasiques vertébrales et épidurites métastatiques

- B Les causes extradurales sont dominées par les **métastases néoplasiques vertébrales** pouvant être compliquées d'une épidurite métastatique (figure 6.3) :
  - cancers primitifs les plus fréquents retrouvés : poumon, sein, prostate, rein ;
  - envahissement néoplasique vertébro-épidural fréquemment rencontré au cours d'hémopathies malignes : lymphomes non hodgkiniens, leucémies aiguës, myélomes.
- Les épidurites métastatiques peuvent également survenir indépendamment d'une atteinte osseuse.
- Les *tumeurs vertébrales bénignes* (hémangiome, chondrome) ou primitivement malignes (sarcome) sont rares.

2. Myélopathie cervicarthrosique

- Compression médullaire lente cervicale.
- Patients de plus de 40 ans aux antécédents de névralgies cervicobrachiales, de torticolis, de traumatismes rachidiens cervicaux.
- Syndrome sous-lésionnel : syndrome pyramidal spastique progressif avec troubles sensitifs subjectifs (signe de Lhermitte).

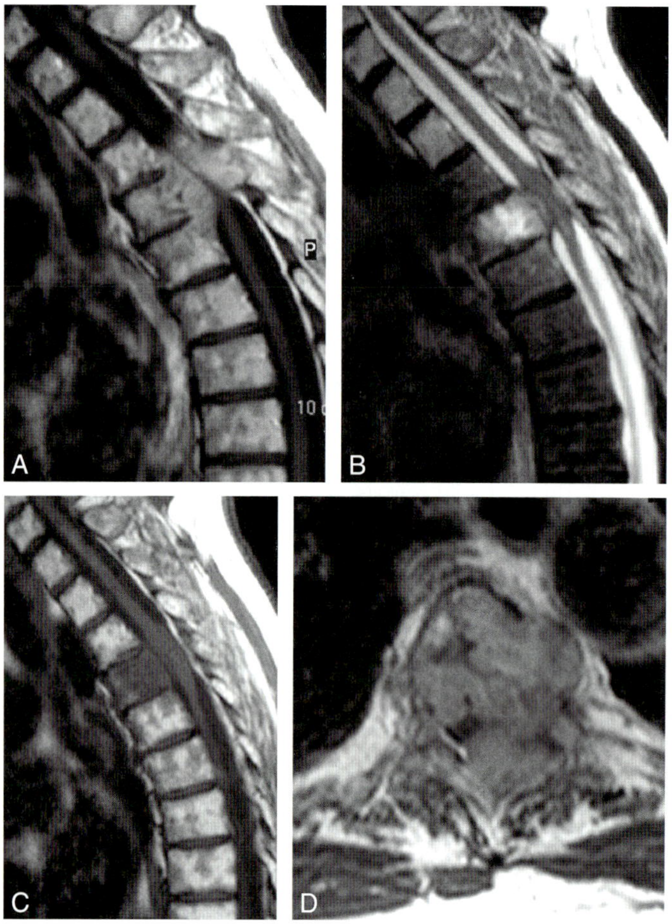

Fig. 6.3. B Métastase vertébrale avec épidurite.

Lésion osseuse développée au niveau du corps de T4, massivement étendue aux pédicules et à l'arc postérieur à gauche (coupe axiale), en hyposignal T1, en hypersignal T2, fortement rehaussée après injection de gadolinium. Extension intracanalaire épidurale avec compression et engainement médullaires. Les espaces liquidiens périmédullaires sont totalement effacés en regard de la compression. À noter, le respect des disques intervertébraux sus- et sous-jacents.

A. T1 sagittal après injection. B. T2 sagittal. C. T1 sagittal. D. T1 axial après injection. (Source : CEN, 2019.)

- Syndrome lésionnel : signes sensitifs et moteurs avec aréflexie, amyotrophie sur un ou les deux membres supérieurs.
- L'IRM confirme la cervicarthrose avec étroitesse du canal cervical et arthrose préférentiellement sur la partie inférieure du rachis cervical (figure 6.4), hypersignal T2 intramédullaire fréquemment observé.

3. Hernie discale

Préférentiellement au niveau cervical.

Elle peut être une étiologie de compression médullaire extradurale (figure 6.5).

4. Spondylodiscites et épidurites infectieuses

À l'origine d'une compression médullaire extradurale (si bacille de Koch, il s'agit du mal de Pott) (figure 6.6).

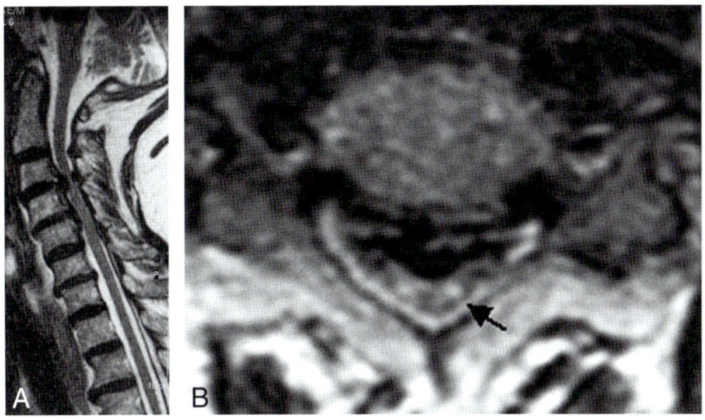

Fig. 6.4. B Myélopathie cervicarthrosique.

Sténose du canal cervical en C4-C4 et en C4-C5, d'origine dégénérative avec éperons osseux antérieur et postérieur en C3-C4 en hyposignal (grande flèche).

Les espaces liquidiens périmédullaires sont effacés sur deux étages et la moelle est laminée. Il existe un hypersignal intramédullaire en regard de l'interligne C3-C4 témoignant d'une souffrance ischémique liée à la compression chronique de la moelle (petite flèche).

A. T2 sagittal. B. T2 axial. (Source : CEN, 2019.)

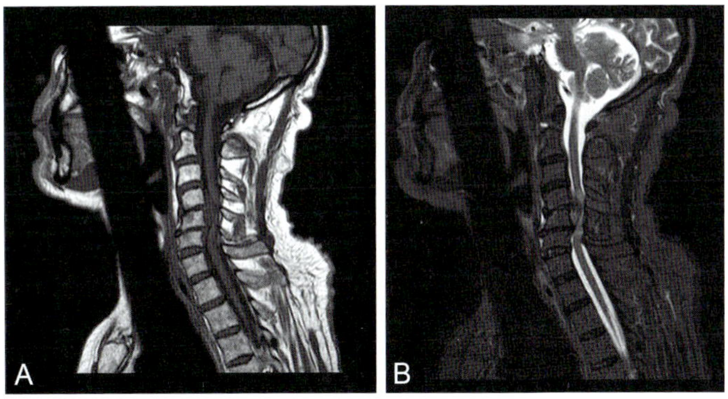

Fig. 6.5. B Compression médullaire due à une hernie discale exclue en C5-C6.

Les espaces liquidiens périmédullaires sont laminés. Compression médullaire avec hypersignal intramédullaire en regard témoignant d'une souffrance, en absence d'anomalie osseuse associée.

A. Sagittal T1. B. Sagittal T2. (Source : CEN, 2019.)

5. Hématome épidural

Lors d'un traitement avec anticoagulants ou après une ponction lombaire pouvant entraîner une compression médullaire.

B. Causes intradurales extramédullaires

Elles sont dominées par les tumeurs bénignes.

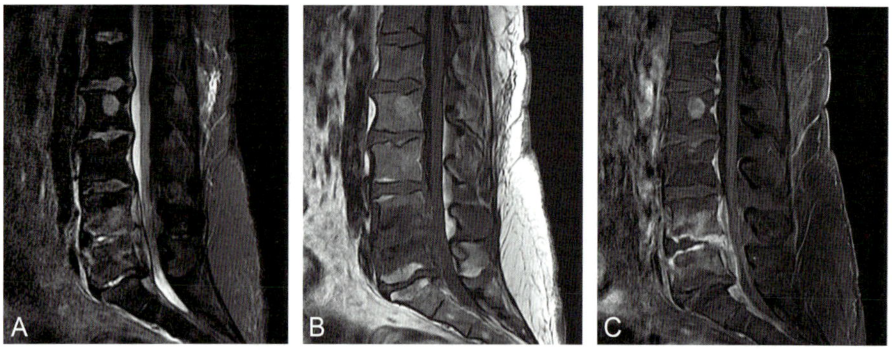

Fig. 6.6. B Compression de la queue de cheval liée à une spondylodiscite infectieuse (ici à staphylocoques).

Hyposignal T1/hypersignal T2 des plateaux vertébraux en L4 et L5, en miroir, prenant le contraste après injection, avec spondylodiscite du disque et collection centimétrique intradiscale, atteignant l'espace épidural antérieur (épidurite comprimant la queue de cheval en regard). Intégrité des autres corps vertébraux (angiome vertébral bénin en L2).

A. Sagittal T2. B. et C. Sagittal T1 sans puis avec injection de gadolinium FAT-SAT. (Source : CEN, 2019.)

1. Méningiomes

- Femmes de plus de 50 ans avec compression médullaire lente typique s'exprimant par des troubles de la marche progressifs associés à un modeste syndrome lésionnel radiculaire.
- Localisation tumorale thoracique dans les deux tiers des cas.
- L'IRM confirme la localisation intradurale extramédullaire habituellement postérieure avec une lésion à limite nette, de taille ovoïde, allongée selon le grand axe rachidien. L'implantation tumorale se fait sur la dure-mère (figure 6.7).

2. Neurinomes

- Ils concernent autant les hommes que les femmes de tout âge, localisation cervicale (un cas sur deux), thoracique (un cas sur quatre) et lombaire (un cas sur quatre).
- Compression médullaire lente, mais avec un syndrome radiculaire marqué et des douleurs.
- Radiographies rachidiennes : élargissement du trou de conjugaison.
- IRM : tumeur située sur une racine spinale, le plus souvent dorsale. Le neurinome apparaît en hypersignal en T2 (aspect d'un sablier) (figure 6.8).
- Ils peuvent survenir dans le cadre d'une neurofibromatose de von Recklinghausen, surtout s'il existe plusieurs neurinomes, des signes cutanés (taches café-au-lait), des antécédents familiaux (figure 6.9).

3. Arachnoïdites

- Réaction inflammatoire des leptoméninges engainant la moelle spinale.
- Suites de méningite, de traumatisme ou de maladies inflammatoires (sarcoïdose).

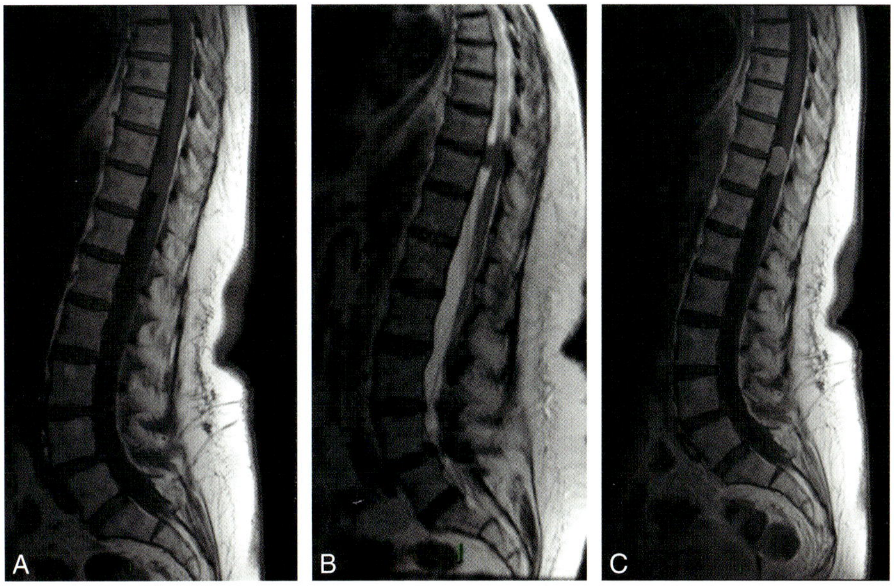

Fig. 6.7. B Méningiome de niveau thoracique T10-T11.
Formation nodulaire en regard de T10-T11, épidurale antérieure, responsable d'une compression médullaire, le cordon médullaire étant refoulé et comprimé en arrière.
A. En isosignal T1. B. Discret hypersignal STIR. C. Se rehaussant de façon intense et homogène avec épaississement méningé adjacent, en queue-d'aronde.
(Source : CEN, 2019.)

C. Causes intramédullaires

1. Tumeurs

Les causes intramédullaires sont dominées par les tumeurs qui, dans les deux tiers des cas, sont :

- soit des **épendymomes** (figure 6.10) ;
- soit des **astrocytomes** (figure 6.11).

2. Malformations vasculaires (cavernome, angiome, fistule artérioveineuse durale périmédullaire)

- Compression médullaire lente ou hyperpression veineuse (fistule) (figure 6.12), avec un risque hémorragique et ischémique potentiel.
- L'IRM et, parfois, l'artériographie médullaire (fistule, angiome) visualisent la malformation vasculaire, en établissent le type précis et orientent ainsi la stratégie thérapeutique.

3. Syringomyélie

- Il s'agit d'une cavité intramédullaire (figure 6.13).
- Douleurs (névralgie cervicobrachiale, épaule et bras, à type d'étau ou de brûlures), syndrome suspendu – c'est-à-dire ne touchant qu'une fraction des métamères – au niveau des membres supérieurs le plus souvent avec déficit moteur, amyotrophie, aréflexie, hypoesthésie dissociée (purement thermoalgique, (figure 6.14) suspendue, scoliose dans un tiers des cas.

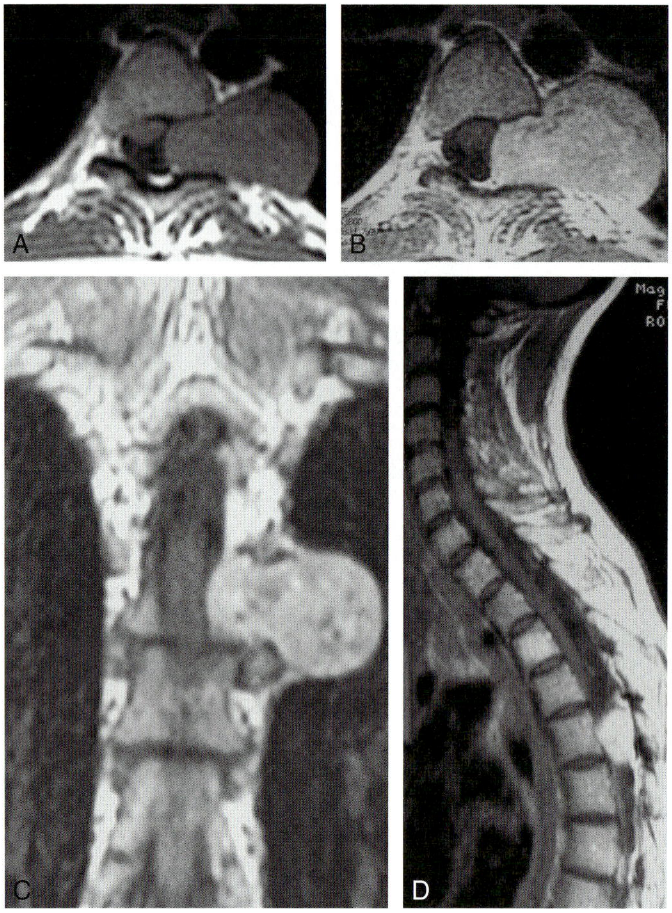

Fig. 6.8. B **Neurinome « en sablier » thoracique T5-T6 gauche.**

Lésion extramédullaire extradurale, bien limitée, en forme de sablier, développée dans le foramen intervertébral T5-T6 gauche et étendue en dehors dans les espaces paravertébraux et en dedans dans le canal rachidien avec léger effet de masse sur la moelle. Le foramen est très élargi, témoignant du développement lent de la lésion. La lésion est en hyposignal T1, en hypersignal T2 et est rehaussée de manière homogène après injection.
A. T1 axial. B. T1 axial après injection. C. T1 frontal après injection. D. T1 sagittal après injection.
(Source : CEN, 2019.)

- L'IRM met en évidence la cavité centromédullaire pouvant remonter jusqu'à la moelle allongée (bulbe).
- Il peut s'y associer une malformation d'Arnold-Chiari (les amygdales cérébelleuses s'engagent dans le trou occipital) ou un aspect d'arachnoïdite séquellaire d'infection ou d'hémorragie méningée.
- Les cavités syringomyéliques peuvent survenir également dans les suites d'un traumatisme.

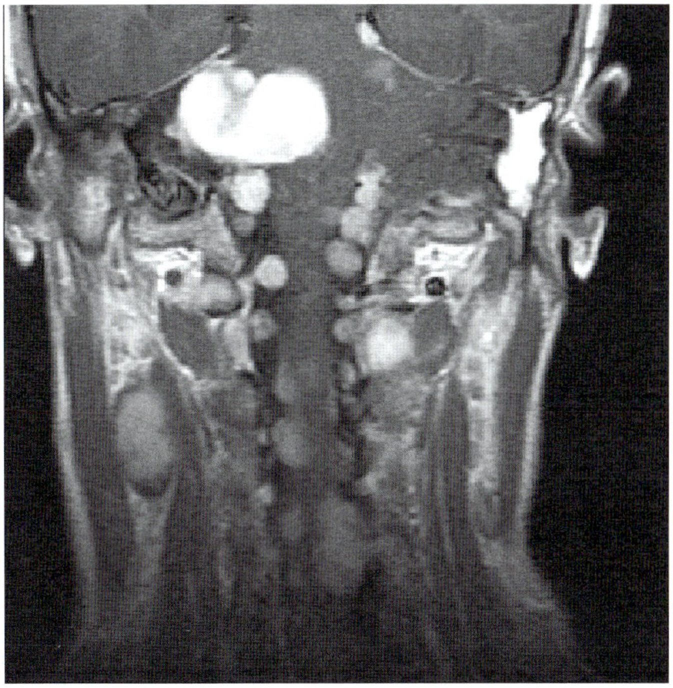

Fig. 6.9. B Neurinomes multiples responsables d'une compression médullaire dans le cadre d'une neurofibromatose de type 1.

La NF1, ou maladie de von Recklinghausen, est une affection autosomique dominante, à pénétrance clinique complète mais d'expression variable, de manifestation neurocutanée cliniquement hétérogène caractérisée par des taches café-au-lait, des nodules de Lish, des lentigos sur les aisselles et sur la région inguinale, et de multiples neurofibromes, liée à l'anomalie du gène suppresseur de tumeur *NF1* (cf. chapitre 25, item 299). (Source : CEN, 2019.)

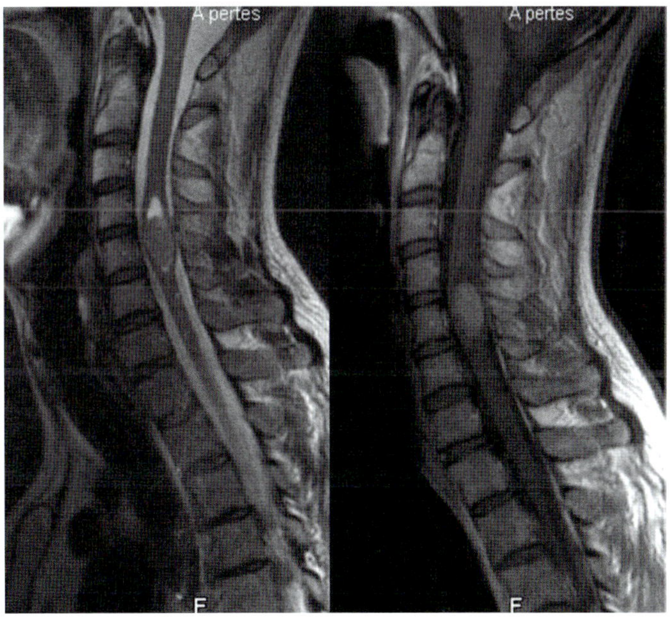

Fig. 6.10. B Épendymome cervical en regard de C4-C5.

Masse tissulaire intramédullaire centrée sur la moelle spinale cervicale en regard de C4-C5, avec une part charnue en hypersignal T2, associée à une formation kystique adjacente, avec prise de contraste. (Source : CEN, 2019.)

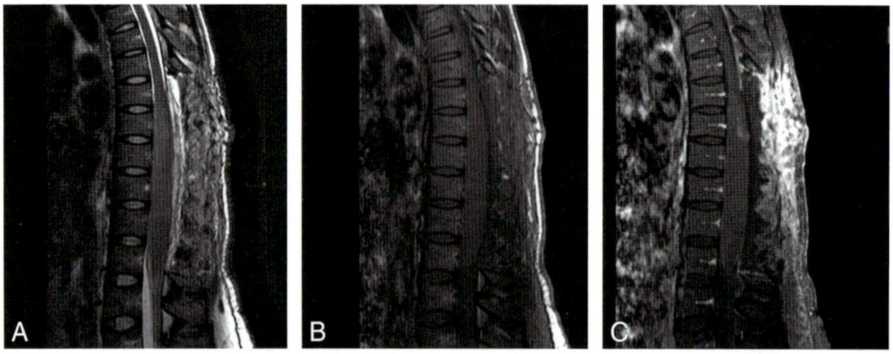

Fig. 6.11. B Astrocytome de la moelle spinale.

Volumineux processus expansif du cône terminal étendu de T8 à L1, en hyposignal T1 et T2, avec quelques prises de contraste nodulaires au sein de la lésion après injection. Pas de prise de contraste radiculaire; intégrité des corps vertébraux.
A. Sagittal T2. B. et C. Sagittal T1 sans puis après injection de gadolinium. (Source : CEN, 2019.)

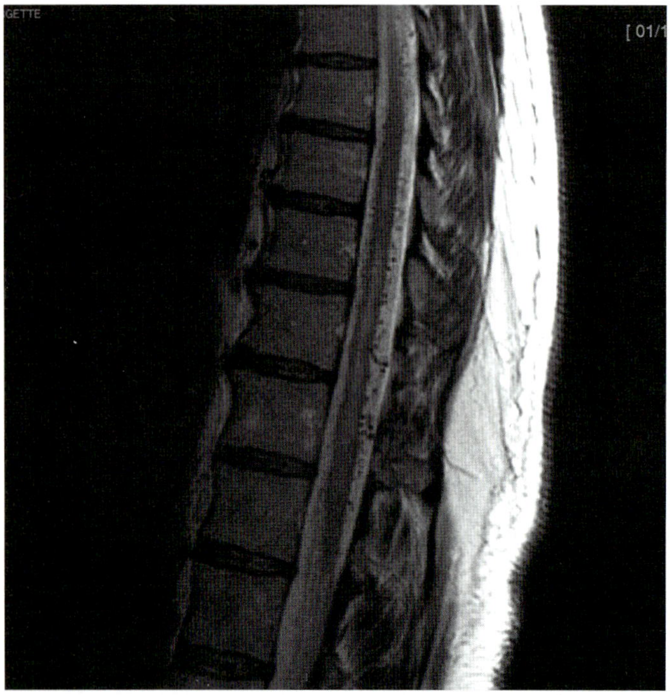

Fig. 6.12. B Fistule durale médullaire.

Patient présentant un déficit des membres inférieurs avec des troubles sphinctériens d'apparition progressive. Coupe sagittale T2. Aspect de fistule durale avec un hypersignal T2 suspendu intramédullaire objectivant la souffrance médullaire chronique et le lacis vasculaire périlésionnel évoquant le drainage veineux périmédullaire. (Source : CEN, 2019.)

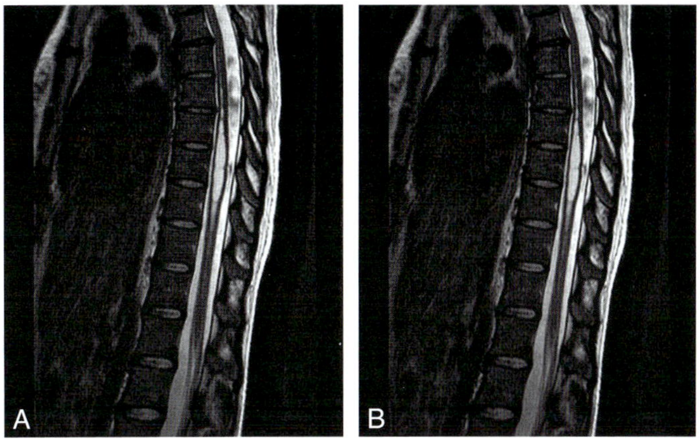

Fig. 6.13. B **Syringomyélie.**
(Source : CEN, 2019.)

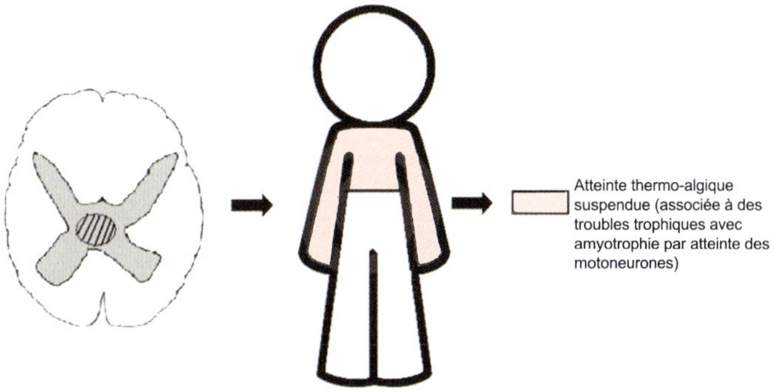

Fig. 6.14. B **Syringomyélie.**
Hypoesthésie « en cape » révélée par des blessures indolores à répétition. Cavitation filiforme intramédullaire, étendue de C6 à L1, dont le volume apparaît plus important en thoracique bas (avec quelques haustrations au niveau dorsal). La formation kystique apparaît centrée sur le canal épendymaire. Le cône médullaire est en place. Pas d'anomalie discovertébrale notable.
A. Sagittal T2. B. Axial T2. (Source : CEN, 2019.)

V. Diagnostic différentiel

Tout tableau clinique compatible avec une souffrance médullaire nécessite une IRM pour détecter une compression médullaire lente curable dans un délai rapide, car le patient reste en permanence exposé à un risque d'accident médullaire aigu, même sur un processus d'évolution lente.

Des diagnostics trompeurs peuvent simuler la compression médullaire :

- devant l'installation subaiguë d'une paraparésie ou une paralysie flasque avec aréflexie ostéotendineuse des membres associée à des troubles sensitifs mais sans trouble sphinctérien, une polyradiculonévrite aiguë peut être évoquée ;
- l'apparition d'une paraparésie spastique progressive avec d'autres signes de souffrance médullaire associés peut être le premier signe d'une sclérose en plaques, surtout de forme chronique progressive d'emblée, qui nécessitera la réalisation, en plus de l'IRM médullaire, d'une IRM encéphalique et d'une ponction lombaire ;

- la sclérose latérale amyotrophique peut simuler une compression médullaire, mais les signes sensitifs et sphinctériens sont absents. Il existe de plus des fasciculations et une amyotrophie ;
- la sclérose combinée de la moelle spinale s'observe au cours de la maladie de Biermer. Le diagnostic est biologique : macrocytose et déficit en vitamine B12.

VI. Principes de la prise en charge

A La compression médullaire constitue toujours une urgence diagnostique (IRM) et thérapeutique car le tableau peut s'aggraver en quelques heures, aboutissant à une paraplégie/tétraplégie complète et définitive. Il peut s'agir d'une urgence neurochirurgicale.

Selon l'étiologie, il peut être nécessaire de recourir à une décompression chirurgicale en urgence (laminectomie décompressive, chirurgie d'exérèse, tumorectomie, etc.), plus ou moins associée à une prise en charge complémentaire spécifique (corticothérapie, radiothérapie, antibiothérapie, etc.). Des mesures thérapeutiques associées sont souvent nécessaires (prévention des complications du décubitus, cathétérisme vésical, etc.).

B Les conséquences à long terme d'une compression médullaire peuvent nécessiter une prise en charge du déficit sensitivo-moteur et des séquelles spastiques (molécules antispastiques, rééducation fonctionnelle, cathétérisme vésical, etc.).

Points clés

- Urgence diagnostique (IRM) et thérapeutique.
- Reconnaissance rapide des formes débutantes :
  - douleurs rachidiennes ;
  - gêne motrice aux membres inférieurs.
- Compression médullaire constituée :
  - syndrome lésionnel radiculaire ;
  - syndrome sous-lésionnel (moteur, sensitif, sphinctérien) ;
  - syndrome rachidien (douleur, raideur).
- Diagnostic positif : IRM.
- Étiologie : extradurale (métastases vertébrales, myélopathie cervicarthrosique, hernie discale), intradurale et extramédullaire (méningiome, neurinome), médullaire (tumeur, malformations vasculaires).
- Diagnostic différentiel : polyradiculonévrite, sclérose en plaques, sclérose latérale amyotrophique, sclérose combinée de la moelle spinale.

Syndrome de la queue de cheval

I. Rappels anatomiques

- Ⓐ Le syndrome de la queue de cheval correspond à la souffrance des racines de la queue de cheval en dessous du cône terminal de la moelle spinale, entre les corps vertébraux de L2 et le sacrum. Il constitue un syndrome neurogène périphérique pluriradiculaire s'exprimant par des signes au niveau des membres inférieurs et du périnée, dominé par l'importance des troubles sphinctériens.

II. Clinique

Le diagnostic est clinique, correspondant à une atteinte pluriradiculaire lombosacrée.

A. Troubles sensitifs

Douleurs fréquentes à type de radiculalgie (cruralgie, sciatalgie) ou de douleurs pluriradiculaires d'un ou des deux membres inférieurs. Des douleurs sacrées périnéales et génitales sont souvent associées, favorisées par les efforts à glotte fermée (toux, défécation). Des paresthésies ou anesthésies dans les membres inférieurs sont fréquentes, de topographie radiculaire. Une hypoesthésie périnéale, des organes génitaux externes et de l'anus est retrouvée, constituant une **anesthésie en selle**.

B. Troubles moteurs

Ils sont de topographie monoradiculaire ou pluriradiculaire uni- ou bilatérale, le plus souvent asymétriques. Le déficit moteur peut se résumer à une impossibilité de marcher sur les pointes (atteinte de la racine S1) ou sur les talons (L5) ou à une impossibilité d'étendre la jambe sur la cuisse (L3, L4) ou de fléchir la cuisse sur le bassin (L1, L2). À l'extrême, l'atteinte motrice peut aboutir à une paraplégie flasque avec amyotrophie.

C. Réflexes

L'abolition d'un ou plusieurs réflexes tendineux aux membres inférieurs est habituellement constatée; les réflexes périnéaux, anaux, bulbocaverneux, clitorido-anaux sont abolis.

D. Troubles génitosphinctériens

Ils apparaissent précocement : retard à la miction ou nécessité de pousser pour uriner. Les mictions impérieuses sont fréquentes (incontinence possible). Habituellement, ces troubles sphinctériens sont accompagnés d'une insensibilité du passage urinaire. Sur le plan anal, la constipation est plus fréquente que l'incontinence fécale. Sur le plan génital, il existe une impuissance ou une anesthésie vaginale.

Pour en savoir plus

C Selon la localisation de la compression, la sémiologie peut être variable :

- les signes pluriradiculaires peuvent être *unilatéraux* ou, le plus souvent, *bilatéraux* mais asymétriques ;
- dans les syndromes de la queue de cheval *lombosacrée*, il existe une souffrance des racines L5 (sciatique) et des racines sacrées (anesthésie en selle et troubles génitosphinctériens) ;
- dans la forme *basse*, *sacrée*, il est constaté des douleurs sacrées, une anesthésie en selle et des troubles génitosphinctériens importants, sans signe moteur ;
- dans les formes *médianes*, les racines qui descendent latéralement sont en général préservées. Ainsi, une compression médiane haute au niveau L2-L3 peut ne provoquer qu'une souffrance des racines sacrées.

III. Examens complémentaires

L'**IRM** est l'examen de choix pour visualiser la compression de la queue de cheval. Le myéloscanner peut jouer un rôle diagnostique en cas de contre-indication à l'IRM.

L'électromyogramme mettra en évidence des signes neurogènes dans le territoire de la queue de cheval.

IV. Étiologie

- B Les hernies discales et les épendymomes représentent les causes les plus fréquentes d'un syndrome de la queue de cheval :
  - les *hernies discales* s'expriment habituellement par un début brutal douloureux, déclenché par un effort faisant suite à des épisodes lombosciatalgiques ; l'IRM révèle une hernie exclue, latérale ou médiane, pouvant être associée à des lésions arthrosiques ;
  - les *épendymomes* du filum terminal sont d'évolution plus lente, mais peuvent s'accompagner d'hémorragies méningées brutales s'exprimant par une violente douleur lombaire.
- Les neurinomes, les méningiomes, les métastases, les processus infectieux sont plus rares.
- Le *syndrome du canal lombaire étroit* peut être congénital ou acquis avec des hernies discales étagées ou arthrose visualisée à l'IRM. Il s'exprime par une claudication radiculaire intermittente douloureuse, progressive à l'effort, cédant à l'arrêt de celui-ci. Il s'y associe des paresthésies et des troubles sphinctériens pouvant aboutir à un syndrome de la queue de cheval.

V. Diagnostic différentiel

- Il est constitué par l'atteinte du *cône terminal de la moelle spinale*, qui aboutit à une sémiologie assez proche, mais complétée d'un signe de Babinski (souvent retardé), d'une abolition des réflexes abdominaux inférieurs et de troubles sensitifs remontant jusqu'à un niveau T12-L1. Les réflexes tendineux ne sont pas abolis (et peuvent devenir, hors contexte aigu, pyramidaux).
- Les *polyradiculonévrites* aiguës ne présentent habituellement pas de troubles sphinctériens.
- Les syndromes plexiques lombaires par envahissement néoplasique sont visualisés par l'imagerie pelvienne.

VI. Principes de la prise en charge

A Il s'agit d'une **urgence neurochirurgicale** et sa reconnaissance impose une **IRM** en urgence et une prise en charge neurochirurgicale immédiate. Le pronostic fonctionnel, et surtout celui des troubles sphinctériens, dépend étroitement de la durée et de l'intensité de la compression des racines lombosacrées.

Le traitement est chirurgical : son objectif est de décomprimer les racines lombosacrées par une laminectomie lombaire avec exérèse de la lésion compressive.

Des mesures thérapeutiques associées sont souvent nécessaires (prévention des complications du décubitus, cathétérisme vésical, etc.).

Complications des compressions médullaires non traumatiques et du syndrome de la queue de cheval

La complication la plus redoutée d'une compression médullaire non traitée est le déficit neurologique irréversible pouvant, selon la forme clinique, entraîner une para- ou tétraparésie/plégie, des troubles de la marche, une spasticité, des troubles sensitifs, des douleurs, une incontinence urinaire et fécale.

B Les conséquences à long terme d'une compression médullaire peuvent nécessiter une prise en charge du déficit sensitivo-moteur et des séquelles spastiques (molécules antispastiques, rééducation fonctionnelle, cathétérisme vésical, etc.)

Points clés

- Le syndrome de la queue de cheval correspond à une souffrance des dernières racines spinales L2-L5 et des racines sacrées formant la queue de cheval en dessous du cône terminal de la moelle spinale. Il constitue donc un syndrome neurogène pluriradiculaire du périnée et des membres inférieurs.
- Il s'agit d'une urgence diagnostique (IRM) et neurochirurgicale.
- Clinique : troubles sensitifs (membres inférieurs, anesthésie en selle), moteurs (radiculaires, membres inférieurs), réflexes tendineux abolis, troubles génitosphinctériens (dysurie, incontinence).
- Diagnostic positif : IRM.
- Étiologie : hernie discale, épendymome, canal lombaire étroit.
- Diagnostic différentiel : syndrome du cône terminal, polyradiculonévrite.

CHAPITRE

7

Item 95 – Radiculalgies et syndromes canalaires

Item 96 – Neuropathies périphériques

Item 97 – Polyradiculonévrite aiguë inflammatoire (syndrome de Guillain-Barré)

Objectifs pédagogiques

Item 95. Radiculalgie et syndrome canalaire

- Savoir diagnostiquer une radiculalgie et un syndrome canalaire.
- Identifier les situations d'urgence et planifier leur prise en charge.

Item 96. Neuropathies périphériques

- Connaître les différentes formes de neuropathies périphériques et connaître l'orientation étiologique.
- Connaître l'urgence du diagnostic et de la prise en charge des mononeuropathies multiples.

Item 97. Polyradiculonévrite aiguë inflammatoire (syndrome de Guillain-Barré)

- Diagnostiquer un syndrome de Guillain-Barré.
- Identifier les situations d'urgence et connaître les grands principes de prise en charge.

Hiérarchisation des connaissances

Item 95 – Radiculalgies et syndromes canalaires			
Rang	**Rubrique**	**Intitulé**	**Descriptif**
A	Définition	Définir les termes de syndrome canalaire, radiculopathie et plexopathie	
A	Diagnostic positif	Savoir diagnostiquer une radiculalgie et formes topographiques	
A	Diagnostic positif	Savoir évoquer le diagnostic de plexopathie	Caractéristiques sémiologiques du syndrome de Pancoast Tobias (plexopathie infiltrative)
A	Étiologie	Connaître les étiologies des radiculalgies	
B	Diagnostic positif	Connaître les diagnostics différentiels des radiculalgies	
A	Identifier une urgence	Identifier les situations d'urgence	
A	Examens complémentaires	Indication et hiérarchisation des demandes d'examens complémentaires devant une radiculalgie ou plexopathie	
A	Prise en charge	Argumenter le traitement de première intention d'une radiculalgie non compliquée	Traitement symptomatique : traitement médicamenteux et non médicamenteux
B	Éléments physiopathologiques	Connaître la physiopathologie des syndromes canalaires	
A	Diagnostic positif	Savoir faire le diagnostic d'un syndrome canalaire	Caractéristiques sémiologiques d'un syndrome du canal carpien, d'une atteinte du nerf ulnaire au coude
A	Examens complémentaires	Indication et hiérarchisation des demandes d'examens complémentaires devant un syndrome canalaire	
A	Identifier une urgence	Savoir reconnaître les signes de gravité d'un syndrome canalaire	
B	Diagnostic positif	Connaître les diagnostics différentiels d'un syndrome canalaire	
A	Étiologies	Connaître les étiologies des syndromes canalaires	
A	Diagnostic positif	Connaître les différentes formes topographiques les plus fréquentes des syndromes canalaires et radiculaires	Syndrome du canal carpien, syndrome de compression du nerf ulnaire au coude
B	Diagnostic positif	Connaître les autres formes topographiques des syndromes canalaires	Compression du nerf fibulaire au col de la fibule, atteinte du nerf radial dans la gouttière humérale

Item 95 – Radiculalgies et syndromes canalaires			
Rang	**Rubrique**	**Intitulé**	**Descriptif**
A	Prise en charge	Argumenter le traitement de première intention d'un syndrome canalaire non compliqué	
B	Examens complémentaires	Connaître la sémiologie IRM d'une hernie discale	Débord discal venant au contact du sac dural souvent latéralisée du côté symptomatique, pouvant exercer un effet de masse sur une ou plusieurs racines
B	Contenu multimédia	Exemple IRM hernie discale	

Item 96 – Neuropathies périphériques			
Rang	**Rubrique**	**Intitulé**	**Descriptif**
A	Définition	Connaître la classification et la définition des différents types de neuropathies périphériques	Mononeuropathie, mononeuropathie multiple, plexopathie, polyneuropathie, polyradiculoneuropathie, neuronopathie
A	Diagnostic positif (examen clinique, démarche diagnostique)	Faire le diagnostic d'une neuropathie périphérique	Appliquer une démarche de localisation, mécanisme physiopathologique, classification électro-clinique
A	Diagnostic positif (examen clinique, démarche diagnostique)	Faire le diagnostic d'une polyneuropathie, d'une mononeuropathie, d'une mononeuropathie multiple, d'une polyradiculoneuropathie	
B	Diagnostic positif (examen clinique, démarche diagnostique)	Faire le diagnostic d'une neuronopathie sensitive	
A	Diagnostic positif	Distinguer cliniquement neuropathie périphérique et sclérose latérale amyotrophique	Atteinte motrice pure, anomalies centrales et périphériques
A	Étiologies	Connaître les étiologies des principales polyneuropathies axonales longueur-dépendantes	Polyneuropathies des diabétiques, toxiques (médicamenteuses) et éthyliques
B	Étiologies	Connaître les étiologies des polyneuropathies axonales longueur-dépendantes plus rares	Amylose
B	Étiologies	Connaître les étiologies des principales polyneuropathies démyélinisantes	IgM à activité anti-MAG, maladie de Charcot-Marie-Tooth
B	Étiologies	Connaître les étiologies des principales neuronopathies	Neuronopathies paranéoplasiques
A	Étiologies	Connaître les étiologies des principales mononeuronopathies multiples	Vascularite du nerf

Item 96 – *Neuropathies périphériques*			
Rang	**Rubrique**	**Intitulé**	**Descriptif**
B	Identifier une urgence	Connaître l'urgence du diagnostic et de la prise en charge des mononeuropathies multiples	
B	Examens complémentaires	Avoir une stratégie d'utilisation des examens complémentaires	Explorations biologique, neurophysiologique, liquide cérébrospinal, biopsie neuromusculaire

Item 97 – *Polyradiculonévrite aiguë inflammatoire (syndrome de Guillain-Barré)*			
Rang	**Rubrique**	**Intitulé**	**Descriptif**
A	Définition	Connaître la définition d'une polyradiculonévrite	
B	Définition	Connaître les différentes formes de polyradiculonévrites	Syndrome de Guillain-Barré, neuropathie motrice axonale aiguë
A	Diagnostic positif	Savoir diagnostiquer un syndrome de Guillain-Barré	Savoir évoquer le diagnostic de syndrome de Guillain-Barré devant l'apparition d'une parésie symétrique, étendue et sévère, prédominant initialement en proximal
B	Étiologies	Connaître l'existence d'événements déclenchants des polyradiculonévrites	
A	Diagnostic positif	Reconnaître les trois phases d'évolution d'une polyradiculonévrite	
A	Examens complémentaires	Savoir interpréter une ponction lombaire évocatrice d'un syndrome de Guillain-Barré	Savoir interpréter un LCR de syndrome de Guillain-Barré (hyperprotéinorachie marquée pauci ou acellulaire)
A	Identifier une urgence	Connaître les signes de gravité d'une polyradiculonévrite aiguë et les situations nécessitant une prise en charge en service de réanimation	Connaître les risques respiratoire, thromboembolique et cardiaque, savoir rechercher une paralysie faciale bilatérale, rechercher les troubles de la déglutition et de la phonation
B	Prise en charge	Connaître les principes de prise en charge d'un syndrome de Guillain-Barré	

L'atteinte du système nerveux périphérique est définie par l'ensemble des manifestations cliniques, électriques, biologiques et histologiques résultant d'une atteinte du neurone périphérique.

Le système nerveux périphérique est composé (figures 7.1 et 7.2) :

- *de fibres motrices efférentes* : le corps cellulaire est situé dans la corne antérieure de la moelle spinale ; l'axone quitte la moelle spinale par la racine antérieure et chemine jusqu'au muscle strié squelettique où il tient sous sa dépendance une centaine de fibres (unité motrice) ;
- *de fibres sensitives afférentes* : le corps cellulaire est situé dans le ganglion spinal de la racine postérieure ; leur destinée médullaire les oppose en trois groupes :

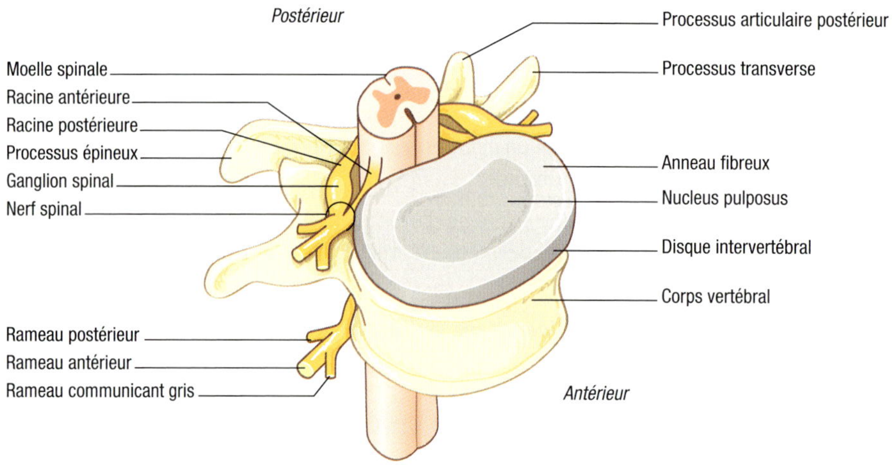

Fig. 7.1. Ⓐ **Système nerveux périphérique : émergence du nerf spinal de la moelle spinale.**
(Source : CEN, 2019, illustration de Carole Fumat.)

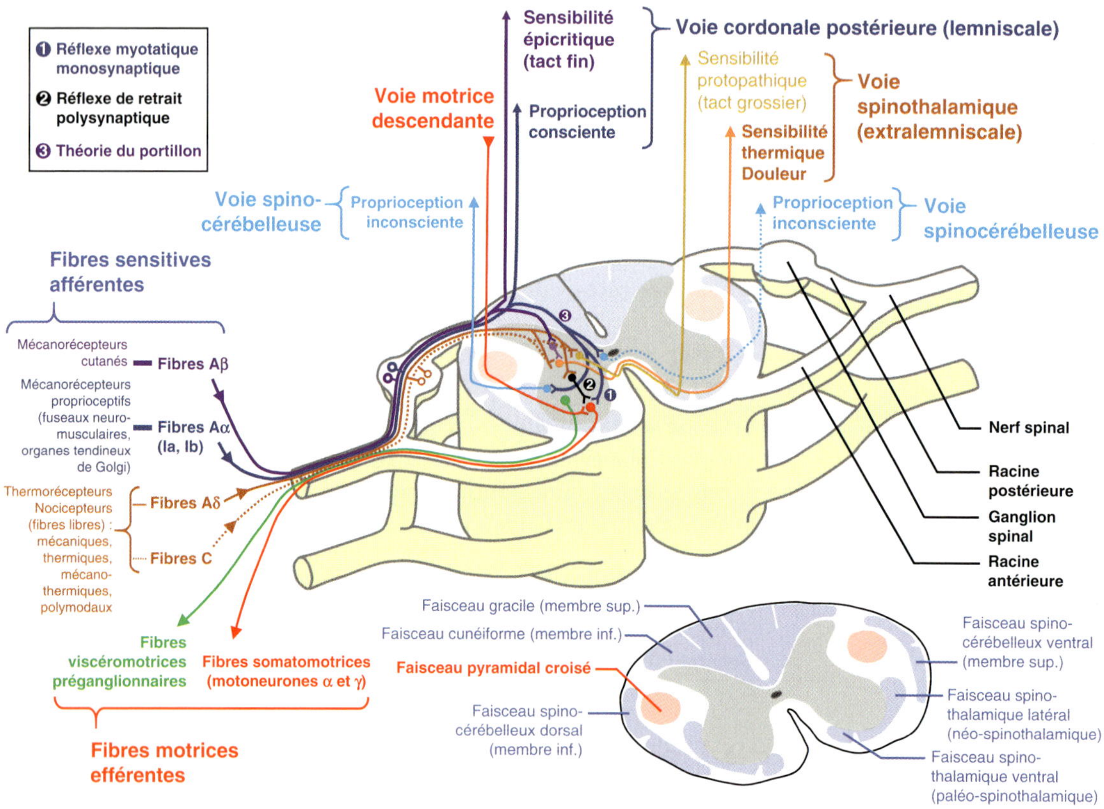

Fig. 7.2. Ⓐ **Système nerveux périphérique : fibres sensitives, nerf spinal et voies ascendantes.**
(Source : CEN, 2019.)

- *lemniscales*, dont les fibres cheminent dans les cordons postérieurs homolatéraux et véhiculent la sensibilité épicritique et proprioceptive consciente;
- *spinothalamiques*, dont les fibres, qui décussent au niveau du métamère médullaire, véhiculent de façon controlatérale le tact grossier et la thermoalgie;
- *spinocérébelleuses*, dont les fibres décussent au niveau du métamère médullaire pour le membre supérieur et empruntent une voie directe pour le membre inférieur, véhiculant la proprioception inconsciente;

- de *fibres végétatives* (voies efférentes sympathiques et parasympathiques) : le corps cellulaire du neurone préganglionnaire est situé dans le tronc cérébral ou la moelle spinale; l'axone quitte le système nerveux central par le trajet des nerfs crâniens (III, VII, IX, X) ou des racines antérieures médullaires pour faire un relais avec le neurone post-ganglionnaire innervant muscles lisses et glandes.

Les fibres nerveuses sont constituées d'axones (cellules nerveuses), de cellules de Schwann (myéline) et de tissus de soutien (vaisseaux et conjonctif). Les lésions élémentaires des fibres nerveuses sont :

- la dégénérescence wallérienne : désintégration progressive myélino-axonale puis bouquets de régénérescence axonale (*clusters*);
- la démyélinisation segmentaire : mise à nu progressive des axones par destruction de la myéline au niveau des nœuds de Ranvier qui s'élargissent anormalement.

Au plan anatomique, le système nerveux périphérique débute à l'émergence des radicelles ventrales et dorsales à partir de la moelle épinière. Ces radicelles fusionnent en racines ventrales et dorsales. Ces paires de racines se rejoignent pour former un nerf spinal (souvent appelé à tort « racine nerveuse ») au niveau du trou de conjugaison intervertébral. Le nerf spinal quitte le canal vertébral à travers le foramen intervertébral. Ce nerf est court et se divise presque immédiatement en un rameau dorsal et ventral. Les rameaux ventraux cervicaux, lombaires et sacrés vont former des plexus. Par exemple, le plexus cervical est formé de l'union des rameaux ventraux des nerfs spinaux (appelés à tort « racines ») C5 à D1. Les interconnexions qui s'effectuent dans le plexus résultent en la formation de trois troncs nerveux importants (radial, médian, ulnaire) et d'autres nerfs moins importants au membre supérieur (figure 7.3).

Item 95 – Radiculalgies et syndromes canalaires

I. Mononeuropathies : syndromes canalaires et compressions posturales

- **A** Les *syndromes canalaires* sont liés à des compressions des nerfs périphériques dans des zones anatomiques étroites pour le cheminement du nerf.
- **B** Les *compressions dites posturales* surviennent dans des zones anatomiques localisées où le nerf est superficiel et donc vulnérable à une compression externe.
- **A** La symptomatologie est importante à connaître pour établir le diagnostic différentiel avec les radiculalgies (tableau 7.1, figures 7.4 et 7.5).

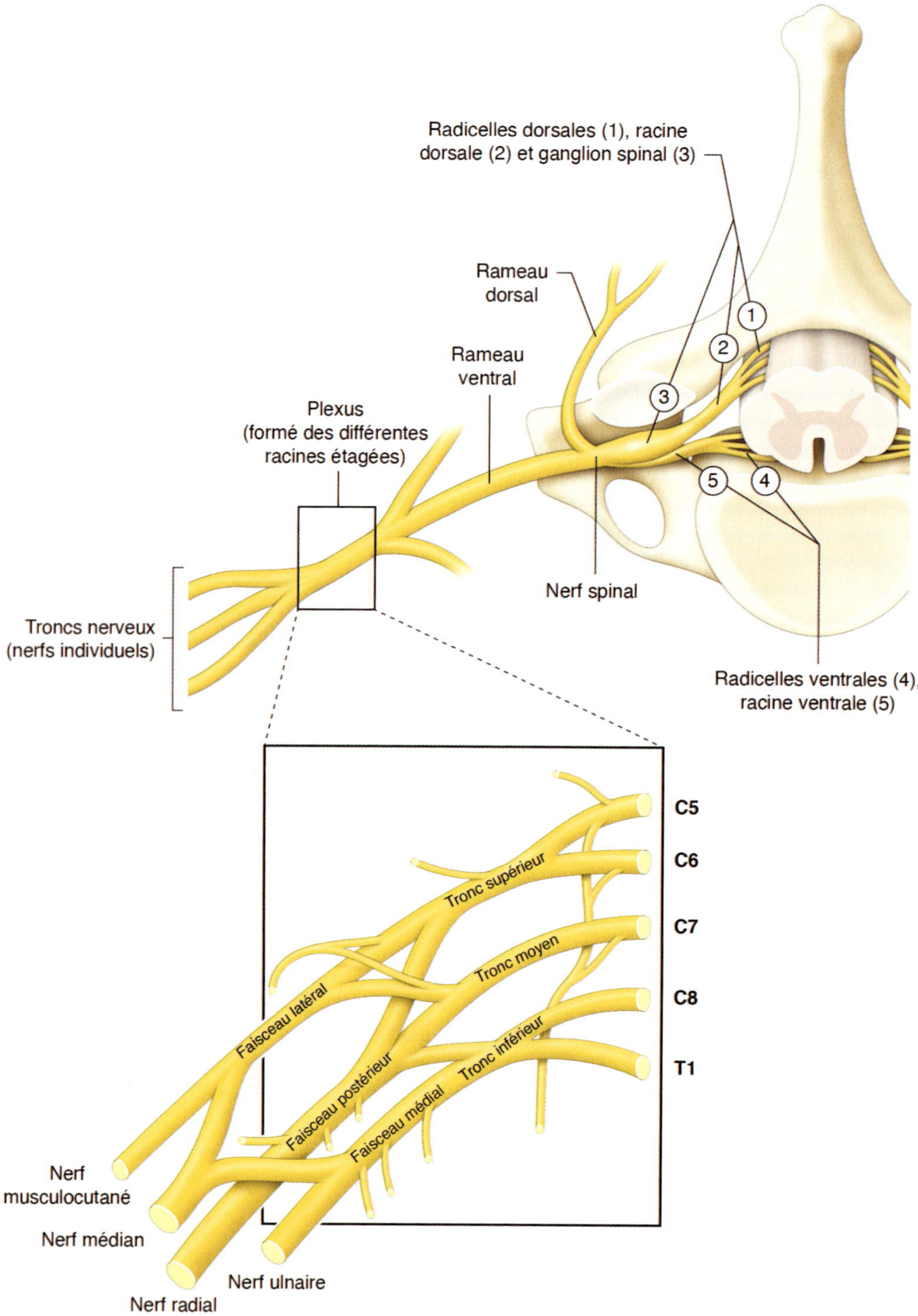

Fig. 7.3. A Organisation anatomique de l'émergence des radicelles, des racines nerveuses et du plexus brachial.
© Cyrille Martinet

- Les territoires sensitifs et moteurs des troncs nerveux ne dépassent pas la main ou le pied, sauf pour le territoire du nerf sensitif du nerf fibulaire superficiel (anciennement nerf musculo-cutané) qui s'étend sur la face latérale de la jambe (figure 7.4).
- Les territoires sensitifs et moteurs des racines nerveuses dépassent la main ou le pied (figure 7.5).

Tableau 7.1. Ⓐ **Synthèse des territoires tronculaires et radiculaires.**

	Racines à l'origine des troncs nerveux	Tronc nerveux	Principaux muscles innervés	Réflexe
Membre supérieur	C6 C7 C8	Médian	Opposant Court abducteur du pouce	Palmaire
	C6 C7	Radial	Extenseurs des doigts	Stylo-radial
	C8-T1	Ulnaire	Interosseux	Ulno-pronateur
Membre inférieur	L3-L4	Fémoral	Quadriceps	Patellaire (rotulien)
	L4-L5 L5	Nerf fibulaire commun	Releveurs du pied Extenseur du 1er orteil	–
	S1	Nerf tibial	Extenseurs du pied (gastrocnémien et soléaire) Interosseux Fléchisseurs des orteils	Calcanéen (achilléen)

(Source : CEN, 2019.)

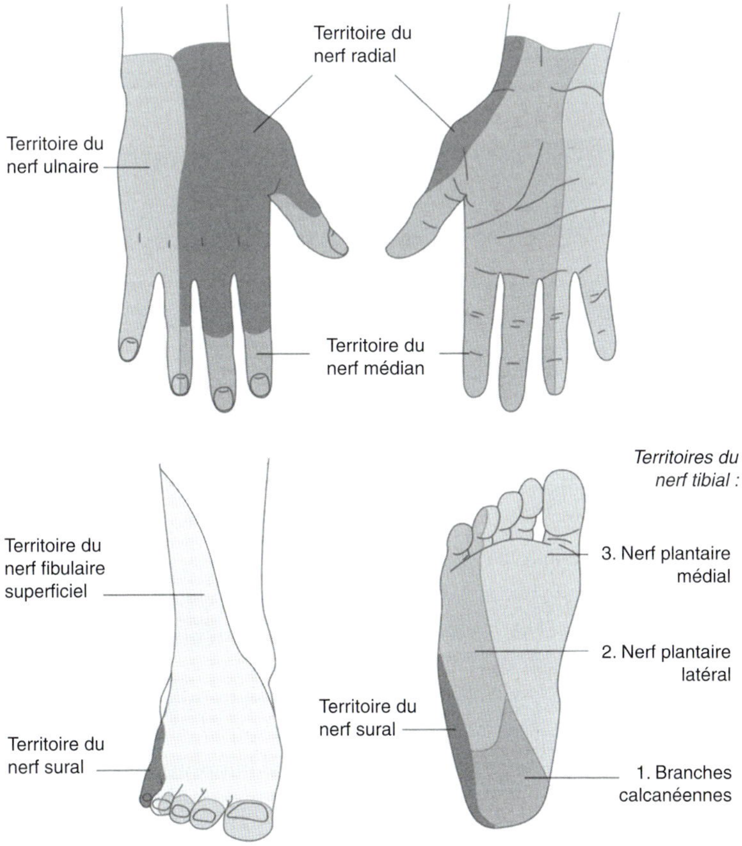

Fig. 7.4. Ⓐ **Territoires tronculaires.**
(Source : CEN, 2019, illustration : Hélène Fournié.)

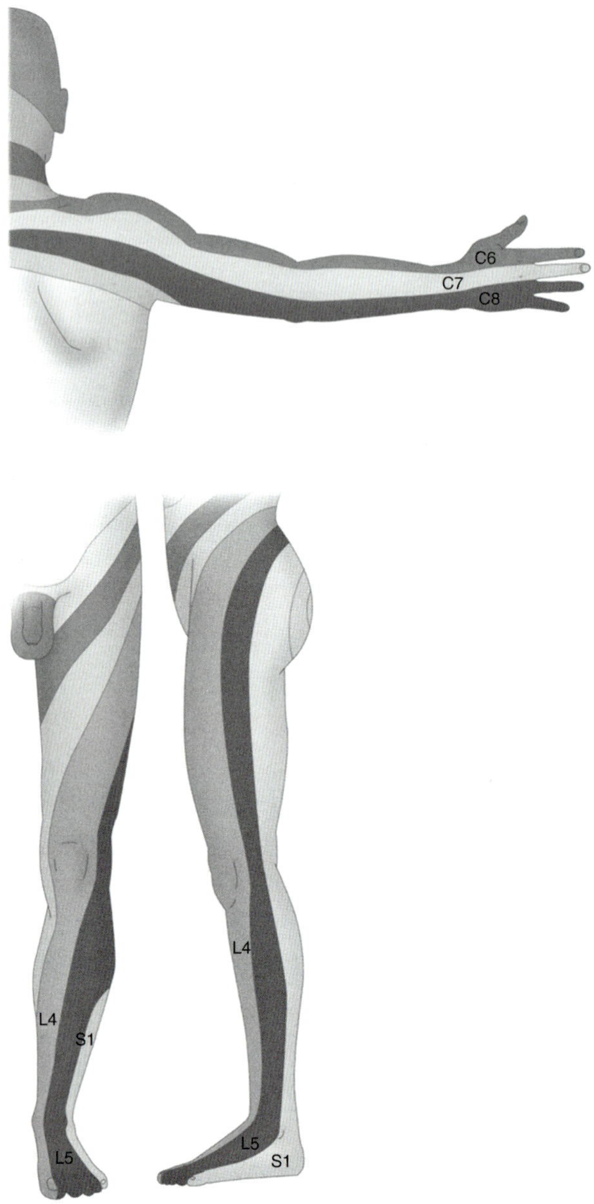

Fig. 7.5. Ⓐ **Territoires radiculaires.**
(Source : CEN, 2019, illustration : Hélène Fournié.)

- **B** Le trouble initial est lié à un blocage de la propagation de l'influx secondaire à la compression (bloc de conduction).
- Lorsque la compression est sévère et prolongée, les lésions initiales se compliquent d'une dégénérescence axonale.
- L'ENMG montre le bloc de conduction et établira l'importance de la perte axonale éventuelle (cf. *infra* figure 7.12); schématiquement :
  - l'atteinte initiale se traduit par un ralentissement ou un blocage de la conduction nerveuse;
  - la dégénérescence axonale se traduit par une diminution de la réponse motrice ou sensitive en aval du site lésionnel avec des signes de dénervation des fibres musculaires (tracé neurogène) (cf. *infra* figure 7.10).

À retenir

La sensibilité à la compression est favorisée par le diabète ou une sensibilité familiale des nerfs à la pression (neuropathie génétique dite de susceptibilité à la pression par une délétion du gène *PMP22*).

A. Clinique

- **A** Le plus souvent, atteinte de troncs nerveux sensitivo-moteurs (nerfs mixtes).
- Plus rarement, la symptomatologie est purement sensitive ou à prédominance sensitive (paresthésies).
- Une atteinte purement motrice doit conduire à remettre le diagnostic en cause (*cf. infra* item 96).
- L'examen objective le territoire anatomique du déficit moteur et sensitif.
- Une amyotrophie traduit l'existence d'une atteinte axonale déjà évoluée (figure 7.6).

D'une manière générale :
- **compression canalaire** : atteinte tronculaire *chronique*, sensitivo-motrice avec douleur et/ou amyotrophie (exemple du canal carpien) ;
- **compression posturale** : atteinte tronculaire *aiguë*, à prédominance motrice indolore (exemple de la neuropathie par susceptibilité à la pression) ;
- **pathologie inflammatoire** : atteinte tronculaire *aiguë sensitivo-motrice douloureuse* ; évoque une vascularite à évaluer et traiter en urgence.

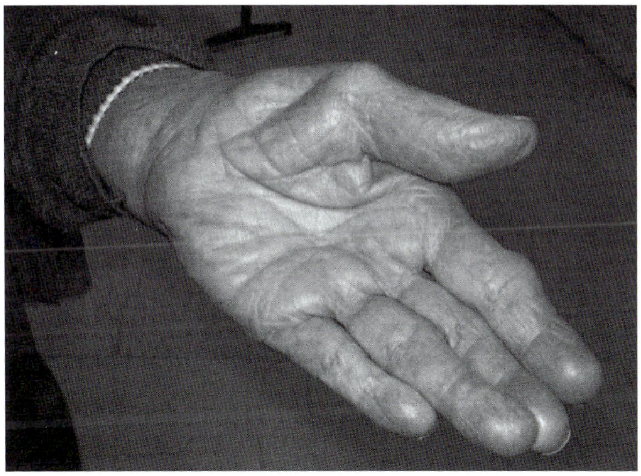

Fig. 7.6. A Amyotrophie sévère du muscle court abducteur du pouce en cas de syndrome du canal carpien évolué.
(Source : CEN, 2019.)

B. Examens complémentaires

1. Électroneuromyographie

(Vidéo 7.1)

A L'ENMG est fondamental au double plan diagnostique et pronostique.

- L'*électromyogramme* proprement dit (examen de détection) :
  - précise la *topographie tronculaire* de l'atteinte motrice ;
  - décèle des signes neurogènes dans les muscles atteints ;
  - détecte des signes d'activités spontanées de dénervation en faveur d'une dégénérescence axonale ;
  - suit la récupération (augmentation de l'amplitude du potentiel moteur, diminution du pourcentage de bloc de conduction, amélioration de la vitesse de conduction).
- L'étude de la *conduction nerveuse* (examen de stimulodétection) évalue sur les fibres motrices :
  - ralentissement localisé ou bloc de conduction, diminution d'amplitude du potentiel d'action distal (atteinte axonale et perte en fibres) ;
  - diminution d'amplitude du potentiel d'action sensitif.
- Cette atteinte localisée définit le site de la compression :
  - nerf médian au canal carpien ;
  - nerf ulnaire au coude ;
  - nerf fibulaire au col du péroné.
- Une exploration élargie aux autres nerfs permet quelquefois de déceler des atteintes infracliniques dans d'autres sites canalaires ou de mettre en évidence une neuropathie diffuse (diabète, neuropathie par susceptibilité à la pression).

2. Autres examens

Le plus souvent aucun autre examen n'est nécessaire. Un bilan biologique simple peut être effectué, comprenant :

- glycémie à jeun ;
- numération formule sanguine avec vitesse de sédimentation (augmentée en cas de vascularite).

Et, selon le contexte, toujours dans un second temps :

- recherche d'une délétion du gène de la PMP22 ;
- recherche d'une hypothyroïdie ;
- recherche d'une mutation du gène de la transthyrétine ;
- recherche de dépôts de substance amyloïde sur une biopsie des glandes salivaires ;
- à part, car contexte évident, bêta-HCG au cours de la grossesse.

C. Signes de gravité

1. Clinique

- La présence d'un déficit moteur constitué.
- L'apparition d'un déficit moteur.
- Une amyotrophie constituée ou se développant.
- La douleur est tant que telle n'est pas un signe de gravité.

2. Neurophysiologie

- L'existence de signes d'activités spontanées de dénervation en faveur d'une dégénérescence axonale.
- La diminution de l'amplitude du potentiel moteur.

D. Diagnostics différentiels

- **B** Une *mononeuropathie, forme débutante de mononeuropathie multiple*, secondaire à une vascularite. Une mononeuropathie *douloureuse* aiguë est suspecte de vascularite. Un électroneuromyogramme à la recherche de signes en faveur d'une mononeuropathie multiple est urgent, pour une prise en charge thérapeutique urgente.
- Une *radiculopathie*. L'existence d'un trouble sensitif ou de douleurs dépassant le territoire tronculaire, ou d'un déficit moteur proximal permettront d'évoquer le diagnostic. L'ENMG rétablira le diagnostic de radiculopathie en montrant une normalité du potentiel sensitif et des signes neurogènes dans le territoire atteint.
- Une *neuropathie motrice à blocs de conduction persistants*. L'atteinte est motrice pure et associée à la présence d'anticorps anti-GM1 dans plus de la moitié des cas. Le bloc de conduction se situe en dehors des zones de rétrécissement anatomique.
- *Une forme débutante de maladie du motoneurone* (sclérose latérale amyotrophique). L'atteinte est motrice pure. La topographie du déficit moteur n'est pas tronculaire.

E. Grands syndromes

1. Nerf médian au canal carpien (le plus fréquent)

(Vidéo 7.2)

a. Symptômes et signes sensitifs

- **A** *Paresthésies, souvent douloureuses, nocturnes*, systématisées dans le territoire du nerf médian (trois premiers doigts) et affectant préférentiellement le côté dominant.
- Hypoesthésies à tous les modes de la face palmaire des trois premiers doigts.
- Fréquent signe de Tinel (dysesthésies dans les doigts lors de la percussion du canal carpien) et un signe de Phalen (reproduction de l'engourdissement et des paresthésies lors de la flexion forcée du poignet).

b. Symptômes et signes moteurs

- Faiblesse de la main, lâchage d'objets, difficulté pour mettre les boutons ou tourner une clé dans une serrure.
- Déficit des muscles de la partie latérale de l'éminence thénar (court abducteur du pouce, opposant).
- Tardivement, amyotrophie thénarienne.

c. Causes

- Le plus souvent mécanique (hyperactivité, travail manuel).
- Penser aux causes plus rares :
  - neuropathie amyloïde (y penser en cas de découverte ou d'une association à une polyneuropathie axonale avec dysautonomie) ;
  - hypothyroïdie ;
  - grossesse.

d. Traitement

- Parfois spontanément résolutif si peu sévère et à prédominance sensitive.
- Dans un premier temps, infiltration de corticoïdes en suspension dans le canal carpien.
- En cas d'échec : chirurgie (section du ligament transverse du carpe).

2. Nerf ulnaire au coude

a. Symptômes et signes sensitifs

- Paresthésies des 4e et 5e doigts.
- Hypoesthésie du territoire du nerf à la main.

b. Symptômes et signes moteurs

- Déficit moteur des muscles intrinsèques de la main (interosseux) et respect du muscle fléchisseur ulnaire du carpe.
- Amyotrophie des espaces interosseux (surtout le premier espace) et de l'éminence hypothénar.

c. Causes

- Compression dans la gouttière épitrochléo-olécrânienne, notamment lors de l'appui prolongé (exemple le coude appuyé sur une table).
- Ou compression par un cal osseux ancien consécutif à une fracture du coude.

d. Traitement

- Immobilisation du coude par attelle de repos dans un premier temps.
- Traitement chirurgical, si nécessaire (transposition du nerf ulnaire de la gouttière épitrochléo-olécrânienne à la partie antéromédiale de l'avant-bras).

3. Nerf radial dans la gouttière humérale

a. Symptômes et signes sensitifs

- B Peu ou pas présents.
- Territoire : 1er espace interosseux dorsal.

b. Symptômes et signes moteurs

- Déficit moteur de l'ensemble du territoire sous-jacent (muscle brachioradial et extenseurs des doigts et du poignet) responsable d'une main tombante.
- Respect du muscle triceps et du réflexe tricipital.

c. Causes

- Fractures de l'humérus.
- Lors de compression externe prolongée du nerf dans la gouttière humérale (paralysie posturale : bras comprimé sous une tête ou le corps en décubitus latéral).

d. Traitement

La compression externe prolongée est le plus souvent spontanément résolutive, mais la chirurgie peut être nécessaire en cas de fracture humérale.

4. Nerf fibulaire

a. Symptômes et signes sensitifs

- Déficit sensitif discret intéressant une zone cutanée du dos du pied (cou-de-pied).
- Pouvant s'étendre sur la face latérale de la jambe.

b. Symptômes et signes moteurs

- Déficit des muscles de la loge antérolatérale de jambe (fibulaire, tibial antérieur, long extenseur des orteils, long extenseur de l'hallux, court extenseur des orteils).
- L'ensemble réalise un *steppage lors de la marche*.

c. Causes

- Compression externe aiguë *indolore* : paralysie posturale :
  - appui prolongé sur la région de la tête de la fibula ;
  - position assise jambes croisées ;
  - position allongée et amaigrissement (séjour en réanimation) ;
  - travail en position agenouillée.
- Vascularite : paralysie aiguë douloureuse.

d. Traitement

- Abstention en cas d'atteinte posturale aiguë.
- Chirurgie en cas de formes progressives ou si une cause locale de compression a été trouvée (kyste synovial articulaire de la fosse poplitée).

Pour en savoir plus

Nerf cutané latéral de la cuisse, ou méralgie paresthésique

Symptômes et signes sensitifs

- C Nerf sensitif pur.
- Atteinte purement sensitive : dysesthésies, paresthésies « en raquette » de la partie antérolatérale de cuisse.

Causes

- Compression du nerf sous le ligament inguinal au-dessous de l'épine iliaque antérosupérieure.
- Favorisée par le port d'une ceinture serrée, par l'obésité ou la grossesse.

Traitement

- Infiltration cortisonique au point douloureux de compression, suppression du facteur favorisant : ceinture serrée.

II. Radiculopathies

Ⓐ Les radiculopathies sont les pathologies de la racine nerveuse, zone du système nerveux périphérique située entre l'émergence de la moelle épinière et le foramen intervertébral (cf. figure 7.1).

A. Complications neurologiques de la pathologie rachidienne lombaire

Ces complications sont dues le plus souvent à des lésions dégénératives osseuses acquises (arthrosiques) et/ou discales (conflit discoradiculaire), responsables d'une sténose progressive du canal vertébral. Plus rarement, il peut s'agir d'une cause tumorale, telles les lésions intradurales (tumeurs radiculaires : neurinomes; du filum : épendymomes) et les lésions épidurales (métastases ostéo-épidurales), ou infectieuses (spondylodiscites).

Aux membres inférieurs, les radiculopathies L5 et S1 sont improprement appelées « sciatiques » . Le nerf sciatique étant le principal tronc nerveux du membre inférieur, son atteinte ne correspond pas à une radiculopathie.

1. Symptômes cliniques

La symptomatologie comporte :

- des *douleurs rachidiennes lombaires* pouvant être aiguës (lumbago responsable d'une contracture réflexe), volontiers à l'issue d'un effort de soulèvement, ou chroniques évoluant de façon insidieuse;
- *une douleur radiculaire* (radiculalgie) :
  - unilatérale, partant de la région lombaire basse et adoptant le trajet correspondant à la racine concernée jusqu'au pied :
    - L5 : dessus du pied (cou-de-pied) jusqu'au gros orteil,
    - S1 : dessous du pied,
  - ce trajet peut être tronqué, c'est-à-dire limité à une zone du trajet radiculaire complet, par exemple jusqu'au genou ou uniquement à la jambe et au pied; la douleur est typiquement mécanique, accentuée par les efforts, la station debout, calmée par le décubitus; elle peut être impulsive à la toux ou aux efforts de défécation :
    - radiculalgie S1 : face postérieure de la fesse, de la cuisse, du mollet jusqu'au talon, plante du pied et 5e orteil,
    - radiculalgie L5 : partie postéro-latérale de la cuisse, face latérale de jambe jusqu'au dos du pied et aux premiers orteils; quelquefois trajet inguinal associé,
    - radiculalgie L4 : face antérolatérale de la cuisse, bord antérieur de la jambe, malléole médiale, rarement gros orteil,
    - radiculalgie L3 : partie postéro-médiale puis antéromédiale de la cuisse, sans dépasser le genou;
- un déficit moteur :
  - mineur ou modéré, fréquemment observé, correspondant aux muscles innervés par la racine correspondante,
  - complet et aigu en cas de sciatique paralysante.

Une douleur pluriradiculaire des membres inférieurs apparaissant à la marche (claudication intermittente douloureuse), calmée par l'arrêt et le repos dans un contexte de lombalgies chroniques, évoque une souffrance radiculaire multiple dans le cadre d'un canal lombaire étroit.

2. Examen clinique

Il comporte un examen du rachis lombaire et un examen neurologique.

a. Signes rachidiens

Ils sont soit spontanés (effacement de la lordose lombaire, inflexion latérale du côté opposé à la douleur), soit responsables d'une limitation des mouvements (flexion antérieure du tronc : mesure de la distance doigts-sol ou de l'indice de Schöber ; inflexions latérales).

b. Signes radiculaires

- Signe de Lasègue (en décubitus dorsal, l'élévation du membre inférieur va reproduire la douleur radiculaire L4, L5 ou S1 à partir d'un certain angle par rapport au plan du lit).
- Signe de Léri (en décubitus ventral, l'hyperextension de la cuisse sur le bassin, membre inférieur en extension, peut reproduire une douleur L3 ou L4).
- Signes moteurs déficitaires du territoire radiculaire correspondant.
- Troubles de la sensibilité dans le territoire radiculaire.
- Anomalie des réflexes tendineux (cf tableau 7.1) :
  - abolition du réflexe calcanéen (achilléen) signant l'atteinte radiculaire S1 ;
  - abolition du réflexe patellaire (rotulien) lors des atteintes L3 ou L4 ;
  - à noter : pas de perte de réflexe en cas d'atteinte L5.

Une radiculopathie peut devenir *paralysante*. La douleur disparaît alors complètement, en même temps que s'installe un déficit monoradiculaire sévère. L'indication opératoire doit alors être portée **en urgence** pour espérer une récupération.

En cas d'installation aiguë, une imagerie (IRM ou scanner) est urgente.
La décision opératoire doit également être prise au plus vite, voire **en urgence** en cas de **cause accessible à une prise en charge chirurgicale** (compression mécanique).

c. Atteinte pluriradiculaire par atteinte de la queue de cheval

- **A** Interrogatoire : troubles urinaires (perte ou rétention d'urines), anaux (constipation, perte des selles) et sexuels (troubles de l'érection).
- Examen : insensibilité périnéale.
- Une compression pluriradiculaire (par exemple, par une hernie discale) doit être recherchée en urgence.

3. Examens complémentaires

- **Pas d'exploration systématique** en raison de l'extrême fréquence de la lombalgie et des radiculopathies, en particulier aux membres inférieurs (« sciatique »).
- Un bilan complémentaire est demandé devant une aggravation des symptômes et des signes cliniques ou leur persistance (figures 7.7 et 7.8).
- **B** IRM lombaire :
  - en cas de persistance des symptômes, malgré un traitement médical bien conduit au-delà de 6 semaines et/ou d'un déficit neurologique franc ;

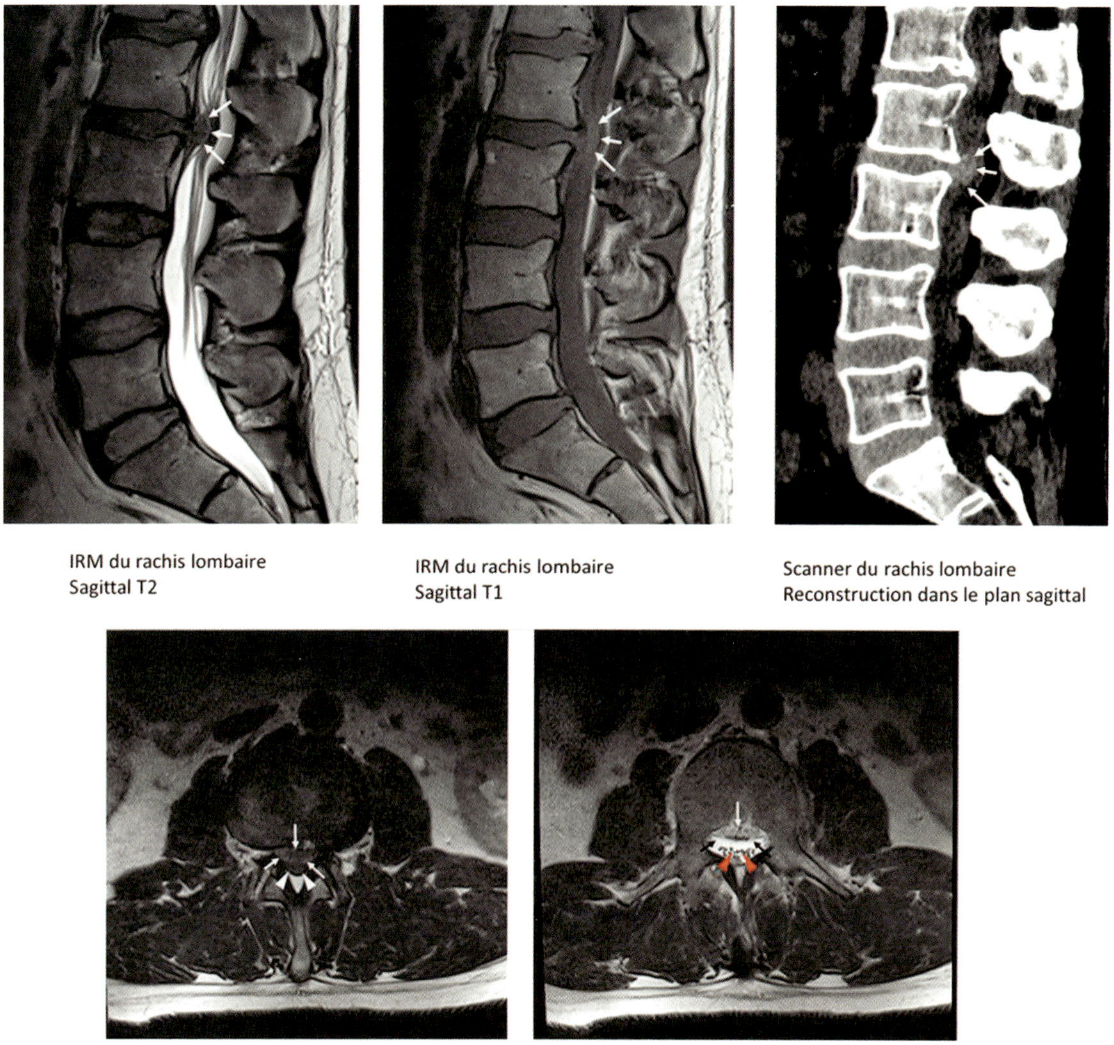

IRM du rachis lombaire
Sagittal T2

IRM du rachis lombaire
Sagittal T1

Scanner du rachis lombaire
Reconstruction dans le plan sagittal

IRM du rachis lombaire
Coupe axiale à l'étage L2-L3

IRM du rachis lombaire
Coupe axiale à l'étage L2

Fig. 7.7. B Hernie discale L2-L3 avec protrusion médiane ascendante réalisant une compression focale des racines de la queue de cheval à cet étage.
Coupes sagittales : délimitation de la hernie par les flèches blanches.
Coupes transversales : T1 : hernie médiane (flèches blanches) et fourreau dural repoussé (têtes de flèches blanches). T2 : hernie médiane (flèches noires) et fourreau dural repoussé (têtes de flèches rouges).
(Source : création de l'auteur)

- l'IRM permettra de confirmer le diagnostic de radiculopathie liée à une pathologie discale ou rachidienne dégénérative, mais elle a également pour objectif de visualiser l'ensemble de la queue de cheval à la recherche A d'autres causes plus rares de radiculopathies :
  - les lésions intradurales (tumeurs radiculaires : neurinomes ; du filum : épendymomes) et les lésions épidurales (métastases ostéo-épidurales),
  - un débord discal venant au contact du sac dural souvent latéralisé du côté symptomatique responsable d'un conflit (effet de masse) avec la racine passant en regard du disque (par exemple, hernie discale postéro-latérale L5 en regard du disque L4-L5), voire plusieurs racines,
  - B une hernie foraminale qui comprime la racine sus-jacente (L4 pour le disque L4-L5).

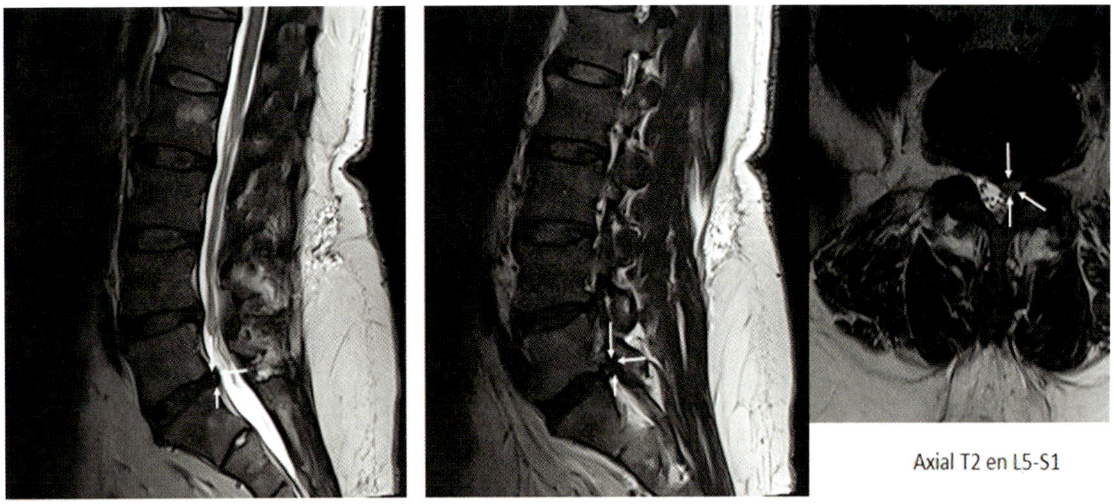

Fig. 7.8. B Hernie postéro-latérale gauche L5-S1 en hypersignal modéré (potentiellement exclue), conflictuelle avec l'émergence durale de la racine S1 gauche (flèches blanches).
(Source : création de l'auteur)

- *Scanner lombaire*, moins fréquent, sans et avec injection de produit de contraste :
  - les fenêtres osseuses montrent l'arthrose des apophyses articulaires postérieures et le retentissement sur la partie latérale du canal rachidien (canal déformé « en feuille de trèfle ») ;
  - il montre également la hernie discale et ses rapports avec le canal vertébral.

4. Traitement

A Traitement médical dès le début des symptômes sur les seuls éléments cliniques.

L'indication d'un repos doit être minimalisée.

- Les myorelaxants, antalgiques et anti-inflammatoires sont préconisés.
- Le traitement sera poursuivi pendant 2 à 4 semaines.
- *Reprise progressive d'activités* sous couvert éventuel d'une *kinésithérapie appropriée* : renforcement des muscles paravertébraux et abdominaux ; apprentissage des règles d'hygiène vertébrale.
- En cas d'échec, une *prise en charge rhumatologique* avec réalisation d'infiltrations peut encore améliorer certains patients.
- *Indication opératoire à discuter en cas d'échec* : exérèse de la hernie et curetage discal sous anesthésie générale, laminectomie étendue en cas de sténose canalaire, décompression foraminale, voire stabilisation par arthrodèse et ostéosynthèse en cas de spondylolisthésis.
- *Exploration et indication opératoire urgentes* en cas de sciatique paralysante.

B. Complications neurologiques de la pathologie rachidienne cervicale

Les manifestations sont consécutives à une hernie discale, apparue le plus souvent sans cause déclenchante, ou aux lésions uncodiscarthrosiques des vertèbres cervicales rétrécissant le foramen vertébral.

1. Symptômes et examen clinique

- Symptômes : douleur exacerbée par les mouvements du rachis, les efforts de toux et parfois le décubitus.
- Examen clinique :
  - limitation douloureuse des mouvements du rachis cervical ;
  - contracture des muscles cervicaux ;
  - la mobilisation peut réveiller la douleur radiculaire.
- Recherche d'un déficit moteur, sensitif, d'une modification (diminution ou abolition) d'un réflexe tendineux.
- Atteinte radiculaire (névralgie cervicobrachiale) : la cervicalgie intéresse la nuque, la douleur se poursuit sur l'épaule puis le membre supérieur en suivant une topographie orientant vers le niveau radiculaire :
  - douleur C5 : face latérale du moignon de l'épaule et du bras ;
- douleur C6 : antérieure à l'épaule, au bras, au coude, à l'avant-bras pour se terminer dans les deux premiers doigts de la main (pouce) ;
  - douleur C7 : postérieure au bras, au coude, à l'avant-bras et à la main et irradiante dans les trois doigts moyens (index-médius) ;
  - douleur C8 : bord médial du membre supérieur, se terminant dans les deux derniers doigts ;
  - douleur T1 : face médiale du bras.
- Myélopathie cervicale : il convient de dépister une souffrance médullaire éventuellement associée (atteinte pyramidale, troubles sensitifs et sphinctériens, signe de Lhermitte).

2. Examens complémentaires

B L'IRM est l'examen essentiel. Elle objective l'ensemble du rachis cervical et définit le diamètre sagittal du canal rachidien. Elle apprécie l'effacement des espaces sous-arachnoïdiens et d'éventuelles anomalies du signal intramédullaire sur les séquences pondérées en T2, témoignant d'une souffrance médullaire.

Dans les atteintes radiculaires

- A **Le scanner** donne une meilleure image **des os.**
- **L'IRM** donne une meilleure image des tissus, en particulier du retentissement sur **la moelle spinale** ou **les racines.**
- **L'ENMG**, lorsqu'il est réalisé, montre :
  - une atteinte neurogène avec possible réduction de l'amplitude motrice ;
  - et une *normalité du potentiel d'action sensitif.*

Comme il a été précisé ci-dessus, l'imagerie est loin d'être systématique dans les pathologies rachidiennes en raison de leur fréquence et de leur résolution le plus souvent rapide. L'imagerie sera réservée aux cas sévères, résistants au traitement médical ou en cas d'indication chirurgicale.

3. Traitement

a. Traitement médical

A Le traitement médical (repos, anti-inflammatoires, antalgiques, voire corticothérapie par voie orale à raison de 1 mg/kg durant 10 à 15 jours, collier cervical) est toujours préconisé en première intention.

La plupart des névralgies cervicobrachiales guérissent en 4 à 6 semaines.

b. Traitement chirurgical

Le traitement chirurgical, d'indication rare, consiste en l'exérèse de la hernie discale (hernie molle généralement post-traumatique) ou, plus rarement, en une décompression de la racine dans le foramen rétréci par un ostéophyte de l'uncus (voie antérieure, un ou plusieurs niveaux selon les données de la clinique et de l'imagerie).

Ce traitement est parfois indiqué **en urgence**, *en cas d'atteinte déficitaire sévère*.

En cas d'atteinte médullaire associée, la chirurgie rapide permet une stabilisation des troubles neurologiques anciens et, parfois, des améliorations des déficits récents.

C. Diagnostic différentiel

- B *Une mononeuropathie – syndrome canalaire* – lorsque la radiculopathie est tronquée. La douleur est alors limitée à une partie du territoire de la radiculopathie. Par exemple, douleur de la face postérieure de la cuisse au cours d'une radiculopathie S1, douleur du cou-de-pied et de l'espace entre le 1er et le 2e orteil dans une radiculopathie L5.
- *Une méningoradiculite*, infectieuse ou infiltrative (cf. ci-dessous).
- *Une plexopathie* si les douleurs et le déficit est d'allure pluriradiculaire (cf. ci-dessous).

D. Méningoradiculites après morsure de tique

A *Borrelia burgdorferi*, spirochète vecteur de la maladie de Lyme transmis par une tique (*Ixodes*), peut être responsable de manifestations dermatologiques (l'*erythema chronicum migrans*) à la phase initiale de l'infection.

L'absence de traitement par bêtalactamines ou cyclines peut être suivie :

- de lésions viscérales polymorphes quelques mois après l'infestation initiale : arthrite, récidive d'*erythema chronicum migrans*, voire bloc auriculoventriculaire ;
- et d'une *méningoradiculite* :
  - définie par l'association d'une méningite et d'une atteinte radiculaire,
  - touchant 10 à 20 % des patients.

1. Clinique

Elle est caractérisée par :

- des douleurs radiculaires très intenses, diurnes et nocturnes, volontiers pluriradiculaires et asymétriques, associées à un déficit sensitivo-moteur dans les territoires atteints, à proximité du site de la morsure ;
- une atteinte faciale, parfois bilatérale, dans près de 50 % des cas (surtout chez l'enfant). Le syndrome méningé est souvent au second plan et se traduit avant tout par des céphalées.

2. Explorations

- L'examen du LCS montre une augmentation du nombre de cellules à prédominance lymphocytaire, une hyperprotéinorachie, alors que la glycorachie est normale. L'isoélectrofocalisation des protéines du LCS montre une répartition oligoclonale des protéines (bandes).
- L'ENMG montre des tracés neurogènes dans les muscles innervés par les racines intéressées.

3. Diagnostic

Posé par :

- une sérologie positive dans le sang et le LCS (après avoir écarté une sérologie croisée avec le tréponème) avec synthèse intrathécale d'anticorps spécifiques ;
- un résultat positif par une technique ELISA (dépistage) doit être confirmé par un résultat positif en *western blot*.

4. Diagnostic différentiel en cas de méningoradiculite non infectieuse

Infiltration méningée au cours d'une pathologie hématologique ou d'une méningite carcinomateuse.

5. Traitement

L'antibiothérapie parentérale par ceftriaxone (2 g par jour pendant 15 à 21 jours consécutifs) permet une régression rapide des manifestations, principalement des douleurs dans un premier temps.

E. Méningoradiculites infiltratives

- Leucémie et lymphomes peuvent être révélés par une atteinte radiculaire avec infiltration méningée.
- Le diagnostic sera évoqué sur l'atteinte rapidement progressive et étagée : atteinte radiculaire asymétrique des membres inférieurs, des membres supérieurs et des nerfs crâniens.
- Le diagnostic est confirmé sur l'étude en cytométrie de flux des cellules du LCS et par un bilan systémique de l'hémopathie.

III. Atteintes plexiques (plexopathies)

Les plexopathies sont les lésions des plexus nerveux. Les atteintes du plexus brachial sont les plus fréquentes.

Elles sont diagnostiquées sur une atteinte clinique et neurophysiologique *non systématisable* en termes de troncs nerveux ou d'atteinte radiculaire.

A. Syndrome de Parsonage-Turner

Pour en savoir plus

C Appelé aussi névralgie amyotrophique, le syndrome de Parsonage-Turner apparaît parfois dans les suites ou au décours d'un traumatisme, d'une intervention chirurgicale, d'une grossesse, d'une vaccination, d'une maladie de système, voire d'une infection, ce qui fait évoquer un mécanisme inflammatoire.

1. Clinique

- Elle est dominée par une douleur de l'épaule, permanente et insomniante, à type de brûlures, d'arrachement, accrue par la mobilisation de l'articulation et rebelle aux antalgiques.
- Elle précède de quelques jours une paralysie qui devient rapidement amyotrophique. Ce déficit est en général contemporain d'une régression des douleurs.
- Il concerne surtout les muscles innervés par les branches du plexus brachial supérieur (deltoïde, dentelé antérieur, infra- et supra-épineux, parfois le diaphragme), en particulier les nerfs axillaire, suprascapulaire.
- Il n'y a pas habituellement de fasciculations ; les réflexes sont normaux, parfois diminués ou abolis.
- Les troubles sensitifs sont en général discrets, localisés au moignon de l'épaule (nerf axillaire).
- Les signes sont généralement unilatéraux, mais une bilatéralisation n'est pas rare.

2. Explorations

- L'ENMG précise l'étendue de l'atteinte (tracés neurogènes dans les muscles intéressés) et la normalité des conductions motrices et sensitives des nerfs le plus communément étudiés (radial, ulnaire et médian) car rarement atteints dans cette pathologie. Il est décrit un allongement de certaines latences pour les nerfs proximaux (axillaire, nerf fibulaire superficiel, suprascapulaire).
- Le LCS est le plus souvent normal ; son examen révèle parfois une discrète hyperprotéinorachie. Il n'est pas systématique.

3. Traitement

- L'évolution n'est pas toujours favorable, mais doit être évaluée sur une longue période (3 ans).
- Le traitement repose sur la rééducation.
- La corticothérapie n'a qu'une action antalgique.

B. Autres atteintes du plexus brachial

1. Plexopathie infiltrative

A Le syndrome de Pancoast-Tobias correspond à la compression et l'infiltration du plexus cervical inférieur par une tumeur de l'apex pulmonaire. Elle est responsable d'une atteinte prédominant sur les territoires C8-T1, avec douleurs importantes, et d'un signe de Claude Bernard-Horner.

2. Plexopathies post-radiques

C Elles surviennent plusieurs années après une irradiation sus-claviculaire ou axillaire dans les cancers ORL, du sein et les lymphomes, hodgkiniens ou non. Elles sont d'évolution lentement progressive, indolores, asymétriques le plus souvent, avec un déficit sensitif et moteur à prédominance motrice, avec une aréflexie ostéotendineuse.

Points clés

Syndromes canalaires

- Compressions des nerfs périphériques (lieux de passage étroits, compressions dites posturales).
- Démyélinisation segmentaire (ENMG) :
  - médian au canal carpien (le plus fréquent) : paresthésies ou engourdissement nocturne des trois premiers doigts; signes de Tinel et de Phalen; traitement : infiltration de corticoïdes dans le canal carpien, chirurgie en cas d'échec;
  - nerf ulnaire dans la gouttière épitrochléo-olécrânienne : paresthésies et hypoesthésie des 4e et 5e doigts, déficit moteur des muscles intrinsèques de la main; traitement chirurgical (transposition du nerf);
  - nerf radial dans la gouttière humérale (fractures de l'humérus et compression externe du bras) : déficit moteur des muscles brachioradial et extenseurs des doigts et du poignet; respect du muscle triceps et du réflexe tricipital; traitement le plus souvent conservateur;
  - nerf fibulaire au col de la fibula : déficit des muscles de la loge antérolatérale de la jambe (steppage);
  - déficit sensitif discret du dos du pied; traitement conservateur.

Radiculopathies

- Radiculopathies lors de la pathologie rachidienne lombaire (lésions dégénératives osseuses acquises par arthrose ou conflit discoradiculaire, rarement cause tumorale ou infectieuse) :
  - douleurs rachidiennes lombaires, radiculalgie mécanique le plus souvent unilatérale (région lombaire et trajet précis au membre inférieur), voire claudication douloureuse dans le cadre d'un canal lombaire étroit (douleurs radiculaires des membres inférieurs apparaissant lors de la marche);
  - examen : signes rachidiens (raideur lombaire), radiculaires (Lasègue) et neurologiques (dépistage du syndrome de la queue de cheval : signes sphinctériens);
  - pas d'examens complémentaires si la lombosciatique n'est pas compliquée; la persistance malgré un traitement médical bien conduit au-delà de 6 semaines et/ou d'un déficit neurologique franc peut faire pratiquer une IRM;
  - traitement médical dès le début des symptômes pendant 2 à 4 semaines; en cas d'échec : prise en charge rhumatologique (infiltrations) puis éventuel geste chirurgical.
- Radiculopathies lors de la pathologie rachidienne cervicale (hernie discale ou lésions arthrosiques) :
  - cervicalgie et irradiation douloureuse de topographie radiculaire au membre supérieur (topographie pas toujours précise), exacerbée par les mouvements du rachis, les efforts de toux et le décubitus;
  - examen : limitation douloureuse des mouvements du rachis cervical; rechercher un déficit moteur, sensitif, une modification d'un réflexe tendineux et des *signes de souffrance médullaire*;
  - examens complémentaires : IRM (diamètre du canal rachidien et souffrance de la moelle spinale, débord discal);
  - traitement médical toujours préconisé en première intention, chirurgical en cas de signes neurologiques déficitaires.
- Méningoradiculites après morsure de tique :
  - douleurs radiculaires très intenses, diurnes et nocturnes, volontiers pluriradiculaires et asymétriques, associées à un déficit sensitivo-moteur dans les territoires atteints, diplégie faciale et céphalées;
  - LCS : méningite lymphocytaire et hyperprotéinorachie, répartition oligoclonale des protéines;
  - ENMG : tracés neurogènes dans les muscles innervés par les racines intéressées et vitesses de conduction normales;
  - diagnostic sérologique; sécrétion intrathécale d'anticorps spécifiques;
  - antibiothérapie parentérale par ceftriaxone (2 g par jour pendant 15 jours consécutifs).

Atteintes du plexus brachial

- Ce sont des lésions des plexus nerveux. Les atteintes du plexus brachial sont les plus fréquentes. Elles sont diagnostiquées sur une atteinte clinique et neurophysiologique sensitivo-motrice non systématisable en termes de troncs nerveux ou d'atteinte radiculaire.
- Le syndrome de Pancoast-Tobias est une infiltration du plexus brachial par une tumeur de l'apex pulmonaire qui doit être envisagée sur une atteinte douloureuse progressive (tumeur de l'apex pulmonaire : atteinte C8-T1, douleurs importantes et signe de Claude Bernard-Horner).

Item 96 – Neuropathies périphériques

I. Diagnostiquer les différentes formes de neuropathies périphériques et connaître l'orientation étiologique
II. Distinguer cliniquement une neuropathie périphérique et une sclérose latérale amyotrophique

I. Diagnostiquer les différentes formes de neuropathies périphériques et connaître l'orientation étiologique

Le diagnostic d'une neuropathie périphérique nécessite une démarche structurée comportant les différentes étapes suivantes.

- *Localisation* : consistant à déterminer le caractère tronculaire, radiculaire, polyradiculaire ou neuronal (atteinte du corps cellulaire).
- *Mécanisme physiopathologique* : consistant à déterminer le caractère démyélinisant, axonal ou neuronal de la neuropathie.
- *Classement électroclinique* : synthèse des deux précédentes étapes.
- *Recherche de la cause* : les causes principales des neuropathies sont relativement limitées à partir de la classification électroclinique.
- *Approche thérapeutique* : elle dépend de la cause retenue.

Ⓐ L'arbre décisionnel de la figure 7.9 fait la synthèse de cette démarche.

En matière d'introduction, rappelons la classification et la définition des neuropathies périphériques :

- mononeuropathie : atteinte d'un tronc nerveux ;
- mononeuropathie multiple : atteinte de plusieurs troncs nerveux (multinévrite) ;
- polyneuropathie : atteinte de toutes les fibres nerveuses, en fonction de leur longueur (atteinte longueur-dépendante) ;
- polyradiculoneuropathie : atteinte de l'ensemble des racines nerveuses sensitives et motrices et des troncs nerveux (exemple du syndrome de Guillain-Barré) ;
- neuronopathie : atteinte du corps cellulaire du neurone (moteur ou sensitif).

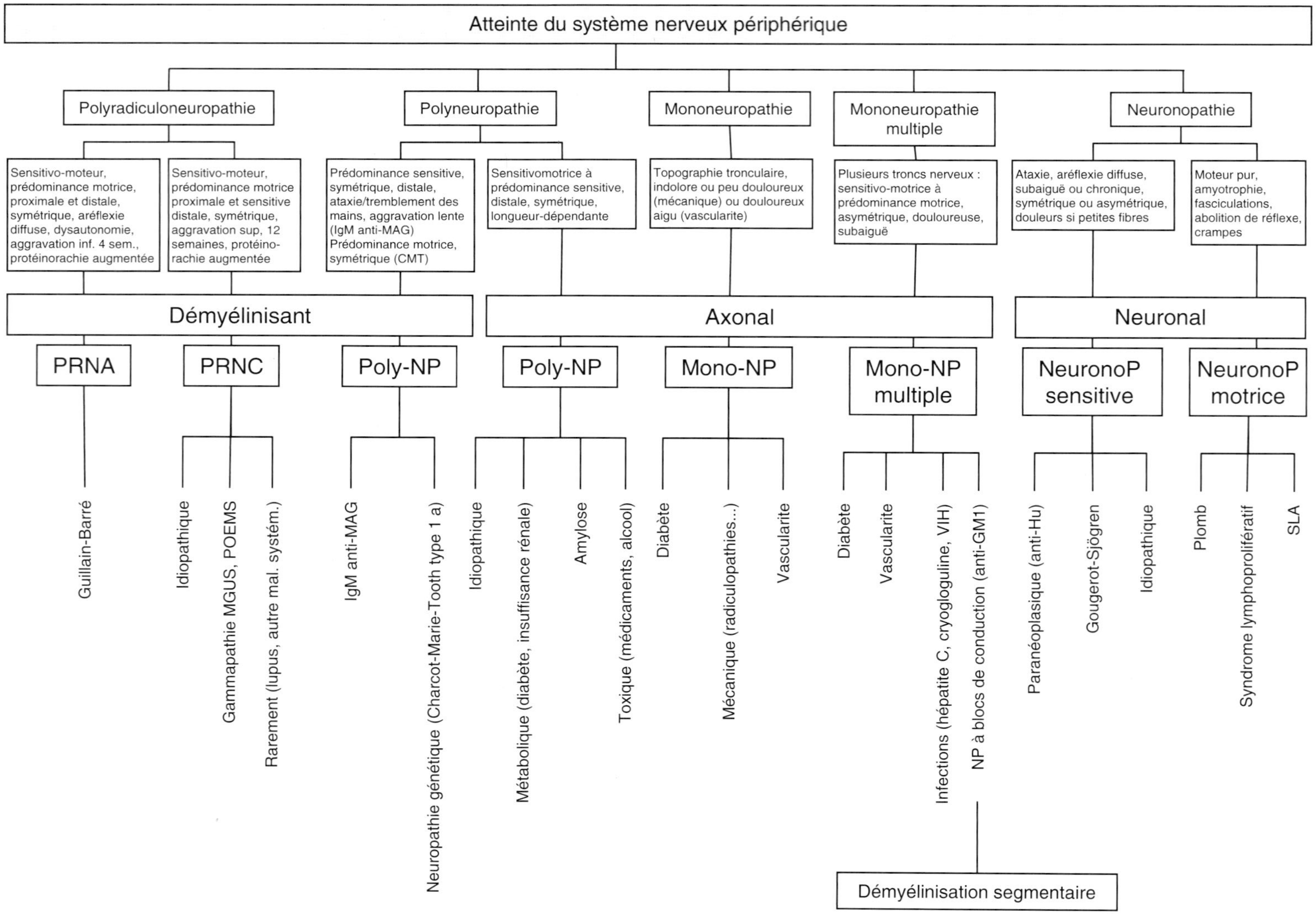

Fig. 7.9. Ⓐ **Arbre décisionnel pour le diagnostic des neuropathies périphériques.**
(Source : CEN, 2019.)

A. Diagnostic positif

1. Clinique

Le diagnostic repose sur l'association plus ou moins complète de trois ordres de signes.

a. Signes moteurs

Les signes moteurs associent :

- une paralysie (déficit complet), ou une parésie (déficit incomplet), flasque ; elle est cotée de 0 à 5 (*testing* musculaire)[3] ;
- une amyotrophie (retardée de 3 semaines par rapport à la lésion nerveuse en cas d'atteinte aiguë) ;
- des fasciculations (spontanées ou provoquées par la percussion ou l'exposition au froid) ; traduisant l'activité spontanée d'une unité motrice, elles sont en faveur d'une lésion proche de la corne antérieure (motoneurone, racine) ;
- des crampes au repos ;
- une diminution ou une abolition des réflexes tendineux.

b. Signes sensitifs

Les signes sensitifs sont souvent les premiers à apparaître.

Signes subjectifs

- Ces sensations anormales sont :
  - des paresthésies (picotements, fourmillements, engourdissements spontanés) ;
  - des dysesthésies (déclenchées par le tact) ;
  - des douleurs (brûlures, décharges électriques, striction).
- La topographie des manifestations douloureuses ou non peut être longueur-dépendante (polyneuropathie) ou tronculaire :
  - la *manifestations symétriques distales* (aux pieds puis ascendantes) dans le cadre d'une polyneuropathie ;
  - les *manifestations tronculaires* (d'un nerf mixte) sont limitées au territoire du tronc nerveux, le plus souvent sur une zone limitée de la main ou du pied, sans dépasser le poignet ou la cheville.
- À différencier des manifestations radiculaires :
  - la *douleur radiculaire* a un trajet traçant le long d'un membre, augmentée par les manœuvres élevant la pression du LCS (toux, éternuement) et celles étirant la racine (Lasègue, mouvements du cou) en cas d'atteinte mécanique ; les signes objectifs sont absents ou discrets ;

Atteinte sensitive objective

- Les troubles concernent les sensibilités superficielle (au tact, ou sensibilité épicritique ; à la température et à la piqûre, ou sensibilité thermoalgique) et proprioceptive (altération du sens de position des segments de membre, avec ataxie et signe de Romberg).
- L'ataxie est évocatrice d'une neuropathie démyélinisante.

[3] 0 = Pas de contraction. 1 = Contraction faible sans déplacement. 2 = Déplacement faible si pesanteur éliminée. 3 = Déplacement possible contre pesanteur. 4 = Déplacement possible contre résistance. 5 = Force normale ; la réponse idiomusculaire est conservée.

c. Signes neurovégétatifs

Il s'agit :

- des signes vasomoteurs (œdème, cyanose);
- des troubles trophiques (peau sèche, squameuse et atrophique) et des phanères (chute de poils, ongles cassants);
- d'une hypotension orthostatique;
- d'une impuissance;
- des troubles digestifs (diarrhée, constipation, gastroparésie), d'une incontinence urinaire;
- d'un trouble de la motilité pupillaire.

d. Autres signes

Ils comportent la recherche de gros nerfs et d'un signe de Tinel (douleur projetée sur le trajet du nerf lors de la percussion de celui-ci).

On peut, à l'issue des données cliniques, distinguer différents types d'atteintes (cf. figure 7.2) :

- atteinte des grosses fibres (myélinisées) : troubles des sensibilités proprioceptive et tactile, signes moteurs;
- atteinte des petites fibres (amyéliniques) : troubles de la sensibilité thermoalgique et neurovégétatifs – cette dernière association n'est pas systématique.

2. Examens complémentaires

Stratégie d'utilisation des examens complémentaires

Exploration neurophysiologique

B Essentiellement par l'électromyogramme, elle est indispensable à la caractérisation de la neuropathie et à la détermination de son mécanisme.

Examen du liquide cérébrospinal

Il donne des arguments pour le caractère proximal (radiculaire ou neuronal) de l'atteinte neuropathique. Il sera effectué dans les polyradiculonévrites et les neuronopathies sensitives principalement.

Biopsie neuromusculaire

Le muscle donne des informations sur le retentissement d'une atteinte motrice. Le nerf biopsié est toujours un nerf sensitif. La biopsie est principalement effectuée :

- en cas de suspicion de vascularite;
- en cas de doute diagnostique devant une neuropathie périphérique évolutive sans cause trouvée.

a. Électrophysiologie neuromusculaire (ou électroneuromyographie)

L'électroneuromyographie (ENMG) confirme la nature neurogène du trouble. Elle détermine le mécanisme démyélinisant, axonal ou neuronal.

L'examen comporte deux temps distincts.

Électromyogramme (détection)

L'électromyogramme (analyse à l'aiguille des tracés de repos et en cours de contraction des différents muscles étudiés) montre le caractère neurogène des anomalies : potentiels de

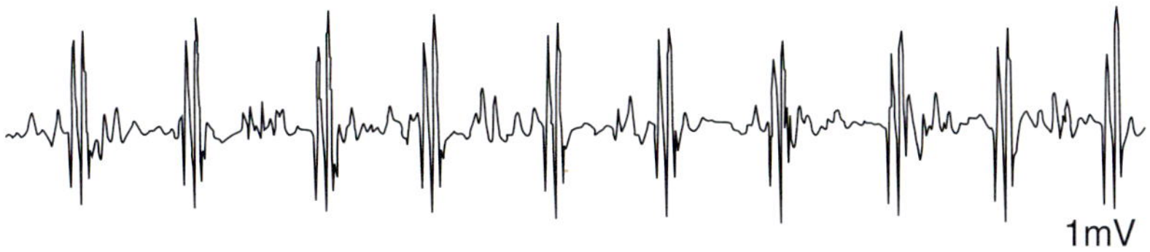

Fig. 7.10. B Tracé neurogène de dénervation chronique : potentiel polyphasique se répétant à une fréquence élevée (sommation temporelle).
(Source : CEN, 2019.)

fibrillation au repos, appauvrissement du nombre d'unités motrices, accélération de la fréquence des potentiels individualisés (sommation temporelle) et, au maximum, potentiel à fréquence élevée (tracé simple) lors de la contraction (figure 7.10).

Il donne une indication topographique (tronculaire, radiculaire, diffuse) en fonction des muscles touchés et confirme l'absence de signes myogènes (richesse exagérée des tracés pour un faible effort de contraction, potentiels de faible amplitude très polyphasiques).

Mesure de la conduction nerveuse (examen de stimulodétection)

Elle reflète le mécanisme physiopathologique :

- *neuropathies démyélinisantes* :
  - ralentissement des vitesses de conduction motrices (fig. 7.11),
  - allongement des latences des ondes F,
  - allongement des latences distales motrices,
  - dispersion des potentiels d'action,
  - blocs de conduction motrice (rapport diminué entre l'amplitude obtenue par stimulation proximale et celle obtenue par stimulation distale), sans augmentation de la durée du potentiel : on peut les observer au cours des polyradiculonévrites, des neuropathies à blocs de conduction persistants et des neuropathies canalaires (figure 7.12) ;
- *neuropathies axonales* :
  - vitesses normales (ou modérément ralenties),
  - baisse d'amplitude du potentiel d'action de la réponse motrice,
  - baisse d'amplitude du potentiel d'action de la réponse sensitive ;
- *neuronopathies sensitives* :
  - baisse d'amplitude ou abolition diffuse (aux quatre membres) du potentiel d'action sensitif,
  - normalité des paramètres moteurs ;
- *neuronopathies motrices* :
  - baisse d'amplitude du potentiel d'action moteur, de topographie variable suivant la cause,
  - normalité des paramètres sensitifs.

b. Liquide cérébrospinal

- Hyperprotéinorachie isolée dans les polyradiculonévrites, le diabète.
- Réaction cellulaire dans certaines affections paranéoplasiques.
- Véritable méningite en cas de pathologies néoplasiques et hématologiques.

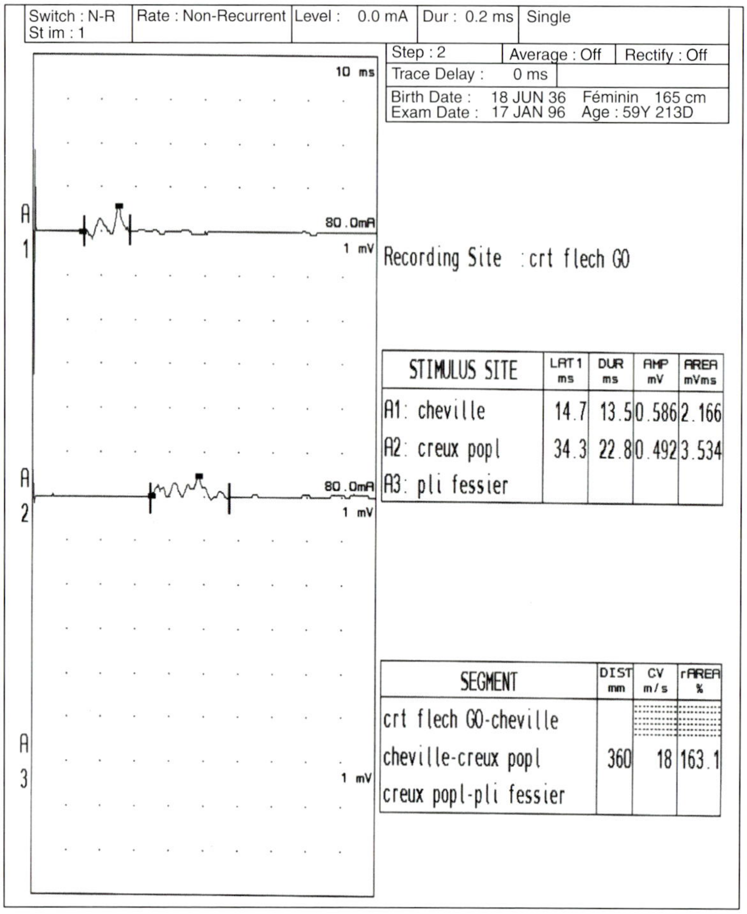

Fig. 7.11. **B** **Vitesse de conduction ralentie (CV à 18 m/s) et allongement de la latence distale (Lat A1 = 14,7 ms) dans le nerf fibulaire.**
(Source : CEN, 2019.)

c. Biopsie du nerf sensitif

- La biopsie de nerf sensitif permet dans certains cas difficiles de confirmer le mécanisme de la neuropathie (démyélinisation segmentaire, dégénérescence axonale) et oriente le diagnostic étiologique.
- Elle conduit à amputer un nerf sensitif. Elle n'est donc jamais pratiquée en première intention.
- Elle est réalisée le plus souvent sur un nerf sensitif de la jambe (branche sensitive du nerf fibulaire ou nerf sural).
- Elle permet de mettre en évidence des arguments diagnostiques :
  - occlusion artérielle en cas de vascularite et perte axonale fasciculaire ;
  - dépôts d'amylose en cas de neuropathie amyloïde ;
  - lésions inflammatoires et démyélinisation/remyélinisation d'une polyneuropathie inflammatoire démyélinisant chronique.

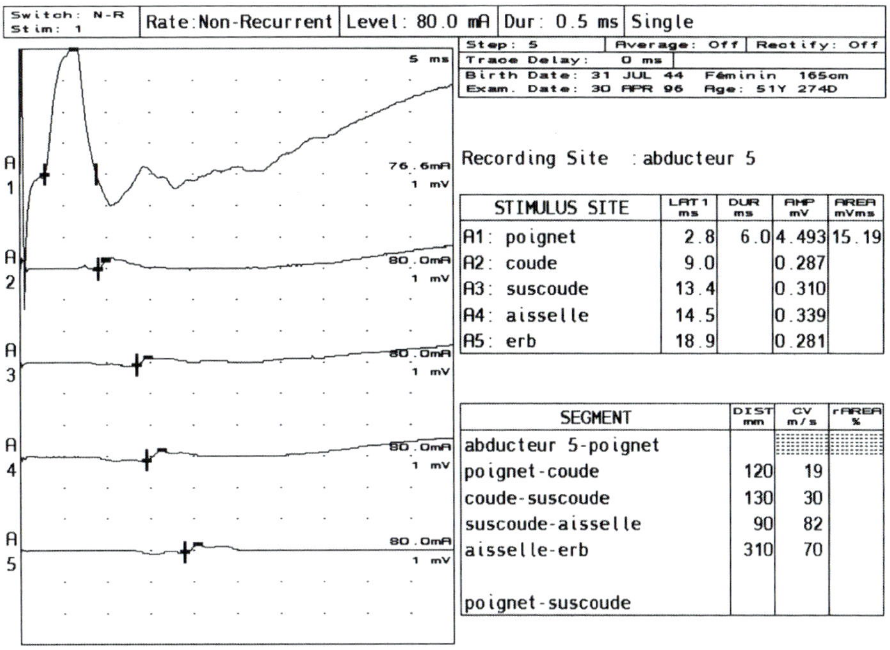

Fig. 7.12. B **Aspect de bloc de conduction (vitesse de conduction motrice) proximal du nerf ulnaire dans une neuropathie motrice multifocale.**
(Source : CEN, 2019.)

B. Diagnostic différentiel

Il est développé au chapitre 5 (Item 92), ainsi que dans la partie II « Distinguer cliniquement une neuropathie périphérique et une sclérose latérale amyotrophique » (cf. *infra*).

1. Paralysies centrales

A Il s'agit de paralysies spastiques, non amyotrophiantes.

2. Atteintes myogènes

Ce sont des atteintes motrices pures proximales, avec abolition de la réponse idiomusculaire (éléments du diagnostic : données électromyographiques, élévation du taux des enzymes musculaires).

3. Sclérose latérale amyotrophique

Cf. partie II « Distinguer cliniquement une neuropathie périphérique et une sclérose latérale amyotrophique ».

C. Orientation du diagnostic étiologique

1. Classification électroclinique

- Mononeuropathie : atteinte d'un tronc nerveux (nerf médian, nerf ulnaire, nerf fibulaire) responsable d'une atteinte sensitivo-motrice.

- **Mononeuropathie multiple** : atteinte de plusieurs troncs nerveux.
- **Polyneuropathie** :
  - atteinte de *toutes les fibres nerveuses* en fonction de leur longueur (atteinte longueur-dépendante, c'est-à-dire commençant par une atteinte *distale* des membres inférieurs, aux fibres les plus longues);
  - à prédominance sensitive;
  - d'évolution souvent chronique;
  - ataxiante lorsqu'elle est démyélinisante.
- **Polyradiculoneuropathie** :
  - atteinte de l'ensemble des racines nerveuses sensitives et motrices et des troncs nerveux (c'est l'exemple du syndrome de Guillain-Barré, cf. *infra* item 97);
  - atteinte relativement symétrique;
  - sensitive et motrice;
  - avec une composante *proximale*;
  - une aréflexie diffuse en général;
  - une augmentation de la protéinorachie;
  - pouvant être aiguë ou chronique.
- **Neuronopathie** :
  - atteinte du corps cellulaire du neurone (moteur ou sensitif);
  - les neuronopathies sensitives peuvent avoir plusieurs présentations; la plus caractéristique est l'association de :
    - troubles sensitifs asymétriques non longueur-dépendants touchant les membres (de façon caractéristique, simultanément les membres supérieurs et les membres inférieurs), le tronc ou la face,
    - aréflexie diffuse,
    - ataxie,
    - hyperprotéinorachie aux réactions cellulaires en cas d'origine paranéoplasique,
    - elles peuvent prendre le masque d'une polyneuropathie sur le plan clinique, le diagnostic étant attesté par le LCS et surtout l'abolition diffuse des potentiels sensitifs sur l'examen neurophysiologique,
    - les neuronopathies motrices sont souvent asymétriques; elles sont souvent un mode d'entrée dans la sclérose latérale amyotrophique et ont alors une distribution qui n'est ni tronculaire ni radiculaire mais plutôt métamérique (cf. *infra* II « Distinguer cliniquement une neuropathie périphérique et une sclérose latérale amyotrophique »).

2. Orientation étiologique

Elle nécessite au préalable :

- une démarche clinique :
  - la recherche de formes familiales,
  - la recherche des prises médicamenteuses neurotoxiques;
- un examen neurophysiologique (ENMG);
- parfois un examen du LCS;
- une approche biologique minimale comprenant : NFS, VS-CRP, glycémie à jeun et 2 heures après la prise de 75 g de glucose *per os*, ionogramme, bilan hépatique, hémostase, immunofixation des immunoglobulines du sérum à la recherche d'une gammapathie monoclonale.

D. Polyneuropathies axonales longueur-dépendantes

Elles résultent d'une atteinte diffuse et symétrique intéressant les extrémités distales des fibres nerveuses.

Une polyneuropathie débute donc aux pieds. Lorsqu'elle atteint les genoux, les manifestations touchent alors les mains. Lorsqu'elle atteint les coudes, les fibres de l'abdomen (plastron) et du scalp (atteinte en calotte) sont touchées à leur tour (figure 7.13).

1. Clinique

a. Troubles sensitifs

Souvent initiaux, les troubles subjectifs (paresthésies permanentes, dysesthésies, brûlures), touchant les extrémités des membres inférieurs sont permanents, diurnes et volontiers nocturnes. L'atteinte des grosses fibres myélinisées se traduit par des troubles de la sensibilité profonde (ataxie).

b. Troubles moteurs

Au début, difficultés à la marche, fatigabilité anormale; puis s'installe un steppage (déficit symétrique des releveurs du pied). Il n'y a pas d'atteinte des muscles respiratoires ni des nerfs crâniens. Il existe parfois des crampes (mollets, plante des pieds).

c. Troubles végétatifs

Ils sont liés à une atteinte des petites fibres amyéliniques : hypotension artérielle orthostatique, troubles vésicosphinctériens, sexuels (impuissance), troubles digestifs (diarrhée, constipation), dépilation et troubles vaso-moteurs distaux. Leur présence évoque certaines causes telles que le diabète et l'amylose.

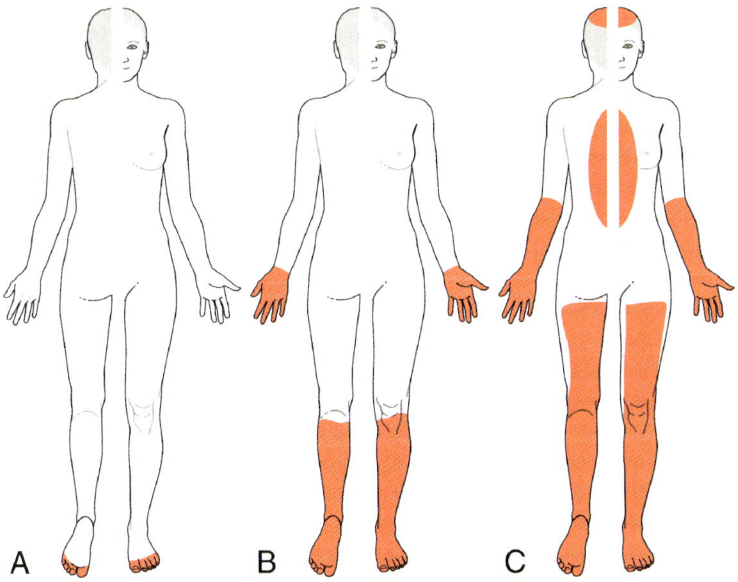

Fig. 7.13. A Topographie des manifestations neurologiques dans les polyneuropathies.

A. Forme initiale de polyneuropathie. Atteinte distale symétrique des fibres les plus longues aux pieds. B. Atteinte longueur dépendante, distale et symétrique. Typiquement, les troubles commencent à atteindre les mains lorsque, aux membres inférieurs, les troubles s'étendent aux genoux. C. Extension de la polyneuropathie, les fibres plus courtes sont atteintes, responsables d'une atteinte en plastron (abdomen et face antérieure du thorax) et en calotte (scalp). (Source : CEN, 2019.)

d. Examen clinique

Il confirme l'atteinte symétrique, à prédominance distale, des membres inférieurs : abolition des réflexes calcanéens (achilléens), déficit moteur affectant les releveurs du pied, amyotrophie, déficit sensitif qui peut être discret, atteinte végétative (peau et phanères, hypotension).

e. Démarche étiologique

Elle dépend de nombreux facteurs :

- âge : enfant (rare et héréditaire), adulte (très nombreuses causes);
- origine : amylose familiale (dont le foyer géographique est au Portugal);
- circonstances : maladie générale (diabète, insuffisance rénale), médicaments;
- mode d'installation : toujours déterminant (aigu, subaigu, chronique)

2. Causes des polyneuropathies axonales

Il faut rechercher une cause générale susceptible d'altérer la physiologie de l'axone. On retiendra donc essentiellement les causes métaboliques et toxiques (dont les causes médicamenteuses), sans oublier l'amylose.

a. Neuropathie diabétique

Ⓐ Le diabète est une des causes les plus fréquentes de neuropathie périphérique. L'incidence est difficile à estimer, pouvant atteindre 60 %, tenant en grande partie à la difficulté de définir la neuropathie diabétique.

Sa répartition est égale dans les deux sexes.

Plusieurs mécanismes sont en cause : facteurs vasculaires (augmentation de la perméabilité capillaire au niveau du nerf), facteurs métaboliques (accumulation de sorbitol), facteurs inflammatoires (infiltrats de lymphocytes et de macrophages dans les fascicules des fibres amyéliniques).

Il existe très probablement un lien entre l'ancienneté de l'hyperglycémie et les neuropathies, qui apparaissent le plus souvent 5 à 10 ans après le début du diabète. De plus, les traitements qui maintiennent une glycémie relativement normale peuvent stabiliser voire améliorer certaines anomalies neurologiques (dans le diabète de type 1).

Polyneuropathie sensitivo-motrice distale

- Forme la plus souvent observée des neuropathies diabétiques, associée ou non à une atteinte dysautonomique.
- Survenant généralement chez des patients dont le diabète évolue depuis plus de 5 ans, le début en est généralement lentement progressif. Rarement un début aigu peut être observé (coma diabétique, stress, infection, chirurgie).
- *Il s'agit au début de paresthésies* (engourdissements, picotements et brûlures) des pieds. L'examen révèle une aréflexie calcanéenne et une hypoesthésie affectant la sensibilité thermoalgique « en chaussettes » , plus tardivement la sensibilité vibratoire. Les douleurs sont fréquentes (pieds et jambes), à type de constriction, de broiement avec allodynie au frottement à l'examen clinique.
- *Les manifestations dysautonomiques* dans les formes plus évoluées comportent des troubles cardiovasculaires (hypotension orthostatique, cardiopathie autonome diabétique), des troubles de la sphère digestive (constipation, douleurs abdominales, nausées, dysphagie, diarrhée et incontinence fécale), des troubles génito-urinaires (impuissance, atonie vésicale), des troubles de la motilité pupillaire et une anhydrose fréquente.

Autres neuropathies diabétiques

B Il ne s'agit plus alors de polyneuropathies.

Neuropathies motrices proximales (ou amyotrophie diabétique)

Elles s'installent de façon subaiguë sur quelques jours à semaines : faiblesse musculaire avec amyotrophie des racines des membres inférieurs asymétrique, qui concerne électivement le psoas, les quadriceps, les adducteurs et les muscles postérieurs de cuisse. Des douleurs importantes sont présentes dans les territoires concernés. Les réflexes tendineux sont diminués ou abolis aux membres inférieurs et il n'existe pas ou peu de signes sensitifs déficitaires.

Neuropathies focales et multifocales

Elles comportent :

- les atteintes des nerfs crâniens (surtout oculomoteurs, nerf facial) ;
- les atteintes des membres (tous les troncs nerveux, mais surtout le nerf ulnaire, le nerf médian et le nerf fibulaire commun) ;
- l'atteinte du nerf fémoral reste la plus évocatrice : début aigu avec douleurs à type d'écrasement et à recrudescence nocturne, déficit quadricipital amyotrophiant, abolition du réflexe rotulien, déficit sensitif dans le territoire du nerf fémoral (correspondant à une forme d'amyotrophie diabétique tronculaire) (cf. *supra*).

Neuropathies du tronc

Douleurs de la poitrine et/ou de l'abdomen de topographie tronculaire (nerf intercostal).

Traitement

A Il repose sur l'équilibre du diabète, le contrôle de la douleur, le traitement de l'hypotension orthostatique ainsi que le contrôle du syndrome métabolique, souvent associé en cas de diabète de type 2.

b. Causes médicamenteuses et toxiques

- Les causes médicamenteuses sont les plus fréquentes :
  - il s'agit le plus souvent de polyneuropathies sensitives, parfois douloureuses ;
  - les substances le plus souvent incriminées sont :
    - les cytostatiques (notamment la vincristine et les platines : neuronopathies),
    - la thalidomide (nécessitant une surveillance systématique),
    - l'izoniazide,
    - l'amiodarone,
    - la nitrofurantoïne, les antirétroviraux,
    - le disulfirame, la chloroquine, le métronidazole ;
  - l'ENMG peut être utilisé pour dépister les manifestations infracliniques, notamment pour permettre la poursuite de certaines prescriptions (thalidomide).
- Les causes toxiques sont principalement d'origine industrielle, comme le benzène. Elles sont plus rares et peuvent se révéler de manière aiguë.

c. Polyneuropathie toxique alcoolique

- Deuxième cause de polyneuropathie dans les pays industrialisés après le diabète, elle affecterait plus de 10 % des alcooliques chroniques. Elle est habituellement secondaire à la toxicité directe de l'alcool. L'association à une carence en thiamine (vitamine B1), avec ou sans carence en folates associée, est possible, responsable d'une expression à prédominance motrice de la neuropathie. Elle touche les fibres motrices, sensitives et végétatives. La symptomatologie sensitive est prédominante.
- S'installant de façon insidieuse et lentement progressive, la polyneuropathie liée à l'alcoolisme chronique se traduit au début par des paresthésies à type de fourmillements des pieds

et « en chaussettes », des crampes nocturnes des mollets, une faiblesse motrice s'exprimant par une fatigabilité anormale à la marche. Après un certain temps d'évolution, le patient se plaint de douleurs en étau et surtout de brûlures avec paroxysmes, voire d'une hyperpathie douloureuse, surtout nocturne.

- Des troubles cutanés et trophiques (dépilation, anhydrose, ongles cassants) sont fréquemment associés.
- L'examen clinique met en évidence une hypoesthésie symétrique, « en chaussettes », concernant les différentes sensibilités, moins marquée pour la sensibilité proprioceptive.
- Il révèle une aréflexie calcanéenne, une amyotrophie et un déficit moteur prédominant sur les muscles de la loge antérolatérale de jambe.
- ENMG : les anomalies sont très précoces, axonales.
- L'examen du LCS, habituellement non effectué si le contexte clinique et les données ENMG sont compatibles avec le diagnostic, pourrait montrer une discrète hyperprotéinorachie.

Traitement

- Il associe l'administration parentérale de vitamines, surtout B1, en cas de carence et de sevrage, et un régime riche en protéines.
- En cas de douleurs importantes, l'utilisation de tricycliques et/ou d'antiépileptiques.
- Cette thérapeutique, associée à l'arrêt de l'intoxication, permet une amélioration clinique et électrophysiologique, mais celle-ci peut s'étendre sur plusieurs mois.

Autres formes cliniques

- **B** *Une polyneuropathie aiguë*, responsable d'une paraparésie flasque amyotrophiante, de troubles sensitifs intéressant toutes les modalités, et d'une aréflexie rapidement ascendante en 24 heures peut survenir chez l'alcoolique dénutri, volontiers à la suite d'un état infectieux en raison d'une carence associée en vitamine B1.
- *Une forme ulcéromutilante* comportant un déficit thermoalgique sévère, des maux perforants plantaires avec ostéolyse, arthropathies, a été individualisée.
- *Des formes végétatives*, le plus souvent associées à la polyneuropathie axonale, comportant des troubles de sudation, une hypotension orthostatique, une impuissance, des troubles trophiques et digestifs est de pronostic plus réservé, notamment lorsque sont *associés des troubles du rythme cardiaque*.

d. Amylose héréditaire et primitive (gammapathie)

La polyneuropathie amyloïde est secondaire aux dépôts de substance amyloïde (préalbumine mutée au cours des amyloses héréditaires ou gammapathie monoclonale au cours des amyloses primitives) dans le nerf.

La recherche d'une amylose doit être effectuée devant :

- une polyneuropathie axonale chronique;
- comportant une expression dysautonomique riche;
- et un syndrome du canal carpien uni- ou bilatéral;
- et systématiquement en cas de contexte familial.

Initialement marquées par un déficit de la sensibilité thermoalgique pouvant s'associer à des douleurs, les manifestations s'étendent ensuite aux membres supérieurs, au tronc avec des manifestations dysautonomiques.

Diagnostic :

- il est suggéré par le contexte familial (pas toujours présent);
- il est réalisé par la mise en évidence de la substance amyloïde et par le test génétique à la recherche d'une mutation sur le gène de la transthyrétine (préalbumine); la plus fréquente est la mutation VAL/MET30 :
  - dans la biopsie des glandes salivaires accessoires, la graisse abdominale ou la biopsie anale,
  - dans la biopsie du nerf sensitif.

e. Vascularite

Vingt à 30 % des vascularites prennent la forme clinique d'une polyneuropathie, même si le mécanisme est vasculaire. Une mononeuropathie multiple est plus évocatrice. Lorsque la neuropathie est évoluée, l'asymétrie disparaît. Il importe de rechercher dans l'histoire clinique un début asymétrique aux membres inférieurs, avec atteinte du nerf fibulaire le plus souvent.

Il s'agit d'une polyneuropathie plutôt subaiguë avec composante motrice et douloureuse.

f. Causes infectieuses

Le sida peut entraîner une polyneuropathie sensitive à la phase tardive de l'affection.

g. Autres causes

D'autres causes plus rares de polyneuropathies axonales sont possibles, telles que les dysthyroïdies.

E. Principales polyneuropathies démyélinisantes

1. Neuropathie à IgM monoclonale à activité anti-MAG

- Neuropathie de la personne de plus de 50 ans.
- Ataxiante, associée à un tremblement des mains.
- Peu de déficit moteur au début.
- Lentement progressive.
- L'ENMG montre une polyneuropathie démyélinisante à prédominance distale.
- Biologie : pic d'IgM monoclonale dont le taux est faible, inférieur à 10 g/l (plus rarement supérieur à 10 g/l dans le cadre d'une maladie de Waldenström).
- Présence d'anticorps anti-MAG (*Myelin-Associated Glycoprotein*, constituant de la myéline intervenant dans la compaction de cette dernière).

À part, le syndrome POEMS, acronyme en référence aux signes cliniques et biologiques cardinaux de cette affection (*Polyneuropathy, Organomegaly, Endocrinopathy, Monoclonal plasma cell disorder, Skin Changes*) : la neuropathie prend généralement la forme clinique d'une polyradiculonévrite chronique. La cause en est un myélome ostéosclérosant ou mixte recherché sur le rachis ou les diaphyses des os longs.

2. Neuropathies héréditaires

Les neuropathies héréditaires sont dominées par les polyneuropathies sensitivo-motrices de Charcot-Marie-Tooth : atrophie des mollets, pieds creux (figure 7.14), atteinte sensitivo-motrice à prédominance motrice. Peu ou pas de symptomatologie sensitive (paresthésies).

Les formes démyélinisantes autosomiques dominantes sont les mieux caractérisées. Le diagnostic est porté par le test génétique : duplication du gène *PMP22* sur le chromosome 17 dans les formes dominantes, anomalie du gène de la connexine 32 dans les formes liées à l'X.

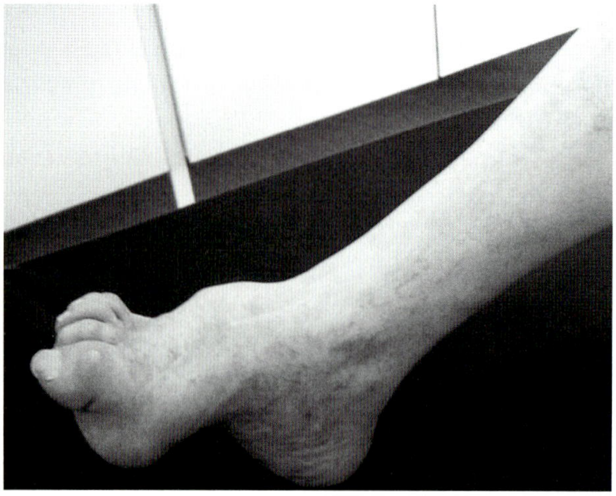

Fig. 7.14. B **Pied creux (neuropathie de Charcot-Marie-Tooth).**
(Source : CEN, 2019.)

F. Neuronopathies sensitives

1. Présentations cliniques des neuronopathies sensitives

(Vidéo 7.3)

- Les neuronopathies sensitives correspondent à la dégénérescence du corps cellulaire des neurones sensitifs dans la racine postérieure des nerfs spinaux (figure 7.15).
- Elles sont caractérisées par des manifestations exclusivement sensitives.
- L'atteinte est typiquement asymétrique et non systématisée en termes de tronc ou de racines, et concerne les quatre membres voire la face (25 % des cas) de manière synchrone ou asynchrone (figure 7.16).
- L'ataxie est fréquente.
- L'aréflexie est diffuse et quasi constante.
- Les neuronopathies sensitives prédominent, soit sur les grosses fibres (ataxie), soit sur les petites fibres (troubles de la sensibilité thermoalgique).)
- Suivant les causes, leur évolution est chronique ou subaiguë.
- Elles ont le plus souvent un mécanisme dysimmunitaire.

2. Diagnostic

- Il est porté sur l'association d'une atteinte sensitive pure clinique confirmée par une atteinte sensitive pure à l'ENMG : abolition diffuse des potentiels sensitifs sans anomalie des potentiels moteurs.
- L'analyse du LCS montre :
  - une augmentation de la protéinorachie : < 1 g/l ;
  - une augmentation du nombre de cellules, qui évoque une origine paranéoplasique.
- Immunologie : la présence d'anticorps anti-Hu est caractéristique d'un syndrome paranéoplasique.

3. Causes

Les neuronopathies ont pour causes principales :

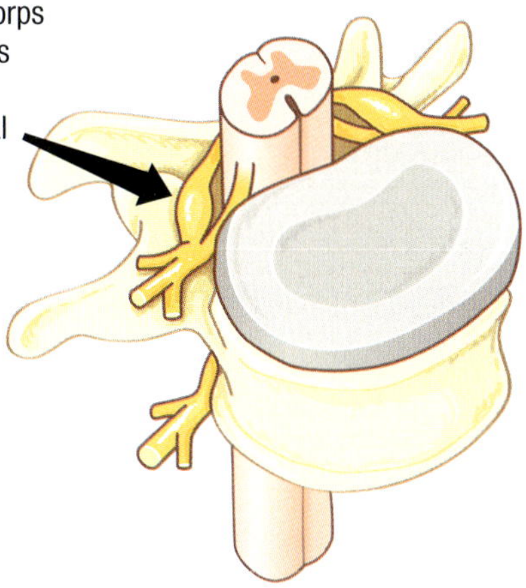

Fig. 7.15. B La lésion au cours des neuronopathies sensitives est située dans le ganglion spinal, correspondant à la localisation des corps cellulaires des neurones sensitifs périphériques.
(Source : CEN, 2019, illustration de Carole Fumat.)

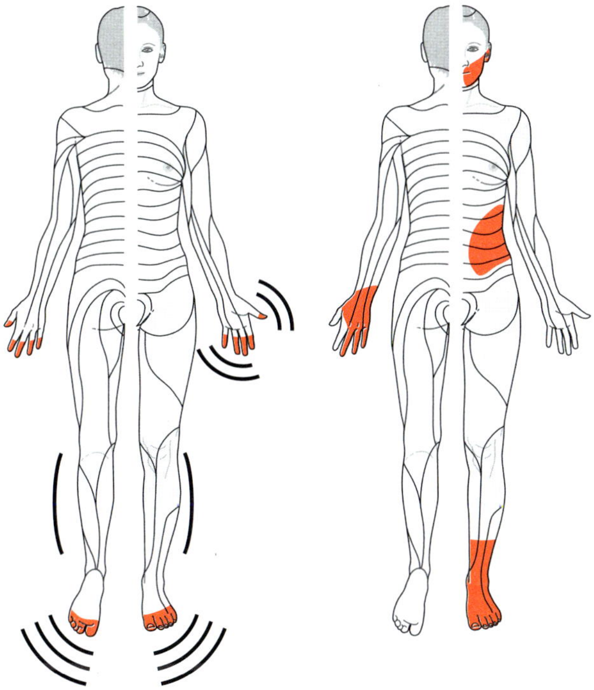

Fig. 7.16. B La présentation clinique des neuronopathies sensitives est celle de troubles sensitifs aux quatre membres accompagnés d'ataxie ou de manifestations sensitives multifocales non systématisées en termes de tronc ou de racines.
En rouge : troubles sensitifs ; en noir : traits schématisant l'ataxie. (Source : CEN, 2019, illustration de Carole Fumat.)

- le cancer du poumon à petites cellules dans le cadre d'un syndrome paranéoplasique (syndrome anti-Hu) : il convient de rechercher le cancer par les moyens les plus exhaustifs (scanner thoracique, biopsie, TEP-TDM); *la recherche d'anticorps antineuronaux (dont ceux de type Hu) est systématique* au cours de toutes les neuronopathies sensitives;
- le syndrome de Gougerot-Sjögren : recherche de syndrome sec oculaire et buccal, biopsie des glandes salivaires accessoires, biologie;
- une origine dysimmunitaire sans cause;
- une origine toxique : sels de platine des chimiothérapies.

G. Mononeuropathies multiples

Ⓐ Elles correspondent à l'atteinte de plusieurs troncs nerveux.

Elles sont liées :

- aux maladies de système : périartérite noueuse (vascularite de type PAN), B sarcoïdose, cryoglobulinémie (devant faire rechercher une infection par le virus de l'hépatite C);
- Ⓐ au diabète (le plus souvent aux zones de compression des nerfs);
- B à la lèpre (neuropathie la plus fréquente dans le monde).

1. Clinique

- Ⓐ Dans un ou plusieurs territoires de troncs nerveux (fibulaire, médian, ulnaire,) touchés par le processus ischémique.
- Installation aiguë ou subaiguë.
- Douleurs, paresthésies pénibles, brûlures.
- Déficit sensitif puis moteur, évoluant vers l'amyotrophie.
- Évolution extensive, confluente, prenant alors le masque d'une polyneuropathie car devenue symétrique.
- L'atteinte des nerfs des membres est prédominante. L'atteinte des nerfs crâniens est possible (nerfs trijumeaux, nerfs oculomoteurs), en particulier au cours du diabète.
- Le nerf le plus fréquemment atteint est le nerf fibulaire commun.
- Le contexte général oriente vers une maladie de système : fièvre, amaigrissement, arthralgies, myalgies et signes cutanés (livedo, purpura).

2. Examen neurophysiologique

L'examen neurophysiologique :

- montre l'atteinte pluritronculaire axonale, asymétrique le plus souvent;
- dépiste des anomalies infracliniques;
- guide la biopsie sur le nerf sensitif le plus atteint pour la recherche d'une vascularite.

3. Biologie

B À la recherche d'une cause :

- NFS, VS, CRP, protéinurie des 24 heures;
- sérologies : hépatites B et C, VIH;
- facteur rhumatoïde, C3, C4, CH50, cryoglobulinémie;
- autoanticorps anti-noyaux, anticorps anti-ADN, anticorps anti-antigènes solubles (SSA, SSB, SM, centromères...), pANCA et cANCA.

4. Biopsie neuromusculaire

A Elle peut montrer une vascularite nécrosante, avec nécrose fibrinoïde, un infiltrat inflammatoire de la paroi des artères de moyen calibre (figure 7.17).

C'est l'examen clé pour la recherche d'une vascularite. Elle est réalisée sur le nerf sensitif le plus atteint, souvent le nerf fibulaire superficiel, branche cutanée du nerf fibulaire.

5. Causes

- Vascularites des vaisseaux moyens : périartérite noueuse.
- Vascularites des petits vaisseaux :

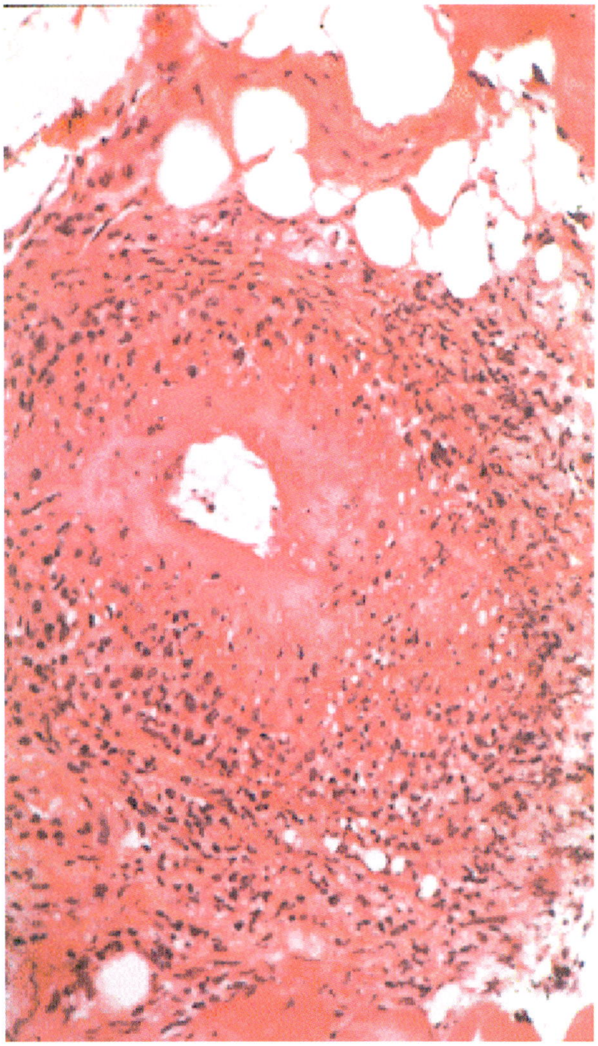

Fig. 7.17. A Coupe transversale de biopsie nerveuse : infiltrat inflammatoire de la paroi artérielle avec nécrose fibrinoïde.
(Coloration hématoxyline-éosine.) (Source : CEN, 2019.)

- vascularites à ANCA ;
- cryoglobulinémie essentielle.
- Vascularites associées à une maladie de système :
  - cryoglobulinémie en rapport avec une infection par le virus de l'hépatite C ;
  - lupus systémique ;
  - infection par le VIH ;
  - polyarthrite rhumatoïde (en régression).
- Vascularites associées à une probable étiologie : vascularite satellite de cancer.
- La périartérite noueuse peut se manifester par une atteinte isolée des nerfs périphériques.
- Le diabète ne nécessite pas de biopsie neuromusculaire.
- La lèpre, responsable de mononeuropathies multiples à grande prédominance sensitive, est une grande cause de neuropathie dans le monde, mais rare en France.

6. Traitement

B Le diagnostic et donc le traitement des mononeuropathies multiples est urgent, afin de limiter la perte en fibres nerveuses du nerf atteint par l'ischémie.

Le traitement repose sur les corticoïdes et/ou les immunosuppresseurs.

7. Neuropathies motrices à blocs de conduction persistants

La neuropathie motrice à blocs de conduction persistants est une mononeuropathie multiple motrice pure, dysimmunitaire.

a. Clinique

- Elle touche habituellement l'homme adulte de moins de 50 ans.
- Début asymétrique, prédominant aux membres supérieurs, touchant un ou plusieurs troncs nerveux, en particulier le nerf radial.
- Déficit moteur, fasciculations, amyotrophie dans les territoires atteints (signes d'atteinte du neurone moteur périphérique).

b. Diagnostic

L'ENMG montre des blocs de conduction, en dehors des zones de rétrécissement anatomique, persistants à 3 mois d'intervalle, sur les troncs nerveux touchés. Le degré de perte axonale témoigne de l'évolutivité de l'atteinte.

c. Biologie

Présence d'anticorps anti-GM1 de type IgM.

d. Traitement

B Il repose sur les immunoglobulines polyvalentes intraveineuses. Les corticoïdes peuvent aggraver les signes.

e. Diagnostic différentiel

Essentiellement la sclérose latérale amyotrophique (cf. *infra*).

II. Distinguer cliniquement une neuropathie périphérique et une sclérose latérale amyotrophique

A. Pour comprendre la SLA

Ⓐ La *sclérose latérale amyotrophique* (SLA), ou maladie de Charcot, ou maladie de Lou Gehrig aux États-Unis, est une affection motrice pure, liée à un processus dégénératif lésant le *neurone moteur central* (NMc) et le *neurone moteur périphérique* (NMp) dans le territoire bulbaire et spinal.

Le neurone moteur central est situé dans le cortex frontal prérolandique.
Le neurone moteur périphérique est situé dans la corne antérieure de la moelle épinière. Il appartient néanmoins au système nerveux périphérique.

Le pronostic est caractérisé par une évolution constamment fatale : la médiane de survie est de 36 mois en l'absence de traitement.

Cette affection se traduit par une paralysie des muscles striés (motricité volontaire) et respecte la sensibilité et la musculature lisse innervée par le système sympathique et parasympathique.

B. Diagnostic

1. Diagnostic clinique de la SLA

a. Principe du diagnostic

La SLA se caractérise cliniquement par un **déficit moteur pur,** progressif, combinant un **syndrome du motoneurone périphérique** (MNp) avec un **syndrome du motoneurone central** (MNc) dans le territoire bulbaire, cervical et lombosacré.

L'âge moyen du début de la maladie est de 63 ans.

b. Éléments clés du diagnostic

- Le diagnostic de SLA repose essentiellement sur les données cliniques et l'examen neurophysiologique. Les explorations complémentaires ont plus pour finalité d'exclure les pathologies qui peuvent mimer une SLA.

Il faut, pour le diagnostic d'une SLA, l'association :

- d'une atteinte du neurone moteur périphérique associant :
  - déficit moteur,
  - amyotrophie,
  - crampes,
  - fasciculations,
  - et une diminution voire une abolition des réflexes tendineux;
- d'une atteinte du neurone moteur central associant : réflexes tendineux vifs, diffusés, polycinétiques, signe de Babinski et/ou de Hoffmann et/ou d'un réflexe massétérin exagéré, augmentation du tonus de type spastique, élastique. Cette hypertonie est responsable de l'attitude spontanée en flexion-pronation des membres supérieurs et de la marche en fauchant; d'évolution progressive;
- et **l'absence de troubles sensitifs, sphinctériens, cérébelleux, oculomoteurs**.

La présence de troubles cognitifs n'exclut pas le diagnostic : en effet, près de 20 % des patients atteints de SLA développent des troubles cognitifs de types fronto-temporaux. Cela se traduit par des troubles du comportement et du langage, des changements dans la personnalité des patients. Il n'y a pas de troubles mnésiques, à la différence de ce qui est constaté dans la maladie d'Alzheimer.

Pour en savoir plus

Principaux tableaux cliniques de la SLA

C Deux formes cliniques prédominent :

- les formes bulbaires (25–30 % des SLA, avec une prédominance féminine) débutent donc par des troubles de l'élocution associés à une parésie et à une atrophie linguale qui se compliqueront de troubles de la déglutition ;
- les formes spinales (60 % des SLA, avec une prédominance masculine) débutent par un déficit moteur distal et indolore d'un membre, responsable d'un trouble de la marche ou d'une difficulté de préhension (écriture, ouverture d'une porte, etc.).

D'autres formes cliniques existent : 10 % environ des SLA ont un début inhabituel marqué par une atteinte respiratoire, un syndrome de la tête tombante voire un amaigrissement important lié à un hypermétabolisme.

2. Diagnostic positif

Diagnostic de la SLA à l'électroneuromyogramme

L'examen complémentaire clé est l'électroneuromyogramme : il permet de confirmer l'atteinte de la corne antérieure, de préciser l'étendue des lésions et d'exclure une atteinte des troncs nerveux, en particulier une *neuropathie motrice multifocale avec blocs de conduction (NMMBC),* qui est le diagnostic différentiel principal.

Le diagnostic de SLA sera renforcé par la constatation :

- d'une diminution des amplitudes des potentiels d'action moteurs et des vitesses de conduction normales ou peu ralenties ;
- de l'absence de blocs de conduction évocateurs d'une NMMBC lors de la stimulation des troncs moteurs ;
- de la normalité de l'exploration neurographique sensitive ;
- de l'enregistrement de tracés de détection combinant un tracé de dénervation active au repos (potentiels de fibrillations, potentiels lents de dénervation et potentiels de fasciculations) et des tracés neurogènes faits de PUM polyphasiques de grande amplitude, dont la fréquence s'élève avec l'effort ;
- de l'impossibilité de la systématisation de ces anomalies qui ne respectent aucun territoire radiculaire, tronculaire et plexique et qui dépassent un territoire radiculaire, tronculaire et plexique.

Tout comme l'examen clinique, la **normalité de l'exploration sensitive neurographique** est un élément clé du diagnostic.

C. Diagnostics différentiels d'une SLA

1. Distinguer une SLA d'une neuropathie

A À un stade précoce, l'atteinte motrice peut prédominer sur le NMc ou de façon plus déroutante sur le NMp, conduisant alors à une confusion possible avec une neuropathie périphérique.

- *Le diagnostic différentiel le plus complexe et le plus important est celui d'une neuropathie motrice à blocs de conduction (NMMBC)* dont la présentation clinique mime en tous points celle d'une SLA. À la différence de la SLA, l'âge de début est habituellement plus précoce avec une prédominance masculine et une propension à une atteinte initiale asymétrique des membres supérieurs. À la différence de la SLA, le territoire moteur déficitaire est tronculaire (un nerf médian et un nerf radial, par exemple) et non métamérique, le territoire bulbaire est épargné, l'évolution plus lente et il n'y a aucune signe d'atteinte du neurone moteur central. Comme dans la SLA, l'atteinte sensitive est absente. L'élément le plus discriminant est l'ENMG qui objective des blocs de conduction sur les troncs moteurs et une distribution tronculaire de l'atteinte. La présence d'anticorps anti-GM1 de type IgM renforcera le diagnostic. La prescription régulière de cures d'immunoglobulines intraveineuses permet une récupération motrice objective.
- Les syndromes tronculaires étagés (syndrome du canal carpien et/ou du tunnel ulnaire) seront reconnus sur **l'existence de troubles sensitifs, le caractère systématisé du déficit neurologique et les données ENMG**.
- Les neuropathies motrices post-radiques sont le plus souvent constatées aux membres inférieurs. Elles surviennent dans un délai pouvant varier de 3 mois à 20 ans suivant l'irradiation. **L'installation du déficit dans un territoire irradié et la présence de myokimies lors de l'examen ENMG confortent le diagnostic**.
- Les neuropathies secondaires à une intoxication au plomb doivent également être évoquées devant un **déficit « pseudo-radial »** des mains qui « font les cornes » (lors de l'extension des doigts, seuls l'index et l'auriculaire s'étendent à la différence de l'annulaire et du majeur qui restent fléchis). **L'existence de douleurs abdominales et d'une anémie renforce cette hypothèse**.

2. Pathologies musculaires et de la jonction neuromusculaire

- Les formes bulbaires de SLA et, de façon plus rare, les formes débutant par un déficit des extenseurs du rachis cervical peuvent conduire à suspecter une myasthénie. L'atteinte oculomotrice caractéristique fait défaut dans cette situation. La confirmation sera apportée par l'examen ENMG, objectivant une atteinte jonctionnelle neuromusculaire et la positivité du titre anticorps anti-récepteurs de l'acétylcholine (++).
- La myosite à inclusions est l'une des myopathies acquises de l'adulte les plus fréquentes. Il faut évoquer ce diagnostic devant tout tableau de SLA dont l'évolution est très lente ou nulle et réaliser alors une biopsie musculaire. Classiquement, le déficit moteur prédomine sur les quadriceps et les fléchisseurs du carpe.
- Les myopathies font partie des diagnostic différentiels, parmi lesquels prédominent les dystrophies des ceintures et les dystrophies myotoniques de type II, les maladies métaboliques comme la maladie de Pompe, le déficit en carnitine et les myopathies inflammatoires comme la polymyosite et les maladies mitochondriales.

Points clés

Polyneuropathies

- Les polyneuropathies touchent toutes les fibres des nerfs en fonction de leur longueur.
- Elles ont une présentation le plus souvent distale, des membres inférieurs, symétrique.

Polyneuropathies axonales

- Leur étiologie est métabolique (diabète, intolérance au glucose, insuffisance rénale, etc.).
- L'amylose doit être évoquée en présence de manifestations dysautonomiques.
- Les causes toxiques sont soit exogènes (alcool), soit médicamenteuses (chimiothérapie et médicament antirétroviraux).
- En cas de douleurs prédominantes, le caractère asymétrique de la neuropathie doit faire évoquer une vascularite évoluée et discuter une biopsie nerveuse.

Polyneuropathies démyélinisantes

- Les formes démyélinisantes sont soit héréditaires, à prédominance motrice, soit acquises, à prédominance ataxiante, en rapport avec une gammapathie monoclonale IgM à activité anti-MAG.

Mononeuropathies multiples

- Elles sont liées à l'atteinte de plusieurs troncs nerveux.
- Elles ont une présentation asymétrique, aiguë, le plus souvent douloureuse et déficitaire sur le plan moteur.
- Leur diagnostic est urgent, à la recherche d'une vascularite, par la biopsie nerveuse.
- Le traitement doit être initié rapidement.

Les **neuronopathies sensitives** (atteinte sensitive pure) sont soit paranéoplasiques soit dysimmunitaires (syndrome de Gougerot-Sjögren).

Sclérose latérale amyotrophique

- La SLA est une maladie neurodégénérative.
- C'est une affection liée à une dégénérescence progressive des motoneurones centraux et périphériques.
- Le tableau clinique initial est majoritairement celui d'un déficit distal, asymétrique, non systématisé en termes tronculaires et radiculaires, moteur pur.
- Le diagnostic reste majoritairement clinique par l'association de signes d'atteinte des motoneurones périphériques et des motoneurones centraux et s'appuie sur des données paracliniques dont l'ENMG des quatre membres et de la face montrant une dénervation diffuse.
- Le diagnostic différentiel est la neuropathie motrice à blocs de conduction persistants diagnostiquée sur la présence isolée de signes périphériques, une distribution tronculaire et un ENMG montrant des blocs de conduction.

Item 97 – Polyradiculonévrite aiguë inflammatoire (syndrome de Guillain-Barré)

I. Définition
II. Épidémiologie et physiopathologie
III. Aspects cliniques
IV. Examens complémentaires
V. Traitement
VI. Surveillance et pronostic

Synonymes : syndrome de Guillain-Barré (SGB), polyradiculonévrite inflammatoire aiguë.

I. Définition

- Ⓐ On désigne sous le terme de polyradiculonévrite aiguë une neuropathie périphérique inflammatoire, démyélinisante, multifocale, sensitivo-motrice touchant les racines nerveuses et les nerfs les prolongeant.
- B On désigne sous le terme de neuropathie motrice axonale aiguë une neuropathie périphérique inflammatoire aiguë, médiée par des anticorps au nœud de Ranvier des nerfs myélinisés, responsable d'une atteinte motrice pure aiguë.
- Dans plus de 50 % des cas, le SGB est précédé d'un épisode infectieux respiratoire ou digestif : cytomégalovirus, virus.

II. Épidémiologie et physiopathologie

- Ⓐ On estime l'incidence à 1 pour 100 000.
- B Dans plus de 50 % des cas, le SGB est précédé d'un épisode infectieux respiratoire ou digestif : cytomégalovirus, virus d'Epstein-Barr (formes démyélinisantes) et diarrhées à *Campylobacter jejuni* (formes axonales de type AMAN).
- Les lésions touchent les racines des nerfs et les troncs nerveux en aval (figure 7.18).

III. Aspects cliniques

(Vidéo 7.4)

- B On différencie deux types de syndrome de Guillain-Barré :
  - le syndrome de Guillain-Barré démyélinisant sensitivo-moteur avec risque d'intubation ;
  - les neuropathies motrices axonales aiguës (AMAN) , motrices pures, secondaires aux diarrhées à *Campylobacter jejuni*, à nette prédominance motrice, habituellement sans risque d'intubation.
- Ⓐ Les deux types évoluent en trois phases : extension, plateau, récupération.
- Le diagnostic est porté sur la clinique et l'ENMG.
- L'examen du LCS et l'immunologie sont d'un appoint non indispensable au diagnostic.

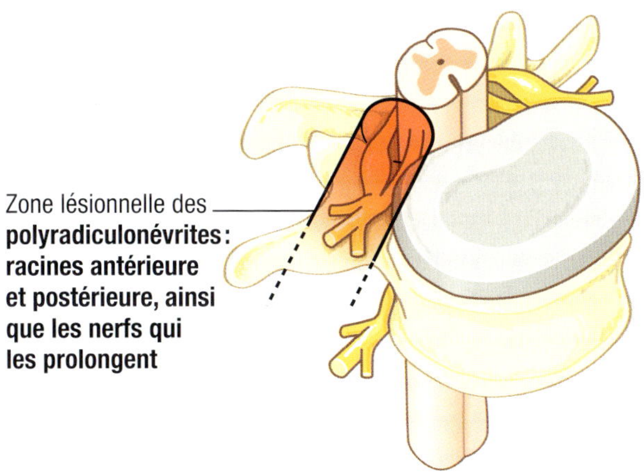

Fig. 7.18. B **Polyradiculonévrites aiguës sensitivo-motrices : localisation des lésions.**
(Source : CEN, 2019, illustration de Carole Fumat.)

A. Phase d'extension des paralysies

- La phase d'extension dure par définition moins de 4 semaines, mais elle est souvent de quelques jours (et peut être inférieure à un jour).
- Les manifestations sont variées (figure 7.19) :
  - sensitives fréquentes et plutôt subjectives (paresthésies, picotements distaux des quatre membres), à évolution ascendante ;
  - parésie débutant aux membres inférieurs, touchant rarement les nerfs crâniens (facial, oculomoteur, dysphagie) à la phase initiale ; l'atteinte du cou et du tronc est plus tardive ;
  - douleurs (myalgies, radiculalgies des membres inférieurs évocatrices).

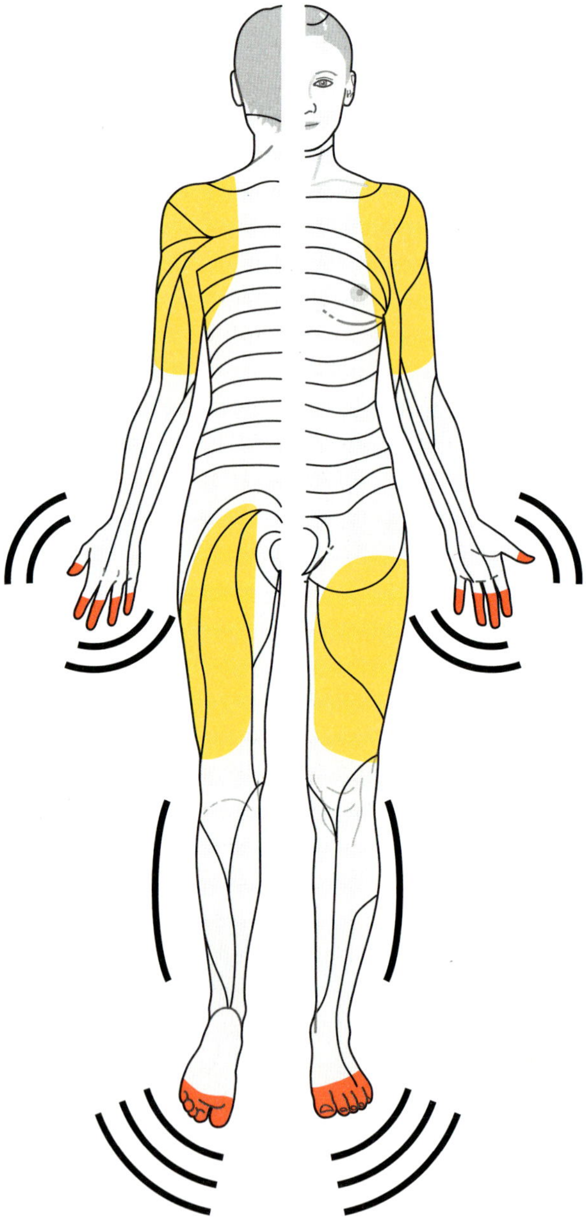

Fig. 7.19. Ⓐ Présentation clinique des polyradiculonévrites aiguës sensitivo-motrices (syndrome de Guillain-Barré).

En jaune : déficit moteur ; en rouge : déficit sensitif ; traits noirs : ataxie. (Source : CEN, 2019, illustration de Carole Fumat.)

- L'atteinte motrice est une parésie relativement symétrique, étendue et sévère, qui prédomine en proximal puis touche les extrémités.
- La *gravité de l'atteinte respiratoire* (15 à 30 % des patients seront sous ventilation assistée) impose une surveillance attentive en réanimation dès aggravation ou atteinte de la musculature bulbaire (troubles de déglutition ou de phonation).
- Une atteinte faciale bilatérale et une aggravation rapide sont associées à un risque plus élevé de détresse respiratoire.
- Une durée courte de la phase d'aggravation dans les formes démyélinisantes est de mauvais pronostic.
- La phase d'extension est plus rapide au cours de l'AMAN qu'au cours du syndrome de Guillain-Barré démyélinisant.

B. Phase de plateau

- Grossièrement :
  - un tiers des patients garde une capacité à marcher ;
  - un tiers est confiné au lit ;
  - un tiers nécessite une assistance respiratoire.
- Le déficit moteur est d'intensité variable. L'atteinte des nerfs crâniens est fréquente : nerf facial (souvent diplégie) et troubles de déglutition (derniers nerfs crâniens), alors que l'atteinte des nerfs oculomoteurs est plus rare.
- L'aréflexie tendineuse dans les territoires déficitaires est la règle.
- Le déficit sensitif prédomine sur la proprioception et est responsable d'ataxie.
- L'atteinte du système nerveux végétatif est fréquente (tachycardie, hypotension orthostatique, anomalie de la sudation, constipation) dans les formes sévères.
- La durée du plateau est variable, plus longue dans les formes sévères (jusqu'à plusieurs mois) et dans certaines AMAN.

C. Phase de récupération

- La récupération se fait dans l'ordre inverse de l'apparition des déficits.
- Au cours du syndrome de Guillain-Barré démyélinisant, elle peut durer plusieurs mois.
- Au cours de l'AMAN, la récupération est soit rapide par levée des blocs de conduction sous traitement par immunoglobulines IV, soit très lente sur plusieurs mois en cas de persistance des blocs de conduction distaux et de dégénérescence axonale.
- L'absence de récupération après 12 à 18 mois peut être considérée comme définitive.
- Dans les meilleures séries, il existe 5 % de décès ; 15 % des patients gardent des séquelles définitives : déficit moteur, ataxie.

IV. Examens complémentaires

A. Aspects électrophysiologiques

1. Au cours du syndrome de Guillain-Barré démyélinisant

- C Les anomalies sont habituellement retardées par rapport à la clinique.
- Initialement, allongement de la latence des ondes F et des latences distales en rapport avec l'atteinte radiculaire et distale.

- À la phase d'état, anomalies démyélinisantes (évaluées sur les nerfs moteurs) caractérisées par une augmentation de la latence distale motrice (atteinte des fibres les plus rapides), ralentissement des vitesses de conduction, blocs de conduction, dispersion des potentiels.
- Il n'y a pas de parallélisme entre le degré de la paralysie et les anomalies constatées en début d'évolution.
- L'examen de détection met en évidence des anomalies neurogènes.
- Seule l'inexcitabilité des nerfs est de mauvais pronostic.

2. Au cours de l'AMAN

- Il n'existe pas d'anomalies sensitives.
- Les amplitudes des potentiels moteurs sont diminuées aux quatre membres.
- La détection montre des tracés neurogènes.
- Il n'y a pas d'anomalies démyélinisantes.

B. Liquide cérébrospinal

- A Son étude permet de mettre en évidence :
  - une hyperprotéinorachie, pouvant être supérieure à 1 g/l, retardée de 3 à 10 jours par rapport au début de la clinique ; elle peut atteindre plusieurs grammes par litre. Il n'y a pas de parallèle entre l'évolution clinique et l'importance de l'hyperprotéinorachie ;
  - une absence de réaction cellulaire (< 10 mm^3).
- Une pléiocytose supérieure à 50 mm^3 doit faire évoquer un autre diagnostic, telle qu'une méningoradiculite infectieuse.

C. Autres examens biologiques

- C La biologie standard peut mettre en évidence :
  - une lymphopénie ;
  - des anomalies du bilan hépatique (augmentation des transaminases).
- La pratique des sérologies n'a qu'un objectif épidémiologique : CMV, EBV ; il faut penser à la séroconversion VIH (cependant rare).
- En cas de diarrhée : sérologie *Campylobacter jejuni*.
- Immunologie : les anticorps anti-gangliosides anti-GM1 et/ou anti-GD1a de type IgG sont associés aux AMAN.

V. Traitement

A. Traitements spécifiques

- B Le traitement doit être précoce, au mieux dans les deux premières semaines.
- Deux modalités sont possibles :
  - les *immunoglobulines polyvalentes* : à la dose de 0,4 g/kg par jour pendant 5 jours consécutifs en IV sur plusieurs heures ;
  - les *échanges plasmatiques* : quatre échanges réalisés un jour sur deux.

- Ces deux options thérapeutiques sont d'efficacité équivalente. Les immunoglobulines sont plus utilisées car de réalisation plus simple.
- L'efficacité de ces traitements est prouvée sur la réduction de la durée de ventilation assistée, la rapidité de reprise de la marche et la durée d'hospitalisation.
- Ces traitements n'ont pas modifié le pourcentage de patients avec séquelles.
- L'association échanges plasmatiques et immunoglobulines polyvalentes est inutile.
- Les corticoïdes sont inutiles.

B. Traitements symptomatiques

- Prévention indispensable des complications de décubitus : héparinothérapie par héparine de bas poids moléculaire, prévention des positions vicieuses favorisées par les déficits.
- Ventilation mécanique si nécessaire.
- Contrôle de la dysautonomie.
- Rééducation précoce et poursuivie pour lutter contre la désadaptation à l'effort.
- Mesures sociales pour l'aide à la reprise du travail.

VI. Surveillance et pronostic

A. Surveillance

1. Lors de la phase d'aggravation

- Ⓐ Dépistage des troubles de déglutition.
- Dépistage de difficultés respiratoires : efficacité de la toux, rythme respiratoire, capacité vitale par spiromètre portable afin d'évaluer la capacité vitale.

2. Lors de la phase d'état

> Le transfert en unité de soins intensifs est effectué en cas de risque de décompensation respiratoire ou de complications (infectieuses ou atteinte dysautonomique).

- Troubles végétatifs : modifications du rythme cardiaque, variation tensionnelle.
- Complication de décubitus : thrombose veineuse, positions vicieuses.

B. Pronostic

- Sont de mauvais pronostic :
  - une phase d'aggravation très rapide ;
  - une atteinte faciale bilatérale initiale ;
  - un âge supérieur à 60 ans ;
  - une inexcitabilité des nerfs à l'ENMG ;
  - une ventilation prolongée.
- Les récidives du syndrome de Guillain-Barré sont très rares.

Points clés

Polyradiculonévrite aiguë

- Deux formes : démyélinisantes classiques et axonales (secondaires aux diarrhées à *Campylobacter jejuni*).
- Évolution en trois phases :
  - extension des paralysies (déficit rapidement progressif à prédominance proximale aux quatre membres, mono- ou diplégie faciale, aréflexie tendineuse) ;
  - plateau (de durée proportionnelle aux séquelles) ;
  - récupération.
- ENMG : atteinte démyélinisante (SGB démyélinisant) ou axonale (AMAN).
- LCS : augmentation isolée de la protéinorachie.
- Traitements immunomodulateurs (immunoglobulines polyvalentes ou échanges plasmatiques).
- Importance de la surveillance : réanimation en cas de troubles de déglutition ou de difficultés respiratoires, anticoagulants pour éviter les thromboses, surveillance de la dysautonomie.

Compléments en ligne

Des compléments numériques sont associés à cet ouvrage. Ils sont indiqués dans la marge par des pictogrammes qui renvoient vers les vidéos ou enregistrements sonores.

Pour accéder à ces compléments, connectez-vous sur www.em-consulte.com/complement/477437 et suivez les instructions pour activer votre accès.

Vidéo 7.1. Exemple d'exploration neurophysiologique : examen du nerf médian en électroneuromyographie.

Vidéo 7.2. Syndrome du canal carpien.

À l'interrogatoire, on retient la survenue au cours de la grossesse, l'atteinte bilatérale, le caractère douloureux et nocturne, la nécessité de bouger les doigts pour faire diminuer la douleur. On note également le caractère permanent des dysesthésies et l'atteinte du 4e doigt. L'examen clinique confirme l'hypoesthésie et les dysesthésies dans les territoires symptomatiques. Les signes de Tinel et Phalen sont négatifs ou peu positifs. L'examen moteur n'est pas montré dans la vidéo.

Vidéo 7.3. Neuronopathie sensitive.

On retient la symptomatologie initiale à type d'étau dans les membres inférieurs qui évoque une atteinte proprioceptive. L'extension des troubles aux membres supérieurs, également de type atteinte de la sensibilité profonde, est asymétrique, touchant d'abord la main droite avant la main gauche. Les troubles sont responsables d'une maladresse gênant l'écriture ou la manipulation des petits objets. Aux membres inférieurs, l'ataxie empêche de fermer les yeux sous la douche, de monter des escaliers ou de descendre une pente sans aide. La patiente précise bien qu'il ne s'agit pas d'un manque de force. Si la diffusion des membres inférieurs aux membres supérieurs dans un deuxième temps peut évoquer une polyneuropathie, l'atteinte ultérieure asymétrique et le caractère sensitif pur sont en faveur d'une neuronopathie sensitive. Enfin, à l'examen clinique, le signe de Romberg est positif, les réflexes tendineux sont tous abolis. Même si la pallesthésie n'est abolie qu'aux membres inférieurs, le diagnostic (confirmé par l'électroneuromyogramme) est celui de neuronopathie sensitive.

Vidéo 7.4. Polyradiculonévrite aiguë.

On retient chez cette patiente la survenue à la suite d'une infection respiratoire, de douleurs radiculaires très sévères, continues, touchant d'abord les membres inférieurs puis les membres supérieurs. Elles sont caractéristiques du syndrome de Guillain-Barré et sont prises dans l'exemple pour des douleurs d'origine mécanique. On note également leur apparition aux membres supérieurs. Par la suite surviennent des troubles sensitifs des pieds et des jambes ainsi que des mains. La patiente se plaint aussi de lourdeur des membres inférieurs qui correspondent vraisemblablement à un déficit moteur. Enfin, la paralysie faciale reflète le caractère diffus de l'atteinte neurologique. La patiente montre la déviation de la bouche vers la droite en raison de la paralysie faciale gauche. À noter que la patiente signale que son œil gauche avait tendance à se fermer. Il s'agit vraisemblablement d'une atteinte du muscle frontal responsable de la chute de la queue du sourcil, à ne pas confondre avec l'orbiculaire de l'œil dont le déficit est responsable de la mauvaise occlusion de l'œil dans la paralysie faciale. Il faut également entendre le caractère orienté de l'interrogatoire qui permet de reconstituer les différentes étapes d'une polyradiculonévrite : événement déclenchant, déficit sensitif des quatre membres puis déficit moteur avec paralysie faciale.

CHAPITRE

8

Item 98 – Myasthénie

Objectifs pédagogiques

- Diagnostiquer une myasthénie.
- Connaître les principes de la prise en charge.
- Identifier les situations d'urgence.

Hiérarchisation des connaissances

Rang	Rubrique	Intitulé	
B	Éléments physiopathologiques	Connaître les principaux éléments physiopathologiques de la myasthénie	
A	Diagnostic positif	Savoir diagnostiquer une myasthénie	Connaître les symptômes révélateurs les plus fréquents et les plus évocateurs (oculaire, bulbaires, muscles respiratoires) avec fatigabilité ou variabilité dans le temps)
B	Diagnostic positif	Connaître et savoir rechercher les pathologies fréquentes associées à la myasthénie	Pathologie thymique, pathologies auto-immunes
B	Diagnostic positif	Connaître l'existence de formes oculaires pures et de formes généralisées de myasthénie	
A	Examens complémentaires	Connaître les éléments paracliniques du diagnostic	Électroneuromyogramme, anticorps anti-récepteurs à l'acétylcholine
A	Identifier une urgence	Reconnaître les situations d'urgence de la myasthénie	Crises myasthéniques, infections, médicaments
A	Identifier une urgence	Connaître les risques et les complications graves de la myasthénie	
B	Prise en charge	Planifier la prise en charge des situations d'urgence	
B	Prise en charge	Connaître les principes du traitement	Traitement symptomatique (anticholinergique), traitement de fond, médicaments prohibés

B La myasthénie (ou *myasthenia gravis*) :

- La myasthénie est une maladie auto-immune liée à un blocage des récepteurs de la plaque motrice par des anticorps anti-récepteurs de l'acétylcholine ou d'autres types d'anticorps induisant un dysfonctionnement de la transmission neuromusculaire : il s'agit d'un bloc post-synaptique.
- La responsabilité du thymus est importante : les récepteurs de l'acétylcholine des cellules myoïdes du thymus entraînent la stimulation d'anticorps contre les récepteurs de la jonction neuomusculaire ; le thymus est une source de lymphocytes T helper stimulant la production de ces anticorps par les lymphocytes B.
- Elle peut survenir à tout âge, mais atteint le plus souvent les adultes.
- Entre 20 et 40 ans, elle est plus fréquente chez la femme, alors qu'au-dessus de 60 ans, la myasthénie prédomine chez les hommes.

I. Diagnostic clinique

A Le diagnostic de myasthénie doit être évoqué devant des signes et symptômes, conséquences d'une fatigabilité excessive de la musculature striée à l'effort et fluctuant dans le temps (fatigabilité, ou phénomène myasthénique) qui :

- apparaît ou augmente à l'effort ;
- augmente en fin de journée ;
- se corrige au repos ;
- peut se manifester dans les muscles directement mis en action au cours de l'effort ou, plus évocateur encore, dans des muscles non concernés par l'effort ;
- combinaison fréquente et évocatrice de signes : ophtalmoplégie (ptosis et diplopie), faiblesse musculaire des membres, troubles de la déglutition.

A. Muscles oculaires et palpébraux

- Dans 50 % des cas, les premières manifestations sont purement oculaires, mais d'autres territoires sont affectés dans plus de 80 % des cas après un an d'évolution (myasthénie généralisée).
- Ptosis unilatéral au début, qui peut se bilatéraliser par la suite ; il reste habituellement asymétrique (figure 8.1).
- Ptosis à bascule quasiment pathognomonique.
- Diplopie, le plus souvent intermittente, disparaissant en vision monoculaire.
- Ptosis et diplopie sont augmentés par la fatigue, la lumière, la fixation d'un objet.
- La diplopie est souvent difficile à analyser (pas d'atteinte précise d'un nerf oculomoteur).
- La musculature pupillaire est indemne.

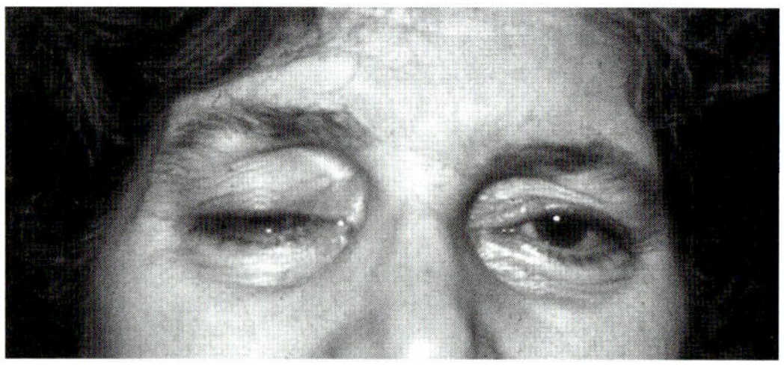

Fig. 8.1. Ⓐ **Ptosis unilatéral droit.**
(Source : CEN, 2019.)

B. Muscles d'innervation bulbaire

- Troubles de la déglutition, de la phonation et de la mastication.
- La voix s'éteint progressivement, devient nasonnée puis inintelligible.
- Troubles de la mastication qui apparaissent au cours des repas, le sujet se trouvant parfois dans l'obligation de soutenir sa mâchoire inférieure avec sa main.
- Troubles de la déglutition avec fausses routes et parfois reflux des liquides par le nez lorsque coexiste une atteinte du voile du palais.
- Troubles de la motricité linguale
- Une parésie faciale donnant un faciès atone est souvent associée aux troubles bulbaires (sourire vertical).

C. Autres muscles

1. Muscles des membres

L'atteinte prédomine sur les muscles proximaux, mais peut aussi toucher la musculature distale (plus rarement).

2. Muscles axiaux

- Atteinte des muscles abdominaux entraînant des difficultés pour se relever du décubitus.
- Fatigabilité des muscles cervicaux à l'origine d'une chute de la tête en avant et de douleurs cervicales.

D. Muscles respiratoires

- L'atteinte respiratoire peut se traduire par une dyspnée à l'effort puis au repos, une orthopnée, une toux inefficace.
- Elle peut survenir très soudainement et conduire à une insuffisance respiratoire aiguë, engageant le pronostic vital (+++).

E. Examen clinique

- Il permet de constater les signes évocateurs de myasthénie lorsqu'ils sont présents : ptosis, paralysies oculomotrices non systématisées, hypotonie faciale, chute de la nuque et de la mâchoire.

- Le ptosis peut être majoré après fixation du regard vers le haut et amélioré après un test au glaçon (dans une poche en plastique appliquée 2 minutes sur l'œil fermé).
- Il peut mettre en évidence une fatigabilité anormale des membres lors des épreuves de Barré et de Mingazzini qui sont normalement tenues 2 min 30 et 1 min 15 respectivement.
- Absence de trouble sensitif, absence de signe d'atteinte neurologique centrale.

Mais l'examen peut être normal si les symptômes sont intermittents et s'il est réalisé en période intercritique. Ceci contribue à la difficulté du diagnostic de cette maladie.

F. Évolution

- Chronique et imprévisible, avec périodes de poussée et de rémission, et une tendance à l'aggravation dans les premières années : pour 85 % des patients, le stade de gravité maximum est atteint dans un délai inférieur à 3 ans.
- Complications vitales possibles lors des *crises myasthéniques* , se manifestant par des troubles de la déglutition et respiratoires, avec dyspnée et encombrement. Les crises sévères nécessitent une hospitalisation en réanimation.
- Possible aggravation de la myasthénie au cours de la grossesse et en *post-partum*.

II. Éléments paracliniques du diagnostic

A. Recherche des autoanticorps

- Anticorps anti-récepteurs de l'acétylcholine, anti-RACh :
  - présents chez 80 % des malades avec myasthénie généralisée et chez 50 % de ceux avec myasthénie oculaire (cf. *infra*);
  - absence de prédiction du taux d'anticorps sur la gravité de la maladie;
  - en revanche, chez un même sujet, le taux peut fluctuer en fonction de l'évolutivité de la maladie;
  - dans les thymomes malins, le taux est très élevé.
- Anticorps anti-MuSK (dirigés contre une protéine post-synaptique associée au récepteur à l'acétylcholine; *Muscle Specific Kinase*) : 10 % environ des myasthénies généralisées.
- B Anticorps anti-LRP4 et anticorps anti-RACh à faible affinité (5 à 10 % des formes généralisées). Dosages non encore disponibles en routine.

B. Recherche de décrément en ENMG (stimulodétection répétitive)

A L'examen électrophysiologique permet de mettre en évidence le bloc neuromusculaire. Le nerf moteur est stimulé à la fréquence de 3 Hz et l'amplitude de la réponse musculaire (potentiel moteur) est enregistrée.

Dans le syndrome myasthénique, la perturbation de la transmission neuromusculaire entraîne une diminution de l'amplitude du potentiel moteur (décrément) qui est supérieure à 10 % (figure 8.2).

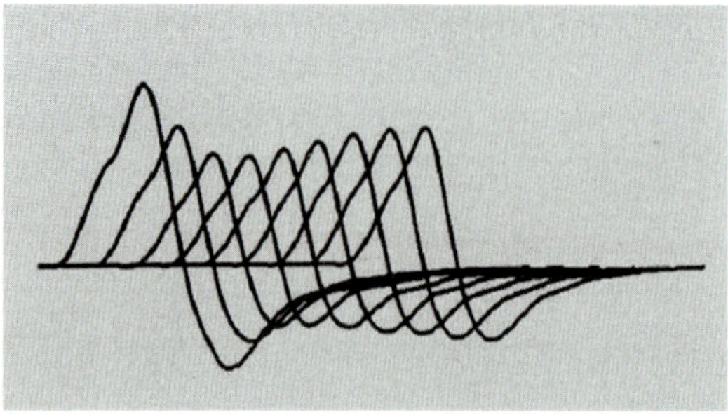

Fig. 8.2. Ⓐ **Décrément à l'ENMG.**
Diminution de l'amplitude du potentiel évoqué musculaire lors des stimulations répétées du nerf à basse fréquence. (Source : CEN, 2019.)

La recherche de décrément doit être effectuée si possible en l'absence de traitement anticholinestérasique, au niveau de plusieurs couples nerf-muscle comme les nerfs facial, spinal, ulnaire, radial, en privilégiant les territoires symptomatiques.

La sensibilité diagnostique ne dépasse pas 75 % et, lorsque le bloc manque, on pourra pratiquer un examen sur fibre unique, plus complexe à réaliser, effectué uniquement dans quelques centres, qui peut mettre en évidence un allongement du *jitter* (variation du temps de réponse d'une seule fibre musculaire après stimulation du nerf, ou variation entre la réponse de deux fibres musculaires d'une même unité motrice lors d'un effort volontaire).

C. Test pharmacologique aux anticholinestérasiques

- À pratiquer en hospitalisation seulement, par crainte d'un syndrome vagotonique ou d'une crise cholinergique (cf. *infra*).
- Administration d'edrophonium IV (Enlon®) par voie intraveineuse lente (1 ampoule à 10 mg) ou de néostigmine (Prostigmine®) par voie sous-cutanée ou intramusculaire (0,5 mg), associée à une injection de 0,25 mg d'atropine pour éviter les effets secondaires intestinaux et une bradycardie.
- L'amélioration ou la disparition des signes neurologiques objectivables (ptosis, déficit moteurs des muscles d'innervation bulbaire, faiblesse des membres), si elle est franche et rapide (délai d'action inférieur à 5 minutes pour l'edrophonium, et de 15 minutes à 1 heure pour la néostigmine), a un grand intérêt diagnostique.

D. Imagerie

Le scanner thoracique sans injection doit être systématique devant toute suspicion de myasthénie, afin d'explorer la loge thymique à la recherche d'une hyperplasie thymique ou d'un thymome (bénin ou malin) (figure 8.3).

En cas de doute sur un thymome, une injection d'iode est indiquée en dehors d'une poussée, car elle peut aggraver une myasthénie instable.

La négativité du bilan ne rejette pas formellement le diagnostic, et il faudra répéter le dosage des anticorps quelques mois après le premier dosage en raison d'une positivation secondaire possible.

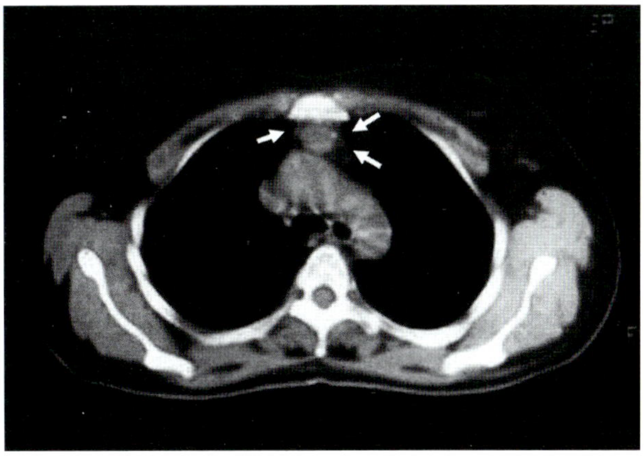

Fig. 8.3. **A** **Scanner thoracique. Thymus hyperplasique résiduel.**
(Source : CEN, 2019.)

III. Pathologies associées

A. Thymus et myasthénie

- **B** Chez 60 % des patients, en majorité des femmes de moins de 45 ans avec des anticorps anti-RACh, le thymus est le siège d'une hyperplasie (prolifération de follicules germinatifs composés de lymphocytes B avec une couronne de lymphocytes T).
- 15 à 20 % des patients présentent un thymome (tumeur constituée de cellules épithéliales et lymphocytaires), habituellement après 40 ans. Les thymomes peuvent être bénins (absence de franchissement de la capsule thymique) ou malins, et doivent être opérés.
- La présence d'anticorps anti-RACh est quasi constante en cas de thymome.
- Une fois le thymome traité, la mortalité reste faible même si le thymome est invasif.

B. Myasthénie et maladies auto-immunes

- L'association de la myasthénie à d'autres maladies auto-immunes est possible.
- Affection thyroïdienne le plus souvent (Basedow, thyroïdite) : environ 10 % des patients.
- Autres associations, dans environ 5 % des cas : polyarthrite rhumatoïde, Gougerot-Sjogren, maladie de Biermer, lupus érythémateux disséminé, etc.).
- Le bilan biologique à la recherche d'autres affections auto-immunes comportera les dosages suivants : T4, TSH, anticorps anti-thyroïdiens, dosage de vitamine B12, facteurs rhumatoïdes, FAN, anticorps anti-DNA et anti-ENA.

IV. Formes cliniques

A. Formes oculaires de myasthénie

- Chez 10 à 15 % des patients, l'atteinte reste localisée aux muscles oculaires après 2 ans, et l'on parle alors de myasthénie oculaire, même si dans de rares cas une généralisation peut survenir plus tardivement.

- Il faut distinguer la myasthénie oculaire des symptômes oculaires qui sont très fréquents au début de la maladie (50 % des cas) et le plus souvent suivis d'une généralisation. On ne peut donc pas poser le diagnostic de myasthénie oculaire avant un recul de 2 ans après les premiers signes.
- Les caractéristiques de la myasthénie oculaire sont les suivantes :
  - prédominance masculine ;
  - survenue le plus souvent après 40 ans ;
  - rareté du thymome ;
  - fréquente absence de bloc neuromusculaire à l'ENMG (car recherché sur des couples nerfs-muscles extraoculaires) ;
  - anticorps anti-RACh absents dans la moitié des cas ;
  - mauvaise réponse au traitement anticholinestérasique.
- Ces formes de myasthénie posent essentiellement un problème fonctionnel.

B. Formes avec anti-MuSK

- Prépondérance chez les femmes, et le plus souvent formes généralisées.
- Atteinte bulbaire plus fréquente que dans les autres formes, avec atrophie de la langue.
- Fréquence des crises myasthéniques avec atteinte respiratoire fréquente.
- Absence de thymome.
- Fréquente négativité de l'exploration ENMG.
- Mauvaise réponse aux anticholinestérasiques.
- Fréquente meilleure efficacité des échanges plasmatiques que des Ig IV.
- Très grande efficacité des anti-CD20 (Rituximab).

C. Myasthénie et grossesse

- Risqué élevé d'aggravation de la myasthénie au cours du premier trimestre, et dans les jours ou semaines qui suivent l'accouchement (30 à 40 % des cas).
- 10 à 20 % des nouveau-nés de mères myasthéniques présentent une myasthénie néonatale.
- Il n'existe aucune corrélation entre la sévérité de la myasthénie chez la mère et la survenue ou la gravité de la myasthénie néonatale.

D. Myasthénie néonatale

- Transitoire, elle survient chez 10 à 20 % des nouveau-nés de mère myasthénique.
- Elle est due à un transfert transplacentaire passif des anticorps maternels anti-RACh.
- Les symptômes se manifestent très précocement, de quelques heures à 3 jours après l'accouchement.
- Habituellement légère, elle se manifeste par une hypotonie associée à des troubles de la succion, mais elle peut être sévère avec des troubles respiratoires et de la déglutition.
- Après prise en charge, l'évolution est toujours favorable avec régression complète de la myasthénie dans les 3 premiers mois de vie (par disparition des anticorps maternels).

V. Traitements

A. Traitement symptomatique

- Les anticholinestérasiques seront prescrits en première intention, permettant d'améliorer transitoirement les symptômes musculaires.
- Ils prolongent l'action de l'acétylcholine au niveau de la membrane post-synaptique par blocage réversible de l'acétylcholinestérase.
- Deux produits sont disponibles par voie orale :
  - la pyridostigmine (Mestinon®), comprimés à 60 mg, dont l'action est d'environ 4 heures ;
  - l'ambénonium (Mytelase®), comprimés à 10 mg, dont l'effet est plus long (4 à 6 heures).
- La posologie quotidienne sera augmentée progressivement jusqu'à la dose optimale, à adapter à chaque patient en fonction de son activité et des moments de plus grande fatigabilité (6 à 8 cp par jour répartis en 3 à 4 prises).
- Efficacité moindre voire intolérance dans les formes avec anticorps anti-MuSK.
- Il existe une forme retard de la pyridostigmine, pouvant être administrée au coucher, lorsque les symptômes sont présents dès le réveil (troubles de la déglutition notamment).
- Effets indésirables en rapport avec les effets muscariniques (diarrhées, douleurs abdominales, hypersalivation, hypersécrétion bronchique, sueurs, bradycardie) ou nicotiniques (fasciculations, crampes).
- Risque de la survenue d'une crise cholinergique en cas de surdosage, en particulier chez les patients dont la myasthénie se décompense : hypersécrétion bronchique, accentuation de la faiblesse musculaire, fasciculations et crampes musculaires.

B. Thymectomie

- Elle est toujours indiquée en cas de thymome, quelle que soit la sévérité de la myasthénie.
- Cette intervention ne doit toutefois jamais être effectuée en urgence, et jamais chez un patient en poussée de myasthénie.
- Elle doit également être discutée chez les patients de moins de 50 ans ayant des anticorps anti-RACh, particulièrement dans les myasthénies récentes (de moins de 3 ans).
- Son bénéfice est démontré, mais retardé.
- Elle n'est pas indiquée dans les formes avec anticorps anti-MuSK.

C. Corticothérapie

- La prednisone est le plus souvent utilisée et sera prescrite à la dose initiale de 1 mg/kg par jour dans la myasthénie généralisée, pendant 4 à 6 semaines. Les posologies seront progressivement réduites après amélioration significative et stabilisation (jusqu'à 0,5 mg/kg par jour à la fin du 4e mois, puis 0,25 mg/kg par jour après 9 mois).
- La mise en route peut se faire en milieu hospitalier en raison d'un risque d'aggravation transitoire dans les 2 premières semaines de traitement (ou avec une introduction à doses progressives), mais la réponse est le plus souvent rapide au cours du 1er mois de traitement.
- Elle peut être prescrite dans les myasthénies oculaires rebelles aux anticholinestérasiques à la posologie de 0,5 mg/kg par jour.
- La prescription prolongée des corticoïdes expose le patient aux risques d'effets secondaires classiques de la corticothérapie.

D. Autres immunosuppresseurs

- L'azathioprine est l'immunosuppresseur le plus souvent prescrit, à la posologie initiale de 2 à 3 mg/kg/jour (100 ou 150 mg par jour selon le poids). Son effet est toujours retardé, après 6 semaines à 3 mois.
- Un dosage de l'activité thymidine phosphorylase lymphocytaire (TPMT) est souhaitable avant l'instauration du traitement en raison d'une toxicité hématologique accrue chez les patients ayant un déficit en TPMT.
- Les effets secondaires hématologiques (leucopénie, thrombocytopénie) et digestifs (hépatite, pancréatite) nécessitent une surveillance biologique étroite hebdomadaire le premier mois, puis mensuelle.
- L'azathioprine est le plus souvent prescrit en association à la corticothérapie en début de traitement (3 premiers mois), en raison d'une potentialisation de leurs effets et pour permettre une épargne cortisonique plus rapide.
- Le traitement ne doit être arrêté qu'après plusieurs années de stabilisation de la myasthénie, afin de limiter les risques de rechute.
- Le mycophénolate mofétil (Cellcept®) est une alternative à l'azathioprine, avec une efficacité voisine, mais est formellement contre-indiqué en cas de grossesse.
- D'autres immunosuppresseurs sont efficaces, mais leurs effets secondaires importants en limitent l'indication aux formes sévères corticorésistantes : rituximab (MabThera®) (anticorps monoclonal anti-CD20), ciclosporine (Neoral®), tacrolimus (Prograf®), cyclophosphamide (Endoxan®), éculizumab (Soliris®).

E. Médicaments contre-indiqués

Tout patient doit porter sur lui une carte de myasthénie et la liste des principaux médicaments interdits (encadré 8.1).

Encadré 8.1

Médicaments contre-indiqués

Tous les médicaments susceptibles d'altérer la transmission neuromusculaire sont contre-indiqués au cours de la myasthénie, en distinguant les contre-indications absolues et relatives et en appréciant le rapport bénéfice-risque.

Contre-indications absolues

Aminosides, colimycine, polymyxine, telithromycine, cyclines injectables, macrolides, fluoroquinolones, quinines, quinidine, hydroxychloroquine, procaïnamide, bêtabloquants (même en collyre), diphényl-hydantoïne, triméthadione, dantrolène, D-pénicillamine, magnésium.

Contre-indications relatives

Curarisants (l'usage de molécules non dépolarisantes de dégradation rapide, comme l'atracurium, est possible, nécessité d'un monitorage précis), benzodiazépines, neuroleptiques (phénothiazine), carbamazépine, lithium.

Vaccinations : le retentissement sur la myasthénie est mal documenté. La vaccination contre la poliomyélite, le tétanos et la grippe n'entraîne pas d'aggravation lorsque la myasthénie est bien contrôlée. Les vaccins vivants (par exemple polio buccal) sont formellement contre-indiqués chez les patients sous corticoïdes ou immunosuppresseurs.

VI. Planifier le suivi des patients

- Ⓐ La stratégie thérapeutique dépend des paramètres suivants :
  - l'âge du patient;
  - l'existence d'un thymome;
  - la gravité de la myasthénie (troubles de la déglutition ou respiratoires);
  - la tolérance des traitements et les risques thérapeutiques;
  - l'impact socioprofessionnel de la maladie.
- La gravité sera évaluée en tenant compte à chaque visite du score myasthénique de Garches et de la gravité respiratoire (mesure de la capacité vitale en cas de troubles respiratoires, dyspnée, toux inefficace…).
- Traitement anticholinestérasique prescrit chez tous les patients, avec respect des contre-indications médicamenteuses (attention au risque d'aggravation des symptômes de myasthénie associés aux symptômes cholinergiques en cas de surdosage).
- Thymectomie systématique en cas de thymome et indiquée dans les formes généralisées du sujet jeune avec anticorps anti-RACh (en dehors d'une poussée).
- Si la myasthénie est sévère, la corticothérapie et/ou l'azathioprine seront prescrits en première intention au cours d'une hospitalisation.
- En cas de poussée sévère : mesures de réanimation (sonde gastrique, assistance ventilatoire) en association à des plasmaphérèses ou des immunoglobulines IV, parallèlement à la prescription d'un traitement immunosuppresseur.
- Éducation du patient et de son entourage aux signes d'alerte évocateurs d'une poussée, et nécessitant de se rendre aux urgences ou d'appeler le SAMU.

VII. Identifier les situations d'urgence et planifier leur prise en charge

- Des poussées aiguës de myasthénie (crise myasthénique) peuvent survenir spontanément ou être déclenchées par une prise de médicament contre-indiqué, une infection, une intervention chirurgicale, le *post-partum*.
- Les signes majeurs de gravité sont l'encombrement, l'essoufflement au moindre effort avec orthopnée, la toux inefficace, les fausses routes et/ou une faiblesse musculaire devenant très marquée.
- Une aggravation rapide de ces symptômes sur quelques jours, voire quelques heures, impose une hospitalisation d'urgence en service de réanimation. Si les symptômes sont rapides et sévères au domicile du patient, l'appel du Centre 15 est indiqué.
- La pose de sonde gastrique et une intubation en urgence sont parfois nécessaires.
- Deux types de traitements sont utiles dans les poussées sévères, avec une efficacité semblable :
  - les immunoglobulines polyvalentes intraveineuses (Ig IV), en perfusion de 1 g/kg ou en cure de 2 g/kg sur 5 jours;
  - les échanges plasmatiques : de 2 à 4 sur 1 à 3 semaines;
  - le choix entre les Ig IV et les EP dépend de leurs contre-indications respectives, des possibilités de l'hôpital et de la réponse du patient à ces traitements lors d'une éventuelle poussée antérieure.
- Ces traitements seront toujours associés à un traitement de fond, en raison de leur effet transitoire.

- Une aggravation motrice et respiratoire rapide peut également survenir au cours de la crise cholinergique, parfois difficile à distinguer de la crise myasthénique :
  - elle est due à un surdosage en anticholinestérasiques ;
  - elle se caractérise par la présence de signes de surdosage cholinergique : fasciculations diffuses, signes digestifs (nausées, vomissements, diarrhée), myosis, bradycardie ;
  - les deux complications peuvent s'intriquer ;
  - le passage en réanimation s'impose.

Une hospitalisation en réanimation est nécessaire en cas de poussée aiguë avec troubles respiratoires ou de la déglutition sévères.

Pour en savoir plus

C Syndrome myasthénique de Lambert-Eaton (SMLE)

- Il s'agit d'une maladie auto-immune rare due à la production d'anticorps anti-canaux calciques voltage-dépendants entraînant une insuffisance de production d'acétylcholine : c'est un bloc présynaptique.
- Survient surtout chez l'homme âgé de plus de 40 ans.
- Dans 70 % des cas, il s'agit d'un syndrome paranéoplasique : 60 % de cancers intrathoraciques (cancer bronchique à petites cellules+++), 10 % de cancers différents (rein, vessie).
- Dans 15 % des cas, associé à une autre maladie auto-immune (Biermer, Sjogren…).
- Dans 15 % des cas, syndrome isolé.
- Syndrome myasthénique particulier du fait de la prédominance de la faiblesse musculaire des membres, avec une faiblesse proximale des membres inférieurs au premier plan (signes oculobulbaires plus discrets).
- Réflexes faibles ou absents, surtout aux membres inférieurs, ré-apparaissant après effort bref.
- Coexistence d'une dysautonomie : pupilles « paresseuses », bouche sèche, impuissance.
- Le diagnostic repose sur l'ENMG : amplitudes motrices très diminuées au repos, avec décrément lors de la stimulation répétitive à 3 Hz, et incrément > 100 % après effort bref (l'amplitude du potentiel d'action augmente de plus de 100 % immédiatement après un effort bref ou après stimulation nerveuse répétitive à fréquence rapide à 20 Hz).
- Recherche d'anticorps anti-canaux calciques et recherche de carcinome bronchique systématique (scanner thoracique ou PET-scan).
- Le traitement symptomatique repose sur la 3,4-diaminopyridine.
- Dans les formes paranéoplasiques, l'évolution dépend du traitement du cancer (le plus souvent un SMLE) et précède souvent la découverte du cancer.
- Dans les autres formes, des traitements immunosuppresseurs peuvent être proposés comme dans la myasthénie.

Points clés

La myasthénie auto-immune est de loin la plus fréquente.

- Déficit moteur lié à l'effort et fluctuant.
- Ptosis, diplopie, voix nasonnée, troubles de la déglutition, muscles de la nuque, ceinture scapulaire.
- Diagnostic confirmé par :
  - la présence d'anticorps anti-récepteurs de l'acétylcholine (anti-RACh) ou anti-MuSK ;
  - la présence d'un bloc neuromusculaire à l'ENMG : décrément ;
  - le test thérapeutique aux anticholinestérasiques (hospitalisation si forme injectable).
- Intérêt de la recherche :
  - d'une hyperplasie thymique ou d'un thymome (scanner thoracique) ;
  - d'une autre maladie auto-immune associée.

- Traitements :
  - anticholinestérasiques (savoir qu'un surdosage peut entraîner une crise cholinergique);
  - thymectomie (sujet jeune et thymome);
  - immunodépresseurs (corticoïdes et/ou immunosuppresseurs);
  - immunoglobulines IV ou échanges plasmatiques pour passer un cap difficile (crise myasthénique);
  - remettre au patient une liste des médicaments formellement contre-indiqués, qui peuvent favoriser une aggravation symptomatique voire une crise myasthénique.
- Gravité de l'atteinte de la musculature respiratoire (détresse aiguë : crise myasthénique).

Les autres syndromes myasthéniques sont beaucoup plus rares : syndrome de Lambert-Eaton (souvent paranéoplasique).

Annexe

Annexe 8.1 – Score myasthénique de Garches

- **Barré** (10 secondes = 1 point) :
  max. 2 min 30 : 15.
- **Mingazzini** (5 secondes = 1 point) :
  max. 75 s : 15.
- **Flexion de la tête** :
  Contre appui : 10; sans appui : 5; impossible : 0.
- **Relever de la position couchée** :
  Sans appui : 10; avec aide : 5; impossible : 0.
- **Oculomotricité** :
  Normale : 10; ptosis isolé : 5; diplopie : 0.
- **Occlusion palpébrale** :
  Complète : 10; incomplète : 5; nulle : 0.
- **Mastication** :
  Normale : 10; faible :5; nulle : 0.
- **Déglutition** :
  Normale : 10; dysphagie sans fausse route : 5; fausses routes : 0.
- **Phonation** :
  Voix normale : 10; voix nasonnée : 5; aphonie : 0.

Max : 100 points.

CHAPITRE

9

Item 100 – Céphalée inhabituelle aiguë et chronique chez l'adulte et l'enfant

Objectifs pédagogiques

- Diagnostiquer une céphalée aiguë et une céphalée chronique.
- Identifier les situations d'urgence et planifier leur prise en charge.
- Connaître les principes généraux du traitement.

Hiérarchisation des connaissances

Rang	Rubrique	Intitulé
A	Diagnostic positif	Savoir diagnostiquer une céphalée aiguë et une céphalée chronique
A	Identifier une urgence	Connaître les principales causes de céphalées nécessitant une prise en charge en urgence et leur présentation clinique
A	Étiologies	Énoncer les principales causes de céphalée aiguë et les caractéristiques cliniques propres à chacune
B	Étiologies	Énoncer les principales causes de céphalée chronique (épisodique ou quotidienne) et les caractéristiques cliniques propres à chacune
A	Étiologies	Énoncer les principales causes des céphalées récentes d'aggravation progressive et les caractéristiques cliniques propres à chacune
A	Identifier une urgence	Discuter l'indication d'une hospitalisation et d'une ponction lombaire devant une céphalée aiguë en connaissant la pertinence de cet examen
A	Prise en charge	Savoir mettre en route un traitement des céphalées aux urgences
A	Examens complémentaires	Indication et pertinence de l'imagerie devant une céphalée aiguë et chronique chez l'adulte et l'enfant
A	Prise en charge	Connaître les principes de traitement et de prise en charge des céphalées primaires en dehors du contexte de l'urgence

I. Savoir diagnostiquer une céphalée aiguë et une céphalée chronique

A. Pour comprendre

Ⓐ La céphalée (douleur de l'extrémité céphalique crânienne ou faciale) est un symptôme subjectif qui motive de fréquentes consultations. Selon la **classification internationale des céphalées ICHD-3** (*International Classification of Headache Disorders, 3e édition*), les causes sont divisées en deux groupes opposés (tableau 9.1).

- Les **céphalées primaires** sont les **maladies neurologiques plus fréquentes**. Elles sont dues à l'activation des systèmes nociceptifs crâniens en l'absence de lésion sous-jacente. La migraine (15 % de la population) est la deuxième cause de handicap chronique de l'adulte, après la lombalgie. Le diagnostic de céphalée primaire est établi par l'interrogatoire selon les critères de l'ICHD-3, l'examen physique étant normal et les examens complémentaires normaux. Le traitement est spécifique du type de céphalée primaire et ne repose pas sur les antalgiques.
- Les **céphalées secondaires** sont symptomatiques d'une cause locale (neurologique, ORL, ophtalmologique) ou générale. Les causes sont multiples et parfois très graves (hémorragie sous-arachnoïdienne, méningite), nécessitant une **prise en charge urgente** avec des examens complémentaires systématiques.

B. Interrogatoire

L'interrogatoire sur le profil temporel est l'étape cruciale de la démarche diagnostique. Les deux premières questions pour déterminer le degré d'urgence sont :

Tableau 9.1. Ⓐ **Causes des céphalées selon l'ICHD-3 (prévalence en population générale adulte).**

Céphalées primaires
1. Migraine (15 %) 2. Céphalée dite de tension (épisodique 80 %, chronique 2 %) 3. Algie vasculaire de la face (1/1000) et autres céphalées trigémino-autonomiques 4. Autres céphalées primaires (rares)
Céphalées secondaires à…
5. Un traumatisme crânien ou cervical 6. Une affection vasculaire crânienne ou cervicale 7. Une pathologie intracrânienne non vasculaire 8. La prise d'une substance ou à son arrêt (abus médicamenteux 3 %) 9. Une infection (intracrânienne ou générale) 10. Une anomalie de l'homéostasie 11. Une pathologie ophtalmologique, ORL, stomatologique, dentaire, cervicale 12. Une affection psychiatrique
Neuropathies crâniennes douloureuses, autres douleurs faciales et autres céphalées
13. Lésions douloureuses des nerfs crâniens et autres douleurs faciales 14. Autres céphalées

- « Avez-vous déjà eu ce type de mal de tête ? » *(caractère inhabituel ou habituel)* ;
- « Depuis quand avez-vous ce mal de tête ? » *(caractère récent ou ancien)*.

Les questions suivantes pour orienter les hypothèses diagnostiques sont :

- « En combien de temps la céphalée a atteint son maximum ? » (*caractère brutal ou progressif*) ;
- « Comment évolue la douleur depuis son installation ? » (*caractère paroxystique ou continu*) ;
- « Quel est le nombre de jours de céphalée par mois ? » (*caractère épisodique ou quotidien*) ;
- « Quelle est la durée de chaque céphalée sans traitement ? » (*crises de courte ou longue durée*).

L'interrogatoire se poursuit de manière détaillée (tableau 9.2). Les caractéristiques de la céphalée (sévérité, type, siège, horaire) n'aident guère à la distinction entre céphalée primaire et céphalée secondaire. Les facteurs déclenchant doivent être précisés, notamment en cas de céphalée brutale (« Que faisiez-vous exactement lors du début ? »).

Tableau 9.2. Ⓐ Cinq étapes de l'interrogatoire d'un patient avec une céphalée.

Laisser le patient s'exprimer	– Symptômes prédominants et motif exact de consultation (peur d'une cause grave ? Incapacité à supporter une céphalée ancienne ?)
Caractériser la céphalée	– Âge ou date d'apparition : récent (aiguë) ou ancien (chronique) – Mode d'apparition : brutal ou progressif – Évolution dans le temps : paroxystique (crises) ou continue – Nombre de jours de céphalée par mois depuis 3 mois (épisodique ou quotidien) – Intensité (EVA de 0 à 10), topographie et type de douleur – Horaire de survenue – Facteurs déclenchant et aggravant : effort, mouvement, Valsalva, activité sexuelle, facteurs hormonaux, alimentaires, émotionnels – Caractère positionnel (céphalées soulagées ou aggravées en décubitus) – Comportement : calme, prostré, agitation
Identifier les signes accompagnateurs	– Digestifs : nausées, vomissements – Sensoriels : photophobie, phonophobie – Symptômes « trigémino-autonomiques » : larmoiement, congestion nasale, rhinorrhée, ptosis, myosis, rougeur oculaire, œdème de la paupière – Autres douleurs : cervicales, lombaires, ceintures – Fièvre, frissons – Déficit neurologique focal, crises épileptiques – Troubles de la vision : diplopie, baisse de la vue, éclipses
Resituer le contexte du patient	– Antécédents, facteurs de risque vasculaire – Contexte : nouveau médicament, toxique, exposition au monoxyde de carbone ; traumatisme ; grossesse ou post-partum, cancer, maladies systémiques (dont VIH) ; un geste avec effraction durale ou risque d'effraction a-t-il été réalisé récemment ? – Situation psychiatrique, répercussion sur le sommeil, le travail, la vie sociale, la scolarité – Attentes du patient, croyances sur la maladie
Revoir l'historique des traitements essayés et les traitements actuels	– Types de traitement (de crise ou préventif), durée de prise, dose, efficacité, effets secondaires – Nombre de jours de prise d'antalgiques par mois

C. Examen physique

- Pression artérielle *(la céphalée liée à une poussée hypertensive est un diagnostic d'élimination)*.
- Température *(fièvre ?)* puis, si fièvre, examen cutané *(purpura ?)*.
- Examen de la conscience *(score de Glasgow)*.
- Recherche d'une raideur méningée.
- Recherche d'un déficit neurologique focal.
- Examen de l'oculomotricité *(diplopie par atteinte du VI ou du III ?)*.
- Anomalie pupillaire *(myosis/mydriase ? Syndrome de Claude-Bernard Horner ?)*.
- Recherche d'un caractère postural de la céphalée *(EVA en position debout puis allongée)*.
- Palpation des artères temporales après 50 ans *(maladie de Horton ?)*.
- Examen des sinus, examen oculaire et des oreilles *(cause locale, zona ?)*.
- Examen du fond d'œil *(œdème papillaire ?)*.

D. Détermination de la nature aiguë ou chronique

Le profil temporel des céphalées est crucial.

- Les céphalées perçues par le patient comme **récentes et inhabituelles** (« aiguës ») sont des céphalées **secondaires** jusqu'à preuve du contraire et nécessitent des examens en **urgence**. Leur mode de début, **brutal** ou **progressif**, oriente vers diverses étiologies possibles.
- Les céphalées reconnues par le patient comme **anciennes et habituelles** (« chroniques ») sont le plus souvent des céphalées **primaires**. Elles peuvent être paroxystiques (crises) ou permanentes. L'interrogatoire doit être parfaitement détaillé puisque le diagnostic repose uniquement sur la description des céphalées.
- Toute modification récente d'une céphalée ancienne et habituelle fait suspecter une céphalée secondaire.

Devant une céphalée récente et inhabituelle : une fois établi que le patient consulte pour une céphalée aiguë, les questions les plus importantes portent sur la détermination du **mode d'apparition de la céphalée** et la recherche d'un **syndrome infectieux** associé.

En pratique :

- toute **céphalée brutale** est une **hémorragie sous-arachnoïdienne** (HSA) jusqu'à preuve du contraire ;
- toute **céphalée progressive** est un **syndrome d'hypertension intracrânienne** (HTIC) jusqu'à preuve du contraire ;
- toute **céphalée fébrile** est une **méningite** jusqu'à preuve du contraire ;
- certaines caractéristiques (cf. tableau 9.1 et encadrés 9.1 et 9.2) peuvent orienter le diagnostic ;
- l'absence de tout symptôme associé et un examen clinique normal n'éliminent en aucun cas une céphalée secondaire et ne doivent pas différer la réalisation d'examens complémentaires si la céphalée est récente, inhabituelle et persistante.

B **Devant une céphalée chronique (ancienne et habituelle) :** les questions les plus importantes portent sur le profil temporel des céphalées, c'est-à-dire le nombre de jours de céphalée par mois sur les 3 derniers mois et la durée des crises sans traitements, ainsi que les signes associés. L'examen clinique est normal dans les céphalées primaires. En pratique, on distingue :

- les **céphalées chroniques épisodiques** (< 15 jours de céphalée par mois) ;

- les **céphalées chroniques quotidiennes** (CCQ, 15 jours ou plus par mois), subdivisées en CCQ de longue durée (crises > 4 heures) ou de courte durée (crises < 4 heures).

Encadré 9.1.

Éléments d'interrogatoire pouvant orienter le diagnostic d'une céphalée aiguë

- Ⓐ **Âge > 50 ans, ± altération de l'état général, ± claudication de la mâchoire** : artérite temporale.
- **Aggravation en position allongée** : HTIC.
- **Aggravation en position debout** : hypotension intracrânienne.
- **Brèche durale récente** : ponction lombaire (PL), péridurale, infiltration de nerfs rachidiens : hypotension intracrânienne.
- **Chauffage défectueux** : intoxication au monoxyde de carbone.
- **Cervicalgie** : dissection artérielle cervicale.
- **Début brutal** : HSA et autres causes vasculaires.
- **Début progressif** : HTIC.
- **Facteurs de risque cardiovasculaire** : AVC.
- **Facteurs de risque de thrombose veineuse** (contraception orale) : thrombose veineuse cérébrale (TVC).
- **Infection par le VIH non contrôlée** : toxoplasmose cérébrale, méningite à cryptocoque.
- **Néoplasie** : métastase, méningite carcinomateuse.
- **Post-partum** : syndrome de vasoconstriction cérébrale réversible (SVCR), éclampsie, TVC, hypotension intracrânienne (si péridurale).
- **Prise de substances vasoactives** (drogues ; sérotoninergiques ; α-sympathomimétiques) : SVCR.
- **Provoquée par l'effort ou orgasmique** : HSA, SVCR.
- **Provoquée par une manœuvre de Valsalva** (toux, défécation, éternuement) : SVCR, HTIC.
- **Traumatisme crânien** : hémorragie cérébrale, hématome sous-dural.
- **Traumatisme rachidien** : dissection artérielle cervicale, hypotension intracrânienne.
- **Vomissements** : HTIC.

Encadré 9.2.

Éléments d'examen pouvant orienter le diagnostic d'une céphalée aiguë

- **Hypertension artérielle** : HSA, AVC, SVCR, encéphalopathie hypertensive >> poussée hypertensive simple.
- **Fièvre** : causes infectieuses (méningite ou infection générale).
- **Raideur méningée** : HSA, méningite.
- **Déficit neurologique focal ± épilepsie** : HSA, AVC, TVC, méningo-encéphalite, tumeur, SVCR compliqué.
- **Hémianopsie bitemporale** : apoplexie pituitaire.
- **Diplopie, paralysie d'un ou des deux nerfs abducens (VI)** : HTIC.
- **Syndrome de Claude-Bernard-Horner, acouphène pulsatile, paralysie linguale** (XII) : dissection de l'artère carotide interne homolatérale.
- **Mydriase ± autres signes de paralysie du nerf III** : anévrisme comprimant le III.
- **Oedème papillaire** : HTIC.

II. Connaître les principales causes de céphalées nécessitant une prise en charge en urgence et leur présentation clinique

Deux syndromes sont des situations d'**urgence vitale** ; le syndrome méningé et le syndrome d'HTIC (tableau 9.3). Ils se résument parfois à une céphalée isolée.

- De plus, il est recommandé de prendre en charge **en urgence** tout patient qui présente :
  - une céphalée **brutale** (maximale en moins d'une heure), voire en coup de tonnerre (intensité maximale en moins d'une minute) ;
  - une céphalée **récente ou d'aggravation récente** (< 7 jours) et **inhabituelle** ;
  - une céphalée associée à une **fièvre** (en l'absence d'une cause générale évidente telle qu'un syndrome viral en période épidémique) ;
  - une céphalée associée à des **signes neurologiques** ;
  - une céphalée faisant évoquer une **intoxication** (notamment au CO) ;
  - une céphalée dans un **contexte d'immunodépression**.
- En cas de contact téléphonique, il est recommandé de conseiller au patient une consultation rapide (médecin traitant ou médecin de garde) dans les situations suivantes :
  - une céphalée connue par le patient mais ne cédant pas à la prise du traitement habituel ;
  - une céphalée semi-récente (> 7 jours) sans signe d'aggravation durant les derniers jours ;
  - une céphalée ancienne dont la fréquence ou l'intensité sont difficiles à gérer par le patient.
- Il est fréquent qu'un patient migraineux se présente aux urgences pour une crise sévère. Si l'interrogatoire est fiable et que le patient reconnaît « sa » crise de migraine habituelle, des explorations ne sont pas nécessaires et un traitement sera donné pour soulager la crise.

Tableau 9.3. Ⓐ **Syndrome méningé et un syndrome d'hypertension intracrânienne.**

Syndrome méningé	Orientation diagnostique
– **Céphalée** : en casque, diffuse, intense, résistante aux antalgiques. Début brutal, subaigu ou progressif selon les causes – **Vomissements** inconstants ; sans effort, en jets et soulageant temporairement la céphalée – **Photophobie** – Attitude en **chien de fusil** – **Raideur de la nuque**, manœuvres méningées positives – **Température** corporelle élevée ou normale	– Syndrome méningé + **fièvre** = suspicion de **méningite** infectieuse ➔ *PL immédiate sans scanner préalable* – Syndrome méningé + **température normale** + début **brutal** = suspicion d'**HSA** ➔ *scanner cérébral immédiat puis PL si scanner normal*
Syndrome d'hypertension intracrânienne	**Orientation diagnostique**
– **Céphalée** : en casque, diffuse, intense, matinale, exagérée par toux/effort/décubitus, résistante aux antalgiques. Début souvent progressif, parfois brutal – **Vomissements** : inconstants ; sans effort, en jets et soulageant temporairement la céphalée – **Trouble de la vigilance** : obnubilation, confusion, coma – **Diplopie horizontale** (atteinte du VI uni ou bilatérale) – **Éclipses visuelles** : pertes bilatérales transitoires de la vision, tardives (par œdème papillaire important) – **Œdème papillaire bilatéral** au fond d'œil	– **Processus occupant de l'espace** : tumeur intracrânienne, hématome sous-dural, abcès – **Hydrocéphalie** – TVC ➔ *Scanner ou IRM (sans et avec injection) en urgence* ➔ *PL contre-indiquée* **avant** *imagerie cérébrale mais impérative* **après** *une imagerie cérébrale normale ou suggérant un processus méningé*

III. Énoncer les principales causes de céphalée aiguë et de céphalée chronique

A. Principales causes de céphalée récente à début brutal

- Les céphalées brutales révèlent souvent une cause vasculaire, mais parfois aussi des causes non vasculaires. Les explorations seront donc toujours poussées (tableau 9.4).

Tableau 9.4. Ⓐ Principales causes de céphalée récente à début brutal.

	Clinique	Examens permettant le diagnostic
HSA	– Céphalée brutale (ou rapidement progressive) – Syndrome méningé – Perte de connaissance – Paralysie du III – ± Signes focaux ± épilepsie	– Scanner + angioscanner cérébral (anévrisme?) – Ou IRM + ARM – Puis PL si imagerie normale
SVCR	– Céphalées en coup de tonnerre répétées spontanément ou lors d'efforts, de Valsalva ou pré/orgasmiques – ± Signes focaux ± épilepsie	– Scanner + angioscanner – IRM + ARM
Autres hémorragies intracrâniennes	– Céphalée brutale (ou rapidement progressive) – Signes focaux +++, parfois discrets dans certaines localisations (cervelet)	– Scanner – Ou IRM
AVC ischémique	– Céphalée brutale (ou rapidement progressive) – Signes focaux +++, parfois discrets dans certaines localisations (cervelet)	– Scanner (normal dans les 3 premières heures) – IRM (diffusion, ADC)
Dissection carotidienne ou vertébrale	– Céphalée brutale ou rapidement progressive – Cervicalgie unilatérale ou bilatérale – Si dissection carotidienne : Claude-Bernard Horner, acouphène pulsatile, paralysie du XII – Signes d'ischémie rétinienne ou cérébrale (AVC)	– Angioscanner des TSA – IRM avec coupes cervicales + ARM des TSA
TVC	– Céphalée progressive (plus souvent que brutale) – Hypertension intracrânienne – ± Signes focaux ± épilepsie	– Scanner + angioscanner veineux – IRM + veinographie par IRM
Méningite et méningo-encéphalite	– Céphalée + fièvre – Signes méningés – Troubles de conscience, signes focaux si encéphalite (déficit focal, épilepsie)	– PL d'emblée en l'absence de déficit focal – Hémocultures – IRM cérébrale
Encéphalopathie hypertensive et éclampsie PRES	– Céphalée précédant les signes d'encéphalopathie (troubles conscience ± déficits focaux ± épilepsie)	– Pression artérielle élevée – Fond d'œil : œdème papillaire – IRM (hypersignaux FLAIR et T2 symétriques)
Nécrose pituitaire	– Céphalée brutale ou progressive – Troubles visuels (hémianopsie bitemporale)	– IRM
Artérite temporale	– Céphalée progressive (rarement brutale) – Âge > 50 ans – Altération de l'état général	– CRP élevée – Biopsie artère temporale

- Les céphalées brutales culminent généralement en quelques secondes ou minutes. En pratique, les causes de céphalées aiguës maximales en moins d'une heure sont les mêmes que celles des céphalées en coup de tonnerre. La **céphalée en coup de tonnerre** en est la forme extrême : elle atteint une intensité maximale sévère (EVA ≥7) en moins d'une minute, comme « une explosion ». La durée est variable selon les causes.

1. Hémorragie sous-arachnoïdienne (HSA)

- L'HSA ou hémorragie méningée est la cause de 10 à 30 % des céphalées brutales.
- L'HSA est due dans **85 %** des cas à la rupture d'un **anévrisme intracrânien**.
- La **céphalée typique** est **explosive,** en **coup de tonnerre**, sévère, associée aux autres signes d'un **syndrome méningé** et à une **cervicalgie**. Elle peut aussi être isolée, progressive sur plusieurs heures, ou disparaître rapidement, notamment en cas d'HSA de faible abondance (céphalée « sentinelle » d'une rupture d'anévrisme, précédant une HSA massive). Elle peut s'associer à des crises comitiales, un déficit focal, une paralysie du III (anévrisme de l'artère communicante postérieure ou de la terminaison carotidienne) et/ou un trouble de conscience.
- Le diagnostic repose sur le **scanner cérébral en urgence**, qui montre une hyperdensité dans les espaces sous-arachnoïdiens. Sa sensibilité décroît de 98 % dans les 12 premières heures à 93 % à 24 heures, 85 % à 5 jours et 50 % à 7 jours. L'IRM (FLAIR et T2*) est aussi sensible que le scanner dans les premières heures et devient supérieure après 24 heures.
- **L'angioscanner** doit être systématique à la recherche d'un **anévrisme rompu**.
- **Dans toute céphalée « explosive » avec une imagerie normale, il faut effectuer une PL à la recherche d'une xanthochromie**.
- La prise en charge doit se faire en soins intensifs ou réanimation, dans un centre disposant d'un service de neuroradiologie interventionnelle et de neurochirurgie. Le traitement étiologique repose sur l'embolisation ou la chirurgie de l'anévrisme. La prévention des complications (resaignement, hydrocéphalie et vasospasme) comporte l'administration d'un anticalcique (nimodipine). Le traitement symptomatique de la céphalée repose sur les antalgiques, souvent des opiacés faibles ou forts.
- Une HSA **sans** anévrisme identifié peut être un SVCR.

2. Syndrome de vasoconstriction cérébrale réversible (SVCR)

- Le SVCR est la cause de 10 à 45 % des céphalées en coup de tonnerre aux urgences, mais il reste sous-diagnostiqué car c'est un syndrome de description récente (2007).
- Le SVCR est dû à une vasoconstriction des artères cérébrales, réversible en 3 mois. Il peut se compliquer d'hémorragies (HSA ou hémorragie cérébrale) ou d'infarctus cérébraux.
- La **céphalée typique** est **explosive,** en **coup de tonnerre**, typiquement plus courte que celle de l'HSA anévrismale. Chaque épisode dure 5 minutes à plusieurs heures et se **répète** sur 1 à 3 semaines, volontiers **provoqué** par l'effort, l'émotion, le Valsalva ou l'activité sexuelle.
- La céphalée peut s'associer à une poussée hypertensive, des crises comitiales et/ou un déficit focal.
- Un **contexte** de post-partum, d'exposition à des substances vasoactives (cannabis, cocaïne, antidépresseur sérotoninergique, décongestionnant nasal ou triptan) ou de stress est évocateur.
- L'imagerie du parenchyme cérébral (scanner ou IRM) est le plus souvent normale, mais peut montrer des complications hémorragiques (petite HSA focale non anévrismale, hématome parenchymateux), des complications ischémiques (infarctus cérébral) ou un œdème cérébral.

- L'**angiographie** (angioscanner ou ARM) montre des sténoses artérielles segmentaires et diffuses qui sont maximales 2 semaines après le début des céphalées. L'angiographie peut être normale dans les 7 premiers jours. D'où la recommandation de refaire une angiographie après quelques jours chez des patients ayant eu une ou plusieurs céphalées en coup de tonnerre et une imagerie initiale n'apportant pas de diagnostic.
- Le traitement repose sur le repos, l'arrêt des substances vasoactives et un anticalcique (nimodipine).

3. Causes plus rares de céphalée à début brutal

- **Causes détectées par un scanner simple** :
  - autres hémorragies intracrâniennes ;
  - infarctus cérébraux (visibles après 3 heures) ;
  - tumeurs cérébrales (rare cause de céphalée brutale) ;
  - sinusite aiguë (notamment sphénoïdale) : diagnostic d'exclusion.
- **Causes pouvant donner un scanner simple normal :** outre les HSA de faible abondance et le SVCR, ce sont :
  - dissections cervicales carotidiennes ou vertébrales ;
  - TVC ;
  - encéphalopathie postérieure réversible (PRES) et encéphalopathie hypertensive ;
  - artérite temporale ;
  - nécroses pituitaires (c'est un infarctus de l'hypophyse) ;
  - AVC ischémiques (si scanner < 3 heures après le début) ;
  - syndrome d'hypotension intracrânienne.

- **Les causes détectées par la PL après une imagerie normale** sont, outre l'HSA, les méningites (environ 2 % des patients se présentant pour une céphalée brutale isolée).
- **Céphalées primaires à début brutal** : certaines variétés rares de céphalées primaires se caractérisent par des céphalées en coup de tonnerre répétées, de durée brève, déclenchées par la toux, les efforts physiques ou l'activité sexuelle (céphalée sexuelle bénigne). Le diagnostic ne peut être porté qu'après un bilan complet normal et en respectant des critères diagnostiques stricts de l'ICHD-3. L'avis d'un spécialiste s'impose.

B. Principales causes de céphalée récente d'aggravation progressive

Les causes sont encore plus diverses que celles à l'origine des céphalées brutales. En effet, toutes les causes de céphalées brutales peuvent aussi se révéler par des céphalées progressives.

1. Méningites et méningo-encéphalites

Une céphalée fébrile avec syndrome méningé oriente vers une méningite infectieuse aiguë. La fièvre peut toutefois manquer et la raideur méningée être absente (d'où la règle de faire une PL devant toute céphalée inhabituelle après une imagerie normale). Au cours de certaines méningo-encéphalites lymphocytaires, la céphalée est au premier plan (avant l'apparition de signes focaux, troubles de la conscience ou crises comitiales) ; un traitement anti-herpétique (acyclovir) doit être démarré au moindre doute sans attendre la confirmation virologique (recherche par PCR du virus HSV).

Certaines méningites infectieuses (méningite tuberculeuse) peuvent donner une céphalée progressive chronique et insidieuse évoluant sur des semaines ou des mois en l'absence de diagnostic.

Les méningites aseptiques sont retrouvées au cours de certains cancers et maladies inflammatoires.

2. Syndromes d'hypertension intracrânienne (HTIC)

- **L'HTIC symptomatique** est une urgence, en raison du risque **d'engagement**. L'imagerie cérébrale par scanner ou mieux IRM (sans puis avec injection) recherche une hydrocéphalie ou un processus expansif (tumeur, abcès, hématome sous-dural). Si ces étiologies sont éliminées, la PL avec prise de pression confirme l'HTIC, élimine une méningite chronique et impose la recherche d'une cause vasculaire non vue sur l'imagerie initiale, comme une TVC.
- **L'HTIC idiopathique** touche avec prédilection les jeunes femmes obèses. La céphalée est celle d'une HTIC. Les éclipses visuelles sont évocatrices. Le fond d'œil montre un œdème papillaire; la principale complication est la cécité par atrophie optique. L'IRM ne retrouve pas les causes classiques d'HTIC symptomatique mais peut montrer une selle turcique vide, une dilatation de la gaine des nerfs optiques et des sténoses des sinus veineux transverses. Le diagnostic est basé sur la mesure de la pression du liquide cérébrospinal (LCS) par PL en position couchée (> 25 cm d'eau) et l'exclusion de causes médicamenteuses et endocriniennes.

3. Syndromes d'hypotension intracrânienne

- La **céphalée post-ponction durale** est provoquée par une baisse de pression du LCS et apparaît quelques heures après une brèche durale iatrogène (PL, péridurale, rachianesthésie…). Elle est progressive ou soudaine. Le diagnostic est clinique, basé sur la mise en évidence d'une céphalée posturale orthostatique qui apparaît en position debout ou assise, et disparaît en moins de 15 minutes en décubitus (à plat sans coussin). Le scanner cérébral est normal. L'IRM montre les mêmes anomalies que dans une hypotension intracrânienne spontanée, mais elle n'est pas nécessaire dans les formes typiques.
- **L'hypotension intracrânienne spontanée** est due à une fuite de LCS par une brèche durale spontanée ou apparue après un traumatisme rachidien mineur. La céphalée débute souvent progressivement (85 %) mais peut être brutale (15 %). Elle est typiquement posturale, avec cervicalgies, acouphènes, hypoacousie, nausées, et parfois diplopie horizontale par paralysie du VI. L'IRM cérébrale montre un rehaussement intense des méninges après injection de gadolinium, un déplacement crânio-caudal des structures encéphaliques, une dilatation des sinus veineux et parfois un aspect collabé des ventricules. Elle peut se compliquer d'un hématome sous-dural ou d'une TVC aggravant les céphalées et leur faisant perdre leur caractère postural.
- Le traitement repose sur l'injection péridurale lombaire de sang autologue pour obstruer la brèche (*blood-patch*).

4. Céphalée post-traumatique aiguë

Une céphalée post-traumatique aiguë apparaît par définition moins de 7 jours après un traumatisme crânien. La possibilité d'une céphalée secondaire plus grave (dissection, hématome sous-dural) doit être systématiquement évoquée et exclue par une imagerie appropriée.

5. Maladie de Horton ou artérite temporale

Toute céphalée inhabituelle chez un sujet > 50 ans doit faire évoquer une maladie de Horton, y compris en l'absence du tableau classique (altération de l'état général [AEG], douleurs des ceintures, claudication de la mâchoire). Le diagnostic repose sur la mesure de la CRP à la recherche d'un syndrome inflammatoire, l'exclusion des diagnostics différentiels (imagerie cérébrale), et la réalisation d'une biopsie de l'artère temporale (artérite giganto-cellulaire). La corticothérapie est débutée avant les résultats de la biopsie. Son efficacité est spectaculaire et la persistance des douleurs au-delà de 4 jours de traitement amène à reconsidérer le diagnostic.

6. Affections ophtalmologiques et ORL

- **Les sinusites aiguës** provoquent des céphalées intenses, augmentées par le fait de pencher la tête, le décubitus et/ou la pression des régions sinusiennes. Les douleurs sont parfois isolées, sans décharge nasale (sinusite bloquée) ; la fièvre est inconstante. Le diagnostic repose sur l'examen ORL et le scanner des sinus.
- Un **glaucome aigu à angle fermé** est évoqué devant une douleur périorbitaire sévère, avec une rougeur oculaire, un trouble visuel unilatéral (baisse d'acuité, halos lumineux) et parfois une mydriase modérée aréactive. Le diagnostic repose sur la mesure de la pression intraoculaire.

7. Causes métaboliques, toxiques et médicamenteuses

- **Intoxication au monoxyde de carbone (CO)** : gaz inodore et incolore, le CO est émis par un système de chauffage à combustion défectueux. L'intoxication au CO se manifeste tout d'abord par une céphalée progressive puis d'autres signes (vertiges, troubles visuels, asthénie, sensation ébrieuse, troubles de conscience). Le diagnostic repose sur le dosage du taux de carboxyhémoglobine (HbCO) qui détermine la gravité (si > 30 % : céphalée sévère avec confusion puis coma). Un bilan cardiaque (ECG, enzymes cardiaques) recherche une myocardiopathie. Le traitement repose sur l'oxygénothérapie hyperbare et l'éradication de la source de CO.
- **Les traitements suivants** sont fréquemment la cause de céphalées : inhibiteurs de la phosphodiestérase, dipyridamole, dérivés nitrés, anticalciques (sauf flunarizine). La liste n'est pas exhaustive.
- Une céphalée progressive quotidienne doit faire rechercher un **syndrome d'apnée du sommeil**, une **anémie** et une **dysthyroïdie**.

8. Neuropathies crâniennes douloureuses

Les neuropathies crâniennes douloureuses entraînent des douleurs strictement localisées au territoire sensitif d'un nerf innervant la face ou les muqueuses (V, VII bis, IX) ou le crâne (grand nerf occipital). Selon la nature de la douleur, elles comprennent :

- les **névralgies,** douleurs sévères, brèves (quelques secondes), à type de décharge électrique, déclenchées par un stimuli indolore d'une zone cutanée appelée « zone gâchette ». On distingue les névralgies **classiques** par conflit vasculo-nerveux, **secondaires** et **idiopathiques** (sans cause identifiable).
- les **douleurs neuropathiques**, douleurs continues à type de brûlure. Il y a parfois quelques décharges électriques. On distingue les formes **secondaires** et **idiopathiques**.

Toute neuropathie crânienne douloureuse peut révéler une lésion du nerf sur tout son trajet, du noyau dans le tronc cérébral jusqu'aux branches de division (SEP, méningo-radiculite, zona, tumeur, traumatisme). Les explorations comportent une IRM cérébrale avec et sans gadolinium avec coupes fines sur le trajet du nerf et si besoin une PL.

C. Principales causes de céphalée chronique

1. Terme « chronique » dans la classification des céphalées

B Dans la terminologie de la douleur, le terme « chronique » traduit la persistance de la douleur sur une période supérieure à 3 mois. Dans la classification des céphalées, le terme « chronique » a trois significations différentes.

- **Céphalée chronique qui « dure depuis plus de 3 mois »** et s'oppose à la céphalée aiguë, récente et inhabituelle. Les céphalées primaires évoluent généralement sur des années. Les céphalées secondaires aiguës disparaissent en moins de 3 mois lorsque la cause sous-jacente est traitée (céphalée de la méningite qui cède après l'antibiothérapie). Certaines céphalées secondaires persistent plus de 3 mois et deviennent alors chroniques (céphalée post-traumatique).
- **Céphalée primaire chronique qui « survient un jour sur deux par mois ou plus »**. C'est la céphalée chronique quotidienne (CCQ) avec crises de longue durée (> 4 heures), qui correspond essentiellement à la migraine chronique, et moins souvent à la céphalée de tension chronique.
- **Algie vasculaire de la face (AVF) chronique qui « survient sans rémission depuis plus d'un an »** par opposition à l'AVF épisodique qui survient avec des rémissions de plus de 3 mois.

2. Céphalées primaires épisodiques (< 15 jours de céphalée par mois)

- Les deux causes sont la migraine et la céphalée de tension, qui est moins invalidante. Plus de 90 % des consultations pour céphalée sont dus à la migraine. Toute céphalée épisodique primaire invalidante doit être considérée comme une migraine jusqu'à preuve du contraire.
- Migraine et céphalée de tension sont distinguées grâce à la description des crises (tableau 9.5). Elles doivent aussi se distinguer de l'AVF, plus rare (1 sur 1 000), qui se caractérise par des douleurs insupportables et une évolution en CCQ de courte durée (crises de 15 à 180 minutes), et d'une névralgie du trijumeau (ou autre neuropathie crânienne douloureuse).
- Au cours des céphalées primaires, les explorations complémentaires en urgence sont inutiles lorsque les crises sont anciennes, reconnues comme habituelles par le patient, et satisfont tous les critères diagnostiques.

3. Céphalées primaires chroniques quotidiennes (CCQ)

Lorsque la céphalée dure 15 jours par mois ou plus depuis plus de 3 mois, on distingue (figure 9.1) :

- **la CCQ de longue durée (crises > 4 heures)** : la migraine chronique est bien plus fréquente que la céphalée de tension chronique. La recherche d'un abus médicamenteux est systématique, il peut être une complication et/ou un facteur d'aggravation de la céphalée primaire sous-jacente.
- **la CCQ de courte durée (crises < 4 heures)** : AVF à distinguer principalement d'une neuropathie crânienne douloureuse (névralgie du trijumeau).

L'imagerie cérébrale est systématique au moins une fois chez tout patient ayant une CCQ.

4. Céphalées chroniques secondaires

- Il arrive qu'une céphalée secondaire n'ait pas été diagnostiquée durant les 3 premiers mois d'évolution d'une céphalée aiguë parce que le patient n'a pas consulté ou parce que les

Tableau 9.5. B Critères diagnostiques des principales céphalées primaires épisodiques.

	Migraine	Céphalée de tension	AVF	Névralgie du trijumeau classique
Sex ratio	Femmes >> Hommes	Femmes > Hommes	Hommes >> Femmes	Femmes > Hommes
Durée des crises	4–72 heures	Heures ou jours, ou continue	15–180 minutes	Quelques secondes à 2 minutes
Latéralité de la douleur	Généralement unilatérale	Généralement bilatérale	Strictement unilatérale	Strictement unilatérale
Localisation	Généralement frontale et temporale, parfois occipitale ou diffuse	En casque ou bitemporale ou occipitale	Orbitaire et/ou temporale	V2/V3 >> V1
Type de la douleur	Généralement pulsatile	Généralement à type de pression ou serrement	Généralement intolérable, atroce	Décharge électrique, élancement, coup de poignard ou piqûre
Effet des activités physiques (marche, monter les escaliers)	Souvent aggravée par les activités Attitude calme	Non aggravée par les activités et parfois améliorée	Non aggravée par les activités Impatience et agitation	Aggravée par la parole, la mastication, les mouvements de la face
Intensité	Modérée à sévère	Légère à modérée	Sévère à très sévère	Sévère à très sévère
Troubles digestifs	Souvent nausées, vomissements	Absents	Parfois nausées, vomissements	Absents
Troubles sensoriels	Généralement phonophobie et phonophobie	Généralement aucun ; parfois phonophobie **ou** phonophobie (pas les deux)	Parfois phonophobie et phonophobie	Absents
Signes dysautonomiques*	Possible	Jamais	Importants	Absents
Autres caractéristiques	Douleur des muscles crâniens et cervicaux	Douleur des muscles crâniens et cervicaux	Douleur des muscles crâniens et cervicaux Périodicité circadienne	Provoquée par des stimuli normalement indolores dans le territoire du V affecté

* Larmoiement, rougeur, œdème palpébral, sudation frontale et faciale, obstruction nasale, rhinorrhée, ptosis, myosis.

explorations appropriées n'ont pas été effectués. C'est pourquoi la première consultation pour une céphalée chronique doit comporter un interrogatoire détaillé, un examen soigneux, et des examens appropriés pour écarter une secondaire grave (voir *supra*) chez les patients dont la céphalée ne correspond pas à une migraine sans aura satisfaisant tous les critères ICHD-3.

- **La céphalée post-traumatique** : elle fait suite à une céphalée post-traumatique aiguë et peut s'accompagner d'un syndrome post-traumatique incluant vertiges, nausées, vomissements, troubles du sommeil, difficultés de concentration et trouble de l'humeur. Le tableau est celui d'une CCQ de longue durée. Il convient de démêler précisément l'histoire, car un traumatisme peut aggraver des céphalées primaires préexistantes. Le traitement repose sur les caractéristiques de la céphalée, de type migraineux ou de type céphalée de tension.
- **Une affection rhumatologique**, telle une arthrose cervicale, est trop souvent incriminée à tort chez des patients ayant une migraine. Certaines affections rhumatologiques peuvent donner des céphalées secondaires d'origine cervicale : arthrose sévère et/ou conflit disco-radiculaire, séquelles de fracture/luxation d'une vertèbre cervicale, polyarthrite rhumatoïde… Les céphalées sont généralement postérieures avec des contractures musculaires paravertébrales associées.

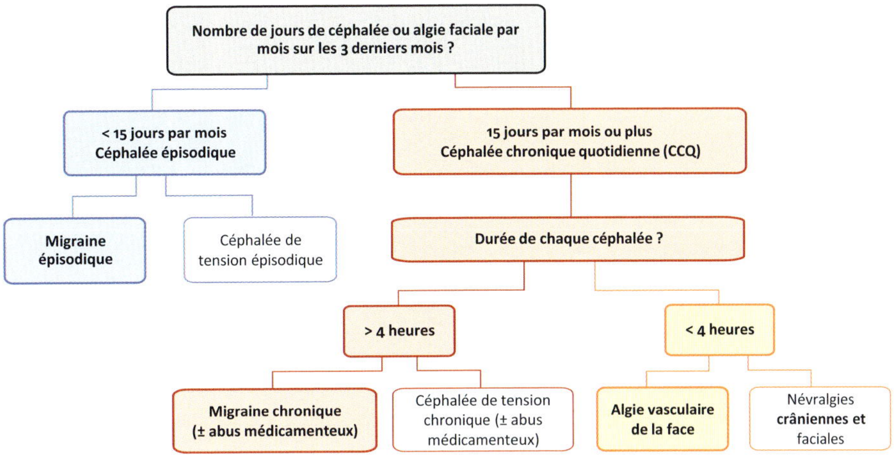

Fig. 9.1. Ⓐ **Causes de céphalées et algies faciales chroniques primaires.**

IV. Examens complémentaires devant une céphalée aiguë ou chronique chez l'adulte et l'enfant

- Ⓐ La règle d'or est que toute céphalée aiguë (récente et inhabituelle) doit être considérée comme secondaire et donc explorée en urgence. Les examens clés sont l'imagerie cérébrale, l'angiographie cérébrale et/ou cervicale et très souvent, la PL.
- Les examens sanguins contribuent rarement au diagnostic étiologique, sauf une CRP augmentée orientant vers une maladie de Horton chez un sujet âgé ou vers une maladie infectieuse.

A. Indication et pertinence de l'imagerie devant une céphalée aiguë ou chronique

1. Scanner cérébral

- Le **scanner cérébral sans injection** recherche une hyperdensité spontanée (présence de sang), une hydrocéphalie (figure 9.2), un effet de masse ou un œdème témoignant d'un processus expansif (tumeur/abcès/hématome sous-dural chronique).

Un **scanner** sans injection **normal** n'élimine pas une cause lésionnelle : 7 % des HSA après 24 heures, 30 % des thromboses veineuses cérébrales, la quasi-totalité des dissections des artères cervicales au stade de signes locaux, et la plupart des méningites ont un scanner normal.

- Le **scanner cérébral avec injection de produit de contraste iodé** est plus sensible pour la détection des tumeurs et des abcès. Il recherche aussi une obstruction d'un sinus veineux (TVC).
- **L'angioscanner cérébral** explore les vaisseaux intracrâniens à la recherche d'une anomalie artérielle (anévrisme ou vasospasmes d'un SVCR) ou veineuse (TVC).
- **L'angioscanner cervical** des troncs supra-aortiques (TSA) recherche une anomalie des artères cervicales carotides ou vertébrales (dissection).

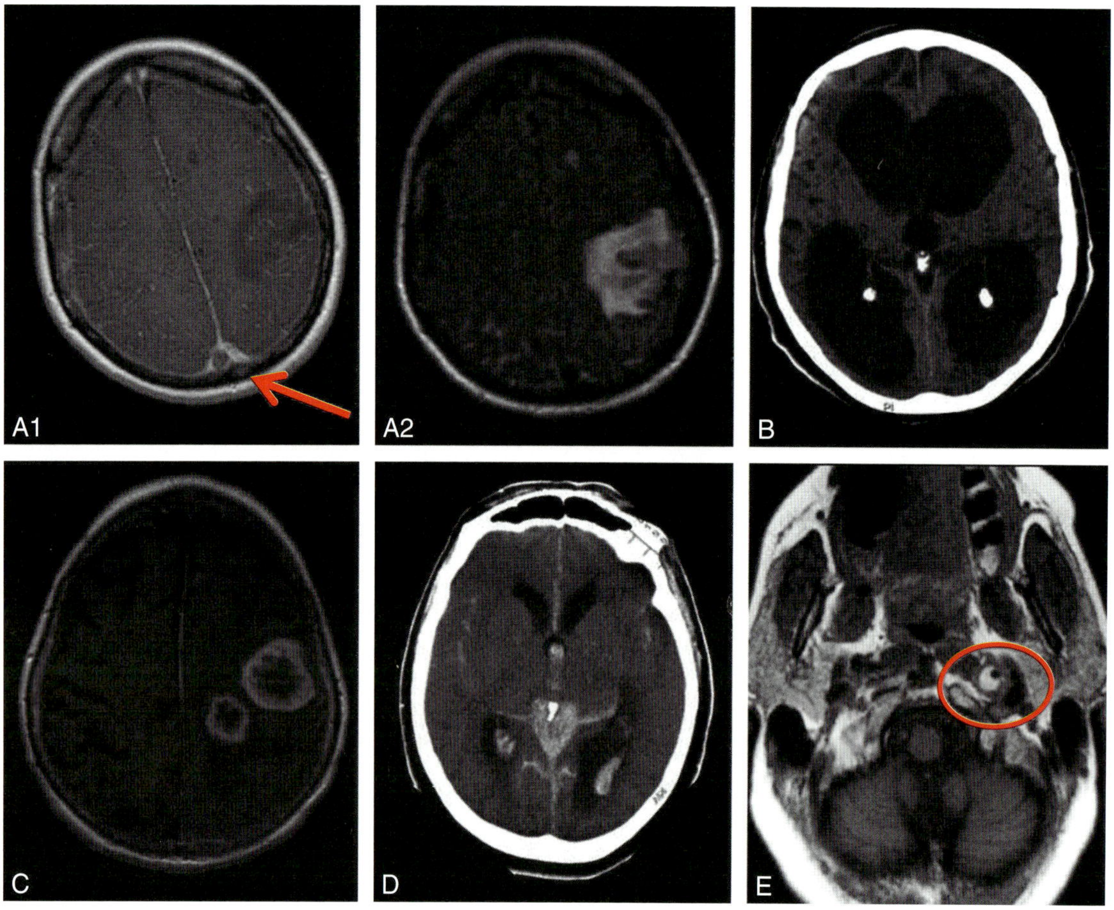

Fig. 9.2. **A** **Exemples d'imagerie cérébrale de céphalées secondaires.**

A – TVC du sinus sagittal supérieur. IRM en séquence T1 avec gadolinium (A1 : thrombus responsable d'un signe du delta, flèche) et en FLAIR (A2 : infarctus veineux).

B – Hydrocéphalie (scanner).

C – Tumeur cérébrale (glioblastome) (IRM).

D – Hémorragie sous-arachnoïdienne (scanner).

E – Dissection carotide interne gauche (IRM : hypersignal de la paroi artérielle en « croissant »).

(Source : CEN, 2019.)

2. IRM cérébrale

- Elle est plus sensible que le scanner pour toutes les lésions parenchymateuses ou hypophysaires, et pour les diagnostics de TVC, de PRES (syndrome d'encéphalopathie postérieure réversible), d'hypotension intracrânienne et d'HSA après 24 heures.
- Des coupes d'IRM cervicales axiales (T1 FAT-SAT) sont nécessaires pour rechercher une dissection des artères cervicales.
- **L'ARM cérébrale et des TSA** cherche les mêmes anomalies que l'angioscanner.
- L'IRM reste souvent indisponible en urgence. Elle est alors réalisée dans un second temps après un scanner avec angioscanner normal (figure 9.2).

3. Artériographie cérébrale par voie fémorale

- Il s'agit d'un examen invasif qui se discute en milieu spécialisé après l'angioscanner ou l'ARM, pour le diagnostic des HSA (recherche d'anévrisme et bilan pré-embolisation ou pré-chirurgical) et dans le cadre du diagnostic de certaines causes très rares de céphalée (vascularites).

4. Imagerie devant une céphalée aiguë brutale

- **Scanner cérébral en urgence** : toute céphalée brutale doit être explorée par un scanner cérébral sans injection à la recherche d'une HSA.
- **L'angioscanner cérébral** doit être systématique pour explorer le réseau artériel (polygone de Willis, anévrisme ?) ainsi que le réseau veineux.
- **L'angioscanner des TSA** doit être réalisé pour toute suspicion de dissection (cervicalgie, Claude-Bernard-Horner, céphalée brutale sans HSA visible).
- Une IRM avec ARM peut être réalisée en première intention, à condition de ne pas retarder la prise en charge.
- **En présence d'une HSA visible** : la recherche d'un anévrisme indique un angioscanner cérébral s'il n'a pas été fait d'emblée.
- **En l'absence d'une HSA visible** : la ponction lombaire est impérative.
- Si le scanner et la PL ne trouvent pas d'HSA, la **recherche d'une autre cause** doit être discutée, notamment si la céphalée persiste, et repose sur **l'angioscanner** artériel (SVCR), veineux (TVC) et des TSA (dissection), puis l'IRM cérébrale (TVC, PRES, apoplexie pituitaire).
- L'imagerie sera répétée quelques jours plus tard (IRM + ARM ou angioscanner) en cas de suspicion de SVCR avec imagerie initiale parenchymateuse et artérielle normale.
- Après un angioscanner et une PL ne montrant pas d'HSA anévrismale, l'artériographie cérébrale par voie fémorale n'est pas utile.

5. Imagerie devant une céphalée aiguë progressive

- Une imagerie cérébrale est nécessaire dans tous les cas avec un délai variable :
  - **céphalée présente ou aggravée depuis < 7 jours** : imagerie en urgence ;
  - **céphalée stable depuis > 7 jours** : délais à apprécier au cas par cas.
- **Une IRM cérébrale complète** est idéalement faite d'emblée (T1, FLAIR, T1 injectée et séquences vasculaires) à la recherche d'un processus expansif intracrânien (masse, prise de contraste) et de signes de TVC. Une séquence T2* peut être demandée pour repérer un saignement ou une TVC en hyposignal. La recherche d'une dissection artérielle cervicale nécessite une séquence fat-sat (saturation de graisse) et une ARM des TSA.
- Si l'accessibilité à l'IRM est limitée, un scanner cérébral sans puis avec injection de produit de contraste et un angioscanner des TSA seront réalisés. En l'absence de diagnostic après le scanner et si la céphalée persiste, une IRM devra rechercher de lésions peu visibles au scanner (TVC, PRES, nécrose pituitaire et hypotension intracrânienne).
- Si l'imagerie n'apporte pas de diagnostic de certitude et que la céphalée persiste, une PL devra être discutée à la recherche d'une méningite ou d'un trouble de la pression du LCS.

6. Imagerie devant une céphalée chronique (ancienne et habituelle)

- Devant une céphalée chronique, une IRM cérébrale est indiquée sans urgence, au moins une fois, lorsque le diagnostic ne correspond pas à une migraine sans aura caractéristique selon l'ICHD-3.

- Le but est d'éliminer certaines affections qui peuvent s'exprimer cliniquement par des céphalées à type de migraine avec aura, de migraine chronique, de céphalée de tension chronique, ou d'algie vasculaire de la face :
  - **migraine avec aura** : l'imagerie cherche une malformation artério-veineuse et une maladie des petites artères cérébrales. L'IRM montre souvent (40 %) des anomalies de signal non spécifiques en FLAIR et T2 ne devant pas être confondues avec des lésions démyélinisantes. L'étiologie de ces anomalies est inconnue ;
  - **CCQ** : l'imagerie cherche des signes d'hypertension ou d'hypotension intracrânienne chronique, ou des tumeurs de la loge hypophysaire et hypothalamique.
- En raison du nombre croissant d'IRM demandées pour des bilans de céphalée, beaucoup d'anomalies sont des découvertes fortuites. Les kystes arachnoïdiens, les anomalies veineuses de développement, les sinusites chroniques maxillaires et frontales ne causent pas de céphalées.

B. Discuter l'indication d'une ponction lombaire devant une céphalée aiguë

- **Indications** : la PL permet l'analyse du LCS et la mesure de la pression intracrânienne. **La PL doit être pratiquée** :
  - **devant une suspicion d'HSA** : si l'imagerie est normale, une PL doit être faite, même si la céphalée a disparu. Une xanthochromie du surnageant en spectrophotométrie est présente dans 100 % des HSA anévrismales lorsque le LCS est prélevé entre 12 heures et 14 jours après le début de la céphalée (tableau 9.7). Elle est liée à la dégradation de l'hémoglobine en pigments biliaires : oxyhémoglobine puis bilirubine plus tardivement. L'analyse visuelle après centrifugation a une faible sensibilité et spécificité ;
  - **devant une suspicion de méningite infectieuse** : une PL doit être pratiquée d'emblée sans imagerie ni bilan sanguin préalables. Les indications à une imagerie cérébrale avant la PL sont peu nombreuses (tableau 9.6). Un bilan sanguin est fait dans le même

Tableau 9.6. Ⓐ **Discuter une ponction lombaire devant une suspicion de méningite infectieuse.**

La PL est l'examen clé, en urgence devant toute suspicion de méningite infectieuse (céphalée sévère + fièvre)	– Elle doit être réalisée **dans l'heure** qui suit l'admission du patient aux urgences, sans imagerie cérébrale ni bilan biologique préalable – Les troubles de la conscience isolés ne sont pas une contre-indication à la PL – Les indications de l'imagerie cérébrale avant la PL sont rares – L'impossibilité de pratiquer une PL dans les plus brefs délais impose la mise en route **immédiate** de la dexaméthasone et de l'antibiothérapie après réalisation d'une paire d'hémocultures
La PL n'est pas contre-indiquée si :	– Troubles de la conscience isolés – Prise d'antiagrégants plaquettaires
La PL est contre-indiquée si : → PL réalisée dès la levée de la contre-indication	– Infection cutanée étendue du site de ponction – Instabilité hémodynamique ou respiratoire – Troubles de l'hémostase connus (coagulopathie dont hémophilie, plaquettes < 50 000/mm³) – Traitement anticoagulant à dose efficace (héparine, AVK ou anticoagulants oraux directs) – Saignements spontanés évoquant une CIVD
Si une méningite est suspectée, les indications de l'imagerie avant la PL sont limitées → PL réalisée après l'imagerie si possible	– **Signes évoquant un processus expansif** : signes de localisation et/ou crises d'épilepsie focales et récentes – **Signes d'engagement cérébral** : troubles de la vigilance **et** anomalies pupillaires, dysautonomie, crises toniques postérieures, aréactivité, réaction de décérébration ou de décortication – **Crises convulsives persistantes**

Tableau 9.7. Ⓐ **Interprétation de la ponction lombaire devant une céphalée aiguë.**

LCS	Normal	HSA	Méningite infectieuse
Aspect avant centrifugation	Clair, eau de roche	Hémorragique et incoagulable Jaune après quelques jours	Trouble ou clair
Pression d'ouverture	10 à 25 cm (adulte) 10 à 28 cm (enfant)	Normale ou élevée	Normale ou élevée
Leucocytes	0 à 5/mm^3	Parfois augmentés	> 10 mm^3
Globules rouges	Absence	Très élevés	Absence
Protéinorachie	< 0,40–0,45 g/L adulte	Augmentée	Augmentée ou normale
Glycorachie	> ⅔ glycémie	Normale	Abaissée ou normale
Pigments	Absents	Xantochromie du surnageant Pigments biliaires	Absents

temps (hémoculture et glycémie systématique pour interpréter la glycorachie) (tableau 9.7);

- **devant une suspicion d'HTIC** et en cas d'imagerie non diagnostique, une PL doit être faite pour affirmer le diagnostic grâce à la mesure de pression (> 25 cm d'eau), rechercher une méningite chronique et soulager la céphalée par soustraction de LCS. Un fond d'œil sera également réalisé;
- **après l'imagerie** : dans toutes les autres céphalées aiguës sans diagnostic étiologique certain après l'imagerie.

- **Contre-indications** : elles sont peu nombreuses lorsque la PL se discute devant une céphalée aiguë (tableau 9.6) et surtout lorsqu'une méningite infectieuse est suspectée.
- **Technique de la PL** :
  - utiliser une **aiguille atraumatique** de petit calibre (25 G), avec un introducteur, pour minimiser le risque de céphalée post-PL. Laisser le patient à plat après la PL est inutile;
  - recueillir plusieurs tubes (une vingtaine de gouttes chacun);
  - **mesurer la pression d'ouverture** : chez un patient en **décubitus latéral gauche**, brancher sur l'aiguille un manomètre ou une tubulure tenue verticalement, avant toute soustraction de LCS. Une pression > 25 cm d'eau chez l'adulte (> 28 cm chez l'enfant) signe l'existence d'une HTIC;
  - si le LCS ne coule pas en décubitus (pression imprenable), asseoir le patient. Une pression < 6 cm d'eau en position assise signe une hypotension intracrânienne;
  - un bilan sanguin est fait dans le même temps (glycémie systématique);
  - **PL traumatique** : une contamination par du sang se produit lors de 10 % des PL et donne un aspect rouge du LCS qui s'éclaircit au fil des tubes. Le sang coagule dans le LCS et le surnageant est clair après centrifugation.

C. Autres examens complémentaires

- **Biologie** : recherche d'un syndrome inflammatoire *(maladie de Horton? Syndrome infectieux?)*.
- **Examen ophtalmologique** : recherche d'un œdème papillaire *(HTIC?)* ou d'une pathologie ophtalmologique.
- **Scanner des sinus** et **examen ORL** : en cas de suspicion de pathologie ORL.

D. Stratégie des examens complémentaires et indication d'une hospitalisation devant une céphalée

- En pratique :
  - toute céphalée brutale est explorée comme une HSA anévrismale ;
  - toute céphalée progressive est explorée comme une HTIC ;
  - toute céphalée fébrile est explorée comme une méningite ;
  - les explorations sont réalisées aux urgences, parfois après transfert du patient dans un centre disposant des capacités d'imagerie nécessaires (angioscanner).
- Le patient est hospitalisé si :
  - un diagnostic de céphalée secondaire grave est établi, pour la poursuite du bilan et le traitement étiologique ;
  - le diagnostic n'est pas établi et la céphalée intense persiste, afin de poursuivre les explorations étiologiques et d'adapter le traitement.
- Les explorations s'avèrent normales chez 30 à 70 % des patients explorés pour une céphalée récente inhabituelle aux urgences. Si le patient est soulagé, il peut rentrer à domicile. S'il s'agit du premier épisode, aucun diagnostic de certitude n'est possible, car le diagnostic d'une migraine ou d'une AVF nécessite un recul temporel et plusieurs crises successives.
- Si l'interrogatoire met en évidence une histoire de céphalée primaire, la céphalée aiguë peut représenter une exacerbation de cette céphalée primaire, notamment une crise de migraine sévère ou un état de mal migraineux. Dans ces cas, un traitement spécifique pour les crises suivantes et une consultation spécialisée de suivi peuvent être proposés à l'issu de l'épisode aiguë.

V. Traitement des céphalées

A. Traitement des céphalées aux urgences

1. Traitement d'une suspicion de céphalée secondaire

- Un **traitement symptomatique par antalgique non spécifique** peut être administré (paracétamol 1 g, néfopam [Acupan®] 20 mg), associé à un traitement antiémétique (métoclopramide). Un traitement intraveineux (IV) est à préférer en cas de troubles digestifs associés.
- Il faut éviter l'aspirine et les AINS susceptibles d'aggraver une hémorragie et les sédatifs susceptibles de masquer l'émergence de troubles de la conscience.
- Le **traitement étiologique** dépend de la cause identifiée par les examens complémentaires : embolisation ou exérèse chirurgicale d'un anévrisme rompu, antibiothérapie d'une méningite bactérienne, corticothérapie dans les artérites temporales, héparinothérapie dans les TVC, dérivation ventriculaire lors d'une hydrocéphalie aiguë.

2. Traitement des crises de céphalée primaire

Aux urgences, il convient d'isoler le patient au calme, de le réhydrater si nécessaire et de lui administrer en IV un antalgique (paracétamol 1 g, néfopam [Acupan®] 20 mg), ou un AINS (kétoprofène 100 mg) associé à un antiémétique (métoclopramide 10 mg). Si la céphalée persiste inchangée, il faut remettre en cause le diagnostic de crise de céphalée primaire, et rechercher une cause de céphalée secondaire.

B. Traitement et prise en charge des céphalées primaires

- Les céphalées primaires sont prises en charge en consultation (cf. chapitre 10, item 99).
- Les traitements pour soulager chaque crise doivent être les plus spécifiques possibles.
- Ils sont parfois complétés par un traitement de fond visant à réduire le nombre de crises.

Points clés

- Devant une céphalée, l'objectif prioritaire est d'identifier une céphalée secondaire à une affection grave nécessitant une prise en charge en urgence (HSA, méningite, HTIC, etc.).
- Le diagnostic repose sur un interrogatoire précis : les deux principaux paramètres à considérer sont l'ancienneté (récente ou ancienne) et le caractère habituel ou inhabituel de la céphalée (figure 9.3).
- Les céphalées récentes et inhabituelles, qu'elles soient d'apparition brutale (voire en coup de tonnerre) ou d'aggravation progressive, doivent conduire à une imagerie cérébrale en urgence, suivie en l'absence de diagnostic par une ponction lombaire.
- Le traitement symptomatique en urgence des céphalées aiguës repose sur les antalgiques non spécifiques. Un traitement étiologique urgent peut être indiqué selon la cause sous-jacente.
- Les céphalées chroniques, anciennes et habituelles (répétées, stéréotypées) correspondent généralement à des céphalées primaires (migraine épisodique, migraine chronique, AVF, etc.).
- Les céphalées primaires sont les maladies neurologiques les plus fréquentes.
- La migraine est la deuxième cause de handicap chronique de l'adulte après la lombalgie.
- Les céphalées primaires nécessitent un traitement de crise spécifique souvent complété par un traitement de fond.

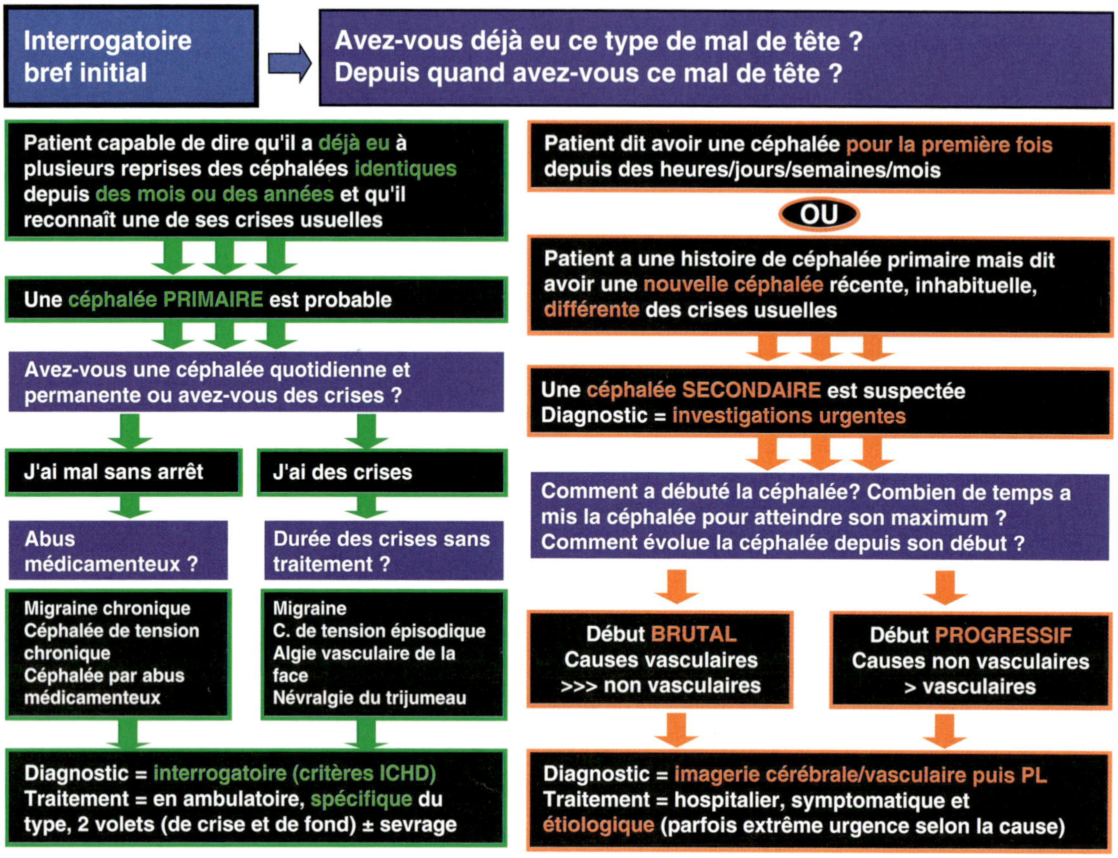

Fig. 9.3. Ⓐ Céphalée aiguë et chronique : les points clés.
(Source : CEN, 2019.)

CHAPITRE

10

Item 99 – Migraine, névralgie du trijumeau et algies de la face

Objectifs pédagogiques

Diagnostiquer une migraine, une névralgie du trijumeau et une algie de la face.
Connaître les principes généraux du traitement.

Hiérarchisation des connaissances

Rang	Rubrique	Intitulé
B	Prévalence, épidémiologie	Connaître l'épidémiologie des céphalées et douleurs de la face
B	Éléments physiopathologiques	Connaître les bases physiopathologiques de la migraine
A	Diagnostic positif	Diagnostiquer une céphalée primaire
A	Diagnostic positif	Conduire l'interrogatoire et réunir les arguments du diagnostic de migraine (avec ou sans aura)
A	Diagnostic positif	Conduire l'interrogatoire et réunir les arguments du diagnostic d'algie vasculaire de la face
A	Diagnostic positif	Conduire l'interrogatoire et réunir les arguments du diagnostic de névralgie du trijumeau
A	Diagnostic positif	Connaître l'intrication migraines, céphalées de tension
A	Diagnostic positif	Connaître les principales causes de douleur de la face
A	Diagnostic positif	Description clinique des algies d'origine dentaire, sinusienne et buccale
A	Diagnostic positif	Description clinique des céphalées d'origine auriculaire
B	Examens complémentaires	Connaître les examens complémentaires de première intention devant une douleur de la face
A	Étiologies	Identifier les facteurs favorisants éventuels d'une migraine
A	Étiologies	Connaître l'existence de céphalées induites par les médicaments chez le migraineux

Rang	Rubrique	Intitulé
A	Prise en charge	Connaître les principes généraux du traitement
B	Prise en charge	Savoir conduire un traitement de la migraine et connaître les règles de prise d'un médicament
A	Prise en charge	Savoir conseiller un patient migraineux
B	Contenu multimédia	À partir d'une vidéo d'interrogatoire, évoquer le diagnostic de migraine, d'algie vasculaire de la face, névralgie du trijumeau

I. Introduction

A Dans la **Classification internationale des céphalées** (ICHD, *International Classification of Headache Disorders*), les céphalées et les algies faciales ne sont pas clairement distinguées car toute cause de céphalée peut aussi donner une douleur de la face, et inversement. Cette intrication reflète l'anatomie du système nociceptif de l'extrémité céphalique, le complexe trigémino-cervical. Ainsi, une sinusite maxillaire aiguë peut donner une céphalée ipsilatérale, et une crise migraineuse peut comporter une douleur du nez, du maxillaire supérieur, de la mandibule ou du cou.

A. Définitions

Les définitions suivantes, proposées par l'ICHD, sont indispensables à connaître.

- **Une céphalée** est une douleur de la tête située au-dessus de la nuque et de la ligne orbito-méatale (ligne reliant l'orbite à l'orifice du conduit auditif externe).
- **Une douleur (algie) faciale** est une douleur de la tête située au-dessous de la ligne orbito-méatale, en avant du pavillon de l'oreille et au-dessus du cou.
- Les **céphalées et algies faciales primaires** sont des maladies neurologiques liées à la mise en jeu spontanée des systèmes nociceptifs crâniens en l'absence d'autre cause. Les causes les plus fréquentes sont la migraine, la céphalée de tension et l'algie vasculaire de la face qui évoluent par crises dont le symptôme principal est une douleur crânienne et/ou faciale. Le diagnostic est basé sur les critères de l'ICHD. Les examens complémentaires sont normaux. Les crises se poursuivent des années, parfois la vie durant, et sont améliorées mais pas guéries par les traitements disponibles.
- Les **céphalées et algies faciales secondaires** sont symptomatiques de causes très diverses, générales, neurologiques ou locales (dents, sinus, yeux…). Elles sont évoquées devant une douleur crânienne et/ou faciale récente et inhabituelle (cf. chapitre 9, item 100). Elles cèdent généralement après le traitement de la cause.
- Les **neuropathies crâniennes douloureuses** sont des douleurs **strictement localisées** au territoire sensitif d'un nerf innervant la face ou les muqueuses (V, VII bis, IX) ou le crâne (grand nerf occipital). Elles comprennent les **névralgies** (à type de décharge électrique) et les **douleurs neuropathiques** (à type de brûlure continue) qui peuvent toutes deux être **secondaires** (symptomatiques) ou **idiopathiques**.
- Le traitement des céphalées et douleurs faciales primaires doit être le plus spécifique possible. La précision du diagnostic conditionne l'efficacité du traitement.

B. Prévalence et épidémiologie des céphalées et algies faciales

B Dans le monde, 50 à 75 % des adultes ont eu au moins une céphalée au cours des 12 mois précédents. Il s'agit dans la majorité des cas d'une crise de céphalée de tension ou d'une migraine.

1. Céphalée de tension

C'est la céphalée primaire la plus fréquente. Décrite comme une pression bilatérale sur le crâne sans signe associé, ses mécanismes combinent le stress et une sensibilité accrue des muscles crâniens et cervicaux. La céphalée de tension :

- épisodique (< 15 jours par mois) affecte 50 à 70 % de la population selon les pays ;
- chronique (≥ 15 jours par mois) affecte 1 à 2 % des adultes ;
- débute souvent à l'adolescence et concerne 3 femmes pour 2 hommes ;
- s'aggrave par une surconsommation d'antalgiques ;
- est bien moins invalidante que la migraine.

2. Migraine

Cette céphalée primaire évolue par crises longues (> 4 heures) avec nausées et photophobie. La migraine est une maladie génétique des structures de contrôle de la nociception crânienne qui entraîne une libération aberrante et paroxystique de neuropeptides algogènes et inflammatoires par le système trigémino-vasculaire. Avec une prévalence mondiale d'environ 15 %, la migraine concerne 1 milliard de personnes. La migraine :

- épisodique (< 15 jours/mois) affecte environ 12 % des adultes, avec un pic entre 35 et 39 ans, 30 % des femmes et 15 % des hommes étant affectés dans cette tranche d'âge ;
- chronique (≥ 15 jours/mois) affecte 1,7 % des adultes en France ;
- débute souvent à la puberté, affecte 2 femmes pour 1 homme ;
- a souvent un caractère familial et est responsable d'un handicap considérable.

3. Algie vasculaire de la face (AVF)

Cette céphalée primaire rare et très invalidante évolue par crises courtes (< 4 heures), très intenses, strictement unilatérales, avec des signes dysautonomiques. L'AVF est due à la mise en jeu du système trigémino-vasculaire et du réflexe trigémino-parasympathique. L'AVF :

- concerne 1 personne sur 1 000 ;
- débute chez l'adulte jeune (vers 30 ans) et concerne 4 à 5 hommes pour 1 femme ;
- comporte une forme épisodique et une forme chronique ;
- doit être distinguée de la névralgie du trijumeau et des autres algies faciales rares.

4. Céphalée par abus médicamenteux

Une consommation excessive de traitements de crise dans le cadre d'une automédication ou d'une prise en charge inadaptée peut aggraver la céphalée primaire initiale et favoriser le passage en migraine chronique ou en céphalée de tension chronique. La céphalée par abus médicamenteux concerne 1 à 5 % des adultes selon les pays. Pour la prévenir, il est fortement recommandé de :

- limiter à 8 jours par mois la prise des traitements de crise ;
- ne pas prescrire d'antalgiques opiacés dans les céphalées et les algies faciales primaires, car ils exposent au double risque de céphalée par abus médicamenteux et d'addiction.

5. Impact individuel et sociétal des céphalées primaires

Les céphalées primaires ont un impact individuel et sociétal important en raison non seulement de la douleur, mais aussi du handicap induit, de la diminution de la qualité de vie et des coûts directs (liés aux soins) ou indirects (liés à l'absentéisme). Dans le monde, moins de la moitié des personnes atteintes de céphalées reçoit un diagnostic précis et un traitement adéquat.

- Selon l'OMS, les **céphalées primaires sont sous-estimées**, peu reconnues et insuffisamment traitées partout dans le monde.
- La **migraine** est la **maladie neurologique la plus invalidante** et entraîne plus de handicap que toutes les autres maladies neurologiques réunies. Ce **handicap** est **invisible** et souvent **méconnu.**

II. Diagnostiquer une céphalée primaire

(A) La démarche diagnostique est détaillée dans le chapitre 9 (Item 100). En l'absence de marqueur biologique ou radiologique, le diagnostic est clinique, basé sur l'interrogatoire avec les critères diagnostiques de l'ICHD-3 (dernière version de l'IHCD, 2018) et la normalité de l'examen clinique.

A. Écarter une céphalée secondaire

L'interrogatoire repère toute céphalée « aiguë », récente et inhabituelle, qui doit être considérée comme secondaire et explorée rapidement. Elle recherche les drapeaux rouges qui font suspecter immédiatement une cause grave (tableau 10.1). Un diagnostic de céphalée primaire ne doit pas être posé lors d'un premier épisode. L'examen clinique est normal dans les céphalées primaires (hormis les signes dysautonomiques d'une crise d'AVF).

B. Préciser le type de la céphalée primaire

- Une fois établi que le patient consulte pour des céphalées habituelles et anciennes (**depuis au moins 3 mois**, souvent bien plus longtemps), l'interrogatoire se déroule en cinq étapes (cf. tableau 9.2).
- Les caractéristiques des céphalées permettent le diagnostic (cf. tableau 9.5 et figure 9.1). Le profil temporel est très important : durée des crises sans traitement ; nombre de jours de céphalée par mois ; durée des céphalées sans traitement :
  - **céphalées < 15 jours/mois :** les principales causes sont la migraine épisodique et la céphalée de tension épisodique ;

Tableau 10.1. Ⓐ **Drapeaux rouges lors de l'évaluation initiale d'une céphalée.**

Drapeaux rouges lors de l'interrogatoire	Diagnostic à suspecter
Céphalée brutale ou en coup de tonnerre	Hémorragie sous-arachnoïdienne
Céphalée avec aura migraineuse atypique	Accident ischémique transitoire, AVC, épilepsie, malformation artério-veineuse
Traumatisme crânien	Hématome sous-dural
Céphalée progressive	Processus expansif intracrânien
Céphalée modifiée par la posture	Hypertension intracrânienne (céphalée augmente en décubitus) ou hypotension intracrânienne (céphalée augmente debout)
Céphalée provoquée par la toux, l'éternuement ou l'effort	Processus expansif intracrânien
Céphalée avec amaigrissement ou troubles mnésiques ou modification de la personnalité	Céphalée secondaire
Début après 50 ans	Céphalée secondaire, et toujours évoquer une artérite temporale
Drapeaux rouges lors de l'examen physique	**Diagnostic à suspecter**
Fièvre inexpliquée	Méningite
Nuque raide	Méningite, hémorragie sous-arachnoïdienne
Déficit neurologique focal	Céphalée secondaire
Perte de poids	Céphalée secondaire
Altération de la mémoire, de la conscience, du caractère	Céphalée secondaire

- **céphalée ≥ 15 jours/mois** : céphalée chronique quotidienne (CCQ). On distingue les :
  - **CCQ de courte durée** (crises < 4 heures) : algie vasculaire de la face et la névralgie du trijumeau,
  - **CCQ de longue durée** (> 4 heures) : migraine chronique ou plus rarement, céphalée de tension chronique, toutes deux avec ou sans abus médicamenteux. La douleur peut être permanente, du lever au coucher, et se poursuivre la nuit.

III. Migraine

A. Physiopathologie (indispensable pour conseiller les patients)

- Ⓑ Avec une prévalence de 14,4 %, la migraine est **une pathologie neurovasculaire** liée à des altérations subtiles neuronales et vasculaires. Elle est qualifiée de « bénigne » car elle ne cause pas de déficit neurologique persistant, mais elle entraîne un handicap très significatif qui est invisible.
- La **migraine comporte deux variétés** :
  - **la migraine sans aura (MSA)** qui est la plus fréquente (6 à 10 % de la population) ;
  - **la migraine avec aura** dans laquelle la céphalée est précédée ou accompagnée de symptômes neurologiques transitoires (3 à 6 % de la population). **La migraine avec aura** est un **facteur de risque** indépendant **d'infarctus cérébral**. Le risque est multiplié par deux chez une personne atteinte de migraine avec aura et augmente en

cas de cofacteurs (sexe féminin, âge inférieur à 45 ans, tabagisme et contraception œstroprogestative).

- **La maladie migraineuse** est une pathologie neurovasculaire :
  - **héréditaire** : les gènes de susceptibilité (40-50 connus en 2021), exprimés dans les neurones et les vaisseaux, induisent une hyperexcitabilité cérébrale et une dysfonction des centres modulateurs de la nociception céphalique situés dans l'hypothalamus et le tronc cérébral. Plus l'âge de début des crises est précoce, plus la part des facteurs génétiques est importante. La migraine affecte environ 7 % des enfants prépubères, sans différences entre les sexes ;
  - **de l'adaptation aux changements** : les crises peuvent être favorisées par des déclencheurs internes ou externes qui perturbent de l'homéostasie cérébrale : modification qualitative ou quantitative des repas ou du sommeil, effort physique inhabituel, changements climatiques, chute des œstrogènes en période cataméniale, ou encore émotion positive ou négative ;
  - **du sujet jeune** : 90 % des crises débutent avant 40 ans, et les migraines culminent entre 30 et 50 ans. L'excitabilité cérébrale décroissant avec l'âge, la migraine est rare au-delà de 65 ans ;
  - **à prédominance féminine** : la migraine est trois fois plus fréquente chez la femme que chez l'homme. Après la puberté, l'imprégnation en œstrogènes accroît l'excitabilité cérébrale, et les variations lors du cycle féminin exposent aux crises cataméniales. La migraine s'améliore typiquement lors de la grossesse et après la ménopause ;
  - **paroxystique et cyclique avec cinq phases** : prodromes, aura, céphalée, post-dromes et phase interictale.
- La **phase des prodromes** comprend une **hyperactivité hypothalamique** et une **dysfonction du système nerveux végétatives** :
  - **l'activation de l'hypothalamus** est visible en imagerie fonctionnelle, peut durer jusqu'à 72 heures avant la céphalée et entraîne une levée de l'inhibition du tronc cérébral et du système trigémino-vasculaire ;
  - **les systèmes parasympathiques et sympathiques** ont un noyau dans le tronc cérébral et des projections artérielles et méningées, au voisinage des afférences trigéminées. Ils régulent l'adaptation du débit sanguin cérébral à la demande énergétique.

- **L'aura migraineuse** est sous-tendue par une vague de **dépression corticale envahissante** (DCE) qui se propage lentement (3 à 5 mm/min) d'arrière en avant et donne divers symptômes neurologiques selon les zones traversées :
  - la DCE, phénomène biphasique, comprend une courte phase d'hyperactivité neuronale et d'hyperperfusion, suivie d'une phase prolongée d'hypoactivité neuronale et d'hypoperfusion modérée n'atteignant pas le seuil ischémique ;
  - l'aura n'est pas obligatoire à la survenue d'une migraine, elle concerne des personnes ayant une susceptibilité génétique spécifique ;
  - la DCE peut activer directement le système trigémino-vasculaire ou renforcer son activation.
- **La céphalée migraineuse** est liée à l'**activation du système trigémino-vasculaire**, en réponse une rupture de l'homéostasie cérébrale :
  - la **branche ophtalmique du trijumeau (V1)** innerve les vaisseaux intracrâniens et les méninges (dure-mère et pie-mère). Le **réflexe trigémino-vasculaire** physiologique protège le cerveau du risque ischémique cérébral grâce à la libération de neuropeptides vasodilatateurs par les afférences trigéminées, dont le CGRP (*calcitonine-gene related peptide*) ;
  - le **CGRP** et les autres neuropeptides déclenchent une **inflammation aseptique périvasculaire et méningée** avec une vasodilatation modérée. Les migraineux ont une hypersensibilité au CGRP : son administration intraveineuse lors de tests de provocation déclenche une céphalée chez les migraineux mais pas les sujets sains ;

   - le **message douloureux** est acheminé par la branche V1 vers le noyau caudal du trijumeau dans le tronc cérébral, qui reçoit également des afférences de la racine C2. La convergence des afférences sensitives céphaliques (V1 pour la partie antérieure et C2 pour la partie postérieure) et faciales (branches V2 et V3) sur le **complexe trigémino-cervical** explique la topographie de la douleur migraineuse qui est typiquement une céphalée, mais peut aussi toucher la face et le cou;
   - l'activation du **premier neurone** entraîne celle du **deuxième neurone central**, qui relie le complexe trigémino-cervical au thalamus. En cas de crises migraineuses prolongées et/ou fréquentes, la **sensibilisation centrale** entraîne l'apparition d'une **allodynie cutanée** (douleur en réponse à un stimulus normalement indolore).
- **Lors des post-dromes** après la fin de la céphalée, l'homéostasie cérébrale est rétablie progressivement.
- **La période intercritique** a une durée variable selon l'efficacité des systèmes de contrôle du réflexe trigémino-vasculaire et des voies de la nociception. Elle peut s'accompagner dans la migraine sévère ou la migraine chronique **d'une hypersensibilité sensorielle** (photophobie, phonophobie, osmophobie) et d'une **allodynie cutanée permanentes** qui s'aggravent durant les prodromes et culminent lors de la céphalée.

B. Diagnostic de la migraine

1. Diagnostic du type des crises selon les critères ICHD-3

A La migraine peut se manifester par des crises sans aura ou avec aura. Un patient ayant les deux types de crises doit recevoir les deux diagnostics. Le type de crises et leurs caractéristiques peuvent changer au cours de la vie.

- Une **migraine sans aura** est diagnostiquée chez les patients qui n'ont que des crises de migraine sans aura et jamais d'aura (les critères ICHD3 sont précisés dans le tableau 10.2) :
   - les crises comportent une **céphalée invalidante** avec une **hypersensibilité à la lumière** et/ou des **nausées**;
   - la **céphalée** dure 4 à 72 heures en l'absence de traitement. Elle concerne les régions frontales, orbitaires, temporales et occipitales;
   - les **symptômes non douloureux** comprennent : photophobie, phonophobie, osmophobie, troubles digestifs, allodynie cutanée, fatigue, bâillements, troubles de concentration, trouble de l'humeur (tristesse), raideur de la nuque, pâleur et sensations vertigineuses. Certains patients ont des signes dysautonomiques (larmoiement, congestion nasale, etc.), comme lors d'une AVF, mais moins importants;

Tableau 10.2. A Critères diagnostiques de la migraine sans aura (code 1.1 de l'ICHD-3).

A	Au moins cinq crises répondant aux critères B-D
B	Crises de céphalées durant 4 à 72 heures (si non traitées ou inefficacement traitées)
C	Céphalées ayant au moins deux des quatre caractéristiques suivantes : 1. topographie unilatérale 2. type pulsatile 3. intensité modérée ou sévère 4. aggravée par ou entraînant l'évitement des activités physiques de routine (marcher, monter les escaliers)
D	Durant la céphalée, au moins l'un des suivants : 1. nausée et/ou vomissements 2. photophobie et phonophobie
E	N'est pas mieux expliquée par un autre diagnostic de l'ICHD-3

Tableau 10.3. Ⓐ Critères diagnostiques de la migraine avec aura typique (code 1.2.1 de l'ICHD-3).

A	Au moins deux crises répondant aux critères B et C
B	Aura comprenant des troubles visuels, sensitifs et/ou de la parole ou du langage, tous entièrement réversibles, mais pas de symptôme moteur, basilaire ou rétinien
C	Au moins trois des six caractéristiques suivantes : 1. au moins un symptôme de l'aura se développe progressivement en $\geq$ 5 minutes 2. deux ou plusieurs symptômes de l'aura surviennent successivement 3. chaque symptôme de l'aura dure 5 à 60 minutes 4. au moins un symptôme de l'aura est unilatéral 5. au moins un symptôme est positif 6. l'aura est accompagnée, ou suivie dans les 60 minutes, par une céphalée
D	N'est pas mieux expliqué par un autre diagnostic de l'ICHD-3 et un accident ischémique transitoire a été exclu

  - les **troubles digestifs** peuvent être majeurs, empêchant toute prise alimentaire et faisant autrefois parler à tort de « crise de foie » ou de « crise d'acétone » ;
  - chez **l'enfant**, la crise s'accompagne de pâleur, dure souvent < 4 heures, se calme par le sommeil.
- **Une migraine avec aura** est diagnostiquée dès qu'un patient a eu deux crises avec aura, quel que soit le nombre des migraines sans aura. Un tiers des migraineux a des auras, le plus souvent typiques (tableau 10.3).
- **La migraine avec aura typique,** la plus fréquente, comporte des troubles visuels, sensitifs ou du langage d'installation progressive et successive :
  - les **troubles visuels** sont les plus fréquents et intéressent les deux yeux. Ils comportent des phénomènes positifs associés à une tache aveugle (scotome scintillant, phosphènes, zigzags) et parfois des signes déficitaires (vision floue, hémianopsie latérale homonyme) ;
  - les **troubles sensitifs**, moins fréquents, comportent des paresthésies unilatérales avec ou sans hypoesthésie démarrant au bout des doigts et remontant au fil des minutes selon une « marche migraineuse » caractéristique vers le coude puis l'hémiface ;
  - les **troubles du langage** sont plus rares : manque du mot, dysarthrie, parfois aphasie totale ;
  - l'aura migraineuse est suivie ou accompagnée d'une **céphalée** qui peut avoir les mêmes caractéristiques que la céphalée des MSA, ou être moins intense et plus courte. Parfois, l'aura survient sans céphalée. Dans ce cas, on parle d'**aura isolée sans céphalée**.
- **Les migraines avec aura atypique** comprennent des troubles « basilaires » (vertige, ataxie, diplopie), moteurs (migraine hémiplégique) ou visuels monoculaires (migraine rétinienne) et doivent donner lieu à **des examens complémentaires systématiques et un avis neurologique.**

2. Diagnostic d'une migraine chronique

Les patients ayant < 15 jours de céphalées par mois ont une migraine épisodique. La **migraine chronique** est définie par la survenue de **15 jours ou plus de céphalée par mois** depuis plus de 3 mois, qui correspondent à une **migraine** sans aura ou avec aura **au moins 8 jours par mois** (cf. tableau 10.4).

Environ 3 % des personnes atteintes de migraine épisodique développent une migraine chronique chaque année, selon un processus appelé « transformation », « chronicisation » ou « progression ». La migraine chronique touche 1,7 % des adultes en France, avec une prédominance féminine. Elle a un impact majeur sur la santé physique, mentale, le fonctionnement social et familial, les capacités de travail (scolarité ou emploi). Elle altère profondément la qualité de vie, bien plus qu'une migraine épisodique.

Tableau 10.4. Ⓐ **Critères diagnostiques de la migraine chronique (adaptés du code 1.3 de l'ICHD-3).**

A	Céphalée (migraineuse ou tensive) ≥ 15 jours/mois depuis > 3 mois, et répondant aux critères B et C
B	Survenant chez un patient ayant eu au moins cinq crises de migraine sans et/ou avec aura
C	Au moins 8 jours/mois depuis > 3 mois, la céphalée satisfait les critères de : 1. la migraine sans aura (code 1.1) 2. la migraine avec aura (code 1.2)
D	N'est pas mieux expliquée par un autre diagnostic de l'ICHD-3

Tableau 10.5. Ⓐ **Critères ICHD-3 de la céphalée par abus médicamenteux.**

A	Céphalée survenant ≥ 15 jours/mois chez un patient ayant une céphalée préexistante
B	Surconsommation régulière depuis > 3 mois d'un ou plusieurs traitements de crise des céphalées 1. Antalgiques non-opiacés (AINS, aspirine, paracétamol) pris ≥ **15 jours/mois** 2. Triptans, ergotamine, opiacés et/ou antalgiques combinés pris ≥ **10 jours/mois**
C	N'est pas mieux expliquée par un autre diagnostic de l'ICHD-3

3. Diagnostic d'une céphalée par abus médicamenteux

La céphalée par abus médicamenteux (CAM) est une céphalée survenant au moins 15 jours/mois dans le contexte d'une surconsommation de traitements de crise depuis plus de 3 mois (cf. tableau 10.5).

- Les **opiacés** et les **antalgiques combinés** confèrent le plus haut risque de CAM.
- La surconsommation d'antalgiques peut être une **conséquence** ou une **cause** de l'augmentation de la fréquence des céphalées, ou **les deux**.

Le **rôle de la surconsommation d'antalgiques** dans l'apparition d'une migraine chronique ne doit pas être surestimé car cette attitude peut conduire à la stigmatisation des patients comme étant responsables de leur maladie et à privilégier le sevrage comme unique traitement au détriment d'autres solutions thérapeutiques plus efficientes. Une migraine chronique peut être diagnostiquée avec un abus médicamenteux associé.

4. Examen clinique

Lors d'une crise, il peut montrer : pâleur, hypotension ou hypertension artérielle, raideur et sensibilité des muscles cervicaux, allodynie cutanée, et parfois, signes dysautonomiques crâniens.

L'examen clinique est typiquement normal dans la période intercritale, mais peut montrer une allodynie cutanée et une sensibilité des muscles crâniens et cervicaux.

5. Diagnostic différentiel

- **Migraine sans aura épisodique et chronique** : l'interrogatoire permet d'éliminer une céphalée secondaire (cf. tableau 10.1) et d'écarter une autre céphalée primaire épisodique ou chronique selon la durée et la description des crises. Le patient en migraine chronique peut avoir des céphalées tous les jours, dont certaines évoquent une céphalée de tension et d'autres ont des caractéristiques migraineuses. Le risque est de méconnaître une migraine et d'attribuer à tort la céphalée à des causes locales (yeux, dents, sinus, cervicales) ou à une cause « psychologique » (« c'est le stress »).
- **Les auras migraineuses** doivent se distinguer de deux autres dysfonctionnements cérébraux transitoires :
  – dans les **accidents ischémiques transitoires**, les déficits neurologiques sont brutaux, maximaux d'emblée et durent généralement < 30 minutes. Au moindre doute

et surtout chez un sujet de plus de 50 ans ayant des facteurs de risque vasculaire, il est indiqué de pratiquer des explorations cérébrales et vasculaires complètes et d'introduire un traitement antiplaquettaire;
   - lors de **crises d'épilepsie focales**, les symptômes/signes neurologiques durent généralement quelques secondes ou minutes, bien moins que lors d'une aura migraineuse.
- Enfin, certaines pathologies peuvent être la cause d'**auras dites symptomatiques** : malformation artério-veineuse, maladies des petites artères cérébrales, états hypercoagulables.

> - Toute céphalée survenant par crises depuis > 3 mois et motivant une consultation doit être considérée comme une migraine jusqu'à preuve du contraire.
> - Toute céphalée chronique quotidienne depuis > 3 mois doit être considérée comme une migraine chronique jusqu'à preuve du contraire.

6. Place des examens complémentaires dans la migraine

- **B** Dans une **migraine épisodique sans aura** satisfaisant tous les critères ICHD-3, avec des crises depuis au moins un an et un examen physique normal, l'**imagerie cérébrale n'est pas recommandée** et ne joue aucun rôle diagnostique. Les **examens locaux** (yeux, sinus, dents et cou) n'ont aucun rôle dans le diagnostic étiologique en l'absence de point d'appel évident. La douleur migraineuse concerne souvent la face et le cou, ce qui entraîne des diagnostics erronés de céphalées de cause sinusienne, ophtalmologique ou cervicale (névralgie d'Arnold, arthrose cervicale) et un bon nombre d'investigations inutiles.
- **Une IRM cérébrale** est nécessaire **au moins une fois** chez tous les patients ayant :
   - des crises de migraine débutant après 50 ans;
   - une migraine avec aura;
   - une migraine chronique.
- **Une imagerie cérébrale urgente** est nécessaire chez tout patient présentant une céphalée avec :
   - un début brutal ou en coup de tonnerre;
   - un début récent et une aggravation progressive depuis < 7 jours;
   - une fièvre associée (sans cause générale évidente);
   - des signes neurologiques associés;
   - des caractéristiques suggérant une intoxication (notamment au CO);
   - un contexte d'immunodépression.
- L'IRM cérébrale peut montrer des **hypersignaux non spécifiques de la substance blanche cérébrale chez les migraineux avec aura**.

C. Évaluation du patient migraineux

1. Identifier les éventuels facteurs favorisants d'une migraine

- **A** **Les facteurs déclenchants** ont comme dénominateur commun un changement, intrinsèque ou extrinsèque.
   - Modification des repas et de l'hydratation (horaires, quantité et/ou qualité).
   - Modification du sommeil (qualité, durée, horaires de lever et de coucher).
   - Changements climatiques (pression atmosphérique, température, hygrométrie).
   - Changements hormonaux (période cataméniale, reprise des migraines en post-partum).

- Effort physique intense et inhabituel.
- Émotions négatives (colère, contrariété) ou positives (fête d'anniversaire, mariage).
- Stress et périodes de décontraction (week-end, vacances).
- Déclencheurs pharmacologiques (alcool, inhibiteurs de la phosphodiestérase).

- **Le rôle des facteurs favorisants** est **surestimé**. La phase des prodromes comporte une dysfonction hypothalamique avec souvent une fringale (chocolat, gâteaux) et aussi une hypersensibilité sensorielle faisant que le patient peut attribuer la céphalée ultérieure à ces aliments ou à une lumière, un bruit ou une odeur.

2. Identifier les éventuels facteurs de risque de passage en migraine chronique

- C Les **comorbidités** de la migraine sont des affections dont la prévalence est augmentée chez les migraineux comparativement aux sujets contrôles : anxiété, dépression, troubles du sommeil, asthme, douleurs chroniques non céphaliques, maladies cardiovasculaires et autres affections moins fréquentes (syndrome des jambes sans repos, épilepsie). Ces comorbidités et d'autres facteurs de risque (**tableau 10.6**) augmentent le risque de transformation d'une migraine épisodique en migraine chronique. Leur prise en charge peut

Tableau 10.6. C **Facteurs de risque de la migraine chronique et prévention.**

Facteurs de risque de passage d'une forme épisodique à une migraine chronique		Prévention ou traitement potentiel
Facteurs socio-démographiques Habitudes Évènements de vie	Sexe féminin Faibles revenus du foyer	Non modifiables
	Sédentarité	Éducation, encourager l'activité physique
	Café > 3 tasses/jour	Éducation, arrêt ou réduction du café
	Traumatismes et abus psychologiques et sexuels	Prévention des violences physiques, psychologiques et sexuelles, techniques de réduction du stress
Caractéristiques des céphalées	**Fréquence des céphalées**	**Traitement préventif de la migraine**
	Nausées persistantes	Traitement préventif de la migraine
	Allodynie cutanée	Traitement préventif de la migraine
Comorbidités	**Dépression**	**Dépistage échelle HAD, traitement**
	Asthme, autres affections respiratoires	Traitement spécifique
	Obésité	Alimentation équilibrée et exercice physique
	Cervicalgies et/ou lombalgies chroniques	Activité physique, kinésithérapie, information sur l'abus médicamenteux, éviter des opiacés
	Traumatismes crâniens ou cervicaux	Éducation, port du casque
	Ronflement, Insomnie	Techniques de gestion du sommeil, éviter les benzodiazépines et hypnotiques, traitements spécifiques
	Hypertension artérielles, maladies cardiovasculaires	Dépistage systématique de l'HTA et traitement éventuel, lutte contre les autres facteurs de risque vasculaire
Traitement de crise	**Abus médicamenteux**	**Éducation, dépister l'abus médicamenteux, éviter les opiacés**
	Traitement de crise inefficace	Optimisation du traitement de crise

contribuer à améliorer la migraine. Il faut donc les **dépister et proposer une prévention et/ou un traitement**.

Les facteurs de risque modifiables les plus importants de passage en migraine chronique sont :

- **la fréquence élevée des céphalées à la base : à surveiller par l'agenda des crises**;
- **la dépression** : à dépister par l'échelle HAD (*Hospital Anxiety and Depression*);
- **la surconsommation de traitement de crise** : à monitorer par l'agenda.

3. Évaluer le retentissement de la migraine

La migraine peut entraîner un absentéisme (professionnel, scolaire), une annulation d'activités sociales et des jours passés au lit. L'impact peut être évalué par **l'échelle HIT-6** (*Headache impact test*) et l'agenda des céphalées.

Une **migraine sévère** est diagnostiquée chez tous les patients migraineux ayant :

- 8 jours ou plus de migraine par mois;
- un score HIT-6 à 60 ou plus;
- des céphalées nécessitant l'interruption complète des activités dans $\geq$ 50 % des cas.

La migraine sévère peut être difficile à traiter, il existe des **migraines résistantes** (échec d'au moins trois classes différentes de traitement de fond) et des **migraines réfractaires** (échec de tous les traitements de fond).

4. Évaluer l'efficacité et la tolérance du traitement de crise

Ⓐ Le patient migraineux consulte volontiers lorsqu'il n'est plus soulagé par l'automédication et/ou lorsqu'il s'inquiète de sa consommation importante d'antalgiques. Lors de la première consultation et du suivi, il faut évaluer le type de traitement utilisé, le nombre mensuel de prises (agenda), la tolérance, la dose, la voie d'administration, le timing de la prise par rapport au début de la céphalée et le respect des contre-indications. L'efficacité et la tolérance peuvent être évaluées grâce à cinq questions (encadré 10.1).

D. Traitement de la migraine et suivi du patient

1. Informer et éduquer le patient

- **Explications** : les crises sont le résultat d'une affection neurologique héréditaire et les examens complémentaires ne permettent pas de « voir la maladie » ou d'en identifier une cause.
- **Impact fonctionnel des crises** : proposer la tenue d'un agenda et une évaluation par l'échelle HIT-6.

Encadré 10.1.

Migraine. Évaluation de l'efficacité et de la tolérance du traitement de crise

- Êtes-vous capable de reprendre rapidement vos activités normales (travail, activités familiales ou sociales, loisirs) après la prise de ce traitement?
- Êtes-vous suffisamment soulagé 1 à 2 heures après la prise, lors de la plupart des crises?
- Utilisez-vous une seule prise de ce traitement dans les mêmes 24 heures?
- Êtes-vous suffisamment confiant dans ce traitement pour planifier vos activités quotidiennes?
- Ce traitement est-il bien toléré?

- **Facteurs déclenchant des crises** : encourager une hygiène de vie régulière (sommeil suffisant, horaires de lever réguliers, repas équilibrés et réguliers, hydratation optimale, et pratique d'activités physiques) et décourager les comportements d'éviction (régime draconien…) qui contribuent à diminuer la qualité de vie.
- **Prévention du passage en migraine chronique :** dépister et lutter contre les trois facteurs principaux :
  - **fréquence élevée des céphalées :** dépister par l'agenda et instaurer une prophylaxie ;
  - **dépression :** dépister (échelle HAD) et prendre en charge ;
  - **surconsommation de traitement de crise** : limiter les prises à 8 jours par mois.
- **Thérapeutique :** le patient doit être activement impliqué dans le processus thérapeutique et avoir accepté des **objectifs thérapeutiques réalistes**. Deux types de traitements existent :
  - **traitement de crise** : à prendre lors de chaque crise pour obtenir un soulagement de la céphalée dans les 2 heures de la prise, sans récurrence dans les 24 heures. Il n'y a pas de traitement pour écourter les auras ;
  - **traitement de fond** : pour diminuer la fréquence et la sévérité des crises chez les patients éligibles. Ces traitements ne vont pas faire disparaître les crises. Les objectifs sont de réduire le nombre de jours de céphalée par mois de 50 % dans la migraine épisodique et de 30 % dans la migraine chronique.

2. Traitement de la crise de migraine

a. Molécules d'efficacité démontrée

B On distingue les traitements non spécifiques (paracétamol, aspirine, anti-inflammatoires non stéroïdiens [AINS]) et les traitements spécifiques (triptans) (tableau 10.7).

- **Antalgiques** : le paracétamol est souvent utilisé en automédication. Les antalgiques combinés à la caféine ne sont pas recommandés (risque d'abus médicamenteux). Il est

Tableau 10.7. B **Traitements recommandés de la crise de migraine.**

	Effets indésirables*	Principales contre-indications*
Aspirine et anti-inflammatoires		
– Acide acétylsalicylique 900 mg + métoclopramide 10 mg (Migpriv®) – Ibuprofène 400 mg – Kétoprofène 75–150 mg (maxi 200 mg/j)	– Troubles digestifs, hémorragies – Allergie ou asthme déclenché par l'aspirine ou les AINS	– Ulcère gastroduodénal en évolution – Grossesse > 24 SA – Métoclopramide : enfant, antécédent de dyskinésie aux neuroleptiques
Triptans : maximum 2 unités/j		
– Almotriptan (cp 12,5 mg) – Élétriptan (cp 20 ou 40 mg) – Frovatriptan (cp 2,5 mg) – Naratriptan (cp 2,5 mg) – Rizatriptan (cp 5 ou 10 mg ; orodispersible 10 mg) – Sumatriptan (cp 50 mg, spray nasal 20 et 10 mg, injection SC [non remboursée]) – Zolmitriptan (cp 2,5 mg ; cp orodispersible)	– Nausées, vertiges, somnolence – Lourdeur, douleur ou pression thoracique, ou au niveau du cou ou des membres – Palpitations, tachycardie – Spasme coronaire (exceptionnel)	– Coronaropathies, pathologie artérielle ischémique, HTA non contrôlée – AVC ou AIT

* Pour les effets indésirables et contre-indications détaillées, voir le Vidal.

recommandé d'éviter les opiacés de palier 2 et 3 (risque d'abus médicamenteux et/ou d'addiction).

- **AINS :** l'ibuprofène et le kétoprofène ont une autorisation de mise sur le marché (AMM) dans le traitement de la crise de migraine. Le naproxène, le diclofénac, l'indométacine ont également une efficacité démontrée.
- **Triptans :** ce sont les traitements de crise les plus efficaces. Ces agonistes des récepteurs sérotoninergiques 5HT1B/1D sont des vasoconstricteurs contre-indiqués en cas d'antécédent vasculaire. La posologie est d'une unité en début de crise, à renouveler en cas de récurrence (maximum 2 par jour). 25 à 30 % des migraineux ont une réponse insuffisante aux triptans.
- **Métoclopramide** : cet antinauséeux soulage les troubles digestifs et peut améliorer l'absorption des autres traitements de crise.

b. Prescription et conseils

- Conseiller une **prise précoce** dans l'heure qui suit le début de la céphalée légère à modérée, sans dépasser 8 jours de prise par mois (prévention de l'abus médicamenteux).
- **Prescrire un triptan et un AINS sur la même ordonnance**, selon les molécules déjà essayées et les préférences du patient et expliquer la **stratégie** :
  - **crise légère** : prendre l'AINS puis le triplan si le soulagement est insuffisant à 1 heure ;
  - **crise modérée** : prendre le triptan puis l'AINS si le soulagement est insuffisant à 1 heure ;
  - **crise sévère** : prendre l'AINS et le triptan en même temps ;
  - **crise avec aura** : prendre l'AINS dès le début de l'aura et le triptan dès le début de la céphalée.
- **Ne pas prescrire d'opiacés** en raison du risque d'abus médicamenteux, d'addiction et de majoration des troubles digestifs.
- Prescrire une association de **paracétamol et métoclopramide** aux patients ayant une contre-indication ou une intolérance aux AINS, à l'aspirine et aux triptans.
- Prescrire du **métoclopramide** (oral, rectal ou injectable) en cas de troubles digestifs.
- **Prévoir une visite de suivi à 2 ou 3 mois.**

c. Suivi et optimisation du traitement de crise

- **Utiliser les cinq questions** (cf. encadré 10.2) et optimiser le traitement si le patient répond « non » à une ou plusieurs questions.
- **Stratégies pour améliorer l'efficacité et la tolérance du traitement de crise** :
  - traiter le plus précocement possible lors de la crise ;
  - augmenter si possible la dose de l'AINS et/ou du triptan ;

Pour en savoir plus

C Cas particulier de la crise de migraine rebelle ou de l'état de mal migraineux

Parfois une céphalée migraineuse est rebelle au traitement usuel par voie orale. Il peut aussi survenir un état de mal migraineux, défini par une crise persistant au-delà de 72 heures avec un retentissement important sur l'état général. Le traitement repose sur le sumatriptan en injection sous-cutanée (si le patient n'a pas déjà pris deux doses de triptan en 24 heures) puis en cas d'échec, sur la réhydratation IV, avec perfusion d'AINS et de métoclopramide (cf. chapitre 9), puis en cas d'échec perfusion de tricycliques (amitriptyline). En cas de crise rebelle ou d'état de mal migraineux, une céphalée secondaire doit être suspectée et recherchée.

- changer pour une forme non orale (suppositoire d'AINS et de métoclopramide, sumatriptan en spray nasal ou injectable);
- changer d'AINS et/ou de triptan;
- combiner un AINS, un triptan et du métoclopramide pour les crises sévères.

- **Une résistance** au traitement de crise est diagnostiquée seulement après plusieurs essais :
  - **AINS** : inefficacité d'au moins deux AINS, à la bonne dose et par la bonne voie, sur au moins trois crises;
  - **Triptans** : inefficacité d'au moins deux triptans, à la bonne dose et par la bonne voie, sur au moins trois crises.

3. Traitement de fond de la migraine

a. Molécules efficaces (tableau 10.8)

- **B** **Traitements oraux classiques non spécifiques** : plusieurs ont une efficacité démontrée dans la migraine épisodique, avec un haut niveau de preuve (amitriptyline, flunarizine, métoprolol, pizotifène, propranolol, topiramate et valproate de sodium) ou bien un niveau de preuve moindre (lisinopril, candésartan, atenolol, bisoprolol, timolol, oxétorone). Seul le topiramate a une efficacité prouvée dans la prévention de la migraine chronique.
- **Traitements spécifiques injectables** : les anticorps ciblant la voie du CGRP sont des traitements d'efficacité démontrée dans la migraine épisodique, la migraine chronique et la migraine réfractaire aux traitements oraux classiques. Ces nouveaux traitements ciblant la voie du CGRP s'administrent par voie sous-cutanée (SC, erenumab, galcanezumab et fremanezumab) ou intraveineuse (eptinezumab). Les trois anticorps anti-CGRP en injection SC ont une AMM en France dans la prophylaxie de la migraine avec au moins 8 jours de migraine par mois et un échec à au moins deux traitements de fond préalables. Ils peuvent

Tableau 10.8. B Traitements de fond de la migraine de première ligne.

Molécule **(classe thérapeutique)**	Dose quotidienne **minimale-maximale (moyenne)**	**Effets indésirables principaux**	**Contre-indications principales**
Amitriptyline (antidépresseur tricyclique)	10–100 mg (25 mg) 1 prise au dîner	Bouche sèche, somnolence, prise de poids	Absolue : glaucome, adénome prostatique Relative : obésité
Propranolol (bétabloquant)	20–240 mg (80 mg) 2 prises /jour ou 1 prise le matin (forme LP)	Fréquents : asthénie, intolérance à l'effort Rare : dépression	Absolue : asthme, insuffisance cardiaque, bloc auriculo-ventriculaire, bradycardie Précaution : dépression
Métoprolol (bétabloquant)	50–200 mg (100 mg) 1 prise le matin (forme LP)		
Candésartan (antagoniste des récepteurs de l'angiotensine II)	8–32 mg (16 mg) 1 ou 2 prises/jour	Hypotension	Absolue : insuffisance cardiaque, sténose de l'artère rénale, insuffisance rénale, grossesse Relative : hypotension
Topiramate (antiépileptique)	50–200 mg (100 mg) 1 ou 2 prises/jour	Fréquents : paresthésies, perte de poids, troubles cognitifs (manque du mot), dépression Rares : lithiase rénale, myopie aiguë avec glaucome à angle aigu	Absolue : hypersensibilité, grossesse, glaucome, prise de metformine, insuffisance hépatique ou rénale, lithiase rénale Relative : dépression, idées suicidaires

être prescrits seulement par un neurologue. En 2021, ces traitement coûteux n'étaient pas encore remboursés.

- **Toxine botulinique** : efficacité démontrée dans la **migraine chronique**, mais pas dans la migraine épisodique. Elle sera indiquée après échec d'au moins deux traitements de fond classiques, en alternative aux anticorps anti-CGRP. Elle sera administrée en milieu hospitalier uniquement.

b. Indication du traitement de fond

Déterminée en fonction des préférences du patients, de l'agenda, des éventuels critères de migraine sévère et migraine chronique, de l'impact évalué par l'échelle HIT-6 et HAD. Il est **recommandé d'initier un traitement de fond** chez les patients :

- utilisant des traitements de crises 8 jours ou plus par mois depuis > 3 mois ;
- ayant une migraine sévère selon les critères de définition français ;
- ayant une migraine chronique selon les critères ICHD-3 ;
- ayant un score HIT-6 à 60 ou plus ;
- ayant des crises de migraine invalidantes malgré l'optimisation du traitement de crise.

c. Objectifs du traitement de fond à expliquer au patient

- L'objectif est de réduire les jours mensuels de céphalée de 50 % dans la migraine épisodique et de 30 % dans la migraine chronique.
- La prophylaxie vise aussi à réduire la consommation des traitements de crise, l'intensité et la durée des crises et à améliorer la qualité de vie.
- L'efficacité est jugée lors du troisième mois de traitement.
- L'échec d'un traitement de fond peut être dû à une inefficacité et/ou à une intolérance.

d. Prescription du premier traitement de fond

- Débuter à faible dose, et augmenter progressivement pour atteindre la dose journalière optimale en tenant compte des effets indésirables.
- Expliquer que l'observance est capitale et privilégier une prise quotidienne unique si possible.
- **Migraine épisodique** : **propranolol** ou **métoprolol** en première intention et en cas de contre-indication ou d'intolérance aux bétabloquants, amitriptyline, candésartan, ou topiramate.
- **Migraine chronique : topiramate** en première intention. En cas de contre-indication ou d'intolérance au topiramate, un avis spécialisé est conseillé.
- **Migraine chronique** avec une **céphalée par abus médicamenteux** :
  - prescrire un traitement de fond de première ligne (amitriptyline, candésartan, métoprolol, propranolol, topiramate) ;
  - conseiller un sevrage ambulatoire du médicament surconsommé ;
  - prescrire un autre traitement de crise pour gérer la céphalée de rebond et les crises résiduelles, avec conseil de viser 8 jours de prise par mois.

e. Évaluation et suivi du traitement de fond

- Agenda des crises et échelle HIT-6 pour apprécier l'efficacité du traitement de fond qui doit être pris régulièrement pendant 3 mois avant d'être évalué.
- En cas d'efficacité, il est poursuivi 6 à 18 mois.
- En cas d'échec, un nouveau traitement doit être essayé. Le choix de la molécule repose sur le terrain, la comorbidité et la sévérité de la migraine en considérant la balance bénéfice/risque.

- **Après échec de deux traitements de fond**, un avis spécialisé est recommandé, car seul un neurologue peut poser l'indication et prescrire un anticorps anti-CGRP. De même, la toxine botulinique a un usage réservé au milieu hospitalier.

f. Traitement de fond non médicamenteux

- **Neuromodulation non invasive** : plusieurs techniques d'efficacité démontrée peuvent être proposées en alternative ou en complément d'un traitement de fond médicamenteux. Les appareillages ne sont pas remboursés.
- **Exercice physique** : l'endurance a une efficacité démontrée dans la prévention des migraines. On peut suivre les recommandations de l'OMS avec 2 h 30 par semaine de marche rapide, vélo, course ou autre activité d'endurance.
- **Acupuncture** : elle est efficace dans la prévention à court terme et peut être proposée en alternative ou en complément d'un traitement de fond médicamenteux.
- **Traitements psycho-comportementaux** (relaxation, biofeedback, thérapie cognitive et comportementale de gestion du stress) : ils n'ont aucune preuve d'efficacité dans le traitement de fond de la migraine, mais peuvent être proposés pour la prise en charge des comorbidités psychiatriques (anxiété, dépression) fréquentes chez les patients migraineux.

4. Prise en charge de la migraine avant et pendant une grossesse

- C **Rassurer** : la migraine n'est pas associée à une mauvaise évolution de la grossesse et, la grossesse entraîne souvent une rémission des crises.
- **Informer** : les traitements proposés suivent les recommandations du Centre de référence des agents tératogènes (CRAT), accessible par tous sur https://lecrat.fr.
- Traitements de crise :
  - **paracétamol** en première intention ;
  - **triptans** en cas d'échec du paracétamol, le sumatriptan peut être utilisé quel que soit le terme. En cas d'échec du sumatriptan, deux autres triptans sont autorisés (rizatriptan et zolmitriptan) ;
  - AINS : formellement contre-indiqués à partir de la 24e SA (risque de non-fermeture du canal artériel), ils peuvent être utilisés de façon très ponctuelle au cours des 2 premiers trimestres si besoin.
- Traitements de fond :
  - **traitement de fond non médicamenteux** en première intention (cf. *supra*) ;
  - **traitement de fond médicamenteux** : il se discute au cas par cas, et reposera sur un bêtabloquant (propranolol, métoprolol) ou l'amitriptyline.

5. Prise en charge de la contraception chez la migraineuse

- **Migraine sans aura** : la contraception orale œstroprogestative exerce une influence variable et peut selon les cas, augmenter ou diminuer la fréquence des crises. Une prise de la contraception en continue peut être proposée en cas de crises cataméniales, après avis gynécologique.
- **Migraine avec aura** : elle est un facteur de risque indépendant d'infarctus cérébral dont elle double le risque comparé aux sujets contrôles. Ce risque est augmenté en présence de cofacteurs : tabagisme, contraception œstroprogestative et âge < 45 ans. Par conséquent, **la contraception œstroprogestative est contre-indiquée chez la femme ayant une migraine avec aura. Une contraception purement progestative ou un autre moyen de contraception doivent être utilisés.**

IV. Céphalée de tension

A. Épidémiologie et physiopathologie

- **La céphalée de tension épisodique** (< 15 j/mois) a une prévalence plus élevée (30 à 80 %) que la migraine. Elle est souvent associée à la migraine. Elle n'a rien à voir avec l'hypertension artérielle.
- **Les céphalées de tension** (CT) sont des douleurs dysfonctionnelles avec interaction de facteurs périphériques myogènes (crispation des muscles péricrâniens) et de facteurs neurologiques centraux avec dysfonction des systèmes de contrôle de la douleur :
  - dans la forme épisodique peu fréquente, les facteurs musculaires domineraient : la douleur serait due à une augmentation de la tension et de la sensibilité des muscles péricrâniens lors d'un stress physique (mauvaise posture de la tête et du cou lors d'un travail sur écran, par exemple) ou psychologique. Les patients atteints de formes épisodiques consultent peu, sauf lors de stress important ;
  - en cas de stress psychologique répété (contrariété, surmenage) surajouté à des contraintes physiques (sédentarité, mauvaise posture de travail), certains sujets développent une céphalée de tension épisodique fréquente, voire chronique (≥ 15 j/mois depuis > 3 mois).

B. Aspect clinique de la céphalée de tension

- Ⓐ **Description** : les crises sont plutôt des épisodes à limites floues et de durée variable (tableau 10.9). Les céphalées sont **bilatérales**, antérieure (en barre) ou postérieure (avec cervicalgies), de types variables (**serrement, étau**, pression, brûlure, fourmillement), d'intensité permettant la poursuite des activités et sans signe associé invalidant. La douleur peut être améliorée par l'activité physique.
- **Aspects psychologiques** : bien que cet élément ne fasse pas partie des critères diagnostiques, ces céphalées surviennent souvent dans un **contexte particulier**. Il peut s'agir d'un trouble de la personnalité (personnalité anxieuse, etc.), d'un trouble de l'humeur (état dépressif, etc.) ou d'un événement de vie difficile agissant comme facteur déclenchant (licenciement, deuil, divorce, etc.). Il peut s'agir également d'un stress physique (mauvaise posture de travail, sédentarité). Typiquement, la céphalée de tension s'améliore lorsque le sujet est détendu ou occupé ou en mouvement.
- **Examen clinique** : il peut montrer une crispation et une sensibilité à la pression des muscles faciaux ou cervicaux.

Tableau 10.9. Ⓐ **Critères diagnostiques ICHD-3 de la céphalée de tension épisodique.**

A	Au moins dix épisodes répondant aux critères B à D
B	Durée entre 30 minutes et 7 jours
C	Au moins deux des caractéristiques suivantes : – localisation bilatérale – à type de pression ou de serrement (non pulsatile) – intensité faible à modérée – absence d'aggravation par l'activité physique
D	Absence de signes d'accompagnement : – pas de nausées, pas de vomissements – photophobie ou phonophobie (la présence d'un seul de ces deux éléments est possible)
E	N'est pas mieux expliqué par un autre diagnostic de l'ICHD-3

- **Fréquence des crises**. On distingue :
  - la **céphalée de tension épisodique** (< 15 j/mois);
  - la **céphalée de tension chronique** qui fait partie des CCQ; céphalée au moins 15 j/mois depuis > 3 mois, sans ou avec abus médicamenteux.

C. Diagnostic d'une céphalée de tension

- Le diagnostic positif repose sur l'interrogatoire (critères ICHD3), avec un examen clinique strictement normal. Le diagnostic est plus difficile que celui d'une migraine, et nécessite l'exclusion d'une céphalée secondaire, car les critères sont peu spécifiques.
- **La céphalée de tension chronique (> 15 j/mois) est rare, et son diagnostic ne doit pas être porté s'il existe des signes migraineux** (photophobie, phonophobie, nausées, douleur pulsatile).
- **Si un patient a des céphalées > 15 j/mois,** dont certaines sont des migraines et d'autres évoquent des céphalées de tension, le diagnostic est une **migraine chronique**. En cas de doute, un avis spécialisé doit être pris.
- L'imagerie cérébrale n'est pas systématique. Cependant, une **IRM avec injection de gadolinium** (ou à défaut un scanner avec injection) doit être réalisée **au moindre doute diagnostique, et au moins une fois chez tous les patients ayant une CT chronique**. Selon le contexte clinique, des examens sanguins et une ponction lombaire avec prise de pression seront pratiqués.

Pour en savoir plus

C **Traitement d'une céphalée de tension et suivi du patient**

- **Informations** : certains écueils sont à éviter : dire « Vous n'avez rien, c'est nerveux ! », débauche d'examens complémentaires, prescription non contrôlée d'antalgiques et de psychotropes. Il est souhaitable d'expliquer au malade qu'un état de tension psychique peut favoriser une céphalée par le biais d'une tension musculaire excessive.
- **Traitement de crise** : paracétamol, aspirine ou AINS, **sans dépasser 2 jours par semaine** ou 8 jours de prise par mois. Les opiacés sont à éviter absolument.
- **Traitement de fond** : indiqué en cas de céphalée de tension fréquente ou chronique, il repose essentiellement sur l'amitriptyline, à augmenter très progressivement jusqu'au maximum toléré (10 à 50 mg). D'autres molécules sont utilisées (venlafaxine, gabapentine, duloxétine).
- **Sevrage** en cas d'abus d'antalgiques ou d'AINS.
- **Prise en charge non médicamenteuse** : hygiène de vie, lutte contre la sédentarité, physiothérapie, relaxation et thérapies cognitive et comportementale de gestion du stress.

V. Céphalée chronique quotidienne (CCQ)

A. Épidémiologie et physiopathologie des CCQ

B Près de 3 % des Français souffrent de CCQ (≥ 15 j/mois depuis > 3 mois). Les CCQ prédominent chez la femme entre 40 et 50 ans, altèrent profondément la qualité de vie et génèrent des coûts directs et indirects considérables. Les CCQ primaires sont dans la majorité des cas une complication de la migraine ou de la céphalée de tension, ce sont donc soit des migraines chroniques (1,7 % de la population), soit des céphalées de tension chronique, et elles sont fréquemment associées à un abus médicamenteux (80 %).

Environ 3 % des personnes atteintes de migraine épisodique développent une migraine chronique chaque année. Les principaux facteurs de risque de migraine chronique sont la fréquence des crises élevée à la base, la dépression et l'abus de traitement de crise.

Les facteurs centraux sont prédominants dans les CCQ avec une sensibilisation centrale. La comorbidité psychiatrique est élevée avec l'anxiété et/ou la dépression qui réduisent l'efficacité des systèmes de contrôle de la douleur.

B. Aspects cliniques de la CCQ

Ⓐ La CCQ survient le plus souvent sur un terrain de céphalée primaire ancien, soit une migraine, soit (moins souvent) une céphalée de tension épisodique.

L'abus médicamenteux est la cause et/ou la conséquence de l'augmentation de la fréquence des céphalées. Il s'agit souvent d'un patient anxieux ou déprimé dont les crises de migraine augmentent. Le patient prend ses traitements de crises de plus en plus souvent, dès la moindre céphalée ou préventivement, puis quotidiennement. Cet abus est à l'origine d'une accoutumance : les traitements de crise deviennent de moins en moins efficaces et des céphalées permanentes apparaissent. Ces céphalées peuvent s'observer avec tous les traitements de crise, mais surtout avec les opiacés.

Il arrive parfois que le migraineux reçoive des opiacés pour une autre indication que ses céphalées, souvent pour une pathologie rhumatologique. Si la prise est quotidienne et prolongée, certains migraineux voient leurs céphalées devenir chroniques.

C. Diagnostic de la CCQ

- Devant une CCQ (≥ 15 jours par mois depuis > 3 mois), la première étape est d'exclure une céphalée secondaire, en faisant des examens complémentaires (cf. chapitre 9). Une **IRM avec gadolinium** (ou à défaut un scanner avec injection) doit être réalisée. Selon le contexte clinique, des examens sanguins et une ponction lombaire avec prise de pression seront pratiqués.
- On écarte ensuite les CCQ « de courte durée » qui comportent principalement l'AVF et les névralgies essentielles de la face.
- La majorité des patients en CCQ ont une migraine chronique (ou plus rarement, une céphalée de tension chronique), avec abus médicamenteux (80 %) ou sans abus médicamenteux (20 %). Les céphalées durent > 4 heures en l'absence de traitement et sont souvent présentes dès le réveil.
- Dans la **migraine chronique**, le patient a au moins 15 j/mois de céphalée dont au moins 8 jours de céphalée migraineuse. Il peut y avoir des jours où sa céphalée est moins sévère, sans signes associés, où elle ressemble à une céphalée de tension.
- **Un abus médicamenteux** doit être systématiquement recherché :
  - prise en excès de traitement de crise depuis plus de 3 mois ;
  - au moins **15 j/mois** pour les **antalgiques non opioïdes** (paracetamol, AINS…) ;
  - au moins **10 j/mois** pour tous les **triptans** et les **opioïdes**.

Pour en savoir plus

C **Traitement de la CCQ et suivi du patient**

- **Sevrage médicamenteux :** indispensable en cas d'abus médicamenteux. Il se fait le plus souvent en ambulatoire, et peut être brutal ou progressif. Le traitement surconsommé est stoppé, mais un autre traitement de crise doit être proposé avec conseil de ne pas dépasser régulièrement 8 jours de prise par mois.
- **Traitement de fond :** il dépend de la céphalée primaire sous-jacente :
  - s'il existe des signes migraineux (photophobie, nausées, caractère pulsatile), le patient doit être traité comme une migraine chronique (cf. *supra*);
  - si la céphalée est purement de type tensive, il est proposé de prescrire de l'amitriptyline (doses progressives de 10–20 à 75 mg par jour).
- **Traitement non médicamenteux** : exercice physique, physiothérapie et/ou prise en charge psychologique (psychothérapie de soutien, cognitivo-comportementale, relaxation) sont proposés en complément du traitement médicamenteux.
- **Informations** :
  - le but du sevrage est le traitement de la céphalée par abus médicamenteux;
  - **la céphalée primaire sous-jacente** persistera malgré le sevrage et doit être traitée (cf. *supra*);
  - le sevrage entraîne une **céphalée de rebond** (recrudescence intense de la céphalée sous-jacente), qu'il faudra gérer avec des mesures non médicamenteuses et un traitement de crise différent de celui qui était surconsommé.
- **Suivi :** une surveillance rapprochée après le sevrage est indispensable. Un traitement et une éducation vis-à-vis de la céphalée primaire initiale doivent être effectués afin d'éviter la récidive d'une CCQ avec abus médicamenteux. L'objectif est de ne plus dépasser 2 jours de prise par semaine des traitements de crise (AINS/triptans). Elle repose tout particulièrement sur la tenue d'un agenda de crises.

VI. Algie vasculaire de la face

A. Épidémiologie et physiopathologie

- **B** L'AVF est le chef de file des **céphalées trigémino-autonomiques** (CTA) qui associent un caractère unilatéral strict de la douleur et la présence de signes dysautonomiques. Les autres CTA sont très rares (hémicrânie paroxystique, hémicrania continua, syndrome SUNCT).
- L'AVF a une prévalence de 1/1 000 et prédomine chez l'homme jeune (âge moyen de début 30 ans). Il existe un lien avec le tabagisme (80 %).
- Les mécanismes de l'AVF ne sont pas totalement élucidés. La céphalée et les signes végétatifs sont dus à l'activation du système trigémino-vasculaire et des efférences céphaliques du système nerveux autonome d'un seul côté. Ces effecteurs seraient gouvernés par un générateur hypothalamique, avec altération des rythmes circadiens.

B. Aspects cliniques de l'AVF

- **A** **Crises** : l'AVF survient par crises unilatérales périorbitaires très intenses d'une durée inférieure à 3 heures (tableau 10.10). Aux symptômes trigémino-autonomiques s'ajoutent une agitation motrice et une irritabilité durant la crise. Les signes « migraineux », nausées, vomissements, photo et phonophobie sont souvent présents et ne doivent pas égarer le diagnostic. Les crises surviennent de 1 fois tous les 2 jours à 8 fois par jour.
- **AVF épisodique** : chez 90 % des patients, les crises surviennent par périodes de quelques semaines à quelques mois. On observe parfois un cycle circadien (les crises se produisant à heure fixe, surtout la nuit) et circannuel (à la même saison), ainsi qu'un lien avec la prise d'alcool.

Tableau 10.10. Ⓐ Critères diagnostiques ICHD-3 de l'algie vasculaire de la face.

A	**Au moins cinq crises répondant aux critères B et D**
B	Douleur sévère à très sévère, unilatérale, orbitaire, sus-orbitaire et/ou temporale durant 15 à 180 minutes (sans traitement)
C	L'un des éléments suivants ou les deux : 1. au moins des signes/symptômes suivants du même côté que la douleur a) injection conjonctivale et/ou larmoiement b) congestion nasale et/ou rhinorrhée c) œdème palpébral d) transpiration du front et/ou de la face e) myosis et/ou ptosis 2. une impression d'impatience ou une agitation
D	Fréquence crises = 1 tous les 2 jours à 8/jour en période active
E	N'est pas mieux expliqué par un autre diagnostic de l'ICHD-3

- **AVF chronique** : dans 10 % des cas, les crises se répètent au long cours sans rémission de plus de 3 mois ; il s'agit alors d'AVF chronique, maladie redoutable grevée d'une importante comorbidité psychiatrique : signes dépressifs (56 %), agoraphobie (33 %) et tendances suicidaires (25 %).

C. Diagnostic de l'algie vasculaire de la face

- Le diagnostic positif repose sur l'interrogatoire et le recueil des critères diagnostiques de l'ICHD-3 (cf. tableau 10.10), avec un examen clinique strictement normal. Malgré une symptomatologie caractéristique, le délai diagnostique moyen reste de plusieurs années.
- **Imagerie systématique** :
  - devant toute première crise d'AVF, une cause secondaire doit être exclue, notamment une lésion hypothalomo-hypophysaire ou une dissection de la carotide homolatérale, par une IRM cérébrale avec ARM des TSA ou par un angioscanner ;
  - il est recommandé de réaliser systématiquement une IRM cérébrale chez tout patient atteint d'AVF, même depuis des années, pour exclure une forme secondaire (tumeurs hypophysaires).

D. Traitement de l'algie vasculaire de la face et suivi

1. Informer

- **Rassurer et expliquer**: affection bénigne mais handicap très important possible. Examens ORL, dentaire, ophtalmologique inutiles pour des crises typiques.
- **Apprécier le retentissement** socioprofessionnel et psychologique.
- **Thérapeutique** : le patient doit être activement impliqué dans le processus thérapeutique. Deux types de traitements existent. Les **traitements de crise** sont à prendre lors de chaque crise pour obtenir un soulagement de la céphalée. Ils n'empêchent pas une nouvelle crise de survenir. Les **traitements de fond** sont utiles chez certains patients pour diminuer la fréquence et la sévérité des crises. Ces traitements ne vont pas faire disparaître définitivement les crises.
- **Mesures associées** : la consommation d'alcool doit être évitée. Les horaires de sommeil doivent être réguliers, en évitant les siestes. Le sevrage tabagique est encouragé (mais il n'entraîne pas la guérison).

2. Traitement de crise de l'algie vasculaire de la face

Deux traitements de crise sont efficaces :

- le **sumatriptan injectable** (sumatriptan Sun®, 6 mg/mL) par voie sous-cutanée fait disparaître la douleur en 3 à 15 minutes. La dose maximum est de 2 injections par jour. Le patient peut en prendre tous les jours. Le sumatriptan spray est parfois efficace ;
- l'**oxygénothérapie nasale** (12 à 15 L/min pendant 15 à 20 minutes) au masque facial haut débit est efficace et remboursée. Elle ne peut être prescrite que par un neurologue, un ORL ou dans un centre d'algologie.

Pour en savoir plus

C **Traitement de fond de l'algie vasculaire de la face**

- **Indications** : patients ayant des crises pluriquotidiennes (2 à 8 par jour), en cas d'AVF épisodiques à épisodes longs, ou d'AVF chroniques.
- **Vérapamil** : en première intention (120 mg, 2 fois par jour) après un ECG pour vérifier l'absence de contre-indications. Les doses peuvent être augmentées progressivement jusqu'à des posologies élevées (960 mg/j).
- **Corticothérapie** : la corticothérapie orale est efficace mais expose au rebond des crises à l'arrêt et doit donc être utilisée avec prudence (100 mg de prednisone pendant 5 jours puis décroissance de 20 mg tous les 3 jours). Les injections sous-occipitales de corticoïdes visant le grand nerf occipital peuvent réduire rapidement la fréquence des crises, sans effet rebond.
- **Autres traitements** : le carbonate de lithium (posologie moyenne 750 mg/j) est réservé aux formes chroniques.
- **Traitements chirurgicaux** : réservée aux formes chroniques pharmaco-résistantes, la stimulation du grand nerf occipital (bilatérale) peut être proposée après prise en charge et avis d'une équipe spécialisée multidisciplinaire. Une stimulation cérébrale profonde est possible en dernier recours.

VII. Neuropathies crâniennes douloureuses

A. Classification, épidémiologie et physiopathologie

1. Définition

B Les **neuropathies crâniennes douloureuses** entraînent des douleurs **strictement localisées au territoire sensitif d'un nerf** innervant la face ou les muqueuses (trijumeau V, VII bis, glossopharyngien IX) ou le crâne (grand nerf occipital ou nerf d'Arnold).

2. Classification

Selon la nature de la douleur, on distingue :

- les **névralgies**, qui comportent des douleurs brèves (secondes) en **décharges électriques**, déclenchées par un stimuli indolore d'une petite zone cutanée, la « zone gâchette ». Parmi elles, on distingue les névralgies :
  - **classiques**, par conflit vasculo-nerveux bien visible à l'IRM,
  - **secondaires**, par lésion inflammatoire (SEP) ou tumorale,
  - **idiopathiques** (sans cause identifiable) ;
- les **neuropathies crâniennes douloureuses**, qui donnent des douleurs neuropathiques continues à type de brûlure. Il y a parfois quelques décharges électriques. On distingue les formes **secondaires** et **idiopathiques**.

La névralgie classique du trijumeau (V) est rare (incidence 5/100 000/an) et prédomine chez la femme de plus de 50 ans. La névralgie du glossopharyngien est exceptionnelle (1 cas pour 70 à 100 cas de névralgie du V) et doit toujours faire écarter une cause secondaire. La névralgie d'Arnold est très rare mais sur-diagnostiquée en cas de crises de migraine dont la douleur prédomine en postérieur, ou de céphalée de tension à prédominance unilatérale.

B. Aspects cliniques

1. Névralgie du trijumeau

- Ⓐ **Douleur** : très intense, fulgurante, à type **d'éclair** ou de **décharge électrique**, de durée très brève (quelques secondes). Elle se répète souvent en salves (maximum 2 minutes), suivies d'une période réfractaire et entrecoupées de périodes libres. La fréquence des salves varie de 5 à 10 par jour aux formes subintrantes. Le patient s'immobilise brièvement dans une attitude douloureuse.
- **Topographie** : unilatérale et strictement localisée :
  - au territoire du trijumeau ;
  - à une branche (maxillaire supérieur V2 : 40 % ; maxillaire inférieur V3 : 20 % ; branche ophtalmique V1 : 10 %) ; ou à deux branches.
- **Facteurs déclenchant** : douleurs déclenchées de manière élective par l'excitation d'une zone cutanée précise du territoire douloureux, « la **zone gâchette** ». Un effleurement suffit. Les accès peuvent être déclenchés par la parole, la mimique, le rire, la mastication, si bien que le malade tente de garder un visage immobile et mange le moins possible.
- **Examen clinique** :
  - **normal dans la névralgie classique et idiopathique** : sensibilité faciale et cornéenne (réflexe cornéen présent), force des muscles masticateurs (innervés par le V moteur) normale, absence de toute atteinte neurologique, peau normale ;
  - la constatation de la moindre anomalie (hypoesthésie, atteinte motrice branche V3) oriente vers une **névralgie secondaire**.

2. Neuropathie trigéminale douloureuse

- **Douleur** : continue, à type de brûlure, serrement ou picotements. Des paroxysmes brefs (décharges) peuvent survenir, mais ne dominent pas le tableau.
- **Examen clinique** :
  - **hypoesthésie** ou **dysesthésie** (thermique et mécanique) dans un ou plusieurs territoires du V ;
  - **allodynie mécanique** et **hyperalgésie au froid**. Ces zones allodyniques sont beaucoup plus étendues que les zones gâchettes restreintes présentes dans la névralgie du trijumeau ;
  - examen cutané : recherche d'une éruption évocatrice de zona.

3. Névralgie et neuropathies douloureuses du glossopharyngien

- **Douleur** : comparable à celle de la névralgie du V dans les névralgies, douleur continue dans les neuropathies douloureuses.
- **Topographie** : territoire sensitif du IX : base de la langue, fond de la gorge, amygdale et conduit auditif externe.
- **Facteurs déclenchants des formes névralgiques** : parole, déglutition, mouvements du cou.
- **Examen clinique normal**.

4. Névralgie et neuropathies douloureuses d'Arnold ou du nerf grand occipital

- **Douleurs** : décharge électrique ou élancement, souvent sur un fond douloureux permanent à type de paresthésies ou de brûlures.
- **Topographie** : le nerf d'Arnold est formé par la branche postérieure de la deuxième racine cervicale (C2). Le nerf grand occipital innerve le cuir chevelu depuis l'occiput jusqu'au vertex et le nerf petit occipital, la région rétro-auriculaire. Les douleurs siègent dans la région occipitale d'un côté et irradient vers le vertex, parfois jusque dans la région orbitaire, du même côté.
- **Facteurs déclenchant** : mouvements de la tête et du cou.
- **Examen** : il est parfois possible de déclencher la douleur en appuyant sur la zone d'émergence du nerf, à la base du crâne, au niveau de la naissance des cheveux.
- Une cause locale peut être retrouvée, comme par exemple une lésion cervicale haute.

C. Diagnostic des neuropathies crâniennes douloureuses

1. Diagnostic positif

Il est clinique, basé sur l'interrogatoire et l'examen.

2. Diagnostic étiologique

- Toute neuropathie crânienne douloureuse (à type de névralgie ou de douleur neuropathique) peut révéler une lésion du nerf sur tout son trajet, du noyau dans le tronc cérébral jusqu'aux branches de division (SEP, méningo-radiculite, zona, tumeur, traumatisme). L'objectif devant une douleur localisée au territoire du V (bien moins souvent du IX) est d'écarter une névralgie secondaire (à une autre cause qu'un conflit vasculo-nerveux) ou une neuropathie douloureuse secondaire.
- **Drapeaux rouges** : une cause secondaire doit être évoquée devant :
  - un âge de survenue jeune (SEP) ;
  - des décharges moins intenses (neuropathie douloureuse) ;
  - une prépondérance dans le territoire V1 (zona ?) ;
  - un fond douloureux avec paresthésies et hypoesthésie (neuropathie douloureuse).
- **Examen clinique** : recherche une hypoesthésie, une diminution du réflexe cornéen, parfois associée à un V3 moteur (masséters, ptérygoïdiens) ou une atteinte d'autres nerfs crâniens du même côté.
- **Investigations** : une IRM cérébrale avec coupes fines sur le tronc cérébral et le trijumeau sur tout son trajet (avec injection de gadolinium) est impérative avec un bilan biologique et parfois une ponction lombaire.
- Les causes sont multiples (tableau 10.11). Une névralgie symptomatique chez un sujet jeune est le plus souvent liée à une sclérose en plaques. Une atteinte V1 chez un sujet plus âgé doit faire évoquer un zona (la douleur précède l'éruption cutanée). La névralgie post-zostérienne est en fait une douleur neuropathique sévère.

Tableau 10.11. Ⓐ **Principales causes de névralgies et de neuropathies trigéminales symptomatiques.**

Atteinte intra-axiale (tronc cérébral)
– Sclérose en plaques
– Syringobulbie
– Tumeur intra-axiale
– Infarctus latéro-bulbaire
Angle pontocérébelleux
– Neurinome du VIII
– Autres tumeurs (méningiome, cholestéatome, etc.)
– Anévrisme de l'artère basilaire
– Zona (ganglion trigéminal)
Base du crâne
– Tumeur locale (extension d'un cancer du cavum, méningiome, notamment du sinus caverneux, etc.)
– Méningite carcinomateuse ou méningite infectieuse
– Fractures (base du crâne ou sinus, massif facial)
– Thrombose veineuse du sinus caverneux
– Microangiopathie du nerf V (diabète, Gougerot-Sjögren, sclérodermie, etc.)
– V1 + signe de Claude Bernard Horner : syndrome de Reader : dissection artère carotide interne

D. Traitement des névralgies faciales et crâniennes

1. Névralgie du trijumeau (décharges électriques)

a. Traitement médicamenteux

- Il repose sur la carbamazépine (400 à 1 600 mg/j). La posologie doit être augmentée progressivement, avec 2 ou 3 prises par jour, 30 minutes avant les repas pour essayer de permettre un repas sans salves douloureuses. Les effets secondaires sont fréquents chez le sujet âgé (somnolence, vertiges, ataxie).
- En cas d'intolérance, l'oxcarbamazépine peut être utilisée. Le baclofène peut être utilisé, seul ou en association à la carbamazépine. D'autres médicaments sont parfois utilisés (lamotrigine, gabapentine).
- Ce traitement médicamenteux est le même que la névralgie soit classique, secondaire (par exemple à une SEP) ou idiopathique.

b. Traitements chirurgicaux

Ils sont proposés en cas d'échec des traitements médicamenteux.

- Destruction de la voie trigéminée par diverses techniques : radiochirurgie par gamma-knife sur l'émergence du trijumeau ; thermocoagulation ou compression par ballonnet du ganglion de Gasser.
- Chirurgie de décompression d'un conflit vasculo-nerveux : elle nécessite la démonstration d'un conflit vasculonerveux (critères IRM stricts). Elle est efficace mais invasive, donc réservée aux sujets jeunes et en bon état général.

2. Neuropathie trigéminale douloureuse (dont la douleur post-zostérienne)

Elle se traite comme les autres douleurs neuropathiques focales, en associant un traitement local et un traitement général. En cas d'échec des traitements de première ligne, un avis algologique est recommandé.

Le traitement local repose en première intention sur les emplâtres de lidocaïne ou la stimulation électrique transcutanée (TENS, seulement prescrite en algologie).

Le traitement général repose en première intention sur un antidépresseur inhibiteur de la recapture de la sérotonine et de la noradrénaline (IRSNA, duloxétine à privilégier, ou venlafaxine), sur la gabapentine (1 200 à 3 600 mg/jour) ou sur un antidépresseur tricyclique par voie orale (amitriptyline, 10 à 150 mg/jour).

3. Autres névralgies

Le traitement de la névralgie du IX et du VII bis (nerf intermédiaire) est similaire à celui de la névralgie du trijumeau essentielle. En cas de névralgie rebelle, une décompression peut être proposée.

4. Névralgie d'Arnold ou douleur neuropathique du grand nerf occipital

Selon la typologie de la douleur, le traitement repose sur celui de la névralgie du V (si décharges électriques isolées) ou de la douleur neuropathique focale. Le problème est de ne pas méconnaître une migraine et d'éviter, dans ce cas, des gestes chirurgicaux potentiellement aggravants comme les thermocoagulations.

VIII. Démarche diagnostique devant une algie faciale

A. Classification

L'algie faciale ou oro-faciale est une douleur de la tête située au-dessous de la ligne orbito-méatale, en avant du pavillon de l'oreille et au-dessus du cou.

Les algies faciales ou oro-faciales sont plus rares que les céphalées. Une séparation souvent artificielle de leur présentation conduit le patient à s'adresser à un spécialiste (neurologue, ORL, dentiste…) qui, selon sa formation, propose des investigations dans son domaine, conseille des traitements de sa spécialité sans nécessairement faire appel à un consensus. La classification ICHD-3 classe également les douleurs faciales. De manière simplifié, on peut proposer cinq groupes afin de faciliter le diagnostic (tableau 10.12).

B. Interrogatoire et examen clinique

Comme pour une céphalée, le diagnostic se base sur une anamnèse détaillée et sur l'examen clinique. Il faut laisser du temps au patient pour lui permettre de décrire les caractéristiques de la douleur, ses répercussions sur les activités quotidiennes, et rechercher un état anxio-dépressif associé.

L'anamnèse repose sur un interrogatoire en cinq étapes, exactement comme pour une céphalée (cf. chapitre 9) avec des questions additionnelles sur la présence de symptômes ORL,

Tableau 10.12. Ⓐ **Principales causes d'algies faciales ou oro-faciales.**

1. Céphalées primaires à expression faciale
• **Migraine sans aura** (crises touchant l'œil, le nez, la joue, les dents, à diagnostiquer si les critères ICHD-3 sont satisfaits, durée 4 à 72 heures, avec photophobie et nausées) • **AVF** (crises faciales < 3 heures avec signes dysautonomiques et agitation) • **Autres céphalées trigémino-autonomiques** : rares, à évoquer si les crises ressemblent à une AVF, mais sont plus courtes ; un avis neurologique s'impose
2. Algies faciales secondaires de cause neurologique ou générale
• Dissection carotidienne • Hypertension intracrânienne • Thrombose du sinus caverneux • Artérite temporale
3. Algies faciales secondaires de cause locale ORL, buccale, dentaire, articulation temporo-mandibulaire
• Sinusites aiguës • Tumeurs ORL • Otalgies secondaires • Stomatites et pulpites • Désordres de l'articulation temporo-mandibulaire
4. Neuropathies faciales douloureuses (cf paragraphe VII)
5. Algies faciales idiopathiques
• Algie faciale idiopathique • Odontalgie idiopathique • Stomatodynie idiopathique ou « syndrome de la bouche brûlante » • Désordres temporo-mandibulaires idiopathiques

stomatologiques, dentaires et au niveau de l'articulation temporo-mandibulaire (craquement, limitation de l'ouverture buccale, etc.).

L'examen clinique doit être détaillé, incluant selon les cas, non seulement un examen neurologique, mais également un examen local ORL, stomatologique et/ ou dentaire. Ensuite, les examens complémentaires sont décidés selon les causes suspectées.

Une douleur faciale récente et sévère, brutale ou progressive, sans cause ORL ou dentaire évidente, doit être explorée comme une céphalée secondaire.

C. Algies faciales symptomatiques d'une cause grave

Avant de conclure à une AVF, une migraine à expression faciale, une névralgie du trijumeau classique (conflit vasculo-nerveux) ou idiopathique, des causes graves doivent être recherchées et éliminées, notamment chez l'adulte de plus de 50 ans et en présence d'une altération de l'état général.

- **Pathologie tumorale ORL** (tumeur des sinus, de la cavité nasopharyngée, parotidienne).
- **Artérite temporale** : une claudication de la mâchoire, une douleur de la langue ou du nez peuvent être les symptômes principaux d'une maladie de Horton ; les céphalées peuvent manquer ou se manifester par des paresthésies du cuir chevelu. L'urgence du diagnostic est liée au risque de neuropathie optique ischémique et de cécité irréversible. Un bilan inflammatoire doit être systématique.
- **Autre vascularite** : les vascularites à ANCA (maladie de Wegener) peuvent donner des douleurs de la face sévère, d'horaire inflammatoire, par atteinte sinusienne.
- **Dissection carotidienne** : une algie faciale unilatérale aiguë peut révéler une dissection de l'artère carotide interne cervicale qui se présente dans la majorité des cas par une douleur

(céphalée unilatérale et/ou algie faciale unilatérale et/ou cervicalgie) accompagnées d'un syndrome de Claude Bernard Horner. Il faut l'évoquer même en l'absence de déficit neurologique controlatéral à la douleur. Il s'agit d'une cause fréquente d'AVC du sujet jeune.

- **Neuropathie du nerf mentonnier** : devant des douleurs, des paresthésies et/ou une hypoesthésie de la « houppe du menton », les explorations révèlent souvent une tumeur maligne. Le nerf mentonnier est la branche terminale du nerf dentaire inférieur, branche du V3 qui innerve la moitié du menton, de la lèvre inférieure et des muqueuses buccales et gingivales.
- **Algie faciale et cancer pulmonaire** : une algie faciale sévère peut faire découvrir une tumeur pulmonaire ipsilatérale. La douleur s'explique par l'invasion du nerf pneumogastrique (nerf X) ou sa compression intrathoracique. L'afférence viscérale du X aboutit au noyau solitaire bulbaire où des connexions avec le complexe trigéminocervical expliquent la douleur référée dans le territoire du nerf trijumeau.

D. Algies faciales idiopathiques

- **Algie faciale idiopathique persistante** : douleur continue, indépendante d'un trajet d'un nerf, sans zone gâchette, sans décharge électrique, uni- ou bilatérale modérée (tiraillement, constriction, serrement, percement, brûlure, rarement atroce). Elle respecte le sommeil et peut être augmentée par la mastication et la phonation. Elle peut survenir après un traumatisme ou des interventions (chirurgie des sinus) qui, en général, aggravent la douleur. Avec le temps, la douleur diffuse (cervicalgies, lombalgies, céphalées). Les signes neurologiques sont pauvres (dysesthésies, paresthésies et allodynie).
- **Odontalgie idiopathique** : douleur dentaire sans cause organique notable, localisée à une ou plusieurs dents, sans pathologie dentaire objectivable. La douleur est continue ou périodique mais sans paroxysmes, souvent avec allodynie. Les prémolaires et molaires sont le plus souvent concernées et le maxillaire plus que le mandibulaire. Le terme de dent fantôme indique qu'il peut s'agir d'une dent qui a été extraite sur demande du patient lui-même. Par avulsion et pulpectomie successives, on aggrave l'intensité et l'extension de la douleur.
- **Stomatodynie idiopathique ou « syndrome de bouche brûlante »** : douleur de la muqueuse buccale sans cause organique, continue, chronique, souvent bilatérale, rarement accompagnée de dysesthésies de la muqueuse bucco-pharyngée (langue, palais, gencives, lèvres, pharynx) mais sans aucune lésion visible. Généralement spontanée, elle peut être aussi augmentée par les aliments épicés ou acides et diminuée par la prise de nourriture ou de boissons. Il faut éliminer une séquelle de radiothérapie, des mucites sur chimiothérapie ou une xérostomie de cause médicamenteuse ou systémique (syndrome de Sjögren, diabète, carence vitaminique B12).
- **Désordres temporo-mandibulaires idiopathiques** : on exclut de cette catégorie les patients présentant une douleur rapidement résolutive ou chronique associée à une malocclusion dentaire, à des pathologies des articulations temporo-mandibulaires (dégénératives, liées à une polyarthrite rhumatoïde, à un cancer). Plus de 85 % des désordres temporo-mandibulaires se limitent à la présence d'une pure douleur des muscles masticateurs et/ou des articulations temporo-mandibulaires sans autre cause, comme lors d'une céphalée de tension. Il s'agit d'une douleur constante, sourde, non spécifique, que le mouvement articulaire peut exacerber. Elle est souvent unilatérale, au niveau des muscles masticateurs, la tempe, la zone prétragienne. L'irradiation de la douleur vers l'oreille, la mandibule, le front, la mastoïde et même la région latéro-cervicale est la règle. La douleur peut être déclenchée par un traumatisme direct. Elle est en général diurne avec un maximum le matin au réveil. Le sommeil peut être perturbé, mais la douleur ne survient pas au cours de la nuit. La palpation locale des muscles masticateurs est parfois sensible (allodynie). D'autres signes

non spécifiques et inexpliqués comme des acouphènes, une sensation d'oreille bouchée et une perte subjective de l'audition sont souvent signalés.

- **Le traitement de ces douleurs dysfonctionnelles** repose sur celui des douleurs neuropathiques chroniques et des céphalées de tension chroniques. Ces douleurs prédominent chez les femmes et surviennent volontiers chez des personnes ayant une comorbidité anxieuse et/ou dépressive, et/ou ayant subi différents événements de vie difficile.

Points clés

- Migraine, céphalée de tension musculaire, algie vasculaire de la face et névralgies essentielles de la face sont des céphalées primaires, sans lésion identifiable sous-jacente. Ce sont des céphalées chroniques évoluant le plus souvent par crises entre lesquelles le patient est normal.
- Le diagnostic positif est clinique, basé sur l'interrogatoire selon les critères de la classification internationale des céphalées, et sur la normalité de l'examen physique. Les examens complémentaires, pratiqués en cas de doute sur une céphalée secondaire ou symptomatique, sont normaux dans les céphalées primaires.
- Selon le type de céphalée primaire, il existe différents traitements de crise et traitements de fond.
- Les traitements de la crise ont pour objectif de soulager la céphalée lorsqu'elle survient. Dans la migraine, il repose sur les AINS et les triptans; dans la céphalée de tension épisodique, sur les antalgiques simples et les AINS; et dans l'algie vasculaire de la face, sur le sumatriptan injectable et l'oxygénothérapie.
- Les traitements de fond ont pour objectif de diminuer la fréquence des crises. Ils doivent être pris tous les jours et au long cours. Ils sont différents selon les types de céphalée primaire.

Pour aller plus loin

Donnet A, Demarquay G, Ducros A, Géraud G, Giraud P, Guégan-Massardier E, et al. Recommandations pour le diagnostic et le traitement de l'algie vasculaire de la face. *Rev Neurol* (Paris) 2014;170(11):653–70.

Donnet A, Simon E, Cuny E, Demarquay G, Ducros A, De Gaalon S, et al. Recommandations pour le diagnostic et la prise en charge de la névralgie trigéminale classique. Neurochirurgie 2018;64(4):285–302.

Lantéri-Minet M, Demarquay G, Alchaar H, Bonnin J, Cornet P, Douay X, et al. Démarche diagnostique générale devant une céphalée chronique quotidienne (CCQ) – Prise en charge d'une CCQ chez le migraineux : céphalée par abus médicamenteux et migraine chronique. Recommandations de la SFEMC, ANLLF et SFETD. *Rev Neurol* (Paris) 2014;170(3):162–76.

Lantéri-Minet M, Valade D, Géraud G, Lucas C, Donnet A. Société française d'étude des migraines et des céphalées. Prise en charge diagnostique et thérapeutique de la migraine chez l'adulte et chez l'enfant. *Rev Neurol* (Paris) 2013;169(1):14–29.

Sites internet

http://sfemc.fr : site internet de la SFEMC, Société française d'étude des migraines et céphalées (recommandations accessibles).

http://www.lecrat.fr : site internet du Centre de référence sur les agents tératogènes (traitement des céphalées en cas de grossesse).

http://www.ihs-headache.org/ichd-guidelines : International Classification of Headache Disorders, ICHD-3.

CHAPITRE

11

Item 101 – Paralysie faciale

Objectifs pédagogiques

- Argumenter les principales hypothèses diagnostiques et justifier les examens complémentaires pertinents.
- Connaître les grands principes de prise en charge.

Hiérarchisation des connaissances

Rang	Rubrique	Intitulé
A	Eléments physiopathologiques	Connaître les différentes fonctions du nerf facial et savoir rechercher une anomalie
A	Diagnostic positif	Savoir diagnostiquer une paralysie faciale et distinguer sa nature périphérique ou centrale
A	Contenu multimédia	Photographie/vidéo d'une paralysie faciale périphérique
A	Contenu multimédia	Photographie/vidéo d'une paralysie faciale centrale
A	Étiologies	Connaître les principales causes de paralysie faciale périphérique
A	Étiologies	Rechercher les arguments en faveur d'une paralysie faciale *a frigore* devant un déficit facial
A	Prise en charge	Connaître les principes de prise en charge d'une paralysie faciale *a frigore*, y compris les complications
B	Suivi/pronostic	Connaître les évolutions possibles d'une paralysie faciale *a frigore*
B	Contenu multimédia	Photographie/vidéo d'un hémispasme facial post-paralytique
A	Examens complémentaires	Connaître les indications des examens d'imagerie devant une paralysie faciale
A	Contenu multimédia	Iconographie clinique d'un exemple typique d'une PFP unilatérale
A	Contenu multimédia	Iconographie clinique d'un exemple typique d'une éruption vésiculaire de la conque en faveur d'une PFP zostérienne
B	Contenu multimédia	Iconographie clinique d'un exemple typique d'une tumeur parotidienne compliquée d'une PFP
B	Contenu multimédia	Illustration de l'anatomie fonctionnelle du nerf facial

I. Anatomie, fonctions et examen clinique du nerf facial

B Le nerf facial, ou VIIe paire crânienne, est formé de deux racines :

- la principale, le VII proprement dit, est motrice ;
- l'accessoire est sensitive, sensorielle et sécrétoire. Il s'agit du VII bis ou nerf intermédiaire de Wrisberg.

L'anatomie fonctionnelle du nerf facial est présentée ici de manière schématique (figure 11.1).

A Le nerf facial présente tout à la fois des fonctions motrice, végétative, sensitive, et sensorielle :

- sa principale fonction est d'assurer l'innervation motrice de tous les muscles peauciers de la face et du cou. Il innerve également le muscle stapédien de l'oreille moyenne ;
- la fonction végétative est sécrétoire (glandes lacrymales et salivaires) et passe par le nerf grand pétreux et la corde du tympan ;
- la fonction sensitive est limitée à la peau de la conque de l'oreille, et s'exerce *via* le nerf intermédiaire ;
- la fonction sensorielle est gustative : toujours *via* le nerf intermédiaire, le nerf facial assure la sensation du goût des deux tiers antérieurs de la langue.

L'examen clinique consiste essentiellement à rechercher une asymétrie de la face au repos et lors de la mimique spontanée, puis à la réalisation de certains gestes sur ordre :

- facial supérieur : hausser et froncer les sourcils (plissement du front), fermer les yeux contre résistance ;
- facial inférieur : découvrir les dents, gonfler les joues.

Il faut noter qu'une asymétrie du visage est fréquente indépendamment de tout déficit moteur, que l'asymétrie soit constitutionnelle ou acquise (par exemple, secondaire au port d'un dentier chez une personne âgée). La comparaison avec une photo préalable peut s'avérer utile.

L'examen du nerf intermédiaire amène à tester :

- la symétrie des sécrétions lacrymales et salivaires ;
- le goût des deux tiers antérieurs de la langue par l'application de solutions sucrées, salées, acides, amères ;
- la sensibilité de la zone de Ramsay-Hunt.

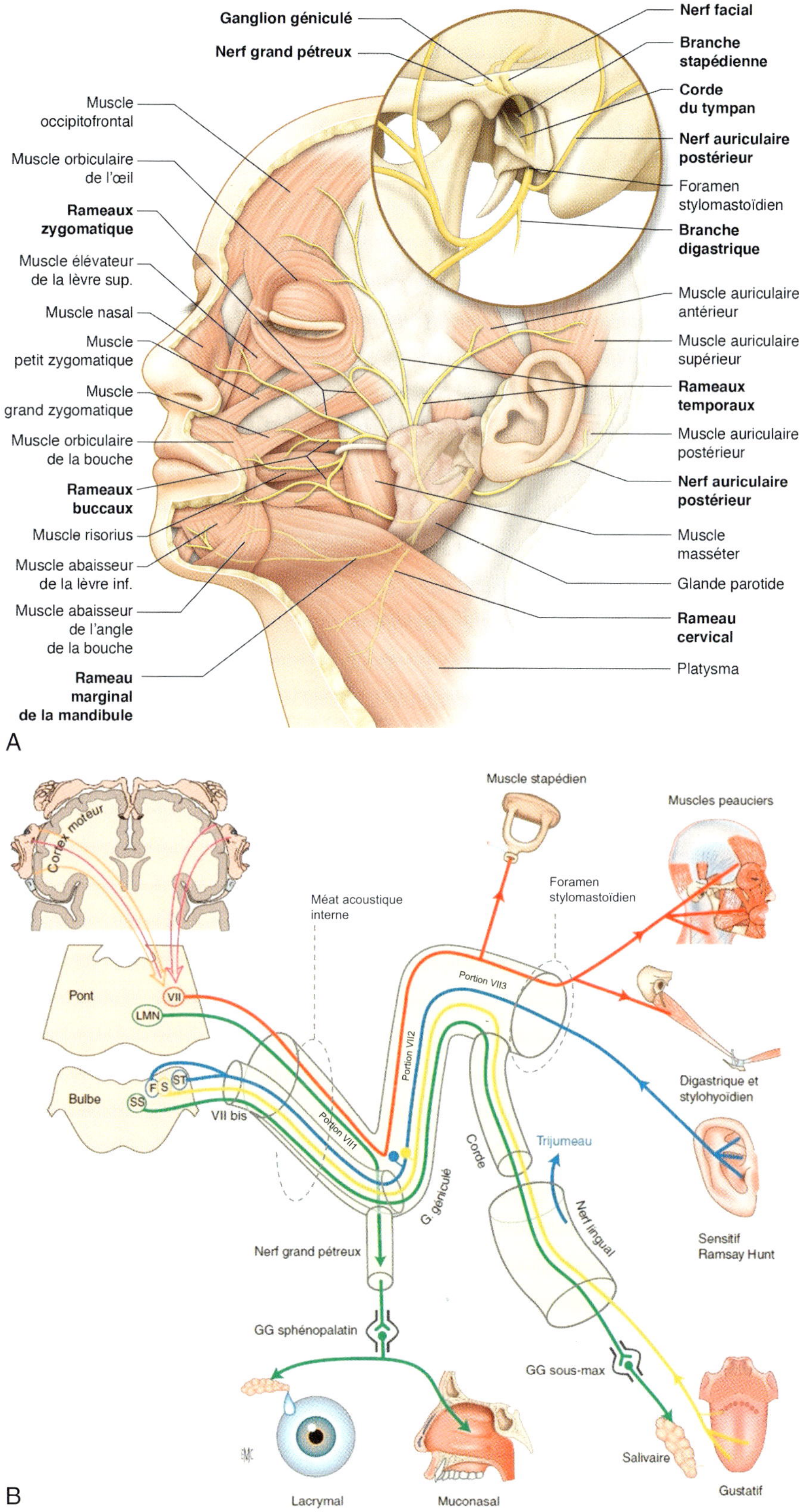

Figure 11.1. B **Anatomie fonctionnelle du nerf facial.**

Source : Illustration de Cyrille Martinet et figure b issue de : Hitier M., Edy E., Salame E., Moreau S. « Anatomie du nerf facial ». Oto-rhino-laryngologie. EMC. 2006 : 1–16 [Article 20-258-A-10]. Elsevier Masson SAS. Tous droits réservés.

II. Diagnostic d'une paralysie faciale

A. Paralysie faciale centrale

- Elle prédomine nettement sur la partie inférieure du visage, en raison de la projection bilatérale du premier neurone (operculaire) sur les noyaux du facial supérieur situés dans le pont (ou protubérance). Ainsi, on observe :
  - un effacement du pli nasogénien avec chute de la commissure labiale ;
  - une impossibilité de siffler ou de gonfler les joues ;
  - une attraction de la bouche du côté sain lors du sourire ;
  - une discrète atteinte de la partie supérieure du visage est possible.
- Elle est le plus souvent associée à un déficit moteur de l'hémicorps homolatéral (participation à une hémiparésie/hémiplégie, qui peut être ou non à prédominance brachiofaciale).
- Elle comporte typiquement une dissociation automatico-volontaire : l'asymétrie est plus marquée lors des mouvements volontaires exécutés sur consigne que lors des mouvements automatiques (mimiques spontanées, rires). Dans les paralysies discrètes, ce signe revêt une importance particulière (vidéo 11.1). Parfois, cette dissociation est inversée.

B. Paralysie faciale périphérique

(Vidéo 11.2)

À la différence du déficit facial central :

- la paralysie faciale périphérique touche de façon équivalente les parties supérieure et inférieure du visage : les signes décrits ci-dessus s'associent à une fermeture incomplète de l'œil, découvrant la bascule du globe oculaire vers le haut (signe de Charles Bell) et à un effacement des rides du front. La sévérité de l'atteinte motrice peut être évaluée en utilisant l'échelle de House et Brackmann (grade I à grade VI) ;
- il n'y a pas de dissociation automatico-volontaire.

D'autres symptômes et signes sont observés :

- élocution labiale gênée et mastication imparfaite ;
- dans les formes frustes, cils plus apparents et plus longs du côté paralysé que du côté sain à l'occlusion forcée des yeux (signe des cils de Souques) ;
- réflexe cornéen aboli (atteinte du muscle orbiculaire innervé par le VII), bien que la sensibilité de la cornée soit préservée (nerf trijumeau intact) ;
- abolition du réflexe naso-palpébral et du clignement à la menace ;
- hypoesthésie cutanée dans la zone de Ramsay-Hunt (conque de l'oreille, conduit auditif externe) ;
- hyperacousie douloureuse par atteinte du muscle stapédien ;
- agueusie des deux tiers antérieurs de l'hémilangue ;
- tarissement des sécrétions lacrymales (test de Schirmer).

L'examen des muscles faciaux innervés par d'autres nerfs crâniens est normal :

- masticateurs (masséter, temporal, ptérygoïdien) innervés par le trijumeau (V) ;
- muscles du pharynx et du voile du palais, qui dépendent des nerfs glossopharyngien (IX) et vague (X) ;
- motricité linguale, qui dépend du nerf grand hypoglosse (XII).

En cas de paralysie faciale bilatérale (diplégie faciale) :

- le visage est atone, inexpressif ;
- le signe de Charles Bell est bilatéral ;
- les troubles de l'élocution et de la mastication sont importants.

III. Principales causes de paralysie faciale périphérique

A. Paralysie faciale *a frigore*

- Il s'agit, de très loin, du diagnostic le plus fréquent. Il s'agit cependant d'un diagnostic d'élimination, qu'on retiendra seulement après un bilan étiologique minimal. En effet, environ 10 % des paralysies faciales périphériques d'allure idiopathique sont en fait d'origine tumorale.
- Le tableau clinique typique associe :
  - un mode d'installation caractéristique : souvent le matin au réveil ou après une exposition au froid (voyage), d'emblée maximale ou progressant sur quelques heures ;
  - les symptômes associés lors de l'installation : douleurs rétroauriculaires fréquentes dans les heures précédentes, parfois hyperacousie. Dans environ un tiers des cas, le malade signale une sensation d'engourdissement de la face ;
  - le caractère massif et isolé de l'atteinte faciale : l'examen clinique des autres nerfs crâniens, en particulier, est strictement normal.
- Elle serait liée à une neuropathie œdémateuse (nerf comprimé au niveau de sa troisième portion intrapétreuse), en lien avec un processus inflammatoire ou viral.

B. Autres causes

Elles sont nettement moins fréquentes. Certaines sont évidentes en raison des signes associés ou du contexte de survenue.

1. Traumatisme crânien

- La paralysie faciale est immédiate (section-compression ou embrochage du nerf) ou différée (compression par œdème post-traumatique).
- Examens systématiques :
  - scanner des rochers : recherche d'un trait de fracture, trans-labyrinthique ou extralabyrinthique ;
  - otoscopie : recherche d'une rupture du tympan ou du conduit, d'une fuite de LCR ou d'une otorragie ;
  - audiométrie tonale et vocale : recherche d'une surdité de perception, de transmission, ou d'une surdité mixte associée.
- Le traitement est le plus souvent chirurgical pour les paralysies faciales immédiates, en tenant compte de la valeur fonctionnelle de l'oreille interne (voie translabyrinthique si elle est détruite, voie transmastoïdienne et éventuellement sus-pétreuse si elle est conservée). Les corticoïdes sont proposés pour les paralysies d'apparition secondaire.

2. Diabète

- Il s'agit de la cause métabolique de paralysie faciale la plus fréquente, laquelle révèle parfois le diabète.
- L'atteinte du nerf facial est néanmoins plus rare que celle des nerfs oculomoteurs (VI, III).

3. Causes infectieuses

Elles sont diverses et de contexte varié :

- éruption vésiculeuse dans la zone de Ramsay-Hunt : elle doit être recherchée systématiquement (figure 11.2) car elle permet d'évoquer le diagnostic de zona du ganglion géniculé. La paralysie faciale est en règle massive, très douloureuse, avec une atteinte auditive et vestibulaire dans un quart des cas (syndrome de Sicard). Un traitement par antiviral par acyclovir est indiqué ;
- écoulement auriculaire ou hypertrophie de la parotide orientent vers une pathologie ORL (otite chronique cholestéatomateuse, mastoïdite, parotidite, tumeur parotidienne) ;
- contexte fébrile et, a fortiori, syndrome méningé orientent vers une méningoradiculite, laquelle impose une étude du LCR à la recherche d'une origine bactérienne ou virale (coxsackie, herpès, oreillons) ;
- placard érythémateux sur le corps et/ou notion de morsure de tique dans les jours ou semaines précédents : l'étude du LCR s'impose également car la paralysie faciale peut être révélatrice d'une méningoradiculite de Lyme, confirmée par les sérologies ;
- au cours de l'infection par le VIH, la paralysie faciale peut apparaître à tous les stades, en particulier lors de la séroconversion ; le LCR est souvent anormal avec, en particulier, la présence de bandes oligoclonales.

4. AVC du tronc cérébral

- L'atteinte du nerf facial est intra-axiale (c'est-à-dire au cours de son trajet dans le tronc cérébral).
- La paralysie faciale est associée à une hémiplégie controlatérale respectant la face : syndrome alterne par atteinte du pont.

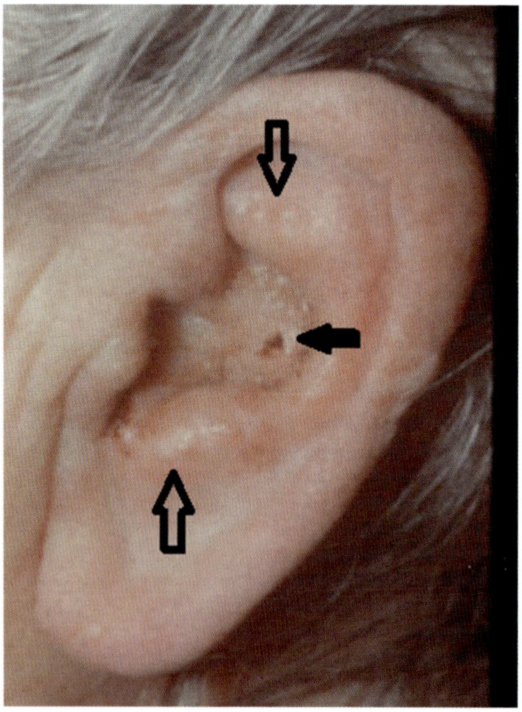

Figure 11.2. Ⓐ **Éruption vésiculaire du pavillon de l'oreille**

Vésicules (flèches creuses) et croûte de grattage (flèche pleine). Cette éruption dans le cadre d'une paralysie faciale périphérique fait évoquer un zona du ganglion géniculé. Source : courtoisie du Dr E. Sauvaget, ORL.

5. Sclérose en plaques

- L'atteinte du nerf facial est là encore intra-axiale.
- La paralysie faciale est rarement inaugurale (histoire clinique d'atteinte multifocale du système nerveux central évoquant des poussées).
- Une régression trop rapide d'une paralysie faciale considérée comme *a frigore* et l'apparition de myokimies faciales doivent attirer l'attention.

6. Polyradiculonévrite aiguë (syndrome de Guillain-Barré)

- La paralysie faciale est en général au second plan du tableau clinique (dominé par les troubles sensitivo-moteurs des membres et l'aréflexie ostéotendineuse).
- Une présentation plus sévère avec diplégie faciale plus ou moins asymétrique est possible, voire une paralysie associée du carrefour pharyngo-laryngé, laquelle impose une surveillance rapprochée.
- Le diagnostic repose, outre la clinique, sur les résultats de la ponction lombaire (dissociation albumino-cytologique) et de l'électroneuromyogramme (atteinte démyélinisante), en sachant que les anomalies peuvent n'apparaître qu'après plusieurs jours.

7. Maladies inflammatoires générales

a. Sarcoïdose

- La paralysie faciale est l'atteinte d'un nerf crânien la plus fréquente.
- Elle peut inaugurer la maladie.
- L'association à une parotidite et à une iridocyclite constitue le syndrome d'Heerfordt.

b. Syndrome de Melkerson-Rosenthal

- Paralysie faciale récidivante.
- Association à une infiltration cutanéomuqueuse de la face (lèvres), une langue plicaturée dite « scrotale » et des antécédents familiaux identiques.

8. Tumeurs

- Paralysie faciale non douloureuse d'installation progressive.
- Importance de l'atteinte associée d'un ou plusieurs nerfs crâniens ipsilatéraux (hypoesthésie cornéenne, hypoacousie) : tumeur de l'angle pontocérébelleux (neurinome de l'acoustique), gliome du tronc cérébral, métastase de la base du crâne, méningoradiculite carcinomateuse.
- En cas de tuméfaction parotidienne, la survenue d'une paralysie faciale fait craindre la nature cancéreuse de l'atteinte glandulaire.

IV. Examens d'imagerie devant une paralysie faciale

A. En cas de paralysie faciale centrale

- Une imagerie cérébrale s'impose dans tous les cas, que la paralysie faciale s'inscrive ou non dans un déficit hémicorporel.
- L'IRM cérébrale, plus sensible que le scanner, est l'examen de choix. Hors contexte neurovasculaire aigu ou contre-indication, elle est réalisée sans et avec injection de gadolinium.

B. En cas de paralysie faciale périphérique

- L'indication d'un examen d'imagerie dépend directement de la cause suspectée.
- IRM cérébrale :
  - pour la confirmation d'une atteinte intra-axiale du nerf facial : sclérose en plaques, AVC du tronc cérébral ;
  - en cas d'atteinte d'autres nerfs crâniens associés : gliome du tronc, tumeur de l'angle ponto-cérébelleux, métastase de la base du crâne.
- Scanner des rochers :
  - en contexte traumatique : fenêtres osseuses pour rechercher une fracture du rocher ;
  - en cas d'écoulement auriculaire purulent : recherche de cholestéatome ou de mastoïdite ;
  - pour préciser l'envahissement osseux dans le cadre d'une métastase de la base du crâne (injection d'iode).
- Autre : scanner/IRM cervicaux avec injection, en cas de tuméfaction homolatérale à la paralysie faciale, à la recherche d'une parotidite ou d'une tumeur parotidienne (figure 11.3).
- Dans un contexte de paralysie faciale supposée idiopathique, il est recommandé de réaliser une IRM avec injection de gadolinium, étudiant tout le trajet du nerf facial sans oublier la portion parotidienne, si possible au cours du premier mois. Cette IRM apporte des arguments en faveur du diagnostic positif et élimine une pathologie tumorale.

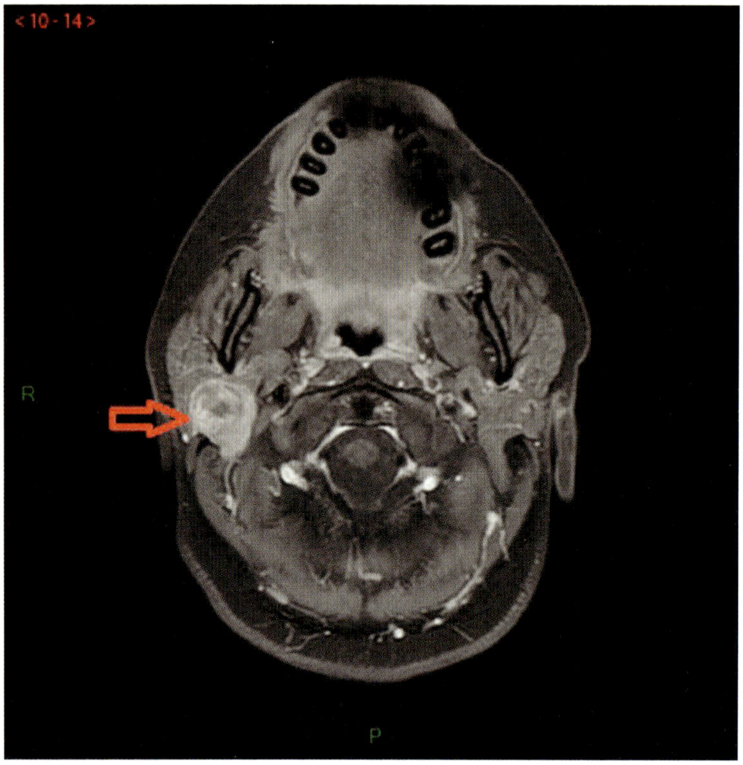

Figure 11.3. B **IRM cervicale, séquence T1 avec injection de gadolinium**

Tumeur parotidienne droite (flèche) compliquée d'une paralysie faciale périphérique. Source : courtoisie du Dr E. Sauvaget, ORL.

V. Principes de prise en charge et évolution d'une paralysie faciale *a frigore*

- Le traitement repose sur la prescription en urgence d'une corticothérapie orale (1 mg/kg/j), pour une durée de 7 à 10 jours. Plus son instauration est précoce (72 premières heures), meilleures sont les chances de récupération complète.
- Sous ce traitement, l'évolution est favorable dans la grande majorité des cas, surtout si la paralysie était initialement incomplète. La récupération débute 8 à 15 jours après le début, la guérison survient généralement en moins de 2 mois.
- Le traitement comporte systématiquement la prévention des complications oculaires :
  - une kératite est prévenue par la prescription de larmes artificielles et, lorsque l'œil reste trop largement ouvert, d'un pansement occlusif la nuit ;
  - dans les formes les plus sévères, une tarsorraphie provisoire est parfois proposée.
- B Dans 5 à 10 % des cas, la récupération est incomplète et peut laisser diverses séquelles :
  - mouvements syncinétiques résiduels (le gonflement des joues entraîne la fermeture de l'œil) ;
  - hémispasme facial post-paralytique (vidéo 11.3) :
    - plus ou moins intense, il touche à la fois le facial supérieur et inférieur, entraînant une brève contracture des paupières et de la joue,
    - son traitement repose sur des injections locales de toxine botulique ;
  - beaucoup plus rarement, un syndrome des « larmes de crocodile » peut être observé (larmoiements lors du repas), secondaire à une réinnervation aberrante au sein du nerf.
- La persistance d'un déficit sévère au-delà de quelques semaines peut justifier la réalisation d'un électroneuromyogramme, qui permet d'apprécier l'intensité de la dénervation et de suivre l'éventuelle réinnervation. En cas de déformation persistante du visage, une intervention de chirurgie esthétique est parfois proposée (prévention de graves conséquences psychologiques et sociales).

Points clés

- Le déficit facial central :
  - prédomine sur le territoire facial inférieur ;
  - s'associe volontiers à une hémiparésie ispilatérale.
- La **paralysie faciale périphérique** : touche autant le territoire du facial supérieur que celui du facial inférieur.
- Causes des paralysies faciales périphériques :
  - la plus fréquente est la paralysie faciale *a frigore* : installée en quelques heures ou jours, totalement isolée, de traitement codifié (protection de la cornée ++, corticothérapie orale d'instauration urgente), avec guérison en quelques semaines dans 90 % des cas ;
  - autres causes variées : traumatique, tumorale, vasculaire, sclérose en plaques, polyradiculonévrite aiguë, infectieuses (zona du ganglion géniculé, pathologie ORL, méningoradiculite bactérienne ou virale), sarcoïdose.

Compléments en ligne

Des compléments numériques sont associés à cet ouvrage. Ils sont indiqués dans la marge par des pictogrammes qui renvoient vers les vidéos ou enregistrements sonores.

Pour accéder à ces compléments, connectez-vous sur www.em-consulte.com/complement/477437 et suivez les instructions pour activer votre accès.

Vidéo 11.1. Paralysie faciale centrale gauche.

Paralysie faciale gauche modérée, dans le cadre une hémiparésie d'origine vasculaire. L'atteinte concerne aussi le facial supérieur, à un moindre degré que l'inférieur). Noter la dissociation automatico-volontaire à la mobilisation de la bouche. (Source : vidéothèque du Collège des Enseignants de Neurologie, www.cen-neurologie.fr)

Vidéo 11.2. Paralysie faciale périphérique droite.

L'atteinte du facial supérieur est responsable d'une plus grande ouverture de l'œil droit comparé au gauche et d'une atténuation des rides du front à droite. (Source : vidéothèque du Collège des Enseignants de Neurologie, www.cen-neurologie.fr)

Vidéo 11.3. Hémispasme facial gauche.

Noter, en plus des spasmes intermittents, la moindre contraction aux mouvements de l'hémiface gauche, séquelle d'une paralysie faciale périphérique. (Source : vidéothèque du Collège des Enseignants de Neurologie, www.cen-neurologie.fr)

CHAPITRE

12

Item 102 – Diplopie

Objectifs pédagogiques

- Connaître les principales hypothèses diagnostiques et justifier les examens complémentaires pertinents.
- Identifier les urgences.

Hiérarchisation des connaissances

Rang	Rubrique	Intitulé	Descriptif
B	Éléments physiopathologiques	Connaître la systématisation des nerfs crâniens III, IV, VI et de la bandelette longitudinale postérieure	
A	Diagnostic positif	Savoir déterminer si une diplopie est mono- ou binoculaire	
B	Diagnostic positif	Connaître les définitions des tests cliniques ophtalmologiques	Cover test, reflet cornéen, mouvement de restitution, examen au verre rouge
B	Diagnostic positif	Connaître les définitions des ductions et des vergences	Abduction, adduction, convergence, divergence
B	Diagnostic positif	Connaître les définitions des tropies	Exotropie, esotropie, hypertropie
A	Diagnostic positif, contenu multimedia	Connaître la symptomatologie et la position vicieuse de la tête dans une paralysie complète du III, du IV, du VI	AVC, SEP
A	Contenu multimédia	Photographie/vidéo d'une paralysie du VI	
A	Contenu multimédia	Photographie/vidéo d'une paralysie extrinsèque/intrinsèque du III	
B	Contenu multimédia	Photographie/vidéo d'une paralysie du IV	
A	Éléments physiopathologiques	Connaître la fréquence de la paralysie du VI et l'absence de valeur localisatrice	
A	Diagnostic positif	Devant une diplopie, connaître les arguments cliniques en faveur d'une myasthénie	Paralysie fluctuante, aggravation en cours de journée, ptosis unilatéral
A	Identifier une urgence	Savoir qu'une paralysie du III aiguë est une urgence vitale	AVC
B	Examens complémentaires	Indication des examens d'imagerie devant une diplopie aiguë récente	Imagerie cérébrale si suspicion d'AVC

Rang	Rubrique	Intitulé	Descriptif
B	Diagnostic positif, contenu multimedia	Savoir reconnaître sur un test de Lancaster une paralysie du III, du IV, du VI	
B	Diagnostic positif, contenu multimedia	Connaître les causes ophtalmologiques de diplopie monoculaire	Photo de cataracte, de taie cornéenne
B	Étiologies	Devant une diplopie, savoir rechercher les principaux signes associés à valeur étiologique	Éruption territoire du V (zona ophtalmique, exophtalmie (Basedow, fistule tumeur), atteintes neurologiques (SEP, PRN, AVC), fracture du plancher de l'orbite)
B	Diagnostic positif	Savoir reconnaître une paralysie internucléaire, une paralysie de fonction sans diplopie (Syndrome de Foville et de Parinaud), une diplopie par atteinte du tronc cérébral	AVC, SEP

A Une diplopie est la vision double d'un objet unique.

Une diplopie monoculaire persiste à l'occlusion de l'œil sain et disparaît à l'occlusion de l'œil atteint. Elle peut avoir une cause ophtalmologique retrouvée facilement à l'examen : B cornéenne (astigmatisme important, taie cornéenne, kératocône) ; irienne (traumatique) ; cristallinienne (cataracte nucléaire). Si l'examen ophtalmologique est normal, la principale étiologie est fonctionnelle.

A Ce chapitre traite des diplopies binoculaires, présentes les deux yeux ouverts et disparaissant à l'occlusion de l'un ou de l'autre œil. Elles correspondent à un trouble du parallélisme oculaire acquis et d'installation aiguë ou subaiguë, avec généralement une origine neurologique ou orbitaire requérant souvent une prise en charge urgente. Ce trouble du parallélisme oculaire est le plus souvent lié à une paralysie (ou parésie) oculomotrice.

I. Rappel anatomique et physiologique

- B Six muscles extraoculaires assurent les mouvements de chaque globe oculaire dans un plan horizontal (droit latéral et droit médial), vertical (droit supérieur et droit inférieur) et en torsion (oblique supérieur et oblique inférieur)[4]. L'action principale de ces muscles est décrite dans la figure 12.1.
- L'innervation des muscles oculomoteurs repose sur trois nerfs, dont les noms[5], les fonctions et les trajets anatomiques (figure 12.2) sont les suivants :
  - le **nerf oculomoteur** (IIIe nerf crânien) innerve les muscles droit médial, droit supérieur, droit inférieur, oblique inférieur, releveur de la paupière et le sphincter irien (innervation parasympathique). Le noyau oculomoteur est localisé dans le mésencéphale ; le nerf émerge à sa face antérieure et se dirige vers l'orbite ipsilatérale en passant dans le sinus

4 La nomenclature anatomique internationale doit remplacer l'ancienne dénomination de muscles droit externe, droit interne, grand oblique et petit oblique.

5 La nomenclature anatomique internationale doit remplacer l'ancienne dénomination de nerf moteur oculaire commun, nerf pathétique et nerf moteur oculaire externe.

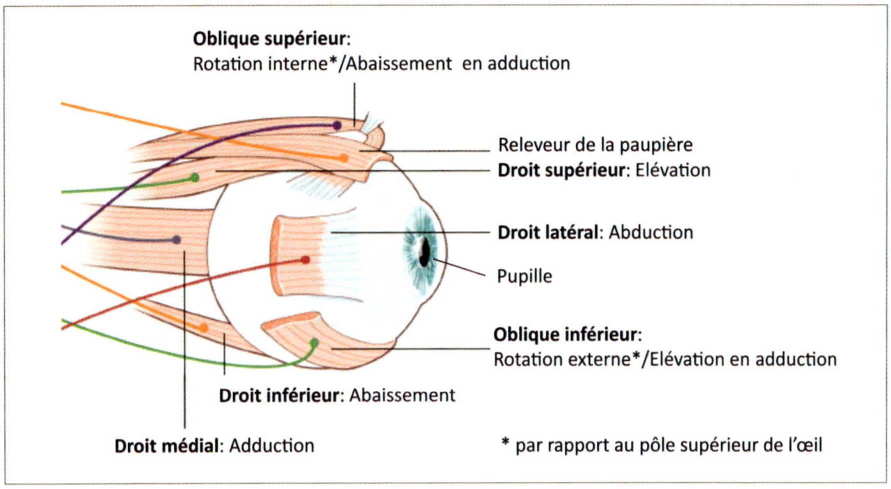

Fig. 12.1. Ⓐ **Aspect et actions principales des muscles extraoculaires.**
(Source : Vignal-Clermont C., Miléa D., Tilikete C. *Neuro-ophtalmologie*. 2e éd. Issy-les-Moulineaux,: Elsevier-Masson, 2016. Illustration de Carole Fumat.)

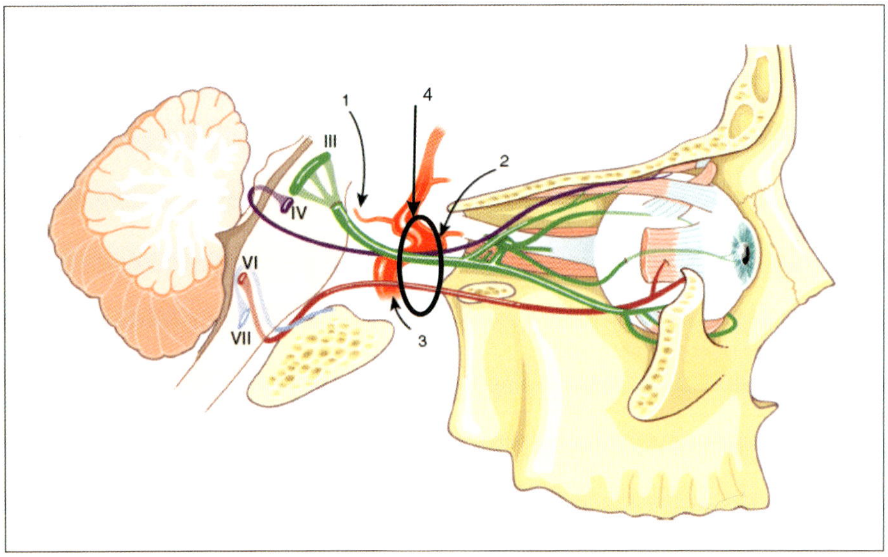

Fig. 12.2. Ⓐ **Représentation schématique du trajet et de l'innervation des différents muscles oculomoteurs.**
1. Artère communicante postérieure. 2. Artère ophtalmique. 3. Artère carotide interne. 4. Sinus caverneux.
(Source : Vignal-Clermont C., Miléa D., Tilikete C. *Neuro-ophtalmologie*. 2e éd. Issy-les-Moulineaux, Elsevier-Masson, 2016. Illustration de Carole Fumat.)

caverneux où il côtoie les autres nerfs de la motricité oculaire. Il a la particularité de cheminer proche des vaisseaux, notamment au-dessous de la bifurcation entre la carotide interne supraclinoïdienne et la communicante postérieure ;

- le **nerf trochléaire** (IVe nerf crânien) innerve le muscle oblique supérieur. Le noyau trochléaire est localisé dans la partie postérieure du mésencéphale ; le nerf émerge à la face postérieure du tronc cérébral, croise la ligne médiane, contourne le tronc cérébral et se dirige vers l'orbite (controlatérale au noyau) en passant dans le sinus caverneux. Il a la particularité d'être particulièrement vulnérable aux traumatismes crâniens ;

- le **nerf abducens** (VIe nerf crânien) innerve le muscle droit latéral. Le noyau abducens est localisé dans le pont (ou protubérance) ; le nerf émerge à la face antérieure du tronc cérébral et se dirige vers l'orbite en passant le long de la pointe du rocher et dans le sinus caverneux. Il est particulièrement vulnérable lors d'une fracture du rocher. **A** Il est fixé lorsqu'il perfore la dure-mère, ce qui le rend vulnérable (par traction) au déplacement du tronc cérébral consécutif à une hypertension intracrânienne. Dans ce cas, il est dit qu'il n'a pas de valeur localisatrice.

- **B** L'organisation centrale de la motricité oculaire doit tenir compte de la binocularité. Il est important d'assurer un contrôle oculomoteur pour que l'image se projette sur les parties correspondantes des deux rétines, tant en statique que lors des mouvements oculaires. Lorsque le regard se déplace dans un plan frontal (droite, gauche, haut et bas), les deux yeux sont coordonnés par des mouvements de version. En revanche, lorsque le regard se déplace dans un plan sagittal (en profondeur), les mouvements oculaires ont un sens opposé : ce sont les mouvements de vergence (convergence et divergence). Le noyau abducens constitue le centre assurant les mouvements de latéralité (version horizontale) (figure 12.3).
- Lors d'une paralysie dans le territoire d'un muscle, les yeux ne seront plus correctement alignés, notamment dans le champ d'action de ce muscle. Les images se projettent sur des zones non correspondantes de la rétine et le cerveau perçoit deux images au lieu d'une seule. C'est l'origine principale de la diplopie binoculaire.

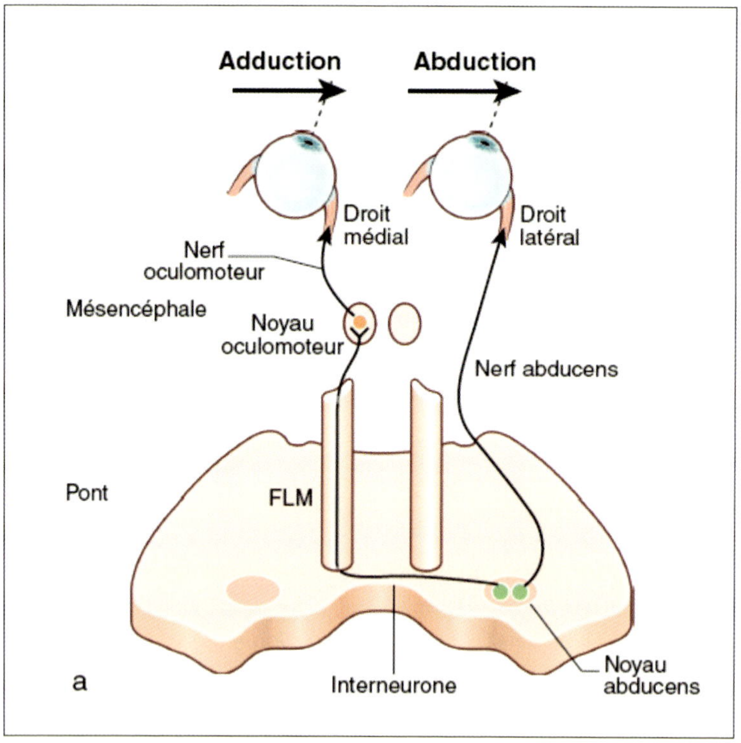

Fig. 12.3. **A** **Représentation schématique des voies oculomotrices centrales de la latéralité du regard.**
B Le noyau abducens constitue le centre assurant les mouvements de latéralité, permettant de commander en même temps l'abduction de l'œil ipsilatéral et l'adduction de l'œil controlatéral. Outre les neurones qui constituent le nerf abducens, il contient des interneurones qui cheminent après décussation dans le faisceau longitudinal médian (FLM) jusqu'au noyau oculomoteur controlatéral pour s'articuler avec les motoneurones du muscle droit médial. Une atteinte du FLM est responsable d'une ophtalmoplégie internucléaire. (Source : Vignal-Clermont C., Miléa D., Tilikete C. *Neuro-ophtalmologie*. 2e éd. Issy-les-Moulineaux, Elsevier-Masson, 2016. Illustration de Carole Fumat.)

- Une paralysie oculomotrice peut être en lien avec une atteinte du muscle, de la jonction neuromusculaire, du nerf contrôlant la motricité oculaire ou de la commande du système nerveux central impliquant essentiellement le tronc cérébral.

II. Examen clinique

A L'interrogatoire et l'examen clinique sont fondamentaux dans la conduite diagnostique. Ils permettent de reconnaître le mode d'installation et l'évolution de la diplopie, le contexte et les signes associés, l'ensemble de ces données étant fondamental pour étayer le diagnostic topographique et étiologique.

A. Interrogatoire

Le malade décrit une vision double, mais parfois une vision « floue ». La disparition du symptôme à l'occlusion d'un œil a la même valeur qu'une diplopie. La diplopie peut être méconnue lorsqu'il existe un ptosis qui « occlut » l'œil paralysé et supprime ainsi l'une des deux images.

L'interrogatoire précisera :

- le terrain : âge ; antécédents oculaires et généraux ; diabète, hypertension artérielle, maladie métabolique ou endocrinienne notamment thyroïdienne ;
- les circonstances de survenue : traumatisme, survenue lors d'un effort physique, à la lecture ou à la fatigue ;
- le mode de survenue : brutal ou progressif ; constant ou fluctuant ; transitoire ou constant ;
- les symptômes associés : douleurs, vertiges, céphalées, nausées ;
- les caractères de la diplopie : horizontale, verticale, oblique, ainsi que la position du regard dans laquelle la diplopie est maximale.

B. Examen clinique

1. Examen oculomoteur

Il a pour objectif d'identifier le ou les territoires musculaires atteints. Il repose sur quatre étapes principales :

- **recherche d'une limitation de l'amplitude des mouvements oculaires** (vidéo 12.1). Il peut s'agir :
  - d'une paralysie d'abduction, dans le champ d'action du muscle droit latéral,
  - d'une paralysie d'adduction, dans le champ d'action du muscle droit médial,
  - d'une paralysie d'élévation, dans le champ d'action du muscle droit supérieur ou oblique inférieur,
  - d'une paralysie d'abaissement, dans le champ d'action du muscle droit inférieur ou oblique supérieur ;
- **recherche d'un ptosis et d'une paralysie de la motricité de la pupille, mydriase ou myosis**.

B L'examen oculomoteur peut être complété par le test au verre rouge et/ou un test de Lancaster. Il s'agit de tests qui permettent d'évaluer plus précisément le trouble de l'alignement oculaire. Ils sont du domaine du spécialiste.

2. Examen ophtalmologique et neurologique

A Il recherchera notamment une exophtalmie, un chémosis, une dilatation des vaisseaux épiscléraux, un déficit dans le territoire du nerf trigéminal, un souffle à l'auscultation du crâne, un déficit sensitif ou moteur hémicorporel, un syndrome cérébelleux, des signes de myasthénie généralisée.

3. Diagnostic topographique

À l'issue de l'examen clinique, le raisonnement clinique doit déterminer si possible la topographie de l'atteinte : atteinte du muscle ou atteinte orbitaire, atteinte de la jonction neuromusculaire, atteinte du nerf ou atteinte centrale.

Les paralysies oculomotrices les plus fréquentes sont décrites dans l'encadré suivant.

Paralysies oculomotrices les plus fréquentes

Paralysie du nerf oculomoteur (III)

Elle se manifeste par un ptosis (pouvant d'ailleurs masquer la diplopie), une divergence marquée, une paralysie de l'élévation et de l'abaissement de l'œil (les seuls muscles encore fonctionnels sont le droit latéral et l'oblique supérieur), une mydriase aréactive à la lumière (vidéo 12.3). Le tableau peut être incomplet ou uniquement extrinsèque. Une mydriase isolée ne correspond pas à une paralysie du III.

Paralysie du nerf trochléaire (IV) (ou du muscle oblique supérieur)

B Elle se manifeste par une diplopie binoculaire verticale, accentuée dans le regard vers le bas (gêne à la descente d'escaliers ou à la lecture). A La tête est inclinée dans une position compensatrice du côté sain. B L'examen de la paralysie est difficile à mettre en évidence : limitation de l'abaissement lorsque l'œil est en adduction.

Paralysie du nerf abducens (VI) (ou du muscle droit latéral)

A Elle se manifeste par une diplopie binoculaire horizontale dans le regard de loin (vidéo 12.2). L'œil atteint peut être dévié en convergence. L'examen retrouve une limitation d'abduction. La tête peut être tournée de manière compensatrice du côté de la paralysie oculomotrice.

Ophtalmoplégie internucléaire

Elle correspond à une lésion du faisceau longitudinal médian (figure 12.3, vidéo 12.4). Elle se manifeste par une paralysie d'adduction observée dans un regard latéral (version) avec un nystagmus de l'œil abducteur. L'adduction est préservée en convergence, témoignant d'une atteinte internucléaire, avant le noyau du III.

III. Orientation diagnostique

L'orientation diagnostique repose sur les symptômes et signes éventuellement associés, les circonstances de survenue, le contexte pathologique, l'âge et le profil évolutif, et sur la détermination du ou des muscles atteints.

Un algorithme de l'orientation diagnostique et un algorithme du bilan étiologique sont proposés (figures 12.4 et 12.5).

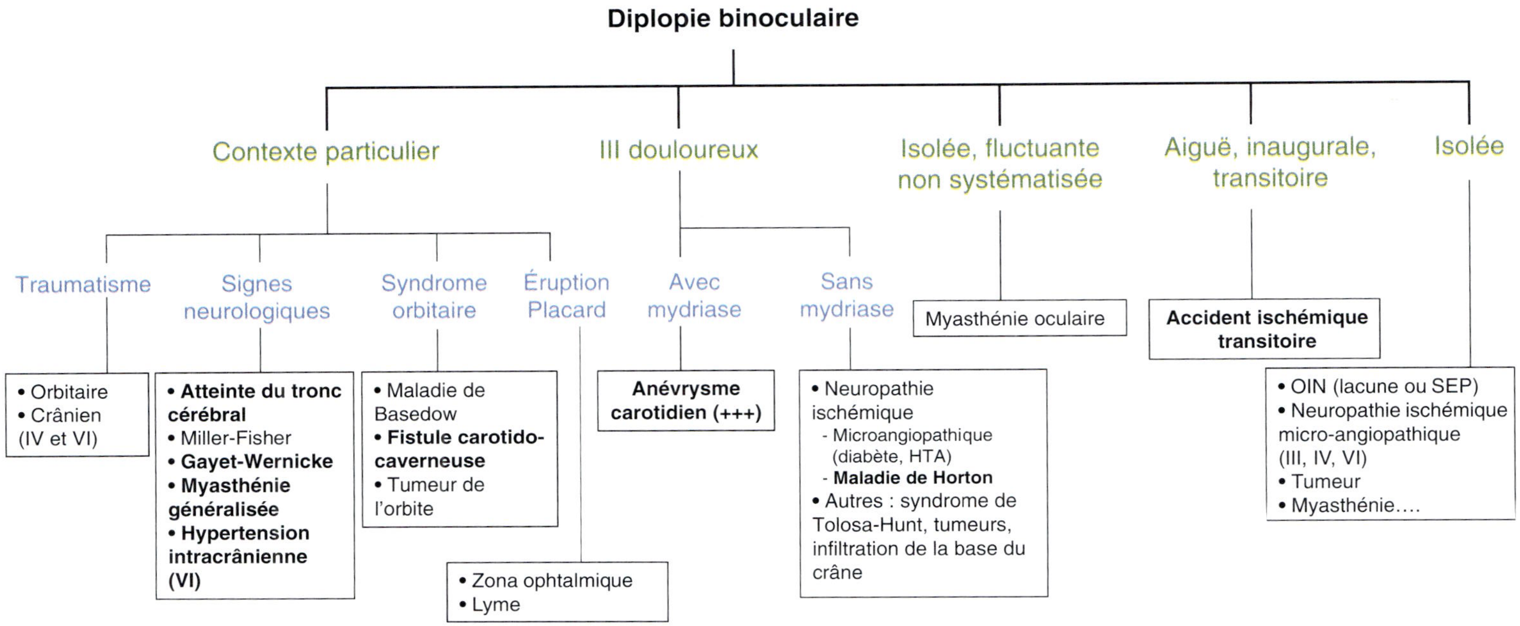

Fig. 12.4. Ⓐ **Orientation diagnostique d'une diplopie.**
(Source : CEN, 2019.)

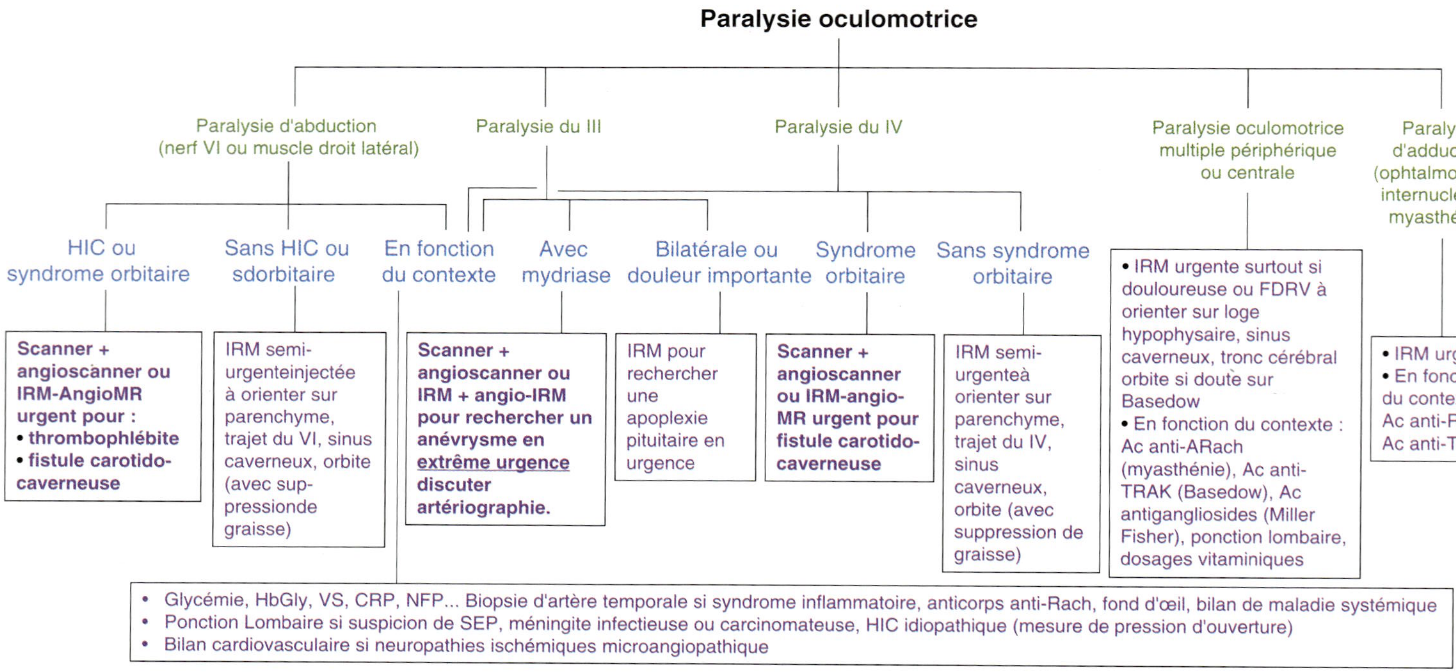

Fig. 12.5. Ⓐ **Bilan d'une paralysie oculomotrice.**
(Source : CEN, 2019.)

A. La diplopie n'est qu'un signe parmi d'autres et/ou survient dans un contexte évocateur

1. Contexte de traumatisme

B Il peut s'agir :

- d'un *traumatisme orbitaire* : les fractures du plancher de l'orbite avec incarcération du muscle droit inférieur dans le foyer de fracture sont les plus fréquentes (figure 12.6) ; dans ce cas, l'élévation du globe oculaire est douloureuse et limitée ; il peut aussi s'agir d'un hématome compressif ;
- d'un *traumatisme crânien sévère* : atteinte uni- ou bilatérale du nerf abducens, du nerf trochléaire ou du nerf oculomoteur (rare) ;
- d'une *hypertension intracrânienne* associée un traumatisme crânien grave : atteinte bilatérale du nerf abducens ;
- d'un *traumatisme crânien bénin*, avec atteinte isolée du nerf trochléaire sans autre complication neurologique.

B Dans tous les cas, l'examen de première intention à réaliser en **urgence** est le scanner cérébral, avec, selon les cas, des coupes centrées sur l'orbite et des séquences osseuses.

2. Signes neurologiques associés

- A Une diplopie par paralysie du nerf abducens ou du nerf oculomoteur dans leur trajet fasciculaire (dans le tronc cérébral) associé dans le cadre d'un syndrome alterne à une atteinte des voies longues (déficit moteur et/ou sensitif hémicorporel, syndrome cérébelleux) traduit une **atteinte du tronc cérébral** (cf. chapitre 4, item 91, pour l'orientation du diagnostic). Les causes les plus fréquentes sont vasculaires, tumorales ou inflammatoires (sclérose en plaques). Dans le cas d'une installation aiguë suggestive d'une étiologie vasculaire, une prise en charge de type accident vasculaire constitué doit être organisée, notamment une mutation en unité neurovasculaire si les

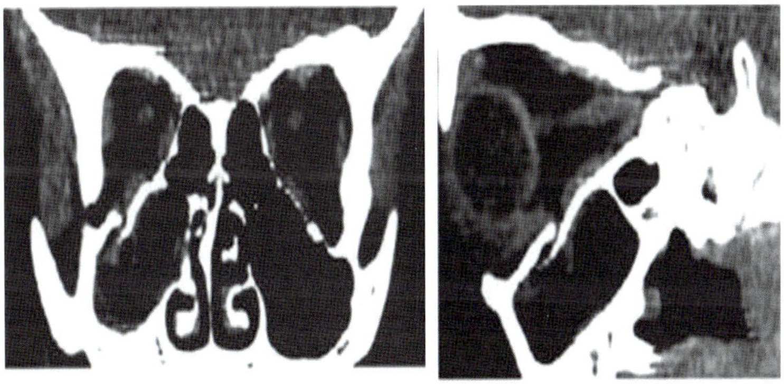

Fig. 12.6. A **Fracture du plancher de l'orbite.**
Le scanner cérébral montre une fracture du plancher de l'orbite droite, avec incarcération du muscle droit inférieur. (Source : CEN, 2019.)

délais de la thrombolyse/thrombectomie sont respectés (cf. chapitre 28, item 341). B Dans tous les cas, une IRM urgente est indispensable car plus performante que le scanner cérébral pour mettre en évidence une lésion au niveau du tronc cérébral.

- Une diplopie en lien avec une paralysie des nerfs abducens, associée à des céphalées, des nausées et un œdème papillaire évoque une **hypertension intracrânienne** (cf. chapitre 9, item 100). Une IRM encéphalique urgente est indispensable pour éliminer notamment une tumeur cérébrale ou une thrombophlébite cérébrale.
- A Une diplopie associée à un tableau de céphalées violentes et syndrome méningé non fébrile doit évoquer une **hémorragie méningée** (cf. chapitre 29, item 342) par rupture anévrismale B ou une **apoplexie pituitaire** (cf. item 244 – Adénome hypophysaire). A L'imagerie faite en extrême urgence permet le diagnostic en montrant soit le saignement dans les espaces sous-arachnoïdiens (scanner), B soit un adénome en voie de nécrose ou d'hémorragie (mieux visible sur une IRM T1 en coupe sagittale ou coronale).
- Une diplopie par atteinte oculomotrice multiple bilatérale, non systématisée associée à une ataxie sensorielle avec abolition des réflexes tendineux évoque un **syndrome de Miller-Fisher** (forme de polyradiculonévrite aiguë avec ophtalmoplégie).
- Une diplopie par atteinte du ou des nerfs abducens et une ataxie cérébelleuse évoque une **encéphalopathie de Gayet-Wernicke** (cf. chapitre 1, item 76). La supplémentation vitaminique (B1) est urgente.
- A Une diplopie fluctuante non systématisée associée à un déficit proximal des membres et/ou à des signes bulbaires évoque une **myasthénie** généralisée (cf. chapitre 8, item 98).

Pour aller plus loin

- C Une diplopie associée à un contexte fébrile et *a fortiori* à un syndrome méningé, ou faisant suite à un placard érythémateux sur le corps et/ou avec la notion de morsure de tique dans les jours ou semaines précédents doit faire évoquer une **méningoradiculite** et justifie, si l'imagerie encéphalique est normale, la réalisation d'une ponction lombaire à la recherche d'une origine bactérienne ou virale, notamment de la maladie de Lyme (cf. chapitre 23, item 151).
- Une diplopie en lien avec une paralysie des nerfs abducens, associée à des céphalées d'orthostatisme, faisant suite ou pas à une ponction lombaire, évoque une **hypotension intracrânienne** (cf. chapitre 9, item 100). La ponction lombaire est contre-indiquée.

3. Syndrome orbitaire

B Un syndrome orbitaire est marqué par une exophtalmie et un chémosis. Quand la diplopie est associée à un syndrome orbitaire, elle doit faire évoquer :

- une **orbitopathie de Basedow ou dysthyroïdienne** (figure 12.7) (cf. item 242 – Hyperthyroïdie). Le tableau est souvent bilatéral et s'accompagne le plus souvent d'une rétraction palpébrale. Le scanner ou l'IRM montre une augmentation de volume des muscles orbitaires. Le diagnostic repose sur le bilan thyroïdien et surtout la présence d'autoanticorps anti-récepteurs à la TSH ;
- une **fistule carotido-caverneuse** (figure 12.8). Elle correspond à une communication anormale entre le système artériel et veineux au niveau du sinus caverneux. Elle se manifeste par une exophtalmie unilatérale pulsatile douloureuse, s'accompagnant d'un souffle perçu par le malade et retrouvé à l'auscultation de l'orbite et du crâne, une vasodilatation conjonctivale particulière, « en tête de méduse ». Le diagnostic repose sur le scanner ou l'IRM cérébraux démontrant une dilatation de la veine sus-orbitaire. Il doit être confirmé par une artériographie cérébrale ;
- une **tumeur de l'orbite**. Elle se manifeste par une diplopie d'installation progressive et sera visualisée par l'imagerie (scanner ou IRM) centrée sur les orbites.

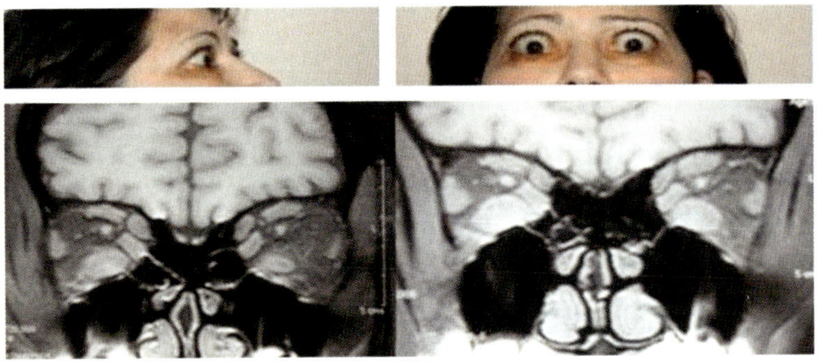

Fig. 12.7. Ⓐ Orbitopathie dysthyroïdienne.
La patiente présente une exophtalmie bilatérale avec rétraction des paupières supérieures. Le scanner en coupe coronale montre un épaississement des muscles extraoculaires, notamment des droits inférieurs. (Source : CEN, 2019.)

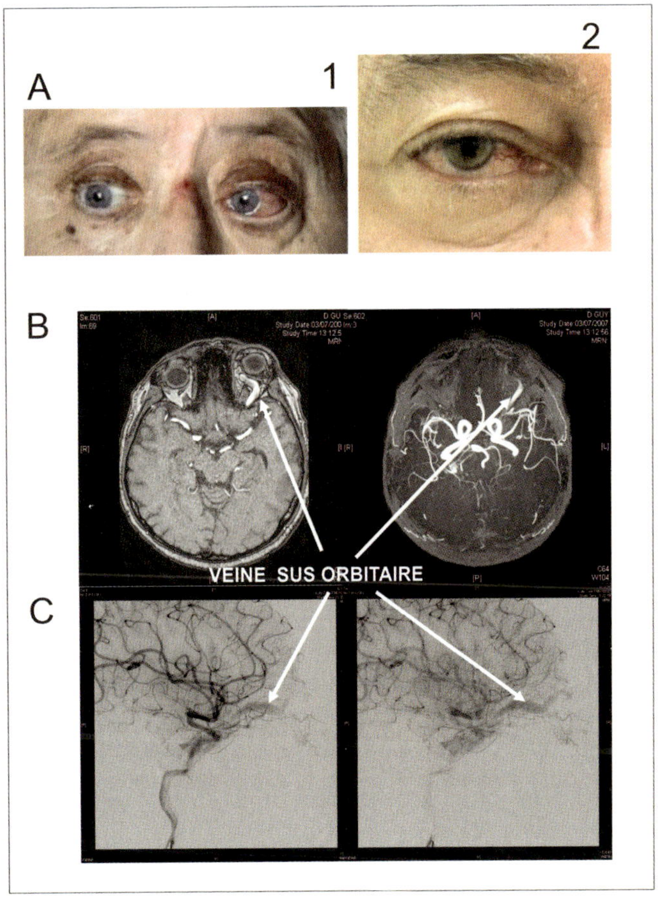

Fig. 12.8. Ⓐ Fistule carotidocaverneuse.
A. Photographies de deux patients présentant un chémosis, une exophtalmie et une vasodilatation conjonctivale en « tête de méduse » de l'œil gauche (patient 1) ou droit (patient 2). B. Aspect de l'angio-IRM démontrant une dilatation de la veine sus-orbitaire, ici de l'orbite gauche (patient 1). C. Aspect artériographique démontrant la veine sus-orbitaire au temps artériel (patient 1). (Source : CEN, 2019.)

4. Éruption cutanée

Une éruption cutanée dans le territoire du trijumeau ipsilatéral à l'atteinte d'un nerf oculomoteur doit faire évoquer une complication locale d'un **zona ophtalmique**.

Un placard érythémateux sur le corps et/ou la notion de morsure de tique dans les jours ou semaines précédant une atteinte d'un nerf oculomoteur doit faire évoquer une **méningoradiculite de Lyme**.

B. Paralysie du nerf oculomoteur (III)

1. Examen clinique

A La paralysie du nerf oculomoteur (III) (vidéo 12.3) peut provoquer du côté pathologique :

- une atteinte extrinsèque marquée par un ptosis, une divergence avec une paralysie de l'adduction, de l'élévation et de l'abaissement de l'œil ;
- une atteinte intrinsèque avec une mydriase aréactive à la lumière.

Il est indispensable de spécifier cliniquement si la paralysie du nerf oculomoteur est totale, intrinsèque et extrinsèque (vidéo 12.3), ou purement extrinsèque.

2. Étiologie

- Devant une paralysie intrinsèque et extrinsèque douloureuse, un anévrisme intracrânien, notamment de la communicante postérieure ou supraclinoïdien, doit être évoqué en extrême urgence. La paralysie est annonciatrice d'une fissuration de l'anévrisme avec un risque d'hémorragie sous-arachnoïdienne imminent (cf. chapitre 28, item 341).
- Le patient doit être adressé en extrême urgence en service de neurochirurgie, sans attendre la réalisation d'un angioscanner ou d'une angio-IRM confirmant la présence de cet anévrisme.
- B Une artériographie est réalisée (figure 12.9) et le traitement endovasculaire doit être réalisé au plus tôt, dans les heures qui suivent le diagnostic.
- Devant une paralysie extrinsèque avec préservation de la pupille, douloureuse ou non, les étiologies à évoquer dépendent de l'âge.

a. Au-delà de 50 ans

L'étiologie vasculaire ischémique du tronc nerveux prévaut. Il peut s'agir d'une **atteinte microangiopathique** chez un patient diabétique et/ou hypertendu ou une maladie de Horton. La **maladie de Horton** est évoquée devant l'association à des céphalées fronto-orbitaires, une altération de l'état général, une induration de l'artère temporale avec disparition du pouls, des signes généraux de maladie de Horton. Il s'agit dans les deux cas d'une urgence diagnostique, nécessitant l'obtention immédiate d'une NFS-plaquettes, d'une glycémie, d'une hémoglobine glyquée, d'une VS-CRP. Une maladie de Horton doit être traitée immédiatement par corticoïdes, dans l'attente de la réalisation de la biopsie d'artère temporale. Une IRM semi-urgente sera le plus souvent nécessaire pour éliminer les diagnostics différentiels.

Pour aller plus loin

C Avant 50 ans : les causes inflammatoires (syndrome de Tolosa-Hunt : processus inflammatoire douloureux localisé au niveau du sinus caverneux), compressives ou infiltratives sont les plus fréquentes. Une IRM encéphalique comportant des coupes injectées centrées sur le sinus caverneux et une ponction lombaire sont le plus souvent requises.

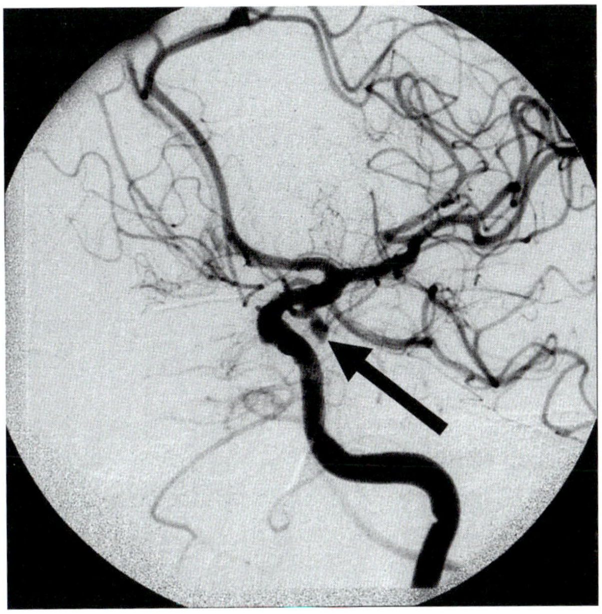

Fig. 12.9. **A** **Anévrisme supraclinoïdien responsable d'une paralysie aiguë douloureuse intrinsèque et extrinsèque du III gauche (vidéo 12.3).**
(Source : CEN, 2019.)

C. Paralysie oculomotrice isolée, non systématisée, intermittente ou fluctuante : myasthénie

A Une diplopie avec ou sans ptosis, apparaissant à l'effort et disparaissant au repos, sans douleurs ni mydriase, de systématisation difficile, doit faire évoquer une myasthénie oculaire pure (cf. chapitre 8, item 98).

D. Diplopie aiguë inaugurale et transitoire

C'est la situation clinique la plus difficile.

Elle peut correspondre à une myasthénie ou à une décompensation d'un strabisme ancien. Cependant, toute diplopie aiguë transitoire inaugurale même isolée doit d'abord faire évoquer un **accident ischémique transitoire** (AIT) **du territoire vertébrobasilaire**, même si la diplopie n'est pas classée dans les symptômes typiques des AIT (cf. chapitre 27, item 340). **B** Les diplopies vasculaires sont de survenue brutale, durent quelques minutes, au maximum 1 heure, et sont généralement associées à d'autres symptômes neurologiques de souffrance du territoire vertébrobasilaire comme une hémianopsie, des paresthésies, une ataxie, une dysarthrie, un vertige, un déficit moteur hémicorporel. Dans de rares cas, la diplopie peut être le seul symptôme. L'examen clinique est généralement normal. Dans ce cas, en l'absence de pathologie évidente, la suspicion d'un AIT justifie une prise en charge en urgence en raison du risque d'infarctus vertébrobasilaire : IRM encéphalique à la recherche d'un infarctus, explorations des troncs supra-aortiques et du polygone de Willis pour éliminer une sténose ou une occlusion de l'artère vertébrale ou du tronc basilaire et ECG pour dépister une fibrillation auriculaire, bilan à la recherche d'une maladie de Horton…

E. Paralysie oculomotrice totalement isolée

A Il n'y a ni circonstances de survenue particulières, ni signes neurologiques associés, ni douleur, ni fluctuation. Le champ des hypothèses diagnostiques est très large, les examens complémentaires nécessairement assez nombreux, et, dans certains cas, il n'est pas possible de poser un diagnostic, malgré une enquête approfondie.

Les causes les plus fréquentes sont :

- devant une ophtalmoplégie internucléaire (cf. encadré « Paralysies oculomotrices les plus fréquentes ») :
  - un infarctus cérébral (lacune) du tronc cérébral, en présence de facteurs de risque vasculaire et au-delà de 50 ans,
  - une sclérose en plaques avant 40 ans (cf. chapitre 14, item 104);
- B devant toute autre présentation :
  - une tumeur, à tout âge,
  - une myasthénie, toujours à évoquer de principe, même en l'absence de fluctuations,
  - un diabète, où la composante douloureuse peut être absente; il peut être responsable d'une paralysie du III, du IV ou du VI;
- parfois il n'y a pas de cause trouvée.

Points clés

- B Devant une diplopie binoculaire, l'examen clinique doit rechercher une paralysie dans un ou plusieurs territoires musculaires.
- A Le raisonnement diagnostique repose sur la recherche de signes étayant une atteinte orbitaire, de la jonction neuromusculaire, d'un nerf (III, IV ou VI) ou centrale (ophtalmoplégie internucléaire).
- En dehors de l'examen oculomoteur, le diagnostic d'une paralysie oculomotrice repose sur :
  - les circonstances de survenue;
  - les signes associés;
  - l'âge;
  - le mode évolutif.
- B Certains contextes sont immédiatement évocateurs :
  - traumatisme crânien;
  - signes neurologiques associés (AVC, tumeur, hypertension intracrânienne, syndrome de Gayet-Wernicke, etc.);
  - exophtalmie (Basedow, fistule carotidocaverneuse, tumeurs orbitales);
  - zona ophtalmique.
- A Devant une paralysie du III, il faut savoir évoquer en urgence :
  - un anévrisme carotidien devant une atteinte complète intrinsèque et extrinsèque douloureuse;
  - B une étiologie vasculaire ischémique, microangiopathique ou maladie de Horton, devant une atteinte intrinsèque au-delà de 50 ans;
  - une étiologie compressive, infiltrative ou inflammatoire avant 50 ans.
- A Une diplopie fluctuante doit faire évoquer une myasthénie.
- B Une diplopie aiguë transitoire inaugurale même isolée doit d'abord faire évoquer un accident ischémique transitoire (AIT) du territoire vertébrobasilaire.
- Une diplopie associée à des céphalées intenses doit faire évoquer une hémorragie méningée ou une apoplexie pituitaire.
- Une diplopie associée à des céphalées inhabituelles, *a fortiori* s'il existe un œdème papillaire, doit faire évoquer une hypertension intracrânienne.
- Une diplopie et une ataxie d'installation aiguë ou subaiguë doivent faire évoquer en urgence un AVC, mais également un syndrome de Gayet-Wernicke ou un syndrome de Miller-Fisher.

- Une paralysie d'adduction isolée doit faire évoquer une ophtalmoplégie internucléaire; et une ophtalmoplégie internucléaire doit faire évoquer :
  – une sclérose en plaques avant 40 ans;
  – une lacune ischémique du tronc cérébral au-delà de 50 ans.
- Une diplopie d'allure vasculaire ou centrale impose le recours rapide à une IRM encéphalique. Le scanner cérébral ou le doppler sont faussement rassurants.

Compléments en ligne

Des compléments numériques sont associés à cet ouvrage. Ils sont indiqués dans la marge par des pictogrammes qui renvoient vers les vidéos ou enregistrements sonores.

Pour accéder à ces compléments, connectez-vous sur www.em-consulte.com/complement/477437 et suivez les instructions pour activer votre accès.

Vidéo 12.1. Examen des amplitudes oculomotrices. Patient présentant une diplopie horizontale. L'examen de la motilité oculaire met en évidence une franche limitation d'abduction de l'œil droit et un ptosis droit.

Vidéo 12.2. Examen sous écran. Patient présentant une diplopie horizontale.

L'examen de la motilité oculaire ne met pas en évidence de limitation oculaire. L'examen sous écran montre une déviation de l'œil droit en dedans se manifestant par une reprise de fixation en dehors, témoignant d'un déficit discret d'abduction de l'œil droit.

Vidéo 12.3. Paralysie complète intrinsèque et extrinsèque du III gauche.

La patiente présente un ptosis, un strabisme externe, une paralysie d'adduction, d'élévation et d'abaissement ainsi qu'une mydriase non réactive à la lumière. Cette patiente présentait un anévrisme supraclinoïden gauche (fig. 12.9).

Vidéo 12.4. Ophtalmoplégie internucléaire gauche.

Le patient présente une paralysie d'adduction de l'œil gauche dans le regard à droite, avec un nystagmus de l'œil droit (abducteur). L'adduction de l'œil gauche est cependant préservée en convergence, témoignant de l'atteinte centrale internucléaire.

CHAPITRE

13

Item 103 – Vertige

Objectifs pédagogiques

- Chez un sujet se plaignant de vertige, argumenter les principales hypothèses diagnostiques et justifier les examens complémentaires pertinents.
- Connaître les grands principes de prise en charge.

Hiérarchisation des connaissances

Rang	Rubrique	Intitulé	Descriptif
B	Éléments physiopathologiques	Mécanismes du syndrome vestibulaire aigu	
A	Définition	Définition du vertige	
A	Définition	Savoir reconnaître les diagnostics différentiels d'un vertige	Lipothymie, flou visuel, épilepsie, manifestations phobiques
A	Diagnostic positif	Savoir mener l'interrogatoire d'un patient vertigineux	Savoir rechercher les éléments sémiologiques : caractère, durée, mode d'apparition, évolution, signes d'accompagnement, ATCD
A	Diagnostic positif	Devant un vertige, savoir diagnostiquer un syndrome vestibulaire	Connaître les signes en faveur d'une origine centrale ou périphérique
A	Diagnostic positif	Savoir reconnaître un vertige positionnel paroxystique bénin	
A	Étiologies	Connaître les arguments, face à un vertige, en faveur d'une névrite vestibulaire	
A	Étiologies	Connaître les arguments, face à un vertige, en faveur d'une maladie de Menière ou hydrops endolymphatique	
A	Étiologies	Connaître les principales causes de vertige unique prolongé	Névrite vestibulaire, AVC vertébro-basilaire, fracture translabyrinthique du rocher, labyrinthite infectieuse
B	Étiologies	Connaître les principales causes de vertige récurrent prolongé	Migraine vestibulaire, Ménière, neurinome du VIII
A	Étiologies	Connaître les principales causes de vertiges avec atteinte otologique associée	Labyrinthite infectieuses, fracture du rocher, fistule labyrinthique

Rang	Rubrique	Intitulé	Descriptif
A	Identifier une urgence	Savoir évoquer un accident vasculaire ischémique dans le territoire vertébrobasilaire devant un syndrome vestibulaire central	
B	Examens complémentaires	Indication des examens d'imagerie devant un vertige	Si signes neuro associés : IRM cérébrale et des CAI ; si signes otologiques : TDM os temporal + IRM si besoin ; si vertige périphérique typique (ex VPPB), pas d'imagerie ; si atypique, IRM CAI et fosse post
B	Prise en charge	Connaître les principes du traitement symptomatique de la crise vertigineuse	
B	Prise en charge	Connaître le principe des manœuvres diagnostique et thérapeutique d'un VPPB	
B	Contenu multimédia	Reconnaître une nystagmus vestibulaire horizonto-rotatoire	Vidéo clinique d'un nysgtagmus horizonto-rotatoire

Définition

A Le vertige est une illusion de mouvement, soit du patient, soit de l'environnement, qui se traduit le plus souvent par une impression de rotation ou parfois de déplacement linéaire. Il peut s'agir d'un symptôme spontané, déclenché ou majoré par les mouvements de la tête. Il s'accompagne habituellement de signes neurovégétatifs tels que des nausées, des vomissements ou des sueurs. Il n'existe pas de troubles de la conscience au cours de la crise. Le vertige ainsi défini traduit généralement une perturbation fonctionnelle ou lésionnelle du système vestibulaire, de la périphérie à ses connexions centrales.

Les vertiges sont un motif fréquent de consultation, puisqu'une personne sur sept environ dit en avoir éprouvé au moins une fois. Il s'agit d'un symptôme banal, mais pouvant réveler une cause grave.

Attention, le terme vertige est souvent utilisé par les patients pour désigner bien autre chose qu'un vertige au sens médical du terme. Le premier temps de l'examen est celui d'un interrogatoire méticuleux afin d'éliminer les « pseudo-vertiges ». Il s'agit le plus souvent du malaise lipothymique dont les symptômes associent flou visuel, tête lourde, acouphènes, sensations de jambes flageolantes, paresthésies des quatre extrémités, impression de perte de connaissance imminente. Le vertige des hauteurs est un faux vertige d'origine phobique. L'ataxie posturale qui est une sensation d'instabilité ou d'ébriété, parfois augmentée par les mouvements de tête, peut être d'origine vestibulaire mais également d'autre origine comme cérébelleuse ou proprioceptive. Parfois le terme vertige est encore plus largement dévoyé pour décrire « fatigue », « céphalées »…

I. Rappel physiopathologique

- B Le système vestibulaire périphérique constitué du labyrinthe postérieur (canaux semi-circulaires, utricule, saccule) est sensible à la position et aux déplacements de la tête dans les trois dimensions. Les crêtes ampullaires des canaux semi-circulaires détectent les mouvements de rotation de la tête. Les macules otolithiques de l'utricule et du saccule détectent les mouvements linéaires de la tête et la direction gravitaire. Les informations issues du labyrinthe postérieur sont véhiculées dans le nerf cochléo-vestibulaire (VIIIe nerf crânien) et sont intégrées dans les noyaux vestibulaires du tronc cérébral. Les noyaux vestibulaires sont étroitement connectés avec le cervelet et les noyaux végétatifs du tronc cérébral.
- Les réseaux neuronaux issus des noyaux vestibulaires participent à trois fonctions principales (figure 13.1) : la perception de nos déplacements et l'orientation spatiale grâce aux voies vestibulo-corticales, la stabilisation du regard pendant nos déplacements grâce au réflexe vestibulo-oculaire et le contrôle postural statique et dynamique grâce au réflexe vestibulo-spinal.
- A Un processus lésionnel aigu ou subaigu d'une des structures vestibulaires entraîne un fonctionnement asymétrique, d'où l'apparition d'un syndrome vestibulaire aigu. Compte

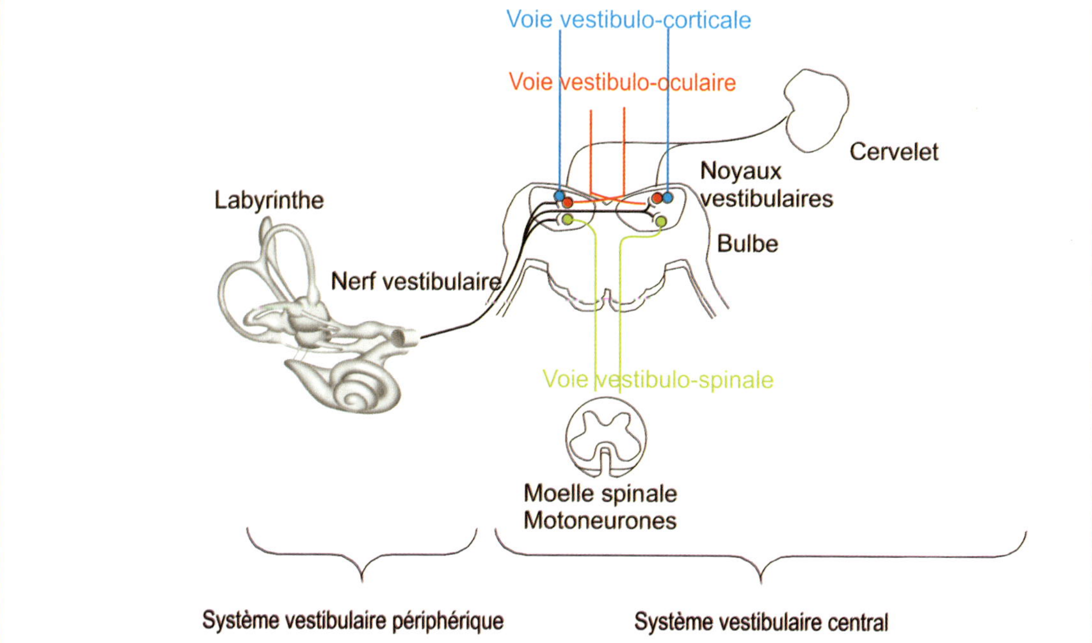

Les 3 voies efférentes des noyaux vestibulaires	Les 3 fonctions du système vestibulaire	La triade du syndrome vestibulaire
• Voie vestibulo-corticale	• Orientation spatiale, perception du mouvement	• Vertige
• Voie vestibulo-oculomotrice	• Stabilisation du regard	• Nystagmus
• Voie vestibulo- spinale	• Stabilisation posturale	• Ataxie vestibulaire

Fig. 13.1. B Représentation schématique des voies vestibulaires périphériques et centrales, de leurs fonctions et des symptômes du syndrome vestibulaire.
(Source : CEN, 2019.)

tenu de la triple fonction vestibulaire, ce syndrome associe un vertige (perception anormale de déplacement), un nystagmus (stimulation anormale du réflexe vestibulo-oculaire) et une ataxie posturale (stimulation anormale des voies vestibulo-spinales). Les signes végétatifs : nausées, vomissements et sueurs sont très fréquents. Une atteinte chronique ou progressive ou bilatérale des structures vestibulaires se manifeste essentiellement par une ataxie vestibulaire, sans vertige ni nystagmus.

Ⓐ Un vertige peut résulter d'une atteinte : 1) du labyrinthe vestibulaire : vertige paroxystique positionnel bénin, maladie de Ménière, labyrinthite… ; 2) du nerf vestibulaire : schwannome vestibulaire (neurinome de l'acoustique), névrite vestibulaire des noyaux vestibulaires ; 3) des voies vestibulaires centrales dans le tronc cérébral, ou le cervelet : AVC ischémique ou hémorragique, tumeur, migraine…

II. Examen du patient vertigineux

L'interrogatoire et l'examen clinique sont fondamentaux dans la conduite diagnostique. Ils permettent de reconnaître le syndrome vestibulaire, de connaître la durée, les facteurs déclenchants et la récurrence des vertiges, les symptômes associés au vertige, notamment neurologiques ou otologiques. L'ensemble de ces données est fondamental pour étayer le diagnostic topographique et étiologique.

A. Interrogatoire

- **Caractéristiques** : vertige rotatoire ou linéaire, instabilité ou ébriété. Pour la pratique, il est important de demander au patient s'il s'agit une sensation de rotation comme sur un manège, ou de chute prolongée comme le grand huit, les deux définissant le vertige ; ou une sensation de déséquilibre postural, de tangage, d'instabilité du sol, définissant plus une instabilité ou sensation d'ébriété.
- **Mode d'installation** : brutal (vasculaire), rapidement progressif, positionnel. Pour la pratique, il faut demander au patient si le vertige ne survient que dans certaines positions de la tête, notamment en se retournant dans son lit.
- **Durée et fréquence** : c'est l'élément déterminant de l'interrogatoire qui permet de classer les vertiges en quatre catégories très utiles sur le plan du diagnostic étiologique :
- le grand vertige inaugural continu sur plusieurs heures ;
- Ⓑ le vertige inaugural transitoire (moins d'une heure) ;
- Ⓐ les vertiges positionnels paroxystiques (quelques secondes) et récurrents ;
- les vertiges récurrents sous forme de crises répétées de plusieurs minutes à quelques heures.
- **Terrain, antécédents** : terrain vasculaire, sclérose en plaques, migraines, antécédents traumatiques, passé otitique, terrain psychique, médicaments ototoxiques.
- **Symptômes associés** vestibulaires (ataxie, ébriété), neurovégétatifs, neurologiques (diplopie, céphalées, paresthésies, dysarthrie, dysphagie, hoquet, maladresse d'un membre, troubles visuels) ou auditifs (surdité, acouphènes, sensation de plénitude auriculaire, otalgie).

B. Examen clinique

1. Examen vestibulaire

L'examen vestibulaire repose sur la mise en évidence d'anomalies oculomotrices (nystagmus) et d'une ataxie vestibulaire.

a. Les anomalies oculomotrices

Nystagmus

B Un nystagmus est un mouvement oculaire régulier de va-et-vient des yeux composé au moins d'une phase lente. Un nystagmus peut être d'origine vestibulaire périphérique, vestibulaire central ou non vestibulaire. A Le nystagmus vestibulaire est dit « à ressort » car composé d'une phase lente et d'une phase de retour rapide (vidéo 13.1).

L'examen clinique doit préciser :

- son sens de battement : par convention il est donné par celui de la phase rapide ;
- sa direction : horizontal, vertical, rotatoire, mixte ;
- l'influence de la direction du regard (il doit notamment être recherché dans les regards latéraux).

B La vidéo 13.2 montre un nystagmus vestibulaire périphérique typique.

A Dans le cas d'un vertige positionnel, la manœuvre de Dix et Hallpike (vidéo 13.3) permet de rechercher le nystagmus associé au vertige.

Les caractéristiques du nystagmus du vertige positionnel paroxystique bénin sont précisées dans le paragraphe spécifique. Les caractéristiques d'un nystagmus vestibulaire périphérique ou central sont spécifiées dans le tableau 13.1.

Déficit vestibulo-oculaire

B L'examen clinique doit également rechercher une déficit vestibulo-oculaire lors de la manœuvre du Head-Impulse-Test (HIT, vidéo 13.4), qui teste la fonction vestibulaire canalaire. Elle permet de détecter un déficit vestibulaire périphérique dans le plan horizontal. En pratique, des impulsions brèves et rapides de la tête sont données au patient, soit vers la gauche, soit vers la droite, tandis que le sujet a pour consigne de fixer une cible (le nez de l'examinateur) située en face de lui. Si la fonction vestibulaire est normale, le regard reste fixé sur la cible. Si la fonction vestibulaire est anormale, le patient effectue une saccade de refixation oculaire car il a perdu la cible.

b. L'ataxie vestibulaire

A Un syndrome vestibulaire donne généralement des troubles posturaux latéralisés, dont une caractéristique essentielle est son aggravation à la fermeture des yeux.

L'examen clinique recherche des troubles posturaux statiques ou dynamiques :

- au lever d'une chaise : embardées, prise d'appui ;

Tableau 13.1. A Caractéristiques d'un nystagmus vestibulaire périphérique ou central.

Périphérique	Central
Atténué par la fixation oculaire	Non atténué par la fixation oculaire
Ne changeant pas de direction	Peut changer de direction, en fonction de la direction du regard
Souvent observé uniquement dans la direction de la phase rapide	
De direction horizonto-rotatoire ou vertico-rotatoire	Peut être vertical ou rotatoire
Compensant rapidement	Persistant dans le temps

- épreuve de Romberg : sujet debout, pieds joints, yeux ouverts puis fermés. Un sujet normal tient > 6 secondes les yeux fermés. En cas de troubles proprioceptifs, les oscillations du corps se font en tous sens. En cas d'atteinte vestibulaire, on observe une déviation lente de l'axe du corps toujours du même côté;
- à la marche normale et sur une ligne (funambule) : embardées, chutes;
- à la marche aveugle : le patient réalise à plusieurs reprises trois pas en avant puis trois pas en arrière. En cas d'atteinte vestibulaire, la déviation latérale de l'axe du corps fait que le sujet ne reste pas sur la même ligne mais se déplace en étoile;
- manœuvre de Fukuda (vidéo 13.5) : le sujet debout, yeux fermés, marche sur place. En cas d'atteinte vestibulaire, on observe une déviation latéralisée ou une chute;
- en position assise bras tendus (manœuvre des index, vidéo 13.6) : déviation latéralisée des index.

2. Examen otologique

Au minimum, il est fait d'un examen audiométrique et d'une otoscopie.

3. Examen neurologique

Il recherche au minimum une paralysie oculomotrice, un signe de Claude-Bernard-Horner, une paralysie faciale, un déficit sensitif facial, une atteinte des nerfs mixtes, un syndrome cérébelleux et un déficit sensitivo-moteur hémicorporel.

Diagnostic topographique : syndrome vestibulaire périphérique ou central ?

A A l'issue de l'examen clinique, si le syndrome vestibulaire est confirmé, le raisonnement clinique doit déterminer s'il s'agit d'un syndrome vestibulaire périphérique ou central. Les caractéristiques d'un syndrome vestibulaire périphérique ou central sont proposées dans l'encadré 13.1. Le mode d'installation, la durée, le caractère inaugural ou répété des vertiges et les données de l'examen clinique permettent souvent d'en trouver la cause.

Parfois, l'examen clinique ne permet pas de donner un diagnostic topographique au syndrome vestibulaire, notamment en l'absence de signes cochléaires ou neurologiques, ou encore lorsque l'examen est réalisé en dehors de la crise. Les explorations audio-vestibulaires peuvent être alors nécessaires.

Les pièges diagnostiques principaux urgents sont représentés :

- pour le grand vertige inaugural de plusieurs heures, par l'infarctus cérébelleux qui peut se présenter sous la forme d'un syndrome vestibulaire aigu d'allure périphérique isolé;
- pour le vertige inaugural transitoire, par l'accident ischémique transitoire;
- pour les vertiges positionnels, par les tumeurs de la fosse cérébrale postérieure.

Encadré 13.1.

Syndrome vestibulaire périphérique ou central ?

Syndrome vestibulaire périphérique unilatéral :

- **A** le vertige est le plus souvent rotatoire;
- la déviation posturale axiale est franche;
- le nystagmus horizontal ou horizonto-rotatoire unidirectionnel bat du côté opposé à la déviation posturale;
- **B** le HIT démontre un déficit du côté de la déviation posturale;

Connaissances

Encadré 13.1. Suite.

- Ⓐ en présence de signes otologiques, mais ceux-ci peuvent manquer ;
- en présence de signes végétatifs intenses ;
- il est latéralisé (déviation posturale) du côté atteint dans les lésions déficitaires et du côté sain dans les lésions irritatives (Maladie de Ménière).

Syndrome vestibulaire central :

- il peut être dysharmonieux ;
- il peut s'accompagner d'un nystagmus central ;
- B le HIT peut être normal ;
- Ⓐ en présence de déficits neurologiques centraux, mais ceux-ci peuvent manquer.

C. Explorations audiovestibulaires

B Leurs indications sont du domaine du spécialiste.

1. Exploration auditives

a. Audiométrie

- L'audiométrie tonale différencie une surdité de transmission d'une surdité de perception.
- L'audiométrie vocale détecte une surdité de perception rétrocochléaire.

b. Potentiels évoqués auditifs

Les potentiels évoqués auditifs (PEA) explorent la totalité de la voie auditive et sont utiles au dépistage d'un scwhannome vestibulaire.

2. Explorations vestibulaires

a. Vidéonystagmographie

Elle permet l'analyse vidéo des nystagmus spontanés ou induits par la stimulation vestibulaire, incluant la rotation du patient ou l'épreuve calorique. Pour cette dernière, le conduit auditif externe droit puis gauche est successivement irrigué par de l'eau chaude puis de l'eau froide. Cette stimulation thermique induit un mouvement des crêtes ampullaires simulant une rotation de la tête. La quantification et la comparaison du nystagmus induit par chacune des stimulations permet d'affirmer un éventuel déficit vestibulaire périphérique unilatéral.

b. Posturographie

Elle permet une exploration statique et dynamique de l'équilibre.

III. Orientation diagnostique d'un vertige

A. Vertiges positionnels paroxystiques

Ⓐ Un vertige positionnel est déclenché spécifiquement par un changement de position de la tête. L'interrogatoire recherche notamment un vertige déclenché par le retournement dans son lit, le coucher, le lever ou l'hyperextention de la tête. Le patient doit être asymptomatique en dehors de ces positions. Il s'agit le plus souvent d'un vertige paroxystique positionnel bénin. Le diagnostic différentiel principal est le vertige positionnel central.

1. Vertige positionnel paroxystique bénin (VPPB)

Il représente le tiers des causes de consultation pour vertiges. Il s'agit d'un vertige bref de moins de 30 secondes, le plus souvent intense, rotatoire ou linéaire (chute dans un trou), avec ou sans nausées. Il est récurrent et déclenché exclusivement par des mouvements spécifiques : se retourner dans son lit, se lever, se coucher, regarder en l'air. La crise de VPPB se répète durant une période de 3 semaines à 1 mois le plus souvent. Il n'y a aucun symptôme associé et le patient est asymptomatique entre deux vertiges. Il peut survenir dans les suites immédiates d'un traumatisme crânien ou à distance d'une névrite vestibulaire, mais le plus souvent, aucune cause n'est retrouvée.

B Le mécanisme est expliqué dans la figure 13.2.

A Le diagnostic repose sur la provocation du vertige et la mise en évidence du nystagmus positionnel qui lui est associé par la manœuvre de Dix et Hallpike (vidéo 13.3). Le nystagmus apparaît avec un temps de latence, de direction vertico-rotatoire battant vers le sol, épuisable en moins de 30 secondes (vidéo 13.7). En dehors de cette manœuvre, le reste de l'examen clinique vestibulaire, neurologique et otologique est normal. Aucun examen complémentaire (explorations vestibulaires ou imagerie) n'est nécessaire si tous les éléments cliniques sont réunis.

B Le traitement consiste en une manœuvre thérapeutique qui mobilise les débris otolithiques et les disperse. Deux manœuvres thérapeutiques ont fait la preuve de leur efficacité : la manœuvre libératoire décrite par Semont (figure 13.3) et la manœuvre de repositionnement des particules décrite par Epley (figure 13.4). Elles visent toutes deux à libérer le canal semi-circulaire postérieur des débris d'otoconies, en réalisant une rotation de 180° dans le plan du canal vers l'avant. Ces différentes méthodes thérapeutiques ont une efficacité équivalente, estimée à une guérison dans 80 à 90 % des cas (en une ou deux manœuvres).

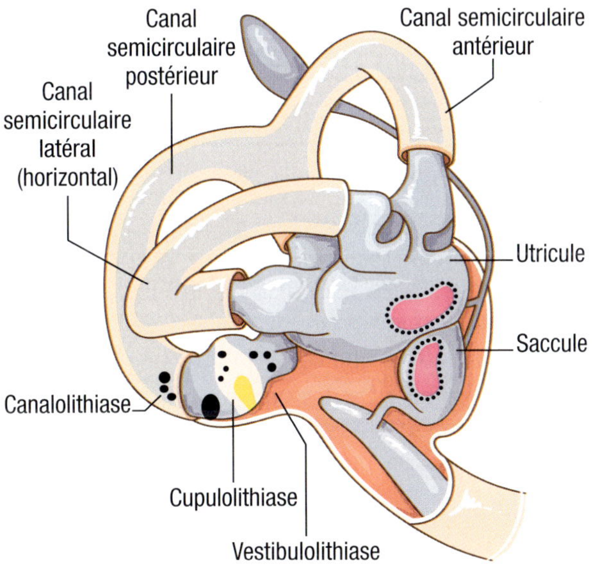

Fig. 13.2. B Mécanisme du vertige paroxystique positionnel bénin.

Le mécanisme correspond au détachement de particules otolithiques provenant de la macule se déposant sur la crête ampullaire ou dans l'ampoule du canal semi-circulaire postérieur. Toute stimulation du canal semi-circulaire postérieur induit une déflexion massive de la crête ampullaire du fait de la masse exercée par les dépôts. Le cerveau interprète le signal nerveux issu de cette stimulation comme une rotation massive de la tête.
(Source : CEN, 2019, illustration de Carole Fumat.)

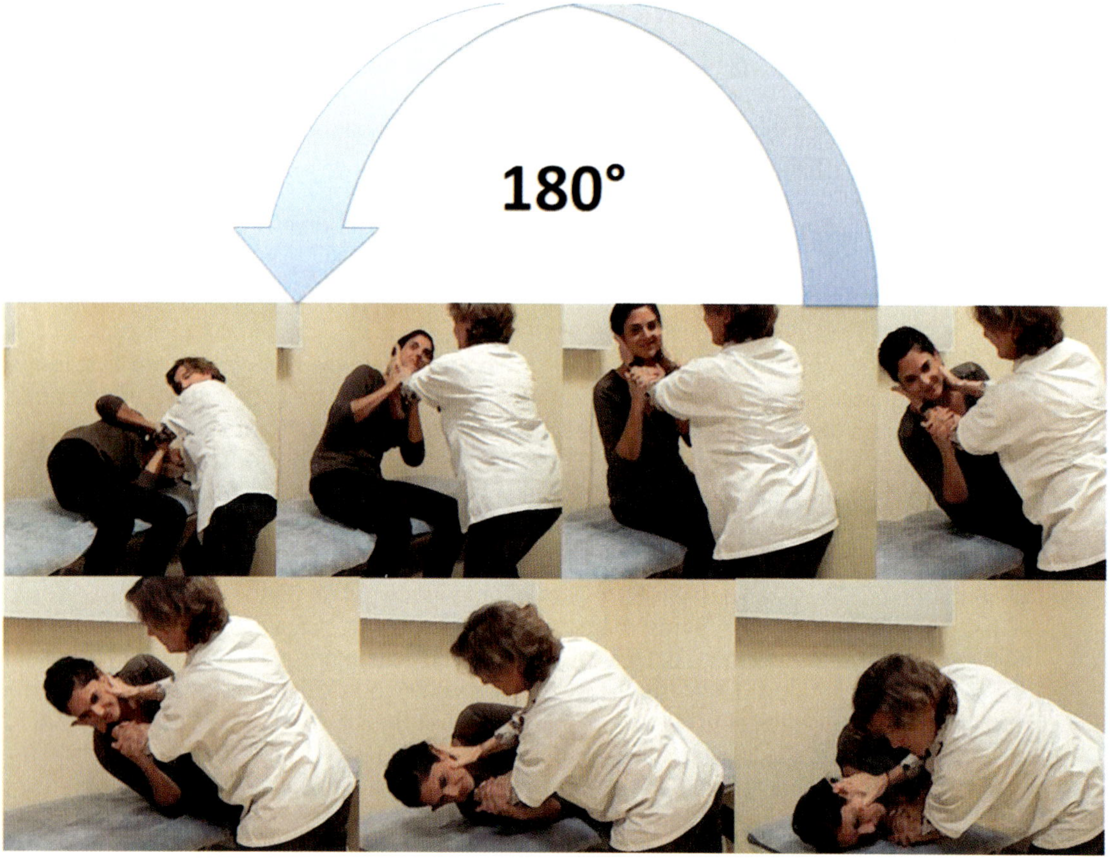

Fig. 13.3. **B** **Manœuvre thérapeutique de Semont.**

Le patient est lentement allongé latéralement sur le côté déclenchant le vertige (ici à gauche), la tête tournée de 45° du côté opposé (ici à droite). Le patient est ensuite basculé rapidement dans le plan frontal de 180° sur son côté opposé (ici à droite), la tête maintenue en rotation (ici droite). L'apparition d'un vertige et d'un nystagmus rotatoire (vidéo 13.6) signe la guérison. (Source : CEN, 2019.)

2. Autres vertiges positionnels

Les lésions cérébelleuses ou du tronc cérébral peuvent induire une séméiologie vestibulaire centrale positionnelle dont le diagnostic différentiel n'est pas toujours aisé avec un VPPB. S'il existe des atypies, des signes neurologiques ou si le tableau résiste aux manœuvres libératoires, une IRM encéphalique est indiquée.

Un intoxication alcoolique aiguë est une cause fréquente de vertige positionnel.

L'association de vertiges positionnels à des signes otologiques conduit à une exploration ORL à la recherche d'une pathologie spécifique : fistule périlymphatique, schwannome vestibulaire.

B. Grand vertige inaugural de plusieurs heures

A Un vertige aigu constant sur plus de 12 heures correspond à un syndrome vestibulaire destructif : vertiges rotatoires intenses, difficulté de maintenir la station debout, nystagmus, recrudescence des vertiges aux mouvements de la tête, intense réaction végétative avec vomissements, intense réaction anxieuse. Quand il est isolé, le diagnostic le plus fréquent est la névrite vestibulaire, et le diagnostic différentiel principal est représenté par l'accident vasculaire ischémique cérébelleux.

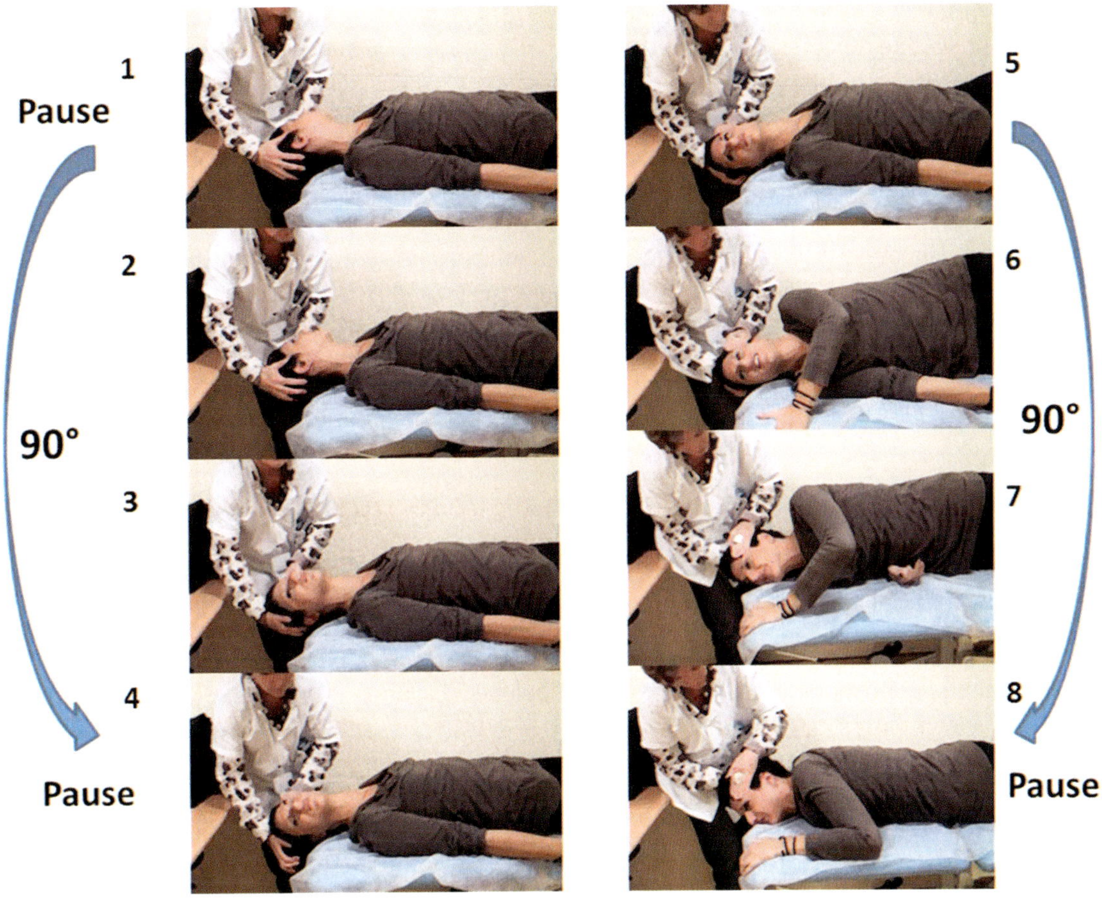

Fig. 13.4. B **Manœuvre thérapeutique d'Epley.**

Le patient est couché dans la position de la manœuvre de Hallpike (ici à gauche). La tête est maintenue dans cette position pendant une minute et demie. Ensuite, la tête toujours en hyperextension, deux rotations successives de 90° (1 à 4 et 5 à 8) sont effectuées lentement, avec une pause d'une minute et demie entre chaque rotation. Cette manœuvre est plus longue mais plus simple à mettre en œuvre chez des patients âgés ou difficilement mobilisables. (Source : CEN, 2019.)

1. Névrite vestibulaire

À la phase aiguë, la névrite vestibulaire se présente sous la forme d'un grand vertige durable (24 à 48 heures), permanent et accentué par les mouvements de tête. Il n'y a aucun signe neurologique ou cochléaire. Elle peut faire suite à un épisode viral.

Le syndrome vestibulaire est harmonieux, par exemple pour une lésion droite :

- nystagmus horizonto-rotatoire battant à gauche ;
- B déficit du réflexe vestibulo-oculaire au HIT du côté droit ;
- A ataxie latéralisée du côté droit et station debout possible ;
- signes végétatifs intenses.

Le vertige cède ensuite la place à une grande instabilité jusqu'à compensation du déficit vestibulaire, dans un délai de quelques semaines.

Sur le plan physiopathologique, il s'agit d'un processus viral, inflammatoire ou plus rarement vasculaire. C'est l'équivalent vestibulaire de la surdité brusque ou de la paralysie faciale *a frigore*.

En l'absence de circonstance étiologique spécifique, c'est le diagnostic le plus fréquent d'un grand vertige durable.

B Le traitement repose :

- à la phase aiguë, sur des médicaments dépresseurs vestibulaires : antihistaminiques (méclozine, Agyrax®; prométhazine, Phénergan®), acétyl-leucine (Tanganil®), antiémétiques (métopimazine, Vogalène®; domperidone, Motilium®), souvent associés à des médicaments sédatifs nécessaires en raison de l'anxiété (diazépam, Valium®; clorazépate, Tranxène®);
- au delà de 48 heures, les dépresseurs vestibulaires doivent être arrêtés et il faut faire lever le patient, le sortir de son lit, encourager les positions qui déclenchent le vertige, avec pour seule prescription médicamenteuse un anti-émétique (dompéridone, Motilium®). La rééducation vestibulaire, aidant à la compensation vestibulaire, doit être prescrite d'emblée, à raison d'une séance tous les jours la première semaine, à réévaluer ensuite en fonction de l'évolution. Une exploration de la fonction vestibulaire peut être programmée.

2. Accident vasculaire ischémique dans le territoire vertébrobasilaire

a. Le syndrome de Wallenberg

A Il s'agit d'un accident vasculaire de topographie latéro-bulbaire touchant les noyaux vestibulaires (figure 13.5). Les symptômes vestibulaires sont un grand vertige rotatoire, un nystagmus de direction et de sens de battement variable et des troubles posturaux ressemblant à une atteinte périphérique. Ces symptômes vestibulaires d'allure parfois périphérique s'associent à des signes neurologiques qui ne passent pas inaperçus :

- une hypoesthésie hémifaciale, un syndrome cérébelleux cinétique, une paralysie vélo-pharyngo-laryngée (dysphonie, dysarthrie, hoquet, signe du voile, signe du rideau), un syndrome de Claude Bernard Horner (myosis, ptosis) du côté de la lésion
- une hypoésthésie thermo-algique hemicorporelle controlotérale à la lésion.

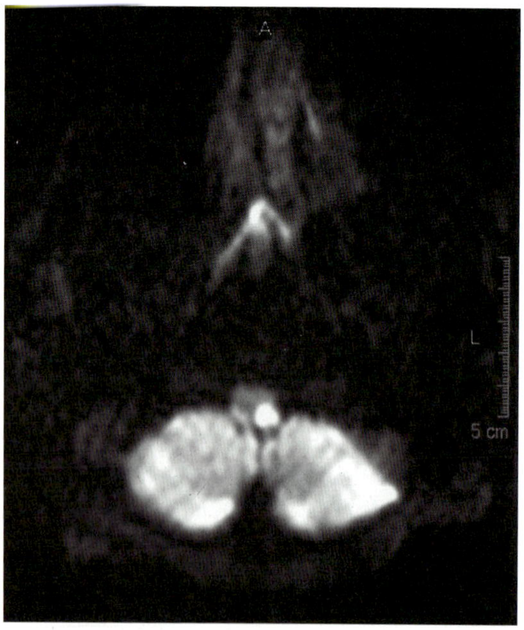

Fig. 13.5. A IRM en séquence de diffusion montrant une lésion ischémique récente en hypersignal, de topographie latérobulbaire gauche.

Le patient présente un syndrome de Wallenberg. (Source : CEN, 2019.)

b. Infarctus cérébelleux

Le principal diagnostic différentiel de la neuronite vestibulaire est l'infarctus cérébelleux. Le tableau clinique est dominé par un grand vertige, des nausées et des vomissements. L'examen clinique peut mettre en évidence un syndrome cérébelleux cinétique homolatéral ou une dysarthrie. Ceux-ci peuvent cependant manquer et le tableau n'être constitué que d'un syndrome vestibulaire aigu isolé.

Les drapeaux rouges qui doivent faire évoquer un infarctus du cervelet à la phase aiguë d'un syndrome vestibulaire sont les suivants :

- facteurs de risque cardiovasculaire ;
- céphalées ou cervicalgie (dissection vertébrale) ;
- B réponse normale au Head Impulse Test ;
- A diplopie (verticale) et strabisme vertical ;
- nystagmus changeant de direction en fonction de la direction du regard, ou nystagmus vertical pur.

Au moindre doute sur cette étiologie, une prise en charge de type accident vasculaire constitué doit être organisée, notamment une mutation en unité neurovasculaire si les délais de la thrombolyse/thrombectomie sont respectés. Une IRM est plus performante que le scanner cérébral pour mettre en évidence la lésion ischémique (figure 13.6).

3. Autres vertiges aigus durables, associés à des signes otologiques

Ils s'intègrent dans un contexte étiologique précis, évocateur du mécanisme, qui conditionne la conduite thérapeutique. Ils justifient la réalisation d'un scanner du rocher :

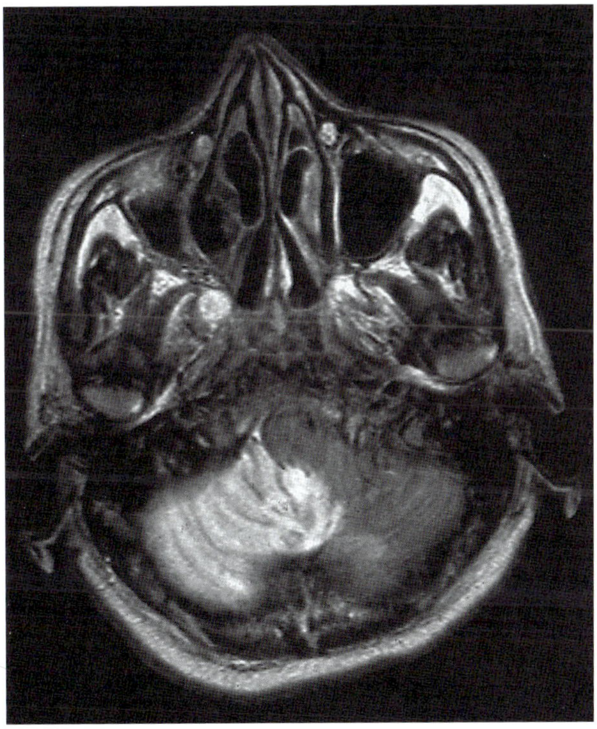

Fig. 13.6. A IRM en séquence T2 montrant une lésion ischémique en hypersignal dans le territoire de l'artère cérébelleuse postéro-inférieure gauche.
Le patient présente un syndrome vestibulaire aigu isolé. (Source : CEN, 2019.)

- le vertige aigu au décours d'un traumatisme crânien avec signes otologiques évoque une fracture du rocher translabyrinthique. En l'absence de fracture objectivable, il évoque une commotion labyrinthique. Il justifie dans tous les cas un recours spécialisé. Au décours d'un traumatisme faisant suite à une commotion labyrinthique peut se développer un syndrome post-commotionnel, durable, invalidant, auquel participent des facteurs psychosomatiques et anxieux ;
- la labyrinthite infectieuse est une complication rare et grave des otites chroniques : la survenue d'un vertige destructif chez un sujet atteint d'une otorrhée avec otalgie doit conduire au recours au spécialiste en urgence. Elle peut survenir dans le cadre d'un cholestéatome ;
- B la thrombose de l'artère auditive interne est rare, et conduit à un déficit vestibulaire et cochléaire unilatéral profond aigu.

C. Le vertige inaugural transitoire (quelques minutes à moins d'une heure)

C'est la situation clinique la plus difficile. Il peut correspondre à la première manifestation de vertiges récurrents en lien notamment avec une migraine ou une maladie de Ménière. Cependant, tout vertige transitoire inaugural même isolé doit d'abord faire évoquer un accident ischémique transitoire (AIT) du territoire vertébro-basilaire, même si le vertige isolé n'est pas classé dans les symptômes typiques des AIT. Les vertiges vasculaires sont de survenue brutale, durant quelques minutes, au maximum 1 heure, et généralement associés à d'autres symptômes neurologique de souffrance vasculaire du territoire vertébro-basilaire comme une hémianopsie, des paresthésies, une ataxie, une dysarthrie, une diplopie, un déficit moteur hémicorporel. Dans de rares cas, le vertige peut être le seul symptôme. Il peut exceptionnellement être récurrent depuis quelques jours en cas de sténose artérielle. L'examen clinique est généralement normal. Dans ce cas, en l'absence de pathologie vestibulaire périphérique évidente, la suspicion d'un AIT justifie une prise en charge en urgence en raison du risque d'infarctus vertébrobasilaire : IRM encéphalique à la recherche d'un infarctus, explorations des troncs supra-aortiques et du polygone de Willis pour éliminer une sténose ou une occlusion de l'artère vertébrale ou du tronc basilaire, et ECG pour dépister une fibrillation auriculaire.

D. Les vertiges récurrents

A Il s'agit de vertiges spontané de quelques minutes à quelques heures, récurrents, avec ou sans signes otologiques.

Les deux affections typiques de cette catégorie de vertige sont la maladie de Ménière et la migraine, mais il faut savoir évoquer les accidents ischémiques transitoires lorsque la durée est de moins d'une heure et leur survenue est récente.

1. Maladie de Ménière

La maladie de Ménière est une maladie qui affecte les adultes et se manifeste par l'association de crises de vertiges rotatoires durant quelques heures, au maximum 24 heures, et de signes cochléaires unilatéraux (surdité fluctuante, acouphènes et sensation de plénitude de l'oreille). Typiquement, une crise de vertige débute par des acouphènes unilatéraux, une sensation de plénitude de l'oreille, une majoration de l'hypoacousie. Pendant la crise, le syndrome vestibulaire est harmonieux et le plus souvent controlatéral au côté atteint, car le mécanisme est de type irritatif. La fréquence des crises est variable, de une par an à plusieurs par semaine. Au cours de l'évolution, l'audition s'altère et il s'installe une hypoacousie permanente progressive sur les fréquences moyennes ou graves (figure 13.7), alors que les vertiges sont moins

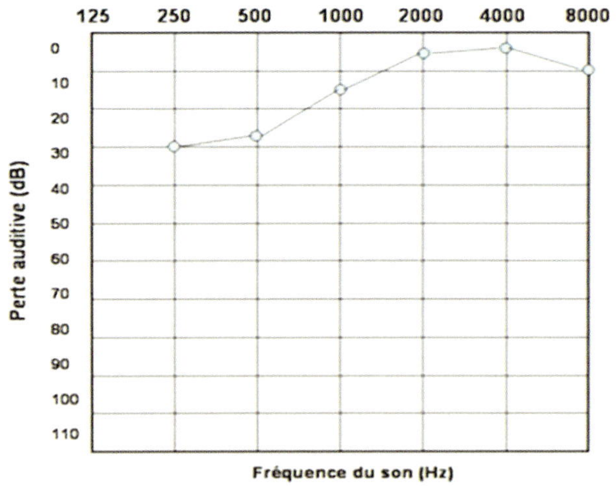

Fig. 13.7. **A** **Audiogramme d'un patient présentant une maladie de Ménière : il existe une hypo-acousie sur les fréquences moyennes et graves.**
(Source : CEN, 2019.)

fréquents et remplacés par une instabilité permanente. Une exploration de la fonction auditive est nécessaire au diagnostic. L'évolution est variable selon les patients, mais certaines formes conduisent à une cophose et peuvent se bilatéraliser.

Le diagnostic est généralement aisé, sauf au stade initial de la maladie, lorsque l'affection est purement vestibulaire. La surdité de perception fluctuante et prédominant sur les fréquences graves est le signe caractéristique de l'affection.

B Les symptômes de la maladie de Ménière sont liés à un hydrops labyrinthique, c'est-à-dire une hyperpression des liquides de l'oreille interne, probablement consécutifs à un défaut de résorption du liquide endolymphatique.

Le traitement est d'abord médical, reposant sur des antivertigineux (bétahistine [Serc®, Lectil®, Extovyl®]) et/ou un diurétique (Diamox®). Il est du ressort du spécialiste. L'insuffisance de réponse à un traitement médicamenteux peut conduire à un geste thérapeutique local (injection transtympanique de Gentalline®) ou à un geste chirurgical (neurectomie, labyrinthectomie, décompression du sac endolymphatique) chez des patients dont la fonction auditive est très dégradée.

2. Migraine

La migraine vestibulaire est définie par l'International Headache Society comme la survenue, chez un sujet migraineux, d'au moins cinq épisodes associant un vertige régressif de 5 minutes à 72 heures, et dont au moins la moitié des épisodes sont associés à au moins l'une des caractéristiques suivantes : céphalées migraineuses (intensité modérée à sévère, pulsatile, unilatérale, augmentée par l'effort), phonophobie et photophobie, ou aura visuelle. Les épisodes ne pouvant pas être expliqués par une autre pathologie vestibulaire. Contrairement à l'aura, le vertige est contemporain de la céphalée et ne la précède pas.

Chez l'enfant, les crises de vertige paroxystique bénin sont intégrées dans la classification de l'International Headache Society dans les syndromes périodiques précurseurs de la migraine. Il s'agit d'accès brusques de vertige sévère durant de quelques minutes à quelques heures avec résolution spontanée chez un enfant en bonne santé par ailleurs. Il doit être associé à au moins l'un des symptomes suivants : nystagmus, ataxie, vomissement, pâleur ou plénitude de l'oreille. Des pathologies comme une tumeur de la fosse postérieure, une épilepsie ou une pathologie vestibulaire autre doivent être éliminées.

3. Schwannome vestibulaire

Le diagnostic différentiel principal de la maladie de Ménière est représenté par le schwannome vestibulaire ou les autres processus expansifs de la fosse cérébrale postérieure pouvant potentiellement comprimer le nerf cochléo-vestibulaire. Le schwannome vestibulaire (le terme de neurinome de l'acoustique est incorrect) est une tumeur bénigne développée au dépend des cellules de Schwann du nerf vestibulaire. Il est généralement révélé par une surdité de perception, et parfois par des vertiges. Toute surdité de perception accompagnant des vertiges récurrents doit faire l'objet d'une IRM avec injection de gadolinium centrée sur les conduits auditifs internes, recherchant le schwannome (figure 13.8).

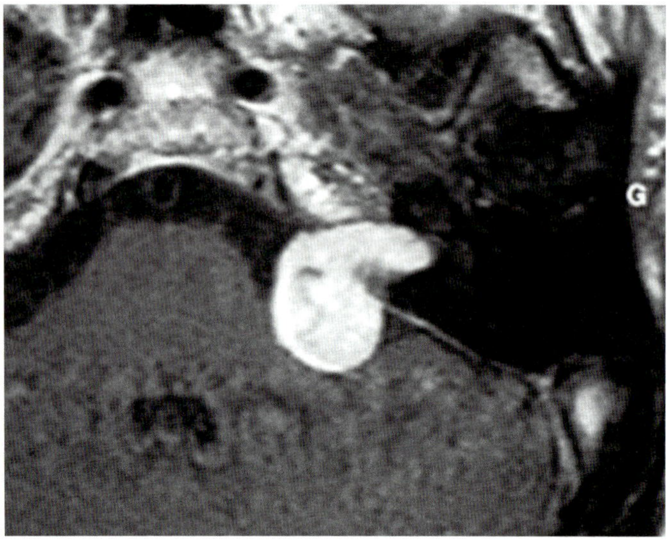

Fig. 13.8. B IRM encéphalique en séquence T1 avec injection de produit de contraste, démontrant une lésion de l'angle ponto-cérébelleux.
Cette lésion est évocatrice d'un schwannome vestibulaire. (Source : CEN, 2019.)

Points clés

- A Le premier objectif est de distinguer un vrai vertige défini par une illusion de déplacement, le plus souvent rotatoire.
- Au terme de l'interrogatoire pourront être distingués :
  - le vertige positionnel bref (quelques secondes) : le VPPB représente l'étiologie principale ;
  - le grand vertige prolongé inaugural : la névrite vestibulaire représente l'étiologie principale, le diagnostic différentiel est représenté par l'AVC vertébrobasilaire ;
  - B le vertige inaugural transitoire : en l'absence de pathologie vestibulaire périphérique patente, un AIT vertébro-basilaire doit être évoqué devant un vertige inaugural transitoire de moins d'une heure, même isolé ou récurrent ;
  - le vertige évoluant par crises récurrentes : avec des signes otologiques, on évoque la maladie de Ménière et le schwannome vestibulaire ; avec une histoire migraineuse ou chez l'enfant, la migraine.

- Ⓐ Les drapeaux rouges en faveur d'un AVC vertébrobasilaire devant un syndrome vestibulaire aigu isolé sont :
  - facteurs de risque cardiovasculaire ;
  - céphalées ou cervicalgie ;
  - Ⓑ réponse normale au Head Impulse Test ;
  - Ⓐ diplopie (verticale) et strabisme vertical ;
  - Ⓑ nystagmus changeant de direction ou nystagmus vertical.
- Ⓐ Un vertige d'allure vasculaire ou centrale impose le recours rapide à une IRM encéphalique. Le scanner cérébral ou le doppler sont faussement rassurants.
- Ⓑ Les explorations complémentaires vestibulaires sont complexes, du domaine du spécialiste, et ne doivent pas être systématiques.

Compléments en ligne

Des compléments numériques sont associés à cet ouvrage. Ils sont indiqués dans la marge par des pictogrammes qui renvoient vers les vidéos ou enregistrements sonores.

Pour accéder à ces compléments, connectez-vous sur www.em-consulte.com/complement/477437 et suivez les instructions pour activer votre accès.

Vidéo 13.1. Exemple de nystagmus vestibulaire à ressort, de direction horizonto-rotatoire battant à droite.

Il est ici filmé dans l'obscurité (caméra infrarouge).

Vidéo 13.2. Exemple de nystagmus vestibulaire périphérique.

Ce patient présente un syndrome vestibulaire gauche. L'examen montre un nystagmus à ressort, horizonto-rotatoire, battant vers la droite, dans le regard à droite. Le nystagmus ne s'inverse pas dans le regard à gauche.

Vidéo 13.3. Manœuvre de Dix et Hallpike gauche.

Le principe est de stimuler le canal semi-circulaire postérieur par une rotation dans son plan vers l'arrière. Le patient est assis sur le lit d'examen, ses membres inférieurs reposant sur le lit. Après lui avoir expliqué la manœuvre, sa tête est tournée de 45° d'un côté, plaçant le canal postérieur ipsilatéral dans un plan sagittal. Puis le patient est rapidement basculé en décubitus dorsal, la tête pendant en dehors du lit de 45° par rapport à l'horizontale, permettant une rotation de la tête dans le plan du canal postérieur. La manœuvre doit être réalisée d'un côté puis de l'autre.

Vidéo 13.4. Manœuvre du *Head-Impulse-Test* (manœuvre d'Halmagyi).

Le patient est assis au bord de la table d'examen, fixant le nez de l'examinateur. Celui-ci réalise une rotation brève et rapide de la tête dans un sens. Le regard du patient reste normalement stable. Si le système vestibulaire est sévèrement hyporéflexique (ici à gauche), les yeux ne compensent pas parfaitement le mouvement de la tête et doivent réaliser une saccade de refixation. Cette saccade, facilement identifiable par l'examinateur, traduit l'hyporéflexie vestibulaire du côté de la stimulation.

Vidéo 13.5. Manœuvre de Fukuda.

Le patient marche sur place (50 pas) les yeux fermés. Dans le cas d'un syndrome vestibulaire périphérique, on observe une déviation latéralisée du corps du côté de la lésion (ici à droite).

Vidéo 13.6. Manœuvre des index.

Le patient est assis au bord du lit, sans appui dorsal ni au sol, les bras tendus, index en regard de ceux de l'examinateur. À la fermeture des yeux, dans le cas d'un syndrome **vestibulaire**, on observe une déviation latéralisée des index (ici à gauche).

Vidéo 13.7. Nystagmus observé dans le vertige paroxystique positionnel bénin (ici à droite).

Le nystagmus est très rapide, de direction rotatoire, battant ici en direction horaire chez un patient en position de Hallpike du côté droit.

CHAPITRE

14

Item 104 – Sclérose en plaques

Objectifs pédagogiques

- Connaître les principaux arguments du diagnostic de sclérose en plaques.
- Connaître les principes de prise en charge.

Hiérarchisation des connaissances

Rang	Rubrique	Intitulé
B	Prévalence/ Épidémiologie	Connaître les principaux éléments épidémiologiques de la SEP
B	Éléments physiopathologiques	Connaître les principaux éléments physiopathologiques de la SEP
A	Diagnostic positif	Citer les principaux symptômes révélateurs de la SEP
A	Diagnostic positif	Connaître les signes de la névrite optique rétrobulbaire
A	Définition	Savoir définir une poussée de la maladie
A	Diagnostic positif	Connaître les principaux arguments du diagnostic de SEP
B	Diagnostic positif	Connaître les principaux diagnostics différentiels de la SEP
B	Suivi/Pronostic	Connaître les différents modes évolutifs de la SEP
B	Suivi/Pronostic	Connaître le pronostic général de la SEP
B	Examens complémentaires	Connaître l'intérêt de la PL et des potentiels évoqués pour le diagnostic de SEP
B	Prise en charge	Connaître le traitement d'une poussée de SEP
B	Suivi/Pronostic	Connaître les principales complications de la SEP
B	Examens complémentaires	Indication des examens d'imagerie devant une suspicion de SEP
B	Examens complémentaires	Connaître les critères diagnostiques de dissémination spatiale et temporelle
B	Contenu multimédia	Exemple de SEP typique en IRM
A	Diagnostic positif	Connaître les signes ophtalmologiques d'atteinte de la sclérose en plaques : neuropathie optique, paralysies oculomotrices, nystagmus

Rang	Rubrique	Intitulé
B	Examens complémentaires, contenu multimédia	Connaître le bilan ophtalmologique d'une NORB : acuité visuelle, champ visuel, PEV
A	Identifier une urgence	Savoir qu'une NORB menace le pronostic visuel et est une urgence diagnostique
B	Pronostic	Connaître le potentiel évolutif d'une NORB
B	Diagnostic différentiel	Distinguer une NORB d'une autre atteinte de BAV à FO normal

I. Pour comprendre

- La SEP est une affection inflammatoire chronique du système nerveux central (SNC) survenant chez l'adulte jeune.
- Le diagnostic repose sur les notions de dissémination spatiale (au moins deux territoires neurologiques touchés) et de dissémination temporelle (au moins deux épisodes neurologiques séparés d'au moins 1 mois). Ces deux critères peuvent être apportés par des données cliniques et/ou IRM.
- La ponction lombaire (PL) contribue au diagnostic positif et au diagnostic différentiel. Elle permet d'affirmer le caractère inflammatoire de l'affection, localisé au SNC. Elle peut remplacer le critère de dissémination dans le temps s'il est absent.
- Les traitements ont pour but 1) d'accélérer la récupération des symptômes des poussées ; 2) de limiter la fréquence des poussées et la progression de la maladie ; 3) d'améliorer les symptômes résiduels.

II. Épidémiologie et étiologie

- B Adulte jeune (20–40 ans), prédominance féminine (3 femmes pour 1 homme).
- Prévalence : 100 000 patients en France (1 personne/1 000). Gradient nord-sud : la SEP est plus fréquente quand on s'éloigne de l'Équateur (deux fois plus de SEP dans les pays scandinaves que méditerranéens).
- La SEP est une maladie multifactorielle :
  - facteurs génétiques : population caucasoïde, concordance 30 % chez les jumeaux monozygotes contre 2 à 3 % chez les hétérozygotes, gènes de susceptibilité (liés en particulier au groupe HLA) ;
  - facteurs d'environnement : infections virales (EBV), hygiène (une moindre exposition à certaines infections dans l'enfance pourrait augmenter le risque), parasitoses (effet protecteur), vitamine D (une carence est associée à une augmentation du risque de survenue de la maladie et peut-être à la sévérité de l'évolution), tabac (augmente le risque et aggrave l'évolution), exposition au tabac…

III. Physiopathologie

- Maladie ***inflammatoire chronique du système nerveux central*** (SNC). La gaine de *myéline* est la cible du système immunitaire *via* un clone lymphocytaire auto-réactif (c'est une maladie auto-immune à médiation cellulaire), mais il existe également une atteinte de l'axone (primitive et secondaire).
- Plaques de **démyélinisation focales disséminées dans la substance blanche** (principale zone myélinisée) du SNC (nerf optique, zones périventriculaires, corps calleux, cervelet, moelle épinière, etc.). Les symptômes cliniques des poussées sont liés à la localisation de la plaque, expliquant leur diversité. **Remyélinisation** possible par les oligodendrocytes, expliquant la récupération des poussées. Les mécanismes de la phase progressive associent une inflammation plus diffuse dans le SNC et une neuro-dégénérescence.

IV. Clinique

A. La présentation clinique

Elle est très variable, fonction de la localisation de la plaque. Elle peut être mono- ou pluri-symptomatique, la multiplicité des symptômes ne signifiant pas multiplicité des lésions.

1. Les deux événements de base

Les symptômes neurologiques s'installent le plus souvent (85 à 90 % des cas) de manière subaiguë, en quelques heures ou quelques jours, puis régressent, définissant la poussée ; plus rarement, les symptômes sont insidieux d'emblée, s'aggravant sur plusieurs mois ou années (10 à 15 %).

a. La poussée

Ⓐ Une poussée se définit comme l'apparition de nouveaux symptômes, la réapparition d'anciens symptômes ou l'aggravation de symptômes préexistants, s'installant de manière subaiguë en quelques heures à quelques jours, et récupérant de manière plus ou moins complète. Sa durée est au minimum de 24 heures. Une fatigue seule, ou des symptômes survenant dans un contexte de fièvre, ne sont pas considérés comme une poussée. Par définition, deux poussées doivent être séparées d'au moins 1 mois.

b. La progression

🅱 La progression est définie comme l'aggravation continue, sur une période d'au moins 6 mois, de symptômes neurologiques. Une fois commencée, elle ne s'interrompt plus et est donc une cause majeure de handicap chez les patients atteints de SEP.

2. Formes cliniques

L'évolution globale de la SEP est polymorphe, reflet de l'interaction entre les poussées et la progression continue du handicap. Trois formes cliniques principales de SEP peuvent être définies en fonction de la combinaison de ces deux événements de base.

a. Forme rémittente-récurrente

La forme rémittente-récurrente est composée exclusivement de poussées qui peuvent laisser des séquelles, ces séquelles restant stables entre deux épisodes. Elle débute vers 30 ans en moyenne et représente 85 % des formes de début.

b. Forme secondairement progressive

La forme secondairement progressive est l'évolution naturelle tardive de la forme précédente, une phase de progression succédant à la phase rémittente. Elle peut toucher tous les patients initialement rémittents, après une période plus ou moins longue, de 15 à 20 ans en moyenne.

c. Forme primaire progressive

La forme primaire progressive ou progressive d'emblée, où la progression est présente dès le début, sans poussée, affecte 15 % des patients et débute en moyenne un peu plus tardivement, vers 40 ans. Elle se caractérise habituellement par une atteinte médullaire (limitation progressive du périmètre de marche par paraparésie spastique).

3. Les symptômes

Ⓐ Les symptômes dépendent de la phase clinique.

a. Les poussées inaugurales

La première poussée de la maladie dans les formes rémittente-récurrente correspond le plus souvent à un des tableaux suivants :

- myélite partielle, caractérisée par des troubles sensitifs des membres, de topographie médullaire, parfois associés à des troubles moteurs et/ou sphinctériens. Les troubles sensitifs correspondent à des picotements, des fourmillements, des sensations d'hypoesthésie ou même d'anesthésie, des douleurs, des décharges, des sensations de striction ou d'étau, de ruissellement, de chaud, de froid. Le signe de Lhermitte est très évocateur : il s'agit d'une impression de décharge électrique très brève le long de la colonne vertébrale, parfois des membres, se déclenchant électivement à la flexion de la tête vers l'avant. Il reflète une démyélinisation des cordons postérieurs de la moelle cervicale ;
- la lésion médullaire, ovalaire, mesurant moins de trois vertèbres de hauteur et occupant moins de la moitié de la largeur de la moelle en axial, est visualisable sur l'IRM médullaire ;
- la *névrite optique rétrobulbaire* révèle la maladie dans un quart des cas. Baisse de l'acuité visuelle s'installant sur quelques heures à jours, associée à une douleur périorbitaire dans 80 % des cas, favorisée par la mobilisation du globe oculaire. Un scotome et une dyschromatopsie rouge-vert sont souvent retrouvés. Le fond d'œil est normal au début, mais dans 10 % des cas, il est le siège d'un œdème papillaire. Une décoloration de la papille peut être observée dans les semaines qui suivent l'épisode aigu. Ⓑ La récupération de la fonction visuelle est complète dans 80 % des cas en 6 mois. Le phénomène d'Uhthoff se manifeste, après récupération de la névrite optique, par une baisse transitoire de quelques minutes de l'acuité visuelle, survenant à l'effort ou lors de l'augmentation de la température corporelle. Ⓐ La névrite optique, notamment lors d'un premier épisode, est une urgence diagnostique. En effet, si dans la SEP le pronostic est en général bon, il ne faut pas méconnaître certains diagnostics différentiels dont le pronostic est beaucoup plus péjoratif (névrite optique de la neuromyélite optique par exemple, ou baisse d'acuité visuelle dans le cadre d'une hypertension intracrânienne). Ⓑ Le bilan à réaliser en urgence comprend un examen ophtalmologique avec mesure de l'acuité visuelle (on évaluera la sévérité de l'atteinte visuelle), du champ visuel (on recherchera un scotome et son étendue), fond d'œil (on recherchera un œdème papillaire). Les potentiels évoqués visuels confirmeront dans un second temps la démyélinisation du nerf optique (allongement de la latence du P100) (figure 14.1). L'IRM des nerfs optiques peut également permettre de visualiser la lésion inflammatoire responsable de la baisse d'acuité visuelle (figure 14.2).

Ⓐ Moins souvent le tableau initial correspond à un des tableaux suivants :

- atteinte du tronc cérébral (vertige par syndrome vestibulaire central ; diplopie par paralysie oculomotrice) ;
- atteinte du cervelet (ataxie) ;

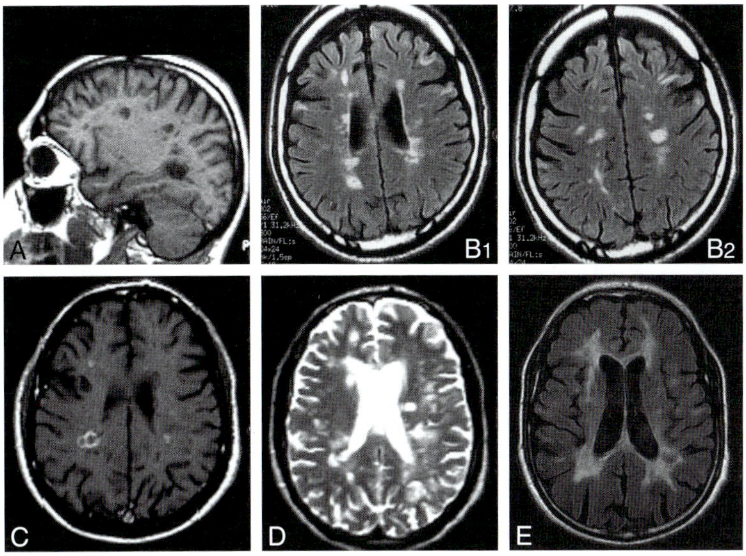

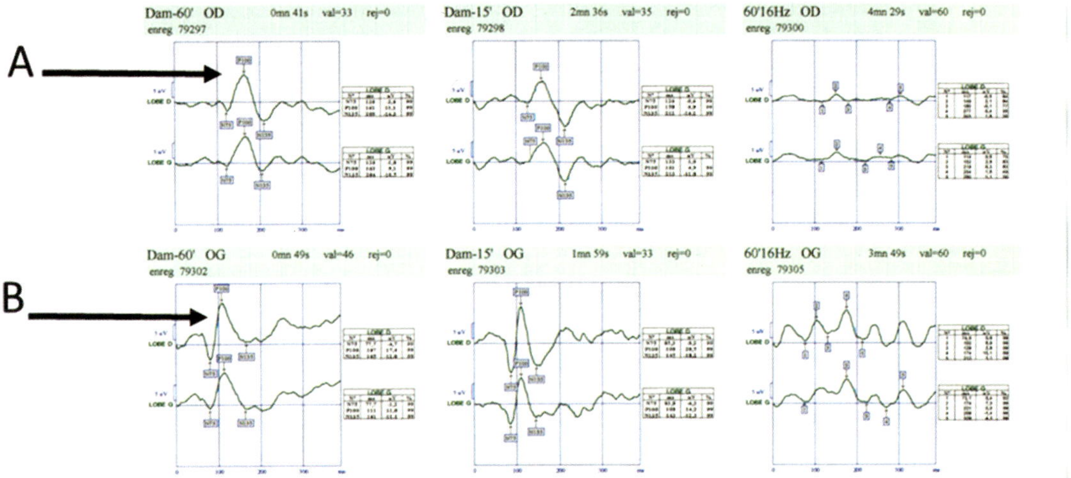

Fig. 14.1. Ⓐ Potentiels évoqués visuels. Latence de l'onde P100 augmentée à droite (A) par rapport à la gauche (B).
(Source : auteur.)

- atteinte hémisphérique (atteinte sensitive et/motrice unilatérale) ;
- syndrome multifocal.

b. Les poussées ultérieures

Elles peuvent correspondre à n'importe lequel des tableaux décrits ci-dessus.

c. Les symptômes de la phase progressive

Ils sont dominés par les tableaux de paraparésies spastiques qui représentent le mode de début habituel des formes progressives primaires (troubles de la marche d'apparition insidieuse) mais des tableaux d'ataxies progressives sont possibles.

d. Les autres symptômes

Ils sont plus rares au tout début de la maladie, mais sont fréquents à la phase d'état : atteintes du tronc cérébral (ophtalmoplégie internucléaire, paralysie faciale centrale ou périphérique,

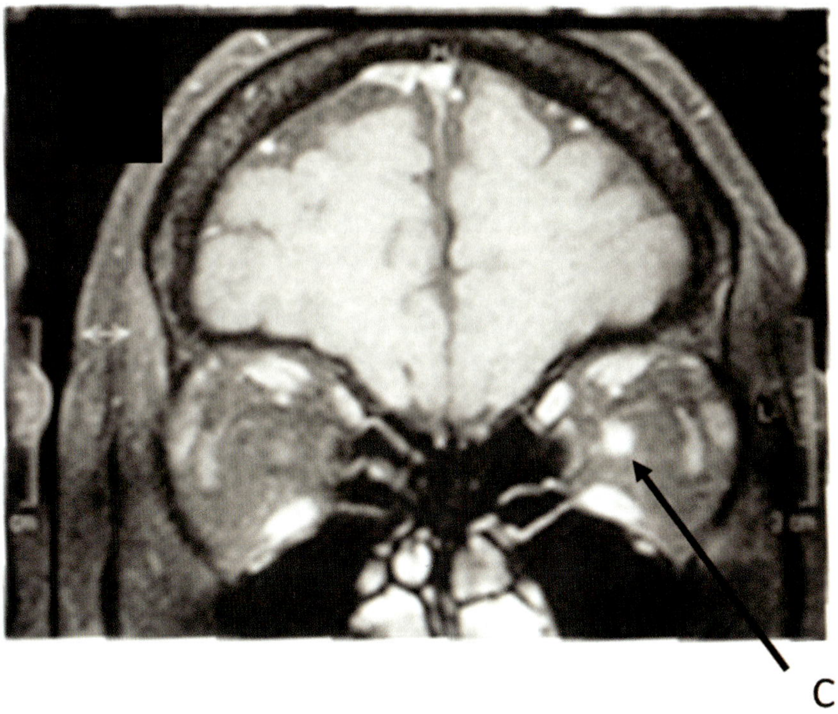

Fig. 14.2. A IRM cérébrale et orbitaire en coupe coronale T1 avec injection de gadolinium. Hypersignal du nerf optique gauche.
(Source : auteur.)

névralgie faciale, dysarthrie, troubles de déglutition), troubles sphinctériens (hyperactivité vésicale responsable d'impériosités mictionnelles, pollakiurie ; hypertonie sphinctérienne responsable d'une dysurie), fatigue, troubles cognitifs, douleurs neuropathiques…

B. L'évolution

1. Le pronostic général

B On définit également aujourd'hui une maladie comme active s'il y a eu, au cours de l'année précédente, une poussée (activité clinique) et/ou de nouvelles lésions en séquences pondérées en T2 ou des lésions réhaussées par le gadolinium en séquences pondérées en T1 (activité radiologique).

Le pronostic global de la SEP est très variable, allant de formes bénignes ou pauci-symptomatiques à des formes graves, entraînant rapidement un état grabataire et une dépendance complète. L'espérance de vie moyenne n'est en revanche que peu réduite. Avant l'ère des traitements, on considérait qu'un tiers des malades devrait un jour utiliser un fauteuil roulant, alors qu'un quart avait une évolution bénigne, compatible avec une vie personnelle et professionnelle quasi normale. Les autres patients, tout en restant autonomes, gardaient peu à peu des séquelles permanentes limitant leurs activités. L'évolution est moins souvent sévère depuis l'utilisation des thérapeutiques immunologiques.

Le pronostic est *imprévisible* pour un individu donné.

Quelques facteurs cliniques prédictifs d'évolution ont pu être mis en évidence. L'âge de début jeune, le mode rémittent, un long délai entre les deux premières poussées semblent plutôt de meilleur pronostic. À l'opposé, les SEP débutant après 40 ans, plutôt de type primitivement progressif avec une atteinte motrice initiale, sont de mauvais pronostic. L'importance de la charge lésionnelle en IRM au début de la maladie est un facteur de mauvais pronostic.

C. Diagnostic

A Il n'existe pas de test permettant de faire le diagnostic de SEP. Celui-ci repose donc sur des critères, évoluant avec le temps et la meilleure connaissance de la maladie. Il reste cependant basé sur un faisceau d'arguments : dissémination des symptômes et/ou des lésions dans le temps et dans l'espace, inflammation du LCS, absence d'atteinte générale et absence de meilleure explication. La démarche diagnostique implique donc une phase d'élimination de diagnostics différentiels.

1. Diagnostic positif

- *La dissémination temporelle* des lésions se définit comme la succession d'épisodes neurologiques dans le temps (exemple : une névrite optique à un temps T puis un syndrome cérébelleux l'année suivante). Elle doit être recherchée systématiquement à l'interrogatoire. Elle peut être mise en évidence cliniquement (un intervalle minimal de 1 mois est requis de principe entre deux poussées) mais aussi à l'IRM, soit par l'apparition de nouvelles lésions sur des IRM successives, soit sur l'association de lésions prenant et ne prenant pas le contraste. Dans les formes progressives d'emblée, on considère par définition que le critère de dissémination dans le temps est rempli quand la maladie évolue et s'aggrave depuis plus d'un an.
- *La dissémination spatiale* des lésions correspond à l'atteinte de plusieurs zones du SNC. Elle peut être mise en évidence par les données cliniques (une névrite optique et un syndrome pyramidal ne peuvent pas être expliqués par une seule lésion) ou par les examens paracliniques, en particulier l'IRM.

B Devant un tableau clinique évocateur, l'IRM est l'examen de prédilection pour confirmer la suspicion d'atteinte inflammatoire du système nerveux central et éliminer les diagnostics différentiels. L'IRM médullaire sera ainsi le premier examen proposé devant une myélite, l'IRM des nerfs optiques devant une suspicion de neuropathie optique.

A La démarche diagnostique face à un malade suspect de SEP comporte donc cette quête de la dissémination spatiale et temporelle, cliniquement d'abord, mais aussi par l'intermédiaire des examens paracliniques qui accélèrent la procédure.

- **B** *L'IRM, encéphalique éventuellement complétée par une IRM médullaire*, est l'examen de choix pour le diagnostic de SEP (figures 14.3. et 14.4). Les lésions apparaissent sous la forme d'hypersignaux de la substance blanche sur les séquences pondérées en T2 (le liquide cérébrospinal – LCS – apparaît blanc lors de ces séquences) ou, de préférence, en T2/FLAIR (*fluid attenuation inversion recovery*) qui est une séquence T2 avec inversion du signal du LCS, qui apparaît en hyposignal, permettant une meilleure différenciation avec les lésions. Elles peuvent aussi apparaître, inconstamment, en hyposignal (« trous noirs ») sur les séquences en T1. Les lésions sont ovoïdes, de plus de 3 mm habituellement, localisées majoritairement dans la substance blanche périventriculaire, avec un grand axe perpendiculaire à l'axe des ventricules. Elles peuvent également être juxta-corticales (au contact du cortex, ne respectant pas les fibres en U), sous-tentorielles (dans le cervelet ou le tronc cérébral) ou médullaires. Les lésions récentes (en pratique moins de 1 mois) apparaissent en hypersignal T1 après injection de produit de contraste (gadolinium). Une IRM médullaire peut être réalisée si la symptomatologie initiale évoque cette localisation ou si le nombre et la localisation des hypersignaux cérébraux ne sont pas suffisants pour poser le diagnostic.
- Les critères les plus récents, ceux de McDonald (2017), autorisent le diagnostic de SEP devant un tableau clinique typique, dès la première poussée, à condition qu'il y ait une

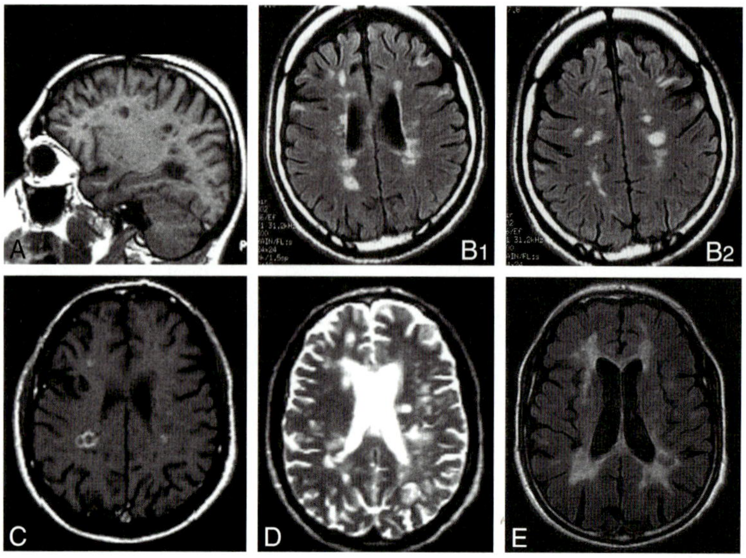

Fig. 14.3. **B** **Imagerie cérébrale dans la sclérose en plaques.**

A. IRM en séquence T1 : « trous noirs » dans la substance blanche.
B. IRM en séquence FLAIR : hypersignaux à prédominance périventriculaire.
C. IRM en séquence T1 avec injection de gadolinium : lésions périventriculaires.
D. IRM en séquence T2 : hypersignaux à prédominance périventriculaire.
E. IRM en séquence FLAIR chez un patient ayant une maladie évoluée : hypersignaux confluents de la substance blanche associés à une atrophie corticale. (Source : CEN, 2019.)

dissémination spatiale (deux localisations différentes, soit cliniquement, soit dans deux des quatre zones stratégiques à l'IRM – périventriculaire, sous-tentorielle, juxta-corticale/corticale ou médullaire) et une dissémination temporelle (lésions d'âge différent objectivées par une prise de contraste pour certaines et pas pour d'autres). Dans le cas contraire, il faudra attendre une nouvelle poussée clinique ou de nouvelles lésions à l'IRM pour définir cette dissémination temporelle et/ou spatiale. En pratique, pour mettre cette nouvelle poussée en évidence précocement, on réalise souvent une nouvelle IRM environ 3 mois après l'IRM initiale. Ces critères de McDonald (2017) permettent aussi, pour affirmer le diagnostic plus précocement, de remplacer le critère de dissémination temporelle par la démonstration d'une inflammation du liquide cérébrospinal (présence de bandes oligoclonales seulement).

- *L'analyse LCS* permet de mettre en évidence l'inflammation du SNC. Le LCS est considéré comme inflammatoire s'il existe des bandes oligoclonales en iso-électrofocalisation (plus de 90 % des SEP) et/ou un index IgG augmenté (> 0,7) correspondant à une sécrétion intrathécale d'IgG. C'est la mise en évidence de cette synthèse intrathécale qui contribue aux critères du diagnostic. Les autres éléments ont moins de valeur diagnostique mais ils doivent alerter sur des diagnostics différentiels quand leur valeur n'est pas dans les normes attendues : la protéinorachie n'est augmentée que dans 25 % des cas en restant inférieure à 1 g/L. La cytorachie, composée d'éléments mononucléés (surtout des lymphocytes et plasmocytes), est supérieure à 4 éléments/mm^3 dans un tiers des cas, mais le plus souvent inférieure à 50 éléments/mm^3. Il existe une élévation des gammaglobulines dans le LCS dans 70 % des cas, alors qu'elles sont normales dans le sang. Le LCS peut aussi être normal. L'examen du LCS n'est pas systématique si les critères diagnostiques sont déjà remplis, mais il aide aussi à éliminer des diagnostics différentiels.
- *Les potentiels évoqués* (PE) sont de moins en moins pratiqués. Ils ne sont réalisés que dans les cas cliniquement compatibles avec le diagnostic de SEP, mais à IRM ou LCS non

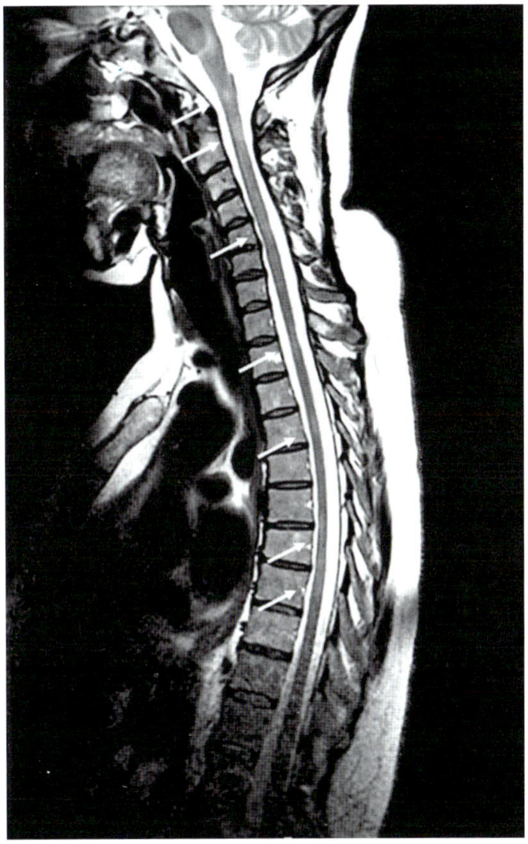

Fig. 14.4. B **Imagerie médullaire dans la sclérose en plaques.**
IRM en séquence T2 : multiples hypersignaux le long de la moelle cervico-dorsale (flèches). (Source : CEN, 2019.)

concluants ou bien lors d'un doute sur l'organicité des troubles. Ils permettent d'apporter un argument de dissémination dans l'espace quand il n'est pas présent mais ne rentrent pas en compte pour le diagnostic. Les PEV restent les plus utilisés compte tenu de la fréquence de la névrite optique.

Cependant aucun de ces examens ne constitue un marqueur spécifique de la maladie et leurs perturbations peuvent être retrouvées dans des maladies pouvant être confondues avec la SEP.

2. Diagnostic différentiel

Le principal diagnostic différentiel est représenté par les épisodes inflammatoires du SNC isolés sans dissémination spatiale et temporelle comme la névrite optique auto-immune idiopathique.

On a également mis en évidence d'autres affections inflammatoires limitées au SNC, comme la neuromyélite optique ou les maladies associées à des anticorps anti-MOG (Myelin Oligodendrocyte Glycoprotein), où l'on retrouve des autoanticorps anti-système nerveux spécifiques. Chez l'enfant, l'encéphalite aiguë disséminée, maladie inflammatoire multifocale mais n'évoluant pas vers la chronicité, est un diagnostic différentiel.

Les maladies *inflammatoires* systémiques comme la sarcoïdose, la maladie de Behçet, le lupus érythémateux disséminé, la maladie de Gougerot-Sjögren, les artérites cérébrales, les infections à tropisme neurologique, les maladies *cérébrovasculaires* à attaques successives peuvent simuler une SEP rémittente. La recherche d'une altération de l'état général, d'une atteinte d'un autre organe que le SNC à l'interrogatoire ou à l'examen clinique général, la présence d'un syndrome inflammatoire dans le sang, d'une méningite et/ou l'absence de bandes oligoclonales dans le LCS sont des arguments pour évoquer ces maladies.

Les atteintes neurologiques localisées, même si elles évoluent par poussées, doivent faire rechercher une *tumeur*, une malformation vasculaire ou une compression médullaire. La neuro-imagerie éliminera ces diagnostics.

V. Traitements

A. De la poussée

A Les *corticoïdes* à fortes doses permettent d'accélérer la récupération de la poussée. Ils sont prescrits en perfusion intraveineuse ou par voie orale à la dose de 1 g par jour pendant 3 jours (méthylprednisolone). Ils n'ont pas d'effet sur la prévention de nouvelles poussées. Leur utilisation n'est pas systématique si les symptômes ne sont pas gênants.

B. De fond

C Ils ont pour but de réduire la fréquence des poussées et de ralentir la progression du handicap.

Les traitements de fond agissent tous sur la réponse immune soit de façon *immunomodulatrice* (en modifiant l'équilibre de certains systèmes immunologiques comme le réseau des cytokines), soit de façon *immunosuppressive* (en interférant avec le cycle cellulaire des cellules immunocompétentes ou en modifiant la distribution de ces cellules dans l'organisme).

Ils sont classés en traitements de première ligne (chez les patients naïfs de tout traitement ou sans critères de sévérité particuliers) et indiqués dans les formes actives de la maladie (caractérisées par la survenue d'une poussée et/ou de nouvelles lésions à l'IRM) ou de deuxième ligne, indiqués soit en cas de maladie très active (au moins deux poussées sévères au cours de la dernière année chez un patient sans traitement de fond), soit en cas d'échec (persistance d'une activité clinique et/ou radiologique) d'un autre traitement bien conduit.

Il est recommandé de traiter précocement, dès le diagnostic, pour ne pas laisser les lésions inflammatoires et le handicap résiduel s'accumuler, et de surveiller l'efficacité du traitement (absence de poussée, d'accumulation du handicap, absence de nouvelles lésions sur une IRM annuelle) pour proposer, si besoin, un changement de traitement.

C. Symptomatiques

B Ils ont pour but de traiter les complications de la maladie, ce qui améliore la qualité de vie des malades. Ils représentent donc un complément essentiel des traitements précédents.

- *La spasticité* : peut être combattue par des antispastiques (baclofène ou dantrolène), à prescrire d'abord à faible dose pour éviter d'aggraver l'état moteur du malade par une hypotonie. Dans les spasticités sévères, les injections locales de toxine botulinique ou l'implantation d'une pompe intrarachidienne de baclofène peuvent être indiquées. La kinésithérapie permet de lutter contre l'hypertonie et les déformations.
- Les *troubles urinaires* doivent être dépistés et traités pour éviter une atteinte du haut appareil urinaire. En plus de l'interrogatoire, un bilan urodynamique et radiologique est souvent nécessaire. S'il existe une hyperactivité vésicale se traduisant par des urgences mictionnelles, les anticholinergiques sont utilisés. En cas de dysurie, les alphabloquants peuvent être prescrits. En cas de résidu post-mictionnel, la pratique d'autosondages intermittents

pluri-quotidiens doit être proposée aux malades, éventuellement associée dans un second temps à des injections intravésicales de toxine botulinique. Les infections urinaires symptomatiques seront traitées pour éviter les pyélonéphrites. Elles constituent de plus des épines irritatives pouvant aggraver la spasticité.

- Les *troubles sexuels*, en particulier de l'érection, peuvent être améliorés par une prise en charge médicamenteuse et par un suivi sexologique ou psychothérapique.
- Les *douleurs* peuvent être soulagées par des antalgiques classiques, des tricycliques ou certains antiépileptiques.
- La *fatigue* est difficile à combattre. Les médicaments antiasthéniques sont peu efficaces (amantadine, modafinil). L'activité physique adaptée est recommandée, notamment le reconditionnement physique à l'effort.
- Une prise en charge psychothérapique peut être nécessaire, car il existe souvent un *syndrome dépressif* associé. Des antidépresseurs peuvent être proposés en cas de besoin.

Pour en savoir plus

C L'annonce du diagnostic est un moment clé dans la maladie. Des consultations de post-annonce sont recommandées, au cours desquelles peuvent intervenir neurologue, psychologue, infirmière spécialisée, associations de patients.
L'éducation thérapeutique permet aux patients de mieux connaître leur maladie en général et les traitements en particulier.
Une prise en charge multidisciplinaire (kinésithérapie, rééducation fonctionnelle, soutien psychologique, ergothérapie, orthophonie, soins infirmiers, aide sociale, etc.) permet d'améliorer le quotidien des malades en limitant le retentissement de leur maladie.
De nombreuses régions françaises sont organisées en réseaux de soins ville-hôpital, où interviennent divers professionnels de santé. Il existe aussi dans chaque région un ou plusieurs centres experts pour la SEP (CRC-SEP). Ces différentes structures se coordonnent pour harmoniser et améliorer la prise en charge globale des patients SEP. Elles permettent également aux neurologues de discuter des orientations thérapeutiques lors de réunions de concertation.

Pour en savoir plus

Vaccins et SEP

C Il n'y a pas de contre-indication vaccinale du fait de la SEP (y compris pour le vaccin contre l'hépatite B).
Il n'y a pas de lien démontré entre vaccination, déclenchement de la SEP et déclenchement des poussées (un risque minime ne peut être écarté par les études épidémiologiques).
Les vaccins vivants atténués sont contre-indiqués en cas de traitement immunosuppresseur. Les autres vaccins (inactivés, antigéniques) peuvent être réalisés quel que soit le traitement de fond, leur efficacité peut être un peu diminuée.
Il est recommandé de mettre à jour les vaccinations dès le diagnostic établi et avant la mise en route des traitements.
Chez les sujets sous traitement de fond immunosuppresseur, les recommandations vaccinales du Haut Conseil pour la santé publique pour les sujets immunodéprimés doivent être appliquées.

Pour en savoir plus

Grossesse et SEP

C La grossesse d'une femme ayant une SEP est une grossesse normale, qui ne demande pas de suivi spécifique. La voie d'accouchement (voie basse ou césarienne) est une indication obstétricale, y compris en cas de déficit moteur important.

Le risque de poussées diminue au cours de la grossesse, mais 15 à 20 % des femmes font une poussée dans le premier trimestre suivant l'accouchement. Il n'y a pas d'impact de la grossesse sur le handicap à moyen ou long terme.

La poursuite ou l'arrêt des traitements doivent être discutés individuellement avant la conception. La décision tient compte des risques pour le fœtus à être exposé (tératogénicité) et des risques de voir évoluer la SEP chez la mère en cas d'arrêt.

Il n'y a pas de contre-indication à l'analgésie loco-régionale (péridurale, rachianesthésie) ni à l'anesthésie générale pour l'accouchement.

L'allaitement est possible, sous réserve de la prise de certains médicaments.

Points clés

- La SEP est une maladie inflammatoire démyélinisante chronique confinée au système nerveux central :
  - inflammation focale => plaques => poussées;
  - dégénérescence diffuse => atrophie =>progression.
- Le diagnostic est un diagnostic de probabilité, reposant sur des critères variables basés sur quatre éléments fondamentaux : dissémination dans le temps / dissémination dans l'espace / inflammation localisée au SNC / pas d'autre explication.
- Les moyens diagnostiques pour mettre en évidence ces éléments sont : clinique / IRM / LCR (+/- PEV).
- Le traitement de la SEP repose sur plusieurs types de prises en charge complémentaires :
  - traitement de la poussée / traitement symptomatique / traitement de fond;
  - prise en charge multidisciplinaire et en réseau.

CHAPITRE 15

Item 105 – Épilepsies de l'enfant et de l'adulte

Objectifs pédagogiques

- Diagnostiquer les principales formes d'épilepsie de l'enfant et de l'adulte.
- Identifier les situations d'urgence.
- Connaître les principes de la prise en charge.

Hiérarchisation des connaissances

Rang	Rubrique	Intitulé	Descriptif
A	Définition	Définir la crise d'épilepsie et la maladie épileptique	
A	Définition	Connaître la définition d'un état de mal épileptique	
A	Définition	Connaître la classification syndromique des crises d' épilepsie et son intérêt pronostique	Crises généralisées/partielles, idiopathiques/lésionnelles
A	Définition	Définir une épilepsie idiopathique (génétique présumée), et connaître la classification étiologique des épilepsies	Épilepsie génétique, structurelle, infectieuse, dysimmune et métabolique présumées ou avérées
B	Élements physiopathologiques	Connaître les principaux facteurs de risque de survenue d'une crise	
A	Étiologies	Connaître les principales causes d'épilepsies	Épilepsies lésionnelles et épilepsies non lésionnelles
A	Diagnostic positif	Connaître les signes cliniques d'une crise épileptique tonicoclonique, de myoclonies, d'absences typiques, de quelques crises focales telles que les crises de la région centrale, les crises temporales internes	
A	Diagnostic positif	Connaître les diagnostics différentiels des crises d'épilepsie	Malaises, syncopes, AIT, etc.
A	Diagnostic positif	Identifier des convulsions fébriles et leur pronostic selon les critères de gravité	

Rang	Rubrique	Intitulé	Descriptif
A	Prise en charge	Connaître la conduite à tenir en présence d'une crise généralisée tonicoclonique	Première crise dite « spontanée », nouvelle crise chez un épileptique connu, médicament, posologie
B	Prise en charge	Connaître les grands principes, traitement de l'état de mal convulsif	
A	Prise en charge	Connaître les principaux conseils concernant la vie quotidienne chez un patient épileptique	Conduite automobile, vie quotidienne, avenir professionnel, contraception, grossesse
A	Identifier une urgence	Connaître l'urgence vitale de la prise en charge d'un état de mal épileptique	
Enfant			
A	Diagnostic positif	Épilepsies de l'enfant : reconnaître le syndrome de West (spasmes infantiles) de l'enfant	Sémiologie des spasmes infantiles et conduite diagnostique EEG (hypsarythmie) et recherche d'une régression psychomotrice, avis hospitalier pour bilan étiologique et prise en charge
A	Diagnostic positif	Épilepsies de l'enfant : reconnaître l'épilepsie-absence de l'enfant	Sémiologie de l'épilepsie-absence et conduite diagnostique EEG (hypsarythmie) et recherche d'un impact scolaire, diagnostic différenciel avec épilepsie temporale

I. Définitions

A Distinguer les notions de crise d'épilepsie et de maladie épileptique.

A. Crise d'épilepsie

Survenue transitoire de signes et/ou de symptômes cliniques due à une activité neuronale cérébrale excessive et anormalement synchrone.

En pratique, ces signes ou symptômes cliniques peuvent comporter une altération de la conscience et/ou des signes moteurs et/ou des signes sensoriels et/ou des signes psychiques ou cognitifs, et/ou des signes neuro-végétatifs,

Pour comprendre

B Une crise épileptique est un phénomène dynamique, l'hyperactivité neuronale initiale (aussi appelée décharge critique) implique initialement un réseau de neurones plus ou moins étendu puis se propage en empruntant des voies de connexion cortico-corticale, cortico-sous-corticale. **A** La séquence de signes cliniques de la crise dépend du siège initial de la décharge, de la rapidité de la propagation et de sa trajectoire.

On distingue les *crises d'origine généralisée* des *crises d'origine focale*. Attention, les crises d'origine focale peuvent se propager et évoluer vers une crise secondairement généralisée. On parle de *crise focale secondairement généralisée* (figure 15.1).

B. Épilepsies

Maladies cérébrales chroniques caractérisée par :

1/ la survenue d'au moins une crise épileptique;

2/ une prédisposition durable à générer des crises;

3/ ainsi que par leurs conséquences neurobiologiques, neuropsychologiques, sociales et psychiatriques.

En pratique, cette prédisposition cérébrale durable à générer des crises est établie par :

- la survenue d'au moins deux crises épileptiques cliniquement avérées non provoquées espacées d'au moins 24 heures;
- l'identification d'un syndrome épileptique;

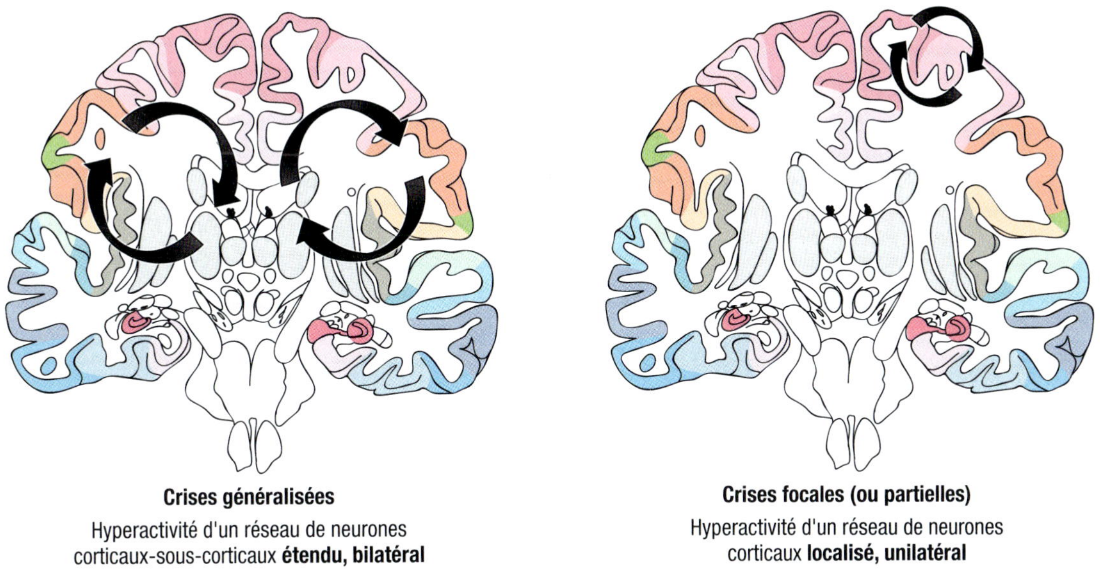

Fig. 15.1. A Définition physiopathologique des crises d'origine focale et des crises d'origine généralisée.
(Source : CEN, 2019, illustration de Carole Fumat.)

- la survenue d'une crise épileptique cliniquement avérée non provoquée et un risque estimé de récidive supérieur à 60 % dans les 10 ans, soit au moins un élément pathologique retrouvé :
  - présence d'anomalies paroxystiques à l'EEG,
  - lésion cérébrale préexistante épileptogène à l'imagerie,
  - trouble neurodévelopemental préexistant.

Les épilepsies représentent un groupe hétérogène de maladies cérébrales chroniques qui peuvent débuter de la période néonatale jusqu'au grand âge, d'étiologies, de formes cliniques et de pronostics variables. Les épilepsies ont une prévalence de 0,5 à 1 % et une incidence de 0,5 pour 1 000 habitants par an.

II. Diagnostic positif des crises épileptiques

A. Crises généralisées

1. Deux grandes catégories de signes cliniques sont habituelles dans les crises généralisées

- Ⓐ Les **signes moteurs** : d'emblée bilatéraux et symétriques, ils peuvent être :
  - toniques : contractions musculaires segmentaires des agonistes et antagonistes, soutenues ;
  - cloniques : mouvements rythmiques soutenus résultant de secousses musculaires segmentaires répétitives et rythmiques ;
  - tonicocloniques : succession dans le temps d'une phase tonique et d'une phase clonique ;
  - atoniques : interruption brève et soudaine du tonus de tout ou partie du corps ;
  - myocloniques : mouvement isolé ou en courte salve résultant d'une contraction musculaire isolée ou en courte salve.
- Les **troubles de conscience** : de durée variable, quelques secondes au cours d'une absence à quelques minutes en cas de crise tonicoclonique.

2. Classification des crises généralisées

L'identification des signes cliniques principaux permet de classer les crises généralisées :

- avec signes moteurs au premier plan : comme par exemple les crises tonicocloniques, les crises myocloniques ;
- avec altération de la conscience au premier plan : comme par exemple les absences typiques

3. Présentation clinique de quelques crises généralisées

a. Crise généralisée tonicoclonique

Elle se déroule en trois phases successives.

- La **phase tonique** (20 à 30 secondes) comporte : une vocalisation, une abolition de la conscience, une contraction tonique soutenue axiale et des membres (d'abord en flexion puis en extension), une apnée avec cyanose, des troubles végétatifs importants (tachycardie, augmentation de la tension artérielle, mydriase, rougeur du visage, hypersécrétion bronchique et salivaire), morsure latérale de langue possible.

- La **phase clonique** (20 à 30 secondes) comporte : des secousses bilatérales, synchrones, intenses, s'espaçant progressivement.
- La **phase résolutive (ou post-critique)** de quelques minutes qui comporte : une altération profonde de la conscience, une hypotonie généralisée avec possibilité d'une énurésie. La respiration reprend, ample, bruyante (stertor), gênée par l'hypersécrétion bronchique et salivaire. Il est important à ce stade de mettre le patient en position latérale de sécurité pour libérer les voies aériennes supérieures. Puis le patient présente des signes de réveil, progressif, marqué par une confusion et parfois une agitation. Le sujet ne garde aucun souvenir de la crise et de sa période post-critique. Il existe un décalage temporel entre les premiers signes de réveil objectivé par les témoins oculaires et les premiers souvenirs souvent plus tardifs rapportés par le patient (« premier souvenir dans l'ambulance ou au service d'accueil des urgences »). Enfin, la phase post-critique comporte souvent des céphalées, des courbatures, des douleurs en relation avec la morsure latérale de la langue, le traumatisme occasionné par la chute voire avec une luxation d'épaule ou un tassement vertébral survenus au cours de la phase tonique.

b. Crise myoclonique

Ce sont les seules crises généralisées sans trouble de la conscience : elles sont très brèves (< 1 seconde à quelques secondes) et comportent des secousses musculaires très brèves (< 200 ms), isolées ou répétées en courtes salves, en flexion-extension, avec lâchage ou projection de l'objet tenu (signe de la tasse de café) voire chute brutale si elles affectent les membres inférieurs. Elles sont spontanées ou provoquées par des stimulations, en particulier une stimulation lumineuse intermittente. Fréquentes immédiatement après le réveil, elles surviennent en pleine conscience (à distinguer des myoclonies physiologiques survenant à l'endormissement).

c. Absence typique

Les absences typiques comportent une rupture du contact complète, de début et fin brutales, avec arrêt de l'activité en cours, fixité voire plafonnement du regard pendant quelques secondes.

L'EEG au cours de l'absence typique se caractérise par une décharge paroxystique généralisée, bilatérale, symétrique et synchrone de pointes-ondes à 3 Hz, de début et fin brusques, de quelques secondes, interrompant une activité de fond normale. Cet aspect de l'EEG critique est pathognomonique des absences typiques.

B. Crises focales

Pour en savoir plus

Principe des corrélations anatomocliniques et classification des crises focales

C Les crises focales comportent des signes ou symptômes focaux qui traduisent la perturbation fonctionnelle des zones corticales impliquées par la décharge épileptique initiale et par sa propagation. L'analyse précise de la séquence temporelle des signes cliniques permet de localiser précisément l'origine des crises focales.

Début

Les signes subjectifs initiaux rapportés par le patient ont une grande valeur localisatrice : ils traduisent généralement une décharge limitée et renseignent de façon fiable sur la (les) région(s) corticale(s) initialement concernée(s). Ces signes subjectifs initiaux peuvent être absents si la décharge épileptique initiale intéresse d'emblée une région corticale très étendue avec un trouble de la conscience initial.

Pendant la crise

La séquence temporelle des signes cliniques varie selon la séquence d'implication des régions corticales par la décharge épileptique.

Après la crise

Les signes post-critiques témoignent de l'épuisement des régions corticales qui ont été impliquées par la décharge (hémiparésie controlatérale si implication du cortex moteur primaire par exemple, aphasie si implication des régions du langage, etc.).
En 2017, la Ligue internationale contre l'épilepsie a proposé de classer les crises selon la présence ou non d'un **trouble de la conscience** et le **signe clinique initial prédominant** :

- moteur (toniques ou atoniques, cloniques, myocloniques, spasmes, automatismes, hyperkinétiques);
- non moteur (sensoriel, émotionnel, cognitif, arrêt comportemental, dysautonomique).

Cette classification forcément simplificatrice est en constante évolution.

1. Phénoménologie clinique des crises temporales internes

Elles comportent des sensations subjectives végétatives (sensation épigastrique ascendante, sensation de chaleur), émotionnelles (angoisse) et/ou mnésiques (illusion de déjà-vu, état de rêve), un trouble de la conscience qui est inconstant et secondaire, des automatismes oro-alimentaires de mâchonnement, des automatismes gestuels élémentaires à prédominance distale, répétitifs (émiettement, manipulation), une durée prolongée supérieure à une minute; les généralisations tonicocloniques secondaires sont exceptionnelles sous traitement.

2. Phénoménologie clinique des crises de la région centrale

Elles comportent des paresthésies et/ou des clonies dont l'évolution traduit l'organisation somatotopique du cortex sensitif et moteur primaire, débutant typiquement au niveau de la main avec une progression ascendant le long du membre supérieur puis l'implication de la face (*marche bravais-jacksonienne*).

En pratique

Valeur localisatrice de quelques signes rencontrés au cours des crises focales

- Ⓐ **Signes moteurs élémentaires** (clonies unilatérales, myoclonies unilatérales) :
  - traduisent généralement une implication des régions motrices primaires contro-latérales (aussi appelées région centrale, et correspondant à la berge antérieure du sillon central);
  - ils ont alors une progression qui reflète l'organisation somatotopique du cortex moteur primaire (évolution ascendante le long du membre supérieur jusqu'à l'hémiface; on parle aussi de *marche Bravais Jacksonienne*).
- **Signes sensitifs ou sensoriels** pouvant être des hallucinations (perceptions sans objet) ou des illusions (perceptions déformées), rapportées et critiquées par le patient, et pouvant concerner toutes les modalités sensorielles, par exemple la modalité :
  - somatosensitive : paresthésies avec progression reflétant l'organisation somatotopique du cortex somatosensitif primaire, controlatérales à la décharge, débutant au niveau de la main et d'évolution ascendante le long du membre supérieur jusqu'à l'hémiface. On parle également de « marche bravais-jacksonienne »;
  - visuelle : les hallucinations visuelles élémentaires positives traduisent une implication du cortex visuel primaire dans le lobe occipital;
  - auditive : les hallucinations auditives élémentaires à type d'acouphènes (bourdonnement, sifflement, bruits rythmiques) traduisent une implication par la décharge épileptique du cortex auditif primaire (gyrus temporal supérieur) controlatéral.

- **Signes végétatifs**, troubles du rythme cardiaque, sensation de froid ou de chaleur, de soif, hypersalivation, sensation épigastrique ascendante ont une origine temporale interne ou insulaire
- **Signes cognitifs**, inconstants, mais peuvent avoir une valeur localisatrice :
  - état de rêve (réminiscence en pleine conscience), sensation de déjà-vu, de déjà-vécu rapportés par le patient ont une origine temporale interne (hippocampique) ;
  - les troubles phasiques paroxystiques reflètent une implication du lobe temporal de l'hémisphère dominant (gauche dans la majorité des cas).

III. Classification et diagnostic syndromique

A Un syndrome se définit comme une association non fortuite de signes élémentaires cliniques voire paracliniques. L'identification du syndrome épileptique permet en effet d'orienter la recherche étiologique, le choix du traitement antiépileptique, de formuler un pronostic évolutif de l'épilepsie et d'un éventuel handicap psychiatrique ou cognitif associé.

A. Principes de la classification syndromique

Les syndromes sont définis selon :

- l'âge de début des crises ;
- le(s) type(s) de crise(s) prédominant(s) ;
- l'EEG intercritique et critique ;
- l'examen neurologique et neuropsychologique intercritique (normal, ou signes de focalisation dans les formes focales, ou troubles du développement dans les encéphalopathies épileptiques) ;
- le pronostic.

Ils sont représentés dans la figure suivante selon trois axes (figure 15.2) : un axe centrifuge correspondant à l'âge de début, un axe vertical correspondant au type de crises (focales ou généralisées) et enfin un axe horizontal étiologique (idiopathique, c'est-à-dire d'origine présumée, ou non idiopathique, c'est-à-dire d'origine structurelle ou métabolique ou infectieuse ou dysimmune).

B. Quelques syndromes à connaître

1. Épilepsie-absence de l'enfant

- Appartient aux épilepsies généralisées d'origine génétique présumée (= idiopathique).
- Âge de début : autour de 6 ans.
- Type de crises prédominant : absences typiques (jusqu'à 100 par jour).
- Autres types de crises associés possibles : crises généralisées tonicocloniques, rares et tardives dans l'évolution, myoclonies.
- Pronostic : pharmacosensible dans 80 % des cas ; possibilité d'arrêter le traitement après la puberté.
- EEG : décharges de pointes-ondes généralisées synchrones à 3 cycles/s, favorisées par l'hyperpnée (figure 15.3).

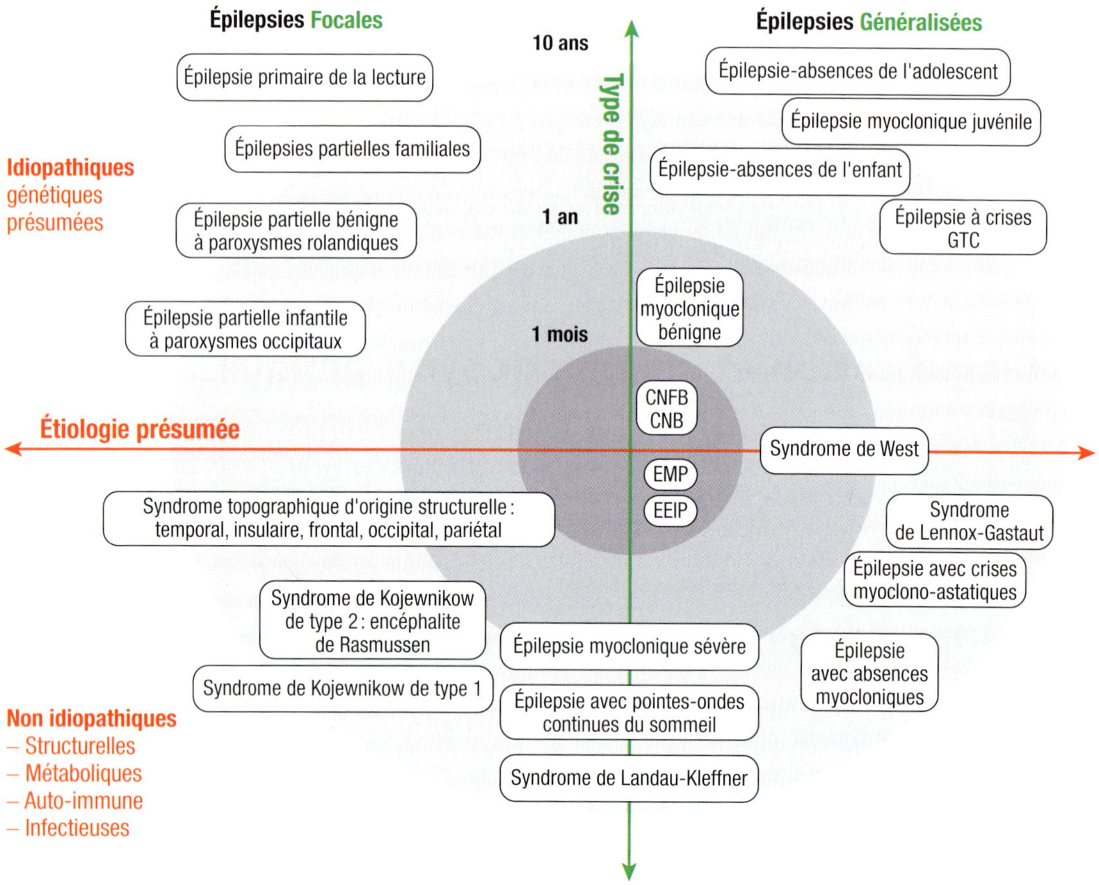

Fig. 15.2. A Classification des syndromes épileptiques selon l'étiologie, le type de crise et l'âge de début. CNB(F), convulsions néonatales bénignes (familiales) ; EMP, épilepsies myocloniques progressives ; EEIP, encéphalopathie épileptique infantile précoce. (Source : CEN, 2019, illustration de Carole Fumat, d'après S. Nguyen.)

2. Épilepsie myoclonique juvénile

- Appartient aux épilepsies généralisées d'origine génétique présumée (= idiopathique).
- Âge de début : adolescence.
- Type de crises prédominant : crises myocloniques matinales, souvent photosensibles.
- Autres types de crises associés possibles : crises généralisées tonicocloniques, absences.
- Pronostic : pharmacosensibles dans 80 % des cas, mais pharmacodépendance à l'âge adulte (il est rarement possible d'arrêter le traitement antiépileptique).
- EEG : bouffées de polypointes-ondes généralisées synchrones, favorisées par la stimulation lumineuse intermittente (figure 15.4).

3. Épilepsie avec crises tonicocloniques du réveil

- Appartient au groupe des épilepsies généralisées d'origine génétique présumée (= idiopathique).
- Âge de début : adolescence, adulte.
- Un seul type de crise : généralisée tonicoclonique, favorisée par le manque de sommeil, l'alcool.
- EEG : pointes-ondes et pointes généralisées.
- Pronostic : pharmacosensible dans 90 % des cas à condition que les règles d'hygiène concernant le sommeil et l'alcool soient bien respectées.

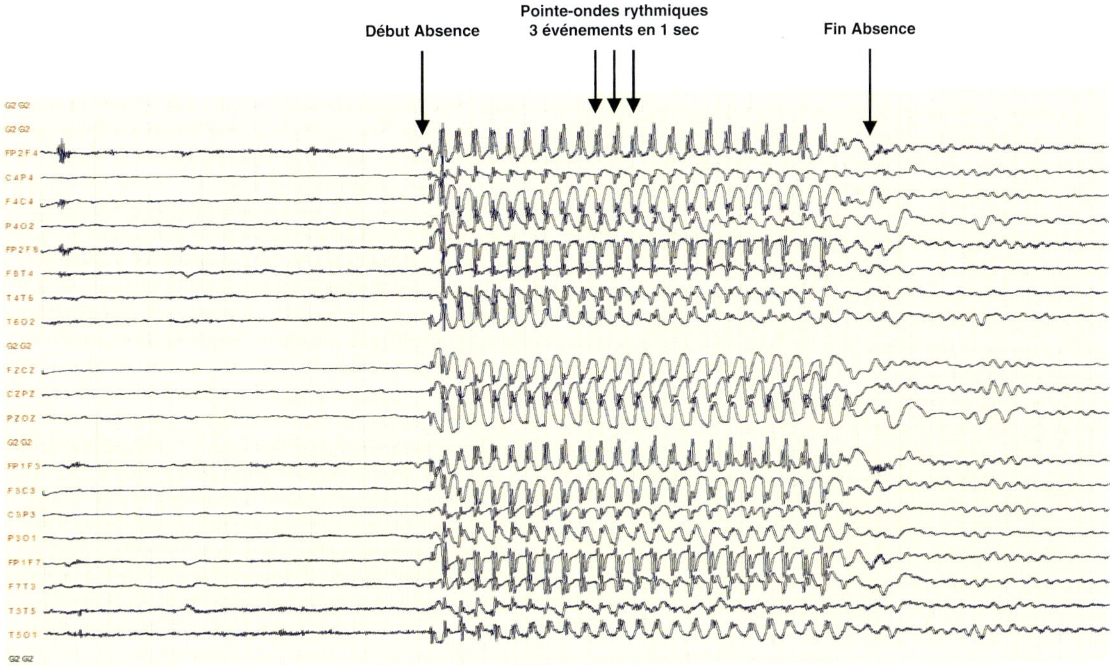

Fig. 15.3. Ⓐ **Décharge de pointes-ondes généralisées synchrones à 3 Hz au cours d'une absence typique.** (Source : CEN, 2019.)

4. Syndrome de West

- Encéphalopathie épileptique liée à l'âge qui appartient aux groupes des épilepsies avec crises généralisées ou avec crises focales ou de début inconnu, et dont les étiologies peuvent également être diverses (génétique présumée, structurelle…).
- Âge de début : 6 mois.
- Un type de crise prédominant, les spasmes en flexion.
- Défini par l'association avec une régression psychomotrice et une hypsarythmie à l'EEG.
- Pronostic variable mais avec un risque élevé de pharmacorésistance et de troubles permanents du développement.

5. Syndromes spéciaux : crise hyperthermique simple et crise hyperthermique compliquée

- Souvent d'origine génétique.
- Elles répondent à des critères diagnostiques très stricts.
- Âge de début après 1 an.
- Crise survenant dans un contexte de fièvre > 37,5 °C, comportant des manifestations motrices symétriques, durant moins de 15 minutes, sans déficit post-critique, restant unique pour un épisode fébrile donné.
- Moins de trois épisodes au total.
- Si ces conditions sont remplies, il n'y a pas d'indication d'examen complémentaire, notamment pas d'EEG, et pas d'indication de traitement antiépileptique au long cours. La prévention se fait par un contrôle de l'hyperthermie.
- Lorsque l'un de ces critères n'est pas rempli, on parle de crises hyperthermiques compliquées, qui justifient alors un bilan étiologique et un traitement antiépileptique de fond.

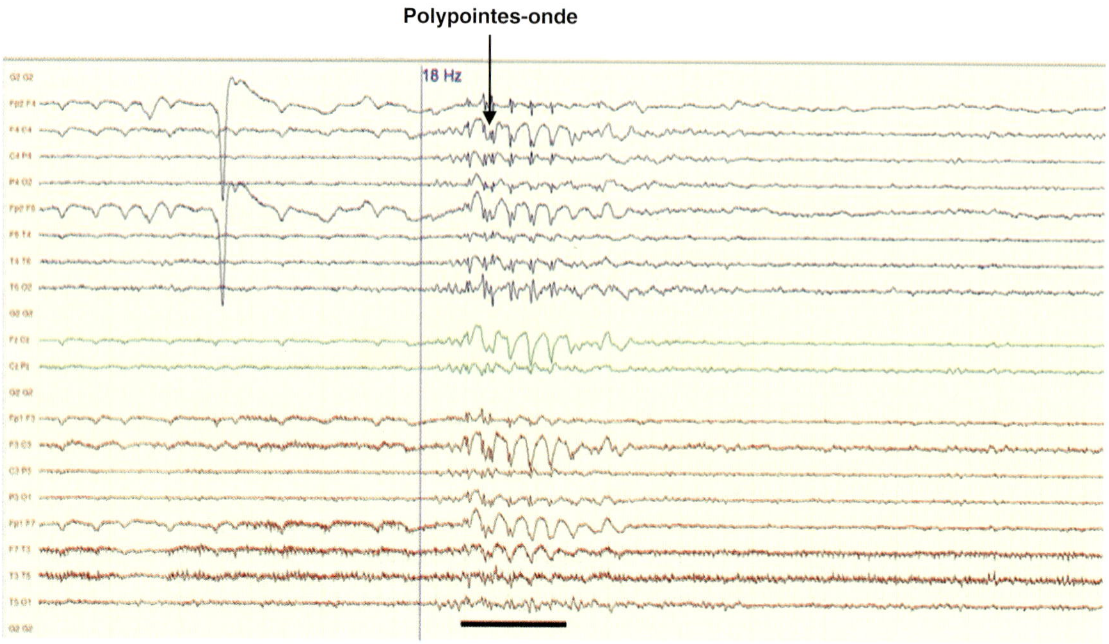

Fig. 15.4. Ⓐ **Brève bouffée de polypointes-ondes généralisées synchrones.**
(Source : CEN, 2019.)

6. Épilepsie temporale médiale sur sclérose de l'hippocampe

- Antécédents de crises hyperthermiques compliquées.
- Âge de début des premières crises non fébriles : 5 à 15 ans.
- Types de crises prédominants : crises focales comportant des sensations subjectives végétatives (sensation épigastrique ascendante), émotionnelles (angoisse) et/ou mnésique (déjà-vu, état de rêve), un trouble de la conscience qui est secondaire, des automatismes de mâchonnement, des automatismes gestuels élémentaires (émiettement, manipulation), une durée prolongée supérieure à 1 minute; crise focale secondairement généralisée exceptionnelle sous traitement.
- Pronostic : mauvais, avec pharmacorésistance fréquente mais accessible alors à un traitement chirurgical qui permet la guérison dans 70 % des cas.
- IRM : aspect de sclérose hippocampique unilatérale (figure 15.5).

IV. Diagnostic étiologique

Ⓐ Les crises épileptiques sont des symptômes. Les étapes diagnostiques comportant une description phénoménologique de la (les) crise(s) présentée(s) par le patient, l'identification du type de crise, l'identification du syndrome vont finalement orienter le diagnostic étiologique.

Les causes des épilepsies sont classées dans cinq grandes catégories qui ne sont pas exclusives les unes des autres :

- **causes génétiques** : 40 % des épilepsies, mais seules quelques-unes sont accessibles à un diagnostic génétique précis; les autres sont rapportées à une origine génétique présumée sur les données électrocliniques, l'histoire familiale et sont dites « génétiques présumées » (anciennement idiopathiques);

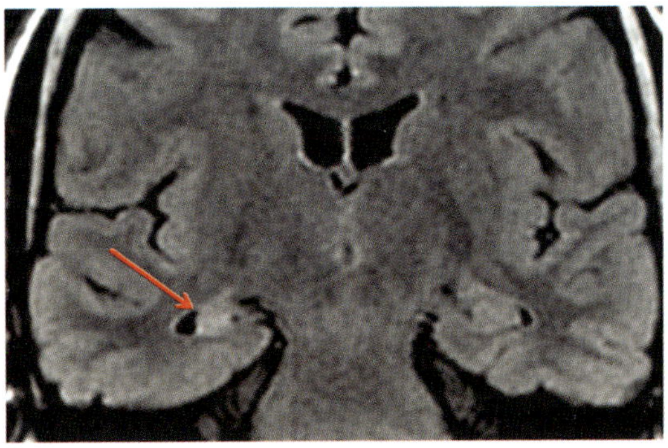

Fig. 15.5. Ⓐ **IRM cérébrale en coupe coronale et séquence FLAIR montrant une atrophie associée à une sclérose (hypersignal) de l'hippocampe droit (flèche rouge).**
(Source : CEN, 2019.)

- **causes structurelles (lésionnelles)** : peuvent être congénitales (malformations corticales telles que les dysplasies corticales, les polymicrogyries, malformations vasculaires telles que les cavernomes) ou acquises (post-traumatique, tumorale, vasculaire) ;
- **causes inflammatoires ou dysimmunes** (encéphalites auto-immunes) ;
- **causes infectieuses** (post-méningitique, post-encéphalitique) ;
- **causes métaboliques** : peuvent être secondaires à une cause génétique (comme le syndrome de De Vivo) ou acquise.

Certaines étiologies peuvent parfois être classées dans plusieurs catégories. Par exemple, la sclérose tubéreuse de Bourneville, qui est une malformation cérébrale génétiquement déterminée, est classée à la fois dans la catégorie structurelle et dans la catégorie génétique.

À de rares exceptions près, il n'y a pas de correspondance stricte entre diagnostic syndromique et génétique : un même génotype peut correspondre à plusieurs phénotypes différents et l'inverse est vrai également.

Lorsque aucune cause n'est suspectée ou identifiée, l'étiologie est dite « inconnue ».

La figure 15.6 synthétise le cadre de classification des épilepsies.

V. Démarche diagnostique

Différentes étapes sont nécessaires pour établir le diagnostic (figure 15.7).

A. Étape 1 – Diagnostic positif d'une crise d'épilepsie non symptomatique aiguë

Dans la démarche diagnostique positive d'une épilepsie, la première étape consiste en la confirmation de la nature épileptique du malaise initial et de son origine non provoquée. Est exclue de fait de ce chapitre la prise en charge des crises symptomatiques aiguës (crises sur lésion cérébrale aiguë, troubles métaboliques ou toxiques…). Cette première étape diagnostique est traitée dans le chapitre 30, item 342. Ⓑ Il ne faut pas confondre avec cette étiologie symptomatique aiguë d'éventuels facteurs précipitants de la crise initiale tels que la privation de sommeil, la stimulation lumineuse intermittente (qui témoigne alors d'une photosensibilité présente dans seulement 5 % des épilepsies).

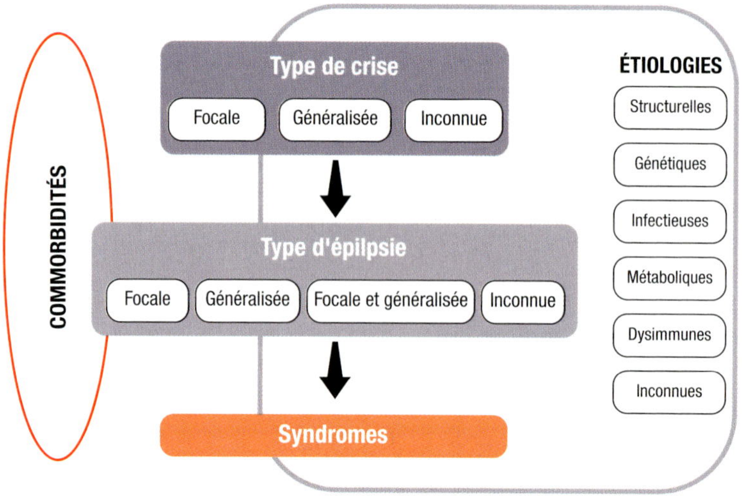

Fig. 15.6. Ⓐ **Principes de la classification des épilepsies.**
(Source : CEN, 2019, illustration de Carole Fumat.)

B. Étape 2 – Diagnostic différentiel d'une crise d'épilepsie

Ⓐ Les erreurs diagnostiques sont fréquentes à cette étape. Les causes « mimant » une crise d'épilepsie sont fréquentes et parfois graves.

Devant une **suspicion de crise généralisée tonicoclonique,** principalement deux autres diagnostics peuvent être discutés :

- **les syncopes convulsivantes :** contexte particulier (effort, miction, toux, douleur...), signes lipothymiques associés, quelques secousses possibles répétées, mais reprise de conscience rapide, absence de confusion post-critique et d'amnésie critique. La perte d'urine et la morsure de langue (pointe classiquement) sont possibles ;
- **les crises non épileptiques psychogènes (CNEP)** : fréquent contexte psychologique avec traumatismes anciens (sévices corporels, sexuels, psychologiques...), symptomatologie critique polymorphe et très prolongée (mouvement de négation de la tête, balancement du bassin, pleurs, persistance des yeux clos, résistance à l'ouverture des yeux, activité motrice asynchrone et irrégulière...). Parfois les CNEP peuvent être difficiles à différencier au plan sémiologique d'une crise épileptique et seul l'enregistrement simultané vidéo-EEG permet le diagnostic (absence d'activité EEG épileptique durant la CNEP).

Devant une **suspicion de crise focale**, peuvent être discutés les diagnostics différentiels suivants :

- **aura migraineuse :** contexte de migraine le plus souvent connu, marche migraineuse plus progressive et plus longue qu'une crise épileptique : sur une période de 5 à 60 minutes, succession plus ou moins complète d'hallucinations visuelles à type de phosphènes puis troubles sensitifs à type de paresthésies latéralisées puis de troubles phasiques (manque du mot, paraphasies...). Les céphalées apparaissent en fin de séquence et peuvent alors persister plusieurs heures ;
- **accident ischémique transitoire** : fréquent contexte de facteurs de risque cardiovasculaire, déficit neurologique transitoire correspondant à un territoire vasculaire avec imagerie normale. La répétition d'un malaise de sémiologie stéréotypée doit remettre en cause ce diagnostic et faire évoquer une crise d'épilepsie ;
- **malaise hypoglycémique** : contexte de diabète, intoxication à l'insuline... ; des phénomènes déficitaires neurologiques jusqu'au coma peuvent être observés durant une hypoglycémie sévère. De manière associée sont constatés des phénomènes hyperadréner-

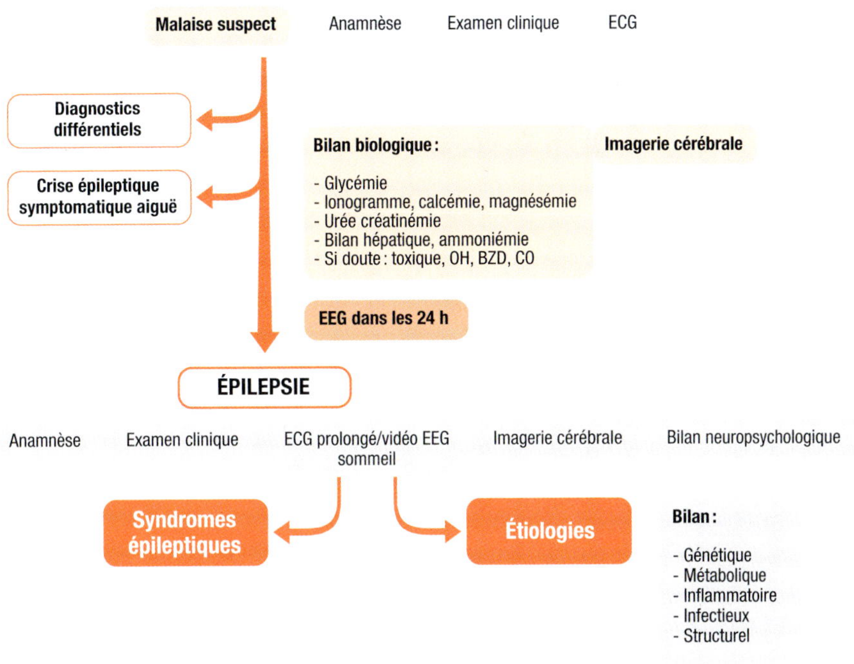

Fig. 15.7. Ⓐ **Étapes nécessaires au diagnostic positif d'une épilepsie.**
(Source : CEN, 2019, illustration de Carole Fumat.)

giques : agitation, tremblements, sueurs, tachycardie, hypertension. Le resucrage permet la correction de l'ensemble des troubles neurologiques et confirme le diagnostic.

C. Étape 3 – Diagnostic positif d'une épilepsie

Cette étape consiste à réunir les arguments en faveur de l'existence d'une *prédisposition cérébrale durale à générer des crises* (cf « I. Definitions ») associée à la crise épileptique initiale.

Elle va prendre en compte les facteurs de risque associés tels que l'existence d'une lésion cérébrale préexistante à l'imagerie, d'antécédents de retard du développement, d'un examen neurologique anormal, d'anomalies paroxystiques partielles ou généralisées à l'EEG. Un seul de ces éléments associé à une crise épileptique cliniquement avérée suffit à poser le diagnostic de maladie épileptique, le risque de récidive de crise étant élevé (plus de 60 % en 10 ans).

Il convient donc de mener une enquête précise :

- anamnèse : recherche d'événements antérieurs suspects de crises passées inaperçues (par exemple, myoclonies, absences, pertes de connaissance itératives, épisodes de morsure de langue ou de perte d'urines nocturne…) ;
- examen neurologique intercritique : recherche de signes de focalisation, retard des acquisitions ;
- imagerie cérébrale : la recherche d'une lésion épileptogène en dehors de syndromes d'origine génétique précis repose sur l'IRM encéphalique, qui est systématique. Elle peut être réalisée en différé si un scanner cérébral a déjà été réalisé lors de la prise en charge en aigu de la crise ;
- un EEG : recherche des éléments paroxystiques épileptiques. Leur présence permet d'affirmer de façon rétrospective l'origine épileptique d'une crise suspectée cliniquement et constitue également un facteur pronostique de récidive et un critère essentiel pour le diagnostic syndromique. Selon la typologie des crises, l'épilepsie sera définie comme focale, généralisée ou de forme inconnue (cf. *supra*).

D. Étape 4 – Diagnostic syndromique et étiologique

L'enquête étiologique et l'enquête syndromique s'effectuent de manière conjointe. Elles sont essentielles afin de guider le pronostic et la stratégie thérapeutique : certaines molécules peuvent aggraver des épilepsies de syndrome et/ou de cause spécifique (notamment génétiques et métaboliques).

Le **diagnostic étiologique** vise à rechercher les causes de l'épilepsie. Le diagnostic étiologique est guidé par le **diagnostic syndromique**. Un syndrome épileptique regroupe les épilepsies présentant un profil clinique, paraclinique, pronostique et de réponse thérapeutique identique mais pouvant être associées à des étiologies distinctes.

Les diagnostics étiologique et syndromique reposent avant tout sur :

- une **anamnèse** précise du patient et de son entourage afin de documenter les antécédents personnels et familiaux, l'histoire de la maladie épileptique :
  - personnels :
    - antécédents : souffrance fœtale aiguë à la naissance, crise convulsive fébrile dans l'enfance, notion de méningite ou d'encéphalite, traumatisme crânien sévère, retard des acquisitions psychomotrices, malformations congénitales, difficultés scolaires,
    - pathologies associées : surdité, pathologies auto-immunes, troubles psychiatriques…,
    - histoire de l'épilepsie : âge au début des crises, évolution du type, de la fréquence et sémiologie des crises, essais thérapeutiques, évolution cognitive et psychiatrique parallèlement à celle de l'épilepsie,
  - familiaux : épilepsie, retard des acquisitions, malformations congénitales, pathologies neurologiques, pathologies auto-immunes… ;
- **un examen neurologique et général complet :** syndrome cérébelleux, syndrome pyramidal, déficit moteur focal, champ visuel, recherche d'une atteinte cutanée, trouble du langage, surdité… ;
- **une IRM cérébrale** avec recherche d'une lésion épileptogène (par exemple, séquelles vasculaires ou traumatiques, malformation de développement cortical, sclérose hippocampique, cavernome…) ;
- **un enregistrement EEG, si besoin complété par un enregistrement vidéo-EEG prolongé avec sommeil** : identification des éléments paroxystiques intercritiques, parfois des crises électrocliniques au repos ou lors des manœuvres d'activation (hyperpnée, stimulation lumineuse intermittente). L'enregistrement vidéo-EEG, prolongé afin d'obtenir des enregistrements durant le sommeil, est plus sensible à la détection de paroxysmes EEG ;
- **un bilan neuropsychologique** : recherche d'une atteinte cognitive spécifique associée à la symptomatologie des crises, comorbidité dépendant du diagnostic étiologique et syndromique.

Pour en savoir plus

C Un **bilan complémentaire** peut s'avérer nécessaire :

- étiologie auto-immune : analyse du LCS : cellules, protéinorachie, recherche de bandes oligoclonales, anticorps antineuronaux et antineuropiles ; bilan sanguin auto-immun, TEP au FDG cérébrale ;
- étiologie métabolique : à adapter selon les cas (glycorachie, lactates et pyruvate dans le LCS, etc.) ;
- enquête génétique : si des éléments de l'anamnèse clinique et paraclinique orientent vers cette hypothèse étiologique.

A La synthèse diagnostique initiale doit être réalisée par un spécialiste neurologue ou neuropédiatre.

VI. Diagnostic de gravité : une urgence vitale, l'état de mal épileptique généralisé tonicoclonique

L'état de mal épileptique se définit comme une « crise épileptique qui persiste suffisamment longtemps ou qui se répète à des intervalles suffisamment brefs pour créer une condition épileptique stable et durable[6] ».

Ⓐ D'un point de vue opérationnel, il existe non pas un mais des états de mal épileptique qui se définissent comme des crises anormalement prolongées qui peuvent mettre en jeu le pronostic vital ou fonctionnel du patient. La durée des crises étant variable selon le type de crise, la durée au-delà de laquelle le diagnostic d'état de mal épileptique est posé dépend du type de crise.

Le diagnostic est clinique et des mesures thérapeutiques **urgentes** s'imposent dès le diagnostic clinique posé car, s'il dure plus de 30 minutes, le pronostic vital et fonctionnel est engagé (hypotension artérielle et collapsus, hypoxie, rhabdomyolyse, atteinte multiviscérale, ischémie cérébrale).

En ce qui concerne les crises tonicocloniques généralisées, un diagnostic d'état de mal épileptique est posé si les phases toniques et cloniques réunies durent plus de 5 minutes.

Pour les autres formes d'état de mal (non convulsives, d'expression confusionnelle), la durée au-delà de laquelle le diagnostic peut être posé est variable, entre 10 et 30 minutes. De même, la mise en jeu du pronostic vital et fonctionnel est retardée et le diagnostic plus difficile : dans ces cas, l'urgence est de faire un diagnostic précis (en évitant le surdiagnostic). Celui-ci repose sur une analyse clinique fine corrélée à la réalisation d'un EEG en urgence.

VII. Principes thérapeutiques

A. Conduite à tenir en présence d'une crise généralisée tonicoclonique

- Ⓐ Noter l'heure de début (afin de pouvoir en déterminer la durée qui conditionne le diagnostic de gravité de l'état de mal épileptique).
- Libérer les voies aériennes supérieures (ne pas introduire les doigts ou tout objet).
- Position latérale de sécurité (participe à libérer les voies aériennes supérieures, prévient une pneumopathie d'inhalation en cas de vomissements).
- En préhospitalier, s'il s'agit d'une crise habituelle chez un patient épileptique connu et traité, pas d'hospitalisation systématique. S'il s'agit d'une première crise, ou d'une crise inhabituelle, ou si la durée est supérieure à 5 minutes, appel du 15 pour prise en charge au service des accueils des urgences.
- Au SAU, pas de traitement antiépileptique systématique en l'absence d'état de mal épileptique.

[6] Gastaut H., Poire R., Roger J., Lob H., « Les états de mal généralisés tonico-cloniques et les états de mal épileptiques », *in* H. Gastaut, J. Roger, H. Lob (éds.), *Les États de mal épileptiques*, Paris, Masson, 1967, p. 11-43.

B. Prise en soin médicamenteuse : indication d'un traitement antiépileptique de fond : est-il nécessaire d'introduire un traitement antiépileptique de fond ?

Il s'agit d'une question fondamentale. Un traitement antiépileptique ne doit pas être commencé de manière systématique devant toute première crise d'épilepsie.

Seuls les patients présentant un risque de récidive élevé de crises à long terme doivent être traités. En l'absence de tels critères, il n'existe aucune indication de traitement antiépileptique même temporaire (par exemple, benzodiazépines).

Les patients pour lesquels une épilepsie a été diagnostiquée sont par définition à haut risque de récidive. L'introduction de ce traitement doit cependant s'effectuer après une information claire et avec l'accord du patient. Ce dernier doit en comprendre les risques et bénéfices attendus.

C. Prise en charge médicamenteuse de l'état de mal épileptique

B L'état de mal épileptique est la seule indication d'un traitement antiépileptique urgent de la crise. Seul l'état de mal épileptique convulsif (généralisé tonicoclonique) a fait l'objet de recommandations d'experts (Société de réanimation de langue française et Société française de médecin d'urgence), actualisées en 2018.

Les principes de la prise en charge médicamenteuse sont résumés dans la figure 15.8.

1. En cas d'intervention avant 30 minutes

1. *Première ligne de traitement* : benzodiazépine en intraveineuse lente (clonazépam 1 mg), répété une fois si échec au bout de 5 minutes.
2. *Deuxième ligne de traitement* : en cas d'échec 5 minutes après la deuxième injection de benzodiazépine, antiépileptique d'action prolongée en IV à la seringue électrique : fosphénitoïne (Prodilantin®) 20 mg/kg d'équivalent phénitoïne ou phénobarbital (Gardénal®) 15 mg/kg,

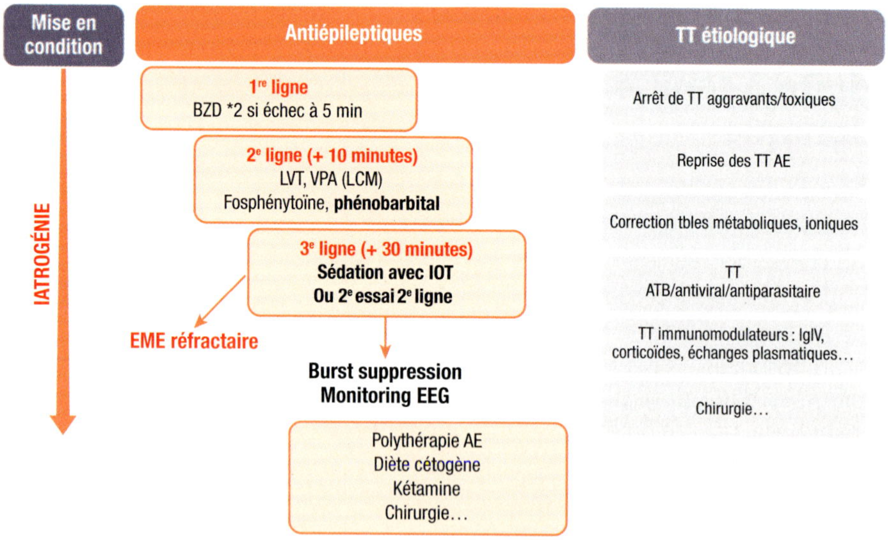

Fig. 15.8. B Prise en charge médicamenteuse de l'état de mal épileptique.
AE, antiépileptiques ; EME, état de mal épileptique ; LVT, lévétiracétam ; VPA, acide valproïque ; LCM, lacosamide ; IOT, intubation orotrachéale ; TT, traitement. (Source : CEN, 2019, illustration de Carole Fumat.)

ou lévétiracétam 30–60 mg/kg < 4 g, acide valproïque 40 mg/kg et < 3 g, en IV, lacosamide 200 mg de dose de charge.

3. *Troisième ligne de traitement* : si persistance de l'état de mal 30 minutes après l'administration de la deuxième ligne, sédation (propofol ou midazolam ou thiopental) avec intubation orotrachéale. Cette situation correspond à l'état de mal épileptique réfractaire.

Toutefois, si l'intubation orotrachéale apparaît déraisonnable (limitation thérapeutique) ou s'il s'agit d'un patient ayant une épilepsie connue et que l'état de mal épileptique évolue depuis moins de 60 minutes, ou chez l'enfant, il est possible de retarder le coma thérapeutique et d'avoir recours à un autre antiépileptique de deuxième ligne en cas d'état de mal réfractaire.

2. En cas d'intervention après 30 minutes

Benzodiazépine et antiépileptique d'action prolongée en IV de deuxième ligne.

3. Dans tous les cas

- Mise en condition du patient (libération des voies aériennes supérieures, oxygénothérapie, voie veineuse périphérique, surveillance en soins continus voire en réanimation médicale (SaO_2, FC, FR, TA, glycémie, ionogramme sanguin, pH).
- Traitement étiologique.
- Mise en place rapide d'un traitement antiépileptique de relais de la dose de charge.

D. Prise en charge non médicamenteuse chronique : informations à donner aux patients

(A) De manière toute aussi importante que le traitement médicamenteux, la prise en soin d'un patient épileptique repose sur une éducation complète. L'observance, la tolérance et l'efficacité thérapeutique dépendent principalement de la qualité de cette information.

Plusieurs points devront être abordés au cours des premières consultations (cf. encadré ci-dessous).

Informations aux patients

Conseils sur l'observance thérapeutique

- Importance d'être régulier dans les prises de son traitement antiépileptique. Les troubles de l'observance sont l'une des principales causes de la persistance des crises sous traitement. Cette observance sera facilitée si le choix de la molécule est adapté au rythme de vie du patient et à sa tolérance attendue.
- Prévenir du danger d'état de mal épileptique en cas d'un arrêt intempestif des médicaments antiépileptiques.

Règles hygiéno-diététiques

- Favoriser un sommeil régulier.
- Éviter ou limiter les facteurs favorisants des crises :
  - dette de sommeil ;
  - exposition prolongée aux écrans et jeux vidéo dans les épilepsies généralisées d'origine génétique photosensibles (5 % des épilepsies) ;
  - aliments ou drogues proconvulsivantes (cocaïne, héroïne, cannabis non appauvri en THC, prise d'alcool importante ou sevrage brutal, sevrage en benzodiazépines) ; éviter l'excès d'excitants tels que le café, thé, Coca-Cola non décaféiné ;
  - certaines plantes à éviter, notamment sous forme d'huiles essentielles (sauge, thym, eucalyptus…) ou sous forme de gélule (millepertuis).

▶

Risques domestiques

Prévenir le risque de traumatisme lors des crises : mobilier sans arêtes, literie basse, système limitant la température de l'eau chaude, protection des plaques de cuisson, éviter les bains non supervisés.

Permis de conduire

La législation en vigueur dépend de l'arrêté du 18 décembre 2015. La décision d'aptitude sera prise par un médecin agréé figurant sur la liste de la préfecture, s'appuyant sur le certificat médical fourni par le neurologue traitant.
Dans le cadre d'une épilepsie nouvellement diagnostiquée, un délai d'un an sans crise est nécessaire avant d'accorder une première aptitude pour le permis B. Il est nécessaire d'expliquer au patient qu'en dehors de toute validation préfectorale, la conduite automobile est interdite. Cette démarche doit être effectuée par le patient lui-même, le médecin étant tenu de l'informer de la législation.
Pour le permis poids lourd et de véhicule de transport en commun, la conduite n'est autorisée qu'après 10 ans de guérison sans récidive et sans aucun traitement.

Loisirs

- Activités proscrites : plongée sous-marine, escalade sans sécurité, tir sportif, saut en parachute.
- Activités à éviter en l'absence de contrôle de la maladie : baignade sans surveillance, équitation…
- En cas de photosensibilité, limiter les jeux vidéo, écrans d'ordinateur, l'usage de tablette et téléphone dans le noir ; le séjour en boîte de nuit avec lumière stroboscopique est à éviter. Des lunettes de soleil polarisantes peuvent être prescrites si la photosensibilité est handicapante.

Scolarité

La scolarité doit être maintenue en milieu normal autant que possible. Un aménagement peut être proposé avec l'accord d'un tiers-temps pour les examens, l'aide d'une auxiliaire de vie scolaire. L'établissement d'un PAI (projet d'accueil individualisé) facilite cette insertion scolaire. Une scolarité adaptée peut être envisagée selon la sévérité de la maladie et des comorbidités.

Activités professionnelles

Certaines activités professionnelles sont interdites aux personnes épileptiques même en cas de maladie bien contrôlée : emploi nécessitant un port d'armes (militaire, policier, gardien de prison…), chauffeur professionnel (conducteur de poids lourds, de bus, d'ambulance…), surveillant de baignade, profession du bâtiment (charpentier zingueur…). Dans ce cadre, une reconversion professionnelle doit être envisagée le plus tôt possible.
Dans les autres cas, les situations sont variables et l'interlocuteur privilégié est le médecin du travail. Il faut encourager le patient à contacter ce dernier afin qu'un aménagement de poste puisse être effectué. En cas d'inaptitude professionnelle, une demande de reconnaissance en qualité de travailleur handicap (RQTH) doit être instruite.

Contraception

Les traitements antiépileptiques inducteurs enzymatiques (tels que la carbamazépine par exemple) réduisent l'efficacité des œstroprogestatifs (oraux, en anneaux, patchs). Une alternative par dispositif intra-utérin au lévonorgestrel ou au cuivre stérilet, méthodes de barrière, doit être proposée.
La prise d'une contraception orale par œstroprogestatifs peut conduire à une baisse d'efficacité de la lamotrigine. Il convient d'être prudent devant cette association et d'en avertir le neurologue traitant.

Grossesse

Toutes les femmes en âge de procréer, même en dehors d'un désir de grossesse imminent, doivent recevoir une information complète. La grossesse est un événement qui conduit à des changements divers pouvant être responsables d'une aggravation de l'épilepsie. La grossesse est un événement à préparer avec le neurologue traitant.
Il est essentiel d'assurer un équilibre optimisé des crises avant d'envisager une grossesse selon les règles suivantes :

- limiter le nombre de molécules antiépileptiques ;
- posologie minimale efficace si possible avec fractionnement des doses ;
- choisir une molécule antiépileptique efficace présentant le plus faible risque tératogène ;
- prescrire de l'acide folique 3 mois avant la conception et durant le premier trimestre de grossesse, afin de compenser les risques malformatifs du tube neural.

Une surveillance échographique régulière devra être réalisée afin de dépister toute malformation à la fin du premier trimestre et durant l'ensemble de la grossesse.

Points clés

- Les épilepsies sont des affections cérébrales chroniques très fréquentes (prévalence : 1 %).
- Il n'y a pas une, mais des épilepsies qui sont des syndromes électrocliniques de pronostic et de traitement différents.
- Une épilepsie peut être aggravée par un antiépileptique non adapté.
- L'identification du type clinique de crise épileptique est l'étape initiale du diagnostic positif.
- Les crises épileptiques diffèrent selon leur origine topographique sur le cortex cérébral.
- L'EEG est le seul examen complémentaire contribuant au diagnostic positif de crise épileptique.
- L'enquête étiologique dépend de l'orientation syndromique et des explorations neuroradiologiques, principalement l'IRM encéphalique.
- Le traitement ne se résume pas à supprimer les crises. Il repose sur une information adaptée et sur des médicaments antiépileptiques prescrits selon des règles précises.
- Le traitement médical contrôle environ 70 % des épilepsies.
- Les formes pharmacorésistantes peuvent répondre à un traitement chirurgical.
- Les états de mal épileptiques sont des urgences médicales.

Pour en savoir plus

C *Prise en charge des états de mal épileptiques en préhospitalier, en structure d'urgence et en réanimation dans les 48 premières heures,* Société de réanimation de langue française et Société française de médecin d'urgence, Recommandations formalisées d'experts, 2018.

https://www.srlf.org/wp-content/uploads/2018/06/22062018_RFE-Etat-de-mal-%C3%A9pileptique-SRLF-SFMU.pdf

CHAPITRE

16

Item 106 – Maladie de Parkinson

Objectifs pédagogiques

- Diagnostiquer une maladie de Parkinson.
- Connaître les médicaments susceptibles d'induire un syndrome parkinsonien.
- Décrire les principes de la prise en charge.

Hiérarchisation des connaissances

Rang	Rubrique	Intitulé	Descriptif
A	Diagnostic positif	Connaître les symptômes qui peuvent inaugurer une maladie de Parkinson	Signes moteurs et non moteurs
A	Diagnostic positif	Décrire les signes cliniques d'une maladie de Parkinson	Triade parkinsonienne
B	Éléments physiopathologiques	Connaître le processus physiopathologique de la maladie de Parkinson	Description du processus dégénératif, le corps de Lewy
A	Diagnostic positif	Connaître les signes cliniques dont l'association à un syndrome parkinsonien va à l'encontre du diagnostic de maladie de Parkinson	Les drapeaux rouges
B	Diagnostic positif	Connaître les manifestations de la phase des complications motrices	Fluctuations motrices et dyskinésies
B	Diagnostic positif	Énoncer les manifestations de la phase de déclin moteur	
B	Diagnostic positif	Connaître les manifestations de la phase de déclin cognitif et comportemental	
B	Prise en charge	Connaître les différentes classes de médicaments antiparkinsoniens	Dopathérapie, agonistes dopaminergiques, inhibiteurs enzymatiques
B	Prise en charge	Connaître les thérapeutiques non médicamenteuses et l'importance de la kinésithérapie	Kinésithérapie, orthophonie
B	Prise en charge	Connaître les principes du traitement à la phase initiale de la maladie	

Rang	Rubrique	Intitulé	Descriptif
A	Prise en charge	Connaître les médicaments susceptibles d'induire un syndrome parkinsonien	Principalement les neuroleptiques (identifiés ou masqués), voir Vidal
A	Contenu multimédia	Chez un patient réel ou sur un cas vidéo, définir les éléments qui orientent vers le diagnostic de maladie de Parkinson	

I. Pour comprendre

- A La maladie de Parkinson est la cause la plus fréquente de syndrome parkinsonien, définie par l'association d'une bradykinésie (ralentissement à l'exécution d'un mouvement et décrément de la vitesse), associée potentiellement à une réduction d'amplitude – hypokinésie – et à un défaut d'initiation – akinésie –, avec au moins une rigidité dite plastique ou un tremblement de repos. Un élément clé du diagnostic est l'absence d'autres signes que le syndrome parkinsonien (drapeaux rouges), la réponse positive et prolongée des signes moteurs au traitement dopaminergique et la survenue de dyskinésies induites par la lévodopa. Le terme akinésie est aussi utilisé pour indiquer l'absence de mouvement.
- L'existence d'un syndrome parkinsonien témoigne d'un déficit dopaminergique.
- Le déficit dopaminergique peut être la conséquence d'un processus neurodégénératif (maladie de Parkinson) mais aussi d'une impossibilité de la dopamine d'exercer son action (les neuroleptiques « bloquent » les récepteurs dopaminergiques).

II. Conditions générales du diagnostic de maladie de Parkinson

Le diagnostic de maladie de Parkinson est clinique et ne justifie aucun examen complémentaire en cas de présentation typique.

La réalisation d'examens complémentaires (IRM cérébrale, par exemple) est indiquée en cas d'atypie clinique (*signes d'alerte* ou « drapeaux rouges ») faisant douter du diagnostic de maladie de Parkinson.

III. Maladie de Parkinson

Pour en savoir plus

Épidémiologie de la maladie de Parkinson

- C Prévalence de 2,5 pour 1 000 habitants dans la population générale.
- La prévalence et l'incidence augmentent progressivement avec l'âge jusqu'à 80 ans.
- Les hommes sont atteints environ 1,5 fois plus souvent que les femmes.
- Débute en général dans la sixième décennie, mais peut survenir à tout âge (10 % avant 40 ans).
- Deuxième cause de handicap moteur chez le sujet âgé.

A. Élements physiopathologiques

- B Perte progressive des neurones dopaminergiques de la voie nigro-striatale.
- Perte de 50 à 60 % des neurones nécessaire avant la survenue des signes moteurs de la triade parkinsonienne.
- Le processus neurodégénératif dépasse la voie nigro-striatale, expliquant la survenue d'autres signes moteurs (les signes axiaux, par exemple) et non moteurs (les troubles cognitifs, par exemple) résistant au traitement dopaminergique.
- Présence de corps de Lewy (inclusions intraneuronales contenant des agrégats anormaux d'alpha-synucléine) (figure 16.1).
- Étiologie inconnue, mais plusieurs facteurs génétiques et environnementaux sont identifiés.
- L'âge est le facteur de risque principal. À un moindre degré, des études épidémiologiques ont mis en évidence un risque plus élevé chez des sujets exposés aux pesticides. Plusieurs mutations de transmission autosomique récessive et autosomique dominante ont été

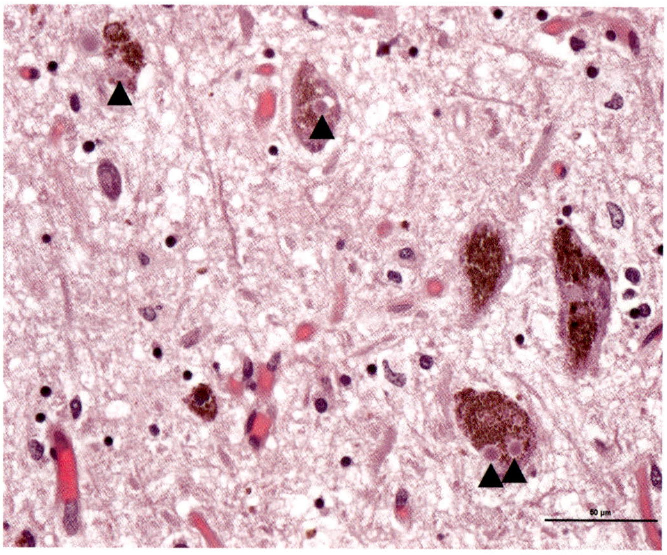

Fig. 16.1. B **Plusieurs corps de Lewy (flèches noires) sont observés dans des neurones dopaminergiques de la substance noire compacte chez ce patient atteint d'une maladie de Parkinson.**
(Source : CEN, 2019.)

identifiées. Ces mutations comptent pour environ 15 % des patients atteints de maladie de Parkinson (50 % des patients avec un début de maladie avant 40 ans).

B. Symptomatologie initiale

1. Triade parkinsonienne

A La manifestation des signes de la *triade parkinsonienne est unilatérale ou asymétrique*. L'asymétrie persiste tout au long de la maladie.

a. Tremblement de repos

(Vidéos 16.1 et 16.2)

- Présent au repos et disparaissant lors du mouvement.
- Lent (4–6 Hz).
- Touchant les membres, les lèvres ou le menton.
- Unilatéral ou asymétrique.
- Aggravé par les émotions et le calcul mental.

Le tremblement de repos est pathognomonique, mais pas obligatoire pour le diagnostic (absence chez un tiers des patients). Il peut être présent dans d'autres syndromes parkinsoniens, en particulier iatrogènes.

b. Rigidité de type plastique

(Vidéo 16.3)

Mode de révélation

Raideur des extrémités ou de la nuque.

À l'examen

Résistance constante à la mobilisation passive, cède par à-coups, phénomène de roue dentée, sensibilisation par la manœuvre de Froment.

c. Akinésie/bradykinésie/hypokinésie

(Vidéo 16.4)

Pour la bradykinésie, voir la définition ci-dessus. L'akinésie est définie par un ralentissement à l'initiation d'un mouvement et l'hypokinésie par une diminution de l'amplitude d'un mouvement.

Mode de révélation

Gêne à l'écriture (réduction de la taille des lettres, ou micrographie), à la réalisation des activités de la vie quotidienne (se raser, couper la viande…), troubles de la marche.

À l'examen

Hypomimie, ralentissement des gestes alternatifs rapides (opposition pouce-index, battre la mesure avec le pied), perte du ballant du bras avec, parfois, une lenteur de la marche (à petits pas), pauvreté de mouvements spontanés (clignement des yeux…), voix monocorde et monotone.

2. Autres signes révélateurs

- En l'absence de tremblement de repos, le *syndrome akinéto-rigide* peut prendre des aspects trompeurs rhumatologiques (raideur d'un membre, périarthrite scapulo-humérale fréquente dans la maladie de Parkinson) ou neuropsychiques (ralentissement évoquant une dépression).

- D'autres formes de début ont été rapportées plus récemment sous forme d'un déficit de l'odorat par atteinte du noyau du nerf olfactif ou de troubles du comportement en sommeil paradoxal (il s'agit de véritables rêves animés et/ou cauchemars qui peuvent être responsables d'actes auto- ou hétéro-agressifs). Ces symptômes, ainsi que la constipation, peuvent précéder les troubles moteurs de plusieurs années.

C. Signes non moteurs

B Les signes non moteurs sont fréquents dans la maladie de Parkinson, notamment dans les stades avancés; la prise en charge doit en tenir compte. Ces signes peuvent, comme les troubles moteurs, être fluctuants :

- troubles cognitifs (syndrome dysexécutif, d'une atteinte cognitive légère au stade de démence) et comportementaux (hallucinations, délire);
- apathie, dépression et anxiété;
- douleurs;
- dysautonomie (constipation, urgenturies, hypotension orthostatique);
- troubles du sommeil et de la vigilance.

D. Examen clinique

A L'objectif est :

- d'authentifier l'existence d'un syndrome parkinsonien asymétrique non iatrogène;
- de différencier une maladie de Parkinson d'une autre cause de syndrome parkinsonien par la recherche de « drapeaux rouges ».

Drapeaux rouges

Absence de réponse prolongée au traitement dopaminergique, progression rapide avec chutes précoces, signes précoces d'atteinte cognitive, pseudo-bulbaire (dysarthrie et dysphagie) ou de dysautonomie (incontinence urinaire, hypotension orthostatique sévère), syndrome cérébelleux, atteinte pyramidale, troubles oculomoteurs et signes corticaux (apraxie, aphasie, astéréognosie, myoclonies).

E. Arguments principaux du diagnostic et investigation

- A Arguments principaux :
  - apparition progressive d'une bradykinésie, associée à une rigidité et/ou un tremblement de repos caractéristique;
  - asymétrie de la symptomatologie parkinsonienne;
  - normalité du reste de l'examen neurologique (absence de « drapeaux rouges »);
  - absence de facteurs iatrogéniques explicatifs.
- Le diagnostic est clinique. Aucun examen complémentaire n'est justifié, sauf chez les sujets de moins de 40 ans.
- Le diagnostic est confirmé cliniquement par l'observation d'une nette réduction des signes moteurs à l'instauration du traitement dopaminergique. Cette sensibilité aux traitements

est prolongée au-delà de 5 ans et la majorité des patients développe des dyskinésies induites par la lévodopa et les autres traitements dopaminergiques au cours de leur maladie.

Pour en savoir plus

C Une imagerie fonctionnelle (scintigraphie au DATSCAN ou PET à la fluoro-dopa) est indiquée en cas de doute diagnostique entre un tremblement parkinsonien et un tremblement essentiel. *L'indication est posée par le spécialiste* (cf. chapitre 17, item 107). Ces examens ne sont justifiés ni devant un syndrome parkinsonien typique, ni pour évaluer le suivi.

F. Différentes classes de médicaments antiparkinsoniens et traitement initial

B Le traitement vise à restaurer la transmission dopaminergique (cf. encadré 16.1).

Encadré 16.1

Traitement

L-dopa

B La L-dopa est un **précurseur de la dopamine** (transformation intracérébrale en dopamine par la dopa décarboxylase [DDC]). Un inhibiteur périphérique de la DDC est toujours adjoint à la L-dopa afin de limiter les effets secondaires périphériques (nausées, vomissements, hypotension orthostatique). La L-dopa associée à la carbidopa ou au bensérazide est absorbée au niveau intestinal, c'est le **traitement le plus efficace** sur la symptomatologie parkinsonienne et le mieux toléré.

Agonistes dopaminergiques

Les agonistes dopaminergiques à libération prolongée (pramipéxole, ropinirole, rotigotine, piribédil) agissent directement sur les récepteurs dopaminergiques sans passer par la synthèse de la dopamine. Ils ont une action un peu moins puissante que celle de la L-dopa et sont moins bien tolérés que cette dernière (nausées, vomissements et hypotension orthostatique sont plus fréquents). En plus, des troubles du comportement avec parfois des conséquences désastreuses sont observés chez 20 % des patients (troubles du contrôle des impulsions : jeu pathologique, troubles alimentaires, achats compulsifs, hypersexualité, collectionnisme…). Ils peuvent également induire des hallucinations, une somnolence diurne, avec parfois la survenue d'attaques d'endormissement (risque accidentogène au volant) et des œdèmes des membres inférieurs. Il faut informer systématiquement les patients du risque de survenue de ces troubles qui sont réversibles à la diminution ou à l'arrêt du traitement. L'utilisation des agonistes dopaminergiques au début de la maladie permet de retarder temporairement la survenue des complications motrices. Cependant, les effets secondaires mentionnés ci-dessus et le contrôle insuffisant des signes moteurs par les doses tolérées entraînent très fréquemment une utilisation de la L-dopa dès les stades précoces de la maladie, surtout en cas de handicap moteur et d'altération de la qualité de vie qui doivent être évalués au cas par cas.

Inhibiteurs de la monoamine oxydase de type B (IMAO-B)

Les IMAO-B ont une action dopaminergique modérée par inhibition du métabolisme de la dopamine.

Inhibiteurs de la catéchol-O-méthyltransférase (ICOMT)

Les inhibiteurs de la catéchol-O-méthyltransférase (ICOMT) diminuent le métabolisme périphérique de la L-dopa et permettent ainsi de prolonger son action.

Amantadine

Molécule avec une action anti-glutamatergique, notamment utilisée pour le traitement des dyskinésies.

Anticholinergiques

Quasi obsolètes en raison de leurs effets secondaires, ils peuvent avoir un intérêt chez les patients jeunes avec tremblement malgré un traitement dopaminergique bien conduit.

1. Avant 65–70 ans

- Agoniste dopaminergique LP en monothérapie (retardement de l'apparition des complications motrices) ou inhibiteur de la monoamine oxydase B (IMAO-B). Ces deux thérapeutiques peuvent être associées. Cependant, en cas d'antécédent d'addiction, la prescription des agonistes dopaminergiques doit être évaluée avec beaucoup de prudence (risque potentiel de troubles du contrôle des impulsions).
- Si contrôle insatisfaisant, progression posologique de l'agoniste dopaminergique. Si contrôle insatisfaisant ou mauvaise tolérance, association avec la L-dopa ou IMAO-B.
- Possibilité de débuter d'emblée le traitement par la L-dopa avec inhibiteur de la DDC, surtout en cas de handicap moteur et d'altération de la qualité de vie, qui doivent être évalués au cas par cas. Proposer progressivement 3 à 4 prises par jour (car ½ vie courte) avant les repas pour faciliter l'absorption et l'efficacité.
- En cas de nausées ou de vomissements, un traitement par dompéridone peut être prescrit (diminution des effets secondaires à la stimulation des récepteurs dopaminergiques périphériques; contre-indication en cas d'allongement du temps QTc) en limitant la prescription à la durée de traitement la plus courte (usuellement 7 jours maximum).
- Anticholinergiques : quasi obsolètes (cf. encadré 16.1).

2. Après 65–70 ans

- L-dopa avec inhibiteur de la DDC d'emblée en monothérapie ou IMAO-B.
- Si contrôle insatisfaisant, progression posologique de la L-dopa ou association avec IMAO-B.
- Coprescription de domperidone selon les préconisations mentionnées ci-dessus.

G. Les mesures thérapeutiques non-médicamenteuses

Elles doivent être discutées précocemment.

- Demande d'ALD.
- Demande de reconnaissance professionnelle chez les sujets exposés aux pesticides.
- Éducation thérapeutique du patient et aidant.
- Incitation d'une activité physique et si le patient le souhaite d'une activité sportive.
- Rééducation adaptée au différents stades de la maladie, notamment sous forme de séances d'**orthophonie** (rééducation de la dysarthrie et des troubles de déglutition) et de **kinésithérapie** (enseignement de la gymnastique quotidienne, prévention des complications musculo-squelettiques par l'entretien de la souplesse et de la force musculaire, travail de l'équilibre postural, apprentissage des transferts, etc.). Pour plus de détails, cf. référentiel de Médecine physique et réadaptation.
- Associations de patients (information pour les patients et les aidants).

H. Évolution

Comme dans toute affection neurodégénérative, les lésions progressent, traduisant une majoration des signes cliniques. On distingue les phases suivantes :

1. phase diagnostique;
2. phase du bon contrôle des signes sous traitement, Qualifiée parfois de « lune de miel »;
3. phase des complications motrices du traitement dopaminergique :

- les complications motrices apparaissent en moyenne 4 à 5 ans après le début de la maladie,

- l'âge jeune du début de la maladie, la durée d'évolution, la dose de L-dopa sont des facteurs de risque pour l'apparition précoce des complications motrices,
- on distingue fluctuations d'efficacité du traitement et dyskinésies (cf. encadré 16.2);

Encadré 16.2

Fluctuations d'efficacité du traitement et dyskinésies

Fluctuations d'efficacité du traitement

B Réapparition des signes parkinsoniens à distance des prises médicamenteuses (blocages).

Akinésie de fin de dose

Apparition des signes parkinsoniens avant la prochaine prise du traitement dopaminergique. La durée de l'action de la L-dopa diminue au cours de la maladie en raison de la perte progressive de la capacité de son stockage cérébral. La durée d'action correspond dans les stades avancés à la demi-vie de la L-dopa (60–90 minutes).

Akinésie de nuit et du petit matin

Se traduisant, en plus de la lenteur, par des crampes des mollets et orteils, des difficultés pour se tourner dans le lit.

Phénomène «on/off»

Se traduisant par des passages parfois assez brutaux d'un état non parkinsonien («on») à un état parkinsonien sévère («off»).

Mouvements involontaires : dyskinésies

(Cf. chapitre 17, item 107)

Dyskinésies de milieu ou de pic de dose

Mouvements involontaires, notamment choréiques, des membres et du tronc, survenant lors de la phase d'efficacité maximale du traitement dopaminergique.

Dyskinésies biphasiques

Mouvements involontaires, plutôt dystoniques, des membres inférieurs (souvent douloureux), survenant lors de la transition entre l'état parkinsonien et l'état non parkinsonien (début ou fin de dose).

Dans les stades évolués, le patient oscille entre un état parkinsonien sévère et des phases de symptomatologie parkinsonienne corrigée mais compliquée par la présence de dyskinésies.

4. phase du déclin moteur et du déclin cognitif : ces déclins ne sont pas ou peu sensibles aux traitements dopaminergiques :
- signes moteurs axiaux :
  - dysarthrie (et dysphagie), hypersialorrhée en raison de la diminution de la déglutition spontanée avec risque de fausses routes et de pneumopathie,
  - troubles de la marche avec risque de chutes vers l'avant :
    - enrayement cinétique (*freezing*) : les pieds restent «collés au sol» à l'initiation de la marche ou au demi-tour,
    - festination : brutal emballement de la marche qui devient incontrôlable,
  - troubles de la posture : triple flexion, camptocormie (flexion du tronc en avant), syndrome de Pise (flexion latérale du tronc),
  - troubles de l'équilibre postural avec chutes en arrière;
- troubles cognitifs et comportementaux :
  - syndrome dysexécutif, évoluant vers une démence (30 % des patients, 80 % après 15 à 20 ans d'évolution),

- le traitement dopaminergique peut provoquer des hallucinations, voire un véritable délire (notamment paranoïaque). La survenue de ces troubles peut être indicatrice d'une évolution de la maladie vers un état démentiel ;
- troubles dysautonomiques :
  - ils s'accentuent avec le temps, associant selon les cas : constipation, hypotension artérielle orthostatique, troubles vésico-sphinctériens (impériosités mictionnelles).

I. Traitement dans les stades avancés

1. Fluctuations motrices

- C Fractionnement de la L-dopa (rapprochement avec augmentation du nombre de prises).
- Agoniste dopaminergique si le traitement reposait sur la L-dopa seule ou renforcement des doses d'agoniste dopaminergique selon la tolérance.
- Injection d'apomorphine (agoniste dopaminergique) par stylo en cas de blocage sévère.
- ICOMT en association avec la L-dopa.
- IMAO-B.

2. Dyskinésies

- Réduction des posologies de la L-dopa en cas de dyskinésies de milieu de dose avec, en général, un plus grand fractionnement sur la journée.
- Amantadine

3. Fluctuations et/ou dyskinésies sévères non contrôlées par les traitements ci-dessus

- La stimulation à haute fréquence du noyau sous-thalamique ou du pallidum interne peut être proposée chez des patients de moins de 70 ans présentant des complications motrices sévères ou un tremblement handicapant malgré un traitement bien conduit, en l'absence de troubles sévères cognitifs ou du comportement.
- Deux autres alternatives sont possibles en cas de complications motrices sévères : la pompe d'apomorphine (agoniste dopaminergique appliqué en continu en sous-cutané) et l'administration intraduodénale continue de la L-dopa *via* une gastrostomie.

4. Signes non moteurs

- *Hallucinations, délire* : suppression progressive des traitements antiparkinsoniens en dehors de la L-dopa ; si persistance, traitement par clozapine ou quétiapine.
- *Démence* : anticholinestérasique (non remboursé).
- *Dépression* : antidépresseurs.
- *Dysautonomie* : hypotension orthostatique (mesures hygiéniques, bas de contention ; si insuffisant : midodrine ou fludrocortisone), impériosités mictionnelles (anticholinergiques de type chlorure de trospium ou oxybutinine).
- *Troubles du sommeil* : somnifères si nécessaire ; clonazépam si troubles sévères du comportement en sommeil paradoxal.

IV. Syndromes parkinsoniens

A. Syndromes parkinsoniens iatrogènes

1. Les médicaments susceptibles d'induire un syndrome parkinsonien

- A Principalement induits par les *neuroleptiques* (antipsychotiques) ou neuroleptiques « cachés » (antinauséeux comme le métoclopramide et le métopimazine, sédatifs comme l'alimémazine), qu'il faudra méticuleusement rechercher à l'interrogatoire.
- Des inhibiteurs calciques de type flunarizine (traitement de fond de la migraine) et des antidépresseurs sont plus rarement responsables d'un syndrome parkinsonien.

2. Caractéristiques cliniques

- Syndrome parkinsonien plutôt *symétrique* (caractéristique inconstante).
- Plus fréquemment un *tremblement postural* ou d'*action* qu'un authentique tremblement de repos.
- Présence potentielle de dyskinésies bucco-linguo-faciales.
- Absence de réponse au traitement dopaminergique.

B. Syndromes parkinsoniens atypiques

- Contrairement à la maladie de Parkinson, les signes moteurs des syndromes parkinsoniens atypiques *répondent peu ou pas au traitement dopaminergique*.
- La progression des signes est plus rapide et la durée de survie est diminuée par rapport à la maladie de Parkinson.
- Le syndrome parkinsonien s'associe à d'autres symptômes (cf. *supra*, « Drapeaux rouges »).

1. Maladie à corps de Lewy

(Cf. chapitre 18, item 132.)

- B Syndrome parkinsonien asymétrique.
- Troubles cognitifs et démence précoces avec hallucinations spontanées et fluctuations de la vigilance.
- Hypersensibilité aux neuroleptiques.

Pour en savoir plus

Autres syndromes parkinsoniens atypiques

Atrophie multisystématisée (AMS)

- C Syndrome parkinsonien asymétrique.
- Syndrome cérébelleux.
- Dysautonomie (incontinence urinaire, hypotension orthostatique sévère).
- Irritation pyramidale.

La combinaison des différents troubles est variable d'un patient à l'autre. Il existe des formes avec prédominance du syndrome parkinsonien (AMS-P) ou du syndrome cérébelleux (AMS-C).

Paralysie supranucléaire progressive

- Syndrome parkinsonien axial et symétrique.
- Paralysie des mouvements oculaires de la verticalité.
- Troubles de l'équilibre postural avec chutes précoces en rétropulsion.
- Troubles cognitifs précoces (apathie, syndrome frontal avec troubles exécutifs et du comportement pouvant aller jusqu'à la démence).

Dégénérescence cortico-basale

- Syndrome parkinsonien *asymétrique*.
- Myoclonies, dystonie distale des extrémités.
- Signes corticaux (apraxie, aphasie, astéréognosie).
- « Main capricieuse » ou « étrangère ».

Syndromes parkinsoniens vasculaires

- Conséquence de lésions vasculaires multiples touchant les noyaux gris centraux ou la substance blanche.
- L'IRM cérébrale permet de confirmer le diagnostic.
- Caractéristiques cliniques :
  - syndrome parkinsonien plutôt symétrique, peu sensible au traitement dopaminergique ;
  - prédominance des troubles aux membres inférieurs (*lower body parkinsonism*) : marche avec *freezing* précoce ;
  - syndrome pseudo-bulbaire.

Autres syndromes parkinsoniens

Les intoxications à l'oxyde de carbone et au manganèse (exposition directe, accumulation intracérébrale chez un patient avec shunt porto-systémique, abus de drogues comme l'éphédrone) peuvent induire un syndrome parkinsonien. Les examens complémentaires permettent de confirmer le diagnostic (anomalies caractéristiques à l'imagerie).

Points clés

Maladie de Parkinson

- Principalement liée à la perte progressive des neurones dopaminergiques de la voie nigro-striatale.
- La triade parkinsonienne associe akinésie/bradykinésie, rigidité et tremblement de repos.
- Le tremblement de repos est pathognomonique, mais pas obligatoire pour le diagnostic (présent chez deux tiers des patients).
- Éliminer un facteur iatrogénique en présence de tout syndrome parkinsonien.
- Le diagnostic est clinique et ne justifie aucun examen complémentaire ; il est confirmé par une nette réduction des signes moteurs à l'instauration du traitement dopaminergique.
- La réalisation d'examens complémentaires est indiquée en cas d'atypie à l'examen clinique ou à l'interrogatoire, faisant douter du diagnostic de maladie de Parkinson.
- Évolution :
  - phase diagnostique ;
  - phase du bon contrôle des signes moteurs (« lune de miel ») ;
  - phase des complications motrices liées au traitement dopaminergique : fluctuations motrices (akinésie de fin de dose, de nuit/petit matin, phénomène « on/off »), dyskinésies (milieu de dose, biphasiques) ;
  - phase du déclin : signes axiaux (dysarthrie, dysphagie, enrayement cinétique, festination, troubles de la posture et de l'équilibre postural), troubles cognitifs et comportementaux (syndrome dysexécutif, démence, hallucinations, psychose).
- Le traitement repose sur deux principales classes thérapeutiques, la L-dopa et les agonistes dopaminergiques :
  - initial : monothérapie selon l'âge du patient et la tolérance.
- Les signes non moteurs (cognition, humeur, système nerveux végétatif, sommeil) sont également fréquents dans la maladie de Parkinson.

Syndromes parkinsoniens iatrogènes

Toujours y penser (consulter le *Vidal*).

Compléments en ligne

Des compléments numériques sont associés à cet ouvrage. Ils sont indiqués dans la marge par des pictogrammes qui renvoient vers les vidéos ou enregistrements sonores.

Pour accéder à ces compléments, connectez-vous sur www.em-consulte.com/complement/477437 et suivez les instructions pour activer votre accès.

Vidéo 16.1. Tremblement de repos du membre supérieur.

Vidéo 16.2. Tremblement de repos du membre inférieur.

Vidéo 16.3. Signe de la roue dentée (rigidité).

Vidéo 16.4. Akinésie.

Pour en savoir plus

Le liste des actes et prestations – *ALD* n° 16, « Maladie de Parkinson » (2017) –, le guide du parcours de soin (2016) et des précisions sur la prise en charge non médicamenteuse (2016 et 2019) sont consultables sur le site de la HAS :
https://www.has-sante.fr/jcms/c_546220/fr/ald-n16-maladie-de-parkinson.

Maladie de Parkinson et syndromes apparentés : techniques et modalités de la prise en charge non médicamenteuse des troubles moteurs (2016) est consultable sur le site de la HAS :
https://www.has-sante.fr/jcms/c_2038173/fr/maladie-de-parkinson-et-syndromes-apparentes-techniques-et-modalites-de-la-prise-en-charge-non-medicamenteuse-des-troubles-moteurs.

Parkinson : prise en charge non médicamenteuse des troubles moteurs (2019) est consultable sur le site de la HAS :
https://www.has-sante.fr/jcms/pprd_2974326/fr/parkinson-prise-en-charge-non-medicamenteuse-des-troubles-moteurs.

CHAPITRE

17

Item 107 – Mouvements anormaux

Objectifs pédagogiques

Savoir décrire et reconnaître les principaux mouvements anormaux

Hiérarchisation des connaissances

Rang	Rubrique	Intitulé	Descriptif
A	Diagnostic positif	Savoir décrire les principaux mouvements anormaux : tremblement, chorée et dyskinésies, myoclonies, tics, dystonies (crampe de l'écrivain, torticolis spasmodique), blépharospasme et hémispasme facial	
A	Diagnostic positif	Citer les principales causes de tremblement en fonction du type sémiologique (repos ou action)	Tremblement parkinsonien, tremblement essentiel et tremblement cérébelleux
A	Étiologies	Citer les principaux médicaments susceptibles d'induire les différents types de mouvements anormaux	Neuroleptiques et autres traitements
A	Contenu multimédia	Reconnaître les principaux mouvements anormaux sur des cas vidéo typiques	
B	Examens complémentaires	Connaître la stratégie d'exploration en imagerie en cas de mouvements anormaux	Scintigraphie du transporteur de la dopamine ou TEP F-dopa : en cas de doute diagnostique entre syndromes parkinsoniens et mouvements anormaux secondaires à une dénervation dopaminergique nigrostriée ou sans dénervation dopaminergique (tremblement essentiel, syndromes parkinsoniens iatrogènes, etc.)
B	Diagnostic positif	Connaître les principaux signes cliniques de la maladie de Huntington	Mouvements anormaux, troubles cognitifs et psychiatriques
A	Diagnostic positif	Connaître les principales expressions des tics	Tics moteurs et tics vocaux
B	Diagnostic positif	Connaître les principales formes de dyskinésies	Dyskinésies induites par la L-dopa et par les neuroleptiques

I. Pour comprendre

- Ⓐ Les **mouvements anormaux** et/ou **involontaires** sont le plus souvent causés par un **dysfonctionnement**, une lésion ou une pathologie dégénérative des **noyaux gris centraux** (ou **ganglions de la base**), dénommés aussi **système extrapyramidal** (en opposition à la voie centrale de l'exécution volontaire du mouvement dénommée système pyramidal) ou du cervelet.
- Ⓑ Les ganglions de la base sont responsables de la programmation et de l'exécution automatique des séquences motrices apprises.
- Ⓐ Les mouvements anormaux sont **peu ou pas contrôlés par la volonté** et surviennent habituellement en l'**absence de paralysie** (sauf en cas d'atteinte associée du système pyramidal).
- Le diagnostic positif de ces mouvements anormaux est clinique, mais le diagnostic étiologique nécessite parfois de faire des examens complémentaires biologiques (y compris génétiques) ou d'imagerie.
- La reconnaissance des différents types de mouvements anormaux repose sur l'observation clinique (d'un patient réel, d'une vidéo ou d'un mouvement mimé). Les étudiants pourront se reporter à la vidéothèque du site internet du Collège des enseignants de neurologie pour visualiser les principales formes sémiologiques de ces mouvements anormaux.

Ⓐ Tous les mouvements anormaux peuvent être dus à la prise d'un **médicament** (mouvement anormal **iatrogène**) ou d'un **produit toxique** : il faut envisager systématiquement l'origine iatrogène d'un mouvement anormal comme l'implication possible des **neuroleptiques** (ou antipsychotiques) dans un syndrome parkinsonien; le cas échéant, il conviendra d'arrêter le médicament si possible, et si nécessaire de le substituer par un autre médicament mieux toléré.

II. Différents types de mouvements anormaux

A. Tremblement (vidéo 17.1)

Ⓐ Oscillation rythmique involontaire de tout ou partie du corps autour de sa position d'équilibre. On distingue deux grands types de tremblement (figure 17.1 et vidéos *infra*) :

- ceux qui surviennent sur des muscles au **repos** (caractéristique du **syndrome parkinsonien**, plus particulièrement de la maladie de **Parkinson**);
- ceux qui surviennent sur des muscles activés (c'est-à-dire à **l'action**) avec des composantes **posturale** et **intentionnelle** souvent associées.

1. Tremblement de repos (ou tremblement parkinsonien)

- Présent au repos et disparaissant lors de la contraction musculaire et du sommeil.
- Lent (4-6 Hz).
- Touchant les membres en distalité, les lèvres ou le menton, jamais le chef et la voix.
- Unilatéral ou asymétrique.
- Aggravé par les émotions et le calcul mental.

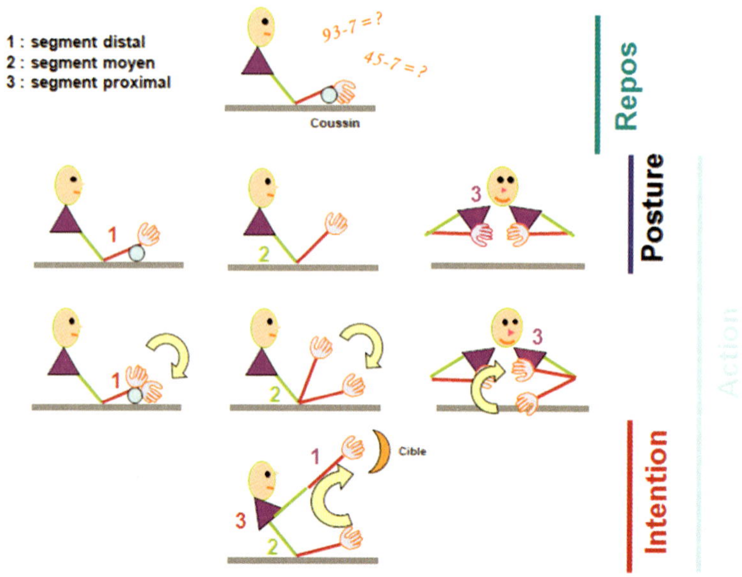

Fig. 17.1. **A** **Manœuvres permettant de distinguer un tremblement de repos d'un tremblement d'action (postural ou intentionnel).**

Remerciements au professeur Emmanuelle Apartis.

- Examiné en position de repos (mains reposant sur un accoudoir chez un patient décontracté). Les mains étant au repos lors de la marche, un tremblement d'une main survenant lors de la marche est habituellement un tremblement parkinsonien (vidéo 17.1, vidéo 17.2, et cf. vidéos 16.1 et 16.2 au chapitre 16, item 106).
- Il est très évocateur d'une **maladie de Parkinson** (dans ce cas, il n'y a pas d'autres symptômes mis à part le syndrome parkinsonien asymétrique et il existe une bonne réponse au traitement dopaminergique), mais ce n'est pas obligatoire pour le diagnostic (tableau 17.1, vidéo 17.3, vidéo 17.4 et cf. vidéos 16.3 et 16.4 au chapitre 16, item 106).
- Il peut être lié à d'autres causes de syndrome parkinsonien, en particulier la **maladie de Wilson** ou le syndrome parkinsonien **iatrogène** le plus souvent dû aux **neuroleptiques**

Tableau 17.1. **A** **Principales différences entre le tremblement parkinsonien et le tremblement essentiel.**

	Tremblement essentiel	**Tremblement parkinsonien**
Circonstances de survenue	Action (postural, intentionnel)	Repos
Localisation	– Bilatéral, symétrique – Peut toucher le chef, la voix	– Unilatéral ou asymétrique – Épargne le chef, peut toucher la langue ou les lèvres
Fréquence	Rapide (6 à 10 c/s)	Lent (4 à 6 c/s)
Autres caractéristiques	– Contexte familial – Amélioré par l'alcool – Absence de signes extrapyramidaux	– Le plus souvent sporadique – Amélioré par la L-dopa et associé à un syndrome akinéto-hypertonique
B DaTSCAN® ou PET à la fluoro-dopa	Normal	Dénervation dopaminergique présynaptique

(Source : CEN, 2019.)

Tableau 17.2. Ⓐ Principaux neuroleptiques cachés et autres médicaments pouvant induire un syndrome parkinsonien.

Classe thérapeutique	DCI	Nom commercial
Antinauséeux	Métoclopramide	Primpéran®
	Métopimazine	Vogalène®
Inhibiteur calcique	Flunarizine	Sibélium®
Antihistaminique	Alimémazine	Théralène®
	Méquitazine	Primalan®
Antiangineux	Trimétazidine	Vastarel®
Thymorégulateur	Lithium	Téralithe®
Antiarythmique	Amiodarone	Cordarone®
Antiépileptique	Valproate	Dépakine®

(Ne pas hésiter à se référer au *Vidal*.)
(Source : CEN, 2019.)

(antipsychotiques) ou aux neuroleptiques cachés, justifiant la recherche systématique de prise de ces médicaments (tableau 17.2). En cas de syndrome parkinsonien lié à un antipsychotique, celui-ci doit être arrêté dans la mesure du possible et remplacé si nécessaire par la clozapine (Léponex® – qui nécessite de faire une NFS toutes les semaines pendant 18 semaines puis tous les mois tant que le traitement est poursuivi en raison du risque d'**agranulocytose**).

- Ⓑ Une **scintigraphie cérébrale** au **DaTSCAN®** (ligand du transporteur de la dopamine, présent sur le neurone présynaptique de la synapse dopaminergique) ou un PET à la fluorodopa ne doivent être effectués que s'il existe un doute entre un tremblement parkinsonien lié à une maladie de Parkinson et un tremblement parkinsonien lié aux neuroleptiques (DaTSCAN® anormal avec dénervation dopaminergique nigro-striatale en cas de maladie de Parkinson mais normal en cas de prise d'antipsychotique ; figure 17.2).
- Ⓐ Si le diagnostic de maladie de Parkinson est fortement suspecté et qu'il s'agit d'un individu âgé de plus de 40 ans, aucun examen complémentaire n'est nécessaire.
- À l'inverse, une IRM cérébrale et un **bilan cuprique** comprenant cuprémie, céruléoplasminémie et cuprurie des 24 heures sont nécessaires avant 40 ans pour éliminer une **maladie de Wilson**.

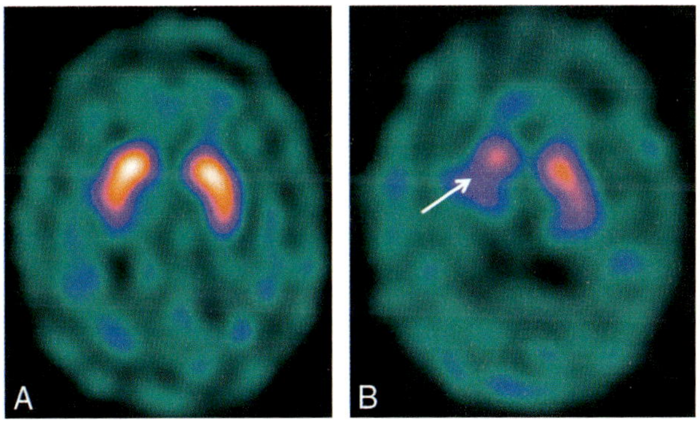

Fig. 17.2. Ⓑ Scintigraphie cérébrale au DaTSCAN®.
A. Fixation dopaminergique nigro-striatale normale dans le syndrome parkinsonien lié aux antipsychotiques (de même que dans le tremblement essentiel). B. Dénervation dopaminergique nigro-striatale avec hypofixation bilatérale prédominant à droite (flèche) du DaT dans la maladie de Parkinson. (Source : CEN, 2019.)

- Le traitement de la maladie de Parkinson est abordé dans le chapitre 16 (Item 106). **B** Le traitement spécifique de la maladie de Wilson sera brièvement évoqué plus loin.

2. Tremblement d'action

- **A** Présent lors du maintien d'une posture (tremblement postural) et/ou de l'arrivée à la cible (tremblement intentionnel).
- La cause la plus fréquente de tremblement postural est le tremblement essentiel.
- Le tremblement cérébelleux est un tremblement surtout intentionnel.
- Le **tremblement essentiel** (vidéo 17.5) en est la cause la plus fréquente. Il s'agit d'un tremblement **d'action**, à la fois **postural** (vidéo 17.6) et **intentionnel** qui évolue lentement sur plusieurs années, parfois plusieurs décennies. Il est mis en évidence lorsque le patient écrit, reproduit une spirale, maintient une posture comme tendre les mains devant lui (manœuvre des bras tendus appelée aussi manœuvre du serment) ou rapprocher ses index à l'horizontale (manœuvre du bretteur), fait une action comme verser de l'eau d'un verre à l'autre (épreuve des verres) ou tient une note à voix haute (tremblement de la voix). Il peut être handicapant dans la réalisation des gestes de la vie quotidienne (comme manger) et peut provoquer une gêne psychosociale.
- Le tremblement essentiel est habituellement **bilatéral** et **symétrique**, d'une fréquence de 6 à 12 Hz, touchant les **membres supérieurs**, le **chef** (vidéo 17.7), la voix et les membres inférieurs. Il est volontiers **amélioré par la prise d'alcool** mais **aggravé par les émotions** et la caféine. Il existe souvent des **antécédents familiaux** de tremblement d'action (tableau 17.1).
- **B** En cas de doute entre un tremblement lié à la maladie de Parkinson et un tremblement essentiel, un **DaTSCAN®** peut être effectué (il est normal dans le tremblement essentiel), afin d'aider au diagnostic et de commencer un traitement adapté. L'IRM cérébrale est normale dans le tremblement essentiel et ne doit pas être pratiquée quand le tableau est typique.
- **A** Les traitements les plus efficaces, à débuter s'il existe un retentissement fonctionnel et/ou une gêne psychosociale sont le bêtabloquant **propranolol** (Avlocardyl®, de 40 à 160 mg par jour) et le barbiturique **primidone** (Mysoline®, de 50 à plus de 500 mg par jour), l'antiépileptique topiramate (Epitomax®) et la benzodiazépine alprazolam (Xanax®). **B** Dans les formes sévères pour lesquelles le traitement est inefficace ou non toléré, un traitement chirurgical par stimulation électrique chronique à haute fréquence du noyau intermédio-ventral (Vim) au niveau du thalamus peut être proposé, voire une thalamotomie par *gamma knife*.

3. Tremblement cérébelleux

- **A** Il s'agit d'un tremblement d'**action** qui apparaît ou est maximal lors de l'arrivée à la cible (tremblement intentionnel).
- Sa fréquence est d'environ 3 Hz. Il est mis en évidence lors d'une action avec intention (boire un verre d'eau, épreuve doigt-nez).
- D'autres symptômes cérébelleux peuvent être identifiés : **dysarthrie** (vidéo 17.8), **hypermétrie** (vidéo 17.9) aux manœuvres doigt-nez et talon-genou, **asynergie** (vidéo 17.10), **dyschronométrie**, **hypotonie**, ataxie cérébelleuse avec **danse des tendons** à la station debout sans aggravation lors de l'occlusion des yeux (manœuvre de **Romberg** négative) et troubles de la marche et de l'équilibre (vidéo 17.11, vidéo 17.12). La marche cérébelleuse est caractérisée par un élargissement du polygone de sustentation, des embardées, une instabilité et une incoordination des mouvements.
- L'apparition aiguë d'un syndrome cérébelleux justifie d'effectuer une **imagerie cérébrale à la recherche d'un accident vasculaire cérébral ischémique ou hémorragique**

cérébelleux, qui peut être à l'origine d'une compression du quatrième ventricule responsable d'une hydrocéphalie et d'une hypertension intracrânienne.

- De même, un syndrome cérébelleux aigu justifie de doser/supplémenter la vitamine B1 pour rechercher/traiter une encéphalopathie de Gayet-Wernicke.
- Les principales causes de syndromes cérébelleux aigus, subaigus et chroniques ainsi que les principaux examens complémentaires correspondants sont indiqués dans le tableau 17.3.
- Le traitement du tremblement cérébelleux repose principalement sur sa cause, aucun traitement symptomatique n'existe à ce jour. Les mesures rééducatives sont primordiales (kinésithérapie, ergothérapie, etc.).

4. Exagération du tremblement physiologique

Ⓐ De nombreux médicaments (amiodarone, amytriptilline, antidépresseurs, salbutamol, théophylline, tacrolimus, interféron, ciclosporine) ou circonstances particulières (hyperthyroïdie : dosage de la TSH ; consommation excessive de caféine) peuvent provoquer une exagération du tremblement physiologique (qui est un phénomène normal, d'origine musculaire, non lié à une atteinte du système nerveux central), qui peut alors être confondu avec un tremblement d'une autre nature.

5. Tremblement psychogène (ou fonctionnel)

Ⓐ Il s'agit d'un tremblement qui ne correspond à aucune pathologie neurologique décrite ci-dessus. Il est habituellement caractérisé par un début brutal (souvent dans un contexte émotionnel ou chez un patient avec une fragilité psychologique), une distractibilité (lors d'une tâche concurrente, le tremblement disparaît ou se modifie), un entraînement en fréquence (lors d'une tâche motrice effectuée par le membre controlatéral à une fréquence donnée, le tremblement a tendance à adopter la même fréquence). Il peut être présent à la fois au repos et à l'action (ce qui est inhabituel), disparaître spontanément, présenter un caractère

Tableau 17.3. Ⓐ **Principales causes de syndromes cérébelleux aigus, subaigus et chroniques, ainsi que les principaux examens complémentaires correspondants.**

Aigus	Subaigus	Chroniques
– Accident vasculaire cérébral ischémique ou hémorragique (imagerie cérébrale) – Encéphalopathie de Gayet-Wernicke (vitamine B1, imagerie cérébrale) – Poussée de sclérose en plaques (imagerie cérébrale, ponction lombaire pour examen du LCS) – Abcès cérébelleux ou cérébellite varicelleuse, listérienne SARS-CoV2 ou tuberculeuse (imagerie cérébrale, ponction lombaire pour examen du LCS) – Intoxication à la carbamazépine, l'hydantoïne (dosage sanguin), la 5-fluoro-uracile ou la cytarabine, lithium, metronidazole – Intoxication alcoolique aiguë (dosage sanguin)	– Tumeur de la fosse postérieure (métastase, astrocytome, hémangioblastome) (imagerie cérébrale) – Syndrome paranéoplasique (dosage des anticorps anti-neurones, scanner thoraco-abdomino-pelvien, examen du LCS, PET-scan au FDG du corps entier) – Maladies auto-immunes (Hashimoto, maladie cœliaque, Gougerot-Sjögren, lupus, Wegener, Behçet) – Maladie de Creutzfeldt-Jakob (IRM cérébrale, EEG, ponction lombaire pour examen du LCS) – Maladies infectieuses (tuberculose, Lyme, syphilis, VIH)	– Intoxication alcoolique chronique (bilan hépatique) – Sclérose en plaques (imagerie cérébrale) – Dégénératifs acquis (atrophie multi-systématisée [imagerie cérébrale, test d'hypotension orthostatique]) ou héréditaires (maladie de Wilson [imagerie cérébrale, bilan cuprique, analyse génétique]), maladie de Friedreich et autres atteintes cérébelleuses d'origine génétique (analyse génétique) – Malformation d'Arnold-Chiari (imagerie cérébrale) – Dysthyroïdie (dosage TSH)

LCS : liquide cérébrospinal ; SARS-CoV2 : severe acute respiratory syndrome coronavirus 2 ; FDG : fluorodeoxyglucose.
(Source : CEN, 2021.)

Connaissances

polymorphe et des atypies (anomalies neurologiques non systématisables…). Il survient volontiers chez une personne ayant des antécédents de somatisation.

B. Chorée

Mouvement brusque, aléatoire, anarchique, souvent à type de rotation ou de flexion/extension, non stéréotypé, arythmique, sans finalité, touchant des territoires variés (visage, cou, tronc, membres), présent au repos et à l'action, survenant sur un fond d'hypotonie (vidéo 17.13).

Quand ce type de mouvement est proximal (touchant les racines des membres) et présente une grande amplitude, on parle de **ballisme** (le plus souvent lié à une lésion vasculaire du **noyau subthalamique**) (vidéo 17.14).

1. Maladie de Huntington

- **B** Il s'agit d'une pathologie héréditaire, de transmission **autosomique dominante** et de pénétrance complète, liée à une expansion (nombre anormalement élevé) de triplets CAG sur le gène *HTT* codant la protéine huntingtine sur le chromosome 4, détectée par une analyse génétique. Plus le nombre de triplets CAG est élevé plus la maladie débute tôt et est sévère.
- Les signes cliniques regroupent des **mouvements anormaux**, des troubles **psychiatriques** et des troubles **cognitifs**.
- Les mouvements anormaux correspondent avant tout à une **chorée** s'étendant de façon progressive pouvant toucher les mains, les pieds, le visage et le tronc. Quand la maladie évolue, des mouvements anormaux dystoniques et un syndrome parkinsonien peuvent être rencontrés.
- Les troubles psychiatriques concernant souvent l'humeur et/ou le comportement correspondent initialement à une modification de la personnalité, une désinhibition, une **dépression**, une anxiété, parfois une tentative de suicide ou une psychose.
- Il s'y associe une détérioration cognitive sous-cortico-frontale avec un syndrome **dysexécutif** évoluant vers la démence. Apathie (manque d'intérêt et de motivation) et anosognosie sont fréquentes.
- Il existe le plus souvent des antécédents familiaux. Il existe des formes d'allure sporadique, qui peuvent induire en erreur, en cas de décès précoce d'un des parents (censure), de fausse paternité ou d'anticipation (c'est-à-dire avec un âge de début de la maladie plus tôt dans la génération plus jeune par rapport à la génération plus âgée).
- L'évolution se fait de façon inéluctable vers le décès du patient avec une perte progressive de l'autonomie, la grabatisation, la démence avec des troubles de l'élocution et de la déglutition.

a. Examens complémentaires

IRM cérébrale

Atrophie des noyaux caudés (figure 17.3).

Test génétique

Le test génétique est effectué chez le sujet symptomatique après signature d'un **consentement éclairé écrit**, révocable à tout moment. Nécessité d'un **conseil génétique** (donner des informations sur la maladie, ses risques de transmission et les mesures qui peuvent être prises pour limiter ce risque) pour les apparentés à risque d'être porteurs de la mutation avec possibilité d'un **diagnostic présymptomatique** chez les apparentés majeurs à risque et désireux de s'engager dans cette démarche, à l'issue d'une procédure multidisciplinaire dans un

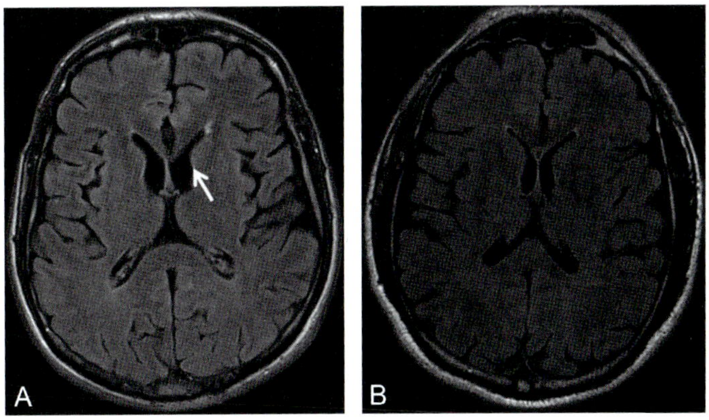

Fig. 17.3. B **Maladie de Huntington. IRM cérébrale (séquence T2/FLAIR, coupe axiale).**
A. Atrophie modérée du striatum gauche (flèche) dans une forme débutante. B. Patient contrôle.
(Source : CEN, 2019.)

centre spécialisé. Possibilité de diagnostic prénatal voire de diagnostic préimplantatoire quand le parent est atteint ou porteur de la mutation.

b. Traitement

- C Uniquement symptomatique.
- Troubles psychiatriques : antipsychotiques atypiques de type olanzapine (Zyprexa®), aripiprazole (Abilify®), pimozide (Orap®), rispéridone (Risperdal®).
- Chorée : tétrabénazine (Xénazine®) ou antipsychotiques atypiques ou typiques haloperidol (Haldol®), tiapride (Tiapridal®).
- Dépression : antidépresseurs inhibiteurs de la recapture de la sérotonine, thymorégulateurs, antipsychotiques atypiques.
- Anxiété, insomnie : anxiolytiques et/ou hypnotiques.
- Prise en charge multidisciplinaire (ALD, sociale, kinésithérapie, orthophonie, ergothérapeute, diététicienne, soutien psychologique du patient et des aidants).

2. Autres chorées

a. Vasculaires

Responsables d'un tableau d'hémichorée aiguë (voire d'hémiballisme) souvent transitoire (quelques heures à quelques jours) liée à un infarctus dans le territoire de l'un des noyaux gris centraux ; par exemple :

- le striatum, responsable d'une hémichorée controlatérale ;
- le noyau subthalamique (appelé aussi corps de Luys), responsable d'un hémiballisme controlatéral.

b. Médicamenteuses

L-dopa et agonistes dopaminergiques (responsables des dyskinésies de pic de dose appelées aussi dyskinésies de milieu de dose), antipsychotiques, antiépileptiques, lithium, inhibiteurs calciques, cocaïne, amphétamines ou toxique (monoxyde de carbone).

c. Endocriniennes

Contraception orale, grossesse (dosage β-HCG).

d. Métaboliques

Thyréotoxicose (dosage de la TSH), hyperglycémie sans cétose (doser la glycémie).

e. Infectieuses

Infectieuses (VIH, toxoplasmose, Creutzfeldt-Jakob) ou post-infectieuses (chorées de Sydenham, elles correspondent à la survenue d'une chorée dans les semaines suivant une angine streptococcique non traitée par antibiotique : rechercher les anticorps anti-streptolysine O et anti-streptodornase).

f. Inflammatoires

Lupus (parfois responsable de l'**hémichorée lupique**), syndrome des antiphospholipides (doser les anticorps antiphospholipides, les anticorps antinucléaires), thyroïdite d'Hashimoto (doser la TSH et les anticorps anti-TPO).

g. De causes paranéoplasiques

Rechercher les anticorps anti-neurones et un cancer.

C. Dystonie

A Contractions musculaires involontaires, prolongées, responsables d'une posture anormale et/ou de mouvements répétitifs, aggravées par les mouvements au voisinage de la zone atteinte et stéréotypées. Il peut donc s'agir d'une posture et/ou d'un mouvement anormal.

- **Dystonie focale** : un segment du corps est atteint (vidéo 17.15) :
  - torticolis spasmodique, aussi appelé dystonie cervicale, caractérisé par une torsion du cou (vidéo 17.16) ;
  - blépharospasme lié à une dystonie des muscles orbiculaires des paupières et caractérisé par des occlusions anormales, itératives et prolongées des paupières (vidéo 17.17) ;
  - ces dystonies focales peuvent être traitées par des injections focales de *toxine botulique*.
- **Dystonie de fonction** : la dystonie survient lors d'un geste ou d'une fonction particulière (par exemple, crampe de l'écrivain, crampe du musicien).
- **Hémidystonie** : atteinte d'un hémicorps.
- **Dystonie généralisée** : atteinte d'au moins un membre inférieur et du tronc.

Devant une dystonie, il faut systématiquement rechercher la prise d'antipsychotiques (parfois cachés), faire une enquête familiale (causes héréditaires fréquentes), faire un **bilan cuprique** à la recherche d'une **maladie de Wilson** et une **IRM cérébrale** à la recherche notamment d'une anomalie des ganglions de la base.

B Un traitement par L-dopa doit toujours être tenté car il existe des formes de dystonies sensibles à la L-Dopa. La trihexyphénydile (Artane®) peut être essayée chez les sujets de moins de 60 ans. Les benzodiazépines (clonazépam, Rivotril® ; diazépam, Valium®) ou la tétrabénazine (Xénazine®) peuvent parfois avoir une certaine efficacité.

Dans certaines formes de dystonie généralisée ou de dystonie focale sévère résistante aux injections de toxine botulique, la stimulation électrique chronique à haute fréquence du pallidum interne peut être proposée.

D. Myoclonies

A **Secousses musculaires brusques** prenant leur origine au niveau du système nerveux central (vidéo 17.18). Elles peuvent être segmentaires (focales ou multifocales) ou généralisées, isolées (arythmiques) ou répétitives (rythmiques, pouvant donner l'impression d'un tremblement, mais irrégulier). Ces secousses musculaires sont des myoclonies positives, alors que les myoclonies négatives sont de brusques résolutions du tonus musculaire (comme dans l'astérixis ou *flapping tremor*, cf. vidéo 17.6), souvent observées dans les encéphalopathies métaboliques (notamment hépatiques) ou toxiques. Les myoclonies peuvent être d'origine corticale, sous-corticale (liées à un dysfonctionnement des ganglions de la base), réticulaire pontique ou spinale.

C Des myoclonies peuvent être rencontrées dans les pathologies suivantes :

- **encéphalopathies** métaboliques (hépatique, respiratoire, rénale), toxiques ou infectieuses ;
- pathologies neurodégénératives : toute maladie neurodégénérative peut être accompagnée de myoclonies. Elles sont fréquentes dans l'atrophie multi-systématisée, la dégénérescence corticobasal et la **maladie de Creutzfeldt-Jakob** ;
- **épilepsies** myocloniques ;
- causes **iatrogènes** médicamenteuses (antidépresseurs, inhibiteurs de la recapture de la sérotonine, L-dopa, valproate).

La conduite à tenir devant une myoclonie est complexe, elle dépend des caractéristiques des myoclonies (cf. *infra*) et varie selon que les myoclonies sont au premier plan du tableau (myoclonies iatrogènes) ou plus anecdotiques (en cas d'encéphalopathie, par exemple) avec des signes associés (hyperthermie, épilepsie, démence).

Il convient systématiquement d'envisager une cause toxique, de pratiquer un ionogramme sanguin, bilan hépatique, rénal, ammoniémie, gazométrie artérielle, glycémie, de faire une IRM cérébrale (notamment en cas de myoclonies diffuses, focales ou latéralisées) voire médullaire (myoclonies des membres inférieurs), de discuter un EEG, une ponction lombaire pour étude du LCS en cas d'hyperthermie faisant suspecter une encéphalite ou en cas de suspicion de maladie de Creutzfeldt-Jakob (recherche de protéine 14-3-3 dans le LCS, d'hypersignaux corticaux et des ganglions de la base en IRM de diffusion [figure 17.4] et d'activité périodique à l'EEG).

E. Tic

A **Mouvement soudain, bref, intermittent, stéréotypé sans but** (aspect de « caricature de geste normal »), **répétitif**. Il peut être précédé d'une **sensation prémonitoire** (sensation interne de besoin de bouger précédant le tic) et est **contrôlable** par la volonté pendant quelques minutes au prix d'une tension interne croissante et d'un phénomène de rebond survenant après l'effort de contrôle.

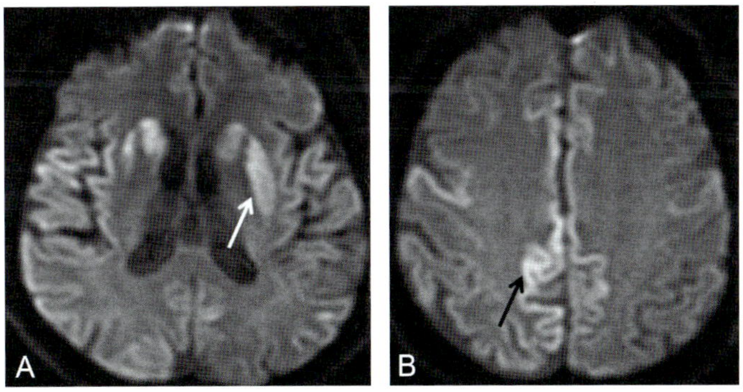

Fig. 17.4. B **Hypersignaux des ganglions de la base et notamment du putamen gauche (flèche blanche), ainsi que du cortex (flèche noire) dans une maladie de Creutzfledt-Jakob (séquence T2/FLAIR).**
(Source : CEN, 2019.)

Le tic peut être simple et ne toucher que quelques muscles (clignement des yeux, secousse de la tête, haussement des épaules, etc.) ou être complexe et correspondre à une séquence motrice élaborée (mettre sa main droite sous l'aisselle gauche et faire une adduction de l'épaule gauche pour écraser la main droite).

Les tics **moteurs** s'opposent aux tics **vocaux** (cri, reniflement, raclement de gorge, expiration forcée, etc.) qui peuvent, rarement, correspondre à des obscénités appelées coprolalie.

Les tics peuvent être bénins et isolés, survenant le plus souvent dans l'enfance et ne pas compromettre l'adaptation socioprofessionnelle, ou correspondre à la maladie de **Gilles de la Tourette** définie par la combinaison de tics moteurs et vocaux simples et complexes présents tous les jours, ayant un retentissement sur le fonctionnement du patient et son adaptation socioprofessionnelle, et parfois associés à des **comorbidités** (troubles obsessionnels compulsifs, dépression, anxiété, syndrome d'hyperactivité avec déficit attentionnel, automutilation ou autisme).

Le diagnostic positif de tic repose sur la **clinique**, de même que le diagnostic de syndrome de Gilles de la Tourette.

C Le traitement du syndrome de Gilles de la Tourette est symptomatique et **multidisciplinaire** et doit être adapté à la gêne. Une abstention thérapeutique peut être proposée quand la gêne causée par les tics est absente ou minime. En cas de gêne modérée à sévère, un traitement par antipsychotique atypique de type aripiprazole (Abilify®) peut être proposé. Un traitement adapté aux comorbidités (antidépresseur, anxiolytique, amphétamine) peut aussi être proposé. Une psychothérapie (notamment une thérapie cognitivo-comportementale) ainsi qu'une prise en charge du retentissement social du trouble et de ses comorbidités sont parfois indispensables.

F. Dyskinésie

B Littéralement, il s'agit d'un mouvement anormal, sans plus de précision. Il peut mêler différentes composantes précédemment citées. Le plus souvent, il s'agit de mouvements choréiques et/ou dystoniques. Le terme de dyskinésie est habituellement réservé :

- soit aux mouvements anormaux involontaires induits par la **L-dopa** dans la maladie de **Parkinson** : dyskinésies de pic de dose (ou de milieu de dose) ou dyskinésies biphasiques (de début ou de fin de dose) ;
- soit aux dyskinésies induites par les **antipsychotiques**, parmi lesquelles on distingue les **dyskinésies aiguës** (dystonie cervicale, crises oculogyres, trismus, plus volontiers chez les sujets jeunes et à traiter par injection d'anticholinergique de type tropatépine, Lepticur®, 10 mg en intramusculaire ou en intraveineuse lente), les **dyskinésies tardives** lors de cures prolongées (**dyskinésies bucco-facio-masticatoires** à l'origine de troubles de la phonation, de la déglutition et d'un mauvais état dentaire) difficiles à traiter, et l'**akathisie** (piétinement incessant).

Points clés

- A Un tremblement de repos est un tremblement parkinsonien, dont la cause la plus fréquente est la maladie de Parkinson (le diagnostic ne nécessite habituellement aucun examen complémentaire).
- Un tremblement d'action, notamment postural, sans autre symptôme associé est le plus souvent un tremblement essentiel mais il convient d'abord d'exclure une hyperthyroidie et une cause iatrogène.
- La présence chronique de tics moteurs et de tics vocaux évoque un syndrome de Gilles de la Tourette et ne justifie pas d'imagerie cérébrale s'il n'y a pas d'autre signe neurologique associé.
- Une imagerie cérébrale est indiquée dans le bilan étiologique des tremblements cérébelleux, des tremblements d'action asymétriques, en cas de tremblement de début brutal et en cas de suspicion de maladie de Wilson.

- B Une imagerie cérébrale et un bilan biologique sont indiqués en cas de chorée, de dystonie (notamment en cas d'hémidystonie) ou de myoclonie d'origine indéterminée.
- A Tout mouvement anormal (notamment un tremblement) apparaissant avant l'âge de 40 ans doit conduire à éliminer une maladie de Wilson (IRM cérébrale, bilan cuprique).
- B L'association de troubles psychiatriques et de mouvements anormaux (en dehors des mouvements anormaux liés à la prise de neuroleptiques) doit conduire à rechercher une maladie de Huntington, une maladie de Wilson, une maladie de Creutzfeldt-Jakob (en cas de début subaigu des symptômes), un lupus et une maladie de Gilles de la Tourette.
- Un conseil génétique doit être systématiquement proposé en cas de diagnostic de maladie de Huntington, pour le patient et pour ses apparentés majeurs à risques asymptomatiques.
- A Face à un mouvement anormal, il faut toujours rechercher des antécédents de mouvements anormaux dans la famille.
- Devant tout mouvement anormal, une cause toxique, notamment médicamenteuse, doit être recherchée.
- Les antipsychotiques (neuroleptiques) peuvent causer tout type de mouvement anormal à l'exception d'une ataxie et d'un tremblement cérébelleux.
- B Une chorée peut révéler une maladie auto-immune, notamment un syndrome des anticorps antiphospholipides ou un lupus érythémateux disséminé (doser les anticorps antinucléaires, antiphospholipides...), une grossesse (doser les β-HCG) ou une hyperthyroïdie (doser la TSH).
- Associées à des troubles de la vigilance ou à une confusion, les myoclonies doivent conduire à rechercher en priorité une encéphalopathie métabolique, toxique ou infectieuse.
- Le DaTSCAN® est justifié pour différencier un tremblement essentiel d'un tremblement lié à une maladie de Parkinson ou pour différencier une maladie de Parkinson d'un syndrome parkinsonien lié aux neuroleptiques. Le DatSCAN® est normal dans le tremblement essentiel et dans le tremblement parkinsonien lié au neuroleptique.

Réflexes transversalité

- C Item 106 – Maladie de Parkinson (chapitre 16).
- Item 109 – Troubles de la marche et de l'équilibre (chapitre 19).
- Item 108 – Confusion, démences (chapitre 18).
- Item 325 – Identification et gestion des risques liés aux médicaments et aux biomatériaux, risque iatrogène, erreur médicamenteuse.
- Item 337 – Principales intoxications aiguës.

Compléments en ligne

Des compléments numériques sont associés à cet ouvrage. Ils sont indiqués dans la marge par des pictogrammes qui renvoient vers les vidéos ou enregistrements sonores.

Pour accéder à ces compléments, connectez-vous sur www.em-consulte.com/complement/477437 et suivez les instructions pour activer votre accès.

Vidéo 17.1. **Tremblement de repos.**

Vidéo 17.2. **Marche et tremblement.**

Vidéo 17.3. **Syndrome parkinsonien modéré.**

Vidéo 17.4. **Micrographie.**

Vidéo 17.5. Tremblement d'attitude et d'action.

Vidéo 17.6. *Flapping tremor* (myoclonies rythmées).

Vidéo 17.7. Tremblement de la tête.

Vidéo 17.8. Dysarthrie et hypermétrie.

Vidéo 17.9. Hypermétrie.

Vidéo 17.10. Asynergie.

Vidéo 17.11. Ataxie et dysarthrie cérébelleuses.

Vidéo 17.12. Forme modérée de syndrome cérébelleux.

Vidéo 17.13. Chorée.

Vidéo 17.14. Hémiballisme.

Vidéo 17.15. Dystonie du pied.

Vidéo 17.16. Dystonie du cou (torticolis spasmodique).

Vidéo 17.17. Dystonie de la face (blépharospasme).

Vidéo 17.18. Myoclonies.

Site internet

Vidéothèque du Collège des enseignants de neurologie.

CHAPITRE

18

Items 108, 132, 343 – Confusion, troubles cognitifs et démence

Objectifs pédagogiques

Item 108. Confusion, démences

- Diagnostiquer un syndrome confusionnel, savoir évoquer un hématome sous-dural chronique.
- Diagnostiquer un syndrome démentiel, une maladie d'Alzheimer.
- Diagnostiquer un syndrome confusionnel chez le sujet âgé.

Item 132. Troubles cognitifs du sujet âgé

- Orientation diagnostique devant des troubles cognitifs du sujet âgé et principales causes.
- Connaître les principes de la prise en charge médicale et psychosociale d'un patient avec troubles neurocognitifs.
- Argumenter l'attitude thérapeutique et planifier le suivi du patient en abordant les problématiques techniques, relationnelles, éthiques, organisationnelles consécutives à l'évolution de la maladie.

Item 343. État confusionnel et trouble de conscience chez l'adulte et chez l'enfant

- Diagnostiquer un état confusionnel et un trouble de la conscience.
- Identifier les situations d'urgence et planifier leur prise en charge préhospitalière et hospitalière.

Hiérarchisation des connaissances

Item 108 – Confusion, démences			
Rang	**Rubrique**	**Intitulé**	**Descriptif**
B	Éléments physiopathologiques	Comprendre le mécanisme physiopathologique de la confusion mentale	
A	Définition	Connaître la définition d'une confusion et d'une démence	Description des principaux symptômes
A	Étiologies	Connaître les principales causes neurologiques de confusion mentale	Méningites, tumeurs, traumatismes, accident vasculaire cérébral, épilepsie
A	Étiologies	Connaître les principales causes non neurologiques de confusion mentale	Toxiques, métaboliques, infectieuses

Item 108 – *Confusion, démences*

Rang	Rubrique	Intitulé	Descriptif
A	Diagnostic positif	Savoir rechercher les causes de la confusion mentale	Démarche clinique : conduire l'examen clinique, décider de l'indication éventuelle d'une PL ou d'un scanner cérébral
A	Prise en charge	Connaître les principes de la prise en charge thérapeutique d'un patient confus	Faire les prescriptions d'urgence et traitement de la cause
B	Éléments physio-pathologiques	Connaître les principales lésions de la maladie d'Alzheimer (MA)	Perte des neurones, accumulation protéine amyloïde, accumulation protéine tau
A	Diagnostic positif	Connaître les manifestations cliniques de la MA aux différentes phases	Phases prodromale, démentielle et de démence sévère
A	Diagnostic positif	Connaître le profil des troubles de la mémoire de la MA	Trouble de la consolidation en mémoire épisodique
A	Diagnostic positif	Connaître les principaux diagnostics différentiels de la MA	Confusion, causes fonctionnelles, causes organiques curables
A	Prise en charge	Connaître les principes de prise en charge non médicamenteuse de la MA, y compris l'aide des réseaux ville-hôpital	Aides humaines et financières, hygiène de vie, iatrogénie
B	Éléments physio-pathologiques	Préciser les principes du raisonnement topographique devant un syndrome démentiel	Attention, fonctions d'intégration perceptive, mémoire et fonctions exécutives
B	Examens complémentaires	Connaître les indications et les objectifs d'imagerie devant une démence ou une confusion	Démence : IRM cérébrale, à défaut TDM
B	Examens complémentaires	Connaître la sémiologie en imagerie de l'hématome sous-dural (HSD) chronique	Collection extraparenchymateuse à contenu liquidien, parfois associée à un saignement récent, habituellement en forme de « croissant », limitée par les sinus duraux, et assez souvent bilatérale
A	Contenu multimédia	Exemple HSD chronique TDM	
B	Examens complémentaires	Connaître la sémiologie en imagerie de l'hydrocéphalie chronique de l'adulte	
B	Examens complémentaires	Connaître les indications des examens de médecine nucléaire dans les démences	Scintigraphie de perfusion cérébrale, scintigraphie des transporteurs de la dopamine, TEP au 18FDG

Item 132 – *Troubles cognitifs du sujet âgé*

Rang	Rubrique	Intitulé	Descriptif
A	Définition	Définition trouble neuro-cognitif	Définition du DSM-5
A	Diagnostic positif	Maladie d'Alzheimer	Connaître les éléments cliniques positifs qui permettent de poser le diagnostic

Item 132 – Troubles cognitifs du sujet âgé

Rang	Rubrique	Intitulé	Descriptif
A	Diagnostic positif	Encéphalopathie vasculaire	Connaître les éléments cliniques positifs qui permettent de poser le diagnostic
B	Diagnostic positif	Maladie à corps de Lewy	Connaître les éléments cliniques positifs qui permettent de poser le diagnostic
A	Diagnostic positif	Diagnostic différentiel de la maladie d'Alzheimer et des maladies apparentées	Connaître les maladies curables pouvant induire un trouble neuro-cognitif
A	Étiologies	Connaître les causes principales d'un trouble neuro-cognitif	
A	Examens complémentaires	Connaître les outils de repérage d'un trouble neuro-cognitif	Application en médecine générale
A	Examens complémentaires	Connaître les examens de biologie à pratiquer devant un trouble neuro-cognitif	Application des critères HAS 2011
A	Prise en charge	Prise en charge médicale d'un patient avec trouble neuro-cognitif	Connaître les grandes lignes de la prise en charge médicale
A	Prise en charge	Prise en charge psychosociale d'un patient avec trouble neuro-cognitif	Connaître les grandes lignes de la prise en charge psychosociale
B	Diagnostic positif	Symptômes psychologiques et comportementaux des démences	Savoir identifier les principaux troubles du comportement associés aux maladies responsables d'un trouble neuro-cognitif
B	Prise en charge	Démarche thérapeutique devant une agitation ou une agressivité dans un contexte de trouble neuro-cognitif	Connaître les grands principes de la prise en charge hiérarchisée, médico-psychosociale et médicamenteuse (cf. item 347)
B	Éléments physiopathologiques	Maladie d'Alzheimer	Connaître les grandes lignes de la physiopathologie de la maladie d'Alzheimer
B	Diagnostic positif	Dégénérescence lobaire fronto-temporale	Connaître les éléments cliniques positifs qui permettent de poser le diagnostic
B	Examens complémentaires	Connaître les grandes lignes des résultats attendus de l'IRM devant un trouble neuro-cognitif	Application des critères HAS 2011
B	Contenu multimédia	Exemple HSD chronique TDM (déjà dans item 108)	

Item 343 – État confusionnel et trouble de conscience chez l'adulte et chez l'enfant

Rang	Rubrique	Intitulé	Descriptif
A	Définition	Définition du syndrome confusionnel	Description des principaux symptômes
B	Prévalence, épidémiologie	Prévalences du syndrome confusionnel dans la population générale, aux urgences et dans différents milieux hospitaliers	
A	Diagnostic positif	Diagnostic clinique du syndrome confusionnel chez l'adulte et particularités chez l'enfant	

Item 343 – État confusionnel et trouble de conscience chez l'adulte et chez l'enfant			
Rang	**Rubrique**	**Intitulé**	**Descriptif**
A	Diagnostic positif	Connaître les trois formes cliniques du syndrome confusionnel	Forme confuso-onirique, forme stuporeuse, forme mixte
B	Diagnostic positif	Connaître le principal outil de dépistage clinique	Confusion Assessment Method (CAM)
A	Identifier une urgence	Connaître les situations nécessitant une prise en charge en urgence	Engagement, palu grave...
A	Étiologies	Connaître les principales étiologies et les principaux facteurs de risque du syndrome confusionnel chez l'adulte et chez l'enfant	Causes toxiques, métaboliques, neurologiques, infections bactériennes, virales ou parasitaires, rétention d'urine, fécalome (savoir rechercher une cause médicamenteuse, principale étiologie du syndrome confusionnel)
A	Examens complémentaires	Connaître le bilan biologique de première intention devant un syndrome confusionnel	Ionogramme sanguin, calcémie
B	Examens complémentaires	Connaître les indications des examens d'imagerie devant un état confusionnel et/ou un trouble de la conscience chez l'enfant et chez l'adulte	Scanner ou IRM
A	Prise en charge	Connaître les grands principes de la prise en charge d'un syndrome confusionnel chez l'adulte et chez l'enfant selon l'étiologie	Y compris prise en charge préhospitalière

I. Pour comprendre

- A **Un trouble neurocognitif (TNC) est une réduction acquise, significative et évolutive des capacités dans un ou plusieurs domaines cognitifs**. Ce déclin cognitif est persistant, non expliqué par une dépression ou des troubles psychotiques, souvent associé à un changement de comportement, de personnalité.
- **La démence** ou **TNC majeur** est un **syndrome** défini par la présence simultanée des deux critères suivants :
  - **altération durable et acquise d'une ou plusieurs fonctions cognitives** (ou fonctions intellectuelles : mémoire, attention, langage, gnosies, praxies, raisonnement, jugement, etc.) **et/ou comportementales** (personnalité, affects, régulation des conduites sociales, etc.) ;
  - les troubles ci-dessus sont suffisamment sévères pour entraîner, indépendamment des autres atteintes (de la motricité, par exemple), une **altération de l'autonomie dans la vie quotidienne**.
- Ce qui n'est **pas** une démence :
  - les affections de début brusque à leur phase aiguë : un accident vasculaire, une encéphalopathie de Gayet-Wernicke (encéphalopathie aiguë carentielle), une méningo-encéphalite herpétique, etc. ;

- l'état confusionnel : début brusque, atteinte globale des fonctions cognitives, troubles de la vigilance, de physiopathologie différente ;
- les troubles cognitivo-comportementaux innés (retard mental, troubles du développement).

- Il existe une gradation de la sévérité de la démence en fonction de son retentissement dans la vie quotidienne (légère, modérée et sévère).
- **Les causes des démences sont dominées par les maladies neurodégénératives** (70 à 90 % des démences) et **surtout par la maladie d'Alzheimer** (plus de 70 % des démences neurodégénératives).
- **B** Les démences dégénératives sont des démences dont la cause n'est pas directement reliée à un mécanisme carentiel, métabolique, vasculaire, inflammatoire, tumoral, infectieux, toxique ou traumatique.
- La neurodégénérescence est un processus conduisant à la perte lente mais inexorable des cellules nerveuses. Il ne faut pas confondre la neurodégénérescence pathologique avec le vieillissement normal.
- La première étape du diagnostic des démences repose sur le principe d'un **regroupement des signes et symptômes en syndrome** puis sur une **interprétation topographique du syndrome**, qui conditionne souvent le diagnostic étiologique. Il est donc indispensable d'avoir au minimum une représentation schématique des grandes fonctions cérébrales et de disposer de quelques outils cliniques de base permettant de tester ces grandes fonctions (cf. annexes 18.1, 18.2 et 18.3).
- Le vieillissement normal peut entraîner un TNC n'entravant pas l'autonomie et touchant ce que l'on appelle les fonctions exécutives (cf. annexe 18.1). Il s'agit principalement d'un léger trouble de la flexibilité de la pensée, d'une réduction de la vitesse de traitement des informations et d'une diminution des capacités d'attention divisée. La modestie de ces troubles et leur nature les distinguent des troubles cognitifs pathologiques associés aux maladies neurologiques. En outre, les résultats des tests psychométriques rendus au clinicien sont ajustés à l'âge et au niveau d'éducation.

La maladie d'Alzheimer étant de loin la cause la plus fréquente des démences du sujet âgé (mais aussi la plus fréquente de toutes les démences), elle constitue dans ce chapitre le modèle de description du syndrome démentiel.

II. Maladie d'Alzheimer

A. Pour comprendre

- La maladie d'Alzheimer est un enjeu majeur de santé publique[7] car :
  - elle touche environ un million de personnes en France ; c'est la première cause de démence ;
  - sa prévalence est liée à l'âge et est en augmentation régulière ; elle touche 2 à 4 % de la population après 65 ans et atteint 15 % à 80 ans ;
  - sa morbidité est majeure (perte d'autonomie pour le patient, souffrance pour les aidants) ;
  - son coût socio-économique est massif (soins chroniques très coûteux au domicile ou en institution).

[7] La mise en place de trois plans nationaux « Alzheimer » (2001-2012) par le gouvernement français, pour développer la recherche et mieux prendre en charge les patients, témoigne de l'importance sociétale de ce problème.

- **La cause de la maladie d'Alzheimer n'est pas identifiée,** mais la cascade biologique conduisant à la mort progressive des neurones est de mieux en mieux connue (cf. figure 18.8 de l'annexe 18.4).
- Les facteurs de risque ne sont pas identifiés dans leur ensemble :
  - certains sont génétiques (par exemple, le portage de l'homozygotie pour l'allèle ε4 de l'apolipoprotéine E);
  - certains sont environnementaux ou liés au mode de vie (par exemple, les facteurs de risque cérébrovasculaire et le faible niveau d'éducation).
- Trois grandes anomalies biologiques[8] caractérisent l'affection :
  - **l'accumulation anormale de protéines β-amyloïdes (Aβ-42) en amas extracellulaires** (« plaques amyloïdes » ou « plaques séniles »). Celles-ci sont surtout présentes dans les cortex cérébraux associatifs (cortex préfrontaux, pariétaux et temporaux) et épargnent relativement le cortex visuel primaire (lobes occipitaux) et le cortex moteur (frontale ascendante);
  - **l'accumulation anormale dans les prolongements neuronaux de protéine TAU anormalement phosphorylée formant les dégénérescences neurofibrillaires** (DNF); ces DNF sont trouvées en grande quantité dans les régions temporales internes (hippocampes en particulier);
  - **la perte des neurones** dont les prolongements ont préalablement été le siège des DNF. Cette perte cellulaire, lorsqu'elle est massive, conduit à l'atrophie des régions affectées.

B. Comment faire le diagnostic de la maladie d'Alzheimer ?

- Ⓐ Il s'agit d'une démarche diagnostique reposant certes sur la présence d'arguments négatifs, mais aussi et surtout sur le recueil d'arguments positifs.
- Le diagnostic du vivant du patient est un diagnostic de probabilité. Le diagnostic de certitude repose sur la neuropathologie (*post mortem*).
- La probabilité de porter un bon diagnostic repose sur le faisceau d'arguments associant les signes positifs et les signes négatifs. Plus la concordance des arguments est importante, plus la probabilité du diagnostic est élevée.
- Le diagnostic repose sur cinq types d'arguments[9] :

1. Arguments positifs cliniques : le profil des troubles cognitifs.
2. Arguments de neuro-imagerie négatifs (pas d'autres lésions) et positifs (atrophie hippocampique).
3. Arguments négatifs par la pratique d'un **bilan biologique plasmatique**, servant à éliminer des diagnostics différentiels, en particulier de démences dites curables.
4. Arguments positifs d'imagerie métabolique (hypométabolisme et/ou hypoperfusion des cortex associatifs).
5. Arguments positifs par **dosage des biomarqueurs** de la pathologie Alzheimer dans le LCS (profil caractéristique des taux intrathécaux des protéines TAU phosphorylée et β-amyloïde 42 [$A\beta_{1-42}$], cf. *infra*).

---

8 Les protéines β-amyloïdes et TAU hyperphosphorylées sont des protéines anormales, résultant de dysfonctions de voies de régulation de protéines constituantes des neurones. Par exemple, la protéine TAU (normalement phosphorylée) est une protéine nécessaire à la charpente microtubulaire des prolongements neuronaux. Elle participe aux transferts moléculaires du corps du neurone vers la synapse.

9 Le diagnostic génétique moléculaire est un sixième argument. Il permet de faire un diagnostic de certitude de maladie d'Alzheimer dans les très rares formes génétiques de la maladie (moins de 1 % des patients). En effet, dans ces cas, la maladie d'Alzheimer est due à une mutation monogénique, de transmission autosomique dominante. Toutefois, ces formes génétiques se distinguent des autres par le début jeune (avant 60 ans, voire bien plus tôt) et par l'existence d'autres signes neurologiques. Elles ne doivent être évoquées que lorsqu'il existe des antécédents de démence du sujet jeune dans au moins deux générations successives.

- Dans l'immense majorité des cas, l'association examen clinique (incluant le bilan précis des fonctions cognitives) + imagerie cérébrale par IRM + bilan biologique suffit à obtenir un diagnostic de haute probabilité (cf. figure 18.3). Le recours à l'imagerie métabolique et au dosage des biomarqueurs du LCS n'est actuellement pas systématique.

1. Histoire naturelle

Il faut distinguer trois phases évolutives (figure 18.1) :

- la phase prédémentielle ou prodromale ; c'est le début de la phase symptomatique ;
- la phase d'état ou de démence (légère à sévère) ;
- la phase de démence très sévère.

a. Phase « prédémentielle » ou « prodromale »

- À cette phase de la maladie, les patients sont autonomes pour la plupart des gestes de la vie quotidienne.
- L'anomalie la plus fréquemment retrouvée est un trouble de la consolidation en mémoire épisodique :
  - il est le reflet clinique de l'atteinte sévère des régions temporales internes (hippocampes et cortex adjacents) (cf. annexe 18.1) ;
  - **la plainte mnésique est, de loin, le symptôme conduisant le plus fréquemment à évoquer le diagnostic**. Il s'agit d'un **oubli à mesure** (par exemple, le patient fait répéter plusieurs fois la même chose) témoignant de l'incapacité à former un souvenir durable à partir d'un événement vécu. Il n'est pas rare que le patient minimise la plainte (anosognosie), alors que l'entourage s'en inquiète.
- À l'épreuve des cinq mots (cf. annexe 18.2), les patients présentant un trouble de la consolidation en mémoire épisodique ne sont pas capables de donner les cinq mots après un délai de quelques minutes. Surtout, ils ne sont pas aidés par les indices de catégorie proposés par l'examinateur. Cela suggère qu'ils n'ont pas enregistré les mots.
- L'évaluation de la mémoire par un neuropsychologue complète le bilan, en confirmant par un test de mémoire (le plus utilisé est le « Rappel libre/rappel indicé à 16 items ») l'effondrement des capacités à rappeler des informations (par exemple, des mots à mémoriser), et en confirmant le trouble de la consolidation (par exemple, pour les mots, par la faiblesse de

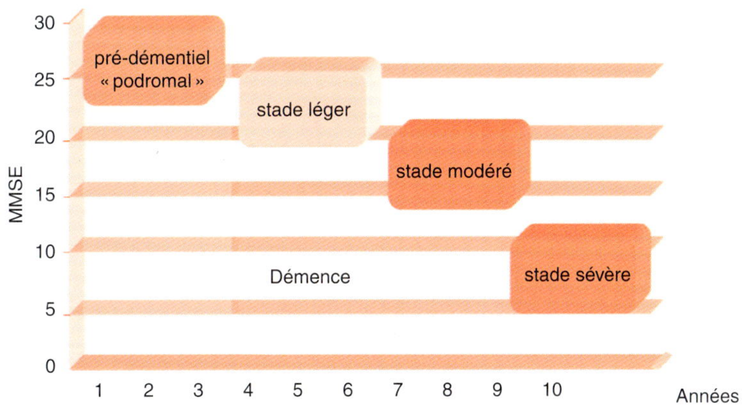

Fig. 18.1. Ⓐ **Histoire naturelle de la maladie d'Alzheimer symptomatique.**
MMSE, *Mini Mental State Examination.*
NB : Le test MMSE (*Mini Mental State Examination*) permet d'effectuer un examen cognitif global et, en cas de démence, donne une indication sur sa sévérité ; il ne permet pas de poser un diagnostic étiologique.
(Source : CEN, 2019.)

l'aide normalement pourvue par les indices de catégorie). La répétition des phases de rappel n'améliore pas la restitution. Les patients introduisent dans la liste des mots à rappeler des mots ne faisant pas partie de la liste à mémoriser (« intrusions »).

- Ce profil de troubles de la mémoire s'oppose à d'autres types de déficits de mémoire secondaires aux troubles de l'attention ou des fonctions exécutives, qui altèrent la qualité de l'enregistrement ou de la récupération des informations (mais pas directement la consolidation). Dans ce cas, les sujets ont des difficultés à restituer spontanément une liste de mots (par exemple, les cinq mots), mais ils sont significativement aidés par les indices. On observe notamment ce profil dans les situations fonctionnelles suivantes : dépression, troubles du sommeil, anxiété, prise excessive de psychotropes.

b. Phase démentielle

- L'autonomie est significativement altérée pour les activités dites instrumentales de la vie quotidienne (aptitudes à utiliser le téléphone, à utiliser les moyens de transport, à gérer la prise de médicaments, à manipuler l'argent).
- Outre les troubles de la mémoire, il existe une atteinte plus ou moins sévère des autres fonctions cognitives : syndrome dit « aphaso-apraxo-agnosique » et atteinte des fonctions exécutives.
- Ces nouvelles atteintes cognitives reflètent l'extension des lésions aux régions corticales associatives (cortex préfrontal, pariétal et temporal externe).

c. Phase très avancée de la maladie (démence sévère)

- La perte de l'autonomie est totale du fait d'une atteinte des activités de base de la vie quotidienne (toilette, habillage, locomotion, alimentation). Souvent, les patients sont en institution. Cette phase précède la fin de vie et survient en moyenne 7 à 8 ans après la détection des premiers symptômes de la maladie.
- Outre les troubles touchant l'ensemble des fonctions cognitives (et pouvant aller jusqu'à la non-reconnaissance des proches), il peut exister des **troubles psychologiques et des troubles du comportement** (agitation ou apathie, hallucinations, troubles délirants, déambulation, troubles du sommeil et de l'appétit, troubles du contrôle des sphincters), des troubles du rythme veille-sommeil, des signes de dénutrition et d'autres troubles d'origine neurologique (troubles de la marche et de la posture avec chutes, épilepsie, myoclonies).
- Le décès survient par une complication générale due à l'état grabataire (surinfection bronchique, suite d'une chute avec alitement prolongé…) ou par mort subite.

2. *Arguments diagnostiques*

a. Arguments négatifs et positifs et de neuro-imagerie

La pratique d'une **IRM cérébrale** est indispensable au diagnostic d'un TNC et donc à celui de la maladie d'Alzheimer. En cas de contre-indication, une TDM cérébrale sera réalisée.

Les objectifs sont d'éliminer une cause non dégénérative et de rechercher une atrophie cérébrale, en particulier des hippocampes.

Il s'agit :

- d'éliminer un processus expansif intracrânien (tumeur intra- ou extracérébrale, hématome sous-dural…) ou une hydrocéphalie ;

- de détecter des lésions vasculaires ischémiques et hémorragiques (séquences utiles : T2/FLAIR et T2 en écho de gradient, respectivement) ;
- d'évaluer visuellement l'atrophie des hippocampes (séquence utile : T1 coronal avec un plan de coupes perpendiculaire au grand axe de l'hippocampe) (figure 18.2). Pour cela, il est possible de s'aider de l'échelle d'évaluation de l'atrophie des hippocampes de Scheltens (figure 18.3). Toutefois, c'est une mesure subjective qui dépend de l'expérience du clinicien.

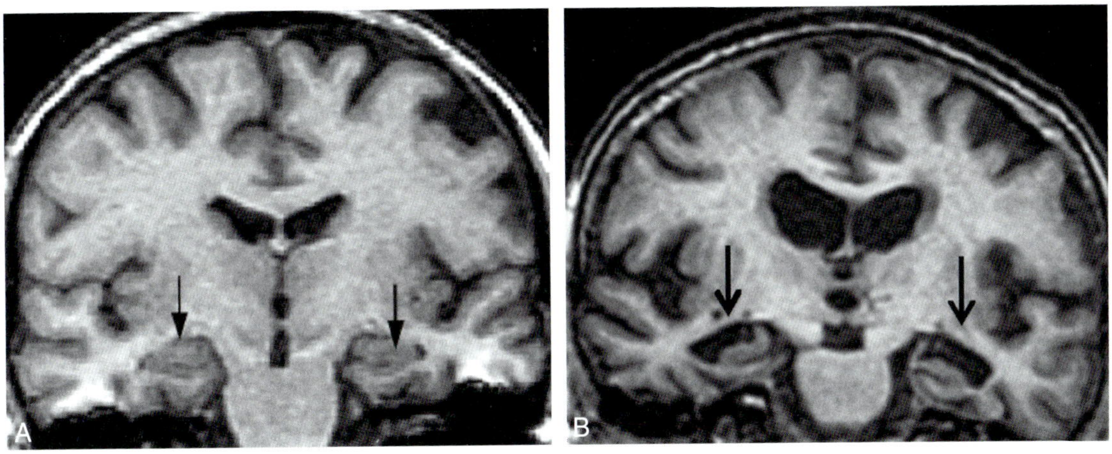

Fig. 18.2. Ⓐ IRM cérébrale pour le diagnostic positif de la maladie d'Alzheimer.
IRM en séquence pondérée T1. Les flèches localisent les hippocampes. Coupes coronales passant par le grand axe de l'hippocampe.
A. Cerveau sain, pas d'atrophie des hippocampes. B. Patient Alzheimer : atrophie hippocampique bilatérale. (Source : CEN, 2019.)

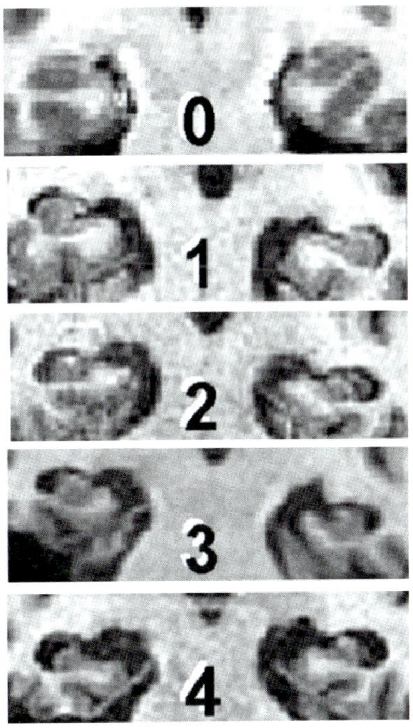

Fig. 18.3. Ⓐ Échelle de Scheltens.
Elle est graduée de 0 à 4. 0 : Pas d'atrophie ; 1 : Atrophie possible ; 2 : Atrophie discrète ; 3 : Atrophie modérée ; 4 : Atrophie sévère. (Source : CEN, 2019.)

b. Arguments négatifs par la pratique d'un bilan biologique plasmatique[10]

- Le bilan minimal comprend : NFS-plaquettes, VS, ionogramme plasmatique, calcémie, albuminémie, fonction rénale (créatinine et sa clairance), CRP, TSHus et glycémie à jeun.
- La HAS recommande d'ajouter selon le contexte : fonction hépatique (transaminases, gamma GT) et vitamine B12-folates (ces deux examens seront en pratique assez systématiques), les sérologies syphilitique, Lyme et VIH étant réservées à des cas particuliers.

c. Arguments positifs d'imagerie métabolique

B La scintigraphie de perfusion peut mettre en évidence une hypoperfusion des régions corticales associatives et temporales internes. La tomographie par émission de positrons (TEP) détermine le métabolisme cérébral par un radiomarquage fluoré du déoxyglucose (TEP-FDG), qui peut mettre en évidence un hypométabolisme de ces mêmes régions.

d. Arguments positifs par dosage des biomarqueurs dans le LCS de la pathologie Alzheimer

- A Dosage dans le LCS des taux de la protéine β-amyloïde (Aβ-42) et de la protéine TAU hyperphosphorylée (TAU-p).
- Le profil typique est :
  - une **baisse d'Aβ1-42 absolue ou relative (évaluée par le ratio d'Aβ1-42/Aβ1-40),** témoignant probablement de la séquestration de cette protéine dans le cerveau au sein des plaques séniles ;
  - *et* : une **augmentation de TAU-p**, témoignant du largage vers le compartiment extracellulaire de cette protéine lors de la mort neuronale.

Pour en savoir plus

- C Il arrive qu'il y ait une dissociation (l'une des deux protéines est anormalement exprimée dans le LCS, tandis que l'autre est en quantité normale). Dans ce cas, l'interprétation de ce profil est plus difficile car la spécificité est plus faible (en particulier, quand **Aβ1-42** est basse mais que TAU-p est normale).
- En 2018, les critères de la National Aging and Alzheimer's Association (NIA/AA) ont établi un cadre diagnostique purement biologique de la maladie d'Alzheimer, fondé sur les biomarqueurs de pathologie amyloïde et tau. Ces critères de recherche qui ouvrent la voie à un diagnostic préclinique (avant même les premiers symptômes) de maladie d'Alzheimer n'ont pas vocation à être utilisés en routine clinique. Le diagnostic est basé sur l'évaluation des statuts :
  - A : présence de pathologie amyloïde évaluée par TEP amyloïde (non disponibles en routine clinique en France) ou par le dosage du peptide **Aβ1-42 ou le ratio** ;
  - T : présence de tauopathie évaluée sur TEP tau (non disponible en France) ou élévation de TAU-p à l'examen du LCR ;
  - N : présence de signes de neurodégénérescence définis par une atrophie à l'IRM cérébrale, élévation de la protéine tau totale sur l'examen du LCS, hypométabolisme focal au TEP-FDG ;
  - La maladie d'Alzheimer est définie par le statut A+T+ (présence d'une pathologie amyloïde et tau) indépendamment de la présence de stigmates de neurodégénérence (N+/-).

---

[10] Dans le but de rechercher une comorbidité associée, la HAS recommande de pratiquer aussi une albuminémie et une créatininémie avec calcul de la clairance selon la formule de Cockroft et Gault (HAS, *Maladie d'Alzheimer et maladies apparentées : diagnostic et prise en charge*, décembre 2011).

Ⓐ En pratique clinique, devant une plainte mnésique, le diagnostic se fait par l'évaluation neuropsychologique, une IRM cérébrale et le bilan biologique plasmatique. L'examen du LCS et la scintigraphie de perfusion/TEP-FDG sont proposés dans les formes de diagnostic difficile (patients vus au stade débutant de TNC mineur, profil clinique atypique et/ou démence à début précoce) (figure 18.4).

C. Diagnostic différentiel

1. Confusion mentale

Attention

Chez le sujet âgé, l'état confusionnel peut être un mode de découverte d'une démence ou émailler le cours évolutif de celle-ci (cf. « III. État confusionnel »). La confusion n'élimine donc pas la démence. Au contraire, elle doit la faire rechercher à distance (6 mois plus tard) par la réalisation d'un bilan clinique incluant une évaluation des fonctions cognitives.

2. Causes fonctionnelles de TNC

- La dépression, les troubles du sommeil (insomnie et apnées du sommeil), l'anxiété chronique, la prise de psychotropes (benzodiazépines, antidépresseurs, hypnotiques, etc.) peuvent donner des troubles de l'attention et des fonctions exécutives retentissant sur le fonctionnement de la mémoire (« pseudo-amnésie »).
- Si les troubles cognitifs apparaissent dans un contexte de dépression, proposer un traitement d'épreuve par antidépresseurs, à dose pleine, pendant une période minimale de 3 mois.

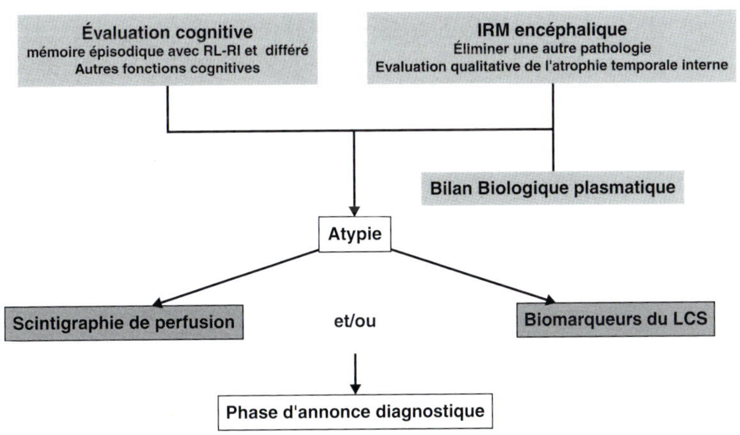

Fig. 18.4. Ⓒ **Algorithme décisionnel devant un trouble progressif et isolé de la mémoire (ou des autres fonctions intellectuelles).**
RL-RI, rappel libre-rappel indicé ; PET, tomographie par émission de positons ; FDG, fluoro-déoxyglucose. (Source : CEN, 2019.)

3. Causes organiques

a. « Démences » secondaires et éventuellement curables

- L'hypothyroïdie, la carence en vitamine B12 et/ou en folate, la syphilis, l'évolution d'une infection par le VIH, certaines tumeurs cérébrales (méningiomes frontaux).
- L'hydrocéphalie à pression « normale » : B elle se manifeste par des troubles de la marche (à petits pas), des troubles cognitifs, surtout de type frontal avec apathie, et des troubles du contrôle urinaire. Les troubles cognitifs sont quelquefois suffisamment sévères pour entraîner une démence et/ou des épisodes de confusion. Le scanner cérébral et l'IRM du cerveau montrent une dilatation tétraventriculaire sans effet de masse et avec une suffusion de liquide dans le parenchyme périventriculaire (résorption transépendymaire) entraînant des anomalies radiologiques (hypodensité au scanner X et en IRM, hypersignal en pondération T2 de la substance blanche périventriculaire). Un test diagnostique et thérapeutique consiste à effectuer des ponctions lombaires évacuatrices. Le traitement chirurgical par dérivation ventriculo-péritonéale est proposé quand la probabilité diagnostique est forte.
- A L'hématome sous-dural chronique : il s'agit d'une collection extraparenchymateuse à contenu liquidien, parfois associée à un saignement récent. Il est une cause fréquente de troubles cognitifs (ralentissement psychomoteur, apathie, syndrome frontal, confusion mentale…) chez la personne âgée. Il est souvent détecté à distance d'un traumatisme crânien même léger (et passant quelquefois inaperçu). Il est aussi favorisé par la déshydratation, l'éthylisme chronique et les traitements affectant la coagulation. Le scanner X ou l'IRM du cerveau mettent en évidence une collection liquidienne dans les espaces méningés (entre la dure-mère et l'arachnoïde). Lorsqu'il est chronique, l'hématome sous-dural apparaît le plus souvent hypodense au scanner X cérébral ou associant des zones d'épanchement de sang frais (hyperdenses) et des zones hypodenses. Il est en forme de « croissant » et souvent bilatéral. L'évacuation chirurgicale ou la surveillance simple se discutent au cas par cas (figure 18.5).
- Les lésions vasculaires par atteintes des petites artères (HTA, diabète) comprennent les lacunes, les hypersignaux de la substance blanche, les microsaignements et les petits infarctus sous-corticaux. Leur sommation peut aboutir à un TNC ou à une démence dite « vasculaire » d'apparition insidieuse. La maladie des petites artères est souvent associée à une atteinte neurodégénérative de type Alzheimer, une situation appelée TNC ou démence mixte.

Si le syndrome démentiel évolue rapidement dans un délai inférieur à 1 an, envisager les **encéphalopathies subaiguës** : maladie de Creutzfeldt-Jakob, encéphalite inflammatoire ou auto-immune (incluant les syndromes paranéoplasiques).

b. Autres démences dégénératives

Démence frontale (dégénérescence lobaire frontotemporale, DLFT)

- B À la différence de la maladie d'Alzheimer, qui est une démence par troubles cognitifs, la DLFT est, le plus souvent, une démence par troubles comportementaux.
- Elle est le prototype clinique du syndrome frontal.
- Les symptômes et signes cliniques de la DLFT sont expliqués par le dysfonctionnement du lobe frontal qui a pour principales fonctions de générer des comportements volontaires et adaptés aux besoins de l'individu ou en rapport avec les interactions sociales et de bloquer (ou réguler) les comportements automatiques, pulsionnels ou archaïques.
- Les signes cliniques apparaissent insidieusement, le plus fréquemment entre 50 et 60 ans (en moyenne 10 ans avant ceux de la maladie d'Alzheimer).
- Il s'agit :
  - d'une perte des convenances sociales (familiarité excessive, impudeur, comportements en société non adaptés compte tenu de ce que l'on connaît de la personne et de son milieu social) ;

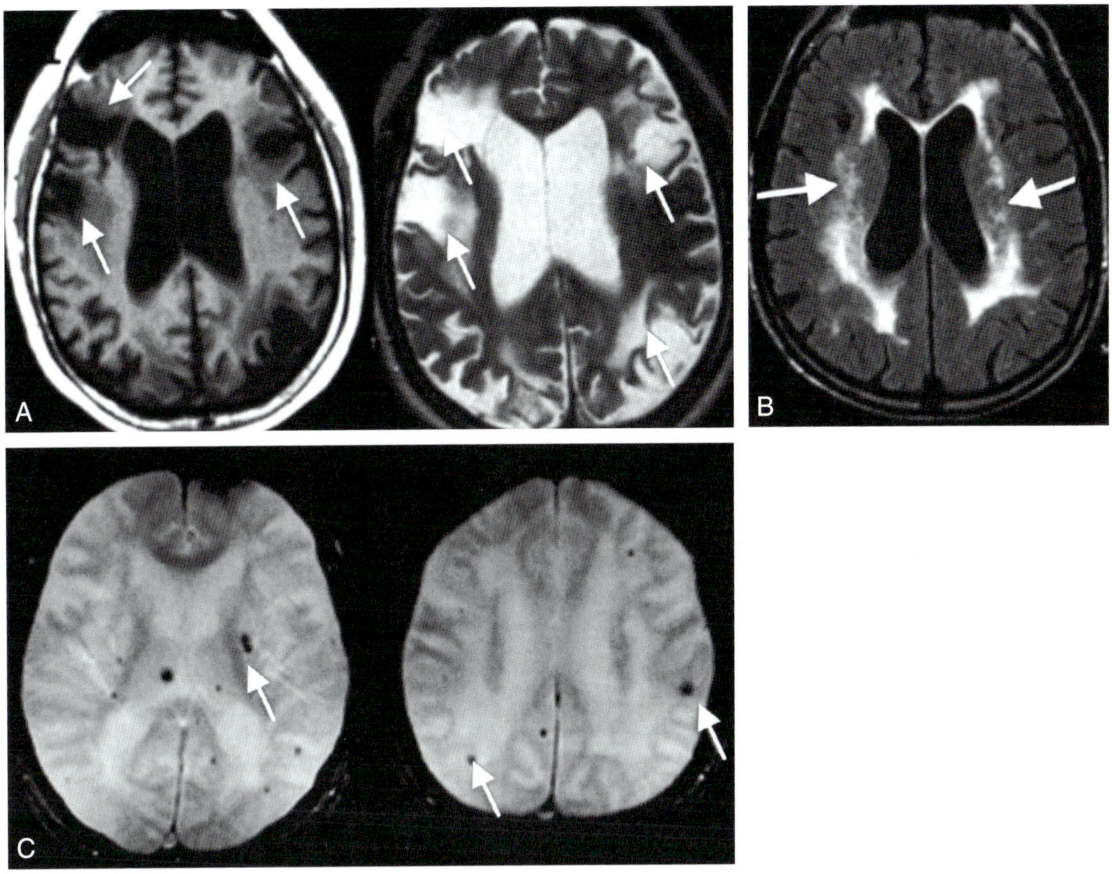

Fig. 18.5. A **Exemples en IRM de lésions vasculaires responsables de troubles cognitifs et de démences.** A. Infarctus corticaux et sous-corticaux multiples (séquences T1 et T2). B. Hypersignaux de la substance blanche sus-tentorielle (séquence T2/FLAIR). C. Microsaignements (séquence T2, écho de gradient). (Source : CEN, 2019.)

  - d'un trouble du contrôle des conduites personnelles (gloutonnerie, diminution de l'hygiène corporelle, baisse du contrôle urinaire, etc.) ;
  - d'une perte de l'intérêt pour les autres (baisse de l'empathie, indifférence affective) ;
  - d'une difficulté par le patient à percevoir et analyser ses symptômes (anosognosie) ;
  - d'une apathie (diminution spontanée de l'initiative et des comportements volontaires).
- À l'examen : signes de désinhibition du comportement, troubles des fonctions exécutives.
- Dans environ 25 à 30 % des cas, il s'agit d'une maladie héréditaire, transmise sur un mode autosomique dominant.

Pour en savoir plus

C Trois anomalies génétiques dominent par leur fréquence : répétition anormale d'un hexanucléotide dans une zone non codante du gène *C9ORF72* ; mutation du gène codant la progranuline ; mutation du gène codant la proteine TAU.

- **B** Il existe plusieurs formes cliniques. La forme la plus fréquente est la forme comportementale (due principalement à une dégénérescence des zones ventrales des lobes frontaux), mais il existe aussi des formes plus rares débutant par des troubles du langage constituant une aphasie primaire progressive.
- L'IRM cérébrale peut montrer une atrophie du cortex frontal et du tissu sous-cortical (entraînant un aspect « ballonisé » des cornes ventriculaires frontales), tandis que la scintigraphie de perfusion et le PET-scan métabolique montrent une hypoperfusion ou un hypométabolisme des régions frontales et temporales (figure 18.6).
- Les autres examens complémentaires (ponction lombaire, bilan biologique) n'apportent pas ou peu de contributions positives, mais permettent d'éliminer une autre cause.
- Il n'y a pas de traitement spécifique à ce jour.

Au total, la DLFT est à évoquer devant des troubles du comportement évoquant un syndrome frontal, évoluant progressivement et isolément, après qu'une cause non dégénérative (tumeur, lésion post-traumatique…) a été écartée avec l'aide de l'imagerie cérébrale.

Maladie à corps de Lewy diffus

- À la différence de la maladie d'Alzheimer, la maladie à corps de Lewy se manifeste le plus souvent par un syndrome parkinsonien et des hallucinations de survenue précoce.
- Les anomalies pathologiques sont celles de la maladie de Parkinson (corps de Lewy et synucléinopathie), à la différence qu'elles siègent de façon plus importante dans les régions associatives du cortex cérébral, alors que dans la maladie de Parkinson ces lésions touchent surtout la profondeur du cerveau. Cette différence de topographie lésionnelle et l'association fréquente à des lésions de maladie d'Alzheimer expliquent la démence.
- L'affection peut se présenter initialement comme une maladie d'Alzheimer ou comme une maladie de Parkinson avec les différences essentielles suivantes :

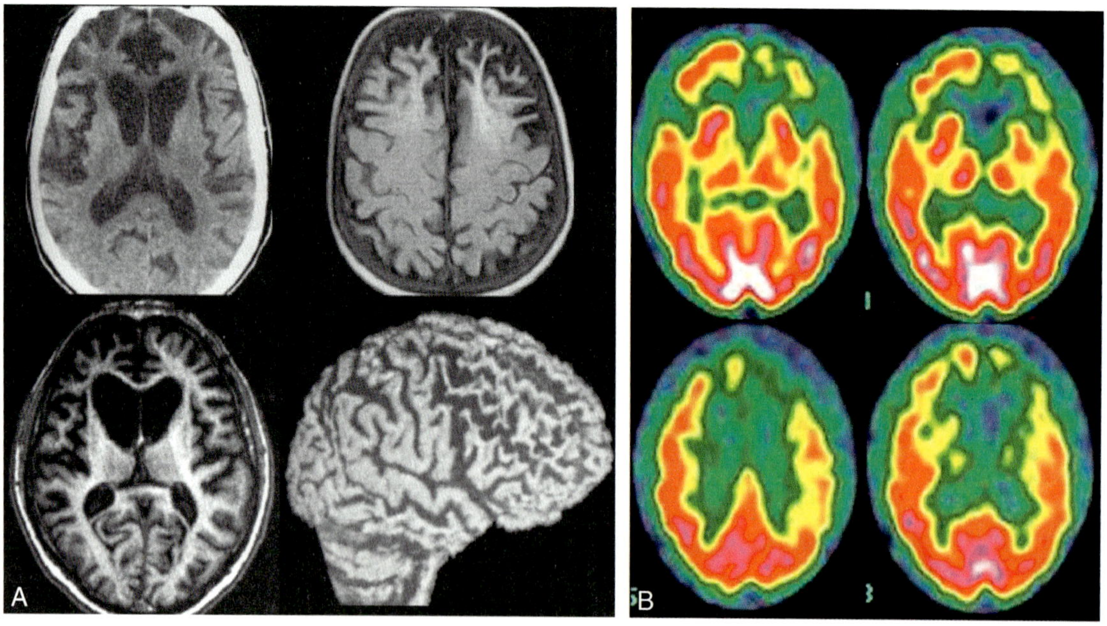

Fig. 18.6. **B** **Démence frontotemporale.**

A. IRM. B. Scintigraphie de perfusion.

L'IRM et la scintigraphie de perfusion montrent une atrophie/hypoperfusion dans les régions frontales, temporales antérieures et cingulaires. Noter, en IRM, l'aspect ballonisé des cornes frontales des ventricules latéraux.

(Source : CEN, 2019.)

- l'existence d'hallucinations visuelles ou auditives et de troubles psychiatriques (dépression sévère, troubles psychotiques), souvent inauguraux ou précoces dans l'évolution de la maladie;
- des fluctuations majeures des performances cognitives évoquant une confusion mentale chronique *a minima*;
- quand le mode d'entrée est celui d'une démence, il faut rechercher un syndrome parkinsonien;
- quand le mode d'entrée est un syndrome parkinsonien, il faut rechercher un syndrome démentiel.

- La prise en charge thérapeutique est souvent un mélange de celles des deux maladies (Alzheimer et Parkinson), en tenant compte de la très mauvaise tolérance des neuroleptiques au cours de la maladie à corps de Lewy diffus.

D. Traitement de la maladie d'Alzheimer

C Le traitement de la maladie d'Alzheimer est actuellement **purement symptomatique**, mais les perspectives futures (essais cliniques) vont dans le sens d'un blocage le plus précoce possible de la cascade biologique conduisant à la mort cellulaire (approche de neuroprotection).

1. Traitement médicamenteux

- Quatre molécules ont reçu l'AMM en France. Trois d'entre elles sont des anticholinestérasiques centraux (ils augmentent la biodisponibilité de l'acétylcholine dans le cerveau) : le donépézil, la rivastigmine et la galantamine, et l'une, la mémantine, est un antagoniste des récepteurs NMDA du glutamate. Ils existent tous sous une forme générique. Ces traitements sont prescrits par voie orale. La rivastigmine existe aussi sous forme de timbres à diffusion transdermique (patch).
- L'indication actuelle se limite aux phases démentielles de la maladie (légère à modérément sévère).
- Les essais thérapeutiques montrent que le déclin cognitif est légèrement moins marqué chez les patients traités. Le traitement améliorerait aussi certains troubles comportementaux (apathie, agitation, hallucinations…).
- Les effets secondaires principaux (anticholinestérasiques) sont des troubles digestifs (nausées, vomissements, diarrhées et perte de poids) et des crampes musculaires.
- En raison de leur activité pharmacologique, les inhibiteurs de la cholinestérase peuvent avoir des effets vagotoniques sur le rythme cardiaque (par exemple, bradycardie), en particulier en cas d'anomalie supraventriculaire (maladie du sinus, bloc sino-auriculaire ou auriculo-ventriculaire), pouvant favoriser la survenue de syncopes et de chutes. Il est impératif de respecter les contre-indications et les précautions d'emploi. Un électrocardiogramme systématique voire, en cas de doute, un avis cardiologique sont nécessaires en cas de prescription. Un suivi attentif, notamment de la fréquence cardiaque, est à effectuer.
- Leur initiation est faite obligatoirement par un neurologue, un psychiatre ou un gériatre.
- Leur efficacité symptomatique, modeste, a été considérée comme insuffisante pour bénéficier de la solidarité nationale par la HAS qui, après une évaluation récente et défavorable de leur rapport efficacité/risque, a recommandé un déremboursement total pour l'ensemble de ces molécules, qui a été appliqué depuis le 1er août 2018. Le traitement peut néanmoins être prescrit dans les conditions rappelées ci-dessus et sera donc à la charge du patient.
- Les autres traitements médicamenteux ont pour but de limiter les troubles comportementaux. Il s'agit de psychotropes (à utiliser avec grande prudence +++).
- Il faut penser à limiter (ou arrêter) les médicaments aggravant potentiellement les troubles cognitifs (psychotropes et en particulier les anticholinergiques).

Une très grande prudence s'impose avec les neuroleptiques qui peuvent très rapidement (en quelques jours) amener une personne encore active à l'état grabataire. S'il n'est pas possible d'éviter leur recours (du fait de troubles majeurs du comportement perturbateurs – délire ou agitation entraînant une mise ne danger du patient et d'autrui – résistants à toute autre approche), alors il faut utiliser les plus petites doses possibles, utiliser de préférence un neuroleptique dit « atypique » (clozapine, olanzapine et rispéridone) et limiter la durée du traitement.

2. Traitement non médicamenteux

- **A** À visée de stabilisation ou de compensation du TNC :
  - séances de rééducation (ou remédiation) cognitive avec un orthophoniste (sur prescription ;
  - séances de réhabilitation cognitive (visant à maintenir ou à restaurer l'autonomie pour certaines tâches) par une équipe spécialisée Alzheimer (ESA) composée de psychomotriciens, ergothérapeutes et assistants de soins en gérontologie (sur prescription), stade léger à modéré ;
  - stimulation cognitive en centre d'accueil de jour (médicalisé), sur inscription.
- Aides humaines, intervention de tiers :
  - soutien logistique des aidants : aide à domicile (auxiliaire de vie, aide-soignant) ;
  - en cas de perte d'autonomie, dans les cas complexes (sujet seul en refus de soins), recours possible à des dispositifs appelés MAIA pour l'intégration des services d'aide et de soins dans le champ de l'autonomie ;
  - institutionnalisation quand le maintien au domicile est impossible : maison de retraite médicalisée (maison de retraite adaptée dite EHPAD) ou service de long séjour.
- Aides financières et médico-légales :
  - affection de longue durée (ALD-15) et prise en charge à 100 % (stade démentiel) ;
  - soutien financier : allocation personnalisée d'autonomie (APA), sous conditions de revenu et de degré de perte d'autonomie, si ≥ 60 ans ; prestation de compensation du handicap (PCH) si < 60 ans ;
  - mesures de protection médico-légale de type sauvegarde de justice, tutelle ou habilitation familiale si nécessaire (pas systématique).
- Hygiène de vie et autres traitements :
  - activités physiques quotidiennes (marche à pied, par exemple) ;
  - sorties quotidiennes ;
  - traitement des déficiences sensorielles (surdité, troubles visuels), aggravant les difficultés cognitives et d'interactions sociales ;
  - traitement des facteurs aggravants curables (anémie, insuffisance cardiaque, insuffisance antéhypophysaire, déficits sensoriels, hématome sous-dural, etc.) ;
  - prévention de la iatrogénie (arrêt des psychotropes non indispensables) ;
  - dans les phases de démences sévères, une surveillance accrue de l'état nutritionnel est nécessaire (oubli fréquent des repas).
- Aide aux aidants :
  - plateformes d'accompagnement et de répit (soutien psychologique, formation des aidants) ;
  - associations de familles.

La plupart de ces mesures ont pour but :

- d'éviter le retrait social et l'absence de stimulation physique et cognitive ;
- de soutenir les familles, souvent épuisées par la prise en charge chronique.

III. État confusionnel

A. Pour comprendre

- L'état confusionnel (ou confusion mentale) est dû à une altération modérée de la vigilance entraînant une désorganisation globale de la pensée et des fonctions cognitives.
- Les principaux symptômes et signes cliniques de la confusion mentale résultent des troubles attentionnels, eux-mêmes secondaires à l'altération de la vigilance.
- B L'attention peut être considérée comme la « porte d'entrée » ouvrant vers le fonctionnement de l'ensemble des fonctions cognitives. Si la porte est « entrebâillée » ou « fermée », les fonctions intellectuelles qui en dépendent sont perturbées, entraînant une désorganisation majeure et globale de la pensée cohérente.
- L'état confusionnel est très fréquent, notamment chez la personne âgée de plus de 70 ans (dans cette population, sa prévalence est comprise entre 30 et 40 % chez les personnes hospitalisées, de 50 % en post-opératoires et 70 % en réanimation).

B. Diagnostic

- A La confusion se manifeste par l'apparition **brusque ou rapidement progressive** (en quelques minutes, heures ou jours) de troubles neuropsychiques :
  - il s'agit de **difficultés attentionnelles** :
    - difficulté pour maintenir l'attention sur les questions de l'examinateur,
    - troubles de la mémoire à court terme : répéter une phrase longue, une suite de chiffres dans l'ordre direct ou inversé (« empan chiffré »), les mois de l'année dans l'ordre inverse, faire une opération de calcul mental, etc.,
    - caractère décousu et incohérent du langage spontané,
    - troubles de l'étape attentionnelle de l'enregistrement en mémoire à long terme (« encodage »), entraînant des difficultés à retenir une liste de mots et surtout une **désorientation temporospatiale constante** avec souvent un télescopage d'événements anciens avec le présent,
    - globalement, les troubles attentionnels induisent une **désorganisation de la pensée** avec altération du raisonnement et du jugement ;
  - **de troubles du comportement** : perplexité anxieuse, agitation, agressivité, délire onirique (plus rarement structuré), hallucinations le plus souvent visuelles ;
  - de labilité de l'humeur et de l'affect, allant de l'euphorie à la tristesse.
- L'argument clinique majeur est la **fluctuation des troubles cliniques ;** elle est le reflet de la fluctuation de la vigilance. Les troubles décrits ci-dessus peuvent être absents ou présents (de modérément à intensément) selon le moment de la journée. Au maximum, il peut exister une **inversion du cycle veille-sommeil** (cycle nycthéméral), la confusion et l'agitation s'aggravant significativement en période vespérale et dans l'obscurité, tandis qu'une grande partie de la journée est occupée par la somnolence.
- **Il peut exister des signes somatiques non spécifiques d'une étiologie** : un tremblement myoclonique (secousses irrégulières) des extrémités, d'attitude et d'action, un astérixis (ou *flapping tremor* : myoclonies négatives par chutes intermittentes et répétées du tonus musculaire).
- L'EEG met en évidence un ralentissement global de l'activité électrique (non spécifique d'une étiologie).
- Il y a une amnésie lacunaire pour toute la durée de l'épisode confusionnel.
- Schématiquement, on peut distinguer trois formes cliniques : **la forme confuso-onirique**, dans laquelle le patient est agité, en proie à un délire onirique et des troubles végétatifs

(hypersudation, tachycardie) ; **la forme stuporeuse**, dans laquelle la somnolence et le ralentissement psychomoteur sont au premier plan ; et **la forme mixte**, alternant de façon irrégulière et imprévisible les états des deux premières formes.

- B La Confusion Assessment Method (CAM) est un outil d'aide au diagnostic, rapide (5 à 10 minutes) et reproductible (cf. annexe 18.5).

C. Diagnostic différentiel

1. Aphasie de Wernicke

- C Elle peut mimer une confusion car les propos sont incohérents, le patient ne comprend pas son interlocuteur et il peut être agité du fait des troubles du langage.
- **Le patient aphasique de Wernicke ne comprend pas le sens des mots alors que le patient confus ne comprend pas le sens des phrases car il perd le fil de l'attention** (ainsi, plus la consigne est longue, plus le patient confus est perdu).
- Dans l'aphasie de Wernicke, il existe des paraphasies sémantiques (un mot dit pour un autre) et surtout des néologismes (non-mots).
- Dans l'aphasie de Wernicke, il existe le plus souvent une amputation du champ visuel (hémi- ou quadranopsie latérale homonyme) liée à la proximité entre aire de Wernicke et radiations optiques.
- Il n'y a ni troubles de la vigilance ni fluctuations nycthémérales de l'état neurologique, et les autres champs de la cognition sont respectés.

2. Trouble psychotique aigu

- Si les propos sont diffluents comme au cours d'une confusion, en revanche, les éléments psychiatriques sont au premier plan.
- Son apparition ne paraît pas liée à une atteinte somatique ou neurologique.
- Il n'y a pas de trouble de vigilance.
- Il faudra néanmoins se méfier d'une prise de toxiques ou de médicaments.

3. Ictus amnésique

- Trouble aigu de l'enregistrement en mémoire épisodique.
- Installation brusque.
- Dure environ 6 à 8 heures.
- Cet état est spontanément réversible.
- Il laisse une lacune amnésique définitive.
- Pendant l'épisode, le patient ne peut pas enregistrer volontairement de nouvelles informations. Le patient est perplexe sur son état et, symptôme très caractéristique, pose répétitivement les mêmes questions.
- Il n'est pas, à la différence de la confusion, désorienté dans l'espace et la vigilance est conservée.
- L'ictus amnésique peut être spontané ou post-traumatique (traumatisme crânien ou stress aigu). Sa physiopathologie n'est pas précisément connue.
- Il peut récidiver, mais rarement (20 % des cas).

4. Syndrome démentiel

- D'un point de vue physiopathologique, la démence (quelle que soit l'étiologie) est due aux lésions structurelles (réversibles ou non) de circuits cérébraux essentiels pour l'élaboration cognitive, tandis que la confusion mentale est liée à un trouble de la vigilance altérant de façon non spécifique les fonctions cognitives.
- D'un point de vue clinique, le syndrome démentiel correspond à un trouble chronique (de plus de 6 mois), sans grande variation nycthémérale et constitué de troubles cognitifs spécifiques. Toutefois, une confusion mentale peut révéler **ou émailler l'évolution d'un syndrome démentiel**.

D. Recherche étiologique

- **A** Un très grand nombre de situations peuvent produire un état confusionnel (encadré 18.1).
- L'examen clinique et le contexte orientent le diagnostic étiologique vers :
  - les **causes neurologiques** (principalement : traumatismes crâniens, hémorragie méningée, méningite et méningo-encéphalite, processus expansifs);
  - les causes **non neurologiques** (principalement : affections endocriniennes, métaboliques et insuffisances d'organe aiguës ou chroniques décompensées, intoxications volontaires ou involontaires).
- Chez les patients âgés, les causes non neurologiques sont bien plus fréquentes que les causes neurologiques.
- **B** Il faut insister sur l'existence de facteurs de risque de la confusion mentale :
  - chez une personne âgée, elle peut être produite par des causes générales inattendues chez les sujets jeunes (fécalome, globe vésical, troubles neurosensoriels, etc.);
  - les pathologies psychiatriques chroniques, la consommation d'alcool et de psychotropes;
  - l'immobilisation (hospitalisation, réanimation, phase de réveil post-opératoire);
  - une pathologie chronique préexistante (insuffisance rénale ou hépatique, etc.);
  - **elle peut être révélatrice d'un syndrome démentiel débutant**. Il est justifié de réévaluer l'état cognitif des patients à distance (à 6 mois) de l'épisode confusionnel.
- La stratégie du bilan étiologique (interrogatoire des proches, examen clinique et bilan complémentaire) rejoint celle du coma (cf. chapitre 26, item 336).

Encadré 18.1.

Principales causes neurologiques et non neurologiques de confusion et de coma

Toxiques

- **A** **Alcool** : ivresse aiguë; **sevrage avec risque d'évolution vers le *delirium tremens***.
- **Drogues** : héroïne, cocaïne, etc.
- **Médicaments (liste non exhaustive)** : psychotropes (benzodiazépines, antidépresseurs, neuroleptiques, lithium, antiépileptiques, dérivés morphiniques, antiparkinsoniens, **anticholinergiques** +++); presque tous les médicaments doivent être potentiellement incriminés chez les individus ayant des **difficultés de métabolisation** (sujet âgé, insuffisant hépatique ou rénal).
- Toxiques industriels (pesticides, solvants, etc.), **intoxication au CO**.
- Sevrage brutal en **psychotrope**.

▸

Encadré 18.1. Suite.

Métaboliques

- Troubles hydro-électrolytiques (hyper/hyponatrémie, hypokaliémie, hypercalcémie, déshydratation).
- **Hypoglycémie**.
- Endocrinopathies : décompensation métabolique d'un diabète sucré, insuffisance surrénale aiguë, hypothyroïdie, insuffisance antéhypophysaire aiguë.
- Insuffisances rénale, hépatique et cardiorespiratoire chroniques décompensées ou aiguës, quelle que soit la cause (embolie pulmonaire, infarctus du myocarde, cirrhose décompensée, pancréatite aiguë, etc.).
- Carences vitaminiques : en thiamine (**Gayet-Wernicke**) et/ou en PP (pellagre) dans le cadre de l'alcoolisme chronique (et ses conséquences : syndrome de Korsakoff) ; autres encéphalopathies alcooliques à leur phase débutante (Marchiafava-Bignami), carences en B12/folates.

Infectieuses

- Infections urinaires, pulmonaires… ; toute fièvre, d'autant plus qu'il existe préalablement une détérioration cognitive.

Causes neurologiques

- **Hémorragie méningée**.
- **Méningites et méningo-encéphalites** (bactériennes, virales, parasitaires [neuropaludisme] et à prions).
- **Processus expansifs intracrâniens** (tumeurs, abcès cérébraux, hématomes).
- **Traumatisme crânien** (hématomes sous-dural, **extradural** et intraparenchymateux).
- **Infarctus cérébraux** (localisés dans le tronc cérébral, les ganglions de la base, et infarctus de grandes tailles).
- **Épilepsie généralisée** (phase post-critique ou état de mal).
- **Toute pathologie neurologique chronique (sclérose en plaques, Parkinson, Alzheimer, etc.), en présence d'un stress physique (déshydratation, fièvre, etc.)**.

Autres

- Hypothermie.
- Hypoxie et anoxie cérébrale (arrêt cardiaque, état de choc).
- Post-opératoire (surtout si pathologie neurologique sous-jacente).
- **Causes intriquées** (alcool + médicaments ; plusieurs médicaments ; alcool + traumatisme crânien, etc.).

E. Prise en charge d'un patient confus

- Ⓐ La confusion mentale est une **urgence médicale**, diagnostique et thérapeutique, nécessitant presque toujours une hospitalisation immédiate car :
  - la cause de la confusion est souvent une pathologie grave voire létale rapidement (diabète décompensé, insuffisance surrénale aiguë, hémorragie méningée, etc.) ;
  - la confusion elle-même est potentiellement dangereuse (troubles majeurs du comportement et signes somatiques tels que la déshydratation).
- La première étape de la prise en charge est d'évaluer le retentissement à court terme de l'état clinique (constantes vitales) et de traiter immédiatement les troubles vitaux (état de choc, hypothermie, etc.).
- La seconde étape est de déterminer l'étiologie et de la lever.

La recherche de la cause de l'état confusionnel ne doit pas être différée même si les fonctions vitales sont assurées car seul le traitement de la cause permet la guérison.
L'étape du diagnostic étiologique et de son traitement rejoint la prise en charge d'un coma (cf. chapitre 26, item 336). Cette étape repose sur :

- l'interrogatoire des proches ou des secouristes ayant transporté le patient aux urgences (antécédents médicaux, prise de médicaments ou de toxiques);
- l'examen des documents médicaux disponibles;
- un examen clinique approfondi général et neurologique (ne pas oublier la prise de la température, la recherche d'une morsure latérale de langue, l'examen des pupilles, la recherche de plaies, les traces d'injections, la recherche d'un globe urinaire ou d'un fécalome par toucher rectal);
- le bilan paraclinique effectué en urgence dépendra des hypothèses formulées au décours de la phase clinique. Le **bilan paraclinique minimum** est :
  - ionogramme sanguin, calcémie, CRP, fonctions rénale (y compris calcul de la clairance de la créatinine) et hépatique, protides totaux, numération sanguine, TP-TCA, glycémie au doigt et plasmatique, bandelette urinaire, SaO_2,
  - ECG,
  - radiographie thoracique,
  - si le scanner cérébral sans injection (pour éliminer l'hématome sous-dural) n'est pas recommandé de façon systématique par la HAS[11], il ne faut pas hésiter à le demander en urgence devant le moindre doute de pathologie neurologique.

Le traitement de l'épisode confusionnel ne peut être envisagé indépendamment de la cause. Dans tous les cas :

- veiller au maintien de la nutrition et réhydratation, si besoin par voie parentérale;
- le patient au calme, en chambre individuelle (avec lumière tamisée et porte ouverte pour la surveillance);
- surveillance des constantes vitales et de la conscience fréquente et régulière;
- retirer tous les médicaments non indispensables ou utiliser les plus petites doses possibles. Cette démarche s'impose d'autant plus que l'ordonnance contient des psychotropes (se méfier en particulier des anticholinergiques +++) et qu'il existe un trouble de l'élimination (insuffisance rénale ou hépatique). Attention aussi à ne pas arrêter brusquement un traitement psychotrope ancien car le sevrage brutal (par exemple aux benzodiazépines) peut être lui-même source de confusion mentale;
- il faut éviter, dans la mesure du possible, la contention physique, qui aggrave l'agitation et l'angoisse.

Il faudra rester prudent quant à l'administration de psychotropes sédatifs car ils peuvent aggraver les troubles psychiques (troubles de la vigilance) et l'état somatique (syndrome akinéto-rigide des neuroleptiques). S'ils sont indispensables, préférer les benzodiazépines anxiolytiques à demi-vie courte aux neuroleptiques; ces derniers ne doivent être administrés qu'en cas d'agitation majeure faisant courir un risque au patient ou à l'entourage.

La confusion apparaît rapidement mais disparaît quelquefois très lentement, même quand la cause est levée (cela d'autant plus que le patient est âgé ou altéré sur le plan cognitif). Il faut donc être patient et ne pas conclure trop rapidement à l'absence d'efficacité de la prise en charge.

Points clés

Démence

- La définition de la démence inclut deux dimensions :
  - la détérioration cognitive;
  - la perte de l'autonomie.
- La cause de démence de loin la plus fréquente est la maladie d'Alzheimer :
  - les trois principaux stigmates histologiques de la maladie d'Alzheimer sont la plaque amyloïde, la dégénérescence neurofibrillaire et la perte cellulaire;
  - le diagnostic repose surtout sur des arguments positifs et négatifs, cliniques et paracliniques;

[11] HAS, *Recommandations de bonne pratique. Confusion aiguë chez la personne âgée : prise en charge initiale de l'agitation*, mai 2009.

- l'atteinte clinique la plus fréquente à la phase prédémentielle de maladie d'Alzheimer est un oubli à mesure, dû à un trouble de la consolidation en mémoire épisodique;
- un trouble progressif de la mémoire ne signe pas obligatoirement une maladie d'Alzheimer (il existe des troubles fonctionnels de la mémoire);
- l'anomalie radiologique principale est une atrophie des régions temporales internes, détectable avec une IRM en séquence T1 perpendiculaire au grand axe des hippocampes;
- l'analyse du LCS montre typiquement une baisse d'$A\beta_{1\text{-}42}$ *et* une augmentation de TAU-p;
- à la phase démentielle de maladie d'Alzheimer, il existe une atteinte corticale associative diffuse entraînant une amnésie, une atteinte des fonctions exécutives et un syndrome aphaso-apraxo-agnosique;
- le traitement de la maladie d'Alzheimer est purement symptomatique et les effets modestes.

- Le bilan minimal d'une démence comprend : une évaluation neuropsychologique, une IRM cérébrale et un bilan biologique.
- La démence frontale est une démence comportementale.
- La maladie à corps de Lewy diffus associe à la démence, des fluctuations attentionnelles, des hallucinations et un syndrome parkinsonien.
- Il ne faut pas négliger l'apport des mesures non médicamenteuses dans la prise en charge des démences.

Confusion

- La confusion mentale est une urgence médicale qui implique une hospitalisation immédiate.
- La recherche de l'étiologie de l'état confusionnel ne doit pas être différée même si les fonctions vitales sont assurées, car seul le traitement de la cause permet la guérison.
- La fluctuation nycthémérale de l'atteinte clinique est caractéristique de la confusion mentale.
- Une confusion mentale chez une personne âgée peut être produite par des causes générales inattendues chez les sujets jeunes (fécalome, globe vésical, etc.).
- La confusion mentale peut être révélatrice d'un syndrome démentiel débutant : il faut réévaluer l'état cognitif des patients à distance (à 6 mois).
- La prudence s'impose pour l'utilisation des psychotropes chez les patients confus car ceux-ci, en modifiant l'état de vigilance, peuvent aggraver la confusion.

Annexes

Annexe 18.1 – Principes du raisonnement topographique devant un syndrome démentiel

Ⓐ Schématiquement, il faut dissocier **quatre grands ensembles de fonctions** (figure 18.7).

L'attention

- Elle dépend des systèmes de vigilance et d'éveil cortical (cf. « III. État confusionnel »).
- Si elle est perturbée, alors toutes les fonctions qui en dépendent directement (c'est-à-dire toutes les grandes fonctions intellectuelles) sont perturbées.
- Avant toute exploration des fonctions cognitives, vérifier le degré d'atteinte attentionnelle (cf. « III. État confusionnel »).

Les fonctions d'intégration perceptive

- Ce sont les fonctions d'identification, de reconnaissance et de compréhension du langage, des gestes, de l'espace, des objets (simples ou complexes) sonores ou visuels et du schéma corporel. On les appelle aussi les fonctions instrumentales.
- Elles se situent en aval des fonctions de perception (surtout audition et vision).

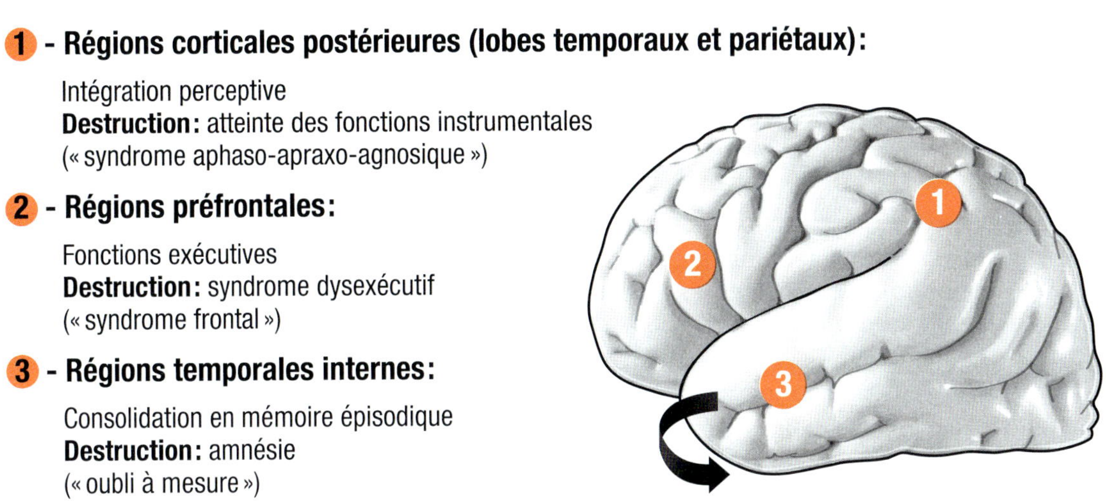

Fig. 18.7. Schéma (simplifié) d'organisation des fonctions intellectuelles.
1. Régions corticales postérieures (libres temporaux et pariétaux) : intégration perceptive; destruction : atteinte des fonctions instrumentales (« syndrome aphaso-apraxo-agnosique »). 2. Régions préfrontales : fonctions exécutives; destruction : syndrome dysexécutif (« syndrome frontal »). 3. Régions temporaires internes : consolidation en mémoire épisodique; destruction : amnésie (« oubli à mesure »).
(Source : CEN, 2019, illustration de Carole Fumat.)

- Ces fonctions sont portées par les régions corticales postérieures (surtout les lobes **temporaux** et **pariétaux**) :
  - **lorsque le lobe temporal est touché**, on peut observer une **aphasie** par atteinte de la compréhension (quand la région temporale latérale de l'hémisphère dominant est touchée), une **agnosie visuelle**, c'est-à-dire un défaut d'identification et de représentation des objets visuels simples (couleurs ou formes) ou plus complexes (visages, objets manufacturés ou vivants), selon que les lésions affectent l'avant ou l'arrière des lobes temporaux;
  - **quand le lobe pariétal est touché**, on peut observer, selon le côté (gauche ou droit) ou selon le siège lésionnel au sein du lobe pariétal, une **apraxie** (défaut de réalisation gestuelle en l'absence de déficit de la sensibilité ou de la motricité élémentaire), une **négligence visuelle unilatérale**, c'est-à-dire une inattention pour l'hémichamp visuel controlatéral (en l'absence d'amputation du champ visuel), **un trouble de la représentation du schéma corporel** (difficulté pour nommer les parties du corps, indistinction entre le côté gauche et droit, etc.).

La mémoire

- Il existe plusieurs systèmes de mémoire (épisodique, sémantique, procédurale, etc.).
- En pratique clinique courante, seule la **mémoire épisodique** est testée au « lit du malade ».
- La mémoire épisodique est la capacité de transformer un événement vécu par soi en souvenir durable et de le restituer ultérieurement. Cette forme de mémoire est la mémoire de « tous les jours ». Sa formation et son rappel sont toujours associés au contexte de l'événement vécu (c'est-à-dire le lieu, le moment, l'état émotionnel). Cela l'oppose à la mémoire sémantique qui est la mémoire des connaissances (générales ou autobiographiques) mais dont l'évocation est détachée du contexte d'acquisition (par exemple, la connaissance d'un fait historique ou de sa propre date de naissance).
- **La phase « critique » de la mémoire épisodique est la phase d'enregistrement de l'information en mémoire** (encore appelée « consolidation »).

- Cette phase dépend de la partie interne des lobes temporaux (T5), en particulier des **hippocampes** et des cortex adjacents.
- L'atteinte des deux hippocampes entraîne une amnésie antérograde conduisant à un oubli à mesure (« Qu'ai-je fait il y a deux minutes, il y a une heure, la veille, il y a une semaine ? »).

Les fonctions exécutives

- Opérations mentales permettant à l'individu de **comprendre le contexte** de l'action, d'**inhiber les comportements automatiques ou réflexifs** et de **générer un comportement volontaire** dirigé vers un but.
- Elles dépendent d'un vaste réseau cérébral mais les régions les plus critiques sont les **lobes frontaux** et les **ganglions de la base**.
- Le syndrome dysexécutif conduit à un défaut de contextualisation (difficulté d'adaptation sociale, perte de l'empathie, trouble du jugement et du raisonnement), à une libération des comportements automatiques (comportements répétitifs et stéréotypés) et réflexifs ou archaïques en dépendance avec l'environnement immédiat (trouble du contrôle urinaire, adhésion à l'environnement, précipitation sur la nourriture, désinhibition, etc.) et à un défaut d'élaboration et d'initiation de l'action volontaire (défaut de planification, apathie).

Annexe 18.2 – Outils cliniques minimums pour diagnostiquer une démence

1. Attention

- Ⓐ Répéter une phrase longue.
- Exécuter une consigne complexe.
- Donner les mois de l'année ou les jours de la semaine à l'envers.

2. Fonctions d'intégration perceptive (fonctions instrumentales)

- Compréhension d'ordres simples (« Fermez les yeux »).
- Désignation d'objets.
- Dessin sur copie d'une figure géométrique (image du MMSE, par exemple).
- Dessin sans copie d'une fleur ou d'une maison ou placer les repères horaires et les aiguilles sur une horloge dont vous avez dessiné les contours.
- Réalisation de gestes arbitraires sur imitation, de gestes symboliques (« salut militaire », « pied de nez ») et de gestes d'utilisation d'objets (« se laver les dents », « se coiffer », « jouer du violon », « planter un clou »).

3. Fonctions exécutives

La **batterie rapide d'efficience frontale** (BREF) :

- fluence verbale littérale (donner en une minute le plus de mots commençant par la lettre S ou M) ;
- similitudes (« En quoi se ressemblent une orange et une banane ? »…) ;
- séquence gestuelle (poing, paume, tranche) ;
- épreuves de contrôle comportemental (« Quand je tape une fois [sur la table], vous tapez deux fois, et inversement », suivi d'un « go/no go » : « Quand je tape une fois, vous tapez une fois ; quand je tape deux fois, vous ne tapez pas »).

La BREF est l'un des outils utilisés en pratique clinique courante en France pour examiner brièvement les fonctions exécutives.

4. Mémoire épisodique

- Orientation temporelle et spatiale.
- Interrogatoire du patient sur son emploi du temps des jours précédents sous contrôle de l'entourage.
- **Épreuve des cinq mots** : **très utile** pour déterminer si l'atteinte mnésique affecte la consolidation ou non :
  - il s'agit de faire lire cinq mots (« musée », « limonade », « passoire », « sauterelle » et « camion ») à voix haute puis de les faire lire une seconde fois mais en commençant par demander la catégorie taxonomique du mot (« Quelle est la boisson ? »…) ;
  - immédiatement après, le patient doit restituer les cinq mots (rappel immédiat) ;
  - après un intervalle de 3 minutes (occupé à faire une autre tâche non verbale, par exemple une tâche de dessin), on demande de nouveau les cinq mots. Si le patient ne peut rappeler les mots, on lui donne l'indice de catégorie taxonomique du mot.

Annexe 18.3 – *Mini Mental State Examination* (MMSE)

A Le MMSE est un outil d'évaluation rapide de l'efficience intellectuelle globale. Il peut être utile au dépistage des troubles intellectuels mais surtout au suivi évolutif. Il est universellement utilisé, c'est pourquoi il est important pour tous les médecins de le connaître. La version française consensuelle du test est disponible sur le site de l'HAS.

Il se décompose de la façon suivante :

1. Orientation temporelle et spatiale (date précise, lieu précis) : /10.
2. Encodage en mémoire de trois mots (« cigare », « fleur », « porte »).
3. Test d'attention (calcul mental : « 100 – 7 », « le résultat – 7 »…) : /5.
4. Rappel des trois mots : /3.
5. Langage : /9.
   a. Dénomination (montrer des objets : stylo, montre…).
   b. Compréhension d'un ordre simple et lecture (« Faites ce qui est écrit »).
   c. Compréhension d'un ordre complexe (« Prenez la feuille de papier, pliez-la en deux puis jetez-la par terre »).
   d. Répétition orale (répétez : « pas de mais, de si, ni de et »).
   e. Écriture (écrire une phrase avec un sujet, un verbe et un complément).
6. Praxies constructives (dessin d'une figure géométrique croisant deux pentagones) : /1.

Le test est coté sur 30 ; plus le score est bas, plus la détérioration est importante.

Annexe 18.4 – Physiopathologie

Elle est résumée de manière simplifiée dans la figure 18.8.

C La protéine β-amyloïde est issue du peptide Aβ, protéine de membrane des neurones. Lors de son élimination, ce peptide est clivé par trois complexes enzymatiques distincts (les « sécrétases »). En l'absence de pathologie, la voie principale, celle de l'α-sécrétase, permet un clivage en 40 acides aminés ($A\beta_{1\text{-}40}$) rendant cette protéine soluble.

Dans la maladie d'Alzheimer, les voies β-sécrétase et γ-sécrétase sont favorisées, entraînant un clivage en un point différent. La protéine β-amyloïde de 42 acides aminés ($A\beta_{1\text{-}42}$) néoformée

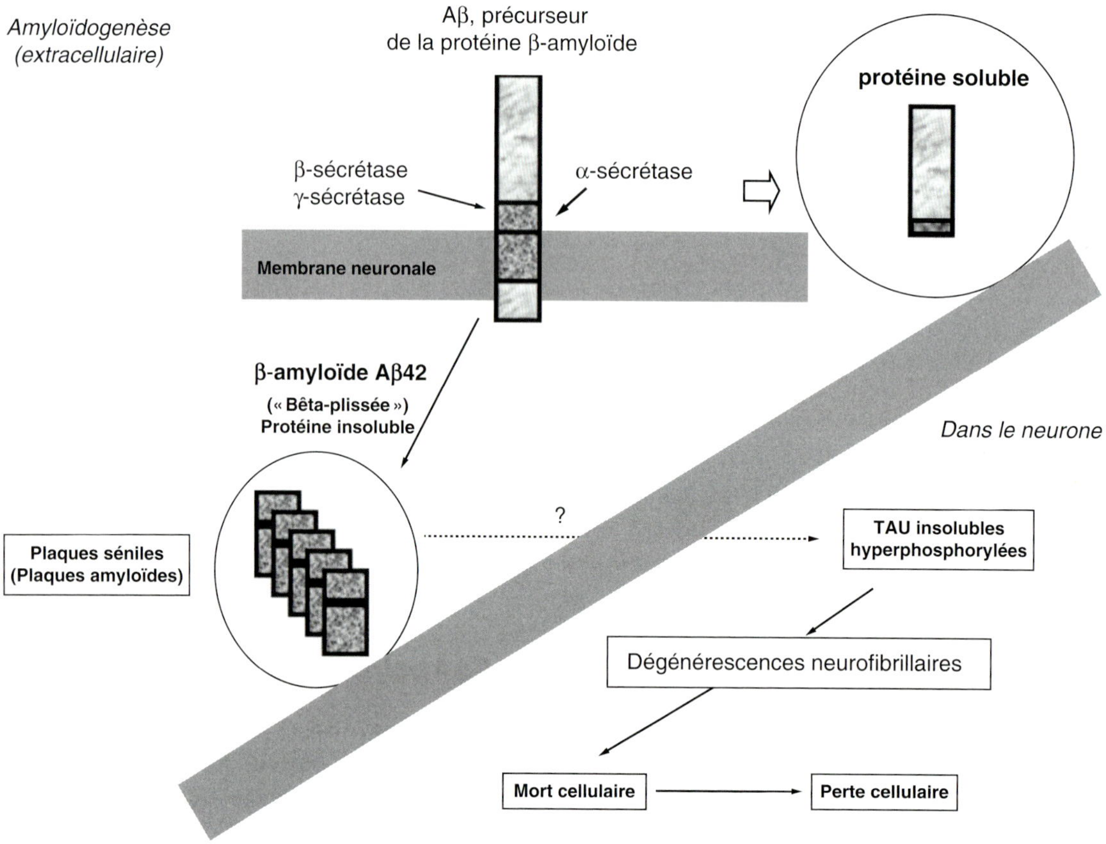

Fig. 18.8. Cascade biologique de la maladie d'Alzheimer.
(Source : CEN, 2019.)

n'est pas soluble et forme de petits amas circulants (oligomères) puis de plus gros, statiques : les plaques séniles, ou plaques amyloïdes.

La protéine TAU est constitutive des microtubules de charpente des prolongements neuronaux. Dans la maladie d'Alzheimer, un changement de conformation physique secondaire à son hyperphosphorylation la rend non fonctionnelle et conduit à la formation des dégénérescences neurofibrillaires (DNF).

Il semble que les plaques séniles précèdent les dégénérescences neurofibrillaires sans qu'il soit possible, à ce jour, d'établir une relation de causalité entre les plaques et les DNF.

La mort neuronale survient dans les neurones affectés par les DNF.

Les raisons pour lesquelles ce processus pathologique se produit sont à ce jour inconnues.

Annexe 18.5 – La *Confusion Assessment Method* (CAM)

1. **B** Début soudain et fluctuations des symptômes
   Le patient présente-t-il un changement de l'état mental de base ?
   Ce comportement fluctue-t-il au cours de la journée ?
2. Inattention
   Le patient présente-t-il des difficultés à focaliser son attention ?
   Perd-il le fil du discours ?
   Est-il facilement distrait ?

3. Désorganisation de la pensée
   Le discours du patient est-il incohérent et désorganisé ?
   La suite d'idées est-elle illogique/imprévisible ?
   Le patient passe-t-il du coq à l'âne ?
4. Trouble de la vigilance. Comment évalueriez-vous l'état général de votre patient ?
   Alerte ? (si alerte , le critère 4 n'est pas retenu)
   Vigile ?
   Léthargique ?
   Stuporeux ?
   Comateux ?

Il faut trois critères. Les critères 1 et 2 doivent toujours être présents, en association avec les critères 3 et/ou 4.

Sites internet

HAS, *Mini-Mental State Examination dans sa version consensuelle établie par le groupe de recherche et d'évaluation des outils cognitifs* (GRECO).

HAS, *Confusion aiguë chez la personne âgée : prise en charge initiale de l'agitation. Recommandations de bonne pratique*, mai 2009.

HAS, *Maladie d'Alzheimer et maladies apparentées : diagnostic et prise en charge. Recommandations de bonne pratique,* décembre 2011.

CHAPITRE

19

Item 109 – Troubles de la marche et de l'équilibre

Item 131 – Troubles de la marche et de l'équilibre chez le sujet âgé

Objectifs pédagogiques

Item 109. Troubles de la marche et de l'équilibre

- Devant un trouble de la marche ou de l'équilibre, argumenter les hypothèses diagnostiques et justifier les examens complémentaires pertinents.
- Connaître le syndrome post-chute.

Item 131. Troubles de la marche et de l'équilibre chez le sujet âgé

- Particularités chez le sujet âgé.
- Argumenter le caractère de gravité des chutes et décrire la prise en charge.

Les étudiants pourront aussi se reporter à l'item 130 du référentiel de gériatrie.

Hiérarchisation des connaissances

Item 109 – Troubles de la marche et de l'équilibre

Rang	Rubrique	Intitulé	Descriptif
A	Diagnostic positif	Mener un interrogatoire devant un trouble de la marche	
A	Diagnostic positif	Savoir examiner un patient présentant un trouble de la marche	Tester la posture, l'équilibre et la marche
B	Diagnostic positif (examen clinique, démarche diagnostique)	Échelles d'analyse de l'équilibre et de la marche	Échelles de Berg, tests de marche des 6 minutes, etc.
A	Diagnostic positif	Connaître les caractéristiques cliniques et les différentes étiologies de la marche d'origine douloureuse	
A	Diagnostic positif	Connaître les caractéristiques cliniques et les différentes étiologies de la marche d'origine ataxique	Cérébelleuse, vestibulaire, proprioceptive
A	Diagnostic positif	Connaître les caractéristiques cliniques et les différentes étiologies de la marche d'origine déficitaire	Origine centrale (fauchage) et périphérique (steppage)

Item 109 – Troubles de la marche et de l'équilibre			
Rang	**Rubrique**	**Intitulé**	**Descriptif**
B	Diagnostic positif	Connaître les caractéristiques cliniques et les différentes étiologies de la marche d'origine hyperkinétique	Dystonie, chorée, tremblement
A	Diagnostic positif	Connaître les caractéristiques cliniques et les différentes étiologies de la marche d'origine à petits pas	Syndromes parkinsoniens et hydrocéphalie à pression normale
A	Diagnostic positif (examen clinique, démarche diagnostique)	Diagnostic d'une boiterie	Éléments cliniques et vidéo en faveur d'une boiterie d'esquive, de salutation et de Trendelebourg
A	Définition	Définition de l'astasie-abasie	
B	Étiologies	Étiologies des l'astasie-abasie	
B	Étiologies	Étiologie des démarches dandinantes	
A	Étiologies	Connaître le syndrome post-chute	Connaître le syndrome post-chute
B	Étiologies	Savoir évoquer une étiologie somato-fonctionnelle devant un trouble de la marche et/ou de l'équilibre	Connaître la marche du dépressif et conversif
B	Contenu multimédia	Reconnaître les principaux troubles de la marche devant un cas vidéo	
A	Examens complémentaires	Indication et intérêt des examens d'imagerie devant un trouble de la marche ou de l'équilibre	
A	Examens complémentaires	Citer les principaux examens complémentaires hors imagerie devant un trouble de la marche ou de l'équilibre	Selon l'étiologie EMG, biologie, etc.

Item 131 – Troubles de la marche et de l'équilibre chez le sujet âgé			
Rang	**Rubrique**	**Intitulé**	**Descriptif**
A	Éléments physiopathologiques	Système antigravitaire, adaptation posturale, système vestibulaire et proprioception	Connaître les systèmes permettant la station debout, l'équilibre et la marche
A	Éléments physiopathologiques	Modification de la marche et de la posture induite par le vieillissement	Connaître les conséquences du vieillissement sur la marche et la posture
B	Examens complémentaires	Test de marche et de posture	Connaître les différents tests, leur réalisations et leurs interprétations (Appui unipodale, FTSS, TUG test, *Stop walking while talking* test)
A	Diagnostic positif (cf. item 109)	Troubles de la marche	Connaître les différentes manifestations cliniques d'un trouble de marche et leurs étiologies
A	Définition	Définition d'une chute et d'une chute à répétition (HAS)	Connaître la définition d'une chute

Item 131 – Troubles de la marche et de l'équilibre chez le sujet âgé

Rang	Rubrique	Intitulé	Descriptif
A	Diagnostic positif	Connaître les principaux troubles de la marche et de l'équilibre chez le sujet âgé	D'origine neurologique, d'origine douloureuse
A	Étiologies	Connaître les facteurs favorisants, les causes et facteurs de risque de chutes chez le sujet âgé	Médicaments, causes cardiaques, neurologiques, mécaniques, facteurs intrinsèques
B	Épidémiologie	Fréquences et complications des chutes dans la population âgée	Connaître la fréquence des chutes dans la population âgée et le risque de décès et les autres complications (sans chiffres)
A	Diagnostic positif	Rechercher les signes de gravité d'une chute	Connaître les signes de gravité d'une chute et les examens complémentaires pour les apprécier
A	Examens complémentaires	Objectif des examens d'imagerie devant un trouble de la marche ou de l'équilibre du sujet âgé	Faire le bilan lésionnel, étiologique et de gravité
A	Examens complémentaires	Bilan de gravité	Connaître les examens à demander aux urgences pour évaluer la gravité
A	Diagnostic positif	Définir et décrire le syndrome post-chute	
B	Suivi/Pronostic	Décrire les conséquences médicales et psychosociales des chutes chez le sujet âgé	
A	Identifier une urgence	Connaître les conséquences médicales urgentes d'une chute	Fractures, rhabdomyolyse, syndrome post-chute
A	Définition	Définition d'une HTO	Connaître la définition d'une HTO
B	Éléments physiopathologiques	Facteurs favorisants HTO avec âge	
A	Étiologie	Causes d'HTO	Connaître les principales étiologies de l'HTO
A	Prise en charge	Prise en charge de l'HTO	Connaître les principes de base de la prise en charge de l'HTO
A	Examens complémentaires	Indication des examens d'imagerie devant un trouble de la marche ou de l'équilibre du sujet âgé	
B	Examens complémentaires	Savoir énoncer les autres examens complémentaires chez un patient âgé venant de faire une chute	Connaître les examens à réaliser dans le bilan étiologique d'une chute (hors imagerie)
A	Prise en charge	Savoir proposer une attitude thérapeutique au décours d'une chute (HAS) et les mesures de prévention de récidive	Traitements des conséquences et causes de la chute
B	Prise en charge	Modalités de kinésithérapie type pour un sujet âgé chuteur	

Item 109 – Troubles de la marche et de l'équilibre

- Les troubles de la marche et de l'équilibre sont une plainte fréquente en neurologie. Elle peut même exister en dehors de toute maladie identifiable, en particulier dans le cadre du vieillissement physiologique (marche à petits pas, chutes), à l'origine d'un véritable problème de santé publique.
- L'examen clinique est capital pour typer ces troubles et conduire une démarche diagnostique.
- Ⓐ La classification des troubles de la marche est complexe ; nous en proposons une simplifiée (tableau 19.1), adaptée à la pratique clinique.
- Sont exclus le domaine des troubles de l'acquisition de la marche, ainsi que les troubles apparaissant dans l'enfance.

I. Pour comprendre

- Ⓐ La marche, production motrice très automatisée, échappe largement au contrôle conscient. Elle est constituée d'une activité alternée des membres inférieurs, succession de doubles appuis et d'appuis unilatéraux. Sur une activité rythmique et cyclique de fond viennent se greffer les modulations nécessaires à l'adaptation à l'environnement, aux caractéristiques de la personne et à sa volonté.
- À un niveau supérieur, la locomotion est déclenchée chez tous les vertébrés, des plus primitifs aux plus évolués, par une commande descendante provenant des « régions locomotrices » localisées dans le tronc cérébral. Les ganglions de la base interviennent au premier chef dans le contrôle de la locomotion (les troubles de la marche sont constants dans les syndromes parkinsoniens).

Tableau 19.1. Ⓐ **Classification des troubles de la marche et de l'équilibre.**

Douleur			
Ataxie	Cérébelleuse		
	Vestibulaire		
	Proprioceptive		
Troubles moteurs	Déficit moteur	Central	
		Périphérique	
	Mouvements anormaux	Dystonie	
		Chorée	
		Tremblements	Essentiel
			Orthostatique
	Troubles hypokinétiques (marche à petits pas)	Syndromes parkinsoniens	
		Hydrocéphalie chronique de l'adulte	
		États lacunaires	
		Marche précautionneuse et phobie de la marche	
Troubles psychogènes			

- Les afférences sensorielles intervenant dans le contrôle de la marche sont plurimodales : sensibilité proprioceptive et cutanée, entrées vestibulaires et visuelles. Elles exercent une action modulatrice sur l'activité spinale afin d'adapter au mieux la locomotion aux conditions rencontrées. Le cervelet joue également un rôle de contrôle permanent de l'exécution de la commande motrice et de l'adaptation aux contraintes extérieures.

II. Examen clinique d'un trouble de la marche et de l'équilibre

A. Interrogatoire

Ⓐ Comme dans toute démarche clinique, il s'agit d'un temps essentiel. Les principaux points à faire préciser sont :

- la date de début des troubles, leur mode d'installation, le type de la plainte principale : douleur et sa relation avec l'effort, faiblesse, instabilité (à bien différencier d'un vertige), petits pas, raideur. Le regard d'un tiers est parfois nécessaire, certains troubles étant mieux perçus par l'entourage que par le patient (ralentissement, perte du ballant d'un bras) ;
- la sévérité du trouble doit être évaluée dans la vie quotidienne : chutes ou « presque-chutes », leurs conséquences en termes de morbidité (traumatismes, fractures, hospitalisations) ou en termes d'autonomie (sorties non accompagnées du domicile avec ou sans prise de transports en commun, sorties accompagnées, absence de sorties du domicile) ;
- la capacité des sujets à monter (force) ou descendre un escalier (équilibre), leur autonomie pour les activités (ménage, cuisine) et les gestes de la vie quotidienne (habillage et toilette en particulier), l'utilisation d'une canne, d'un fauteuil roulant ou d'un déambulateur ;
- la liste complète des médicaments pris, qui doit être également connue (premier facteur de risque de chutes du sujet âgé).

B. Examen clinique

L'examen en lui-même comporte l'examen neurologique général, l'examen spécifique de l'équilibre, de la posture et de la marche. Cet examen se fait le malade ayant les pieds nus, dans un espace suffisant, bien éclairé.

1. Posture dans sa composante d'équilibre

Deux manœuvres sont à réaliser.

a. Épreuve de Romberg (vidéo 19.1)

Le patient est debout les talons joints et les pieds légèrement écartés à 45°. Les bras peuvent être ballants ou tendus à la recherche d'une déviation latéralisée. L'examen se fait yeux ouverts puis fermés afin d'évaluer la contribution visuelle, toujours plus importante en cas de déficit d'une autre entrée sensorielle en particulier proprioceptive.

Une instabilité révélée à cette épreuve fait parler d'**ataxie**, qui peut être de trois origines : proprioceptive, vestibulaire ou cérébelleuse.
Le signe de Romberg est l'aggravation à la fermeture des yeux et signe l'origine sensorielle de l'ataxie.

b. Réflexes posturaux

On teste les capacités du sujet à maintenir l'équilibre après une rétropulsion brusque de l'examinateur placé derrière le patient prévenu de la poussée pour évaluer les réflexes d'anticipation.

Ces réflexes sont altérés en cas de lésion des noyaux gris centraux ou des régions frontales.

2. Posture dans sa composante d'orientation

Un trouble de la position du tronc et/ou de l'axe cervicocéphalique est recherché :

- soit dans le plan sagittal : flexion (camptocormie) ou extension du tronc, de la nuque (antecolis, retrocolis) ;
- soit dans le plan frontal : *pisa syndrome*, qui est une inclinaison latérale marquée du tronc.

Son origine dystonique ou déficitaire doit être évaluée mais parfois sans possibilité de trancher.

3. Marche

- Plusieurs temps doivent être examinés : l'initiation, la marche stabilisée et le demi-tour.
- Le demi-tour ou le passage d'une porte ou d'un obstacle peuvent mettre en évidence un *freezing* (arrêt brutal et involontaire de la marche, paroxystique).
- La longueur du pas, sa largeur, la vitesse de marche doivent être évaluées de façon subjective ou quantifiée au cours d'une épreuve standardisée (voir le test *Get up and go*).
- L'absence de ballant d'un membre supérieur est recherchée.
- Dans certains cas où l'ataxie est peu importante, l'épreuve de Romberg peut être normale ainsi que la marche standard, et seule la marche funambulesque sera perturbée.
- En cas d'ataxie, la marche est effectuée les yeux fermés : *le déséquilibre est aggravé dans l'ataxie d'origine proprioceptive et vestibulaire, pas dans l'ataxie cérébelleuse.*

4. Examen neurologique

Ce temps essentiel est orienté selon le contexte clinique. Il recherchera en particulier un **déficit moteur**, un **syndrome pyramidal**, **parkinsonien** ou **cérébelleux**, des **troubles de la sensibilité profonde**, des **troubles cognitifs**.

5. Examen clinique général

Il est indispensable, en particulier pour procéder à une auscultation cardiaque et des gros vaisseaux et à une mesure de la tension artérielle debout/couché, car l'hypotension artérielle orthostatique est fréquente dans de nombreuses affections cardiaques, neurologiques, ou peut être une conséquence d'une prise de médicament.

Quasiment tous les médicaments prescrits dans le champ de la neuropsychiatrie peuvent induire des baisses de tension artérielle et des troubles attentionnels pouvant majorer le risque de chutes.

C. Explorations complémentaires

- Des explorations complémentaires seront demandées selon le contexte clinique : IRM de la moelle spinale ou du cerveau, électromyogramme, examen audiovestibulaire ; une analyse quantifiée de la marche, réalisable dans certains centres, permet de définir et de quantifier au mieux les déficits (longueur et durée des cycles, asymétrie du pas).
- Quelquefois des tests thérapeutiques peuvent être utiles : test de **soustraction du LCS** dans les suspicions d'hydrocéphalie à pression normale, ou **test à la lévodopa** devant une marche à petits pas ou une dystonie à la recherche d'une dopa-sensibilité.

III. Principaux troubles de la marche

Ⓐ Nous aborderons les troubles de la marche et de l'équilibre à partir du **déficit fonctionnel principal** tel qu'il a pu être défini au terme de l'enquête clinique précédemment décrite. Cela n'implique pas que ce trouble est isolé, mais qu'il est le mécanisme central contre lequel lutter, en particulier sur le plan thérapeutique.

A. Douleur

- La douleur est souvent le mécanisme mis en avant par les malades pour expliquer une gêne à la marche.
- Le trouble observé relève d'un mécanisme d'évitement de la douleur (boiterie : perturbation de la marche responsable d'une asymétrie du pas) ou d'une véritable limitation (claudication intermittente). Certaines douleurs sont très spécifiques (myalgies d'effort et phénomène de second souffle d'une maladie de McArdle : glycogénose musculaire).
- L'apparition de sciatiques tronquées et à bascule à la marche évoque une claudication radiculaire intermittente dans le cadre d'un canal lombaire étroit.

B. Ataxie

1. Ataxie cérébelleuse (vidéo 19.2)

- On distingue cliniquement :
  - le syndrome cérébelleux statique, en relation avec une lésion du vermis ;
  - le syndrome cérébelleux cinétique, secondaire à une lésion des hémisphères.
- L'ataxie est multidirectionnelle à l'épreuve de Romberg, sans anomalie des réflexes posturaux, non majorée à l'occlusion des yeux.
- La marche est classiquement ébrieuse, le polygone de sustentation est élargi, la marche funambulesque précocement altérée.
- Les principales causes sont l'alcoolisme, la sclérose en plaques, un accident vasculaire cérébral, une ataxie cérébelleuse héréditaire autosomique récessive à début précoce le plus souvent (ataxie de Friedreich ++, déficit en vitamine E) ou autosomique dominante à début plus tardif après 30 ans (mutations *SCA*), une tumeur, un syndrome paranéoplasique, la maladie de Creutzfeldt-Jakob.

2. Ataxie vestibulaire

- Généralement de survenue aiguë, le syndrome vestibulaire périphérique est bruyant, se manifestant sous la forme d'un vertige rotatoire accompagné de vomissements et de signes végétatifs.
- Les anomalies de la marche et de l'équilibre sont latéralisées du côté de la saccade lente du nystagmus, vers le côté malade.
- Cette déviation est beaucoup moins systématique dans les vertiges centraux, où le syndrome vestibulaire est dit dysharmonieux, par opposition avec le syndrome vestibulaire périphérique.
- Les causes sont nombreuses : virale, vasculaire, tumorale…

3. Ataxie proprioceptive (vidéo 19.3)

- L'atteinte des voies proprioceptives périphériques (fibres sensitives myélinisées de grand diamètre, ganglion spinal) ou centrales (cordons postérieurs de la moelle spinale et relais) provoque un déficit de la sensibilité profonde (vibrations, sens de position et de mouvement) responsable d'une ataxie et parfois d'un tremblement.
- L'épreuve de Romberg est très perturbée, aggravée nettement à la fermeture des yeux. Les réflexes de posture sont normaux, le polygone est élargi. La marche est talonnante, l'appui au sol est mal contrôlé et le contact parfois violent.
- La maladie de Biermer, les syndromes paranéoplasiques, le *tabes (syphilis tertiaire)*, les neuropathies inflammatoires (IgM monoclonale, polyradiculonévrites) sont les grandes causes de ce groupe.

C. Troubles moteurs déficitaires

1. D'origine centrale

- Le déficit s'associe le plus souvent à une spasticité après un certain temps d'évolution ; il faut faire la part clinique entre ce qui revient à l'hypertonie et ce qui revient à la faiblesse.
- Les syndromes les plus fréquents sont les séquelles d'accident vasculaire cérébral, essentiellement sous la forme d'une hémiparésie ou d'une hémiplégie à l'origine d'un fauchage, le membre supérieur homolatéral étant fixé en adduction.
- Les paraparésies avec spasticité (vidéo 19.4) donnent des marches très enraidies qualifiées parfois de marche « en ciseaux ». Elles sont secondaires à des affections de la moelle spinale : sclérose en plaques, myélite, compression tumorale ou mécanique, et la paraparésie spastique héréditaire.
- Une claudication intermittente médullaire plus déficitaire que douloureuse peut se voir ; des troubles sensitifs et sphinctériens peuvent être présents dans certaines étiologies, une ataxie proprioceptive pouvant alors s'intriquer au déficit moteur.

2. D'origine périphérique

Il peut s'agir d'une neuropathie périphérique où le déficit touche et prédomine souvent sur les extrémités (steppage) (vidéo 19.5).

B Il peut s'agit d'affections musculaires dont la topographie déficitaire est souvent symétrique et à prédominance proximale, donnant une démarche dandinante se combinant parfois à un déficit axial donnant une attitude dite « en roi de comédie » (vidéo 19.6). Des chutes par dérobement sont possibles.

D. Troubles moteurs hyperkinétiques (mouvements anormaux)

1. Dystonie (vidéo 19.7)

- Il s'agit du type de mouvement anormal donnant le plus de troubles de la marche, et dans un certain nombre de cas le trouble moteur se révèle par un trouble de la marche isolée. Les dystonies des membres inférieurs peuvent être unilatérales ou bilatérales.
- Les aspects cliniques sont très variables selon les formes : pseudo-steppage, pied en varus équin douloureux, marche dite « en héron » avec élévation des genoux, marche pseudo spastique, « marche de dromadaire » par flexion-extension alternative du tronc. Un test de dopa-sensibilité doit être réalisé.
- Les principales causes sont les dystonies généralisées héréditaires (mutation *DYT1*), les dystonies dopa-sensibles, la maladie de Parkinson surtout à début précoce d'origine génétique (mutations de la parkine), les anoxies néonatales.

2. Chorée

- Dans la **chorée de Huntington**, les troubles de la marche et de l'équilibre sont complexes : atteinte sévère des réflexes posturaux, syndrome akinétique, mouvements choréo-dystoniques axiaux et des membres. La marche est souvent perdue en cours de l'évolution et les chutes sont fréquentes, parfois très traumatisantes, d'autant que le patient, autant par anosognosie que par impulsivité, prend peu de précautions.
- Dans la **maladie de Parkinson**, les dyskinésies induites par la **lévodopa** induisent des déséquilibres à la marche, plus rarement des chutes.

3. Tremblements

a. Tremblement essentiel

Peu symptomatique, un discret trouble de l'équilibre proche de ce qui est mis en évidence dans les syndromes cérébelleux est identifié.

b. Tremblement orthostatique

Il s'agit d'un tremblement de fréquence élevée (14-18 Hz), touchant surtout les membres inférieurs et non perçu par le patient qui se plaint d'une sensation d'instabilité ou de dérobement en position debout immobile, la marche n'étant pas touchée. Il est révélé par un EMG des membres inférieurs qui doit être réalisé en position debout immobile pour révéler l'activité EMG caractéristique.

E. Troubles moteurs hypokinétiques (marche à petits pas)

Ⓐ Il s'agit du trouble le plus fréquent de la marche, qui pourrait représenter un tiers de l'ensemble des troubles de la marche. Il se définit par une diminution de la longueur d'enjambée qui est le déficit primaire à l'origine de la perte de vitesse.

Les principales entités de ce groupe sont :
- les syndromes parkinsoniens ;
- l'hydrocéphalie chronique de l'adulte ;

- les états lacunaires ;
- la phobie de la chute.

1. Syndromes parkinsoniens

a. Maladie de Parkinson

- Il s'agit du modèle le plus pur, du moins en début d'évolution, de trouble hypokinétique de la marche. De nombreuses études quantifiées ont permis d'en définir les principales caractéristiques (Vidéo 19.8).
- On différencie deux grandes périodes :
  - la forme de début, où *la marche est ralentie par réduction de la longueur d'enjambée* : il existe constamment une prédominance sur un hémicorps et une très bonne dopa-sensibilité ; le patient arrive à normaliser sa marche avec un effort de volonté ; il n'y a pas ou peu de troubles posturaux ;
  - dans les formes plus tardives, la longueur de l'enjambée est très réduite, seulement partiellement corrigeable par la volonté ; des signes peu sensibles à la lévodopa apparaissent comme le *freezing* : arrêt brutal et involontaire de la marche, paroxystique, apparaissant au début au démarrage, à la traversée d'un passage étroit ou lors d'un demi-tour, pouvant provoquer des chutes en avant.
- Une perte progressive des réflexes posturaux s'associe le plus souvent, entraînant des chutes dans ce cas plutôt vers l'arrière.

b. Autres syndromes parkinsoniens

L'atrophie multisystématisée (AMS) dans sa forme parkinsonienne ou dans sa forme cérébelleuse et la paralysie supranucléaire progressive (PSP) comportent des troubles posturaux et locomoteurs plus précoces et plus sévères que la maladie de Parkinson, avec en particulier des chutes en début d'évolution, donnée clinique devant remettre en cause le diagnostic de maladie de Parkinson (« drapeau rouge »).

2. Hydrocéphalie chronique de l'adulte

- Il s'agit d'une hydrocéphalie communicante (avec peu d'hypertension intracrânienne) liée à une obstruction des espaces méningés au niveau des citernes de la base. Elle touche le sujet âgé ; elle peut être idiopathique ou secondaire à un traumatisme crânien, à une hémorragie méningée, une méningite survenus plusieurs décennies plus tôt.
- L'évolution est lentement progressive et se caractérise cliniquement par la triade de Hakim et Adams :
  - **troubles de la marche et de l'équilibre** : les réflexes posturaux sont très perturbés, la marche est lente, à petits pas, le ballant des bras est conservé. Il existe un élargissement du polygone de sustentation et un *freezing* dans 20 à 30 % des cas. On peut également noter une aimantation à la marche distincte d'un *freezing* : le patient avance en faisant glisser ses pieds qui restent collés au sol comme s'il patinait. Ce trouble est considéré parfois comme une apraxie de la marche, c'est-à-dire une incapacité à générer un pas normal, et peut aboutir à une perte complète de la marche, le patient restant debout immobile, incapable d'avancer ;
  - **troubles sphinctériens** (surtout urination) ;
  - **syndrome démentiel** de type sous-cortico-frontal.
- Le diagnostic repose sur l'**IRM cérébrale** qui montre une dilatation tétraventriculaire avec peu d'atrophie corticale et des plages d'hyposignal T2 autour des ventricules, traduction de la résorption trans-épendymaire du LCS (figure 19.1).

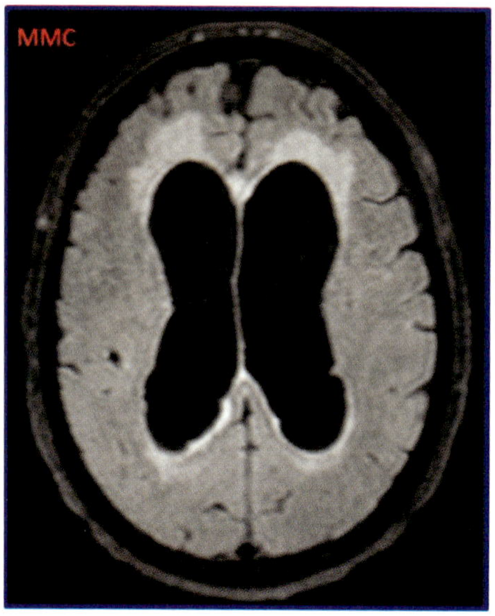

Fig. 19.1. Ⓐ Hydrocéphalie chronique : IRM cérébrale.
Dilatation tétraventriculaire, avec atrophie corticale comparativement modérée. (Source : CEN, 2019.)

- Le traitement consiste en une dérivation ventriculopéritonéale qui entraîne une amélioration inconstante des troubles moteurs et cognitifs. *Elle est indiquée après réalisation d'une ponction lombaire soustractive* de 40 ml qui doit améliorer d'au moins 30 % les paramètres de marche (vitesse, nombre de pas) dans les 24 heures qui suivent.

3. États lacunaires

- On regroupe ici des troubles complexes de la marche et de l'équilibre souvent associés à des troubles cognitifs frontaux, pyramidaux, à un syndrome pseudobulbaire.
- Le tableau peut associer une ataxie, des anomalies sévères des réflexes posturaux à l'origine d'une instabilité parfois majeure, une marche hypokinétique accompagnée ou non d'un *freezing*, une apraxie à la marche.
- Ce syndrome multilacunaire évolue par poussées, entrecoupées de rémissions partielles.
- Le terrain est une hypertension artérielle sévère instable.
- L'IRM cérébrale montre les images caractéristiques (figure 19.2).

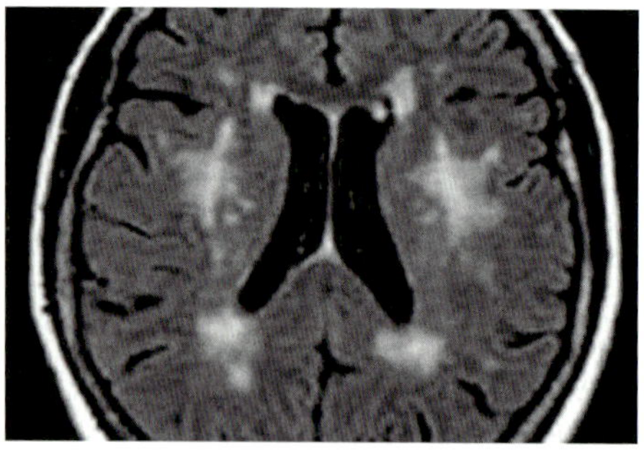

Fig. 19.2. Ⓐ État lacunaire : IRM cérébrale.
L'IRM cérébrale montre les images caractéristiques sous forme de multiples hypersignaux au sein des noyaux gris centraux. (Source : CEN, 2019.)

4. Marche précautionneuse, phobie de la chute, astasie-abasie

a. Marche précautionneuse

Il s'agit d'une marche ralentie, prudente, sans déficit majeur, marquée par la recherche d'appuis et le besoin d'une réassurance ou d'une présence. Elle se voit chez les sujets âgés et plus fréquemment chez la femme. L'autonomie est respectée, seules certaines situations particulièrement anxiogènes sont évitées (foule, transports en commun). Ce trouble résulte de la sensation éprouvée par le sujet, justifiée ou non, d'une instabilité.

b. Phobie de la chute

Il s'agit de l'étape ultérieure, déclenchée le plus souvent par la survenue de **chutes**, et **d'autant plus marquée que le sujet est resté longtemps au sol**.

Le sujet peut être porteur d'une affection neurologique responsable d'une instabilité ou être indemne de toute affection neurologique. Le tableau se présente comme une peur panique de marcher ; si le patient est poussé à faire quelques pas, il s'agrippe à l'examinateur ou à des meubles, aux murs, au prix de postures hasardeuses à haut risque de chutes. Toute tentative de lâcher le sujet s'accompagne de réactions anxieuses majeures.

Une rééducation intensive est le seul traitement parfois efficace, alors que les psychotropes ont peu d'effet.

c. Astasie-abasie

Elle se définit comme l'instabilité à la station debout avec rétropulsion spontanée (astasie) et l'incapacité de marcher (abasie) en dehors de la présence de tout syndrome pyramidal ou parkinsonien. B Ses principales étiologies sont une lésion frontale, hydrocéphalie chronique de l'adulte, un état lacunaire, ou être sans cause apparente (astasie-abasie pure).

F. Troubles psychogènes

Les troubles du mouvement psychogènes sont relativement fréquents et les troubles de la marche peuvent représenter jusqu'à 10 % des patients entrant dans cette catégorie. Ils regroupent un ensemble de manifestations cliniques où des prototypes de marche pathologique sont reproduits parfois de façon caricaturale (marche hémiplégique, marche ataxique…). Une installation brutale, un certain nombre d'incohérences à l'examen clinique et la normalité des examens complémentaires permettent en général le diagnostic.

Points clés

- L'approche diagnostique des troubles de la marche et de l'équilibre est essentiellement clinique, comportant l'analyse spécifique de ces troubles ainsi que les données de l'examen neurologique général qui doit être orienté selon le contexte et le trouble posturo-locomoteur observé.
- Les mécanismes sont parfois intriqués et il peut être difficile d'établir la responsabilité de chacun, mais un trouble prédominant doit être identifié pour la conduite diagnostique et la prise en charge thérapeutique du patient.
- Un trouble de la marche et de l'équilibre peut être le mode d'entrée dans une affection neurologique dont l'expression symptomatique se complétera ou peut rester isolée, en particulier chez les gens âgés où ce trouble est compliqué de chutes fréquentes, responsables de perte d'autonomie voire de décès. Il s'agit dans ce contexte le plus souvent d'une origine polyfactorielle, où le rôle des entrées sensorielles (vue +++), des troubles attentionnels et des médicaments sont majeurs. Comme dans tous les troubles moteurs, la composante psychologique ne doit pas être sous-évaluée.

Item 131 – Troubles de la marche et de l'équilibre chez le sujet âgé

I. Particularités du sujet âgé

B Chaque année en France, 20 à 30 % des plus de 65 ans et 50 % des plus de 85 ans sont victimes d'une chute au moins. A Le caractère répétitif des chutes est considéré à partir du moment où la personne a fait au moins deux chutes sur une période de 12 mois.

Facteurs de risque de chute : **la chute elle-même**, âge, sexe féminin, origine caucasienne.

Conséquences de la chute : 15 % des chutes sont responsables de traumatismes osseux, notamment de fractures du col fémoral dans un tiers des cas. Les traumatismes sont responsables d'une mortalité à court terme qui augmente avec l'âge.

Facteur de gravité : **l'incapacité pour la personne âgée de se relever** ; une immobilisation au sol de plus d'une heure est un facteur de gravité avec risque de décès de 50 % dans les 12 mois suivants.

A. Facteurs favorisants et causes des chutes chez le sujet âgé

- A Les **facteurs intrinsèques** sont liés au vieillissement normal, à la prise de médicaments et à des processus pathologiques divers, notamment cardiovasculaires et neurologiques. Les chutes résultent souvent de l'association de plusieurs de ces facteurs, mais la plupart d'entre elles n'ont pas de cause facilement identifiable.
- Les **facteurs extrinsèques** sont liés à l'environnement, essentiellement l'habitat. Le cumul de plusieurs causes conduit à franchir le seuil de défaillance provoquant la chute.
- La notion d'un malaise, voire d'une perte de connaissance brève au cours d'une chute doit être recherchée très soigneusement à l'interrogatoire.

1. Prise de médicaments

Les médicaments sont un des facteurs de risque des chutes le plus fréquemment retrouvé chez les personnes âgées, agissant par divers mécanismes :

- effet sédatif : barbituriques, benzodiazépines hypnotiques ou non, anticonvulsivants ;
- syndrome parkinsonien : neuroleptiques, médicaments aux propriétés neuroleptiques (neuroleptiques « cachés ») ;
- hypotension orthostatique : antihypertenseurs, dont les bêtabloquants et les diurétiques, L-dopa et agonistes dopaminergiques, antidépresseurs ;
- troubles de conduction et du rythme cardiaque : tous les antiarythmiques, diurétiques hypokaliémiants (torsades de pointes) ;
- les anticoagulants peuvent aggraver les conséquences de la chute.

2. Causes cardiovasculaires

- Troubles de conduction auriculoventriculaire, troubles du rythme cardiaque (tachycardies, bradycardies), infarctus du myocarde et syndromes coronariens.

- Modifications tensionnelles : **l'hypotension orthostatique (HTO) est définie par une réduction de la pression systolique d'au moins 20 mmHg et/ou de la pression diastolique d'au moins 10 mmHg après 3 minutes en position debout.** Elle peut se manifester chez les personnes âgées au lever après le repas ou après un alitement prolongé ou du fait de prises médicamenteuses, d'anémie, de déshydratation. Les facteurs favorisants et la prise en charge d'une HTO sont développés dans le référentiel de gériatrie.
- Embolie pulmonaire.
- Syncopes d'effort du rétrécissement aortique serré.
- Chute au cours d'une syncope vagale, de cause instrumentale, mictionnelle, surtout la nuit, parfois syncope à glotte fermée (par exemple, ictus laryngé après un effort de toux).

3. Causes neurologiques

La plupart des affections neurologiques entraînant des troubles de la marche et de l'équilibre, des déficits peuvent être responsables de chutes :

- troubles proprioceptifs (neuropathies périphériques) ;
- accidents vasculaires cérébraux et leurs séquelles ;
- pathologies neurodégénératives : syndromes parkinsoniens, syndromes cérébelleux… ;
- hydrocéphalie chronique (anciennement intitulée « à pression normale ») ;
- troubles de l'équilibre d'origine vestibulaire : périphérique ou central ;
- crises convulsives ;
- cause neurosensorielle : baisse d'acuité visuelle (rarement isolée, mais facteur précipitant).

4. Causes mécaniques

Chutes au cours d'affection ou séquelle orthopédique ou rhumatologique (notamment l'arthrose et le port de prothèses de hanche et de genou).

5. Autres pathologies

- **Hypoglycémies**, surtout iatrogènes.
- Troubles ioniques : dyskaliémie, **hypercalcémie, hypocalcémie**, hyponatrémie.
- **Anémie**.

6. Facteurs extrinsèques

Ce sont les facteurs liés à l'habitat et à l'environnement :

- sol glissant, tapis, salle de bains non adaptée ;
- chaise ou fauteuil trop bas ;
- escalier ou logement mal éclairé ;
- animaux domestiques ;
- problèmes vestimentaires et de chaussures ;
- changement d'environnement (hospitalisation, déménagement)…

B. Syndrome post-chute

1. Définition

Le syndrome post-chute est une **urgence** gériatrique.

Ⓐ Il se définit par l'apparition dans les jours suivants une chute chez une personne âgée d'une diminution des activités et de l'autonomie physique, alors que l'examen clinique et le bilan radiologique ne décèlent pas de cause neurologique ou mécanique ou de complication traumatique.
Il correspond à une véritable sidération des automatismes de l'équilibre et de la marche.

2. Sémiologie clinique

Le syndrome post-chute associe :

- une **composante motrice** :
  - au fauteuil le patient a une tendance à la rétropulsion avec impossibilité de passage en antépulsion ;
  - debout, la marche est talonnante avec élargissement du polygone de sustentation et flexion des genoux ;
- une **composante psychologique** : elle se traduit par une anxiété majeure ; le patient a peur du vide antérieur ; au maximum on parle d'**astasie-abasie** ;
- un **syndrome de régression psychomotrice** : il peut compliquer le syndrome post-chute avec l'apparition d'une recherche de dépendance (clinophilie, incontinence, aide aux repas) ;
- un **syndrome dépressif** : à rechercher systématiquement.

3. Pronostic

- **Réversible s'il est identifié et pris en charge précocement** (+++).
- En l'absence de prise en charge rapide, spécifique et multidisciplinaire de cette véritable urgence gériatrique, l'évolution se fera vers un état grabataire irréversible.

Facteurs pronostiques défavorables (facteurs prédisposants de la chute)

- **Survenue antérieure de chutes** (notamment dans les 3 derniers mois).
- **Impossibilité de se relever après la chute.**
- **Appui unipodal** (impossibilité de tenir 5 secondes sur un pied).
- **Intérêt du *Get up and go test*** :
  - mesurer le temps nécessaire pour se lever, marcher 3 mètres, faire demi-tour et s'asseoir de nouveau ;
  - un temps de moins de 10 secondes caractérise les individus indépendants ;
  - un temps de plus de 16 secondes multiplie le risque de chutes par 2,7 dans les 5 ans.

C. Conséquences médicales et psychosociales des chutes du sujet âgé

1. Conséquences médicales

B Elles sont essentiellement de nature traumatique, avec une mortalité importante. Toutes les études indiquent que le risque fracturaire à la suite d'une chute est très corrélé au déficit de minéralisation osseuse. L'ostéoporose et l'ostéomalacie étant plus fréquentes chez les femmes, le risque de fracture est de ce fait plus élevé chez les femmes que chez les hommes.

Les différentes complications sont les suivantes.

a. Fractures

Elles compliquent 5 % des chutes :

- fracture du col du fémur (20 à 30 % des fractures);
- autres fractures : avant-bras (dont le poignet avec fracture de Pouteau-Colles), bras (extrémité supérieure de l'humérus), cheville, rachis (tassement vertébral), bassin, côtes, crâne.

b. Traumatismes sans fracture

Plaies, érosions cutanées, hématomes multiples, rhabdomyolyse. Ils surviennent dans 10 % des chutes et sont lourds de conséquences sur la restriction d'autonomie.

c. Complications liées à l'immobilisation

Escarres, déshydratation, bronchopneumopathie, confusion.

2. Conséquences psychosociales

- Un sujet âgé qui chute est souvent conduit en urgence en milieu hospitalier pour bilan. L'admission en urgence est source de stress et risque de précipiter le malade vers la perte d'autonomie et le placement en institution.
- À moyen terme, la perte d'autonomie est observée chez près d'un tiers des malades qui n'ont pas eu de fracture. Elle est l'aboutissement des répercussions psychomotrices de la chute, c'est-à-dire le syndrome post-chute, du fait de la peur de chuter, de la perte de mobilité ou de troubles de la marche.
- La chute engendre une diminution du champ d'action, de l'espace social, familial, voire corporel. La crainte d'une récidive conduit souvent à « institutionnaliser » le malade.
- Les conséquences psychologiques peuvent s'installer plus sournoisement chez un vieillard perdant brutalement confiance en lui, se sentant dévalorisé aux yeux de son entourage, qui, croyant bien faire, réagit parfois par un excès de surprotection, installant encore plus la personne âgée dans la dépendance et la restriction d'activité.

D. Facteurs de risque de récidive des chutes chez le sujet âgé

A Cf. tableau 19.2.

Tableau 19.2. Ⓐ **Principales causes de chutes chez le sujet âgé.**

Affections neurologiques	Centrales	Démences
	Périphériques	Séquelles d'AVC Maladie de Parkinson Myélopathies cervicarthrosiques Neuropathies
Affections neuromusculaires	Myopathies	Hypothyroïdie, corticothérapie, ostéomalacie, pseudo-polyarthrite rhizomélique
Affections ostéoarticulaires	Rachis	Arthrose Malformations rachidiennes (cyphose, camptocormie)
	Membres	Coxarthrose, gonarthrose, limitation de la dorsiflexion de la cheville
Affections sensorielles	Vision	DMLA, cataracte, rétinopathie diabétique, glaucome
Dénutrition	Dénutrition protéino-énergétique, carences vitaminiques	
Cardiaque	Diminution de l'adaptation à l'effort	Insuffisance cardiaque, BPCO, anémie, carence en vitamine B1 Hypotension, rétrécissement aortique
Iatrogénie	Médicaments affectant la vigilance	Psychotropes, antalgiques, neuroleptiques, benzodiazépines, morphiniques, antidépresseurs
	Médicaments à l'origine d'hypotension orthostatique	Diurétiques, dérivés nitrés, antihypertenseurs centraux, neuroleptiques, anticholinergiques
	Médicaments provoquant des hypoglycémies	Sulfamides hypoglycémiants

(Source : CEN, 2019.)

E. Principales mesures préventives des chutes chez la personne âgée

Ⓐ Chez toute personne âgée, l'instabilité posturale peut être combattue par les mesures suivantes.

1. Hygiène de vie

- Nutrition équilibrée, voire enrichie.
- Supplémentation vitamino-calcique en cas d'ostéoporose.
- Activité physique suffisante et notamment entretien de la force musculaire des membres inférieurs (marche, vélo d'appartement).
- Activité intellectuelle régulière.
- Rompre l'isolement pour une personne vivant seule.

2. Douleurs

Traitement des douleurs rhumatismales, opération (prothèse) en cas d'arthrose (hanche ou genou).

3. Vue et audition

Correction des troubles de la vue (prescription de lunettes adaptées, opération d'une cataracte, détection précoce et traitement d'un glaucome chronique) et de l'audition (appareillage).

4. Troubles de la marche et de l'équilibre

- Identification et traitement de leur cause lorsque cela est possible.
- Évaluation de l'intérêt d'une kinésithérapie d'entretien ou d'une rééducation de la marche et de la posture, de l'utilité d'une canne, d'un déambulateur, voire d'un fauteuil roulant.
- Vérification du port de chaussures confortables assurant une bonne stabilité (semelles épaisses ni trop adhérentes ni trop glissantes et de surface au sol importante, tenue de la cheville).

5. Prescriptions médicamenteuses

Réévaluation régulière des indications des médicaments prescrits, notamment ceux pouvant favoriser les chutes.

6. Habitat

- Suppression de tous les facteurs de chutes (cf. *supra*, « I. B. 6. Facteurs extrinsèques »), et installation d'une rampe ou d'une barre d'appui dans les toilettes.
- Pour les personnes vivant en institution, lorsque le risque de chute devient très élevé et le patient dangereux pour lui-même, mettre en balance le besoin de contention et son effet négatif de réduction d'autonomie.

II. Objectifs pratiques : conduite à tenir devant une chute chez une personne âgée

(A) La conduite à tenir comporte plusieurs temps.

A. Interrogatoire

L'interrogatoire de la personne âgée est difficile du fait du déni fréquent ou, surtout, des troubles cognitifs, d'où l'importance de l'entourage familial et soignant :

- *recherche des antécédents* cardiovasculaires, neurologiques, rhumatologiques et orthopédiques, ophtalmologiques et ORL, et de chutes antérieures ;
- *inspection des ordonnances de médicaments* en cours de prescription (ceux pouvant induire une hypotension orthostatique, un trouble du rythme cardiaque, une hypoglycémie, une anémie, un trouble de vigilance, un syndrome extrapyramidal iatrogène) ;
- *description précise de la chute* par le malade et par une personne ayant assisté à la chute :
  - lieu (le plus souvent la chambre ou la salle de bains ou les toilettes),
  - date et heure (jour ou nuit, au lever du lit ou de la chaise, juste après un repas, un effort, une miction),
  - notion de malaise lipothymique, de sueurs, de véritable perte de connaissance, voire de crise d'épilepsie (si l'entourage a assisté à la chute : le malade a-t-il convulsé ? Y a-t-il eu un épisode confusionnel post-critique ? Une perte d'urine ?…),
  - s'agit-il au contraire d'une chute sans trouble de conscience transitoire ; dans ce cas, rechercher un facteur déclenchant (accrochage sur la moquette, déséquilibre, dérobement des membres inférieurs…) ;

- *évaluation rapide de la gravité de la chute* :
  - le malade a-t-il pu se relever seul (le risque de traumatisme et de fracture est plus grand dans le cas contraire) ?
  - combien de temps est-il resté à terre (le maintien prolongé à terre expose à la déshydratation, la dénutrition) ?
  - a-t-il présenté des chutes à répétition ?
  - a-t-il des points douloureux (bassin, membres inférieurs, région lombaire pouvant faire craindre un traumatisme avec ou sans fracture) ?

B. Examen clinique

1. Examen cardiovasculaire

- Auscultation cardiaque et cervicale et prise du pouls (recherche d'un souffle, d'une arythmie).
- Mesure de la pression artérielle en position couchée et debout (recherche d'une hypotension orthostatique).
- Pouls périphériques.

2. Recherche d'un traumatisme

Conséquences traumatiques d'une chute : fracture (notamment du col du fémur), hématome, plaie, traumatisme crânien.

3. Examen neurologique, étude de la marche et de l'équilibre

Se reporter à la première partie du chapitre (Item 109 – Troubles de la marche et de l'équilibre).

a. Examen de la marche

Si possible pieds nus sur une dizaine de mètres, avec étude du lever de la chaise et du demi-tour, évaluation de l'autonomie (nécessité ou non d'une canne, d'une aide par une tierce personne…).

b. Échelles appropriées

B Le *Get up and go test* est un test simple qui évalue les transferts assis, debout, la marche et les changements de direction du patient.

Le test : le sujet est assis sur un siège avec accoudoirs, placé à 3 mètres d'un plot, il est invité à se lever, marcher jusqu'au plot, en faire le tour et revenir à son siège. Seront mesurés : le temps, le nombre de pas et éventuellement des événements paroxystiques (*freezing* de la marche dans les syndromes parkinsoniens).

Le test des 6 minutes exige un parcours de 30 mètres : on demande au sujet de marcher le plus vite possible pendant 6 minutes, les demi-tours sont matérialisés par des cônes. Le sujet peut s'arrêter s'il le juge nécessaire, mais il doit reprendre sitôt qu'il le peut. La distance parcourue est comparée à des valeurs normatives en fonction de l'âge, du sexe, etc. (P.L. Enricht, D.L. Sherill). Ce test est un reflet global de la mobilité des patients et permet d'orienter la prescription de rééducation ou d'activité physique adaptée.

c. Examen de l'équilibre

A Rechercher un élargissement du polygone de sustentation, des oscillations à la station debout les pieds joints, les yeux ouverts puis fermés, et à la station monopodale, une déviation des index.

d. Étude des réflexes de posture

Test de la rétropulsion (résistance à la poussée).

e. Reste de l'examen neurologique

Amyotrophie des membres inférieurs, aréflexie, troubles trophiques, syndrome extrapyramidal, syndrome cérébelleux.

4. Examen ostéoarticulaire

Rechercher plus particulièrement :

- une atteinte articulaire de la hanche, des genoux, des chevilles ;
- une claudication douloureuse (médullaire : canal lombaire étroit) ;
- un conflit discoradiculaire ;
- une ostéoporose compliquée de tassements vertébraux ;
- des troubles de la statique vertébrale ou du bassin (camptocormie, scoliose).

C. Examens complémentaires

B Ils sont demandés selon l'orientation donnée par l'interrogatoire et l'examen clinique. Leur réalisation n'est pas évidente pour une personne âgée qui n'est pas hospitalisée. Faut-il hospitaliser pour des examens qui risquent de ne pas modifier la conduite à tenir vis-à-vis des chutes des personnes âgées très dépendantes ?

Si des examens sont envisagés, certains sont à réaliser systématiquement :

- ECG ;
- examens biologiques simples (glycémie, ionogramme sanguin, calcémie, NFS, dosage sérique de vitamine D ; dosage des CPK si l'immobilisation au sol a duré plus d'une heure).

Selon l'orientation clinique et le contexte, il est envisageable de les compléter par :

- imagerie cérébrale (IRM encéphalique) ;
- EEG, EMG, radiographies du rachis, du bassin, des hanches, voire des genoux, IRM rachidienne.

Au terme de ce bilan clinique et paraclinique, les conséquences traumatiques des chutes seront identifiées et leur cause très souvent élucidée.

Les chutes pourront être classées en :

- chute isolée sans cause retrouvée ;
- chutes répétitives pathologiques ;
- chutes associées à une cause directement responsable, avec ou sans perte de connaissance.

D. Attitude thérapeutique

Identifier les risques graves

- **A** Ostéoporose avérée.
- Prise de médicament anticoagulant.
- Isolement social et familial.

1. Traitement des conséquences de la chute

- Ⓐ Traitement des fractures, des plaies, prévention antitétanique.
- Lutte contre la douleur, si possible avec des antalgiques non sédatifs.
- Lutte contre l'anxiété et l'agitation en rassurant le patient et dans certains cas avec des anxiolytiques mineurs.
- Correction ou prévention de la déshydratation et de la dénutrition.
- Prévention du syndrome post-chute : reprise de la marche le jour même (en l'absence de fracture ou de cause contre-indiquant celle-ci).

2. Traitement des causes de la chute lorsqu'elles sont identifiées

- Modification des prescriptions avec si possible suppression (ou diminution de posologie) des médicaments pouvant favoriser les chutes.
- Traitement de la cause de la chute : cardiaque, vasculaire, neurologique, rhumatologique ou autre.

E. Mesures de maintien d'autonomie et de prévention des récidives des chutes

Celles-ci sont essentielles :

- *reprise immédiate des activités d'autonomie élémentaires* : prise des repas, habillage, toilette, lever du lit, continence des sphincters;
- *pour les personnes hospitalisées à la suite de la chute* : préparer le retour à domicile, lutter contre l'isolement et la dépression souvent associés;
- *soins infirmiers* dans les cas nécessaires, voire de pédicurie;
- B *soins kinésithérapiques* précoces et les plus actifs possibles :
  - rééducation de l'équilibre et de la posture, si possible pieds nus pour rééduquer la sensibilité profonde, avec travail de la rétropulsion, exercices de lever de chaise, de transferts, de repositionnement du centre de gravité,
  - rééducation de la marche avec apprentissage des réactions posturales et réflexes de protection; si nécessaire, utiliser un déambulateur, une canne tripode, canne canadienne, canne simple,
  - automatisation de certains mouvements comme le retournement dans le lit, le relevé du sol (se retourner sur le ventre, se mettre à quatre pattes, puis sur les genoux, et se hisser en se tenant à un meuble fixe en s'aidant avec les membres supérieurs, chaise surtout, ou fauteuil, lit, autre meuble),
  - musculation des membres inférieurs,
  - plus généralement, réapprendre au patient la prise de conscience de son corps et du mouvement et la confiance dans ses capacités de marche (psychomotricité),
  - certains soins kinésithérapiques sont mis en œuvre en cas d'étiologie particulière (par exemple, un syndrome parkinsonien).

Points clés

- Les chutes chez les personnes âgées sont un problème de santé publique.
- Les causes sont multiples : troubles du rythme et de la conduction cardiaque, hypotension orthostatique, causes iatrogènes, causes rhumatismales, pathologies neurologiques cérébrales (accidents vasculaires, syndromes parkinsoniens, hydrocéphalie, astasie-abasie), médullaires ou périphériques. Les associations ne sont pas rares.
- Certaines chutes sont sans cause évidente autre que le vieillissement normal ou en lien avec l'habitat.
- La conduite à tenir consiste à :
  - rechercher une cause identifiable et les possibles complications traumatiques. Les examens les plus rentables sont l'ECG, le ionogramme sanguin, la calcémie et la NFS, le dosage de vitamine D ;
  - traiter les causes et les conséquences de la chute (fracture, plaie, déshydratation) ;
  - prévenir le syndrome post-chute, la perte d'autonomie et la récidive des chutes en corrigeant les facteurs de risque modifiables, comme l'adaptation du chaussage, l'utilisation d'aides techniques, un programme d'activité physique ou de kinésithérapie, une augmentation des apports de calcium, l'apport de vitamine D, et un traitement anti-ostéoporotique.

Site internet

Toutes les marches décrites dans ce chapitre sont accessibles dans la vidéothèque du site du Collège des enseignants de neurologie.

Compléments en ligne

Des compléments numériques sont associés à cet ouvrage. Ils sont indiqués dans la marge par des pictogrammes qui renvoient vers les vidéos ou enregistrements sonores.

Pour accéder à ces compléments, connectez-vous sur www.em-consulte.com/complement/477437 et suivez les instructions pour activer votre accès.

Vidéo 19.1 Épreuve de Romberg.
Source : CEN vidéothèque

Vidéo 19.2 Marche cérébelleuse.
Source : CEN vidéothèque

Vidéo 19.3 Marche ataxie proprioceptive.

Vidéo 19.4 Marche spastique.
Source : CEN vidéothèque

Vidéo 19.5 Marche avec steppage.
Source : CEN vidéothèque

Vidéo 19.6 Marche dandinante.
Source : CEN vidéothèque

Vidéo 19.7 Marche avec dystonie du pied.
Source : Luc Defebvre

Vidéo 19.8 Marche lente Parkinson.
Source : Luc Defebvre

CHAPITRE
20

Item 110 – Troubles du sommeil de l'enfant et de l'adulte

Objectifs pédagogiques

- Diagnostiquer les troubles du sommeil du nourrisson, de l'enfant et de l'adulte.
- Argumenter l'attitude thérapeutique et planifier le suivi du patient.

Hiérarchisation des connaissances

Rang	Rubrique	Intitulé	Descriptif
A	Définition	Connaître l'architecture du sommeil normal de l'adulte / rythme veille-sommeil	
A	Définition	Sommeil normal : spécificités pédiatriques	
A	Prise en charge	Conseils d'hygiène du sommeil	
A	Définition	Savoir identifier et définir un trouble du sommeil chez l'enfant et chez l'adulte	Hypersomnolence, insomnie, parasomnie
A	Étiologies	Connaître les principales étiologies des troubles du sommeil	Hypersomnolence, insomnie, parasomnie
B	Prise en charge	Connaître les principes de la prise en charge des troubles du sommeil chez l'adulte et l'enfant	
A	Prise en charge	Connaître la prévention des troubles du sommeil chez l'adulte et l'enfant	
B	Diagnostic	Connaître le principal diagnostic différentiel de l'insomnie chronique	
A	Examens complémentaires	Connaître le bilan et la CAT devant une insomnie	Interrogatoire, agenda de sommeil, actimétrie et polysomnographie
A	Prise en charge	Connaître les principales règles d'hygiène pour lutter contre l'insomnie	Le jour, le soir et la nuit
B	Diagnostic et examens complémentaires	Savoir évaluer une hypersomnolence	Par l'interrogatoire, l'échelle d'Epworth, les techniques instrumentales de l'EEG

Rang	Rubrique	Intitulé	Descriptif
B	Diagnostic	Connaître les signes cliniques du syndrome des jambes sans repos et des mouvements périodiques du sommeil	Jambes sans repos
A	Définition	Connaître la définition d'un syndrome d'apnées obstructives du sommeil (SAS)	
B	Prévalence, Epidémiologie	Connaître l'importance du SAS sur le plan épidémiologique	
A	Étiologies	Connaître les facteurs de risque de SAS et les comorbidités/complications associées	
B	Prise en charge	Connaître conséquences du SAS dans l'activité professionnelle et leurs implications pour la vie professionnelle	
A	Diagnostic positif	Connaître les signes cliniques évocateurs de SAS de l'adulte	
B	Définition	Connaître les signes évocateurs de SAS de l'enfant	
B	Examens complémentaires	Connaître les modalités d'évaluation du syndrome d'apnées du sommeil	Polygraphie respiratoire et polysomnographie
B	Prise en charge	Connaître les principes du traitement du syndrome d'apnées du sommeil	Pression positive continue et orthèse mandibulaire
A	Diagnostic positif (examen clinique, démarche diagnostique)	Connaître les signes cliniques révélant une hypertrophie obstructive des végétations adénoïdes de l'enfant	
A	Diagnostic positif (examen clinique, démarche diagnostique)	Connaître les signes cliniques révélant une hypertrophie amygdalienne obstructive de l'enfant	
A	Contenu multimédia	Photographies d'un exemple typique d'hypertrophie amygdalienne obstructive	

I. Sommeil normal

A. Architecture normale du sommeil de l'adulte

- A Le sommeil normal est organisé en différents stades et on oppose :
  - sommeil lent : ralentissement et synchronisation de l'activité EEG ;
  - sommeil paradoxal (ou *rapid eye movement [REM] sleep*) : activité EEG plus rapide et mouvements oculaires rapides qui contrastent avec une atonie musculaire.
- Le sommeil lent est subdivisé en trois sous-stades, N1, N2 et N3, de profondeur croissante, définis sur des critères EEG (encadré 20.1).
- La succession de sommeil lent puis de sommeil paradoxal définit un cycle de sommeil dont la durée est d'environ 90 minutes.
- Trois à cinq cycles de sommeil se succèdent au cours d'une nuit (figure 20.1) ; les cycles de début de nuit sont plus riches en sommeil lent profond, les cycles de fin de nuit plus riches en sommeil paradoxal.

Encadré 20.1.

Sommeil lent

- Léger :
  - stade 1 : activité EEG thêta (fréquences de 4 à 7,5 cycles/s) + mouvements oculaires lents ;
  - stade 2 : activité EEG thêta + figures spécifiques (fuseaux du sommeil + complexes K).
- Profond :
  - stade 3 : activité EEG delta (fréquences de 0,5 à 3,5 cycles/s), lente et de grande amplitude.

Sommeil paradoxal

- Activité EEG mixte thêta et alpha (fréquences de 8 à 12 Hz) + mouvements oculaires rapides + atonie musculaire.

- B Données normatives et variations interindividuelles :
  - sommeil lent léger N1 et N2 : environ 55 % du temps de sommeil total ;
  - sommeil lent profond (SLP, N3) : environ 20 % ;
  - sommeil paradoxal (SP) : environ 25 % ;
  - temps total de sommeil (TTS) : de 6 heures (court dormeur) à 9 heures (long dormeur), A 7 h 30 en moyenne ;
  - chronotype :
  - chronotype du matin : sujet couche-tôt et en forme le matin ;
  - chronotype du soir : sujet couche-tard et en forme le soir.

B. Régulation du sommeil

Le sommeil est régulé par deux mécanismes :

- *régulation homéostatique* : la propension à s'endormir, ou pression de sommeil, augmente en fonction du temps passé éveillé (privation de sommeil) et diminue lors de la survenue d'un épisode de sommeil (rebond de sommeil). B La quantité d'ondes lentes delta pendant le sommeil reflète la profondeur du sommeil et est régulée de manière homéostatique. Ainsi, un sujet en privation de sommeil aura une plus grande pression de sommeil et un rebond de sommeil lent profond avec une forte activité EEG delta.
- A *régulation circadienne* : l'alternance veille (jour)-sommeil (nuit) suit un rythme circadien sous le contrôle de l'horloge centrale localisée dans les noyaux suprachiasmatiques. La pression circadienne de sommeil est maximum entre 3 heures et 5 heures du matin (température centrale minimale), et celle d'éveil entre 16 heures et 18 heures (température

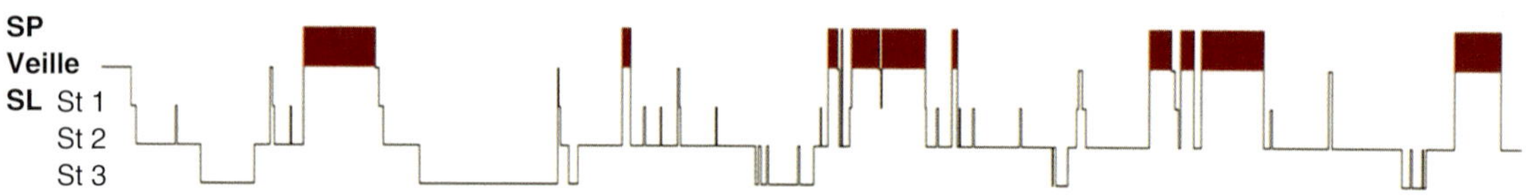

Fig. 20.1. A **Hypnogramme normal.**
Représentation schématique de la répartition des stades de sommeil au cours d'une nuit. Noter l'organisation en cycles du sommeil.
SP, sommeil paradoxal ; SL, sommeil lent. (Source : CEN, 2019.)

centrale maximale). La mélatonine est la principale hormone de régulation des rythmes biologiques. Elle est synthétisée par la glande pinéale la nuit et exerce un effet hypnogène. La lumière est le principal synchroniseur de l'horloge biologique et donc de notre rythme circadien veille-sommeil. Elle inhibe la synthèse de mélatonine et exerce un effet éveillant. B La somnolence « post-prandiale » de 13 heures à 15 heures correspond à la perte progressive du bénéfice homéostatique de la nuit précédente sur l'éveil, avant l'effet pro-éveil circadien de 16 heures.

C. Évolution avec l'âge

- A Nouveau-né : on distingue le sommeil agité ou sommeil paradoxal (50 %), le sommeil calme ou sommeil lent (40 %) et le sommeil transitionnel (10 %).
- Enfant :
  - la durée totale de sommeil chez l'enfant diminue avec l'âge : nouveau-né : 16 heures (jusqu'à 20 heures), à 1 an : 14 heures, à 6 ans : 11 heures, à 12 ans : 9 à 10 heures ;
  - B mise en place progressive des rythmes circadiens pendant le premier trimestre ;
  - sieste : elle disparaît entre 4 et 6 ans.
- A Adolescent : le rythme circadien veille-sommeil se décale (retard de phase : couche-tard, lève-tard) ; important à prendre en compte pour la prise en charge des troubles du sommeil de l'adolescent.

Le sommeil est important pour le développement : les troubles du sommeil de l'enfant peuvent avoir des répercussions significatives sur les performances cognitives, le comportement, l'humeur et le métabolisme, en particulier l'obésité.

- B Évolution à l'âge adulte :
  - diminution de la durée du temps total de sommeil (TTS), diminution de l'efficacité du sommeil (TTS/temps passé au lit), augmentation des éveils nocturnes ;
  - diminution de la durée du stade N3 ;
  - augmentation de la durée des stades N1 et N2 ;
  - sommeil paradoxal constant.
- A Sujet âgé :
  - avance de phase et aplatissement du rythme circadien veille-sommeil (se couche plus tôt) ;
  - sommeil de nuit de moins bonne qualité (fragmentation) ;
  - apparition d'une somnolence diurne (la sieste est physiologique chez le sujet très âgé).

D. Explorations du sommeil

- B Interrogatoire et examen clinique : première étape, l'interrogatoire doit être détaillé.
- Agenda de sommeil : rempli sur plusieurs semaines, il permet d'apprécier l'architecture du sommeil.
- Tests et questionnaires : ils sont utiles pour apprécier la qualité du sommeil, la somnolence diurne et la sévérité des troubles.
- Polysomnographie :

- réalisée en hospitalisation au laboratoire ou en ambulatoire ;
- enregistrement de l'EEG, des mouvements oculaires (EOG) et du tonus musculaire (EMG des muscles de la houppe du menton) pour l'analyse du sommeil ± vidéo ;
- enregistrement de la respiration (débit et efforts respiratoires), du ronflement, de la SaO_2, de l'ECG ;
- EMG des muscles jambiers antérieurs (mouvements périodiques nocturnes) et autres variables en fonction de l'orientation étiologique.

• Polygraphie ventilatoire :
  - réalisée en hospitalisation au laboratoire ou en ambulatoire ;
  - enregistrement de la respiration, du ronflement, de la SaO_2.

E. Autres explorations

• Évaluation de la somnolence diurne (cf. « III. Somnolence diurne excessive ») :
  - tests itératifs de latence d'endormissement ;
  - tests de maintien de l'éveil.
• Évaluation des paramètres circadiens :
  - actimétrie : examen simple (port d'un accéléromètre au poignet « petite montre » pendant plusieurs jours ou semaines : permet d'apprécier le rythme veille-sommeil et le TTS) ;
  - enregistrement de la température centrale ;
  - profil de sécrétion de la mélatonine (*Dim Light Melatonin Onset*, DLMO) pour déterminer la phase du rythme circadien (non effectué en routine, intérêt surtout pour les troubles du rythme circadien, dosages sanguins/salivaires ou métabolite urinaire).
• Examens utiles dans le bilan des hypersomnies d'origine centrale :
  - typage HLA ;
  - dosage d'hypocrétine dans le LCS : effectué en cas de difficultés diagnostiques (cf. « V. A. Narcolepsie (ou syndrome de Gélineau) »).

II. Insomnies et hypnotiques

A. Épidémiologie

• Prévalence (chiffres donnés pour information) :
  - 10 % d'insomnie chronique dans la population générale (30 % des Français ont eu une insomnie transitoire) ;
  - 7 à 10 % des Français utilisent des médicaments hypnotiques ;
  - plus fréquent chez la femme et le sujet âgé.
• Enjeu de santé publique :
  - coût socio-économique ;
  - augmentation de la morbi-mortalité dans l'insomnie chronique sévère ;
  - altération des interactions sociales et professionnelles (absentéisme et perte de productivité).

B. Définitions

Ⓐ L'insomnie est une plainte de :

- difficulté à s'endormir ou à rester endormi (trouble du maintien du sommeil ou réveil trop précoce).
- qui a des répercussions diurnes : fatigue, troubles de l'attention, de la mémoire, de l'humeur ou du comportement, irritabilité, difficultés à bien fonctionner au travail, en famille ou en société, somnolence diurne, ou manque d'énergie.

- C'est une insomnie *chronique* (ou « trouble insomnie ») si ces troubles surviennent au moins 3 fois par semaine depuis au moins 3 mois.
- C'est une insomnie *aiguë* (ou transitoire, ou d'ajustement) si elle dure depuis moins de 3 mois. Le facteur déclenchant (stress, deuil, séparation, douleur…) est identifié.
- Il est *normal* de voir son sommeil perturbé pendant quelques jours dans certaines circonstances.
- La difficulté tient au fait qu'une insomnie aiguë se pérennise dans 28 % des cas, sous la forme soit d'un mauvais sommeil (19 %), soit d'une insomnie chronique (9 %) : l'intervention médicale doit chercher à prévenir ce risque.

Le diagnostic d'insomnie correspond à une *plainte subjective*, pas à un chiffre objectif de durée ou de latence de sommeil. Cependant, on considère qu'il est anormal de mettre plus de 30 minutes à s'endormir. Une insomnie chronique associée à un temps objectif de sommeil <6 heures expose à un risque accru de morbi-mortalité cardiovasculaire et de diabète, mais la majorité des insomniaques dorment réellement plus de 6 heures.

C. Mécanismes

L'insomnie chronique est caractérisée par :

- un état d'*hyperéveil* mental et végétatif ;
- un *conditionnement négatif* empêchant le sommeil : attention et préoccupations excessives concernant le sommeil ;
- et une fréquente *sous-estimation* du temps réellement dormi. Ceci peut être lié à la présence de ruminations pendant le sommeil lui-même et à des phénomènes d'éveils locaux dans certaines régions du cerveau pendant le sommeil.

D. Facteurs et comorbidités

- L'insomnie chronique est déterminée par différents facteurs et comorbidités :
  - *facteurs prédisposants* : sexe féminin, composante génétique, faibles revenus, abus dans l'enfance, personnalité perfectionniste ;
  - *facteurs déclenchants* : deuil, séparation, chômage ou autre circonstance pénible, changement du rythme veille-sommeil et usage de médicaments (corticoïdes, bêtabloquants) ou produits (caféine, nicotine) pro-éveil ;
  - *Comordibités* : principalement les troubles psychiatriques (quelle que soit leur catégorie) et plus rarement les pathologies médicales (douleurs, syndrome des jambes sans repos, handicap, asthme ou reflux nocturnes, apnée du sommeil, traumatisme crânien).

- On parle d'insomnie comorbide et non pas « secondaire » à un trouble psychiatrique ou médical car la relation est bi-directionnelle : par exemple, l'insomnie peut précéder un épisode dépressif, l'aggraver secondairement ou persister pour son propre compte même quand l'épisode dépressif ou causal est cicatrisé.
- L'insomnie comorbide d'un trouble thymique comporte plus souvent un réveil trop matinal et une somnolence diurne.
- L'insomnie comorbide d'un trouble anxieux comporte plus souvent une difficulté d'endormissement ou de réendormissement, et une hypervigilance diurne.
- Le syndrome des jambes sans repos est la principale comorbidité neurologique de l'insomnie.

E. Spécificités de l'insomnie de l'enfant

- La prévalence est élevée (chiffres donnés pour information) :
  - 25 à 50 % des enfants de moins de 5 ans ;
  - 16 à 27 % des enfants en âge scolaire prépubertaire (de 6 à 12 ans) ;
  - 17 à 39 % des adolescents.
- Les causes les plus fréquentes sont :
  - éducationnelles :
    - petit enfant : mauvaises habitudes (bercement, biberon, lit des parents…) et présence parentale lors de l'endormissement (l'enfant n'a pas pu apprendre à se séparer et à s'endormir seul dans son lit),
    - enfants et adolescents : usage d'écrans (jeux, internet, téléphone, films) ;
  - organiques :
    - ORL : otites, apnée du sommeil,
    - pneumologiques : asthme nocturne,
    - digestives : RGO, allergie aux protéines de lait de vache ;
  - psychologiques :
    - nourrisson : l'insomnie peut être révélatrice de difficultés relationnelles de l'enfant avec son entourage ou de déficits éducatifs,
    - l'insomnie peut être le signe précoce d'un trouble envahissant du développement ou d'un retard mental (insomnies calmes),
    - à partir de la deuxième année de vie, l'insomnie peut être en rapport avec une angoisse de séparation d'avec ses parents,
    - l'insomnie peut être révélatrice d'abus ou de harcèlement scolaire.
- Dans tous les cas, l'évaluation clinique doit prendre en compte l'organisation mentale du nourrisson ou de l'enfant, la fatigue ou l'épuisement de son entourage, les conditions éducatives et relationnelles familiales.

Le traitement de l'insomnie de l'enfant et de l'adolescent doit être étiologique.
Comme elle est souvent en rapport avec des erreurs de conditionnement à l'endormissement ou d'hygiène de sommeil, l'approche thérapeutique est souvent comportementale et éducationnelle en première intention. Si un dysfonctionnement familial ou encore des difficultés relationnelles sont suspectés, une psychothérapie parents-enfant sera proposée.
Les traitements médicamenteux doivent être évités.

F. Diagnostic différentiel

B Les principaux diagnostics différentiels sont le retard de phase du rythme circadien (sujet couche-tard) qui peut être confondu avec une insomnie d'endormissement, et le « court dormeur », un variant de la normale caractérisé par un sommeil de moins de 6 heures sans aucune conséquence diurne.

G. Bilan et conduite à tenir

1. Interrogatoire

A Le diagnostic et l'évaluation de l'insomnie reposent essentiellement sur l'interrogatoire du patient :

- reconstituer l'histoire actuelle et passée du patient, la chronologie et les mécanismes de l'insomnie;
- laisser le patient se raconter et raconter comment, où, dans quel environnement il s'endort (par exemple, rechercher s'il s'endort en regardant un écran dans son lit, son type d'activité dans la soirée, comment il ménage la transition de la veille au sommeil, etc.);
- cerner le fonctionnement psychique du patient;
- définir son environnement, ses habitudes, les contraintes auxquelles il est soumis;
- répertorier ses antécédents, tant pathologiques que thérapeutiques;
- rechercher des symptômes en faveur d'un syndrome des jambes sans repos ou plus rarement d'apnée du sommeil.

Il est important :

- d'obtenir une évaluation détaillée du sommeil :
  - type de difficulté du sommeil (endormissement, réveil intrasommeil, réveil précoce de fin de nuit),
  - horaires de coucher, rythme circadien veille-sommeil,
  - conséquences : retentissement diurne, prise d'alcool ou de substances (tabac, alcool, cannabis) ou de médicaments psychotropes et autres médicaments modifiant le sommeil;
- de distinguer une forme transitoire d'une forme chronique :
  - ancienneté des symptômes,
  - évolution épisodique ou persistante;
- de rechercher une comorbidité :
  - un trouble psychiatrique : c'est la comorbidité la plus fréquente (plus de 80 % des insomnies chroniques). Il est fondamental que le fonctionnement psychique du patient insomniaque chronique ait été évalué par un psychiatre,
  - une autre pathologie du sommeil (notamment un syndrome des jambes sans repos),
  - une pathologie médicale chronique invalidante,
  - une prise ou exposition à des toxiques ou médicaments,
  - des facteurs environnementaux et comportementaux :
    - bruit, température, lumière,
    - enfants en bas âge,
    - hygiène de sommeil.

Finalement, l'entretien permettra d'identifier les facteurs prédisposants, déclenchants et d'entretien de l'insomnie.

2. Agenda de sommeil

- Outil essentiel pour l'évaluation de l'insomnie et pour sa prise en charge (suivi sous traitement).
- Il consigne, au jour le jour sur 15 jours, les horaires et la qualité du sommeil ainsi que des réveils nocturnes.
- Il met souvent en évidence des écarts entre l'appréciation globale du patient sur ses troubles de sommeil et leur réalité.
- Il permet de rechercher un trouble associé du rythme circadien veille-sommeil.

3. Examens complémentaires

a. Enregistrement actimétrique

Au moyen d'un accéléromètre porté au poignet, il permet d'établir le rythme activité-repos sur plusieurs semaines pour objectiver les données (subjectives) de l'interrogatoire ou de l'agenda de sommeil, rechercher un trouble associé du rythme circadien veille-sommeil et identifier la forme d'insomnie à temps de sommeil objectivement court.

b. Polysomnographie

Elle n'est jamais nécessaire au diagnostic mais indiquée ponctuellement pour :

- éliminer une comorbidité spécifique (apnée du sommeil, mouvements périodiques nocturnes) ;
- objectiver la plainte du patient (mauvaise perception du sommeil).

H. Traitement

B L'insomnie chronique est une maladie difficile à traiter, handicapante, alors que les propositions thérapeutiques sont les mêmes depuis plus de 30 ans (peu de progrès médical).

1. Traitement des comorbidités

Prise en charge d'un trouble psychiatrique (trouble de l'humeur, trouble anxieux, psychose…) ou médical (syndrome des jambes sans repos, douleurs chroniques…). C'est le traitement le plus important.

2. Règles d'hygiène du sommeil

A Approche éducative sur la connaissance du sommeil visant à corriger les erreurs comportementales pour maintenir une bonne hygiène de sommeil (cf. annexe 20.1).

3. Thérapies cognitivo-comportementales (TCC)

- B Approche associant une composante éducative (hygiène de sommeil), comportementale (restriction du temps passé au lit, contrôle du stimulus) et cognitive (psychothérapie cognitive sur l'interprétation de ses troubles par le patient et des conséquences de l'insomnie…), ainsi que des techniques de relaxation.
- Elle se pratique en groupe, en individuel, en présence ou à distance au moyen de logiciels informatiques (eTCC).
- C'est le traitement de choix de l'insomnie chronique.

4. Médicaments

a. Benzodiazépines hypnotiques

- *Il n'existe pas de benzodiazépine hypnotique idéale* réunissant les propriétés suivantes :
  - entraîner une induction rapide de sommeil ;
  - maintenir le sommeil pendant au moins 5 à 7 heures ;
  - respecter l'architecture du sommeil ;
  - ne pas avoir d'effet résiduel (au réveil, pendant la journée) ;
  - ne pas induire d'accoutumance ni de tolérance ;
  - ne pas induire de syndrome de sevrage ;
  - avoir une bonne marge de sécurité ;
  - ne pas avoir d'interactions médicamenteuses.
- Les benzodiazépines hypnotiques posent des problèmes à moyen et à long terme :
  - perte d'efficacité objective : surtout nette pour les benzodiazépines de demi-vie courte, moins marquée pour les analogues des benzodiazépines (zolpidem, Stilnox®; zopiclone, Imovane®) ;
  - phénomène de sevrage : effet rebond qui favorise le cercle vicieux, moins marqué pour les benzodiazépines à demi-vie longue et pour les analogues des benzodiazépines ;
  - effets indésirables : somnolence diurne (risque d'accident), interaction avec l'alcool, troubles mnésiques, chutes nocturnes et épisodes confuso-oniriques.

b. Mélatonine

C'est une hormone endogène naturelle dont le principal rôle est de synchroniser le rythme veille-sommeil et les autres rythmes circadiens sur l'alternance nuit/jour. Elle exerce aussi un effet hypnogène direct mais ne doit pas être considérée comme une substance hypnotique. La mélatonine à libération immédiate peut être utilisée pour améliorer l'insomnie d'endormissement. La mélatonine à libération prolongée (Circadin®) peut être utilisée pour améliorer l'insomnie de maintien (éveils intrasommeils).

c. Antihistaminiques

L'histamine est un neurotransmetteur éveillant issu de l'hypothalamus. Il est intéressant de diminuer l'hyperéveil dans l'insomnie. Seuls les antihistaminiques qui passent la barrière hémato-encéphalique (doxylamine, Dornomyl®; alimémazine, Théralène®) ont un effet anti-éveil donc hypnogène, au prix d'une sédation diurne liée à leur longue demi-vie.

d. Recommandations d'usage

Les hypnotiques de type benzodiazépines tels que nitrazépam (Mogadon®), lormétazépam (Noctamide®), estazolam (Nuctalon®) et leurs analogues comme zolpidem (Stilnox®) et zopiclone (Imovane®), qui sont tous deux inscrits en liste 1 (ordonnance sécurisée de 28 jours) sont indiqués dans le traitement des insomnies aiguës sévères et pour une durée limitée (en général à 28 jours), en association avec la prise en charge des facteurs favorisants et une bonne hygiène du sommeil. Il faut cependant :

- éviter d'en prescrire après 75 ans (risque de chute et de confusion nocturne) ;
- recommander de ne pas conduire dans les 8 heures après la prise et de ne pas associer hypnotique et alcool ;
- informer le patient des manifestations de sevrage et des risques de dépendance ;
- prévoir d'emblée sur la prescription leur décroissance et leur arrêt.

Leur utilisation dans l'insomnie chronique est limitée et doit rester ponctuelle. Environ un tiers des patients souffrant d'insomnie chronique ont une pharmacodépendance aux benzodiazépines hypnotiques : ils peuvent bénéficier d'un essai de sevrage progressif.

D'autres médicaments comme les antidépresseurs (sédatifs, comme la miansérine, l'amitriptyline ou la paroxétine) apportent à petite dose un réel bénéfice à plus long terme dans l'insomnie chronique (surtout si trouble du maintien). Dans un contexte de trouble de l'humeur ou anxieux, le dosage normal doit être utilisé. La mélatonine à libération prolongée (Circadin® 2 mg, non remboursé) a pour indication le traitement de l'insomnie du sujet âgé.

La place des traitements médicamenteux est limitée dans les insomnies chroniques dont la prise en charge est essentiellement, si possible, non médicamenteuse.

III. Somnolence diurne excessive

A. Définition

Ⓐ La somnolence diurne normale résulte de l'interaction entre l'environnement (sédatif ou stimulant) et l'état de vigilance intrinsèque de l'individu, qui dépend de son système veille-sommeil, régulé de façon homéostatique (privation de sommeil par exemple) et circadienne (moments de la journée propices à l'endormissement).

La somnolence diurne excessive est un état subjectif et objectif d'éveil physiologique abaissé, de propension anormale au sommeil ou à l'assoupissement.

Préciser les circonstances de l'endormissement : un endormissement est pathologique lorsqu'il se produit dans des circonstances inappropriées (conversation, conduite, en activité), ou qu'il est irrésistible.

La somnolence excessive est à différencier de la fatigue (qui récupère avec le repos) et de l'apathie (absence de motivation).

B. Enjeu de santé publique

- Ⓑ Très fréquente : prévalence estimée entre 4 et 20 % en fonction du seuil de sévérité et des études.
- Coût important lié à l'accidentologie et à l'absentéisme.
- Fréquemment mise en cause dans les accidents de la route (encadré 20.2) – l'endormissement est la première cause d'accident mortel sur autoroute.
- Répercussion sur le fonctionnement professionnel, cognitif et comportemental.

Encadré 20.2.

Aspect médico-légal

Ⓐ La somnolence diurne excessive fait partie des conditions médicales incompatibles avec l'obtention ou le maintien du permis de conduire, ou pouvant donner lieu à la délivrance d'un permis de conduire de durée de validité limitée (arrêté du 18 décembre 2015) : somnolence excessive d'origine comportementale, organique, psychiatrique, iatrogène ou secondaire à une insomnie.

Schématiquement, en cas de traitement efficace, il peut être accordé :

- aux conducteurs du groupe léger : une compatibilité temporaire de 3 ans ;
- aux conducteurs du groupe lourd : une compatibilité de 1 an après réalisation de tests de maintien de l'éveil.

Les médecins doivent savoir que cet arrêté existe, et sont dans l'obligation d'informer les patients concernés.

C. Évaluation

B Évaluation subjective par l'interrogatoire et des échelles standardisées, et objective par une évaluation instrumentale de la somnolence.

1. Témoignage du sujet et de son entourage

- Interrogatoire orienté recherchant :
  - un besoin de lutter contre le sommeil ;
  - des endormissements involontaires, dans diverses circonstances de la vie courante ;
  - la fréquence, les circonstances et horaires de survenue des assoupissements et endormissements ;
  - les accidents ou incidents liés à la somnolence (somnolence au volant, presque accidents).
- Les patients ont souvent tendance à sous-évaluer leur gêne. Cette attitude peut être consciente par honte ou manque de sincérité en raison des implications médico-légales ou professionnelles (retrait du permis de conduire), ou inconsciente chez des sujets dont la pathologie est ancienne et qui ont véritablement oublié leur état normal.
- Le témoignage du conjoint fournit parfois une image plus juste de la réalité, mais l'entourage peut également être peu sensible au caractère anormal de la somnolence ou la rationaliser (« il travaille trop »).

2. Questionnaires

Le plus utilisé et validé est l'échelle de somnolence d'Epworth (cf. annexe 20.2).

3. Techniques instrumentales utilisant la polysomnographie

Deux techniques relèvent de ce principe. La notion de *rapidité d'endormissement* dans des circonstances standardisées est à la base de l'évaluation instrumentale de la somnolence.

a. Tests itératifs de latence d'endormissement (TILE)

- On mesure la latence d'endormissement et les stades de sommeil atteints à cinq reprises dans la journée, toutes les 2 heures, pendant 20 minutes (si pas d'endormissement) à 34 minutes (si endormissement < 20 minutes), dans des conditions standardisées (au calme, allongé dans le noir), en demandant au sujet de *se laisser aller au sommeil*, de faire son possible pour s'endormir. C'est le test de référence pour la **mesure de la somnolence diurne**.
- Une latence moyenne d'endormissement (pour les cinq tests) supérieure à 8 minutes est normale. En dessous, on suspecte une hypersomnie d'origine centrale (narcolepsie, hypersomnie idiopathique). Le nombre de siestes comportant du sommeil paradoxal est utilisé pour différencier narcolepsie et hypersomnie idiopathique (cf. *infra*).

b. Tests de maintien d'éveil (TME)

- Le sujet, en position demi-assise, immobile et en semi-obscurité reçoit la consigne *de résister au sommeil* pendant 40 minutes, à quatre reprises espacées de 2 heures en journée. Ce test mesure donc la capacité à rester éveillé en condition sédative, **il mesure la vigilance**.
- C'est le test médico-légal utilisé pour définir les aptitudes au poste et à la conduite automobile chez le patient souffrant d'un trouble de l'éveil traité ou chez le conducteur professionnel qui a un trouble du sommeil. La conduite à usage personnel d'un véhicule léger nécessite une latence moyenne des quatre tests > 19 minutes, à usage professionnel une latence > 33 minutes.

D. Causes de la somnolence diurne excessive

Ⓐ La démarche et les principales étiologies sont synthétisées dans la figure 20.2.

On doit d'abord distinguer :

- une somnolence physiologique :
  - aux âges extrêmes de la vie (jeune enfant et sujet âgé),
  - la sieste est physiologique chez le sujet âgé ;
- d'une somnolence diurne excessive.

La somnolence excessive peut être :

- induite :
  - privation chronique de sommeil (cause principale) : celle-ci peut être comportementale, ou liée à :
    - un trouble du rythme circadien veille-sommeil : endogène, car une avance de phase peut induire une somnolence en fin de journée, un retard de phase, une somnolence le matin ; ou exogène (travail de nuit ou posté, vols transméridiens),
    - un syndrome des jambes sans repos,
  - médicaments sédatifs,
  - toxiques, alcool ;
- pathologique :
  - secondaire à une fragmentation du sommeil par :
    - douleurs, handicap nocturne,
    - syndrome d'apnées du sommeil,
    - mouvements périodiques des membres,
    - parasomnie du sommeil lent profond,
    - affections psychiatriques,

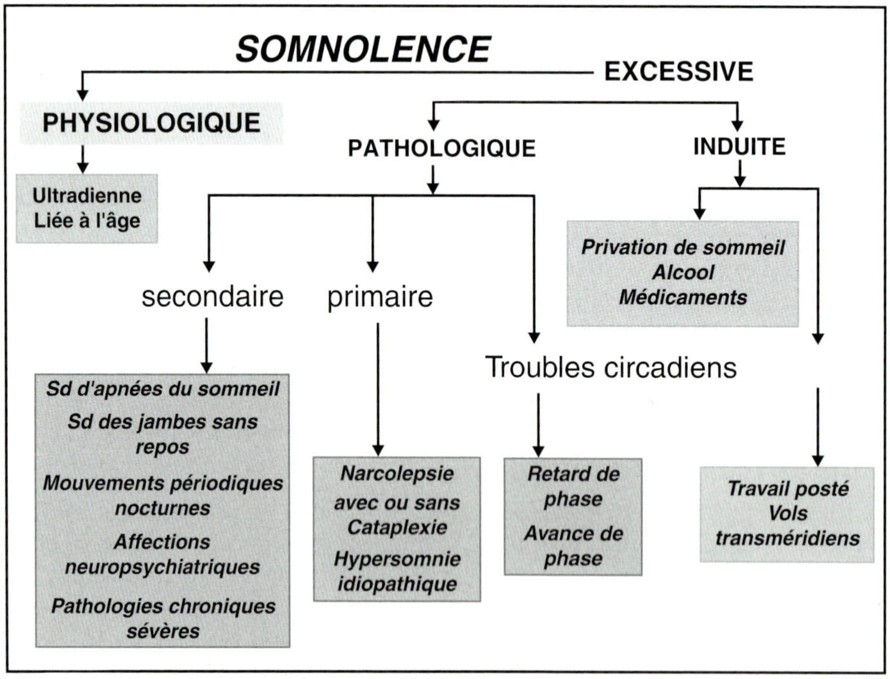

Fig. 20.2. Ⓐ **Orientation diagnostique devant une somnolence diurne.**
(Source : CEN, 2019.)

- **primaire** : pathologie intrinsèque liée à l'atteinte d'un système d'éveil (hypersomnies d'origine centrale) :
  - narcolepsie de type 1 ou 2,
  - hypersomnie idiopathique,
  - hypersomnies neurologiques lésionnelles.

IV. Troubles respiratoires du sommeil

Seul le syndrome d'apnées-hypopnées du sommeil (SAHOS) sera traité ici. Les autres troubles respiratoires du sommeil, en particulier les hypoventilations, ne seront pas traités.

A. Définitions

1. Événements respiratoires pendant le sommeil

- B *Apnée* : interruption du flux respiratoire de plus de 10 secondes.
- *Hypopnée* : réduction (sans interruption complète) du flux respiratoire (de plus de 10 secondes) de plus de 30 %, associée à une désaturation en oxygène de plus de 3 % ou à un microéveil (= éveil bref de 3 à 15 secondes).

2. Nature des apnées et hypopnées

Les apnées et hypopnées peuvent être obstructives, centrales ou mixtes :

- *obstructive* : fermeture complète ou partielle des voies aériennes supérieures avec une augmentation des efforts respiratoires qui a pour objet de tenter de lever l'obstruction ;
- *centrale* : réduction de l'effort respiratoire proportionnelle à la réduction du flux respiratoire, résultant d'une diminution de la commande ventilatoire ;
- *mixte* : apnée d'abord centrale puis obstructive.

3. Index d'apnées-hypopnées (IAH)

C'est le nombre total d'apnées et d'hypopnées de la nuit, rapporté au temps total de sommeil, il est exprimé en nombre d'apnées + hypopnées par heure.

4. Syndrome d'apnées-hypopnées obstructives du sommeil (SAHOS)

A Il est défini par des symptômes (sans autre explication que ce trouble respiratoire nocturne) associés à un index d'apnées-hypopnées > 5 :

- présence de symptômes nocturnes (ronflement, suffocations, polyurie) et diurnes (surtout somnolence excessive) ;
- **et** :
  - IAH > 5 et < 15 : forme légère,
  - IAH > 15 et < 30 : forme modérée,
  - IAH > 30 : forme sévère.

Le degré de somnolence diurne est également à considérer pour évaluer la sévérité.

Connaissances

5. Syndrome d'apnées-hypopnées centrales du sommeil

Il comporte une majorité d'apnées et d'hypopnées centrales, éventuellement associées à une respiration périodique de Cheyne-Stokes. Le syndrome d'apnées-hypopnées centrales est souvent secondaire et nécessite un bilan complémentaire (pneumologique, cardiologique, imagerie cérébrale). Il est rare et ne sera pas abordé dans le détail ici.

B Le syndrome d'apnées-hypopnées du sommeil (SAS) est dit obstructif ou central si les événements respiratoires sont respectivement majoritairement obstructifs ou centraux.

B. Épidémiologie et facteurs de risque

B Le SAHOS a une prévalence élevée (qui varie selon le critère diagnostique choisi) : hommes : 4 % ; femmes : 2 % (plus fréquent après la ménopause). Mais attention, plus de 40 % de la population normale a un IAH >5 : la présence de symptômes est nécessaire à la prise en charge médicale.

- Facteurs de risque :
  - âge entre 50 et 65 ans ;
  - sexe masculin ;
  - obésité ;
  - consommation d'alcool ;
  - cou court, épais, macroglossie, hypertrophie amygdalienne, conformation génétique telle que macrognathie ou rétrognathie.
- Plus fréquent chez les patients :
  - hypertendus ;
  - insuffisants cardiaque ;
  - diabétiques ;
  - ayant présenté un AVC.

C. Physiopathologie du syndrome d'apnées-hypopnées obstructives du sommeil

A Le pharynx peut être assimilé à un tuyau mou, interposé entre deux segments rigides, le palais dur et l'épiglotte. À l'inspiration, la pression s'exerçant sur les parois pharyngées est négative, d'où une tendance au collapsus du pharynx, qui est contrebalancée en éveil par les muscles dilatateurs du pharynx. Le seuil de pression entraînant un collapsus pharyngé est moindre chez le patient ayant un SAHOS et l'activité des muscles est inhibée pendant le sommeil.

Trois facteurs sont à l'origine du collapsus pharyngé :

- le rétrécissement anatomique des voies aériennes supérieures (étroitesse morphologique, rétention d'eau ou de graisse dans les parois pharyngées) ;
- les anomalies des tissus pharyngés augmentant la compliance du pharynx ;
- la perte d'efficacité des muscles pharyngés.

Le rétrécissement pharyngé peut entraîner des perturbations de l'écoulement d'air, soit mineures sous la forme de vibrations entraînant un ronflement, soit une fermeture partielle (hypopnée) ou complète (apnée) des voies aériennes supérieures, associées à une augmentation de l'effort respiratoire, qui est un stimulus éveillant responsable d'une fragmentation du sommeil et d'une somnolence diurne. Les chutes récurrentes d'oxygène associées aux apnées et hypopnées (hypoxémie intermittente) augmentent la somnolence et la morbidité cardiovasculaire.

D. Clinique

1. Symptômes

(Vidéo 20.1)

À suspecter devant l'association **ronflement** + **somnolence diurne** (+++).

a. Symptômes nocturnes

- Ronflement (sonore, souvent très ancien).
- Pauses respiratoires constatées par le conjoint (interruption du ronflement à l'occasion des apnées, suivie d'une reprise respiratoire particulièrement sonore).
- Éveils en suffocation.
- Nycturie ++ (plus d'une miction, de volume normal, par nuit).
- Sueurs nocturnes.

b. Symptômes diurnes

- Somnolence diurne.
- Céphalées matinales.
- Troubles cognitifs : concentration, mémoire.
- Irritabilité.
- Trouble de l'humeur.
- Baisse de la libido.
- Asthénie matinale.
- Sentiment de sommeil non récupérateur.

c. Forme de l'enfant

B À évoquer en cas de ronflement, de somnolence diurne, de troubles de l'attention, du comportement (irritabilité, hyperactivité, impulsivité), de retard de croissance staturopondérale, d'agressivité et de répercussions sur les performances scolaires. A Un enfant qui dort bouche ouverte ou la tête en hyperextension a probablement une **hypertrophie adénoïde**. Chez l'enfant, la somnolence est souvent masquée par un tableau d'hyperactivité.

2. Examen clinique

On retrouve souvent une obésité, une HTA, et une augmentation du tour de cou (morphotype particulier, bréviligne, avec un cou court, épais), une macroglossie avec empreinte dentaire, une hypertophie amygdalienne (en particulier chez l'enfant, figure 20.3), un voile épaissi, érythémateux et parfois une conformation mandibulaire particulière avec micrognathie ou rétrognathie.

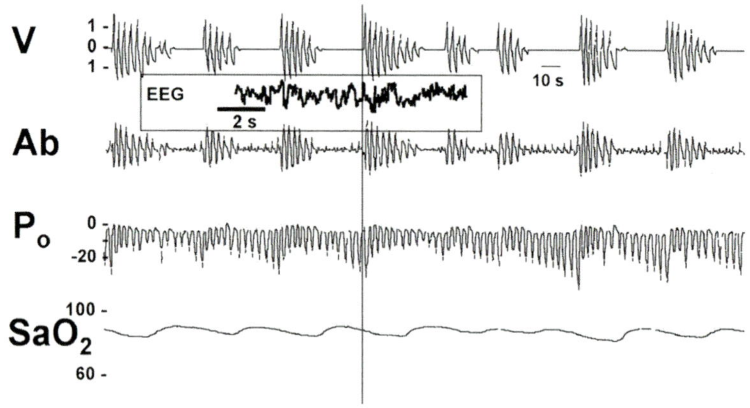

Fig. 20.3. B Extrait d'enregistrement polygraphique du sommeil au cours d'un syndrome d'apnées du sommeil.

Apnées d'une durée de 30 à 40 secondes avec arrêt de la ventilation (interruption du débit ventilatoire, V); obstructives (persistance des efforts respiratoires dont témoignent la motilité abdominale, Ab, et l'augmentation de pression œsophagienne, Po pendant l'apnée); suivies d'une chute de la saturation oxyhémoglobinée (SaO_2) témoin de l'hypoxémie. Noter aussi l'éveil à la fin de l'apnée, indiqué par les modifications EEG sur une polysomnographie, représentées en cartouche à une échelle de temps différente du reste de l'enregistrement.
(Source : CEN, 2019.)

E. Diagnostic de certitude

B Le diagnostic repose sur :

- en première intention : la polygraphie cardiorespiratoire (figure 20.3), examen de dépistage suffisant pour dépister des formes sévères;
- la polysomnographie : examen de référence comportant les mêmes paramètres cardio-respiratoires mais permettant d'identifier les microéveils et d'évaluer le retentissement sur le sommeil nocturne.

L'IAH permettra de déterminer la sévérité du SAHOS.

F. Conséquences à long terme

A Elles incluent :

- un risque d'accident de voiture et d'autres conséquences de la somnolence diurne;
- un risque cardiovasculaire accru : HTA, insuffisance coronarienne, AVC, troubles du rythme cardiaque, mortalité cardiovasculaire;
- un risque métabolique : syndrome métabolique, diabète.

Chez l'enfant : cassure de la croissance staturo-pondérale, troubles du comportement (irritabilité, hyperactivité, fatigabilité), inattention et troubles de la mémoire, diminution des performances scolaires, conséquences cardiovasculaires à long terme.

G. Traitement

B L'indication du traitement est discutée en fonction de la sévérité du SAHOS (IAH, désaturations), du retentissement (somnolence diurne) et des comorbidités :

- **pression positive continue** (PPC) : traitement de référence, efficace mais contraignant. Elle consiste à appliquer un flux d'air en surpression continue, délivré par un masque nasal

relié à une source de pression. Cette surpression maintient les voies aériennes ouvertes, supprime les apnées, normalise le sommeil et corrige les troubles diurnes. La primo-prescription est autorisée pour les pneumologues et les médecins ayant une formation qualifiante en médecine du sommeil. Le renouvellement est possible par tout médecin ;
- orthèse d'avancement mandibulaire : doubles gouttières portées la nuit, qui propulsent la mandibule (et donc la langue) en avant, entraînant un élargissement antéropostérieur du pharynx. C'est une alternative à la PPC, un peu moins efficace mais mieux tolérée et aussi bien remboursée ;
- chirurgie : l'avancée bi-mandibulo-maxillaire est un traitement lourd, efficace, mais d'indication très limitée (patient jeune et mince). L'uvulopharyngopalatoplastie et la septoplastie nasale sont inefficaces. La stimulation du nerf génioglosse se développe dans des cas très limités ;
- dans des cas légers à modérés, l'amaigrissement et un traitement positionnel (si les apnées surviennent en décubitus dorsal) peuvent suffire ;
- dans tous les cas : arrêt de l'alcool et des benzodiazépines ;
- traitement des comorbidités.

Chez l'enfant

Une hypertrophie amygdalienne étant le plus souvent en cause, **l'adéno-amygdalectomie est le traitement de première intention**, éventuellement complété par un traitement orthodontique.

Le SAHOS de l'enfant nécessite une prise en charge hyperspécialisée (pédiatre, ORL, stomatologue, orthodentiste).

V. Hypersomnies d'origine centrale

Ⓐ Ce sont des atteintes du système d'éveil , dont les principales sont la narcolepsie et l'hypersomnie idiopathique, et bien plus rarement le syndrome de Kleine-Levin (une hypersomnie rémittente-récurrente), non abordé ici.

A. Narcolepsie (ou syndrome de Gélineau)

1. Symptômes

Tableau clinique (débutant habituellement à l'adolescence) :

- une **somnolence diurne sévère et irrésistible** :
  - accès de sommeil quasi irrépressibles,
  - qui surviennent de façon récurrente au cours de la journée,
  - y compris dans des conditions actives (conversation),
  - les accès de sommeil **sont souvent brefs (< 30 minutes) et récupérateurs** ;
- **les cataplexies** sont pathognomoniques de la narcolepsie (narcolepsie de type 1), mais pas toujours présentes (absentes dans 30 % des cas, dans la narcolepsie de type 2) :
  - c'est un relâchement du tonus musculaire,
  - déclenché par une émotion, le plus souvent positive (fou rire, blague, surprise…) mais parfois négative (colère),
  - bref (quelques secondes à 2 minutes),
  - survenant en pleine conscience,

- total (affaissement du sujet et chute) ou partiel (chute de la mâchoire, dysarthrie ou déverrouillage des genoux),
- avec une abolition transitoire des réflexes ostéotendineux,
- **B** le diagnostic de cataplexie peut être difficile chez le jeune enfant ;

- autres symptômes :
  - longs éveils nocturnes (30 %),
  - cauchemars (70 %),
  - paralysies du sommeil à l'endormissement (hypnagogiques) ou au réveil (hypnopompiques), très désagréables (50 %) : le sujet allongé ne peut bouger alors qu'il se sent mentalement éveillé,
  - hallucinations hypnagogiques ou hypnopompiques (45–85 %) qui peuvent être visuelles (intrus dans la chambre), auditives (prénom, bruits de pas) ou somesthésiques (frôlement, sortie de corps),
  - prise de poids au début de la maladie.

Les formes sans cataplexie sont de diagnostic plus difficile.

B Les paralysies du sommeil et hallucinations hypnagogiques ou hypnopompiques correspondent à des états hybrides (ou « dissociés », mi-éveillés, mi-endormis), à la transition entre la veille et le sommeil (à distinguer d'hallucinations observées dans le cadre de manifestations psychotiques). Elles sont occasionnelles en population générale mais plus fréquentes et plus sévères chez les narcoleptiques.

2. Épidémiologie

C Prévalence : 1 pour 2 000 (narcolepsie de type 1), sex ratio : 1. Les formes familiales sont rarissimes.

3. Physiopathologie

Les cataplexies et la narcolepsie de type 1 (cf. *infra*) résultent de la perte d'une petite population de neurones localisés dans l'hypothalamus et exprimant un neuropeptide, appelé hypocrétine, qui joue un rôle fondamental dans le maintien de l'éveil. De nombreux arguments sont en faveur d'un mécanisme auto-immune chez des patients génétiquement prédisposés.

4. Explorations complémentaires

Le diagnostic est d'abord clinique (la cataplexie est pathognomonique, mais elle est rarement observée par le médecin) mais il doit être confirmé par :

- **polysomnographie** : l'observation de sommeil paradoxal dans les 15 minutes suivant l'endormissement est en faveur de la narcolepsie de type 1. L'enregistrement retrouve une fragmentation du sommeil et élimine une autre cause de somnolence ;
- **TILE** : latence moyenne d'endormissement inférieure à 8 minutes avec un endormissement en sommeil paradoxal lors d'au moins deux sessions du test (ou un seul endormissement en sommeil paradoxal lors des tests et présence du critère polysomnographique ci-dessus) : critère indispensable au diagnostic de narcolepsie de type 2 ;
- **dosage d'hypocrétine dans le LCR** : sensible et spécifique dans la narcolepsie de type 1. Il n'est pas nécessaire sauf en cas de doute (enfants, facteurs modifiant la symptomatologie, psychotropes, pathologie neurologique ou psychiatrique) ;

- **typage HLA** : le génotypage HLA DQB1*0602 n'est pas un critère diagnostique mais un critère de support (90 % dans le type 1, 50 % dans le type 2) car il est aussi observé dans 20 % de la population générale caucasienne. Son absence est en défaveur de la narcolepsie de type 1.

5. Formes cliniques

- **Narcolepsie de type 1** : elle est définie par la présence de cataplexies et/ou d'un taux en hypocrétine dans le LCS effondré.
- **Narcolepsie de type 2** : absence de cataplexie et taux d'hypocrétine normal (si dosage effectué).
- **Narcolepsie symptomatique** : observée dans la dystrophie myotonique de Steinert et le syndrome de Prader-Willi, plus rarement dans la maladie de Parkinson, la sclérose en plaques et les lésions hypothalamiques.

6. Évolution

Il s'agit d'une maladie chronique. Le retentissement scolaire et professionnel devra être pris en compte.

7. Traitement

L'initiation du traitement doit être faite par un médecin spécialisé en médecine du sommeil ou un neurologue.

a. Traitement de la somnolence

- Les siestes courtes font partie du traitement lorsqu'elles sont possibles.
- **Modafinil** (Modiodal®, AMM, 100–400 mg par jour, ordonnance d'exception) : 1re intention.
- **Pitolisant** (Wakix®, AMM, 9–36 mg) : peut être en 1re intention.
- **Méthylphénidate** (Ritaline®, AMM, 20–80 mg/j, stupéfiant) : 2e intention.
- **Gamma-hydroxybutyrate** (Xyrem®), AMM, 6–9 gr/j, stupéfiant en pharmacie hospitalière) : 2e intention.
- **Solriamfétol** (SUNOSI®, AMM 75–150 mg) : 2° intention.

b. Traitement des cataplexies, des hallucinations et des paralysies du sommeil

- Gamma-hydroxybutyrate (Xyrem®, AMM, 6–9 gr/j, stupéfiant).
- Pitolisant (Wakix®, AMM, 9–36 mg).
- Antidépresseurs (hors AMM mais très efficaces).

Les autres mesures consistent à améliorer le sommeil de nuit et à soutenir le patient sur le plan psychologique, social, scolaire et professionnel.

B. Hypersomnie idiopathique

1. Tableau clinique

B L'hypersomnie idiopathique se caractérise par une somnolence diurne continue au cours de la journée, malgré un sommeil normal voire allongé.

Tableau clinique débutant chez l'adolescent ou l'adulte jeune. Les formes familiales ne sont pas rares.

Somnolence diurne :

- continue : « jamais complètement réveillé » ;
- avec accès de sommeil moins fréquents et moins brutaux que dans la narcolepsie ;
- mais de plus longue durée que dans la narcolepsie ;
- inertie du sommeil (réveil laborieux, ivresse du sommeil) ;
- siestes non rafraîchissantes.

2. Épidémiologie

Prévalence mal connue mais proche de celle de la narcolepsie (1/2 000), femmes plus souvent touchées que les hommes.

3. Physiopathologie

Incomprise : on suspecte le déficit d'un système de réveil ou la sécrétion inappropriée d'un facteur hypnogène endogène.

4. Diagnostic de certitude

En plus d'une clinique typique, les enregistrements de sommeil prolongés sont indispensables et incluent :

- **polysomnographie** : éliminer une autre pathologie du sommeil responsable de somnolence diurne (SAHOS…) ;
- **TILE** : latence moyenne d'endormissement inférieure à 8 minutes avec moins de deux endormissements en sommeil paradoxal (critère différenciant de la narcolepsie). Ce critère n'est pas toujours présent dans la forme à TTS long ;
- **polysomnographie continue de 24 à 36 heures standardisée** ou actimétrie (évaluation sur une durée plus longue) : estimation du TTS. Elle permet de confirmer le TTS allongé **à plus de** 11 heures/**24 heures** ;
- **imagerie cérébrale** pour le diagnostic différentiel avec une hypersomnie symptomatique (lésionnelle) ;
- **avis psychiatrique** : doute fréquent avec un trouble de l'humeur qui peut avoir les mêmes aspects cliniques et polysomnographiques.

Sont inutiles : le typage HLA (pas d'association) et le dosage d'hypocrétine dans le LCS (normal).

5. Nosologie

Il existe des formes frontières entre hypersomnie idiopathique à TTS normal et narcolepsie sans cataplexie, rendant la distinction difficile sans que cela n'influence le traitement.

6. Traitement

- C Aucun médicament n'a d'AMM dans l'hypersomnie idiopathique. Les molécules éveillantes efficaces sont cependant les mêmes que dans la narcolepsie, mais leur primo-prescription doit être effectuée dans le cadre d'un centre de référence ou de compétence « hypersomnies rares ».
- Aider le patient au niveau des conséquences psychosociales, de l'orientation scolaire, et prendre en charge d'autres comorbidités.

C. Autres hypersomnies centrales

1. Hypersomnie psychiatrique

L'origine psychiatrique d'une hypersomnie est retenue lorsque le contexte (trouble de l'humeur, bipolarité) est évocateur, confirmé par le psychiatre et que les causes organiques ont été éliminées.

2. Somnolence résiduelle dans le SAHOS bien traité

Elle concerne environ 10 % des patients avec SAHOS bien traité. Elle pourrait être liée aux lésions cérébrales à long terme des systèmes d'éveil par hypoxie intermittente.

D'autres maladies, beaucoup plus rares, peuvent rendre compte d'une somnolence diurne excessive :

3. Le syndrome de Kleine-Levin

C'est une hypersomnie rémittente-récurrente, qui survient par épisodes d'une à plusieurs semaines chez des adolescents. Les épisodes comportent un temps de sommeil de 15 heures à 22 heures par jour, associé à une sensation de déréalisation, des troubles du comportement (apathie massive ou plus rarement désinhibition alimentaire ou sexuelle), une confusion, un ralentissement psychomoteur et une amnésie partielle de l'épisode. Les troubles disparaissent habituellement après la trentaine.

4. Encéphalites et lésions cérébrales

Certaines encéphalites peuvent s'accompagner d'hypersomnie : la trypanosomiase africaine, qui sévit toujours dans certaines parties de l'Afrique tropicale. Des lésions ischémiques (infarctus bithalamique) ou tumorales peuvent entraîner une somnolence diurne. Le contexte et les symptômes associés permettent le diagnostic.

VI. Troubles du rythme circadien veille-sommeil

A. Mécanismes

Ces troubles sont fréquents et souvent négligés. Leurs causes incluent :

- une perturbation centrale du système circadien (ex : typologie génétique « du soir » ou « du matin » extrême, cécité, autisme) ;
- une tumeur hypothalamique ;
- une perturbation externe (travail de nuit, posté, *jet lag*…) avec altération de l'entraînement de l'horloge ;
- certaines affections médicales ou prise de médicament (bêtabloquant) ou de toxiques.

Il s'agit d'un décalage (en dehors des horaires sociaux locaux) des périodes de veille et de sommeil et des horaires d'endormissement et du réveil, qui altère la qualité du sommeil et de la vigilance.

De plus, de nombreux paramètres physiologiques (température, sécrétions hormonales…) et comportementaux présentent une rythmicité circadienne. L'horloge synchronise ces rythmes entre eux. Ainsi, une perturbation des rythmes circadiens est retrouvée dans la physiopathologie de nombreuses affections neuropsychiatriques (troubles de l'humeur, démences…).

B. Formes cliniques

B On distingue :

- le *syndrome de retard de phase* : très fréquent, affectant majoritairement l'*adolescent* et *l'adulte jeune*, il s'agit de sujets dont l'horloge interne est « déréglée » : ils prennent l'habitude de (ou sont génétiquement programmés pour) dormir tard et se réveiller tard. Cette habitude est renforcée par l'usage des écrans (LED bleues) le soir et la nuit. Fréquemment, en raison de contraintes socioprofessionnelles, ils s'obligent à se coucher plus tôt, pour pouvoir se lever plus tôt, mais sont confrontés à des difficultés d'endormissement justifiant, à tort, le recours aux hypnotiques ou au cannabis. La somnolence diurne est fréquente, en particulier lorsqu'ils sont obligés de se lever tôt ;
- *le syndrome d'avance de phase* : plus rare, observé préférentiellement chez le sujet âgé, il se traduit par une incapacité à rester éveillé le soir après 20 heures-21 heures, et des éveils matinaux précoces ;
- *le syndrome de décalage horaire* (*jetlag*) : transitoire, lié à des vols transméridiens ; la symptomatologie associant insomnie, somnolence diurne et réduction des performances sera plus marquée lors de voyage vers l'est ;
- *le trouble du rythme circadien lié au travail posté ou de nuit* : somnolence diurne et insomnie en relation avec les horaires de travail, baisse de performance et risque accru d'accident ;
- plus rares :
  - *rythme de la veille et du sommeil irrégulier* (sommeil morcelé en plusieurs épisodes de courte durée par 24 heures) ;
  - *rythme hypernyctéméral*, plus long que 24 heures (en libre cours si non entraîné, avec un décalage quotidien d'environ 1 à 2 heures de la période de sommeil).

C. Explorations

L'agenda de sommeil et l'actimétrie sont utiles au diagnostic. Des mesures plus complexes peuvent être nécessaires : mesure de certains rythmes (température, mélatonine, cortisol).

D. Traitement

Il repose essentiellement sur la régularisation des activités de la vie quotidienne avec une bonne hygiène de sommeil, l'emploi de la luminothérapie et la prescription de mélatonine.

VII. Parasomnies

A. Définition

Les parasomnies sont des comportements indésirables survenant à l'endormissement, pendant le sommeil ou lors d'éveils incomplets. Nombre de parasomnies sont des manifestations physiologiques, survenant occasionnellement dans plus de 50 % de la population générale ; c'est leur répétition qui devient problématique. Certaines se situent cependant d'emblée dans le domaine de la pathologie.

B. Nosologie

Elles sont classées en fonction du stade de sommeil au cours duquel elles se produisent.

1. Sommeil lent profond

Les parasomnies du sommeil lent profond correspondent à des *éveils incomplets* ou dissociés (éveil moteur sans éveil cortical) survenant en sommeil lent profond, c'est-à-dire en *première partie de nuit* avec, en général, une activité automatique relativement simple (par opposition au trouble du comportement en sommeil paradoxal) et une *amnésie de l'épisode* (le contact est quasi impossible et le sujet n'a que rarement un souvenir de l'épisode).

- Composante familiale fréquente.
- Facteurs favorisants : génétique, circonstances augmentant le sommeil lent profond (privation de sommeil, activité physique intense, irrégularités des horaires de sommeil, fièvre, médicaments) ou qui favorisent les éveils intrasommeils (stress émotionnel, ronflement, SAHOS, MPS).

a. Somnambulisme

Très fréquent : 17 % des enfants entre 5 et 12 ans et 2 % des adultes présentent un épisode.

Déambulation inconsciente, les yeux ouverts, avec désorientation temporospatiale : le comportement est en général bien organisé, souvent accompagné d'une somniloquie mais inadapté au contexte. L'épisode dure de quelques secondes à quelques dizaines de minutes.

Diagnostic différentiel : épilepsie nocturne frontale.

b. Terreurs nocturnes

Jeune enfant (début à 2 ans, plus rare à l'âge adulte) qui brutalement présente en début de nuit des manifestations de terreur intense avec cri strident, pleurs, expression de panique, yeux ouverts, manifestations adrénergiques (tachycardie, tachypnée, mydriase), très impressionnantes pour l'entourage, mais l'enfant ne garde aucun souvenir si on ne le réveille pas pendant l'épisode.

Si on le réveille, son discours est en général pauvre et confus : il est effrayé, mais ne sait pas expliquer pour quelle raison (à la différence du cauchemar, tableau 20.1).

c. Éveils confusionnels

Confusion mentale brève (« réveil surpris », les yeux ouverts, redresse tête et torse) ou prolongée, avec désorientation temporospatiale, comportements automatiques ou inappropriés donnant l'impression à l'entourage d'être partiellement endormi et partiellement réveillé.

d. Formes spécialisées de parasomnie de sommeil lent profond

- Trouble alimentaire du sommeil : prise inconsciente et répétée d'aliments la nuit, avec mise en danger (aliments non comestibles, confusion).
- Sexsomnie : comportement sexuel involontaire et amnésique nocturne. Risque médico-légal.

e. Diagnostic

- Description des épisodes par l'entourage et interrogatoire du patient.
- Vidéo-polysomnographie pour le diagnostic positif : éveils confusionnels répétés en sommeil lent profond; diagnostic étiologique : recherche ronflement, SAHOS, MPS; et diagnostic différentiel : épilepsie hypermotrice nocturne.

f. Conséquences

Blessures de soi (fractures, défenestration) ou des autres, fatigue, somnolence, honte de soi.

g. Traitement

- Informer et protéger l'accès des endroits à risque (fenêtres, escaliers).
- Agir sur les facteurs déclenchants (éviter les privations de sommeil, gérer le stress), en particulier traiter un trouble respiratoire au cours du sommeil ou des mouvements périodiques du sommeil.
- Traitement médicamenteux indiqué dans les cas dangereux : benzodiazépines, gabapentine.

2. Sommeil paradoxal

a. Trouble comportemental en sommeil paradoxal

(Vidéo 20.2)

- Sujet de plus de 50 ans, avec une prédominance masculine (80 %) dans la forme idiopathique (cf tableau 20.1).
- Pendant le sommeil paradoxal, plutôt en fin de nuit.
- Comportement moteur élaboré, généralement agressif ou défensif, sans déambulation (patient ne quittant pas son lit), avec un risque de blessure de l'entourage et du patient (en cas de chute du lit). Si on réveille le patient durant un épisode, il raconte un rêve qui correspond bien au comportement observé : il « agit » son rêve, ce qui « explique » son comportement.
- Fréquemment associé ou précédant de quelques années une maladie dégénérative affectant le système extrapyramidal (maladie de Parkinson, démence à corps de Lewy et autres synucléinopathies).
- Diagnostic :
  - interrogatoire du patient et de l'entourage ;
  - vidéo-polysomnographie obligatoire dans la forme idiopathique : perte de l'atonie musculaire physiologique en sommeil paradoxal, visualisation des comportements.
- Traitement : mélatonine et clonazépam (Rivotril®, hors AMM). Suivi du risque neurodégénératif.

Tableau 20.1. B Diagnostic différentiel entre terreurs nocturne, cauchemars et trouble comportemental en sommeil paradoxal (TCSP).

	Terreur nocturne	Cauchemar	TCSP
Âge	Enfant, adolescent, jeune adulte	Tout âge	Âge > 50 ans
Moment de la nuit	1er tiers	3e tiers	3e tiers
Stade de sommeil	Sommeil lent profond	Sommeil paradoxal	Sommeil paradoxal
Symptomatologie	Hurlement, yeux ouverts, pleurs, jurons, se redresse, court hors du lit, activation adrénergique	Pas d'expression comportementale	Bagarre, insultes, yeux fermés, pas de déambulation
État au réveil	Confus	Orienté, dysphorique	Orienté
Habilité à répondre	Difficile	Facile et adaptée	Facile et adaptée
Souvenir de l'épisode	Amnésie fréquente	Souvenir intense	Souvenir fréquent
Contenu mental	Pauvre : image, catastrophe	Riche : scénario inquiétant	Riche, scénario d'agression
Réendormissement	Rapide, facile	Difficile	Facile

(Source : CEN, 2019.)

b. Paralysies du sommeil

Cf. « V. A. Narcolepsie (ou syndrome de Gélineau) ».

c. Cauchemars

- Rêves répétés angoissants avec fort contenu émotionnel négatif qui réveillent le sujet, mais sans expression motrice.
- Fréquents chez l'enfant, plus rares chez l'adulte.
- Souvent associés à un psychotraumatisme ou une psychopathologie.

3. Sommeil lent et paradoxal

a. Énurésie nocturne

Mictions involontaires récurrentes, persistant après l'âge de 5 ans (cf. items de pédiatrie et d'urologie), dans tous les stades de sommeil.

b. Somniloquie

C'est le fait de parler pendant le sommeil. La somniloquie peut être isolée ou associée à diverses parasomnies (somnambulisme, trouble comportemental en sommeil paradoxal) ou troubles psychopathologiques. Elle n'a aucune valeur d'orientation vers une pathologie spécifique.

C. Diagnostic différentiel et manifestations épileptiques

Les crises d'épilepsie partielles ou généralisées peuvent aussi survenir pendant le sommeil et représentent le principal diagnostic différentiel des parasomnies, en particulier l'épilepsie frontale nocturne hypermotrice.

VIII. Mouvements anormaux liés au sommeil

A. Syndrome des jambes sans repos

1. Définition

Ⓐ Le syndrome des jambes sans repos est caractérisé par une sensation désagréable dans les membres inférieurs (de territoire non systématisé, affectant surtout les mollets) qui a les caractéristiques suivantes (vidéo 20.3) :

- besoin impérieux de bouger les jambes (« impatiences musculaires ») ;
- survenant au repos ;
- maximale le soir, avant l'endormissement : composante horaire ;
- améliorée par le mouvement (marche, mobilisation).

2. Conséquences

Le syndrome est pénible, mais il est aussi douloureux dans la moitié des cas. La gêne et le besoin impérieux de marcher impactent la vie quotidienne de soirée (sorties, dîners) mais surtout causent des insomnies « douloureuses » responsables dans un tiers des cas de somnolence diurne modérée. Il peut aussi y avoir des mouvements involontaires pendant le sommeil (voir *infra*).

3. Explorations complémentaires

B Le diagnostic est clinique.

La vidéopolysomnographie peut être utile en cas de difficultés diagnostiques chez l'enfant, le sujet dément, ou en cas de pathologies intriquées des membres inférieurs. La vidéo permet d'observer le comportement agité du sujet avant de dormir et lors des éveils et l'EMG des jambiers antérieurs repère les mouvements périodiques des membres pendant le sommeil (MPS), associés dans 80 % des cas.

4. Épidémiologie

Pathologie fréquente (2 % de formes chroniques en France), plus fréquente chez les femmes et après 50 ans.

5. Physiopathologie

Elle implique une susceptibilité génétique (formes familiales fréquentes), le métabolisme du fer et le système dopaminergique. De nombreux cas sont secondaires ou associés à une baisse des réserves en fer (ferritinémie <75 mcg/L), une insuffisance rénale, une polyneuropathie, une prise médicamenteuse (antidépresseurs sérotoninergiques, neuroleptiques, antihistaminiques).

6. Forme de l'enfant

Peu connue et sous-diagnostiquée (y penser si un parent est atteint), elle peut ressembler à un syndrome de déficit de l'attention avec hyperactivité (impossibilité de rester en place en soirée ou pendant la nuit, sommeil raccourci et de mauvaise qualité, agitation pendant le sommeil, fatigue, irritabilité et hyperactivité pendant la journée).

7. Traitement

- Tout d'abord, corriger les facteurs favorisants :
  - sevrage si possible des médicaments délétères ;
  - éviter les facteurs aggravants : caféine, tabac et alcool (vin blanc) ;
  - traitement d'une carence martiale (objectifs : ferritine ≥75 µg/l).
- Traitement médicamenteux (réservé aux formes sévères) :
  - agonistes dopaminergiques à faible posologie : ropinirole (hors AMM) ou pramipexole (avec AMM) administré dans la soirée 3 heures avant le début des symptômes, rotigotine (avec AMM) en patch sur 24 heures. Un effet paradoxal (majoration des symptômes appelée syndrome d'augmentation) peut être observé chez certains patients et en cas de doses élevées ;
  - antiépileptique (gabapentine, prégabaline) (hors AMM).
- Dans les formes résistantes au traitement, il est également possible d'utiliser :
  - un dérivé codéiné (hors AMM, sauf Oxsynia®, AMM dans les formes douloureuses) ;
  - le clonazépam (Rivotril®, risque d'accoutumance et somnolence diurne, hors AMM).

B. Mouvements périodiques du sommeil

1. Enjeu

Les mouvements périodiques des membres nocturnes (MPS) sont souvent banaux, liés à l'âge, observés de façon incidentale sur la polysomnographie et non pathologiques.

Cependant, les patients atteints de MPS très fréquents et éveillants peuvent présenter des plaintes d'insomnie, d'éveils nocturnes répétés et de sommeil de mauvaise qualité.

2. Définitions

a. Mouvements périodiques des membres au cours du sommeil (MPS)

- Ce sont des mouvements répétitifs et stéréotypés des membres (inférieurs, parfois supérieurs) durant 0,5 à 10 secondes, se répétant toutes les 5 à 90 secondes.
- Ils surviennent pendant le sommeil (anormal > 15/heure) et parfois la veille.
- Avec extension du gros orteil, dorsiflexion du pied, voire flexion du genou et de la hanche.
- Ils sont objectivés par la polysomnographie (EMG des jambiers antérieurs).
- Ils peuvent être associés à un microéveil.

b. Rythmies d'endormissement

- Mouvements répétitifs rythmiques et stéréotypés :
  - de la tête (cognement ou roulement) ou du tronc et du cou (bercement, roulement);
  - survenant au moment de l'endormissement voire lors du sommeil.
- Essentiellement observés dans la petite enfance mais peuvent persister jusqu'à l'âge adulte.
- Pendant l'épisode, l'enfant peut se réveiller : il entend et il obéit si on lui demande de cesser ces mouvements.
- Interprétées comme un comportement auto-apaisant procurant des sensations agréables afin d'obtenir l'endormissement.

c. Bruxisme du sommeil

- Le bruxisme se manifeste par un grincement des dents pendant le sommeil lent léger, souvent en s'endormant ou se rendormant, désagréable pour l'entourage, mais aussi source d'abrasion des surfaces dentaires ou de douleur maxillaire.
- Le traitement est souvent orthodontique.

d. Myoclonie d'endormissement

C'est un sursaut banal à l'endormissement, souvent associé à l'hallucination de chute ou d'avoir « raté une marche ».

Points clés

Insomnie

Ⓐ Distinguer : insomnie aiguë (< 3 mois) et chronique (> 3 mois).

Polysomnographie rarement nécessaire.

Traitement :

- prise en charge des comorbidités et facteurs favorisants;
- benzodiazépines hypnotiques :
  - pas d'idéal, risque addictif,
  - elles ne constituent pas le traitement de l'insomnie chronique,
  - leur prescription doit rester ponctuelle, en aigu.
- traitement de référence non médicamenteux : hygiène de sommeil, thérapie cognitivo-comportementale.

Somnolence diurne

Démarche étiologique : cf. figure 20.2 (+++).

Connaître en particulier les diagnostics et traitement :

- du syndrome d'apnées-hypopnées obstructives du sommeil (ronflement, pauses respiratoires nocturnes; polygraphie ventilatoire ou polysomnographie; traitement : pression positive continue);
- des hypersomnies d'origine centrale :
  - narcolepsie (accès de somnolence diurne irrésistibles ± cataplexies = perte tonus musculaire lors d'émotions, siestes récupératrices; TILE : latence moyenne d'endormissement < 8 minutes et ≥ 2 endormissements en sommeil paradoxal; endormissement en sommeil paradoxal en moins de 15 minutes sur la polysomnographie; traitement commencé par un spécialiste de sommeil;
- hypersomnie idiopathique (somnolence continue, inertie au réveil, sieste non récupératrice, souvent long temps de sommeil, pas de cataplexie; TILE et enregistrement prolongé de 24–36 heures : latence moyenne d'endormissement < 8 minutes [avec < 2 endormissements en sommeil paradoxal] et/ou temps total de sommeil/24 heures > 11 heures; traitement débuté par un centre de référence des hypersomnies rares;
- du syndrome des jambes sans repos (paresthésies avec besoin impérieux de bouger les jambes, maximum le soir, au repos immobile, calmées par la mobilisation; traitement : corriger une hypoferritinémie, agonistes dopaminergiques) : la somnolence est souvent légère.

Troubles du rythme circadien

- Désynchronisation entre le rythme extérieur et l'horloge interne entraînant un trouble du rythme veille-sommeil.
- Savoir distinguer un syndrome de retard de phase (adolescent, sujet jeune, endormissement et lever tardifs), d'avance de phase (sujet âgé, endormissement et lever précoces), une désorganisation du rythme veille-sommeil liée au travail posté ou de nuit.

Parasomnies

- Elles peuvent être occasionnelles et peu graves; leur répétition, des comportements violents ou une fatigue diurne induite sont problématiques.
- Parasomnies du sommeil lent profond : somnambulisme, terreurs nocturnes, éveils confusionnels, trouble alimentaire du sommeil, sexsomnie.

= Éveils partiels (éveil moteur sans éveil cortical complet) en sommeil lent profond en première partie de nuit, activité automatique et amnésie de l'épisode.

- Trouble comportemental en sommeil paradoxal : sujet > 50 ans, prédominance masculine, pendant le sommeil paradoxal en fin de nuit, comportement moteur généralement agressif et sans déambulation, devant faire rechercher une maladie de Parkinson et autres synucléinopathies.

Annexes

Annexe 20.1 – Règles d'hygiène de sommeil pour l'insomnie

Trouver son besoin de sommeil et le respecter!
Trouver son rythme de sommeil et le respecter!

Le jour

- Assez d'exposition à la lumière solaire la journée.
- Exercice physique régulier, mais avant 17 heures.
- Éviter les siestes, notamment trop longues ou en fin d'après-midi.
- Éviter les excitants : caféine, nicotine…
- Repas réguliers durant la journée.

Le soir

- Éviter de pratiquer des activités stimulantes après 17 heures.
- Ne pas s'exposer aux LED bleues des écrans.
- Éviter les repas copieux et l'alcool au dîner.
- Instaurer une période de décompression le soir et favoriser toutes les activités relaxantes : lecture, musique, télé (dans le salon), méditation, relaxation.
- Un bain chaud pris 2 heures avant le coucher détend et favorise le sommeil (mais peut aussi avoir l'effet inverse en effaçant la fatigue). Réchauffer ses mains et ses pieds au coucher, mais rafraîchir son lit en cas d'éveil…

La nuit

- Dormir dans une chambre aérée, calme, sombre, dont la température ambiante se situe entre 18 et 20 °C.
- Lit « juste pour dormir ».
- Utiliser des couvertures lourdes.

Annexe 20.2 – Questionnaire d'Epworth

B Évaluation de la somnolence dans huit situations de la vie courante avec un score de 0 à 3 pour chacun des huit items. Score minimum de 0, maximum de 24 ; un score normal est ≤ 10 et anormal > 10.

B Quel risque avez-vous de somnoler ou de vous endormir (pas simplement de vous sentir fatigué) dans les situations suivantes ? Cette question concerne votre mode de vie habituel au cours des derniers mois. Au cas où une des situations ne s'est pas produite récemment, essayez d'imaginer ce qui se passerait. Utilisez l'échelle suivante pour choisir le chiffre le plus approprié à chaque situation :

0 = « Ne somnolerait jamais ».
1 = « Faible chance de somnoler ».
2 = « Chance modérée de somnoler ».
3 = « Forte chance de somnoler ».

Situations

1. Assis en train de lire : __
2. En train de regarder la télévision : __
3. Assis, inactif, dans un endroit public (par exemple au théâtre ou en réunion) : __
4. Passager dans une voiture roulant sans arrêt pendant une heure : __
5. Allongé l'après-midi pour vous reposer, quand les circonstances le permettent : __
6. Assis en train de parler à quelqu'un : __
7. Assis calmement après un repas sans alcool : __
8. Dans une voiture arrêtée quelques minutes dans un encombrement : __

Pour aller plus loin

SFTG-HAS, Prise en charge du patient adulte se plaignant d'insomnie en médecine générale, décembre 2006.

Compléments en ligne

Des compléments numériques sont associés à cet ouvrage. Ils sont indiqués dans la marge par des pictogrammes qui renvoient vers les vidéos ou enregistrements sonores.

Pour accéder à ces compléments, connectez-vous sur www.em-consulte.com/complement/477437 et suivez les instructions pour activer votre accès.

Vidéo 20.1. Syndrome d'apnée du sommeil (SAS) obstructif.

Vidéo 20.2. Trouble comportemental en sommeil paradoxal.

Vidéo 20.3. Syndrome des jambes sans repos (vitesse accélérée, patient éveillé).

CHAPITRE

21

Item 118 – Évaluation clinique et fonctionnelle d'un handicap cognitif

Objectifs pédagogiques[12] (connaissances de rang A)

- Évaluer une déficience cognitive : principe d'évaluation, échelles et exemples d'une déficience cognitive.
- Connaître la définition des principales fonctions cognitives : attention, mémoire, langage, praxies, gnosies, fonctions exécutives et comportementales.
- Savoir évaluer la mémoire : MMS, 5 mots.
- Connaître les différents temps de l'évaluation du langage : évaluation de l'expression spontanée, dénomination, répétition, compréhension, lecture, écriture.
- Savoir reconnaître une négligence spatiale unilatérale.

Hiérarchisation des connaissances

Rang	Rubrique	Intitulé	Descriptif
A	Diagnostic positif	Évaluer une déficience cognitive (examen clinique, démarche diagnostique)	Principe d'évaluation, échelles et exemples d'une déficience cognitive
A	Définition	Connaître la définition des principales fonctions cognitives	Attention, mémoire, langage, praxies, gnosies, fonctions exécutives et comportementales
A	Diagnostic positif	Savoir évaluer la mémoire	MMS, 5 mots
A	Diagnostic positif	Connaître les différents temps de l'évaluation du langage	Évaluation de l'expression spontanée, dénomination, répétition, compréhension, lecture, écriture
A	Diagnostic positif	Savoir reconnaître une négligence unilatérale	

12 Ce chapitre s'intègre dans l'Item 118 : La personne handicapée : bases de l'évaluation fonctionnelle et thérapeutique. Seuls les items en lien avec le handicap cognitif sont présentés.

Appliqué aux fonctions cognitives, un processus pathologique entraîne une **déficience**[13] (déficit) qui correspond aux symptômes (une aphasie, une apraxie, par exemple). L'évaluation cognitive explore schématiquement des domaines cognitifs distincts (attention, fonctions exécutives, mémoire, langage, praxies, capacités visuospatiales, gnosies). Elle repose sur l'utilisation d'images, de dessins, de listes de mots et de phrases, et de questionnaires globaux ou spécifiques (cf. annexes 21.1 à 21.6). Son interprétation doit tenir compte de divers facteurs, notamment socio-éducatifs, culturels et motivationnels. Elle peut être limitée par la présence de troubles de l'attention, du langage ou du comportement.

Une **limitation d'activité** (anciennement : incapacité) traduit la conséquence fonctionnelle dans une situation spécifique (par exemple, conduire, téléphoner, s'habiller).

La **restriction de participation** (anciennement : handicap) exprime le retentissement dans la vie sociale (perte du statut professionnel, modification des relations familiales, dépendance pour la conduite automobile, etc.).

I. Anamnèse

Ⓐ Lors de l'évaluation, un temps important est dévolu à l'interrogatoire du patient et de son entourage. L'évaluation, menée avec tact, est adaptée :

- à la situation médicale : épisode aigu, diagnostic initial ou bilan évolutif d'une pathologie chronique connue ;
- à la plainte : une évaluation trop difficile met inutilement le patient en échec ; trop facile, elle sous-estime une difficulté débutante ;
- au contexte social et culturel.

La première étape est la reconstitution de l'histoire clinique, afin de préciser :

- la nature des premiers symptômes (par exemple, un trouble de la mémoire ou du langage) ; leurs modalités d'installation (brutale ou insidieuse) et d'évolution (rapide ou lente, progressive, par paliers, ou fluctuante) ;
- l'existence de signes d'accompagnement somatiques, neurologiques et extra-neurologiques ;
- l'existence de modifications comportementales ;
- le traitement suivi, les modifications thérapeutiques récentes ;
- les antécédents personnels et familiaux ;
- les limitations fonctionnelles (incapacités/limitations d'activité), sociales et professionnelles (handicap/restriction de participation).

[13] La distinction des trois niveaux (déficience, incapacité, handicap) correspond à celle établie par l'OMS (1988). Dans la classification de 2001, la notion d'incapacité fait place à celle de *limitation d'activité*, et celle de handicap à celle de *restriction de participation*.

II. Attention

A. Définition

C'est la fonction qui permet la sélection et le maintien d'une information dans le champ de la conscience. Les troubles de l'attention constituent un motif fréquent de consultation, car ils sont susceptibles d'infléchir les performances dans divers domaines cognitifs (par exemple, la mémorisation d'information ou la réalisation de tâches complexes dans son quotidien).

B. Évaluation

L'attention s'évalue par des épreuves simples, qui imposent au patient de produire et maintenir un effort cognitif, telles que l'énumération des mois de l'année (à l'endroit puis à rebours), l'épellation orale de mots, le comptage à rebours de 20 à 0, la soustraction de 7 en 7 à partir de 100.

III. Mémoire

A. Définitions

1. Mémoire à court terme, mémoire de travail

- La *mémoire à court terme* est une mémoire de stockage bref des informations et de capacité limitée (par exemple, retenir un numéro de téléphone avant de le noter).
- La *mémoire de travail* correspond à la capacité à manipuler les informations maintenues en mémoire à court terme.

2. Mémoire à long terme

La mémoire à long terme est une mémoire dont la capacité est en théorie illimitée, qui se divise en deux composantes :

- la *mémoire non déclarative*, dont la *mémoire procédurale*, qui engage des processus inconscients (implicites) ; c'est la mémoire du « savoir-faire » : un exemple est la mémoire des habiletés motrices (faire du vélo, jouer d'un instrument de musique) ; en pratique clinique courante, la mémoire procédurale n'est pas évaluée ;
- la *mémoire déclarative*, qui engage des processus d'accès conscient (explicites) à l'information et qui comprend :
  - la mémoire *épisodique* se référant à des *expériences* s'intégrant dans un contexte spatial, temporel et affectif particulier (mémoire du « Où ? Quand ? Comment ? » ; par exemple, un repas d'anniversaire qui a eu lieu avec tels protagonistes, à telle date et à tel endroit) ;
  - la mémoire *sémantique* se référant à des faits, des *savoirs* (mémoire du « Quoi ? » ; par exemple, la Manche est un nom de mer, le kangourou est un animal vivant en Australie, etc.) connus de la majorité ou partagés par un groupe culturel (profession, loisirs, religion, etc.).

3. Amnésie rétrograde et antérograde

Une amnésie est *rétrograde* quand elle concerne des informations acquises avant l'événement causal (par exemple, un traumatisme crânien, un AVC) et *antérograde* quand elle concerne l'acquisition et la restitution d'informations acquises depuis cet événement.

B. Évaluation

1. Interrogatoire

L'interrogatoire évalue les plaintes et le retentissement des troubles, ainsi que différents domaines de la mémoire rétrograde, par l'évocation d'informations personnelles datées et localisées (mémoire épisodique) et de connaissances (mémoire sémantique) :

- B *mémoire autobiographique* :
  - mémoire des événements personnels : voyages, événements marquants récents,
  - chronologie des lieux d'habitation, des emplois, histoire familiale (prénoms et noms des apparentés), dates et lieux d'événements importants (mariage, naissances, voyages) ;
- *mémoire sémantique* : connaissances générales selon le contexte culturel du sujet (par exemple : « Quelle est la capitale de l'Italie ? », « Quel est le sens du mot igloo ? ») ; connaissances acquises en fonction du métier, des intérêts (par exemple, les noms des outils utilisés par un mécanicien, les ingrédients d'une recette utilisés par une cuisinière) ; mémoire chronologique publique (par exemple, la succession des présidents de la République, des maires de la ville, d'événements sportifs ou culturels) ;
- *mémoire de l'actualité récente* (événements relatés dans les médias).

2. Évaluation de la mémoire antérograde[14]

a. Principes généraux

- A Schématiquement, la mémorisation à long terme d'une information perçue engage successivement l'encodage, puis le stockage en mémoire, pour pouvoir être ultérieurement évoquée par le rappel ou la reconnaissance.
- Le rappel immédiat permet de s'assurer que l'information a été correctement encodée (par exemple, trois mots « pomme », « bus », « tabouret »).
- Le rappel différé (après quelques minutes) évalue les capacités de stockage et de récupération de l'information.
- Les rappels peuvent être facilités par un indice (par exemple, « Un moyen de transport ? ») ou par la reconnaissance, qui consiste à identifier l'information apprise au sein d'une liste à choix multiples (par exemple, « voiture, train, vélo, bus »).

Un trouble du rappel différé libre *qui ne se normalise* pas par l'indiçage et/ou la reconnaissance indique que les informations n'ont pas été correctement stockées, ce qui s'observe dans les lésions temporales internes (comprenant l'hippocampe).
En revanche, si l'indiçage ou la reconnaissance *normalise* les performances, ce sont alors les stratégies de récupération qui sont en cause, ce qui s'observe lors des déficits des processus exécutifs impliquant les structures préfrontales.

b. Évaluation de la mémoire antérograde verbale

- Énoncer une liste de mots à voix haute, les faire rappeler immédiatement (encodage) puis après une tâche interférente (par exemple, test des trois mots du *Mini Mental State*, cf. annexe 21.2).

[14] En pratique, l'évaluation porte essentiellement sur la mémoire à long terme, l'examen de la mémoire à court terme et de la mémoire de travail relevant de l'évaluation neuropsychologique.

- Présenter une liste de mots sur une entrée visuelle, puis tester les rappels libre et indicé (par exemple, test des cinq mots, cf. annexe 21.3)[15].

c. Évaluation de la mémoire antérograde visuelle (non verbale)

- Faire dénommer des images, puis tester le rappel et la reconnaissance.
- Copier trois dessins sans signification, puis tester le rappel et la reconnaissance.

C. Anatomie

1. Cortex préfrontal

Le cortex préfrontal dorsolatéral sous-tend la mémoire de travail ainsi que les stratégies d'apprentissage et de récupération de la mémoire déclarative (en situation de test, sa lésion peut se traduire par un trouble de l'encodage et/ou par un déficit en rappel libre, avec amélioration des performances par l'indiçage et/ou la reconnaissance).

2. Circuit de Papez

Le circuit de Papez est le principal réseau neural cortico-diencéphalique sous-tendant la mémoire déclarative. Il comprend l'hippocampe qui se projette, *via* le fornix, sur les corps mamillaires, puis les noyaux antérieurs du thalamus et le cingulum. Les lésions bilatérales du circuit de Papez entraînent une amnésie antérograde par déficit de stockage (en situation de test : déficit en rappel libre peu ou pas amélioré par l'indiçage et/ou la reconnaissance) associée à une amnésie rétrograde variable. Cette amnésie est pure dans les lésions temporales internes (bi-hippocampiques) et s'accompagne parfois de fabulations et de fausses reconnaissances (syndrome de Korsakoff) dans les localisations diencéphaliques. Une lésion unilatérale de ce circuit cause un déficit mnésique prédominant en modalité verbale ou visuelle, selon sa localisation gauche ou droite.

D. Causes des amnésies et déficits mnésiques

1. Causes principales selon la topographie des lésions

a. Temporales internes (bi-hippocampiques)

Infectieuses (par exemple, encéphalite herpétique), vasculaires (artères cérébrales postérieures), post-anoxiques, dysimmunes (encéphalites limbiques paranéoplasiques et non paranéoplasiques), dégénératives (maladie d'Alzheimer débutante).

b. Fornix

Tumeurs du troisième ventricule.

c. Corps mamillaires et thalamus

Lésions cellulaires par carence en vitamine B1 (Korsakoff), vasculaires (uni- ou bi-thalamiques).

---

15 En cas de difficultés à l'interrogatoire et aux tests élémentaires et/ou de retentissement dans la vie quotidienne, la réalisation d'une *évaluation neuropsychologique* par un(e) neuropsychologue permet de préciser la nature et l'importance des troubles mnésiques et de juger si d'autres fonctions cognitives sont altérées.

d. Cingulaires

Tumeurs frontales internes, lésions vasculaires (notamment lors d'une rupture d'anévrisme de la communicante antérieure).

e. Préfrontales dorsolatérales

Tumeurs frontales externes, vasculaires (artères cérébrales moyennes), dégénératives (dégénérescence lobaire frontotemporale).

2. Causes principales selon les modalités évolutives

a. Amnésies aiguës

Ictus amnésique

Il survient typiquement chez le sujet de plus de 50 ans et de moins de 70 ans. Il se caractérise par une amnésie antérograde (durée entre 1 heure et 24 heures, mais typiquement de 4 à 8 heures), qui laisse une amnésie lacunaire de l'épisode et une amnésie rétrograde limitée (quelques heures). Les signes associés sont les suivants : perplexité anxieuse, questions répétitives, désorientation uniquement temporelle. L'examen somatique est normal, le bilan étiologique négatif, la cause inconnue[16]. L'existence d'un autre signe exclut le diagnostic d'ictus amnésique et fait rechercher d'autres causes.

Autres causes d'amnésies aiguës

Il peut s'agir d'un traumatisme crânien avec perte de connaissance, d'une crise épileptique (notamment à point de départ temporal interne), d'une prise de psychotropes (par exemple, benzodiazépines), d'une intoxication aiguë (par exemple, éthylique), d'une encéphalite infectieuse (notamment herpétique), d'un accident vasculaire cérébral (par exemple, par lésions bi-thalamiques) ou d'une encéphalite limbique (symptomatologie plutôt subaiguë). Enfin, un événement source de traumatisme psychique et/ou physique (par exemple, une agression) peut être associé à une amnésie rétrograde isolée de survenue brutale, parfois massive avec amnésie d'identité.

b. Amnésies chroniques

Pathologies neurodégénératives

Les déficits mnésiques sont habituels dans ce cadre, notamment par l'atteinte des structures temporales internes (maladie d'Alzheimer) ou préfrontales (par exemple, dégénérescence lobaire frontotemporale).

Iatrogénie

Les traitements qui fragilisent les capacités attentionnelles de façon directe (par exemple, benzodiazépines) ou indirecte (par exemple, effet métabolique, hyponatrémie) sont susceptibles d'altérer l'efficience mnésique.

Troubles du sommeil

Le trouble peut être qualitatif ou quantitatif et relever de causes psychologiques ou organiques (par exemple, syndrome d'apnées du sommeil).

Psychogènes

Une plainte mnésique associée à des tests normaux (ou faiblement perturbés) est fréquemment observée en cas d'anxiété et de dépression.

---

16 Pendant l'ictus, des études en TEP-scan au ^{18}FDG ont montré des hypométabolismes temporaux internes. Des circonstances favorisantes sont souvent retrouvées (émotion, exposition au froid, rapport sexuel, manœuvre de Valsalva, etc.).

IV. Langage

A. Définitions

Les **aphasies** sont des troubles acquis du langage secondaires à des lésions cérébrales :

- le terme de *paraphasie* définit les productions anormales du langage oral. En prenant comme exemple « tabouret » [*tabure*], les paraphasies sont qualifiées :
  - de *phonémiques* quand le phonème attendu est substitué, omis, déplacé ou répété ([*tature*] [*rature*]),
  - de *sémantiques* quand existe un lien de sens (par exemple, « *chaise* » ou « *fauteuil* »),
  - en l'absence de proximité phonémique ou sémantique identifiable, la production sera qualifiée de *paraphasie verbale* s'il s'agit d'un mot de la langue [*tarte*] ou de *néologisme* dans le cas contraire [*puirte*] ;
- dans la modalité écrite, les erreurs sont qualifiées de *paragraphies* ;
- circonlocutions ou périphrases [*pour s'assoir*] sont parfois utilisées par le patient pour pallier le *manque du mot* ;
- le trouble de la syntaxe peut être un *agrammatisme*, avec une omission des mots grammaticaux et une simplification des phrases (« une mère, un enfant, de l'eau, inondation »), ou une *dysyntaxie*, avec un usage incorrect des mots grammaticaux (« il y aurait de l'eau, mais l'enfant vont tomber dans la cuisine »).

Les autres éléments sémiologiques d'un trouble de la communication verbale sont :

- la perte de cohérence, ou *trouble de la conduite du discours* (par exemple, en cas de confusion mentale ou d'épisode psychotique), qui ne concerne pas le code linguistique mais l'organisation de la pensée ;
- les *dysarthries*, qui sont des troubles de la parole par atteinte des organes buccophonatoires ou de leur contrôle (atteinte pyramidale, extrapyramidale, cérébelleuse, des nerfs périphériques ou des muscles) ;
- le trouble de la *prosodie* (par exemple, timbre de voix monocorde), qui concerne l'intonation dans sa fonction linguistique (par exemple, pour marquer une phrase interrogative) ou émotionnelle (tristesse, colère, etc.).

B. Évaluation

1. Examen

L'entretien évalue le *débit de l'expression spontanée*, indépendamment du contenu. Ce débit est qualifié de *non fluent* (diminué) ou de *fluent* (normal, augmenté, voire logorrhéique). La *dénomination orale* d'images sert à quantifier le *manque du mot*[17]. La *compréhension des mots* est explorée par la désignation d'une image parmi plusieurs appartenant ou non à une même catégorie (par exemple, « Montrez le fauteuil parmi ces images de meubles »). La compréhension de *phrases élémentaires* peut s'évaluer par l'*exécution d'ordres* (par exemple, « Avec la main gauche, touchez l'épaule droite, puis le nez »), et de *phrases complexes* par la désignation d'une image d'action parmi plusieurs (par exemple, « Montrez l'image où le garçon est tiré par le chien »).

[17] En utilisant des images représentant des items fréquents comme un pain, un lit, etc. (items utiles pour l'épreuve de mémoire) et des items moins fréquents (par exemple, un zèbre, un chou-fleur) ou des composants d'un ensemble (par exemple, parties d'une montre, d'un vélo, d'une voiture, parties du corps) pour révéler des troubles plus discrets ou spécifiques.

B La *répétition* utilise des mots puis des phrases de longueur croissante (« lit », « autobus », « déménagement », « l'argument de l'avocat l'a convaincu ») pour révéler des troubles de la boucle audio-phonatoire et des paraphasies phonémiques.

L'exploration du langage écrit consiste à faire *lire*, *écrire* et *épeler* des mots *réguliers* (par exemple, « café », « table »), *irréguliers* (par exemple, « baptême », « examen », « oignon ») et des *non-mots* (ou logatomes, qui ne peuvent être lus/écrits que par une application des règles de transcription graphème/phonème : « churin », « sorpichon », par exemple).

2. Syndromes

A Ce sont principalement les aphasies de Broca, de Wernicke, de conduction et globale (cf. tableau 21.1 dans annexe 21.4).

B Les autres syndromes concernés sont : l'*alexie sans agraphie* (en général après un AVC du territoire de l'artère cérébrale postérieure gauche) ; les *aphasies sous-corticales* (les aires corticales sont associées aux noyaux gris centraux et au thalamus par différentes boucles cortico-sous-corticales ; des lésions profondes touchant le thalamus, le putamen, le striatum ou la substance blanche sont susceptibles d'entraîner des aphasies qui, en fonction du siège lésionnel, empruntent une sémiologie proche).

Le *syndrome de Gerstmann* est défini par l'association d'une agraphie (en lien avec un trouble de l'épellation), d'une acalculie, d'une indistinction entre la droite et la gauche et d'une agnosie digitale (incapacité du patient à dénommer et/ou désigner ses doigts et/ou ceux de l'examinateur). La mise en évidence de ces symptômes oriente vers une lésion pariétale inférieure gauche.

3. Évaluation des déficiences et du handicap

A Elle porte sur l'intelligibilité, le contenu du langage, la compréhension. Les déficits permettent-ils de téléphoner, faire des courses, remplir les documents administratifs ? L'évaluation considère les différences entre consultation et situations réelles (bruits, interlocuteurs multiples, etc.), les conséquences psychologiques (dépression), familiales (par exemple, éducation des enfants), sur les activités de loisirs (par exemple, lecture) et le statut professionnel. Les objectifs de la rééducation orthophonique peuvent ainsi être définis.

Tableau 21.1. A Aphasies : classification des principaux syndromes.

	Expression Langage spontané Caractéristiques	**Compréhension (élémentaire)**	**Lésions**
Aphasie de Broca	Non fluent, laborieux Paraphasies phonétiques, phonémiques, agrammatisme	Normale	Aire de Broca (pars opercularis et triangularis de la 3e circonvolution frontale)
Aphasie de Wernicke	Fluent, logorrhée Paraphasies phonémiques, sémantiques, néologismes, jargon	Atteinte	Aire de Wernicke (partie postérieure du gyrus temporal supérieur)
Aphasie de conduction	Fluent Paraphasies phonémiques	Normale	Faisceau arqué, gyrus supra-marginalis
Aphasie globale	Non fluent Sévère Mutisme	Atteinte sévère	Lésion étendue corticale ± noyaux gris ou lésions doubles (Broca et Wernicke)

(Source : CEN, 2019).

C. Anatomie fonctionnelle

B Concernant les *aires* et *circuits du langage* (cf. tableau 21.1 dans l'annexe 21.4), une conception schématique fait débuter le circuit du langage au sein de l'hémisphère dominant (le plus souvent gauche) par l'aire de Wernicke qui a pour fonction un décodage phonologique du message acoustique traité par le gyrus de Heschl. Le traitement sémantique de l'information est assuré par les régions temporales antérieures. Lors de la production, le transfert des informations acoustiques est pris en charge par un faisceau de fibres associatives longitudinales (le faisceau arqué). La programmation phonologique est assurée par l'aire de Broca (pied de la 3e circonvolution frontale ascendante), qui adresse ensuite des informations au cortex moteur primaire codant les programmes moteurs nécessaires à la réalisation des mouvements bucco-phonatoires (réalisation phonétique). Le thalamus et les noyaux gris centraux participent à ces différentes étapes de contrôle et de programmation par des boucles les reliant aux aires corticales du langage. L'initiation du langage et son adaptation au contexte nécessitent l'intégrité du cortex préfrontal, notamment du cortex cingulaire et de l'aire motrice supplémentaire.

D. Causes

A On peut citer les lésions vasculaires, tumorales, traumatiques, infectieuses ou dégénératives[18] des aires du langage.

V. Praxies

A. Définition

Le geste est un acte moteur finalisé (c'est-à-dire avec un but).

Les **apraxies gestuelles** sont les perturbations des gestes non expliquées par une atteinte motrice, sensitive ou intellectuelle.

B. Évaluation

L'interrogatoire peut être évocateur : lenteur, erreurs dans l'utilisation d'ustensiles nouveaux (ménagers, outils de bricolage) ou requérant des séquences complexes (par exemple, machine à laver, préparation d'un plat); difficultés pour se vêtir, se chausser, se laver, se raser. Dans les pathologies chroniques, les troubles praxiques entraînent une diminution voire un abandon des activités. Ils sont parfois méconnus de l'entourage, qui les interprète comme un moindre intérêt ou des signes de dépression.

L'examen consiste en :

- l'*imitation* de gestes sans signification uni- ou bimanuels (mains croisées par les pouces, les auriculaires, anneaux), la réalisation de séquences motrices digitales ou palmaires (paume/poing/tranche) (*apraxie motrice*);
- la réalisation de *pantomimes* uni-manuelles (par exemple, se brosser les dents, se peigner), ou bimanuelles (tordre une serviette humide, enfoncer un clou), de gestes *symboliques* (par

18 Un trouble du langage progressif peut être la manifestation initiale d'une pathologie neurodégénérative (*aphasie progressive primaire*). Trois formes principales s'individualisent : les formes non fluentes/agrammatiques et fluentes (ou « démence sémantique ») sont le plus souvent révélatrices d'une dégénérescence frontotemporale, et les formes « logopéniques » correspondent le plus souvent à une forme atypique de maladie d'Alzheimer.

exemple, signifier que ça sent mauvais, que quelque chose vaut cher, que quelqu'un est ennuyeux) (*apraxie idéomotrice*) ;

- l'utilisation *réelle d'objets* (*apraxie idéatoire*) (couverts, mettre une lettre dans une enveloppe, une ampoule dans une douille) ;
- mettre et boutonner une veste (*apraxie de l'habillage*).

C. Anatomie

- B L'*apraxie motrice*, trouble de la programmation de séquences gestuelles, traduit une lésion préfrontale. Ce type d'apraxie est généralement controlatéral à la lésion.
- L'*apraxie idéomotrice* concerne les gestes sans objet (pantomimes, symboliques) et signe une lésion pariétale gauche. Ce type d'apraxie est généralement bilatéral.
- L'*apraxie idéatoire* concerne la manipulation des objets et témoigne d'une lésion du carrefour temporo-pariétal gauche.
- L'*apraxie de l'habillage* oriente vers une lésion pariétale, uni- ou bilatérale.

D. Causes

A Elles peuvent être vasculaires, traumatiques, tumorales, infectieuses ou dégénératives.

VI. Fonctions visuospatiales et visuomotrices

A. Apraxie constructive

L'apraxie constructive ne relève pas à proprement parler d'un trouble du geste mais d'un trouble de la relation du geste à l'espace. Elle est évaluée par la copie d'une figure géométrique (pentagones, cube, horloge, figure de Rey, cf. annexe 21.6) et témoigne d'une lésion préfrontale (programmation) ou pariétale.

B. Négligence spatiale unilatérale, ou héminégligence

C'est l'incapacité de rendre compte de, de répondre à ou de s'orienter vers les stimuli controlatéraux à une lésion, non expliquée par un déficit sensoriel ou moteur. Du fait de la compétence de l'hémisphère droit dans le traitement des informations spatiales, l'héminégligence concerne le plus souvent l'*hémi-espace gauche* (corporel et/ou extracorporel), en relation avec une lésion hémisphérique droite.

Le *syndrome d'Anton-Babinski* est caractérisé par la présence d'une héminégligence gauche, d'une hémiasomatognosie (impression de non-appartenance de l'hémicorps gauche) et d'une anosognosie de l'hémiplégie.

1. Évaluation

a. Interrogatoire

Il recherche les défauts d'exploration du *côté gauche du corps* (par exemple, toilette, rasage, habillage) et de l'*espace extracorporel gauche* (aliments, objets, interlocuteurs, heurts lors des déplacements).

b. Examen

Il comporte :

- la recherche d'une *extinction visuelle ou sensitive :* le patient, lors de la stimulation bilatérale, ne perçoit pas le stimulus du côté gauche, alors qu'il est perçu correctement lors de la stimulation unilatérale ;
- la recherche d'une héminégligence visuelle par diverses épreuves : dessin spontané et sur copie (par exemple, horloge, marguerite), bissection de lignes, repérage de symboles répartis sur une feuille (*épreuves de barrage*), dénomination d'images (omission de la partie gauche de l'item), lecture et dictée de phrases et de mots (omission de la partie gauche de la feuille et/ou de la partie gauche des mots).

2. Anatomie

B Les régions anatomiques concernées par l'héminégligence sont le lobule pariétal inférieur et le cortex temporal supéro-externe (gyrus temporal supérieur) de l'hémisphère droit ; plus rarement, le cortex préfrontal dorsolatéral, le thalamus et le noyau caudé.

La mise en évidence d'un syndrome d'Anton-Babinski signe généralement une lésion étendue fronto-pariétale droite, le plus souvent d'origine vasculaire ou tumorale.

C. Syndrome de Balint

1. Définition

Le syndrome de Balint constitue la manifestation la plus complète et sévère des troubles visuospatiaux et visuomoteurs. Les patients qui en sont affectés deviennent « aveugles pour l'espace ». Il est caractérisé par l'association :

- d'une *ataxie optique*, qui désigne l'incapacité à atteindre une cible sous contrôle visuel (par exemple, préhension d'un objet), en l'absence de tout autre déficit du contrôle moteur ;
- d'une *apraxie oculaire*, ou « paralysie psychique du regard », qui désigne l'incapacité à orienter volontairement son regard vers un stimulus situé dans son champ visuel périphérique ;
- d'une *simultagnosie*, qui désigne l'incapacité à interpréter une scène visuelle dans sa globalité (l'analyse se fait « détail par détail »). Son évaluation repose sur des épreuves de dénombrement d'items ou de description de scènes complexes.

2. Anatomie

Le syndrome de Balint fait généralement suite à des lésions bilatérales occipito-pariétales postérieures.

3. Causes

Elles peuvent être vasculaires (notamment au cours d'infarctus jonctionnels postérieurs), traumatiques, tumorales, infectieuses et dégénératives (notamment dans le cas de rares formes de maladie d'Alzheimer).

D. Perte de l'orientation topographique

Elle définit l'incapacité à reconnaître l'environnement et à s'y orienter. Plusieurs stratégies cognitives sont utilisées pour naviguer dans l'environnement. Les troubles de l'orientation topographique peuvent ainsi résulter de mécanismes divers, comme d'un trouble de l'*analyse visuelle de l'espace*, de la *reconnaissance des repères saillants de l'environnement* (agnosie topographique : par exemple, places, monuments) ou de la perte de la *mémoire des trajets* (dans le cadre d'un syndrome amnésique).

L'orientation spatiale repose sur un réseau anatomique complexe latéralisé à droite, qui inclut les régions pariétales, temporo-basales (gyrus parahippocampique) et hippocampiques. Un trouble de l'analyse visuelle de l'espace indique une dysfonction pariétale, de la reconnaissance des lieux une dysfonction du gyrus parahippocampique, alors qu'une perte de la mémoire des trajets est liée à une dysfonction hippocampique.

VII. Gnosies

A. Définition

A L'agnosie est un trouble de la reconnaissance dans une modalité sensorielle (par exemple, visuelle, tactile) en l'absence de trouble perceptif élémentaire, d'aphasie et non expliqué par un déficit intellectuel. La *prosopagnosie* est l'incapacité à identifier visuellement le visage de personnages connus ou familiers. L'*agnosie topographique* est un trouble de la reconnaissance des lieux (cf. *supra*).

B. Examen

Il consiste à s'assurer de l'absence de trouble perceptif élémentaire, puis à dénommer et identifier des stimuli présentés dans différentes modalités (tactile, visuelle).

C. Anatomie

B La prosopagnosie témoigne d'une atteinte temporo-basale bilatérale ou unilatérale droite (gyrus fusiforme). L'agnosie topographique témoigne également d'une atteinte tempo-robasale bilatérale ou unilatérale droite (gyrus parahippocampique). Les agnosies visuelles d'objet sont généralement en lien avec une atteinte temporo-occipitale bilatérale.

VIII. Fonctions exécutives cognitives et comportementales

A. Définition

A Le terme de « fonctions exécutives » recouvre l'ensemble des processus de contrôle qui permettent l'adéquation à son environnement et l'adaptation à des situations nouvelles : formulation d'un but, d'une hypothèse, anticipation, planification et sélection des séquences permettant d'atteindre ce but, inhibition d'autres solutions possibles, surveillance du déroulement de ce plan et flexibilité en fonction des réponses obtenues (adaptation, correction des erreurs). Les fonctions exécutives dépendent du *cortex préfrontal*.

Les lobes frontaux représentent un tiers de l'ensemble du cortex. Les trois composantes anatomo-fonctionnelles en sont le cortex moteur primaire, le cortex prémoteur et le cortex préfrontal.

B. Anatomie du cortex préfrontal

B Le cortex préfrontal a un rôle d'intégration à la fois des comportements et des fonctions cognitives (par exemple, dans la communication verbale ou la mémoire). Les connexions afférentes et efférentes du cortex préfrontal concernent l'ensemble des cortex associatifs rétro-rolandiques, le cortex limbique, les noyaux gris centraux et les thalami. Les dysfonctions observées peuvent résulter de l'atteinte du cortex préfrontal lui-même ou des circuits le reliant aux autres structures. Trois circuits impliquant des régions distinctes du cortex préfrontal sont identifiés, leur lésion entraînant des altérations comportementales ou cognitives évocatrices :

- le cortex frontal interne et cingulaire antérieur, dont l'atteinte entraîne une réduction des activités auto-initiées et une indifférence affective (tableau « pseudo-dépressif ») ;
- le cortex orbitofrontal, dont l'atteinte entraîne désinhibition, irritabilité, labilité de l'humeur, des modifications des conduites alimentaires, des comportements d'utilisation et d'imitation (tableau « pseudo-psychopathique ») ;
- le cortex dorsolatéral, dont l'atteinte entraîne des troubles des *fonctions exécutives cognitives* (ainsi que de la mémoire de travail et de la mémoire à long terme).

B Le « syndrome dysexécutif » ne recouvre donc pas une sémiologie univoque, mais des éléments distincts en fonction des structures impliquées. Toutefois, les patients associent fréquemment des symptômes et handicaps résultant d'une combinaison de l'atteinte de ces différents circuits.

C. Évaluation

1. Interrogatoire

A Les lésions préfrontales ont de nombreuses conséquences sur l'adaptation familiale, sociale et professionnelle du sujet. L'interrogatoire et l'observation lors de l'entretien recherchent :

- désinhibition, perte des convenances/règles sociales : familiarité excessive (propos/gestes), modification du comportement lors des repas (gloutonnerie), impulsivité, irritabilité, grossièretés ;
- absence d'initiative, adynamie (à ne pas confondre avec un syndrome dépressif, car manquent ici la douleur morale, la tristesse), aspontanéité de la mimique, des gestes et du langage, réalisant au maximum un mutisme akinétique ;
- trouble du comportement alimentaire : modification quantitative (boulimie) ou qualitative (sélectivité alimentaire), ingestion d'entités non comestibles (végétaux, objets) ;
- émoussement des affects, voire indifférence affective, réaction inappropriée (par exemple, lors d'un événement familial, heureux ou triste) ;
- comportement sexuel : indifférence ou désinhibition ;
- comportement d'urination : mictions effectuées dans un lieu inadapté ;
- réduction de l'hygiène corporelle, de la propreté du logement, vestimentation négligée ou inadaptée (absence d'harmonie, inadéquation avec le contexte social, la température) ;
- stéréotypies idéiques et comportementales : instauration de routines, rituels, achats stéréotypés, collectionnisme (par exemple, prospectus) ;
- perte de l'autocritique, de l'évaluation des conséquences de ses actes ou propos ;
- troubles du jugement, erreurs de gestion, inadéquation des décisions au contexte (par exemple, achat, changement d'orientation professionnelle, d'habitation).

2. Examen

Les difficultés aux épreuves suivantes sont évocatrices si le déficit n'est pas explicable par une perturbation cognitive plus élémentaire (par exemple, un trouble du langage) et si la consigne est bien comprise et maintenue en mémoire. Certaines des épreuves contenues dans cette section font partie de la batterie rapide d'efficience frontale (BREF, cf. annexe 21.5).

a. Langage

Le langage spontané peut être réduit (réponses laconiques) ou logorrhéique (et difficile à canaliser). Les épreuves de fluence verbale (nommer le plus possible de mots appartenant à une même catégorie, par exemple, noms d'animaux, mots commençant par une lettre donnée, en un temps donné, par exemple 2 minutes), qui évaluent les stratégies de recherche active d'information, peuvent être altérées.

b. Mémoire

Les fonctions exécutives étant nécessaires à la mise en place de stratégies d'encodage et de récupération de l'information, les épreuves de mémoire à long terme sont déficitaires (cf. *supra*). Les performances mnésiques s'améliorent par la présentation d'indices et/ou la reconnaissance.

c. Conceptualisation

Par exemple, épreuve des similitudes : « Qu'y a-t-il de commun… ? », « En quoi se ressemblent… ? » (« banane/poire », « poème/statue »).

d. Stratégies

Par exemple : « Que faites-vous pour contacter quelqu'un dont vous avez oublié l'adresse et le numéro de téléphone ? », « Que faites-vous si vous trouvez dans la rue une lettre timbrée ? ».

e. Jugement

Par exemple : « À votre avis, pourquoi paie-t-on des impôts ? » (ou autre demande d'opinion sur un événement connu du patient).

f. Résolution de problèmes

Par exemple : « Un piéton va à la gare en 45 minutes. Un cycliste va trois fois plus vite. Combien de temps met-il ? »

g. Consignes conflictuelles

Par exemple : demander au patient de taper deux fois quand on tape une fois et une fois quand on tape deux fois (en tapant avec l'index ou le stylo sur la surface du bureau).

h. *Go/No go*

Demander au patient de taper une fois quand on tape une fois et de ne pas taper quand on tape deux fois.

i. Flexibilité mentale

Évalue la capacité d'un sujet à passer d'une tâche cognitive à une autre. Par exemple, demander au patient d'alterner oralement chiffre et alphabet (1, A, 2, B, 3, C…), alternance de figures géométriques (ronds et carrés, frises alternant des créneaux et des pointes).

j. Dépendance à l'environnement

- *Comportement d'imitation* : doit être suggéré par l'examinateur, qui se positionne en face du sujet (par exemple, croise les bras puis porte la main au menton).
- *Comportement d'utilisation* : le patient se saisit spontanément d'objets disposés sur le bureau de l'examinateur et les utilise.

D. Causes

Ce sont les pathologies du cortex préfrontal ou des circuits sous-cortico-préfrontaux : tumeurs, AVC hémorragiques ou ischémiques (branches antérieures de l'artère cérébrale moyenne), lacunes touchant les noyaux gris centraux, sclérose en plaques, traumatismes crâniens, pathologies dégénératives touchant les cortex préfrontaux (dégénérescence frontotemporale) et/ou les circuits sous-cortico-préfrontaux (par exemple, paralysie supranucléaire progressive, maladie de Huntington).

IX. Nature psychogène d'un déficit cognitif

A. Évaluation

Sont évocateurs : le contexte (par exemple, réactionnel), les antécédents, la sémiologie psychiatrique associée, la variabilité des performances, la discordance entre les performances et la difficulté des tests.

B. Dépression

Une plainte mnésique, en relation avec un ralentissement cognitif, des troubles attentionnels et du maintien de l'effort intellectuel, peut évoquer une dépression. Sont également évocateurs : la rapidité d'installation, le retentissement quotidien plus sévère que ne le laisse supposer l'évaluation, une prédominance de réponses du type « Je ne sais pas » (traduisant le ralentissement et les troubles de la recherche active d'information), une fluctuation des performances.

C. Anxiété

Des difficultés attentionnelles peuvent également être l'expression d'une anxiété qui associe des troubles émotionnels à des manifestations somatiques et végétatives. L'anxiété est un trait majeur de différentes pathologies psychiatriques (par exemple, stress post-traumatique, troubles obsessionnels compulsifs, phobies).

D. Troubles psychiques et pathologies neurologiques

Ne pas oublier que dépression, anxiété, troubles obsessionnels compulsifs, troubles comportementaux sont parfois l'expression initiale et/ou prévalente de pathologies neurodégénératives (par exemple, maladie d'Alzheimer, maladie de Huntington, dégénérescence frontotemporale) ou secondaires à des lésions non évolutives (par exemple, post-AVC, post-traumatiques).

X. Évaluation du handicap

À l'issue de l'évaluation, il est possible de déterminer la nature des *incapacités* et des *handicaps* qui retentissent sur l'*autonomie* du patient. Différentes *mesures d'aides* seront ainsi adaptées aux problèmes spécifiques : allocation aux adultes handicapés (AAH[19]), prestation de compensation du handicap (PCH[20]), allocation personnalisée d'autonomie (APA[21]). Des prescriptions de *rééducation fonctionnelle* (orthophonie, ergothérapie, kinésithérapie) auront pour objectif de pallier des incapacités déterminées (par exemple, un trouble de la communication verbale). Des conseils d'*aménagement du domicile* (alarme, éclairage, toilettes, sanitaires, cuisinière à gaz) seront formulés et, dans les pathologies évolutives, réévalués en fonction de l'évolution de la perte d'autonomie. Un avis sur l'aptitude à la *conduite automobile* sera clairement explicité au patient et soigneusement consigné dans le dossier médical[22]. Les décisions d'*hospitalisation* (en centre de rééducation fonctionnelle ou en hôpital de jour) ou d'accueil institutionnel (accueil de jour, séjour temporaire ou définitif en EHPAD) seront adaptées au contexte socio-familial et à la nature et l'origine du déficit. Enfin, des *mesures de protection juridiques* s'avéreront parfois nécessaires (sauvegarde de justice, curatelle, tutelle).

Points clés

- Les troubles cognitifs représentent une cause majeure d'incapacité (limitation d'activité) et de handicap (restriction de participation).
- L'interrogatoire du patient et de son entourage occupe un rôle déterminant dans l'appréciation de ces limitations fonctionnelles et sociales.
- Les fonctions cognitives regroupent de façon schématique les capacités mnésiques, exécutives, linguistiques, praxiques, gnosiques, visuospatiales et visuomotrices.
- Leur évaluation repose sur l'utilisation d'échelles globales (par exemple, le *Mini Mental State*) et sur des épreuves spécifiques.
- Leur évaluation permet de formuler des hypothèses sur les systèmes anatomo-fonctionnels lésés. Elle sera mise en relation avec les données des examens complémentaires (par exemple, l'imagerie cérébrale) pour concourir au diagnostic étiologique.
- À l'issue de l'évaluation, le médecin détermine la nature des limitations fonctionnelles et sociales du patient, et l'oriente vers les mesures d'aides et de prise en charge rééducative adaptées.
- Selon le contexte, le médecin pourra solliciter la réalisation d'un bilan neuropsychologique, qui relève de la compétence de psychologues spécialisés (neuropsychologues), au cours duquel les différentes fonctions cognitives seront évaluées de façon approfondie avec des instruments spécifiques (tests psychométriques).

---

19 L'AAH est attribuée par la CDAPH (Commission des droits et de l'autonomie des personnes handicapées) des maisons départementales des personnes handicapées (MDPH) jusqu'à l'âge minimum légal de départ à la retraite (moins de 60 ans).

20 La PCH est une aide destinée à financer les besoins liés à la perte d'autonomie des personnes handicapées. Cette prestation couvre les aides humaines, matérielles (aménagement du logement et du véhicule), voire animalières.

21 L'APA est attribuée par le Conseil Départemental pour financer un projet d'accompagnement médico-social des sujets âgés (plus de 60 ans) ayant perdu leur autonomie (groupes iso-ressources [GIR 1 à 4]).

22 En qualité de médecin, le secret professionnel s'oppose à toute déclaration ou signalement auprès des autorités administratives. L'existence d'un risque, même élevé, ne constitue pas une dérogation au secret professionnel. La commission médicale primaire départementale est chargée de statuer sur l'aptitude médicale à conduire. Seul le patient lui-même (ou sa famille) peut saisir cette autorité compétente, au moyen d'un certificat médical remis en main propre à cette fin.

Annexes

Annexe 21.1 – Activités instrumentales de la vie quotidienne

Activités	Cotation	
Capacité à utiliser le téléphone		
Se sert du téléphone de sa propre initiative, cherche et compose les numéros	0	
Compose un petit nombre de numéros de téléphone bien connus	1	
Répond au téléphone, mais n'appelle pas	1	
Est incapable d'utiliser le téléphone	1	
Capacité à utiliser les moyens de transport		
Peut voyager seul(e) en utilisant les transports publics, le taxi ou bien son propre véhicule	0	
Peut prendre les transports en commun en étant accompagné(e)	1	
Limite son transport au taxi ou à la voiture, en étant accompagné(e)	1	
Ne se déplace pas du tout à l'extérieur	1	
Responsabilité pour la prise des médicaments		
S'occupe de la prise (dosage et horaires)	0	
Est capable de les prendre seul(e) mais a des oublis occasionnels	1	
Peut les prendre si préparés et dosés préalablement	1	
Est incapable de les prendre seul(e)	1	
Capacités à gérer le budget		
Est totalement autonome (budget, faire des chèques, payer des factures)	0	
Autonome mais oublie parfois de payer son loyer ou une facture	1	
Gère les dépenses au jour le jour, mais besoin d'aide pour gérer le budget à long terme (planifier les dépenses importantes)	1	
Est incapable de gérer l'argent nécessaire pour les dépenses au jour le jour	1	
	TOTAL (score de 0/4 à 4/4)	

Annexe 21.2 – *Mini Mental State Examination* (MMSE)[23]

Matériel nécessaire : un crayon et une montre, une feuille comportant écrit en gros caractères « FERMEZ VOS YEUX » et une feuille comportant deux pentagones entrecoupés.

Orientation

- « Je vais vous poser quelques questions pour apprécier comment fonctionne votre mémoire. Les unes sont très simples, les autres un peu moins. Vous devez répondre du mieux que vous pouvez. »
  - « Quelle est la date complète d'aujourd'hui ? »

Si la réponse est incorrecte ou incomplète, posez les questions dans l'ordre suivant :

1. « En quelle année sommes-nous ? »

2. « En quelle saison ? »

3. « En quel mois ? »

4. « Quel jour du mois ? »

5. « Quel jour de la semaine ? »

Pour ces items, seules les réponses exactes sont prises en compte. Cependant, lors de changement de saison ou de mois, permettre au sujet de corriger une réponse erronée en lui demandant : « Êtes-vous sûr ? » Si le sujet donne deux réponses, lui demander de choisir et ne tenir compte que de la réponse définitive.

Cotation : Chaque réponse juste vaut un point.

- « Je vais vous poser maintenant quelques questions sur l'endroit où nous nous trouvons. »

6. « Quel est le nom de l'hôpital où nous sommes ? »

7. « Dans quelle ville se trouve-t-il ? »

8. « Quel est le nom du département dans lequel est située cette ville ? »

9. « Dans quelle province ou région est situé ce département ? »

10. « À quel étage sommes-nous ici ? »

Pour ces items, n'accepter que la réponse exacte.

Question 6 : lorsque le sujet vient d'une autre ville, on peut se contenter de l'hôpital de la ville lorsqu'il n'existe qu'un seul hôpital dont le nom peut n'être pas connu du patient. Si l'examen est réalisé au cabinet, demander le nom du cabinet médical ou de la rue où il se trouve.

Question 8 : Lorsque le nom de la ville et celui du département sont identiques (Paris) ou ceux du département et de la région (Nord), il faut s'assurer que le sujet comprend l'emboîtement des structures administratives. Le numéro du département n'est pas admis. Si le sujet le donne, il faut lui demander de préciser le nom correspondant.

Cotation : chaque réponse juste vaut 1 point ; accorder un délai maximum de 10 secondes.

Sous-score : __ /10

Apprentissage

- « Je vais vous dire trois mots ; je voudrais que vous me les répétiez et que vous essayiez de les retenir, car je vous les redemanderai tout à l'heure. »

11. « Citron » (« Cigare »).

12. « Clé » (« Fleur »).

13. « Ballon » (« Porte »).

« Répétez les trois mots. »

---

23 Version GRECO (https://www.site-greco.net/).

Donner les trois mots groupés, un par seconde, face au malade en articulant bien. Accorder 20 secondes pour la réponse.

Cotation : compter 1 point par mot répété correctement au premier essai.

Si le sujet ne répète pas les trois mots au premier essai, les redonner jusqu'à ce qu'ils soient répétés correctement dans la limite de six essais. En effet, l'épreuve de rappel ne peut être analysée que si les trois mots ont été enregistrés.

Sous-score : _ /3

Attention et calcul

- « Maintenant, je vais vous demander de compter à partir de 100 en retirant 7 à chaque fois jusqu'à ce que je vous arrête. »

Il est permis d'aider le patient en lui présentant la première soustraction. « 100 – 7, combien cela fait-il ? » Et ensuite : « Continuez. »

Cotation : on arrête après cinq soustractions et on compte 1 point par soustraction exacte, c'est-à-dire quand le pas de 7 est respecté, quelle que soit la réponse précédente (par exemple, « 100, 92, 85 » : le point n'est pas accordé pour la première soustraction, mais il l'est pour la seconde).

14. 100 – 7.

15. 93 – 7.

16. 86 – 7.

17. 79 – 7.

18. 72 – 7.

Si le sujet demande au cours de la tâche, « Combien faut-il retirer ? », il n'est pas admis de répéter la consigne (dire : « Continuez comme avant »). S'il paraît, néanmoins, indispensable de redonner la consigne, il faut repartir de la consigne initiale (« Comptez à partir de 100 en retirant 7 à chaque fois »). Lorsque le sujet ne peut effectuer les cinq soustractions, il est nécessaire (tâche interférente) de lui demander d'épeler le mot « monde » à l'envers (cf. *infra*).

Sous-score : _ /5

- Pour tous les sujets, même pour ceux qui ont obtenu le maximum de points, demander : « Pouvez-vous épeler le mot "monde" à l'envers en commençant par la dernière lettre ? »

Toutefois, lorsque le patient a des difficultés manifestes dans le compte à rebours, il est préférable de lui demander d'épeler le mot « monde » à l'endroit avant de lui demander de l'épeler à l'envers pour le remettre en confiance. Dans tous les cas, le résultat à cette épreuve n'est pas pris en compte.

Rappel

- « Quels étaient les trois mots que je vous ai demandé de répéter et de retenir tout à l'heure ? »

19. Citron (Cigare).

20. Clé (Fleur).

21. Ballon (Porte).

Accorder 10 secondes pour répondre.

Cotation : compter 1 point par mot correctement restitué.

Sous-score : _ /3

Langage

- Montrer un crayon.

22. « Quel est le nom de cet objet ? »

- Montrer une montre.

23. « Quel est le nom de cet objet ? »

Sous-score : _ /2

Aucune autre réponse que « crayon » n'est admise. Le sujet ne doit pas prendre les objets en main.

- « Écoutez bien et répétez après moi. »

24. « PAS DE MAIS, DE SI, NI DE ET »

La phrase doit être prononcée lentement à haute voix, face au malade. Si le patient dit ne pas avoir entendu, ne pas répéter la phrase. Si l'examinateur a un doute, il peut être admis de vérifier en répétant la phrase à la fin du test.

Sous-score : _ /1

- Poser une feuille de papier blanc sur le bureau et la montrer au sujet en lui disant : « Écoutez bien et faites ce que je vais vous dire. »

25. « Prenez mon papier dans la main droite. »

26. « Pliez-le en deux. »

27. « Jetez-le par terre. »

Sous-score : _ /3

Cotation : compter 1 point par item correctement exécuté. Si le sujet arrête et demande ce qu'il doit faire, ne pas répéter la consigne, mais dire : « Faites ce que je vous ai dit de faire. »

- Montrer la feuille de papier sur laquelle est écrit en gros caractères « FERMEZ LES YEUX » et dire :

28. « Faites ce qui est marqué. »

Sous-score : _ /1

Cotation : compter 1 point si l'ordre est exécuté. Le point n'est accordé que si le sujet ferme les yeux. Il n'est pas accordé s'il se contente de lire la phrase.

- Montrer une feuille de papier et un stylo, en disant :

29. « Voulez-vous m'écrire une phrase, ce que vous voulez, mais une phrase entière. »

Sous-score : _ /1

Cotation : Donner 1 point si la phrase contient au minimum un sujet et un verbe, sans tenir compte des erreurs d'orthographe ou de syntaxe.

Praxies constructives

- Montrer la feuille de papier (ci-dessous) et lui demander :

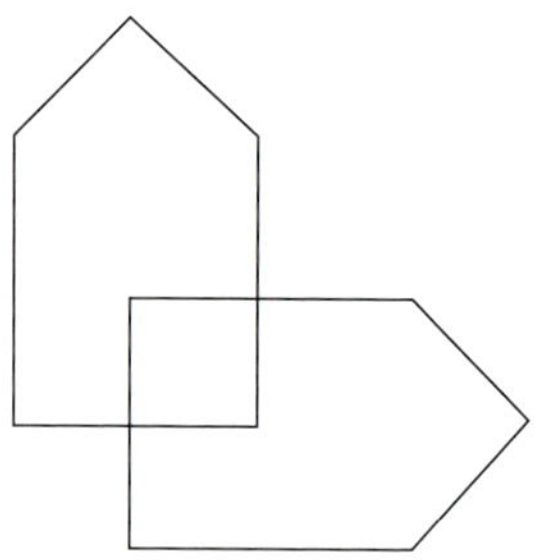

Fig. 21.1.

30. « Voulez-vous recopier ce dessin. »

Sous-score : _ /1

Cotation : compter 1 point si tous les angles sont présents et si les figures se coupent sur les deux côtés différents. On peut autoriser plusieurs essais et accorder un temps d'une minute.

Score total

Score total : __ /30

Seuils pathologiques selon le niveau socioculturel pour la classe d'âge 50–79 ans

- Certificat d'étude primaire non obtenu : 22.
- Certificat d'étude primaire : 23.
- Brevet : 25.
- Bac et plus : 26.

Annexe 21.3 – Test des cinq mots[24]

L'épreuve consiste à faire apprendre au patient une liste de cinq mots et à en étudier la restitution. L'épreuve comporte deux temps :

- le premier temps consiste en l'apprentissage de la liste. Il permet de s'assurer que l'information a bien été mémorisée par le patient (encodage);
- le second temps, après 5 minutes, est constitué par le rappel différé. Il permet d'évaluer la mémoire à long terme. Une amélioration du score par l'indiçage évoque une dysfonction sous-cortico-frontale, alors qu'une non-amélioration par l'indiçage évoque une dysfonction temporale interne.

Montrer la liste

Faire lire la liste au patient : « Lisez cette liste de mots à voix haute et essayez de la retenir, je vous la redemanderai tout à l'heure. »

- Musée
- Limonade
- Sauterelle
- Passoire
- Camion

Interroger le patient

« Pouvez-vous me dire en regardant la liste, quel est le nom de la boisson, l'ustensile de cuisine, le véhicule, le bâtiment, l'insecte ? »

Retourner la liste et interroger à nouveau le patient

« Pouvez-vous me redonner les mots que vous venez de lire ? »

Pour les mots non rappelés et seulement ceux-ci demander

« Quel était le nom de : …… » en fournissant l'indice correspondant.

Compter le nombre de bonnes réponses : score d'apprentissage

- Si score = 5, l'enregistrement a été effectif, passer à l'étape suivante.

24 Version GRECO, Dubois et al., 2002.

- Si score < 5, remontrer la liste et indiquer du doigt les mots non rappelés, puis retourner la liste et demander au patient les mots non rappelés en réponse à leurs indices. Le but est de s'assurer que le patient a bien enregistré tous les mots.

Poursuivre la consultation médicale et faire d'autres tests

Le but est de détourner l'attention du patient pendant 3 à 5 minutes. Par exemple, en explorant ses capacités visuoconstructives ou son orientation temporospatiale.

Interroger à nouveau le patient

« Pouvez-vous me donner les cinq mots que vous avez lus tout à l'heure ? »

Pour les mots non rappelés et seulement ceux-ci demander :

« Quel était le nom de : ...... » en fournissant l'indice correspondant.

Compter le nombre de bonnes réponses : score de mémoire

Le score obtenu doit être égal à 5 (rappel libre + rappel indicé), aussi bien sur les phases d'encodage que de rappel différé.

Le score de mémoire doit donc être égal à 10, tout score se situant en dessous étant considéré comme pathologique.

Annexe 21.4 – Représentation schématique des principales aires du langage chez le sujet droitier

(Figure 21.2)

Annexe 21.5 – Batterie rapide d'efficience frontale (BREF)[25]

Similitudes

« En quoi se ressemblent :

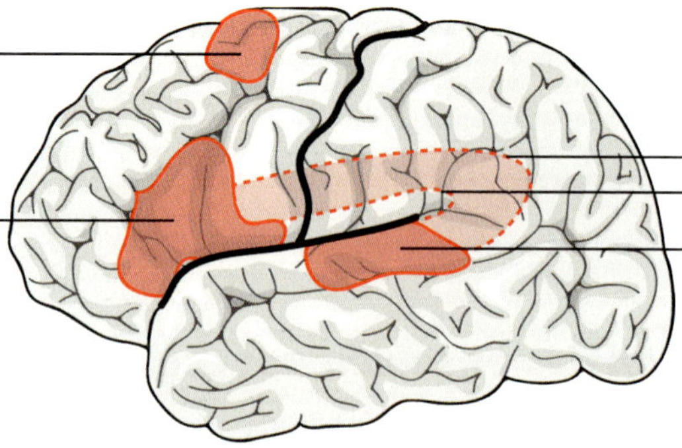

Fig. 21.2. **A** **Hémisphère gauche, vue latérale.**
(Source : CEN, 2019.)

25 Version GRECO, Dubois et Pillon.

- une banane et une orange ? » [aider le patient en cas d'échec total (« Elles ne se ressemblent pas ») ou partiel (« Elles ont toutes les deux une peau »), en disant : « Une orange et une banane sont toutes les deux des… » ; ne pas aider le patient pour les deux items suivants] ;
- une table et une chaise ? »
- une tulipe, une rose et une marguerite ? »

Sous-score : _ /3

Cotation : seules les réponses catégorielles (fruits, meubles, fleurs) sont considérées comme correctes. Trois réponses correctes = 3 ; deux réponses correctes = 2 ; une réponse correcte = 1 ; aucune réponse = 0.

Évocation lexicale

« Nommez le plus possible de mots différents, par exemple des animaux, des plantes, des objets, mais ni prénoms, ni noms propres, commençant par la lettre *s*. »

Si le patient ne donne aucune réponse pendant les cinq premières secondes, lui dire : « Par exemple : serpent. » Si le patient fait des pauses de plus de 10 secondes, le stimuler après chaque pause en lui disant : « N'importe quel mot commençant par la lettre *s*. »

Sous-score : _ /3

Cotation : le temps de passation est de 60 secondes ; les répétitions de mots, les variations sur un même mot (sifflet, sifflement), les noms et les prénoms ne sont pas comptés comme des réponses correctes. Plus de 10 mots = 3 ; de 6 à 10 mots = 2 ; de 3 à 5 mots = 1 ; moins de 3 mots = 0.

Comportement de préhension

L'examinateur est assis en face du patient dont les mains reposent sur les genoux, paumes ouvertes vers le haut. L'examinateur approche doucement les mains et touche celles du patient, pour voir s'il va les saisir spontanément. Si le patient les prend, lui demander : « Maintenant, ne prenez plus les mains. »

Sous-score : _ /3

Cotation : le patient ne prend pas les mains de l'examinateur = 3 ; le patient hésite ou demande ce qu'il doit faire = 2 ; le patient prend les mains sans hésitation = 1 ; le patient prend les mains de l'examinateur, après que celui-ci lui a demandé de ne pas le faire = 0.

Séquences motrices

« Regardez attentivement ce que je fais. »

L'examinateur assis en face du patient exécute trois fois avec sa main gauche la séquence de Luria tranche-poing-paume. « Maintenant, vous allez exécuter avec votre main droite cette séquence, d'abord en même temps que moi, puis seul. » L'examinateur effectue alors trois fois la séquence avec sa main gauche en même temps que le patient, puis lui dit : « Continuez. »

Sous-score : _ /3

Cotation : le patient exécute seul six séquences consécutives correctes = 3 ; le patient exécute seul au moins trois séquences consécutives correctes = 2 ; le patient échoue seul, mais exécute trois séquences consécutives correctes en même temps que l'examinateur = 1 ; le patient ne peut exécuter trois séquences consécutives correctes, même avec l'examinateur = 0.

Consignes conflictuelles

« Lorsque je tape une fois, vous devez taper deux fois. » Pour s'assurer que le patient a bien compris la consigne, l'examinateur lui fait réaliser une séquence de trois essais : 1-1-1.

« Lorsque je tape deux fois, vous devez taper une fois. » Pour s'assurer que le patient a bien compris la consigne, l'examinateur lui fait réaliser une séquence de trois essais : 2-2-2.

La séquence proposée est la suivante : 1-1-2-1-2-2-2-1-1-2.

Sous-score : _ /3

Cotation : aucune erreur = 3 ; une ou deux erreurs = 2 ; plus de deux erreurs = 1 ; le patient tape le même nombre de coups que l'examinateur au moins quatre fois consécutives = 0.

Go/No go

« Lorsque je tape une fois, vous devez taper une fois. » Pour s'assurer que le patient a bien compris la consigne, l'examinateur lui fait réaliser une séquence de trois essais : 1-1-1.

« Lorsque je tape deux fois, vous ne devez pas taper. » Pour s'assurer que le patient a bien compris la consigne, l'examinateur lui fait réaliser une séquence de trois essais : 2-2-2.

La séquence est la suivante : 1-1-2-1-2-2-2-1-1-2.

Sous-score : _ /3

Cotation : aucune erreur = 3 ; une ou deux erreurs = 2 ; plus de deux erreurs = 1 ; le patient tape le même nombre de coups que l'examinateur au moins quatre fois consécutives = 0.

Score total : __ /18

Seuils pathologiques selon le niveau socioculturel

- Sujets scolarisés jusqu'au niveau du collège : un score inférieur à 16 est considéré comme pathologique.
- Sujets de niveau inférieur : le seuil pathologique est à 15.

Annexe 21.6 – Copie de la figure de Rey

(Figure 21.3)

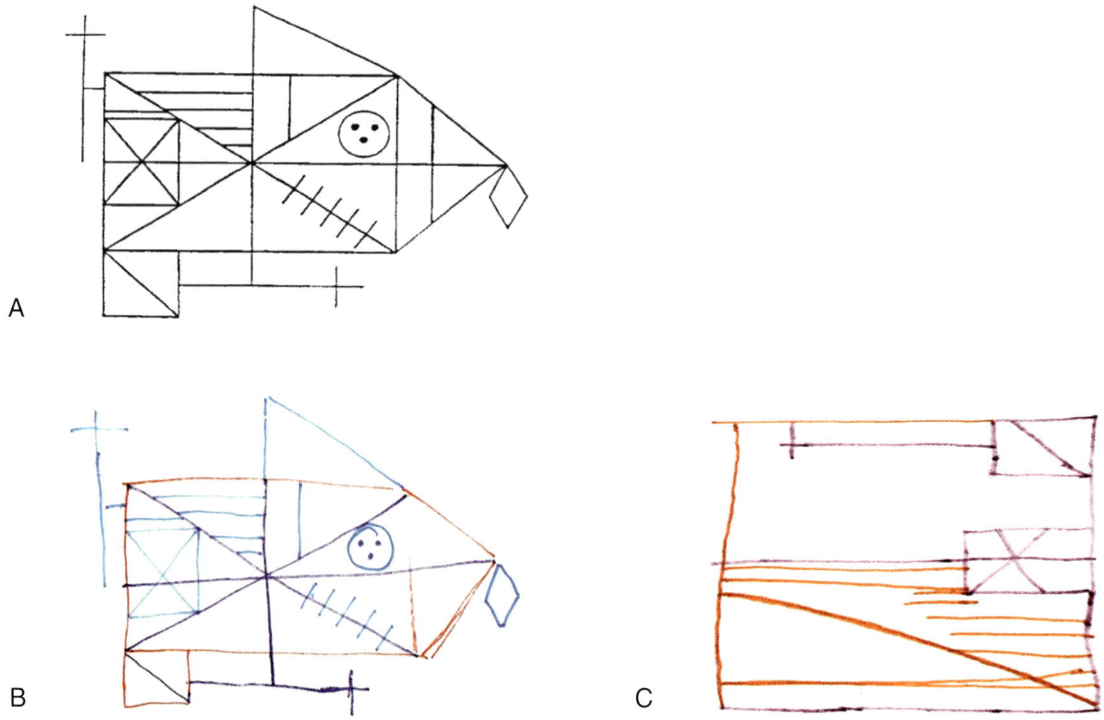

Fig. 21.3. **A** **Figure de Rey.**

A. Modèle. B. Exemple de copie réussie. C. Exemple de copie altérée, témoignant d'un trouble visuoconstructif.
(Source : CEN, 2019.)

CHAPITRE

22

Item 134 – Douleur

Objectifs pédagogiques nationaux

Item 134. Bases neurophysiologiques, mécanismes physiopathologiques d'une douleur aiguë et d'une douleur chronique

- Reconnaître et évaluer une douleur aiguë et une douleur chronique (douleurs nociceptives, neuropathiques et dysfonctionnelles) chez l'adulte et la personne âgée/peu communicante.

Objectifs pratiques

Chez des patients réels ou simulés, établir un plan de prise en charge diagnostique et thérapeutique en cas de :

- douleurs chroniques non cancéreuses (particulièrement lombalgique, céphalalgique, fibromyalgique);
- douleurs d'origine cancéreuse;
- douleurs neuropathiques;
- syndrome douloureux régional complexe.

Hiérarchisation des connaissances

Rang	Rubrique	Intitulé	Descriptif
A	Définition	Définition OMS de la douleur	
B	Éléments physiopathologiques	Bases neurophysiologiques de la douleur	Expliquer les mécanismes de la douleur aiguë et chronique, les systèmes de contrôles de la douleur
A	Diagnostic positif	Savoir mener l'interrogatoire d'un patient douloureux	Localisation, irradiation, caractéristiques, antécédents, facteurs aggravants ou améliorants, retentissement psychologique…
A	Diagnostic positif	Reconnaître une douleur aiguë et chronique chez l'adulte	Savoir évaluer les composantes et conséquences d'une douleur
B	Prévalence, épidémiologie	Douleur aiguë en ville et à l'hôpital, douleur chronique	Notion de prévalence, de sous-estimation fréquente
A	Diagnostic positif	Reconnaître et évaluer une douleur aiguë et chronique chez l'adulte	Connaître les outils et échelles d'évaluation de la douleur chez l'adulte communicant et non communicant (connaître le principe des échelles d'hétéro-évaluation)
A	Diagnostic positif	Les douleurs par excès de nociception	Connaître les principales étiologies des douleurs nociceptives
A	Diagnostic positif	Les douleurs neuropathiques	Connaître les principales étiologies, les caractéristiques cliniques des douleurs neuropathiques
A	Diagnostic positif	Les douleurs du cancer	Connaître les différents types de douleur du cancer et les particularités de prise en charge

Rang	Rubrique	Intitulé	Descriptif
A	Diagnostic positif	Les douleurs du sujet âgé	Connaître les principales étiologies, les outils spécifiques d'évaluation de la douleur du sujet âgé
A	Diagnostic positif	Les douleurs nociplastiques: fibromyalgie, syndrome de l'intestin irritable	Reconnaître une douleur nociplastique/fonctionnelle et savoir l'expliquer aux patients

Bases neurophysiologiques, évaluation d'une douleur aiguë et d'une douleur chronique

I. Rappels physiopathologiques

B « La douleur est une expérience sensorielle et émotionnelle désagréable, associée ou qui semble être associée à un dommage tissulaire réel ou potentiel. » (IASP, 1979, mis à jour en 2019).

La douleur comprend différentes dimensions : sensorielle ou sensori-discriminative (topographie, intensité, durée…), émotionnelle (pénible, aversive, difficile à supporter), cognitive (contexte, interprétation, rappel des expériences antérieures…) et comportementale (verbale, motrice…).

A Pour l'IASP cette définition est complétée par six points clé :

- la douleur est une expérience personnelle qui est influencée à différents degrés par des facteurs biologiques, psychologiques et/ou sociaux ;
- la douleur n'est pas synonyme de nociception. Elle ne peut pas se réduire à une activité de neurones nociceptifs ou sensoriels ;
- au cours de leurs expériences de vie, les individus vont apprendre le concept de douleur ;
- bien que la douleur ait un rôle adaptatif, elle peut avoir des conséquences néfastes du point de vue fonctionnel, du bien-être psychologique ou social ;
- l'expression verbale est un des moyens d'exprimer la douleur mais pas le seul. L'impossibilité de communiquer verbalement n'exclut pas la possibilité d'une douleur.

Cette définition affirme une dimension sensorielle indissociable des dimensions affectives, émotionnelles, psychologiques. La **douleur est donc toujours subjective**. Il faut en conséquence éviter l'opposition entre douleurs somatiques et douleurs psychogènes, (en préférant le terme de composante psychogène, plus ou moins importante selon le sujet). Comprendre et traiter les différents types de douleur justifie de connaître les bases neurophysiologiques et neurochimiques.

A. Voies de la douleur

B Il existe deux grandes voies de transmission des informations somesthésiques : le système lemniscal et le système extralemniscal.

1. Système lemniscal

Il correspond aux sensibilités épicritiques et proprioceptives dont la transmission se fait depuis les récepteurs cutanés par des fibres sensitives de gros calibre myélinisées (Aβ) vers les racines postérieures puis les cordons postérieurs de la moelle. Le premier relais se fait dans les noyaux graciles et cunéiforme avant de décusser au niveau du bulbe, puis un second relais dans le noyau ventro-postéro-latéral (VPL) du thalamus avant de se projeter dans le gyrus post-central.

2. Système extralemniscal

Il correspond aux sensibilités protopathiques, nociceptives et thermiques dont la transmission est assurée par des fibres myélinisées de petit calibre (Aδ) et des fibres amyéliniques (C). Pour la sensibilité nociceptive, il n'existe pas de récepteurs mais deux types de terminaisons libres particulières jouant le rôle de nocirécepteurs :

- les mécano-nocirécepteurs, activés par des stimuli mécaniques, se prolongeant par des fibres Aδ (transmission rapide) ;
- les nocirécepteurs polymodaux activés par des stimuli thermiques, chimiques ou mécaniques, se prolongeant par des fibres C (transmission lente).

Ces deux types de fibres expliquent la sensation de double douleur : la première ressentie plutôt comme une piqûre, apparaissant rapidement et correspondant à l'activation des fibres Aδ ; la seconde plus tardive, évocatrice d'une brûlure, correspondant à l'activation des fibres C.

Ces fibres de petits calibres font relais au niveau de la corne postérieure de la moelle, essentiellement au niveau des couches I et V, pour donner naissance aux faisceaux néo-spinothalamique et paléo-spinothalamique qui décussent immédiatement et remontent dans le cordon antérolatéral de la moelle spinale. La projection sur les mêmes neurones de la couche V des afférences nociceptives viscérales et cutanées explique les douleurs « projetées ».

Le faisceau néo-spinothalamique plutôt connecté aux fibres Aδ rejoint le noyau ventro-postéro-latéral du thalamus avant d'atteindre le cortex somatosensoriel. Le faisceau paléo-spinothalamique plutôt connecté aux fibres C rejoint le thalamus médian avec un relais vers les structures limbiques et le cortex frontal.

B. Contrôles de la nociception

1. Contrôle inhibiteur de la corne postérieure de la moelle (gate control)

Les fibres de gros calibre exercent une inhibition sur le faisceau spinothalamique par l'intermédiaire d'interneurones, fermant ainsi la « porte » à la transmission de la douleur. Cette théorie du *gate control* est utile notamment pour la compréhension de l'effet antalgique de la neurostimulation transcutanée (TENS) ou celui de la stimulation médullaire.

2. Contrôles inhibiteurs descendants

Ils utilisent principalement des faisceaux passant par des structures du tronc cérébral (substance grise périaqueducale, *locus coeruleus*, raphé magnus…), mais son origine est beaucoup plus diffuse, provenant de l'hypothalamus, des noyaux thalamiques ou du cortex (frontal et limbique). Ces voies se projettent dans la moelle avec un rôle inhibiteur sur les neurones convergents.

3. Contrôle inhibiteur diffus induit par la nociception (CIDN)

Le déclenchement d'une douleur en un point précis active les faisceaux du contrôle inhibiteur descendant et permet de réduire l'activité de fond des neurones nociceptifs situés en dehors de la zone douloureuse. Ce mécanisme permet de concentrer l'attention sur la nouvelle zone douloureuse. Il ne s'agit pas à proprement parler d'un mécanisme de contrôle de la douleur, mais ce système peut être utilisé en thérapeutique pour inhiber une douleur sourde et diffuse grâce à une stimulation nociceptive précise et plus supportable, comme par exemple lors de l'acupuncture ou de l'utilisation des TENS en mode « *acupuncture-like* » (AL-TENS).

C. Médiateurs chimiques de la nociception

1. Au niveau périphérique

Les lésions tissulaires entraînent la libération de nombreuses substances qui vont activer ou sensibiliser les nocicepteurs : potassium, ions H^+, bradykinine, histamine, sérotonine, prostaglandines, leucotriènes. Les nocicepteurs peuvent libérer des neuromédiateurs ainsi que la substance P qui a une action vasodilatatrice et favorise la sécrétion d'histamine, de sérotonine « sensibilisant » les nocicepteurs voisins. C'est l'inflammation neurogène qui est à l'origine de l'hyperalgésie primaire. Les AINS agissent sur la synthèse des prostaglandines en inhibant l'action de la cyclo-oxygénase (COX). Les corticoïdes agissent sur la même voie mais plus en amont. La lésion tissulaire entraîne également la sécrétion de substances antalgiques comme des peptides opioïdes qui ont ici une action périphérique.

2. Au niveau de la corne dorsale de la moelle

Les principaux neurotransmetteurs intervenant entre les afférences nociceptives (premiers neurones de la nociception) et les neurones spinaux (seconds neurones) sont les acides aminés excitateurs (glutamate, aspartate) et des neuropeptides (substance P, VIP…). Ces neuromédiateurs sont responsables de la transmission de l'influx mais aussi de phénomènes de sensibilisation centrale expliquant l'hyperalgésie secondaire.

Simultanément interviennent au niveau médullaire des phénomènes de modulation du message nociceptif par l'intermédiaire d'acides aminés inhibiteurs (acide gamma-aminobutyrique, GABA) ou des substances opioïdes endogènes.

3. Au niveau supraspinal

Les mécanismes chimiques de la douleur au niveau supra-médullaire sont plus complexes. Signalons simplement l'existence de nombreux récepteurs opioïdes au niveau du SNC. La sérotonine (5-HT), la dopamine (DA) et la noradrénaline (NA) sont largement impliqués dans la régulation de la douleur via les contrôles inhibiteurs descendants.

Ce qu'il faut retenir

- **B** Les voies de transmission du message nociceptif sont extralemniscales.
- Elles sont composées de trois neurones : le premier **périphérique** (mécano-nocicepteurs + fibres Aδ et récepteurs polymodaux + fibres C), le second **médullaire** (spinothalamique) et le troisième **cérébral** (thalamocortical ou thalamolimbique).

- Il existe deux niveaux de contrôle de la douleur : **médullaire** (*gate control*) et **supra-médullaire** (contrôles inhibiteurs descendants et contrôle inhibiteur diffus nociceptif).
- Les principaux neurotransmetteurs de la douleur sont : le glutamate, l'aspartate et la substance P (excitateurs), le GABA, NA, DA et 5-HT et les substances opioïdes endogènes (inhibiteurs).

II. Douleurs aiguës et douleurs chroniques

La distinction entre douleur aiguë et douleur chronique est capitale car les approches sont très différentes. De même, il importe de distinguer les douleurs chroniques non cancéreuses (pour lesquelles l'iatrogénie reste trop fréquente, notamment en termes d'abus de prescriptions d'opioïdes forts et de benzodiazépines), et les douleurs chroniques cancéreuses, ou en soins palliatifs et de support.

A. Douleur aiguë

Ⓐ La douleur aiguë est un signal d'alarme qui protège l'organisme. C'est un symptôme souvent utile dont il faudra rapidement déterminer l'origine et la nature afin de mettre en œuvre le traitement adapté à la suppression de la cause (si possible) et à la disparition si possible complète de la douleur.

Comme dans toute douleur, une composante affective intervient souvent sous la forme de manifestations anxieuses. En cas de douleurs intenses, un traitement antalgique puissant, éventuellement par opioïde fort, est utile et nécessaire, sur une durée limitée.

B. Douleur chronique

Dans le cadre de la 11e version de la classification internationale des maladies (ICD-11, OMS, 2019), la douleur chronique est définie :

- par la persistance de la douleur > 3 mois et/ou la présence d'épisodes douloureux récurrents sur une période > 3 mois ;
- selon son caractère primaire ou secondaire.

1. Douleurs chroniques primaires

C'est la « douleur maladie », qui n'est plus un symptôme mais un syndrome, plurifactoriel et complexe, associant des manifestations physiques mais également psychiques, comportementales et sociales. La douleur a perdu sa valeur protectrice pour devenir destructrice. Cette évolution s'explique par des modifications structurelles du système nerveux central induites par une stimulation douloureuse prolongée. Le seuil de déclenchement des influx nociceptifs peut être abaissé, responsable d'une perception anormalement forte de la douleur (hyperalgésie), d'une perception douloureuse de stimuli non douloureux (allodynie au tact ou thermique), voire de douleurs spontanées. La douleur n'est pas contrôlée par les seuls médicaments, envahissant progressivement tout l'univers psychologique, affectif, social et professionnel du patient, se traduisant par une altération souvent sévère de la qualité de vie, avec désinsertion socioprofessionnelle fréquente, souvent prolongée.

Elles se définissent par :

- une topographie intéressant une ou plusieurs régions anatomiques ;
- la présence d'un certain degré de retentissement fonctionnel (activités du quotidien) et/ou de retentissement émotionnel (détresse) et/ou de retentissement social (rôle social, interactions avec autrui) ;

- le fait qu'elle n'est pas mieux expliquée par une autre cause de douleur chronique (diagnostic différentiel avec douleur chronique secondaire, parfois difficile). Par exemple, la lombalgie chronique commune correspond le plus souvent à une douleur chronique primaire, nécessitant une grille d'analyse bio-psychosociale. Avec une fréquence moindre, certaines lombalgies chroniques peuvent s'expliquer par une étiologie rachidienne (*i.e.* douleur chronique secondaire musculo-squelettique) dont le traitement de la cause sera un point important de la prise en charge.

2. Douleurs chroniques secondaires

Elles se définissent par le fait qu'elles sont rattachables à une maladie ou à un mécanisme expliquant la douleur. Six grands cadres diagnostic sont proposés par l'ICD-11 :

- douleurs chroniques du cancer;
- douleurs chroniques post-chirurgicales ou post-traumatiques;
- douleurs neuropathiques chroniques;
- céphalées et douleurs oro-faciales chroniques;
- douleurs chroniques viscérales;
- douleurs chroniques musculo-squelettiques.

Cette nouvelle approche n'est pas simple car certaines douleurs peuvent appartenir à plusieurs cadres diagnostics. En particulier pour les douleurs chroniques du cancer, il faut distinguer :

- les douleurs en lien avec le cancer ou et ses métastases, autrefois appelées « douleurs cancéreuses », qui relèvent d'une prise en charge particulière avec si besoin escalade thérapeutique pharmacologique et technique;
- les douleurs liées aux traitements du cancer. Les douleurs post-mastectomie par exemple étant également un sous-type de douleurs chroniques traumatiques ou post-chirurgicales, certaines douleurs chroniques de chimiothérapie étant également un sous-type de douleurs neuropathiques chroniques. Ces douleurs liées aux traitements du cancer se traitent comme des douleurs chroniques « non cancéreuses » ou « non tumorales ».

Le choix d'une stratégie thérapeutique devant une douleur chronique nécessite toujours une évaluation minutieuse de la situation, souvent un avis pluridisciplinaire et ne relève donc pas de l'urgence, sauf pour la douleur du cancer.

C. Douleurs aiguës et chroniques intriquées

Il existe des tableaux douloureux associant une problématique de douleurs aiguës et de douleurs chroniques. Il peut s'agir de l'exacerbation transitoire d'une douleur chronique ou d'une douleur aiguë, parfois sans lien avec la douleur chronique :

- poussée douloureuse aiguë d'arthrose des membres ou du rachis dans un contexte de maladie inflammatoire chronique rhumatologique;
- colique néphrétique dans un contexte de douleur abdominale chronique;
- apparition ou modification d'une douleur pour un personne prise en charge pour un cancer actif ou en rémission d'un cancer.

D'une manière générale, toute nouvelle douleur ou modification d'une douleur ancienne doit conduire à établir un diagnostic dans un délai adapté au degré d'urgence éventuel.

Le traitement rapide et adapté de la douleur aiguë est la meilleure prévention d'une évolution vers un syndrome douloureux chronique. Il s'agit d'une urgence thérapeutique tant pour des raisons éthiques que pronostiques.

III. Différents types de douleur

A. Douleurs par excès de nociception

B Les douleurs par excès de nociception sont provoquées par la stimulation excessive des nocirécepteurs périphériques (dépassant les moyens de contrôle de la douleur) lors d'une lésion tissulaire, d'une inflammation, d'une stimulation mécanique, thermique ou chimique. Elles ont une topographie non systématisée correspondant au territoire stimulé ou à l'organe dont l'innervation se projette sur ce territoire (attention aux douleurs projetées).

B. Douleurs neuropathiques

Il est capital de les reconnaître, car les douleurs neuropathiques altèrent souvent de façon marquée la qualité de vie des patients et de leur entourage, bien qu'elles restent encore souvent insuffisamment diagnostiquées et répondent peu ou pas aux traitements antalgiques habituels, davantage à des traitements locaux et généraux spécifiques. Les douleurs neuropathiques (DN) sont la conséquence d'une lésion ou d'une maladie du système nerveux somatosensoriel (IASP, 2016). Il existe parfois un intervalle libre entre la lésion et l'apparition de la douleur. La DN peut être périphérique ou centrale.

1. Évoquer ou dépister une douleur neuropathique

A Les descriptifs utilisés par le patient sont souvent évocateurs de DN : douleurs continues à type de brûlures, de froid douloureux, de torsion ; douleurs paroxystiques à type de décharge électriques, des paresthésies ou dysesthésies (picotements, fourmillements), avec systématisation neurologique. Peuvent s'y associer une hyperesthésie ou une allodynie évocatrices, au tact ou thermique, sur le territoire concerné. Ces éléments descriptifs isolés ont peu de valeur mais associés entre eux, et parfois à des éléments cliniques, ils ont permis de développer des outils de dépistage (qui ne constituent pas un critère pronostique) de la DN. Lorsque ces questionnaires sont positifs, ils doivent faire rechercher les critères de DN possible. Le DN4 est un de ces outils de dépistage (figure 22.1), développé en langue française avec un score seuil de positivité à 4.

2. Critères diagnostiques de la DN

La DN peut être possible, probable ou certaine selon les critères actuels (IASP, NeuPSIG).

a. DN possible

Les deux critères sont nécessaires.

- Historique compatible avec une lésion ou une maladie du système somatosensoriel.
- Topographie qui correspond à la distribution neuroanatomique de la cause suspectée (systématisation neurologique).

Par exemple, douleur de :

- topographie radiculaire correspondant à la zone d'éruption d'un zona ;
- topographie radiculaire L5 ou S1 persistant à distance d'une lombosciatique avec conflit radiculaire ;
- topographie intéressant le plexus brachial dans un contexte de tumeur de l'apex pulmonaire (Pancoast Tobias) ;
- topographie de la région d'une cicatrice après une chirurgie ;

Questionnaire DN4

Répondez au quatre questions ci-dessous en cochant une seule case pour chaque item.

INTERROGATOIRE DU PATIENT

Question 1 : La douleur présente-t-elle une ou plusieurs des caractéristiques suivantes ?

	Oui	Non
1. Brûlure		
2. Sensation de froid douloureux		
3. Décharges électriques		

Question 2 : La douleur est-elle associée dans la même région à un ou plusieurs des symptômes suivants ?

	Oui	Non
4. Fourmillements		
5. Picotements		
6. Engourdissements		
7. Démangeaisons		

EXAMEN DU PATIENT

Question 3 : La douleur est-elle localisée dans un territoire où l'examen met en évidence :

	Oui	Non
8. Hypoesthésie au tact		
9. Hypoesthésie à la piqûre		

Question 4 : La douleur est-elle provoquée ou augmentée par :

	Oui	Non
10. Le frottement		

Oui = 1 point **Non** = 0 point **Score du patient = /10**

Fig. 22.1. Ⓐ **Questionnaire DN4.**
(D'après Bouhassira D. et al. *Pain*, 2004 ; 108 (3) : 248-257.)

- topographie diffuse bilatérale ascendante prédominant aux extrémités dans un contexte de diabète sévère ou d'exposition à une substance neurotoxique;
- topographie dans le fantôme (le plus souvent un membre) après amputation;
- topographie hémicorporelle (ou en partie) du côté opposé à la lésion d'un AVC sylvien.

b. DN probable

Lorsque la DN possible est associée à des signes cliniques sensoriels dans le territoire neuro-anatomique correspondant. Au moins un signe parmi :

- trouble de la sensibilité : hypo/hyper/anesthésie;
- trouble de la sensibilité vibratoire;
- trouble de la perception douloureuse : hypo/hyper/analgésie et/ou allodynie.

c. DN certaine

Lorsqu'un test diagnostic (biologie, imagerie, neurophysiologie) met en évidence une maladie ou une lésion du système somatosensoriel expliquant la DN.

C. Douleurs mixtes

Elles associent les deux composantes précédentes et sont fréquentes, une même lésion provoquant à la fois une lésion tissulaire responsable d'un excès de nociception et une lésion neurologique responsable de douleurs neuropathiques (tableau 22.1).

Tableau 22.1. Douleurs mixtes.

Type de douleur	Douleur par excès de nociception	Douleur neuropathique
B Physiopathologie	Stimuli nociceptifs dépassant les moyens de contrôle inhibiteurs de la douleur	Lésion ou maladie nerveuse périphérique ou centrale entraînant : – soit un déficit des contrôles inhibiteurs – soit une activité spontanée des récepteurs nociceptifs
A Sémiologie	Rythme mécanique ou inflammatoire	Douleurs spontanées continues et/ou paroxystiques +/– douleurs provoquées (allodynie, hyperalgésie)
Topographie	Sans systématisation neurologique	Avec systématisation neurologique
Examen clinique	Examen neurologique normal Douleur reproductible	Hyposensibilité tactile (hypoesthésie, anesthésie) Allodynie ++, hyperalgésie
B Traitement	Antalgiques : – Paliers I, II, III de l'OMS – AINS	De la douleur neuropathique : – antidépresseurs, antiépileptiques, application anesthésique locaux, neurostimulation non invasive (TENS, rTMS), ou invasive

Pour en savoir plus

Syndromes douloureux régionaux complexes (SDRC)

C Certains tableaux douloureux d'origine nociceptive ou neuropathique sont entretenus, notamment, mais pas seulement, par un dysfonctionnement du système sympathique. D'autres éléments entretiennent et majorent le handicap, comme les rétractions capsulo-ligamentaires et cutanées, qui peuvent conduire à une sous-utilisation voire à une exclusion progressive du membre douloureux. Il peut s'agir d'un syndrome douloureux régional complexe de type I (ex- algodystrophie), ou de type 2 lorsqu'il existe une lésion neurologique initiale (ex-causalgies).

D. Douleurs nociplastiques (IASP, 2017), ou dysfonctionnelles

A Ce sont des douleurs dont le point de départ est lié à une altération du système du nociception, sans preuve d'un dommage tissulaire activant les nocicepteurs périphériques ou sans preuve d'une maladie ou d'une lésion du système somatosensoriel. Elles sont parfois liées à un dysfonctionnement des systèmes de contrôle de la douleur, sans lésion identifiée. Les plus fréquentes, et parfois associées, sont la fibromyalgie, la céphalée de tension, le syndrome de l'intestin irritable (SII), le syndrome de vessie douloureuse, le dysfonctionnement de l'appareil manducateur (DAM). En l'état actuel des connaissances, la douleur dysfonctionnelle répond peu au traitement pharmacologique, et sa prise en charge thérapeutique fait davantage appel aux thérapeutiques non pharmacologiques (physiques et rééducatives, psychocorporelles, sociothérapie, stimulation magnétique transcrânienne…).

NB : le diagnostic de douleur psychogène, et/ou de composante psychogène importante des douleurs (comme celui de tous les troubles somatomorphes), est un diagnostic positif et non un diagnostic d'élimination. Une douleur sans aucun *substratum* organique faisant porter le diagnostic de conversion est possible mais, beaucoup plus fréquemment, les patients présentent une majoration « fonctionnelle » importante sur une épine irritative organique servant de « point d'ancrage » aux souffrances psychiques. Il sera alors important de ne négliger aucune de ces composantes lors de la prise en charge pluridisciplinaire.

IV. Interrogatoire et examen clinique d'un patient douloureux (HAS, 2008)

A Dans un contexte de douleur aiguë, l'interrogatoire et l'examen clinique initiaux doivent être rapides, centrés sur l'origine de la douleur et son intensité afin d'orienter et surtout de ne pas retarder la mise en place d'un traitement antalgique adapté à l'intensité et à la nature de la douleur.

Une fois le patient soulagé, l'interrogatoire et l'examen clinique seront repris afin de mieux analyser la lésion responsable de la douleur et éventuellement de proposer un traitement plus spécifique. L'approche d'un patient douloureux chronique sera plus longue et complexe. Il est très important de ne pas prendre de décision thérapeutique trop rapide, avant d'avoir pris le temps de recueillir toutes les informations nécessaires au(x) diagnostic(s) précis puis à l'élaboration d'une stratégie thérapeutique concertée avec le patient dans le cadre d'un contrat de soins. La qualité de la relation médecin-malade est essentielle pour conduire dans de bonnes conditions cette démarche. Le patient est le meilleur expert de sa douleur et il est délétère de ne pas le croire lorsqu'il dit qu'il souffre. Il faudra dans un premier temps laisser le patient parler, exprimer sa douleur selon ses propres mots qui ont souvent une valeur diagnostique irremplaçable. Parfois le discours pourra se disperser et il sera alors important de le canaliser afin d'obtenir les informations nécessaires. Il faudra être attentif à des éléments de communication non verbale, à une éventuelle discordance entre la présentation générale, les mouvements, l'attitude du patient et sa plainte douloureuse. Le discours de l'accompagnant (conjoint, parents, enfants, soignants…), voire le « fardeau exprimé » sont souvent riches d'informations.

A. Histoire de la douleur et du patient

Il faut systématiquement rechercher les informations suivantes :

- biographie du patient sur le plan médical (antécédents médicaux, chirurgicaux, obstétricaux, psychiatriques et familiaux) ;
- circonstances de déclenchement de la douleur ;
- modalités de la prise en charge initiale ;
- description de la douleur initiale (topographie, type de douleur, intensité) ;
- contexte personnel, familial, professionnel, social dans lequel la douleur est intervenue ;
- évolution du tableau douloureux, notamment en fonction des différents médicaments et prises en charge médicales. Il faut insister sur la nécessité d'un interrogatoire minutieux à ce sujet : la pharmacopée étant limitée, il ne s'agit pas uniquement de savoir quel traitement a été administré mais à quelles doses et pendant combien de temps et la raison de son arrêt (effets secondaires ou inefficacité ?) ;
- description de la douleur actuelle (topographie, type de douleur, intensité), profil évolutif sur le nycthémère et le long terme, facteurs d'aggravation et de soulagement ;
- retentissement sur la qualité de vie, sur le sommeil, sur les activités personnelles, professionnelles… ;
- situation actuelle du patient sur le plan familial, professionnel et socio-économique : la durée d'arrêt de travail, la notion d'accident du travail ou de maladie professionnelle, ont une influence pronostique ;
- existence de procédures judiciaires, sociales ou administratives en cours.

Il faut également rechercher tous les événements de la vie du patient qui pourraient avoir une place, un sens dans la douleur actuelle, en s'intéressant particulièrement aux traumatismes de tous ordres (agressions physiques ou psychiques, éventuellement à caractère sexuel, deuils…), et aux carences affectives précoces, qui favorisent l'apparition ultérieure de syndromes somatoformes, anxieux, ou de conduites addictives, souvent retrouvés chez le patient douloureux chronique).

B. Contexte psychologique

Il n'est pas possible de dissocier une douleur chronique du contexte psychologique du patient. Évaluer précisément ce contexte est indispensable au diagnostic d'un tableau douloureux chronique ainsi qu'à l'élaboration d'une stratégie thérapeutique. Si l'aide d'un spécialiste (psychologue ou psychiatre) peut être utile voire indispensable, elle ne dispense pas le clinicien de cette évaluation :

- un trouble de l'humeur plus ou moins marqué doit toujours être recherché ;
- un trouble de la personnalité doit être recherché (personnalité obsessionnelle, hystérique, schizophrénique…) ;

- une attention toute particulière sera portée à la recherche d'un état de stress post-traumatique ;
- Des conduites addictives seront également recherchées : aux substances (notamment opioïdes et benzodiazépines), comportementales ;
- sont fréquemment retrouvés un sentiment d'injustice et une tendance au catastrophisme (*catastrophizing*), cette dernière étant de pronostic défavorable.

Une telle démarche est rarement possible en pleine nuit dans un contexte d'urgence. En dehors des situations véritablement aiguës et des déstabilisations douloureuses des pathologies néoplasiques, il faut savoir résister à la pression du patient et de l'entourage et ne pas s'engager dans des prescriptions hâtives et souvent délétères (particulièrement, comme indiqué ci-dessus, en termes de prescription inappropriée d'opioïdes forts ou de benzodiazépines et somnifères, dont il est souvent ensuite très difficile de sevrer le patient).

C. Échelles d'évaluation

1. Échelles d'auto-évaluation unidimensionnelles

Elles mesurent globalement l'intensité de la douleur ; ces échelles d'auto-évaluation (utilisées directement par le patient) sont simples, fiables, reproductibles pour un même patient dans le cadre d'un suivi et validées. Elles ne permettent pas de comparaison entre deux patients :

- l'échelle numérique (EN) : la plus utilisée en pratique clinique, car simple et reproductible. Elle permet au patient de donner une note de 0 à 10 ; la note 0 est définie par « Pas de douleur » et la note 10 par « Douleur maximale imaginable » (ne pas hésiter à s'assurer que le patient a bien compris cette notion, faute de quoi il peut être tenté de coter « 10/10 » ses douleurs maximales) ;
- l'échelle verbale simple (EVS) : elle comporte une série de qualificatifs hiérarchisés, pouvant être adaptés au patient et décrivant l'intensité de la douleur (« Absente » = 0, « Faible » = 1, « Modérée » = 2, « Intense » = 3, « Extrêmement intense » = 4) ;
- l'échelle visuelle analogique (EVA) : réglette avec une ligne horizontale de 100 mm, orientée de gauche à droite ; les deux extrémités sont présentées comme « Pas de douleur » et « Douleur maximale imaginable » ; le patient évalue sa douleur en mobilisant un curseur sur la ligne ; au dos de la réglette, la graduation permet de chiffrer la position du curseur et donc l'intensité de la douleur de 0 à 100 mm.

Pour un patient donné, la cotation avec une échelle ne correspond qu'à une représentation subjective de la douleur à un moment donné, dans un contexte donné, et est influencée par la relation à l'examinateur (effet Hawthorne).

2. Échelles comportementales

Elles permettent une hétéro-évaluation de la douleur par un soignant, lorsque l'expression verbale est impossible ou altérée : enfants de moins de 4 ans, patients atteints de troubles cognitifs, de la conscience (confusion, coma) ou psychiatriques sévères (psychose). Elles reposent sur l'observation par les soignants des modifications de l'attitude, du comportement et des manifestations corporelles du patient douloureux. Chez la personne âgée, on peut utiliser les échelles Algoplus (en cas de douleur aiguë), Doloplus et ECPA (en cas de douleur chronique) ; et chez l'enfant, l'échelle Evendol ; sans oublier les échelles très simples interprétant le faciès du patient, utilisables à tout âge.

3. Échelles multidimensionnelles

Si les échelles précédentes sont souvent suffisantes pour évaluer une douleur aiguë, une évaluation purement quantitative ne rend que très partiellement compte d'une douleur chronique. Les échelles multidimensionnelles s'intéressent aux caractéristiques de la douleur et à leur retentissement dans la vie quotidienne.

La plus utilisée en France, recommandée par la HAS, est le questionnaire Douleur de Saint-Antoine, lui-même dérivé du *Brief Pain Inventory*, mais il en existe beaucoup d'autres.

L'échelle DN4 peut aider au diagnostic de douleurs ayant une composante neuropathique (au moins 4 items présents sur 10 possibles, parmi lesquels les brûlures, le froid douloureux, l'allodynie, les paresthésies et dysesthésies, l'hypoesthésie au tact et/ou la piqûre…). Les échelles utilisées en psychiatrie, notamment pour le dépistage et l'évaluation d'affects dépressifs et anxieux (*Hospital Anxiety Depression*, ou HAD, recommandée par la HAS ; Beck, MADRS, Hamilton…), ou des échelles de qualité de vie (SF-12 ou SF-36…) peuvent également être utiles.

4. Intérêts et limites de l'utilisation des échelles

Dans les situations d'urgence et de douleurs aiguës, le recours aux échelles doit être rapide et systématique. Il permet la mise en œuvre immédiate d'un traitement antalgique, si possible avant même l'évaluation médicale, selon une démarche protocolisée comme il en existe maintenant au sein des services d'urgences. L'échelle oriente la décision du traitement initial et permet ensuite, par son utilisation répétée (en utilisant toujours la même échelle), l'évaluation et l'adaptation du traitement jusqu'à sédation de la douleur. Cette démarche d'évaluation et de réévaluation, par une échelle validée, constitue un indicateur de qualité de prise en charge de la douleur au sein des établissements de santé (indicateur IQSS). Elle doit être systématique, même chez un patient ne se plaignant d'aucune douleur spontanément, chez tous les patients à l'entrée dans tous services puis régulièrement pendant l'hospitalisation.

Dans une situation de douleurs chroniques, le médecin devra veiller à ne surtout pas remplacer l'interrogatoire et l'écoute attentive d'un patient exprimant sa douleur par l'utilisation excessive de ces outils. Les échelles peuvent, mais uniquement dans un second temps, aider au diagnostic des douleurs et à l'évaluation de l'efficacité de la prise en charge. Les échelles ont surtout dans le contexte de la douleur chronique l'intérêt de standardiser l'évaluation, permettant une meilleure communication entre les soignants, mais aussi une démarche scientifique dans une perspective de recherche clinique.

Les limites de ces échelles doivent être connues : elles sont notamment mal comprises par 10 à 20 % des patients, non utilisables en cas de troubles de la conscience,de troubles cognitifs sévères.

Par ailleurs, la douleur **exprimée** par le patient peut être influencée par l'examinateur : c'est l'effet Hawthorne. Cet effet est dit « positif » quand il correspond à la moindre expression du symptôme en présence de l'examinateur (pouvant s'additionner au moindre **ressenti** de la douleur que procure l'effet placebo). Quand le symptôme est au contraire surexprimé, consciemment ou non, il s'agit d'un effet Hawthorne négatif.

Techniques antalgiques médicamenteuses et non médicamenteuses

L'objectif du médecin dans un contexte de douleur aiguë doit être de soulager le plus rapidement et le plus complètement possible la douleur de son patient.

Les objectifs de la prise en charge du patient douloureux chronique sont de diminuer autant que possible ses douleurs (mais le plus souvent, cette amélioration est limitée, de l'ordre de 2 ou 3 points sur 10 sur l'échelle numérique), de limiter sa consommation médicamenteuse, en luttant contre le mésusage et le risque de dépendance, d'améliorer sa qualité de vie, et surtout de promouvoir le retour et le maintien des activités sociales, familiales et du travail.

Avant même d'élaborer un plan de soins, il est indispensable d'établir avec le patient un contrat thérapeutique personnalisé (sur la base des objectifs définis ci-dessus, et non sur une illusoire disparition des douleurs), avec une alliance thérapeutique de qualité (alors que celle-ci a souvent été mise à mal par les échecs thérapeutiques répétés, l'iatrogénie, le sentiment d'injustice ou de victimisation fréquents chez le douloureux chronique non cancéreux). Le traitement de la douleur peut faire appel à l'utilisation de médicaments :

- les analgésiques, classés selon l'OMS en :
  - palier 1 : non opiacés, paracétamol, salicylés, néfopam (parfois classé en palier 2),
  - palier 2 : opioïdes faibles (codéine, opium et tramadol),
  - palier 3: opioïdes forts (morphine, oxycodone, fentanyl, hydromorphone) ou mixtes (nalbuphine, buprénorphine);
- les coanalgésiques : anti-inflammatoires, antispasmodiques, myorelaxants, biphosphonates, anxiolytiques… ;
- les médicaments des douleurs neuropathiques : antiépileptiques, antidépresseurs… ;
- les anesthésiques locaux (lidocaïne…), l'alcool pour des blocs;
- le mélange équimoléculaire oxygène-protoxyde d'azote (MEOPA).

Pour en savoir plus

C De nombreuses propositions non médicamenteuses peuvent également être faites, certaines réservées à des équipes pluridisciplinaires spécialisées :

- stimulation électrique transcutanée (TENS) ou implantée (surtout stimulation médullaire et stimulation corticale);
- stimulation magnétique transcrânienne (rTMS);
- interruption chirurgicale des voies de la nociception : de moins en moins pratiquée, sauf la DREZotomie pour les lésions du plexus brachial.

Alors que d'autres interventions non médicamenteuses peuvent être utilisées de manière plus courante :

- psychothérapie, thérapie psychocorporelle (hypnose, relaxation , méditation…);
- acupuncture, médecine manuelle, ostéopathie.

Il est impossible de parler de traitement de la douleur sans rappeler l'importance de l'effet placebo dans toutes les études menées dans ce domaine. Son efficacité peut aller de 20 à 40 %. Cela souligne l'importance tant du choix d'un traitement que de la manière de le prescrire.

Dans les situations les plus complexes, lorsqu'une approche pluridisciplinaire et pluriprofessionnelle est nécessaire, il faut orienter les patients vers les structures labellisées d'étude et de traitement de la douleur (SDC : structures douleur chronique : consultations et centres d'évaluation et traitement de la douleur [CETD]).

I. Traitements médicamenteux

A Le principe général est d'utiliser les paliers 1, 2 et 3 pour les douleurs aiguës nociceptives; les antiépileptiques et/ou antidépresseurs pour les douleurs neuropathiques. Les traitements co-analgésiques sont traités par ailleurs, de même que les techniques relevant de l'anesthésie (anesthésies locales ou locorégionales) et l'utilisation du MEOPA.

Une douleur aiguë nociceptive sera traitée en première intention par un palier 1, le principe étant de passer au palier supérieur en cas d'échec et de revenir au palier inférieur lorsque la cause est également traitée. Dans des situations de douleurs aiguës intenses, il faut commencer par un palier 2, voire d'emblée par un palier 3. Les paliers 1 seront souvent associés aux paliers 2 ou 3, car ils potentialisent leur action. Il n'y a en revanche pas d'indication à associer les paliers 2 et 3.

A. Analgésiques

1. Palier 1

a. Paracétamol

- La posologie est de 500 mg à 1 g par prise chez l'adulte, sans dépasser 4 g par jour en 4 à 6 prises.
- La toxicité est hépatique : prudence en cas de maladie hépatique, surveiller le bilan hépatique lors des traitements prolongés. Mise en garde contre la prise de paracétamol « cachée » dans certaines associations médicamenteuses, ou sans ordonnance, avec le risque de dépasser la dose maximale et d'approcher la posologie toxique (10 g par jour). Espacer les prises en cas d'insuffisance rénale sévère (clairance < 10 ml/min).
- Chez l'enfant : posologie de l'ordre de 60 mg/kg par jour.

b. Aspirine

- La posologie est de 500 mg à 1 g par prise toutes les 6 à 8 heures.
- Elle doit rarement être utilisée comme antalgique de première intention (sauf migraine), du fait de la toxicité, surtout gastro-intestinale, qui en limite l'emploi dans cette indication.
- Tenir compte du risque allergique, de l'effet antiagrégant plaquettaire et des interactions médicamenteuses (anticoagulants, antidiabétiques, méthotrexate, AINS, corticoïdes…).

c. Néfopam (Acupan®)

- Par voie parentérale (IV, IM) mais également SC ou *per os* (hors AMM dans ces deux dernières voies d'administration) à une posologie de 20 (une ampoule) à 120 mg par jour.
- Souvent utilisé en post-opératoire.
- Contre-indiqué en cas d'antécédent de convulsion, d'adénome prostatique ou de glaucome à angle fermé (effet anticholinergique dont il faudra se méfier, particulièrement chez la personne âgée).
- Adapter les posologies en cas d'insuffisance rénale ou hépatique.
- Le risque d'abus médicamenteux et le potentiel dépendogène sont souvent méconnus.

2. Palier 2

a. Codéine

- Souvent associée au paracétamol, selon des rapports variables (600 mg de paracétamol/50 mg de codéine; 500/30, 300/25, 400/20…) (Dafalgan ou Efferalgan codéine®).
- Posologie maximale déterminée par la dose totale de paracétamol, en s'assurant de l'absence d'automédication.
- La codéine seule peut rarement être utilisée chez l'adulte sous forme de dihydrocodéine LP (Dicodin®), surtout en cancérologie.
- Principaux effets secondaires : ceux de tous les opioïdes : nausées, vomissements, constipation, céphalées, réactions cutanées allergiques, vertiges, somnolence. Il faut débuter le traitement par de faibles doses et augmenter progressivement, prévenir la constipation (laxatifs), traiter si besoin les nausées et surveiller l'apparition de troubles neurologiques, surtout chez les personnes âgées. Cela peut d'ailleurs conduire à éviter le palier 2 chez les

personnes âgées et avoir recours d'emblée à de faibles doses de palier 3, qui peuvent être mieux tolérées.

b. Tramadol

- Il existe en forme à libération immédiate dosée à 50 ou 100 mg, souvent mal tolérée (nausées, vertiges), à laquelle il faut préférer l'association au paracétamol sous forme d'Ixprim® ou Zaldiar® (tramadol 37,5 mg + paracétamol 325 mg) qui est mieux tolérée. Les formes à libération prolongée en 2 prises par 24 heures (Topalgic LP®, Contramal LP®, Zamudol LP®), voire en une seule prise (Monoalgic®, Monocrixo®), permettent de proposer un traitement à libération prolongée avec des interdoses, ou « doses de secours », à libération immédiate.
- Il faut privilégier une dose faible initiale, avec recherche de la dose minimale efficace, et les doses prescrites sont souvent trop élevées, augmentant le risque d'effets indésirables et de dépendance. La posologie maximale par 24 heures est de 400 mg, mais chez le douloureux chronique, du fait du risque de dépendance, il vaut mieux ne pas dépasser 200 mg/j.
- Effets secondaires : ceux des opioïdes avec un risque plus marqué de comitialité.
- Ici encore, la titration est essentielle pour limiter les effets indésirables, qui surviennent surtout en début de traitement, et favoriser l'observance. Chez la personne âgée, mieux vaut commencer par des doses faibles, de l'ordre de 50 mg/j à libération prolongée, voire utiliser la forme en gouttes (Topalgic® gouttes : 1 goutte = 2,5 mg).

c. Lamaline® et Izalgi®

- La Lamaline® est une association de poudre d'opium 10 mg (dont on connaît mal la pharmacocinétique), de paracétamol (300 mg) et de caféine (30 mg, psychostimulant).
- Elle est prescrite à raison d'1 à 2 gélules par prise, chaque prise espacée de 4 heures minimum (posologie maximum : 10 par jour).
- L'Izalgi® est dosé à 500 mg de paracétamol et 25 mg de poudre d'opium par gélule.
- Elle peut constituer une alternative, en seconde intention, en cas d'intolérance au tramadol, surtout chez la personne âgée.

3. Palier 3

En dehors de certaines douleurs neuropathiques rebelles, il est **recommandé de ne pas les utiliser en cas de douleurs chroniques non cancéreuses**, du fait de leur rapport bénéfices/effets indésirables défavorable. C'est particulièrement valable pour le fentanyl, contre-indiqué formellement dans ce cadre.

Agonistes morphiniques purs

La morphine (cf. *supra*, « 4. Règles de prescription communes »).

Agonistes-antagonistes morphiniques

Du fait de leur risque élevé de dépendance, leur usage doit être limité aux douleurs post-opératoires et aux douleurs néoplasiques. Les agonistes-antagonistes morphiniques sont classés dans le palier 3 mais sont souvent considérés comme des « paliers 2 et demi ». Leurs règles de prescription sont celles des paliers 3 en ville. Il ne faut pas les associer à d'autres morphiniques. La nalbuphine sera surtout utilisée en milieu d'anesthésie-réanimation. La buprénorphine (Temgesic®) est plus utilisée en ambulatoire, mais il faut tenir compte d'un risque de détournement de ce médicament fréquemment utilisé par les toxicomanes et qui fait l'objet d'un marché parallèle.

4. Règles de prescription communes

Les opioïdes forts doivent être évités en cas de douleurs chroniques non cancéreuses.

Ils ne sont pas indiqués pour le traitement des céphalées primaires ou des douleurs nociplastiques/dysfonctionnelles. En cas de douleur chronique avec composante nociceptive ou neuropathique, et après échec d'un traitement bien conduit, ils peuvent se discuter en utilisation prolongée (au-delà de 3 mois). Dans ce cas il s'agit d'un contrat de soin avec le patient avec dépistage au préalable du risque de mésusage ou d'addiction avant la première prescription (Opioid Risk-Tool), et recherche à chaque renouvellement de la prescription de signes/conduites de mésusage (échelle POMI).

- Dans les douleurs aiguës et les douleurs cancéreuses, les paliers 3 sont utilisés en cas d'échec des paliers 1 puis 2, et en option en situation de douleurs très intenses d'emblée (EN > 7).
- Ils ont pour cible surtout les douleurs par nociception ou les douleurs mixtes.
- Il faut systématiquement informer le patient des effets secondaires et les prévenir : prescription systématique de laxatifs et uniquement si besoin d'antiémétiques.
- L'association à des palier 1 et des co-antalgiques est possible et souvent souhaitable.
- La voie orale doit systématiquement être privilégiée.
- La prescription se fait en ville sur des ordonnances sécurisées en respectant toutes les règles de ce type de prescription (chiffres écrits en toutes lettres, numérotation des médicaments).
- La durée maximale de la prescription est généralement de 28 jours, parfois avec une délivrance fractionnée (fentanyl) et des exceptions pour les formes injectables sans système actif de perfusion, où la durée maximale n'est que de 7 jours.

Le schéma idéal de prescription de morphine comprend l'administration d'une dose continue, habituellement à libération prolongée (sauf injection en continue), associée à des interdoses également appelées « doses de secours », prises en cas d'accès douloureux.

5. Initiation d'un traitement morphinique fort

Les opioïdes agonistes purs de palier 3 sont les caractéristiques suivantes : pas de limite d'effet (absence de dose plafond), importantes différences inter-individuelles quant aux posologies nécessaires, marge étroite entre l'antalgie et le surdosage. Il n'existe donc pas de posologie à priori. La titration vise à favoriser un processus d'escalade des posologies tant que le soulagement n'est pas obtenu et tant que les effets indésirables sont acceptables, à la recherche de la dose minimale efficace.

Le processus de titration varie selon qu'il s'agit de traiter une douleur nociceptive aiguë aux urgences (DA), une douleur du cancer (DC), une douleur chronique non liée au cancer ou ses métastases (DNC) (tableau 22.2.).

Dans tous les cas, le risque à envisager est celui de la sédation excessive qui peut évoluer vers un coma avec hyperventilation puis arrêt respiratoire, la douleur étant l'antagoniste naturel de la sédation.

Il faut donc éviter les couvertures 24 heures sur 24 systématiques lorsque la douleur est épisodique (avec périodes spontanées de douleur faible ou absente), lorsqu'il est attendu que la douleur disparaisse en termes d'heures ou de jours (colique néphrétique, douleur post-opératoire…).

Lorsque la douleur est permanente ou quasi permanente, elle est souvent qualifiée de « douleur de fond », terminologie qui vient de la prise en charge des DC. Le « traitement de fond » (opioïde ou autre) est la couverture antalgique 24 heures sur 24 à horaire fixe mis en place pour contrôler la douleur de fond. Ce processus est bien sûr adapté aux patients à risque particulier : grand âge, insuffisance rénale…

Tableau 22.2. Ⓐ **Différents types de titrations (patients adultes sans risque particulier).**

	Douleur aiguë	Douleur cancéreuse	Douleur non cancéreuse
Traitement fond	Non Traitement ponctuel non extrapolable	Oui Forme LP (ou LI à horaire fixe au départ)	Oui Forme LP (ou LI à horaire fixe au départ)
Molécule, galénique	Morphine ou oxycodone IV	Morphine ou oxycodone orale	Morphine ou oxycodone orale
Dose de départ	2 à 4 mg/injection	M : 60 mg/j O : 30 mg/j	M : 60 mg/j O : 30 mg/j
Objectif	Intensité douloureuse 4/10 ou moins ET absence sédation (échelles spécifiques) Parfois : arrêt titration si échec avec 20 mg posologie totale cumulée	Tous les critères : Intensité habituelle 4/10 et moins Sommeil respecté Absence limitation activité par la douleur Moins de 4 crises douloureuses par jour Effets indésirables acceptables	Soulagement 30 % au moins Jusqu'à : 150 mg/j morphine orale 80–100 mg/j oxycodone orale Au-delà : avis expert
Adaptation dose	Injection répétée tous les 5 à 10 min	Par technique des interdoses (ID) : 1/10 à 1/6 de la dose de fond (forme LI) Si besoin (intensité 5/10 et +) en l'absence somnolence Intervalle entre 2 interdoses : 1 h au moins	Pas stratégie clairement définie ID possible 1/6 à 1/10 Nombre ID souvent limitée à 4–6/j en titration.
Adaptation traitement fond	Non applicable	Toutes 24–48 h Intégration des ID dès 24 h à la dose de fond Re-calcul de la dose des ID	Souvent avec recul de 72 h Intégration ou non d'une partie des ID en fonction de la réponse clinique
En cas d'échec	Arrêt	Changement molécule/voie	Arrêt ou changement

Il n'existe pas de données permettant d'affirmer qu'il existe des différences en termes d'efficacité ou de risque d'effet indésirable sévère (conduisant à l'arrêt du traitement) pour les agonistes purs du palier 3. Du fait des galéniques existantes (forme LP et forme LI), des AMM, des remboursements, en France les options en première intention restent la morphine et l'oxycodone orale. Pour ces deux molécules, la forme orale LI possède un délai d'action qui permet de faire une évaluation efficacité/effet indésirable 1 heure après la prise pour une durée maximale d'effet de 4 heures.

6. Circonstances particulières

a. Situations de douleurs très aiguës et intenses

Ⓒ Il est possible de faire la titration par voie injectable IV. Les principes sont les mêmes. Il faut toutefois tenir compte des ratios de conversion pour estimer la posologie de départ comparativement à la voie orale. La posologie journalière est souvent exprimée en mg/h si elle est administrée en continu (pousse-seringue par exemple). La période réfractaire entre 2 interdoses peut être diminuée à 15–20 minutes tout en restant en sécurité.

b. Chez les personnes âgées

La posologie initiale sera la moitié voire le tiers de la dose habituelle.

La phase de titration sera systématiquement débutée avec une forme LI en administration toutes les 4 heures, en évitant la prise systématique en situation de somnolence ou de douleur légère.

Une interdose de 1/10 à 1/6 restant possible entre 2 prises à horaire fixe.

c. En cas d'insuffisance rénale

Si la clairance de la créatinine est inférieure à 30 ml/min, il faudrait en théorie éviter la morphine (accumulation du métabolite actif M6G). Le fentanyl existe sous forme transdermique de très longue durée d'effet, ce qui n'est pas adapté dans ce cadre. En dehors des pratiques d'expert hors AMM, il reste la possibilité de titrer très prudemment avec une forme LI en espaçant les prises toutes les 6 ou 8 heures, voire davantage. On sera particulièrement attentif aux manifestations de surdosage (somnolence, bradypnée, myoclonies, confusion, hypotension, rétention urinaire…).

d. En cas d'insuffisance respiratoire

Il n'y a pas de contre-indication à l'utilisation de la morphine (la douleur, de son côté, stimulant les centres respiratoires). Il convient parfois de débuter à des doses plus faibles, notamment en cas de BPCO, et surtout d'être particulièrement vigilant à l'apparition d'effets secondaires lors de la titration (toujours avec des formes à libération immédiate).

7. Pour les douleurs du cancer ou de ses métastases, une fois la douleur de fond équilibrée

Après l'étape de titration, même si la douleur de fond est contrôlée, il persistera au quotidien pour 50 à 80 % des patients des épisodes douloureux spontanés ou non appelés Accès douloureux paroxystiques (ADP). Ces ADP pourront être traités par les interdoses, mais il existe des formes de fentanyl par voie transmuqueuse qui ont spécifiquement l'AMM pour cette indication. Ces traitements agissent un peu plus rapidement (délai d'action de 15 à 30 minutes selon les produits) que les interdoses prises *per os*. Ils sont surtout l'avantage d'avoir une durée d'action plus courte (environ 2 heures vs 4 heures pour les interdoses *per os*). Ceci peut éviter un effet de persistance de la dose complémentaire et donc parfois d'effets indésirables, alors que l'ADP est terminé. Leur prescription doit être faite par des médecins en ayant l'expérience, dans le respect des indications et contre-indications. Ces produits ne sont pas bio-similaires, ils nécessitent une titration.

8. Antidote

Il existe un antidote aux opioïdes : la naloxone. Toutefois son utilisation doit être réservée aux situations critiques avec un surdosage grave car son administration peut entraîner une réapparition brutale et souvent très pénible des douleurs. Il faut également faire attention à la courte demi-vie de cette molécule (répéter les administration ou administration en continu pour couvrir la durée estimée du surdosage).

9. Équianalgésie et changement (molécule/voie) d'opioïdes forts

La rotation des opioïdes est utilisée depuis les années 1990, en cas de douleurs cancéreuses chroniques, en cas d'échec d'un traitement que ce soit par absence d'effet sur la douleur ou par apparition d'effets indésirables empêchant la titration. Il a été observé empiriquement que le changement de molécule ou de voie permettait parfois de dépasser l'échec.

Actuellement, le concept de changement est préféré à celui de rotation (recommandations SFETD-SFAP-AFSOS ; site opioconvert.fr pour les calculs des ratios de changement). Le changement peut concerner la molécule, la voie d'administration ou les deux, il est associé à un sens de changement, par exemple : morphine orale vers oxycodone IV.

Réaliser un changement nécessite de considérer plusieurs éléments de décision :

- choix de la molécule : le changement est possible entre tous les agonistes purs de palier 3. Il n'existe pas de critère de choix validé permettant l'ordre ou le choix de la molécule en dehors des précautions et contre-indications d'emploi (individualisation de la prescription) ;
- modalité du changement : que ce soit pour un changement de molécule ou pour un changement de voie d'administration, les modalités recommandées sont de type *stop and go*, c'est-à-dire arrêt avec relais immédiat pour le traitement de fond (*i.e.* à horaire fixe ou en continu), tout en tenant compte de la cinétique de la forme galénique des opioïdes utilisés ;
- équianalgésie : il n'existe pas au sens strict de correspondance mathématique dose à dose ;
- ratio de changement/conversion : ils sont exprimés à partir de la posologie quotidienne en mg.

Par exemple, le ratio de changement morphine orale/oxycodone orale varie entre 2:1 et 1,5:1 ce qui veut dire que 2 mg à 1,5 mg de morphine orale correspondent à 1 mg oxycodone orale (tableau 22.3).

Par sécurité, il est recommandé d'utiliser des ratios de changement dans la fourchette basse des ratios publiés dans la littérature, puis de procéder à une nouvelle titration par les interdoses, pour atteindre la dose antalgique efficace. Par exemple, dans le sens morphine orale/oxycodone orale, le ratio utilisé sera 2:1 (diviser la dose de morphine par 2 pour obtenir la dose d'oxycodone). Dans le sens oxycodone orale/morphine orale, le ratio utilisé sera 1:1,5 (multiplier la dose oxycodone par 1,5 pour estimer la dose de morphine).

La mise en place de pompes intrathécales de morphine est possible mais, là aussi, l'indication doit être portée par des équipes expérimentées, après avis psychologique ou psychiatrique, et réunion de concertation pluridisciplinaire (RCP).

Tableau 22.3. Ⓐ Exemples de ratio selon le sens de changement.

Changement de…	Vers…	Ratio proposé (à partir dose/jour en mg)
Morphine PO	Oxycodone PO	Morphine PO/Oxycodone PO **2:1** (60 mg morphine correspond à 30 mg oxycodone)
Oxycodone PO	Morphine PO	Oxycodone PO/Morphine PO **1:1,5** (30 mg oxycodone correspond à 45 mg morphine)
Morphine PO	Fentanyl TD	Morphine PO/Fentanyl TD **100 :1** (120 mg/j morphine correspond à 1200 μg/j fentanyl soit 50μg/h)
Fentanyl TD	Morphine PO	Fentanyl TD/Morphine PO **1:70** (50 μg/h fentanyl correspond à 84 mg morphine)
Morphine PO	Morphine IV	Morphine PO/Morphine IV **3:1** (120 mg par voie or correspond à 40 mg voie IV)
Morphine IV	Morphine PO	Morphine IV/Morphine PO **1:2** (40 mg voie IV correspond 80 mg voie orale)

PO = forme orale, TD = forme transdermique
(Extraits de opioconvert.fr)

10. Association de différents antalgiques (conférence actualisations, SFAR, 2019)

Certaines associations d'antalgiques de mécanismes d'action différents peuvent avoir des effets additifs ou synergiques. Ceci a particulièrement été étudié en per- et post-opératoire et a permis le développement de l'analgésie multimodale ou balancée. Cette approche permet la diminution des posologies et donc des effets indésirables potentiels tout en maximisant les effets antalgiques.

En per- et péri-opératoire, la diminution des opioïdes forts (hyperalgésiants) en association avec des molécules aux propriétés anti-hyperalgésiantes a également pour objectif d'essayer de diminuer le risque de douleur chronique post-chirurgicale (qui est globalement de l'ordre de 20 %, tous types de chirurgie confondus).

Les associations qui ont montré leur intérêt sont les suivantes :

- opioïdes et paracétamol (additif) ;
- paracétamol et AINS (additif) ;
- opioïdes et AINS (synergique ou supra additif) ;
- opioïdes et antagonistes NMDA (synergique ou supra additif).

À l'inverse, l'association opioïde et nefopam semble infra additive.

Dans les pratiques actuelles, deux antalgiques non opioïdes (dont un AINS) sont à la base de la prise en charge post-opératoire +/– opioïde fort +/– anesthésie locorégionale +/– kétamine.

B. Médicaments des douleurs neuropathiques

B Par voie générale, il s'agit surtout de certains antiépileptiques et antidépresseurs. La prescription de ces médicaments répond à un certain nombre de règles dont le respect a souvent plus d'influence sur le résultat que le choix de la molécule elle-même. Il faut systématiquement :

- expliquer la nature du traitement (antidépresseur, antiépileptique), et son efficacité souvent incomplète ;
- informer du délai d'action des traitements ;
- débuter à très faible dose ;
- augmenter très progressivement (*start slow, go slow*, surtout chez la personne âgée) ;
- prévenir des effets secondaires et dire comment réagir ;
- ne pas changer de molécule avant d'avoir administré la précédente à la posologie maximale tolérée pendant suffisamment longtemps (au moins 4 à 6 semaines).

Les effets secondaires et précautions d'emploi des molécules citées sont étudiés ailleurs dans l'ouvrage (par exemple, dans le chapitre 15 pour les antiépileptiques). Un certain nombre de ces médicaments sont prescrits hors AMM.

1. Antiépileptiques

De très nombreux antiépileptiques sont utilisés pour lutter contre les douleurs neuropathiques. Les recommandations 2020 sont de prescrire en première intention la gabapentine (Neurontin®, qui a l'AMM dans les douleurs neuropathiques périphériques), à la dose de 1 200 à 3 600 mg/j. La prégabaline (Lyrica®) est proposée en seconde intention, même si sa tolérance est souvent meilleure. La posologie efficace se situe généralement entre 300 et 400 mg/j, mais elle peut être montée à 600 mg/j. Ces doses doivent être significativement diminuées chez la personne âgée. La carbamazépine (Tégrétol®, ou Trileptal® : oxcarbamazépine) reste le traitement de première intention dans les cas de névralgies faciales – en étant attentif aux effets digestifs et aux vertiges fréquents chez les personnes âgées, et au risque d'hyponatrémie. En seconde intention, les autres antiépileptiques peuvent être essayés : gabapentine (Neurontin®) ; lamotrigine (Lamictal®), qui peut par ailleurs avoir un intérêt en cas de douleurs neuropathiques centrales hors AMM, valproate de sodium (Dépakine®).

2. Antidépresseurs

Les recommandations actuelles sont de prescrire en première intention les tricycliques (amitriptyline (Laroxyl®) surtout, clomipramine (Anafranil®), imipramine (Tofranil®). Cette classe thérapeutique reste la référence en termes d'efficacité sur les douleurs neuropathiques. L'amitriptyline peut être utilisée à faibles doses (5 à 15 mg/j) en cas de douleurs neuropathiques ou de douleurs dysfonctionnelles, avec un effet intéressant sur le sommeil, mais alors sans effet antidépresseur. Toutefois, la survenue très fréquente d'effets secondaires importants amène souvent à proposer en première intention, surtout s'il existe un état dépressif caractérisé associé, des antidépresseurs non tricycliques, inhibiteurs de la recapture de la sérotonine et de la noradrénaline, comme la duloxétine (Cymbalta®) ou la venlafaxine (Effexor®). Si certains patients sont bien soulagés par de faibles posologies, leur échec ne pourra être affirmé qu'en cas d'inefficacité aux posologies maximales, 75 à 150 mg/j pour les tricycliques, et 90 voire 120 mg/j pour la duloxétine, 150 voire 225 mg/j pour la venlafaxine, administrés pendant plusieurs semaines.

II. Traitements non médicamenteux

A. Techniques neurochirurgicales

C Les différents traitements neurochirurgicaux de la douleur relèvent d'un avis pluridisciplinaire autour d'un neurochirurgien dans le cadre d'une équipe spécialisée dans la prise en charge des patients douloureux chroniques, après avis psychologique ou psychiatrique et RCP. Dans ce cadre peuvent être décidées surtout des techniques de neurostimulation implantée : stimulation médullaire (qui a fait l'objet de recommandations de la HAS en 2014, notamment en cas de lombo-radiculalgies sur rachis opéré, de SDRC rebelle, d'artériopathie oblitérante des membres inférieurs) ; stimulation corticale (en cas de douleurs réfractaires : surtout névralgies faciales rebelles, échecs de la stimulation médullaire, douleurs post-AVC, douleurs du blessé médullaire…) ; stimulation nerveuse périphérique (par exemple du nerf grand occipital en cas de céphalées occipitales rebelles). Il existe par ailleurs des techniques de thermocoagulation ou de compression par ballonnet dans les névralgies du trijumeau résistantes au traitement médicamenteux bien conduit, voire la possibilité de discuter de radiochirurgie stéréotaxique.

Les techniques d'interruption des voies de la nociception sont de moins en moins pratiquées. Il s'agit surtout désormais de la DREZotomie (DREZ pour *dorsal root entry zone*), en cas de lésions douloureuses faisant suite aux lésions du plexus brachial.

B. Neurostimulation cutanée (TENS pour *transcutaneous electrical nerve stimulation*)

Il s'agit d'une technique simple, portative, que le patient peut utiliser seul après un temps d'éducation thérapeutique (ETP). Peu onéreuse, elle est prise en charge par la Sécurité sociale, sous réserve d'un temps d'ETP et d'une prescription par une structure douleur. En 2009, la

HAS en a précisé les indications, pour les patients souffrant de douleurs chroniques répondant aux conditions suivantes : insuffisance et/ou inadéquation des traitements médicamenteux; présence d'un nombre suffisant de fibres myélinisées à stimuler, et patient répondeur à un essai préalable, patient motivé et ayant une bonne capacité d'observance du traitement. Les douleurs neuropathiques en constituent l'indication de choix, surtout lorsqu'elles sont localisées. Il existe deux programmes principaux : le programme dit «*gate control*», lors duquel un générateur stimule en basse intensité et haute fréquence (70 Hz) des électrodes placées sur la peau, que ce soit sur le site même de la douleur ou sur le trajet tronculaire ou radiculaire. Ce dispositif peut être proposé par exemple lors de séances de kinésithérapie mais également sur prescription d'une structure de lutte contre la douleur, avec programme d'éducation thérapeutique obligatoire, pour en améliorer la compréhension et l'efficacité. Un boîtier portatif est alors à la disposition du patient qui pourra l'utiliser de manière autonome. Le second programme, appelé «stimulation endorphinique», ou «*acupuncture-like*», consiste en une stimulation à haute intensité et basse fréquence (1 Hz), avec souvent un effet intéressant sur le sommeil et un post-effet (persistance de l'efficacité après arrêt de la stimulation) qui peut être de plusieurs heures.

C. La stimulation magnétique transcrânienne répétitive (rTMS)

La rTMS est actuellement en plein essor au sein des structures de prise en charge de la douleur chronique. C'est une méthode non invasive, ambulatoire, consistant à stimuler le cortex cérébral par des impulsions magnétiques envoyées à travers le crâne au moyen d'une bobine générant un champ magnétique. Diverses aires corticales peuvent être stimulées, plus facilement repérées à l'aide de la neuronavigation (ciblage de la stimulation grâce à une IRM cérébrale préalable).

Dans le cadre des douleurs chroniques, la rTMS a principalement deux indications :

- elle peut être utilisée comme un test prédictif en vue d'une future stimulation corticale devant une douleur neuropathique centrale réfractaire;
- elle peut être proposée comme thérapeutique en elle-même dans des tableaux de douleurs neuropathiques, de douleurs dysfonctionnelles (fibromyalgie, glossodynie), de migraines et céphalées chroniques.

Différents schémas thérapeutiques peuvent alors être proposés, consistant en des séances itératives, intégrées dans le cadre d'une prise en charge pluridisciplinaire.

Le patient bénéficie généralement d'abord de 5 séances pendant 5 jours consécutifs, puis de séances plus espacées, jusqu'à 10–15 séances après lesquelles une évaluation de l'efficacité et de la tolérance du traitement sera réalisée.

La possibilité d'utilisation d'une stimulation non active (*sham*) permet la réalisation d'études randomisées contrôlées en double aveugle. Les méta-analyses retrouvent globalement une efficacité significative de la rTMS à haute fréquence (> 5 Hz), avec un effet antalgique de plus de 30 % observé chez 50 à 60 % des patients (pour 30 % des patients, l'effet antalgique dépasse 50 %).

C Plus récemment, la TDCS (*transcranial direct current stimulation*) a obtenu des résultats intéressants dans les mêmes indications, avec l'avantage d'un coût relativement bas (2 000 à 5 000 euros l'appareil), et la possibilité que le patient effectue lui-même la stimulation, après éducation thérapeutique).

D. Prise en charge psychiatrique/psychologique et/ou psychocorporelle

B Très souvent, en situation de douleur chronique, une évaluation et un suivi psychiatrique et/ou psychologique sont nécessaires, dans le cadre de la prise en charge pluridisciplinaire. Le « psy » ne doit pas être dissocié des autres professionnels mais travailler avec eux en collaboration étroite. La proposition faite aux patients ne doit pas être « d'aller voir » un psychologue ou un psychiatre, mais d'associer un psychologue ou un psychiatre à une prise en charge globale.

On distingue schématiquement :

- les thérapies à médiation corporelle (ou psychocorporelles), qui sont toujours utiles, rarement suffisantes, et ont notamment pour but d'apprendre au patient à utiliser, en autopratique, une technique permettant une meilleure gestion du stress et des troubles du sommeil associés : hypnose, relaxation, méditation en pleine conscience ;
- les psychothérapies, qui ne seront possibles que chez un patient motivé et capable de verbalisation et d'introspection, avec des inspirations très diverses : thérapies cognitivo-comportementales (TCC, qui font l'objet de recommandations en France et dans les pays anglo-saxons), thérapies brèves et systémiques, voire thérapies d'inspiration analytique. Le plus important est ici la qualité de l'alliance avec le praticien, et l'aptitude du patient à s'inscrire dans la durée dans une dynamique de changement, notamment vis-à-vis de ses croyances et comportements douloureux.

E. Thérapies physiques et rééducatives

On peut associer :

- des thérapies physiques de traitement de la douleur, toujours utiles, jamais suffisantes. Il s'agit surtout : de massages, de la balnéothérapie, de la kinésithérapie, de la physiothérapie par le froid (utile dans les céphalées, migraineuses ou non, et les arthrites notamment, ou le chaud, en cas de contractures musculaires) ;
- des orthèses, qui peuvent être utiles en cas de douleurs associées de l'appareil locomoteur : corset de maintien lombaire en cas de lombalgie (avec éducation thérapeutique au bon usage), canne de décharge en cas de poussée d'arthrose, orthèses des doigts ou du pouce en cas d'arthrose digitale ou du pouce (rhizathrose) ;
- l'exercice physique régulier et progressif, en endurance (marche, vélo, piscine), est recommandé, à hauteur de 2 à 3 heures par semaine, en plusieurs séances de 20 à 45 minutes, en cas de douleurs chroniques non cancéreuses type lombalgie commune ou fibromyalgie (niveau de preuve I, niveau de recommandation A). Dans ces pathologies, un programme de reconditionnement à l'effort et de dosage de l'effort est le plus souvent nécessaire pour diminuer le risque de rechute ultérieure ;
- les techniques de médecine manuelle ou d'ostéopathie, qui doivent être pratiquées sous contrôle médical, peuvent être utiles.

F. Thérapies complémentaires (TC)

C De nombreuses approches moins conventionnelles peuvent avoir leur place dans les soins proposés à un patient douloureux, à condition d'être associées à la prise en charge recommandée. Elles seront d'autant plus intéressantes que le patient en sera demandeur (ou qu'il exprime des réserves ou un refus de thérapeutiques conventionnelles), et que le praticien aura été correctement formé, si possible par une formation universitaire diplômante (comme c'est le cas en acupuncture, hypnose, thérapie manuelle) :

- l'acupuncture et l'électro-acupuncture surtout, notamment en cas d'anxiété et/ou de troubles du sommeil associés ;
- la méditation en plein conscience (*mindfulness*) a fait l'objet de nombreuses études randomisées contrôlées dans la douleur neuropathique, et est désormais recommandée en deuxième ligne dans cette indication ;
- la sophrologie, et la relaxation, l'hypnose, le toucher massage... Il n'est pas question d'en discuter ici la pertinence scientifique. La pratique clinique confirme la place de ces traitements chez certains patients. L'absence d'effets secondaires de la plupart de ces approches peut les rendre intéressantes et en faire des alternatives à des techniques invasives dont il faut parfois craindre des conséquences iatrogènes. Rappelons l'importance de l'effet placebo dans la douleur, de la qualité de la relation patient-thérapeute et de la qualité d'écoute du praticien, utiles dans ce contexte. Des rapports Inserm de qualité sur ces thérapeutiques, leurs indications, leur utilité et leurs risques sont disponibles sur le site de l'Inserm.

G. Prise en charge socioprofessionnelle

B L'un des objectifs majeurs de la prise en charge du patient douloureux chronique non cancéreux (et souvent un critère de jugement de essais thérapeutiques dans cette population) est de promouvoir le retour et le maintien des activités sociales et du travail. Une aide et un accompagnement dans les démarches administratives sont souvent nécessaires. On peut recourir :

- à la MDPH pour une reconnaissance en qualité de travailleur handicapé (RQTH), favorisant le retour à l'emploi ;
- avec le concours du médecin du travail, voire du médecin conseil de la CPAM, à des adaptations de poste de travail : adaptations quantitatives : temps partiel thérapeutique, après un arrêt de travail ; adaptations qualitatives du poste, proposées avec médecin du travail : siège ergonomique, horaires adaptés, télétravail, changement de poste de travail (par exemple pour une aide-soignante passant du soin à un accueil de consultations) ;
- à la formation professionnelle de l'adulte ;
- le plus rarement possible, et sans céder aux demandes parfois abusives du patient et/ou de son entourage, il faudra se résoudre, notamment chez le patient dont l'âge est supérieur à 55 ans, et dont les chances de retour au travail sont faibles, à la mise en invalidité catégorie 1 ou 2 chez les salariés du privé (cette mesure ne concerne pas les fonctionnaires, dont les conditions de retour et maintien au travail professionnel sont décidées par un comité médical).

Pour en savoir plus

Recommandations françaises 2020 de prise en charge des douleurs neuropathiques

C Des recommandations françaises sur la prise en charge des douleurs neuropathiques, reposant sur une revue systématique de l'efficacité des traitements médicamenteux, des techniques de neurostimulation non invasive (particulièrement les électrostimulations transcutanées ou TENS, et la stimulation répétitive magnétique transcrânienne ou rTMS), et invasives (techniques de neurostimulation chirurgicale), ont été publiées en 2019.

D'autres traitements, dont l'efficacité et le niveau de preuve sont moins bien connus dans cette indication, ont été étudiés, particulièrement les psychothérapies et/ou thérapeutiques à médiation corporelle, l'acupuncture, et toutes les autres thérapies ayant fait l'objet de publications pour la douleur neuropathique périphérique ou centrale. La stratégie thérapeutique est déclinée ainsi :

- recommandation d'utilisation et une proposition faible à forte en première ligne pour la duloxétine, la gabapentine et les antidépresseurs tricycliques et, en ce qui concerne la douleur neuropathique périphérique, pour la lidocaïne topique et la stimulation électrique transcutanée des nerfs ;

- faible recommandation d'utilisation et proposition en deuxième ligne pour la prégabaline, la venlafaxine, le tramadol, la thérapie combinée et, en ce qui concerne la douleur neuropathique périphérique, pour la capsaïcine en patchs à haute concentration de toxine botulique A ;
- faible recommandation d'utilisation et proposition en troisième ligne pour les opioïdes forts, la rTMS à haute fréquence du cortex moteur et la stimulation de la moelle épinière. La radiofréquence pulsée est recommandée pour la radiculopathie douloureuse chronique, et la psychothérapie (thérapie cognitivo-comportementale et pleine conscience) est recommandée comme thérapie de deuxième ligne.

Des recommandations spécifiques pour les enfants ou les personnes âgées/fragiles sont également proposées.

Points clés

- La douleur aiguë est une urgence thérapeutique, qui peut nécessiter, en cas de douleurs d'intensité élevée, un traitement opioïde fort.
- La douleur chronique doit faire l'objet d'une prise en charge pluridisciplinaire adaptée.
- Le contexte psychologique doit toujours être abordé en cas de douleurs chroniques.
- Les douleurs nociceptives peuvent être traitées par les antalgiques de paliers 1, 2, 3.
- En cas de traitement opioïde, surtout de palier 3 :
  - une titration est nécessaire à l'instauration ;
  - la prescription d'interdoses (ou doses de secours) doit être systématique ;
  - la dose minimale efficace doit être recherchée ;
  - un changement (rotation) des opioïdes est parfois nécessaire ;
  - la prescription répond à des règles particulières, et les laxatifs sont systématiques.
- L'abord médical des douleurs neuropathiques repose sur certains antidépresseurs et antiépileptiques, et en cas de douleurs localisées, sur les patchs de lidocaïne (avec AMM seulement pour les algies post-zostériennes) ou de capsaïcine.
- De nombreuses interventions non médicamenteuses peuvent être utiles, et particulièrement les TENS et les approches psychocorporelles.
- Les situations les plus complexes doivent être référées à des équipes pluriprofessionnelles (HAS, 2008), notamment pour un sevrage en médicaments responsables d'effets délétères dans les douleurs chroniques non cancéreuses : dépendance voire addiction (opioïdes, benzodiazépines) ; hyperalgésie induite par les opioïdes.

CHAPITRE

23

Item 151 – Méningites, méningoencéphalites, abcès cérébral chez l'adulte et l'enfant

Objectifs pédagogiques

- Connaître l'épidémiologie des méningites et encéphalites chez l'adulte et l'enfant.
- Diagnostiquer un *purpura fulminans* (cf item 332), une méningite, une méningoencéphalite.
- Connaître les principaux agents infectieux responsables de méningites, de méningoencéphalites, d'abcès cérébraux.
- Connaître la conduite à tenir dont le traitement en urgence face à un *purpura fulminans*, une suspicion de méningite ou de méningoencéphalite, au domicile, au cabinet médical et aux urgences hospitalières.
- Hiérarchiser les examens complémentaires en cas de suspicion de méningite, de méningoencéphalite.
- Interpréter le résultat d'un examen du liquide céphalorachidien.
- Connaître le traitement de première intention d'une méningite communautaire présumée bactérienne.
- Connaître les recommandations de la prophylaxie des infections à méningocoque dans l'entourage d'un cas de méningite à méningocoque.

Hiérarchisation des connaissances

Rang	Rubrique	Intitulé	Descriptif
A	Définition	Méningites et méningo-encéphalites infectieuses chez l'adulte et en pédiatrie, abcès cérébral	
A	Définition	Méningites et méningo-encéphalites infectieuses chez le nouveau-né et le nourrisson	
A	Diagnostic positif	Savoir suspecter cliniquement un syndrome méningé fébrile et connaître les particularités sémiologiques en fonction du terrain (enfant, personne âgée)	
A	Diagnostic positif	Savoir identifier les éléments d'un syndrome encéphalitique et savoir évoquer une méningo-encéphalite herpétique	Savoir suspecter cliniquement une méningo-encéphalite

Rang	Rubrique	Intitulé	Descriptif
B	Diagnostic positif	Connaître les caractéristiques cliniques détaillées des différentes étiologies infectieuses des méningites purulentes chez l'enfant et l'adulte	
B	Diagnostic positif	Savoir suspecter cliniquement un abcès cérébral	
B	Éléments physiopathologiques	Connaître les éléments de physiopathologie des méningites, des méningo-encéphalites et des abcès cérébraux	
A	Étiologies	Connaître les principales étiologies et l'épidémiologie bactériennes et virales des méningites en fonction de l'analyse cytochimique du LCS et de l'âge du patient	
A	Étiologies	Connaître les principales étiologies et l'épidémiologie infectieuses des méningo-encéphalites	
B	Étiologies	Savoir citer les principales étiologies infectieuses des abcès cérébraux	
A	Examens complémentaires	Indication d'une ponction lombaire	Complications, contre-indications
A	Examens complémentaires	Indication et objectifs des examens d'imagerie devant une suspicion de méningite, d'une encéphalite ou d'un abcès	
A	Identifier une urgence	Connaître les signes cliniques de gravité d'une méningite	
A	Identifier une urgence	Savoir identifier un *purpura fulminans*	
A	Prise en charge	Connaître la prise en charge thérapeutique d'un *purpura fulminans*	
A	Prise en charge	Connaître la prise en charge immédiate en cas de suspicion de méningite	
A	Prise en charge	Connaître les indications et les modalités de l'antibiothérapie probabiliste devant une méningite présumée bactérienne	
B	Prise en charge	Connaître la prise en charge thérapeutique des méningites infectieuses non purulentes	
B	Prise en charge	Connaître la conduite à tenir immédiate en cas de suspicion de méningo-encéphalite herpétique	Connaître la conduite à tenir immédiate en cas de méningo-encéphalite, indication de l'aciclovir
A	Suivi et/ou Pronostic	Connaître les mesures générales à prendre pour la personne atteinte et son entourage en cas d'infection invasive à méningocoque	Notification et déclaration obligatoires, précautions complémentaires Goutelettes

I. Pour comprendre

- B Les méninges sont constituées de trois membranes enveloppant l'encéphale et la moelle spinale, qui sont, de dehors en dedans :
  - la dure-mère : couche superficielle résistante accolée à l'os;
  - l'arachnoïde : couche moyenne;
  - la pie-mère : couche interne recouvrant directement le cerveau.
- La dure-mère constitue la pachyméninge; l'arachnoïde et la pie-mère forment la leptoméninge.
- L'espace sous-arachnoïdien (situé entre l'arachnoïde et la pie-mère) contient le liquide cérébrospinal (LCS).
- A Le terme de méningite désigne l'inflammation des enveloppes méningées. En cas d'atteinte associée du parenchyme cérébral, on parle de méningo-encéphalite.
- B La majorité des méningites et méningo-encéphalites aiguës sont infectieuses par contamination du LCS par un agent infectieux (le plus souvent une bactérie ou un virus). La contamination peut se faire par voie hématogène (le plus fréquemment), par contiguïté à partir des cavités ORL, ou plus rarement par inoculation directe (traumatisme, chirurgie). L'atteinte encéphalique résulte d'une multiplication de l'agent pathogène ou plus souvent d'une réaction inflammatoire.
- Les abcès cérébraux sont rares (incidence de 1/100 000/an). Il sont constitués d'une cavité purulente au sein du parenchyme cérébral entourée d'une importante zone d'œdème, réalisant un processus expansif. Il existe une phase d'encéphalite pré-suppurative caractérisée par un centre nécrotique avec réaction inflammatoire et présence de germe, entouré d'un œdème, suivie du stade d'abcès avec formation d'une capsule de gliose.
- Les localisations préférentielles par ordre de fréquence sont le lobe frontal (un tiers des cas), le lobe temporal (un quart des cas), et le lobe pariétal (un cinquième des cas).
- La porte d'entrée se fait le plus souvent à partir d'un foyer de contiguïté (infection ORL, ostéite crânienne, thrombose veineuse cérébrale, rarement méningite purulente), par voie hématogène (à partir d'un foyer dentaire, pulmonaire ou cardiaque), ou plus rarement dans les suites d'un traumatisme crânien avec brèche méningée ou d'une neurochirurgie.

II. Symptomatologie clinique

A. Syndrome méningé

A Un syndrome méningé est défini comme une symptomatologie en rapport avec une irritation des enveloppes méningées (arachnoïde et pie-mère), quelle qu'en soit l'origine. Il se caractérise par l'association inconstante de la triade céphalées, vomissements et raideur méningée.

1. Céphalées

- Quasi constantes et précoces.
- Intenses, diffuses, continues avec paroxysmes possibles, mal soulagées par les antalgiques habituels.
- Exagérées par différents stimuli : mouvements de la tête, examen physique du patient, exposition à la lumière (photophobie) ou au bruit (phonophobie).

2. Vomissements

- Inconstants mais en général précoces.
- Spontanés, en jet, survenant sans effort.
- Pouvant être favorisés par les changements de position.

3. Raideur méningée

- Secondaire à une contracture des muscles paravertébraux en rapport avec la douleur provoquée par une irritation des méninges.
- Peut conduire à une attitude particulière du patient « en chien de fusil » : couché sur le côté, dos tourné à la lumière, tête en hyperextension vers l'arrière, membres semi-fléchis.
- Touche particulièrement la nuque :
  - la flexion de la tête par l'examinateur entraîne une résistance invincible et douloureuse de la nuque ;
  - les manœuvres de rotation et de latéralité de la tête sont conservées mais augmentent la céphalée.
- Peut être mise en évidence à l'examen du patient couché sur le dos par :
  - *le signe de Brudzinski* : flexion involontaire des membres inférieurs (cuisses sur le bassin et jambes sur les cuisses) à la flexion forcée antérieure de la nuque ;
  - *le signe de Kernig* : impossibilité de s'asseoir sans fléchir les genoux et résistance douloureuse à l'extension complète de la jambe lorsque la cuisse est fléchie.

4. Autres signes accompagnateurs possibles

- Hyperesthésie cutanée diffuse.
- Réflexes tendineux vifs.

Diagnostics à évoquer devant un syndrome méningé

- Méningites et méningo-encéphalites.
- Hémorragie méningée.
- Méningisme (symptômes évocateurs de méningite sans atteinte inflammatoire des méninges).

B. Syndrome encéphalitique

Il correspond aux manifestations cliniques en lien avec l'inflammation de l'encéphale et peut être présent de manière isolée (encéphalite) ou, le plus souvent, associé au syndrome méningé (méningo-encéphalite). Il peut comporter :

- troubles de la conscience de degré variable (de la simple somnolence au coma profond) ;
- syndrome confusionnel et troubles comportementaux ;
- signes de focalisation : déficit moteur (mono- ou hémiplégie), paralysie d'un ou plusieurs nerfs crâniens, aphasie, mouvements anormaux (tremblement, myoclonies) ;

- crises épileptiques focales (sans ou avec troubles de la conscience) et généralisées, pouvant aller jusqu'à l'état de mal;
- troubles neurovégétatifs : irrégularité du pouls, de la pression artérielle et de la température, en faveur d'une souffrance du tronc cérébral.

La présence d'un syndrome encéphalitique impose la réalisation d'une **imagerie cérébrale** en **urgence** avant réalisation de la ponction lombaire.

C. Syndrome infectieux

Il associe de façon variable :

- fièvre, dont l'intensité varie en fonction du germe responsable, parfois associée à des frissons, sueurs et myalgies;
- signes d'une infection associée : pneumopathie, foyer ORL (otite, sinusite, mastoïdite, rhinopharyngite, angine), infection urinaire, atteinte digestive (diarrhées), éruption cutanée, atteinte cardiaque (endocardite, myocardite);
- un **purpura** vasculaire doit faire évoquer une méningite à méningocoque et représente une **urgence** vitale. Le tableau gravissime de *purpura fulminans* lié à une septicémie à méningocoque associe un purpura extensif ulcéro-nécrotique (purpura vasculaire dont les éléments s'étendent rapidement avec au moins un élément nécrotique ou ecchymotique supérieur à 3 mm de diamètre), un choc septique, une coagulation intravasculaire disséminée, et des hémorragies viscérales (par exemple, surrénalienne).

D. Signes cliniques de gravité

L'identification des critères cliniques de gravité est impérative.

Critères cliniques de gravité

- Purpura extensif.
- Signes encéphalitiques.
- Critères de gravité hémodynamiques (sepsis grave, choc septique).

E. Suspecter cliniquement un abcès cérébral

B Un abcès cérébral doit être suspecté devant un tableau subaigu s'installant sur 1 à 2 semaines associant à divers degrés un syndrome d'hypertension intracrânienne, une atteinte neurologique focale dépendant de la localisation, de la taille et du nombre de lésions (hémiparésie, troubles sensitifs, aphasie, hémianopsie latérale homonyme, troubles neurocognitifs en particulier sous-cortico-frontaux), et des crises épileptiques focales ou généralisées. La fièvre est inconstante (50 % des cas), de même que l'altération de l'état général.

Parfois le tableau clinique est plus progressif, réalisant une syndrome tumoral isolé évoluant en tache d'huile, ou au contraire d'installation brutale.

F. Particularités sémiologiques des méningites et méningo-encéphalites infectieuses chez le nourrisson et le sujet âgé

1. Chez le nourrisson

Ⓐ Tableau diagnostique clinique plus difficile. Il doit être évoqué devant un enfant geignard, présentant des cris à la mobilisation (hyperesthésie cutanée), des modifications du comportement, une somnolence inhabituelle entrecoupée de périodes d'agitation, un refus répété du biberon, des convulsions fébriles même brèves et apparemment isolées. Une hypotonie axiale remplace souvent la raideur de nuque. Une tension anormale de la fontanelle peut être retrouvée.

2. Chez le sujet âgé

Les signes cliniques peuvent être plus frustes, avec un syndrome infectieux souvent au second plan. Les troubles du comportement et signes focaux peuvent dominer le tableau.

Dans le cas des méningites bactériennes de l'adulte, 95 % des patients présentent au moins deux des signes suivants : céphalées, fièvre, raideur de nuque, altération de la vigilance. Le diagnostic est plus difficile aux âges extrêmes.

III. Examens complémentaires

A. Ponction lombaire

La ponction lombaire (PL) est l'examen clé permettant d'affirmer le diagnostic de méningite.

1. Conditions de réalisation

- **La PL doit être réalisée en urgence** avant instauration d'une antibiothérapie dans la très grande majorité des cas.
- **Certaines situations imposent la réalisation préalable d'une imagerie cérébrale en extrême urgence** de façon à ne pas retarder la PL :
  - signes de focalisation neurologique ou d'hypertension intracrânienne ;
  - troubles de la conscience avec un score de Glasgow ≤ 11 ;
  - crises épileptiques focales ou généralisées après l'âge de 5 ans ;
  - crises épileptiques hémicorporelles avant l'âge de 5 ans.
- La réalisation de la ponction lombaire doit être précédée d'un bilan biologique :
  - bilan d'hémostase : contre-indication habituelle en cas de TP < 50 % ou TCA ratio $> 1,5$;
  - numération plaquettaire : contre-indication habituelle en cas de plaquettes $< 50\,000/mm^3$.
- **L'antibiothérapie probabiliste doit être commencée avant réalisation de la PL dans les cas suivants** :

- *purpura fulminans* (le traitement doit être instauré au domicile du patient);
- prise en charge hospitalière ne pouvant pas être réalisée dans les 60 minutes, notamment si la réalisation d'une imagerie risque de retarder la mise en place d'une antibiothérapie.

Contre-indication à la ponction lombaire

- Anomalie de l'hémostase (spontanée ou induite par anticoagulants) ou thrombopénie. Attention aux anticoagulants oraux directs pour lesquels certains tests d'hémostase peuvent être pris à défaut.
- Signes cliniques d'engagement cérébral (mydriase unilatérale, hoquet, mouvements d'enroulement, troubles ventilatoires) ou radiologiques, effet de masse à l'imagerie cérébrale notamment en cas d'abcès volumineux.
- Instabilité hémodynamique.

2. Technique et analyses

La PL est réalisée en conditions d'asepsie stricte à l'aide d'une aiguille au niveau du cul-de-sac lombaire au niveau de l'espace intervertébral L4-L5 ou de l'espace immédiatement sus- ou sous-jacent, le malade étant en position assise, courbé en avant, ou bien couché sur le côté. Il faut privilégier l'usage d'aiguille atraumatique, afin de réduire le risque de syndrome post-PL. L'examen du liquide cérébrospinal (LCS) doit comporter :

- une inspection de l'aspect macroscopique du LCS (l'aspect normal est « eau de roche »);
- une analyse cytologique (globules rouges et blancs avec identification des polynucléaires neutrophiles et des lymphocytes);
- une analyse biochimique (protéinorachie, glycorachie, chlorurorachie, lactates);
- une analyse microbiologique (bactériologique) comportant un examen direct avec coloration de Gram, mise en culture et antibiogramme systématique en cas de culture positive;
- des tubes supplémentaires doivent être prélevés pour analyses complémentaires guidées selon le contexte clinique : PCR dans le cadre d'une méningite ou méningo-encéphalite virale (herpès virus, VZV, entérovirus) ou bactérienne (méningocoque, pneumocoque, tuberculose), PCR universelle, antigènes solubles pneumococciques.

3. Limites et complications de la ponction lombaire

a. Limites

- Difficultés techniques pour réaliser la PL (scoliose, calcification du ligament inter-épineux, agitation du patient).
- PL blanche : absence d'écoulement du LCS lié à une déshydratation sévère ou une compression médullaire sus-jacente.
- PL traumatique avec LCS hémorragique.

b. Complications

- Décharge électrique dans un membre par contact avec une racine nerveuse.
- Hématome épidural rachidien avec risque de compression.

Syndrome post-PL

- Hypotension du LCS par écoulement lié à une brèche méningée.
- Se caractérise par une céphalée typiquement orthostatique (apparition dans les secondes ou minutes suivant la mise en position debout, amélioration significative voire disparition en position allongée), parfois associée à d'autres signes (vision floue, acouphènes non pulsatiles à type de sifflements, baisse d'acuité auditive, distorsion sonore, nausées et vomissements).

- Le diagnostic d'hypotension du LCS est clinique.
- L'IRM peut montrer des anomalies morphologiques en rapport avec le déplacement cranio-caudal de l'encéphale (aspect de ptose amygdalienne cérébelleuse, effacement des citernes prépontiques et chiasmatiques) et une prise de contraste diffuse et régulière des pachyméninges (figure 23.1).
- Le syndrome post-PL peut nécessiter la réalisation d'un *blood patch* épidural (injection de sang autologue dans l'espace épidural).
- Une hypotension du LCS prolongée non traitée peut se compliquer d'hématomes sous-duraux bilatéraux et de thrombose veineuse cérébrale.

Chez un patient présentant un syndrome d'hypotension du LCS post-PL, une modification de la céphalée (disparition du caractère orthostatique avec céphalée devenue permanente) et/ou l'apparition d'un autre signe neurologique doivent faire réaliser une imagerie cérébrale à la recherche d'une complication : thrombose veineuse cérébrale ou hématome sous-dural.

B. Imagerie cérébrale

Une imagerie cérébrale doit être réalisée :

- soit dans l'optique d'éliminer une contre-indication à la PL dans les situations décrites ci-dessus ;
- soit à visée étiologique en cas de signes encéphalitiques : dans ce cas, l'IRM cérébrale sans et avec injection de gadolinium doit être privilégiée du fait de sa meilleure sensibilité.

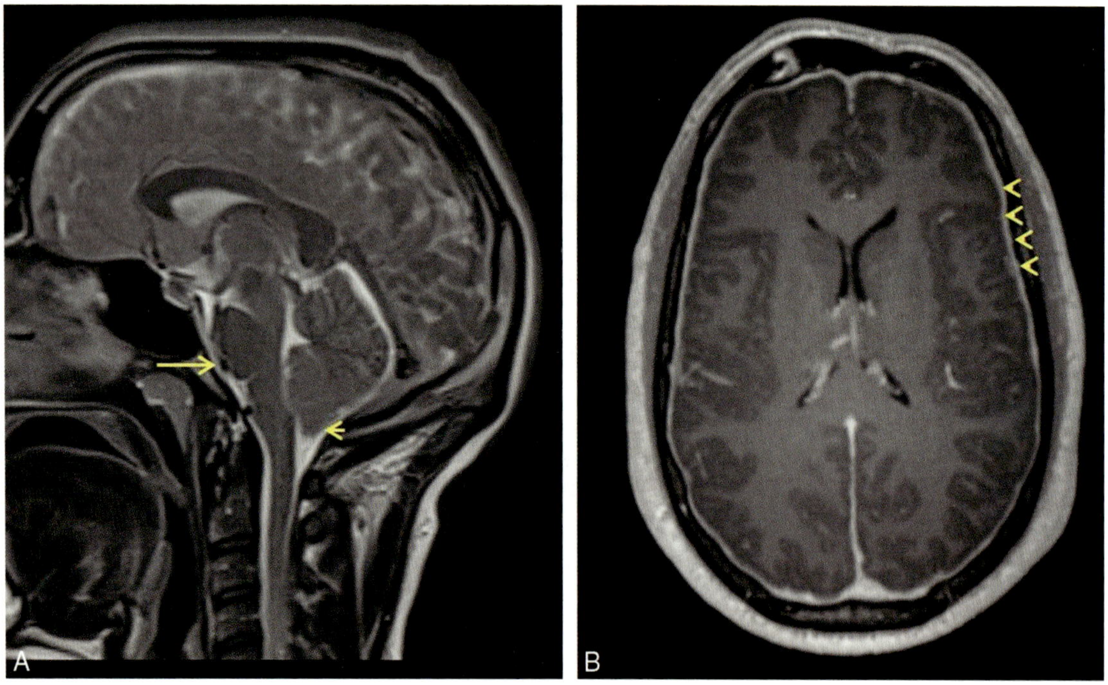

Fig. 23.1. ❹ Patient présentant un syndrome post-PL avec hypotension du LCS.
IRM cérébrale. A. Séquence T2 (coupe sagittale). B. Séquence T1 avec gadolinium (coupe axiale).
Effacement de la citerne prépontique (flèche longue), discrète ptose de l'amygdale cérébelleuse (flèche courte), prise de contraste diffuse et régulière des pachyméninges (têtes de flèches). (Source : CEN, 2021.)

Elle peut montrer des lésions parenchymateuses en hypersignal T2 et T2-FLAIR, touchant volontiers les régions temporales et frontales, avec prise de contraste. Une méningite peut être visible sous forme d'hypersignaux diffus en séquences FLAIR au sein des sillons corticaux (figure 23.2) avec prise de contraste des leptoméninges en séquence T1 gadolinium. D'autres lésions peuvent être retrouvées en fonction du micro-organisme en cause. Néanmoins, une IRM normale n'élimine pas le diagnostic d'encéphalite ou de méningite. À défaut d'IRM, un scanner cérébral sans et avec injection de produit de contraste iodé doit être pratiqué.

- À la recherche d'un abcès cérébral en cas de situation clinique évocatrice : le scanner cérébral avec injection de produit de contraste révèle une image en cocarde au stade d'abcès encapsulé (hypodensité arrondie entourée d'une prise de contraste annulaire avec œdème péri-lésionnel et effet de masse). En IRM la lésion comporte un centre en hyposignal en séquence T1, hypersignal en séquences T2, FLAIR et diffusion (avec coefficient apparent de diffusion [ADC] abaissé, en faveur d'une nécrose), entouré d'une capsule hyperintense en T2 et iso- ou hypo-intense en T1 prenant le contraste de façon marquée après injection de gadolinium (figure 23.3). Il existe un œdème prononcé sous forme d'hypersignal T2 et FLAIR autour de la lésion.

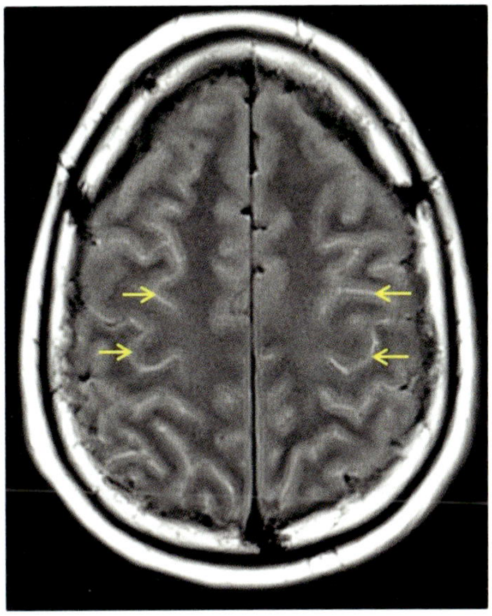

Fig. 23.2. Ⓐ IRM cérébrale en séquence FLAIR montrant des hypersignaux diffus des sillons corticaux (flèches) chez un patient présentant une méningite à pneumocoque.
(Source : CEN, 2021.)

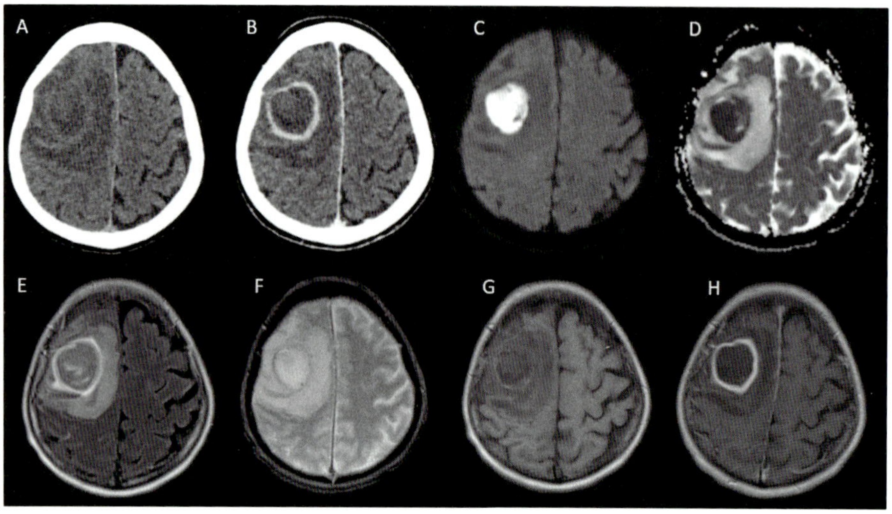

Fig. 23.3. Ⓐ **Scanner cérébral sans (A) et avec (B) injection de produit de contraste et IRM cérébrale en séquences diffusion (C), cartographie ADC (D), FLAIR (E), T2 écho de gradient (G) et T1 avec gadolinium (H), révélant un abcès cérébral frontal droit.**
(Source : CEN, 2021.)

Pour en savoir plus

Autres examens complémentaires

Examens biologiques

Ⓒ Outre la PL, les examens biologiques suivants doivent être réalisés : NFS-plaquettes, CRP, TP, TCA, ionogramme sanguin, créatininémie, glycémie (concomitante à la ponction lombaire, veineuse ou, à défaut, capillaire, pour interprétation de la glycorachie), bilan hépatique, hémocultures systématiques, ECBU.
La procalcitonine sanguine n'est en général pas utile. Elle peut aider à différencier une méningite bactérienne d'une méningite virale lorsque l'examen direct et la culture du LCS sont négatifs mais que l'analyse cytologique oriente vers une origine bactérienne. Dans ce cas, chez l'adulte, une valeur $\geq 0{,}5$ ng/ml est plutôt en faveur d'une origine bactérienne et une valeur $< 0{,}5$ ng/ml plutôt en faveur d'une origine virale.
Les autres examens biologiques (en particulier les sérologies) sont réalisés en fonction du contexte clinique.

Électroencéphalogramme

Il présente un intérêt en cas de suspicion d'encéphalite. Il peut mettre en évidence un tracé ralenti avec des ondes lentes, pointes ou pointes-ondes pouvant prendre un aspect pseudo-périodique ou périodique (figure 23.4). Sa normalité n'exclut pas le diagnostic d'encéphalite. Il permet également d'identifier un foyer de ralentissement focal en cas d'abcès cérébral ou un foyer épileptique.

Bilan étiologique en cas d'abcès cérébral

- Recherche d'un porte d'entrée : il peut s'agir d'un foyer loco-régional (ORL), à distance (dentaire, pneumopathie, bronchestasie, fistule pulmonaire artério-veineuse, empyème, endocardite, cardiopathie cyanogène) : hémocultures systématiques et examens d'imagerie.
- Recherche d'un immunodépression, en particulier VIH.
- Diagnostic étiologique par ponction-biopsie stéréotaxique neurochirurgicale à discuter systématiquement.

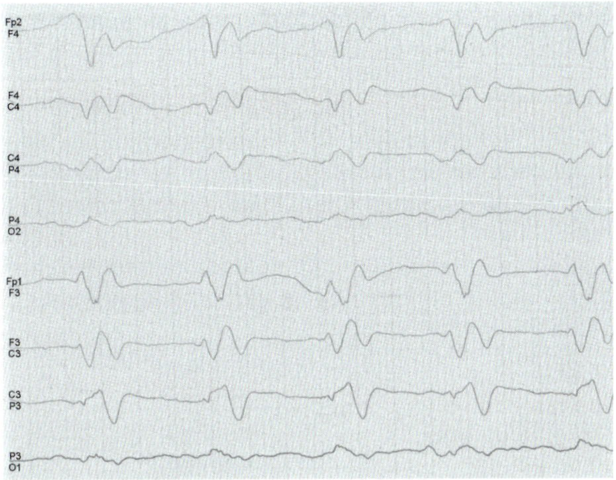

Fig. 23.4. C **Électroencéphalogramme montrant un tracé lent avec ondes lentes périodiques diffuses en faveur d'une encéphalite.**
(Source : CEN, 2021.)

IV. Diagnostic étiologique

A Le diagnostic étiologique des méningites ou méningo-encéphalites est guidé par les résultats du LCS. L'aspect macroscopique et les données de l'analyse cytologique permettent la distinction entre méningite (ou méningo-encéphalite) purulente (bactérienne) et à liquide clair (bactériennes, virales, parasitaires ou fongiques) (tableau 23.1).

A. Méningites et méningo-encéphalites bactériennes

Les causes de méningites et méningo-encéphalites bactériennes varient en fonction du terrain du patient (âge et comorbidités) (tableau 23.2).

1. Méningites à méningocoque

- Deuxième cause la plus fréquente des méningites bactériennes chez l'adulte (environ 500 cas par an), mais première cause chez le jeune (15–24 ans).
- *Neisseria meningitidis* est un diplocoque à Gram négatif, aérobie.
- Transmission par voie aérienne.
- Se rencontrent à tout âge de façon sporadique ou épidémique, avec une recrudescence hivernale.
- B Certains arguments cliniques peuvent orienter le diagnostic :
  – rhinopharyngite inaugurale ;
  – herpès nasolabial, arthralgies, injection conjonctivale ;
  – purpura pétéchial (membres, tronc, muqueuses) ;
  – A **purpura extensif nécrotique** (*purpura fulminans* des septicémies à méningocoque).
- LCS : le plus souvent, méningite purulente.

Tableau 23.1. Ⓐ **Principales causes de méningites ou méningo-encéphalites en fonction de l'aspect du LCS.**

	Méningites purulentes	Méningites à liquide clair
Aspect classique du LCS	– Hypercytose > 20/mm³ et en général > 1 000/mm³ avec nette prédominance de polynucléaires neutrophiles altérés – Protéinorachie > 1 g/l – Hypoglycorachie (≤ 40 % de la glycémie) – Lactates le plus souvent augmentés§	– Hypercytose entre 5 à 1 000/mm³ et en général > 100/mm³ à prédominance lymphocytaire ou panachée (lymphocytes et polynucléaires neutrophiles) – Protéinorachie le plus souvent modérée (< 1 g/l) – Glycorachie normale ou basse selon la cause ; si glycorachie basse : penser à *Listeria* ou tuberculose
Causes	– Méningocoque* – Pneumocoque* – *Haemophilus influenzae** – Plus rarement : *Listeria monocytogenes*, streptocoques, bacilles à Gram négatif, staphylocoque	Bactériennes : – Listériose* – Tuberculose* – Spirochètes (Lyme, syphilis, leptosirose) – Autres : brucellose, mycoplasme, rickettsiose – Méningite bactérienne débutante ou décapitée Virales : – Herpès* – Autres : entérovirus*, grippe*, rougeole, oreillons, etc. Parasitaires : – Accès pernicieux palustre – Autres : toxoplasmose, cysticercose, trypanosomiase, etc. Mycosiques : – Cryptocoque – Autres : *Candida, Aspergillus*

*Causes les plus fréquentes.
§Une valeur de lactates dans le LCS < 3,2 mmol/l rend peu probable le diagnostic de méningite bactérienne sans l'éliminer totalement.
(Source : CEN, 2021.)

2. Méningites à pneumocoque

- *Streptococcus pneumoniae* est un diplocoque à Gram positif, encapsulé.
- Première cause de méningite bactérienne chez l'adulte (environ 700 cas/an) associée au pronostic le plus grave.
- Recrudescence hivernale.
- Peut survenir sur un terrain particulier :
  - sujet âgé ;
  - pathologie chronique sous-jacente : diabète, éthylisme chronique, myélome ;
  - immunodépression ;
  - splénectomie.
- Peut résulter de :
  - brèche ostéo-méningée post-traumatique (parfois ancienne) ;
  - foyer infectieux de voisinage : pneumopathie, foyer ORL (sinusite, otite suppurée, mastoïdite).
- Ⓑ Une rhinorrhée ou des signes d'infection des voies aériennes peuvent accompagner le tableau clinique.
- Ⓐ LCS : le plus souvent, méningite purulente.

Tableau 23.2. Ⓐ **Causes des méningites ou méningo-encéphalites bactériennes en fonction de l'âge et du terrain.**

Terrain	Causes principales
Nouveau-né < 3 mois	*Streptococcus agalactiae* (groupe B) *Escherichia coli* et autre entérobactéries *Neisseria meningitidis* *Listeria monocytogenes*
Enfant de 1 à 5 ans	*Streptococcus pneumoniae* *Neisseria meningitidis* *Haemophilus influenzae* (si non vacciné)
Enfant > 5 ans, adolescent et adulte jeune < 24 ans	*Neisseria meningitidis* *Streptococcus pneumoniae* *Haemophilus influenzae* (si non vacciné)
Adulte ≥ 24 ans	*Streptococcus pneumoniae* *Neisseria meningitidis* *Listeria monocytogenes*
Immunodépression	Micro-organismes habituels *Mycobacterium tuberculosis* Mycobactéries atypiques *Cryptocoque* *Nocardia* *Aspergillus*
Splénectomie	*Streptococcus pneumoniae*
Neurochirurgie, valve de dérivation ventriculaire	*Staphylococus aureus* et *épidermidis*
Brèche ostéo-méningée post-traumatique	*Streptococcus pneumoniae*

(Source : CEN, 2021.)

3. Méningites à *Haemophilus influenzae*

- *Haemophilus influenzae* est un bacille à Gram négatif intra- et extracellulaire.
- Première cause de méningite bactérienne chez le nourrisson et l'enfant de moins de 6 ans non vacciné.
- Ⓑ Peut s'accompagner d'une otite, épiglottite, arthrite ou pneumopathie.
- Ⓐ LCS : le plus souvent, méningite purulente mais, parfois, une formule panachée peut être retrouvée.

4. Méningites et méningo-encéphalites à *Listeria monocytogenes*

- *Listeria monocytogenes* est un bacille à Gram positif intracellulaire facultatif.
- Transmission par voie digestive (notamment par consommation de produits laitiers crus).
- Une listériose neuroméningée est possible à tout âge mais doit être particulièrement évoquée dans certaines situations :
  - sujet âgé ;
  - grossesse ;
  - maladies chroniques : diabète, alcoolisme, cancer, cirrhose ;
  - immunodépression : corticothérapie, chimiothérapie, greffe.
- Ⓑ Tableau clinique caractérisé par :
  - début progressif avec phase prodromale sur quelques jours associant fatigue, douleurs abdominales, nausées, vomissements, céphalées ;

- syndrome méningé parfois fruste, avec fièvre inconstante;
- tableau de rhombencéphalite par atteinte du tronc cérébral pouvant associer atteinte des nerfs crâniens (paralysie oculomotrice, paralysie faciale, troubles de la déglutition), syndrome cérébelleux, atteinte des voies longues, troubles de la vigilance, atteinte cardiorespiratoire.

- A LCS : typiquement clair avec pléiocytose à prédominance lymphocytaire ou formule panachée, hyperprotéinorachie modérée, hypoglycorachie ou normoglycorachie; plus rarement, aspect purulent.

5. Méningites et méningo-encéphalites tuberculeuses

- La tuberculose neuroméningée peut survenir lors de la dissémination faisant suite à une primo-infection tuberculeuse ou à distance de celle-ci à partir d'une autre localisation.
- Diagnostic difficile, souvent retardé.
- Doit être évoqué notamment si :
  - sujet originaire d'une zone d'endémie;
  - absence de vaccination par le BCG;
  - immunodépression;
  - notion de contage;
  - tuberculose-maladie autre associée (pulmonaire ou extrapulmonaire…).
- B Tableau clinique :
  - début progressif sur plusieurs jours ou semaines associant fièvre modérée, sueurs, altération de l'état général avec anorexie et amaigrissement, céphalées progressives, troubles psychiques (irritabilité, insomnie, troubles cognitifs);
  - signes méningés souvent au second plan;
  - méningite basilaire (atteinte des méninges de la base du cerveau) souvent rencontrée et associant :
    - atteinte des nerfs crâniens : paralysie oculomotrice, paralysie faciale;
    - troubles neurovégétatifs : anomalies du rythme respiratoire, irrégularité du pouls et de la pression artérielle;
    - troubles de la vigilance;
  - signes de focalisation par atteinte d'autres structures du système nerveux central possibles : arachnoïdite, épidurite, infarctus localisé, hydrocéphalie.
- A LCS : typiquement clair (parfois trouble) avec pléiocytose à prédominance lymphocytaire, hyperprotéinorachie dépassant souvent 1 g/l, hypoglycorachie constante sauf au début de l'évolution. Diagnostic posé sur la positivité de la culture du LCS sur milieu solide de Löwenstein ou sur milieu liquide (plus rapide) ou par PCR.
- B L'imagerie cérébrale peut montrer une prise de contraste méningée à la base du cerveau, des tuberculomes ou des infarctus cérébraux témoignant d'une angéite cérébrale.
- A D'autres localisations tuberculeuses doivent être recherchées, pulmonaires et extrapulmonaires (notamment ophtalmique, péricardique, urogénitale, hépatique, par exemple).

6. Causes plus rares de méningites et méningo-encéphalites de présentation subaiguë ou chronique

a. Maladie de Lyme

- Secondaire à une infection par *Borrelia burgdorferi*, un spirochète transmis par piqûre de tique en zone d'endémie, survenant en phase secondaire de la maladie, plusieurs semaines ou mois après un contage.

- B Un antécédent d'érythème chronique migrateur doit être recherché à l'interrogatoire du patient, de même que d'autres manifestations de la phase secondaire : arthrites, atteinte cardiaque (bloc auriculoventriculaire, péricardite).
- Tableau clinique : comporte classiquement une atteinte pluriradiculaire très douloureuse associée à la méningite (méningo-encéphalite) avec possible paralysie des nerfs crâniens, en particulier le nerf facial (la maladie de Lyme est une cause de paralysie faciale périphérique bilatérale).
- A LCS : typiquement clair avec pléiocytose à prédominance lymphocytaire, hyperprotéinorachie, normoglycorachie.
- Une sérologie dans le sang et LCS doit être réalisée.

b. Syphilis

- Les méningites aiguës à *Treponema pallidum* se rencontrent au cours de la phase secondaire ou tertiaire de la maladie.
- B Peuvent entrer dans le cadre d'un **neurosyphilis** associant diverses atteintes neurologiques : méningite chronique, atteinte des nerfs crâniens (paralysie oculomotrice, atteinte du nerf optique ou auditif), signe d'Argyll-Robertson (abolition du réflexe photomoteur avec conservation de la contraction pupillaire à l'accommodation-convergence), tabès, infarctus cérébraux par angéite, démence frontale avec mégalomanie (appelée paralysie générale).
- A LCS : typiquement clair avec pléiocytose à prédominance lymphocytaire, hyperprotéinorachie, normoglycorachie.
- Diagnostic : positivité de la sérologie (VDRL, TPHA, FTA) dans le sang et dans le LCS (même si inconstamment positive à ce niveau-là).

7. Autres méningites et méningo-encéphalites bactériennes

Le diagnostic sera évoqué en fonction du contexte et des atteintes extra-neurologiques associées. Parmi les bactéries incriminées, on retrouve :

- leptospirose ;
- brucellose ;
- bactéries intracellulaires : mycoplasme, *Chlamydia*, *Legionella*, *Coxiella burnetii*, *Rickettsia*.

B. Méningites et méningo-encéphalites virales

1. Méningo-encéphalite herpétique

La méningo-encéphalite herpétique est une **urgence diagnostique et thérapeutique** car il y a risque de séquelles graves.

- Due à une réplication de l'*herpes simplex virus* de type 1 (HSV-1, 95 % des cas) ou de type 2 (HSV-2, 5 % des cas, avec habituellement un tableau de méningite sans note encéphalitique) quiescent dans les ganglions nerveux céphaliques.
- Survient à tout âge (âge moyen : 40 ans).
- Symptomatologie clinique associant à divers degrés :
  - début rapide à type de syndrome grippal, asthénie, altération de l'état général ;

- syndrome infectieux avec fièvre quasi constante, souvent élevée;
- syndrome méningé plus inconstant, parfois limité aux céphalées;
- syndrome encéphalitique :
  - syndrome confusionnel avec troubles du comportement (agitation, agressivité),
  - troubles mnésiques antérogrades marqués (oubli à mesure),
  - troubles de la vigilance fluctuants, pouvant aller jusqu'au coma,
  - crises épileptiques partielles simples ou complexes (illusions, hallucinations olfactives, gustatives ou auditives, crises végétatives) avec ou sans généralisation secondaire ou d'emblée généralisées,
  - troubles du langage : aphasie de Wernicke,
  - plus rarement, atteinte du champ visuel (quadranospie supérieure) ou motrice (hémiparésie dans les formes graves nécrotiques ou œdémateuses).

Une **méningo-encéphalite herpétique** doit être évoquée devant :
- toute céphalée fébrile;
- toute confusion fébrile;
- tout coma fébrile.

- L'étude du LCS permet le diagnostic positif :
  - typiquement clair avec pléiocytose à prédominance lymphocytaire (souvent <500/mm^3), hyperprotéinorachie généralement modérée (<1 g/l), normoglycorachie;
  - du fait de la nécrose associée, un aspect faiblement hémorragique peut être retrouvé (10 à 1 000 hématies/mm^3);
  - dans les formes encéphalitiques pures, l'hypercytose peut être discrète et la protéinorachie légèrement augmentée;
  - dans les formes débutantes, le LCS peut être normal;
  - la recherche dans le LCS d'une réplication virale de HSV par technique PCR est systématique. Elle peut être négative au début de la maladie (jusqu'à 4 jours) et doit être renouvelée en cas de suspicion clinique.

Un LCS normal, y compris l'examen par PCR, en début de maladie n'exclut pas le diagnostic de méningo-encéphalite herpétique. Dans ce cas, une seconde PCR sur LCS doit être réalisée au moins 4 jours après le début des signes neurologiques, en traitant le patient jusqu'à obtention des résultats.

- L'apport des autres examens biologiques est plus limité :
  - la recherche d'antigènes herpétiques sanguins peut être positive très précocement mais la technique est peu sensible;
  - les anticorps (IgM) dans le sang et le LCS sont très spécifiques mais la positivité est tardive (environ 8 jours).
- D'autres examens complémentaires peuvent aider au diagnostic :
  - *imagerie cérébrale* :
    - IRM cérébrale : elle peut montrer des hypersignaux sur les séquences T2 et FLAIR, principalement localisés au niveau des lobes temporaux (topographie antérieure évoluant vers la région moyenne et médiale) et des régions frontales orbitaires, le plus souvent bilatéraux mais asymétriques, avec prise de contraste sur la séquence

T1 au gadolinium (figure 23.5). L'évolution vers une atrophie des noyaux amygdaliens et de l'hippocampe est souvent retrouvée,
   - scanner cérébral : moins sensible que l'IRM, il peut mettre en évidence une hypodensité avec œdème et prise de contraste gyriforme de ces mêmes régions,
   - l'imagerie cérébrale peut retrouver un effet de masse avec signes d'engagement cérébral dans les formes graves ;
- *EEG* : il peut montrer des ondes lentes séparées par d'intervalles réguliers prenant un aspect pseudo-périodique ou périodique, ainsi que des pointes ou pointes-ondes. Les anomalies prédominent dans les régions temporales et frontales.

2. Autres méningites virales

Elles représentent la première cause de méningites aiguës.

B L'origine virale peut être suspectée devant le contexte clinique :

- notion de contage ;
- syndrome pseudo-grippal : courbatures, myalgies ;
- signes précédant ou accompagnant le syndrome méningé, variables selon le virus en cause : respiratoires (rhinopharyngite, bronchite), digestifs (gastro-entérite), éruption cutanée, conjonctivite.

- **A** Principaux virus en cause connus :
  - entérovirus : coxsackies A et B, echovirus, poliovirus ;
  - myxovirus et paramyxovirus : grippe, rougeole, oreillons ;
  - virus du groupe herpès : VZV (à évoquer devant vésicules cutanées, atteinte d'un nerf crânien ou signes de vasculopathie à l'imagerie cérébrale), EBV, CMV, HHV-6 ;

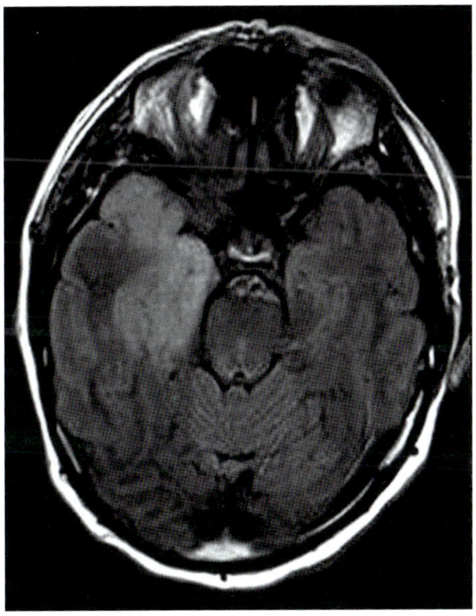

Fig. 23.5. A IRM cérébrale en séquence FLAIR chez un patient présentant une méningo-encéphalite herpétique.

Hypersignal franc des régions antérieure et médiale du lobe temporal droit, avec atteinte plus subtile de la région médiale du lobe temporal gauche. (Source : CEN, 2021.)

  - arbovirus : *tick-borne encephalitis*, fièvre de la vallée du Rift, West-Nile, encéphalite japonaise ;
  - primo-infection par le VIH (cf. chapitre 24, item 169).
- LCS : clair avec pléiocytose à prédominance lymphocytaire, hyperprotéinorachie modérée (< 1 g/l), normoglycorachie. L'identification du virus par PCR a peu d'intérêt du fait de l'absence de sanction thérapeutique, à l'exception du VIH et du VZV en cas d'encéphalite associée.
- L'évolution est favorable en quelques jours.

C. Abcès cérébraux

B Les agents infectieux impliqués dans les abcès cérébraux dépendent de la porte d'entrée. Chez le patient immunocompétent, les bactéries les plus fréquemment retrouvées sont :

- en cas de porte d'entrée ORL et dentaire : streptocoques oraux et du groupe *milleri* (*S. anginosus, S. constellatus et S. intermedius*), anaérobies. La flore est souvent polymicrobienne ;
- en cas de porte d'entrée hématogène : *S. aureus*, *Listeria* (abcès cérébelleux et du tronc cérébral), *Mycobacterium tuberculosis* ;
- en post-traumatique et post-neurochirurgical : *S. aureus*, entérobactéries, *P. aeruginosa*.

Chez le patient immunodéprimé, d'autres agents peuvent être en cause : toxoplasmose cérébrale, nocardioses, champignons (*Aspergillus*, cryptocoques, *Candida*).

Pour en savoir plus

Causes rares de méningites et méningo-encéphalites et diagnostics différentiels

Méningites et méningo-encéphalites parasitaires

Accès pernicieux palustre

- C **Urgence diagnostique et thérapeutique**.
- Quasi exclusivement dû à *Plasmodium falciparum*.
- Doit être évoqué en cas de retour d'un séjour dans une zone d'endémie (< 2 mois).
- Associe :
  - tableau neurologique fébrile : syndrome confusionnel, convulsions, coma, possibles signes focaux ;
  - atteinte multiviscérale : splénomégalie, hépatomégalie, ictère, insuffisance rénale, défaillance cardio-circulatoire et respiratoire.
- LCS : clair avec pléiocytose à prédominance lymphocytaire et hyperprotéinorachie modérées, normoglycorachie.
- Diagnostic : frottis sanguin et goutte épaisse.

Autres méningites et méningo-encéphalites parasitaires

D'autres infections parasitaires peuvent donner des méningites et méningo-encéphalites, quasiment toujours associées à d'autres atteintes cérébrales – de ce fait, leur intégration dans ce chapitre est discutable :

- toxoplasmose cérébrale se rencontrant chez le patient porteur du sida : la présentation habituelle est plutôt celle d'un processus expansif intracrânien mais un tableau de méningo-encéphalite peut parfois être retrouvé ;
- cysticercose cérébrale due à *Taenia solium* se rencontrant en Amérique latine, Afrique saharienne et péninsule Ibérique : des crises d'épilepsie, une hydrocéphalie et une hypertension intracrânienne accompagnent souvent la méningite. Le scanner cérébral montre des calcifications qui sont également retrouvées au niveau des parties molles sur les radiographies des membres inférieurs. Il existe une hyperéosinophilie ;
- autres parasitoses : trypanosomiase, trichinose, bilharziose digestive…

Méningites et méningo-encéphalites fongiques

- Elles surviennent de manière subaiguë ou chronique chez les patients immunodéprimés dans un contexte d'altération de l'état général associé à d'autres localisations viscérales, notamment cardiaque, pulmonaire ou cutanée.
- Causes les plus fréquentes : cryptococcose, candidose, aspergillose, nocardiose.

Méningites puriformes aseptiques

- Méningites à liquide clair ou discrètement trouble avec un LCS associant hypercytose à polynucléaires neutrophiles et culture stérile.
- Les diagnostics évoqués sont :
  - méningite présumée bactérienne décapitée par une antibiothérapie ;
  - méningite virale au cours des 24 premières heures avec protéinorachie < 1 g/l et glycorachie normale ;
  - processus expansif intracrânien infectieux (abcès, empyème sous-dural) ou non infectieux (hématome intracérébral, tumeur cérébrale ou extra-cérébrale sus- ou sous-tentorielle) ;
  - méningites médicamenteuses : rares, elles impliquent soit une irritation méningée directe secondaire à l'administration intrathécale d'un traitement (méthotrexate, cytarabine, corticoïdes, produit de contraste), soit une réaction d'hypersensibilité secondaire à l'administration systémique de médicaments (anti-inflammatoires non stéroïdiens, cotrimoxazole, immunoglobulines intraveineuses) ;
  - méningite inflammatoire (cf. *infra* « Diagnostics différentiels »).

Diagnostics différentiels

En dehors des causes infectieuses, un tableau de méningite ou méningo-encéphalite avec LCS clair peut être rencontré dans d'autres situations cliniques.

Méningites inflammatoires

- Tableau d'évolution subaiguë ou chronique.
- Généralement dans le cadre d'angéite du système nerveux central.
- Principales causes : maladie de Behçet, lupus érythémateux disséminé, sarcoïdose, maladie de Gougerot-Sjögren.

Méningites carcinomateuses

- Liées à l'infiltration des leptoméninges par des cellules métastatiques.
- Cancer primitif le plus souvent connu mais qui peut être plus rarement découvert à l'occasion de la méningite : poumon, sein, mélanome, lymphomes, leucémie.
- Syndrome méningé souvent en arrière-plan.
- Atteinte pluriradiculaire et des nerfs crâniens (en particulier nerf facial, nerfs oculomoteurs et nerf auditif) associée à des manifestations encéphalitiques fréquentes.
- LCS : classiquement hyperprotéinorachie élevée (> 1 g/l) avec hypoglycorachie. La recherche de cellules anormales métastatiques peut se révéler négative, ce qui nécessite de réitérer la ponction lombaire.
- IRM cérébrale : elle peut montrer une prise de contraste anormale des leptoméninges ou des nerfs crâniens.
- Pronostic sombre.

Encéphalites auto-immunes

- Également appelées encéphalites limbiques du fait de l'atteinte préférentielle des structures temporales internes.
- Caractérisées par un syndrome méningé le plus souvent absent, un début aigu ou subaigu associant une amnésie antérograde, des troubles psychiatriques et du comportement avec hallucinations, des crises épileptiques temporales, des mouvements anormaux (dystonie), un syndrome cérébelleux ;
- On distingue deux situations :
  - encéphalites auto-immunes dans le cadre d'un syndrome paranéoplasique : cancer pulmonaire à petites cellules, cancer testiculaire, cancer de l'ovaire, lymphome, thymome ;
  - encéphalites auto-immunes non paranéoplasiques.
- IRM cérébrale : hypersignal bilatéral des hippocampes et des régions temporales internes.
- Importance de rechercher d'auto-anticorps dans le sang et le LCS : anticorps dirigés contre les protéines intracellulaires : anti-neurones (anti-amphiphysine, CV2, GAD65, HuD, Ma1, Ma2, Ri, Sox1, Yo) ; anticorps dirigés contre les protéines membranaires (anti-LGI1, anti-CASPR2, anti-NMDA, anti-AMPA pour les plus fréquents).

V. Prise en charge thérapeutique

A. Mesures générales

- Ⓐ En urgence en milieu hospitalier dans une unité ayant l'expérience de la prise en charge, et si possible avec une unité de surveillance continue.
- Mesures d'isolement infectieux en attente du diagnostic bactériologique.
- Le traitement symptomatique comporte :
  - antipyrétiques ;
  - antalgiques ;
  - correction des troubles hydroélectrolytiques ;
  - traitement antiépileptique si crise épileptique.

Critères d'hospitalisation en réanimation ou soins intensifs

- Score de Glasgow (GCS) ≤ 13.
- *Ou* : signes neurologiques focaux ou de souffrance du tronc cérébral.
- *Ou* : plus d'une crise convulsive ou état de mal.
- *Ou* : détresse respiratoire ou une autre défaillance d'organe ou instabilité hémodynamique.
- *Ou* : purpura extensif.
- *Ou* : troubles du comportement incompatibles avec le secteur conventionnel.

B. Traitement et évolution des méningites et méningo-encéphalites bactériennes

1. Antibiothérapie

- L'antibiothérapie est guidée par les résultats initiaux de l'analyse du LCS (tableau 23.3). Outre les situations imposant de débuter le traitement avant la réalisation de la ponction lombaire (cf. *supra*), l'antibiothérapie doit être administrée avant d'obtenir les premiers résultats du LCS en cas d'aspect trouble de ce dernier.
- En cas d'examen direct négatif et méningite purulente :
  - en l'absence d'argument clinique pour une listériose, le traitement antibiotique doit comporter céfotaxime ou ceftriaxone par voie IV, en association avec gentamicine chez les nourrissons de moins de 3 mois ;
  - en présence d'arguments cliniques pour une listériose, le traitement antibiotique doit comporter céfotaxime ou ceftriaxone par voie IV, en association avec amoxicilline et gentamicine.
- L'adaptation et la durée totale du traitement sont définies après documentation microbiologique (tableau 23.3). Lorsque aucune documentation microbiologique n'a pu être obtenue et que le diagnostic de méningite bactérienne reste envisagé, l'antibiothérapie initiale est maintenue à l'identique pour une durée de 14 jours.
- B Les autres causes bactériennes nécessitent un traitement spécifique :
  - méningite tuberculeuse : quadrithérapie rifampicine, isoniazide, pyrazinamide et éthambutol pendant 2 mois, puis bithérapie rifampicine et isoniazide pendant 7 à 10 mois ;
  - maladie de Lyme : ceftriaxone par voie IV pendant 3 à 4 semaines ;
  - syphilis : pénicilline G par voie IV pendant 2 à 3 semaines.

Tableau 23.3. Ⓐ **Choix de l'antibiothérapie de première intention en cas d'examen direct positif et après documentation microbiologique des méningites bactériennes aiguës en fonction des données du LCS.**

Traitement de première intention en fonction des résultats de l'examen direct		Antibiothérapie après confirmation microbiologique		
Examen direct	**Antibiotique**	**Documentation microbiologique**	**Antibiotique**	**Durée totale**
Suspicion de pneumocoque (cocci à Gram positif)	Céfotaxime[1] ou Ceftriaxone[2]	*Streptococcus pneumoniae*		10 à 14 jours
		CMI céphalosporine ≤ 0.5 mg/L		
		CMI amoxicilline ≤ 0,5 mg/L	De préférence amoxicilline[7] ou Maintien C3G[8]	
		CMI amoxicilline ≥ 0,5 mg/L	Céfotaxime[9] ou Ceftriaxone[10]	
		CMI céphalosporine > 0.5 mg/L		
			Céfotaxime[11] ou Ceftriaxone[12]	
Suspicion de méningocoque (cocci à Gram négatif)	Céfotaxime[3] ou Ceftriaxone[4]	*Neisseria meningitidis*		5 à 7 jours
		CMI amoxicilline ≤ 0,125 mg/L	Amoxicilline ou maintien C3G	
		CMI amoxicilline > 0,125 mg/L	Céfotaxime[13] ou ceftriaxone[4]	
Suspicion de listériose (bacille à Gram positif)	Amoxicilline5 + gentamicine6	*Listeria monocytogenes*	Amoxicilline + gentamicine[6] pendant 5 jours puis amoxicilline seule	14 à 21 jours
Suspicion de H. influenzae (bacille à Gram négatif)	Céfotaxime3 ou Ceftriaxone4	*Haemophilus influenzae*	Céfotaxime ou ceftriaxone	7 jours
Suspicion d'E. Coli (bacille à Gram négatif)	Céfotaxime3 ou Ceftriaxone4 + gentamicine6 si âge < 3 mois	*Escherichia coli*	Céfotaxime ou Ceftriaxone + gentamicine [2] jours si âge < 3 mois	21 jours

CMI : concentration minimal inhibitrice.

1. 300 mg/kg par jour en IV, soit en 4 perfusions, soit en administration continue avec dose de charge de 50 mg/kg sur 1 heure. 2. 100 mg/kg par jour en IV, en 1 ou 2 perfusions. 3. 200 mg/kg par jour en IV, soit en 4 perfusions, soit en administration continue avec dose de charge de 50 mg/kg sur 1 heure. 4. 75 mg/kg par jour en IV, en 1 ou 2 perfusions. 5. 200 mg/kg par jour en IV, soit en 4 perfusions, soit en administration continue. 6. 5 mg/kg en IV, en 1 perfusion unique journalière. 7. 200 mg/kg par jour soit en 4 à 6 perfusions, soit en administration continue. 8. Diminuer la dose de céfotaxime à 200 mg/kg par jour en IV et de ceftriaxone à 75 mg/kg par jour en IV 9. 200 mg/kg par jour en IV. 10. 75 mg/kg par jour en IV. 11. 300 mg/kg par jour en IV. 12. 100 mg/kg par jour en IV. 13. 200 mg/kg par jour en IV, soit en 4 à 6 perfusions, soit en administration continue.

(Source : CEN, 2021.)

2. Corticothérapie

- Ⓐ La dexaméthasone a une action anti-inflammatoire et son bénéfice est d'autant plus marqué si elle est administrée avant l'antibiothérapie.
- Les indications sont :
  - diagnostic microbiologique chez l'adulte de méningite à pneumocoque ou à méningocoque ;

- diagnostic microbiologique chez l'enfant ou le nourrisson de méningite à pneumocoque ou à *H. influenzae;*
- diagnostic présumé de méningite bactérienne sans certitude microbiologique mais décision de traitement probabiliste par antibiotique chez l'adulte et chez le nourrisson de 3 à 12 mois. Il s'agit des cas suivants :
  - indication d'une imagerie cérébrale, qui retarde *de facto* la réalisation de la ponction lombaire,
  - LCS trouble,
  - examen direct du LCS négatif, mais les données fournies par les autres examens biologiques du LCS et du sang permettent de retenir le diagnostic de méningite bactérienne.
- Concernant ces dernières situations, il faut noter que si le diagnostic finalement retenu ne correspond pas aux indications de la corticothérapie, celle-ci doit être arrêtée. Elle est contre-indiquée en cas d'immunodépression. Elle ne doit pas être utilisée en cas de forte suspicion de listériose neuroméningée.
- Modalités d'administration : dose unitaire de 10 mg chez l'adulte et 0,15 mg/kg chez l'enfant, injection intraveineuse toutes les 6 heures pendant 4 jours, première injection immédiatement avant ou de façon concomitante à la première injection d'antibiotique.

L'antibiothérapie est une urgence absolue dans la prise en charge des méningites et méningo-encéphalites bactériennes (tableau 23.3). Elle doit être initiée le plus rapidement possible. Si une imagerie doit être réalisée avant la PL et qu'elle risque de retarder l'antibiothérapie, l'antibiothérapie doit être commencée avant.

3. Mesures associées

- Méningite à pneumocoque ou *Haemophilus influenzae* : recherche et prise en charge spécifique d'un foyer infectieux pulmonaire ou ORL.
- Méningite à pneumocoque : scanner à la recherche d'une brèche ostéoméningée, en particulier en cas d'antécédent de traumatisme crânien, d'intervention neurochirurgicale ou ORL, d'otorrhée ou de rhinorrhée de LCS, ou de méningites bactériennes récidivantes.
- Méningite à méningocoque : déclaration obligatoire au médecin inspecteur de santé publique de l'agence régionale de santé (ARS) afin d'organiser l'antibioprophylaxie et la vaccination éventuelle des contacts du patient.
- Méningite tuberculeuse : déclaration obligatoire.
- Méningite à pneumocoque chez l'enfant : suivi audiométrique.

Indications de PL de contrôle à 48–72 heures dans les méningites bactériennes

- Méningite à pneumocoque avec CMI pour céphalosporine > 0,5 mg/L.
- Évolution clinique défavorable (fièvre, troubles neurologiques) : nécessite aussi la réalisation d'une imagerie cérébrale.
- À discuter en cas de méningite à bactéries inhabituelles (autres que pneumocoque, méningocoque, *Haemophilus* et *Listeria*).

Pour en savoir plus

Évolution et complications des méningites et méningo-encéphalites bactériennes

C Surveillance clinique : céphalées, fièvre, constantes hémodynamiques, examen neurologique.
Contrôle de la PL non systématique.
Principales **complications précoces** des méningites bactériennes :

- complications générales :
  - choc septique,
  - *purpura fulminans*,
  - complications de décubitus,
  - iatrogénie induite par l'antibiothérapie;
- complications neurologiques :
  - hydrocéphalie aiguë par cloisonnement méningé,
  - thrombose veineuse cérébrale,
  - œdème cérébral avec possible effet de masse et engagement,
  - encéphalite pré-suppurative,
  - abcès cérébral,
  - empyème sous-dural,
  - angéite cérébrale avec infarctus.

Séquelles possibles :

- troubles cognitifs et épilepsie en cas d'encéphalite;
- surdité;
- séquelles motrices;
- hydrocéphalie à pression normale retardée.

4. Mesures préventives

- A Prévention autour d'un cas dans les méningites à méningocoque (instruction n° DGS/RI1/DUS/2014/301 du 24 octobre 2014 relative à la prophylaxie des infections invasives à méningocoque) (cf « Sites internet ») :
  - antibioprophylaxie en urgence chez les sujets en contact proche ou répété (sécrétions rhinopharyngées) dans les 10 jours précédant l'hospitalisation (doses ci-dessous données pour adulte) :
    - 1. rifampicine (600 mg, 2 fois par jour, pendant 2 jours, voie orale),
    - 2. ou si allergie, ciprofloxacine (500 mg en dose unique, voie orale),
    - 3. ou ceftriaxone (250 mg en dose unique, voie injectable);
  - vaccination en complément de l'antibioprophylaxie aux contacts qui se retrouvent de manière régulière et répétée dans l'entourage proche du cas-index, c'est-à-dire sa communauté de vie (sujets vivant sous le même toit, amis, voisins de classe).
- Prévention des méningites à pneumocoque des sujets à risque : elle repose sur la vaccination des sujets à haut risque : asplénie fonctionnelle ou splénectomie, drépanocytose homozygote, infection à VIH, syndrome néphrotique, insuffisance respiratoire, insuffisance cardiaque, alcoolisme ou hépatopathie chronique, antécédents d'infection pulmonaire ou invasive à pneumocoque, immunosuppression.

C. Traitement et évolution des méningites et méningo-encéphalites virales

- B **Le traitement de la méningo-encéphalite herpétique est une urgence.** Il doit être commencé avant d'obtenir les résultats de la recherche PCR. Il repose sur l'aciclovir IV (10 mg/kg toutes les 8 heures) pendant 21 jours. L'aciclovir doit être administré en perfusion lente et associé à une bonne hydratation, afin de limiter le risque d'insuffisance rénale aiguë par tubulopathie obstructive (cristaux d'aciclovir intra-tubulaires).

- Le traitement de l'encéphalite zostérienne (VZV) est identique à celui de l'encéphalite herpétique mais avec une dose d'aciclovir plus élevée (15 mg/kg en IV toutes les 8 heures).
- Les autres méningites virales requièrent un simple traitement symptomatique.

Pour en savoir plus

Séquelles de la méningo-encéphalite herpétique

- C Troubles mnésiques allant de troubles épisodiques simples au syndrome de Korsakoff.
- Épilepsie.
- Troubles du langage.
- Troubles anxio-dépressifs.
- Modifications du caractère : irritabilité, hyperémotivité, apathie.
- Syndrome de Kluver et Bucy : hyperoralité, hyperphagie, hypersexualité.

Pour en savoir plus

Traitement des abcès cérébraux

C Le traitement médico-chirurgical doit être instauré en urgence et repose sur :

- aspiration du pus au cours de la ponction-biopsie neurochirurgicale lorsqu'elle est réalisable ;
- antibiothérapie probabiliste selon la porte d'entrée suspectée puis adaptée aux résultats microbiologiques (forte posologie et bonne diffusion cérébrale) ;
- recherche et traitement de la porte d'entrée ;
- traitement symptomatique : antipyrétiques, anti-épileptique en cas de crise, anti-oedémateux.

Points clés

- A Tout syndrome méningé fébrile doit faire évoquer une méningite.
- La présence de signes encéphalitiques oriente vers une méningo-encéphalite.
- La majorité des méningites et méningo-encéphalites aiguës sont infectieuses, le plus souvent virales ou bactériennes, plus rarement fongiques ou parasitaires.
- Le diagnostic repose sur l'analyse du LCS obtenu par ponction lombaire, précédée d'une imagerie cérébrale dans certaines situations. L'imagerie cérébrale n'est pas systématique et ne doit pas retarder la prise en charge thérapeutique.
- L'antibiothérapie doit être instaurée en urgence en cas de méningite bactérienne, guidée par les premiers résultats de l'analyse du LCS.
- Un purpura extensif oriente vers méningococcémie et nécessite une antibiothérapie en urgence avant réalisation de la ponction lombaire.
- Devant une suspicion de méningo-encéphalite herpétique, un traitement par aciclovir doit être instauré en urgence.
- Une chimioprophylaxie et le plus souvent une vaccination des sujets contacts doivent être effectuées en cas de méningite à méningocoque.
- En cas d'abcès cérébral, la recherche d'une porte d'entrée doit être systématique.

Sites internet

Instruction N° DGS/RI1/DUS/2014/301 du 24 octobre 2014 relative à la prophylaxie des infections invasives à méningocoque.

Mise à jour 2018 de la 17e Conférence de consensus en thérapeutique anti-infectieuse du 19 novembre 2008 : « Prise en charge des méningites bactériennes aiguës communautaires (à l'exclusion du nouveau-né) ». https://www.em-consulte.com/showarticlefile/1312343/main.pdf.

SPILF 2017 : « Recommandations de prise en charge des encéphalites infectieuses de l'adulte ». https://www.em-consulte.com/showarticlefile/1121241/main.pdf.

Item 168 – Infections à herpès virus du sujet immunocompétent

I. Pour comprendre

Définition d'une encéphalite

A Une encéphalite est définie :
- comme une inflammation du parenchyme cérébral associée à une dysfonction neurologique qui inclut la présence :
  – d'une altération de la conscience (hypovigilance ou coma),
  – et/ou d'une confusion, avec désorientation dans le temps ou l'espace,
  – et/ou de troubles mnésiques,
  – et/ou d'une léthargie,
  – et/ou d'une modification de la personnalité et du comportement, et/ou d'une irritabilité;
- accompagnée d'au moins deux des signes suivants :
  – fièvre (≥ 38 °C),
  – crise d'épilepsie,
  – déficit neurologique focal,
  – pléiocytose dans le liquide cérébrospinal (LCS) (≥ 5 éléments),
  – anomalies à l'EEG évocatrice d'une encéphalite,
  – anomalies à l'imagerie (TDM ou IRM) suggérant une encéphalite.

(International Encephalitis Consortium, 2013.)

On distingue trois types d'encéphalites :
- les encéphalites par mécanisme invasif direct résultant d'une infection du parenchyme cérébral par le pathogène;
- les encéphalites post-infectieuses ou post-vaccinales en rapport avec un processus immunologique à distance de l'infection ou du vaccin;
- les encéphalites auto-immunes non infectieuses.

B Les agents infectieux responsables d'encéphalites chez les patients immunocompétents sont le plus souvent des virus. Il est habituel d'exclure les agents pyogènes des causes d'encéphalites car ils sont responsables de méningites purulentes dont le mécanisme physiopathologique est différent de celui des encéphalites. Les virus du groupe Herpès sont la première cause d'encéphalite infectieuse. Ce groupe compte l'*herpes simplex virus* (HSV), dont les sous-types les plus fréquents sont les HSV-1 et HSV-2, le virus de la varicelle et du zona (VZV) et le virus Epstein-Barr (EBV).

Le HSV est la cause la plus fréquente d'encéphalite virale. Il est responsable d'un tiers des cas environ. L'encéphalite à HSV est liée à la réplication du virus quiescent dans les ganglions nerveux céphaliques après une primo-infection oropharyngée (HSV-1) ou sexuelle (HSV-2). Elle relève d'un mécanisme invasif direct. Les lésions nécrosantes et parfois hémorragiques, le plus souvent bilatérales et asymétriques, affectent de manière préférentielle les lobes temporaux, plus rarement l'insula et les régions fronto-basales.

L'encéphalite à HSV-1 est la plus fréquente (95 % des cas). Son âge moyen de survenue est 40 ans.

La méningo-encéphalite à HSV-2 (secondaire à une infection locale sexuelle le plus souvent) survient en général chez le nouveau-né ou le nourrisson avec deux pics de fréquence, dans la période néonatale puis entre 6 mois et 2 ans. La contamination du nouveau-né se fait au moment de l'accouchement au passage de la filière génitale.

II. Manifestations cliniques

(A) La méningo-encéphalite herpétique est une **urgence thérapeutique.**

La méningo-encéphalite herpétique doit être évoquée de façon systématique devant des tableaux neurologiques aigus ou subaigus fébriles polymorphes (méningés, déficitaires, confusionnels, crise d'épilepsie), car les thérapeutiques antivirales doivent être prescrites sans retard en attendant la confirmation biologique.

Après un début rapide associant un syndrome grippal, une asthénie, parfois une altération de l'état général, des troubles du comportement et de la personnalité, la symptomatologie est caractérisée par les éléments suivants.

A. Syndrome infectieux

La fièvre est presque constante (93 %), parfois chiffrée à 40 °C (> 40 °C dans 15 % des cas); elle est variable d'un patient à l'autre.

B. Syndrome méningé, inconstant

Présent dans moins de 50 % des cas, il est rarement franc, se limitant à des céphalées fébriles. La méningite constitue rarement la manifestation clinique initiale.

C. Syndrome encéphalitique

1. Troubles de la vigilance ou de la conscience

- Quasi constants, ils sont fluctuants chez un même patient. Ils sont en rapport avec une souffrance cérébrale diffuse ou en lien avec des manifestations épileptiques. Ils sont souvent associés à des troubles neurovégétatifs.
- Un coma est possible dans les formes graves.

2. Manifestations épileptiques (92 % des cas)

- Les crises d'épilepsie sont plus souvent partielles que généralisées.
- Les crises partielles sont le plus souvent temporales : manifestations à type d'illusions, d'hallucinations, notamment olfactives, gustatives ou auditives.
- Parfois, un état de mal partiel ou généralisé inaugure le tableau.

D. Syndrome confusionnel, troubles du comportement

1. Troubles mnésiques

- Ils touchent les mécanismes de fixation, avec oubli à mesure.

2. Autres symptômes

- Les troubles du langage (manque du mot ou aphasie amnésique), présents à la phase aiguë, régressent en général totalement si le traitement est instauré précocement.
- Les formes très évolutives avec lésions nécrotiques œdémateuses de la substance blanche peuvent donner une hémiparésie.

III. Formes cliniques

- Différentes modalités évolutives sont décrites : formes méningées pures bénignes; formes graves conduisant au décès; formes récurrentes dans 5 % des cas.
- Chez le nouveau-né, il s'agit de tableaux de sepsis néonatal grave avec atteinte multiviscérale. Les manifestations encéphalitiques peuvent ne pas être au premier plan d'où l'intérêt de la PCR herpès dans tous les cas de crises convulsives fébriles inexpliquées. Les séquelles neurologiques sont en général sévères.

IV. Diagnostic différentiel

- L'HSV est le premier agent infectieux responsable d'encéphalite.
- D'autres virus ou bactéries : varicelle (VZV), mononucléose (EBV), dengue (DENV), zika (ZIKV), fièvre Q, légionellose, peuvent donner une encéphalite avec atteinte temporale non nécrosante.

V. Examens complémentaires

(cf. encadré 24.1.)

Encadré 24.1.

Prise en charge diagnostique d'une encéphalite d'allure virale

LCS

- B Recueillir au moins 20 cm^3 de liquide et en congeler 5 à 10 cm^3.
- Pression d'ouverture.
- Comptage des globules blancs avec formule leucocytaire, comptage des globules rouges, protéine, glucose.
- Coloration de Gram et culture bactérienne.
- RT-PCR HSV-1/2 (si disponible, faire également IgG et IgM HSV dans le LCS).
- RT-PCR VZV (la sensibilité peut être faible; si disponible, envisager en plus IgG et IgM VZV dans le LCS).
- RT-PCR entérovirus.
- Antigène cryptococcique et/ou coloration à l'encre de Chine.
- Bandes oligoclonales et index IgG.
- VDRL.

Sérum

- Hémocultures de principe
- Sérologie VIH (+/– charge virale VIH plasmatique).
- TPHA-VDRL.
- Conserver le sérum aigu et recueillir le sérum convalescent 10–14 jours plus tard pour les tests d'anticorps appariés.

Imagerie

- Neuro-imagerie (préférer l'IRM à la TDM).
- Imagerie thoracique (radiographie thoracique et/ou TDM).

Neurophysiologie

- EEG.

Autres tissus ou liquides

- Lorsque des caractéristiques cliniques de l'implication extra-SNC sont présentes, des tests supplémentaires sont recommandés :
  - lavage bronchoalvéolaire et/ou biopsie endobronchique chez les patients atteints de pneumonie ou de lésion pulmonaire;
  - RT-PCR/culture sur écouvillon de gorge chez les personnes souffrant de maladies respiratoires supérieures;
  - culture dans les selles chez les personnes souffrant de diarrhée.
- Chez l'enfant : RT-PCR *Mycoplasma* sur prélèvements de gorge; RT-PCR et/ou cultures entérovirus sur les prélèvements de gorge et selles.
- Selon le contexte géographique et épidémique : sérologies et RT-PCR arboviroses (dengue DENV, chikungunya CHIKV, zika ZIKV, West Nile WNV); pour le zika : RT-PCR sang total, urines et LCS. Pour les autres arbovirus : RT-PCR dans le sérum et LCS.

(International Encephalitis Consortium, 2013.)

A. Examen du liquide cérébrospinal

- A La ponction lombaire doit être réalisée en urgence devant tout tableau évocateur de méningo-encéphalite.
- Elle sera **précédée** d'un scanner ou d'une IRM uniquement en cas de signes de focalisation.
- Sa composition cytochimique est presque constamment anormale : hyperprotéinorachie modérée (< 1 g/l), hypercytose à prédominance lymphocytaire (< 500 éléments/mm^3), souvent faiblement hémorragique (10 à 1 000 hématies) du fait de la nécrose, glycorachie normale en cas d'étiologie virale.

B. Techniques virologiques

- **La mise en évidence dans le LCS d'une réplication virale par amplification génique ou PCR peut être obtenue dans les 24–72 premières heures** (examen de première intention).
- Si cette PCR est négative, pour infirmer la suspicion de méningo-encéphalite herpétique, il faudra réaliser une deuxième PCR car la positivité dans le LCS est parfois retardée jusqu'à 4 jours après le début des signes.
- B La recherche d'antigènes herpétiques dans le sang peut être positive précocement, mais la technique est peu sensible.
- La recherche d'anticorps dans le sang et le LCS (IgM) est très spécifique, mais la positivité est tardive. La séroconversion survient environ 8 jours après l'apparition des signes cliniques.

C. Diagnostic radiologique

1. Scanner cérébral

- Le scanner est peu sensible du fait de sa faible résolution dans les régions temporales, (fréquents artefacts occasionnés par les structures osseuses ou dentaires). Il reste cependant un examen d'orientation qui permet dans l'urgence d'éliminer certains diagnostic différentiels.
- À un stade avancé de la maladie, il peut révéler une *hypodensité des lobes temporaux*, un œdème et, parfois, une prise de contraste.

B La normalité du scanner n'élimine pas le diagnostic et ne doit surtout pas faire différer le traitement.

2. IRM cérébrale

- A L'IRM a une bonne sensibilité (90–100 % d'IRM pathologiques dans les 7 premiers jours), même dans les premières 24–48 heures B (surtout en coupes coronales T1 avec injection de gadolinium et T2) (figure 24.1). La limite vient de la faisabilité de l'examen en cas d'agitation d'un patient, qu'il faudra parfois sédater. Dans les formes méningées pures, l'IRM peut être normale. Des hypersignaux T2 apparaissent d'abord dans le pôle temporal antérieur et progressent vers le lobe temporal moyen et interne ; ils sont typiquement de topographie bilatérale et asymétrique. La prise de contraste après injection de gadolinium (T1) témoigne de l'affinité de l'HSV pour le cortex hippocampique, parahippocampique et insulaire.
- Trois mois à un an après l'épisode initial, l'IRM montre souvent une atrophie d'un ou des deux noyaux amygdaliens, isolée ou associée à une atrophie hippocampique.
- La présence d'hypersignaux T2 étendus dans les lobes temporaux en IRM persistant 1 à 2 mois après la phase aiguë est de mauvais pronostic.

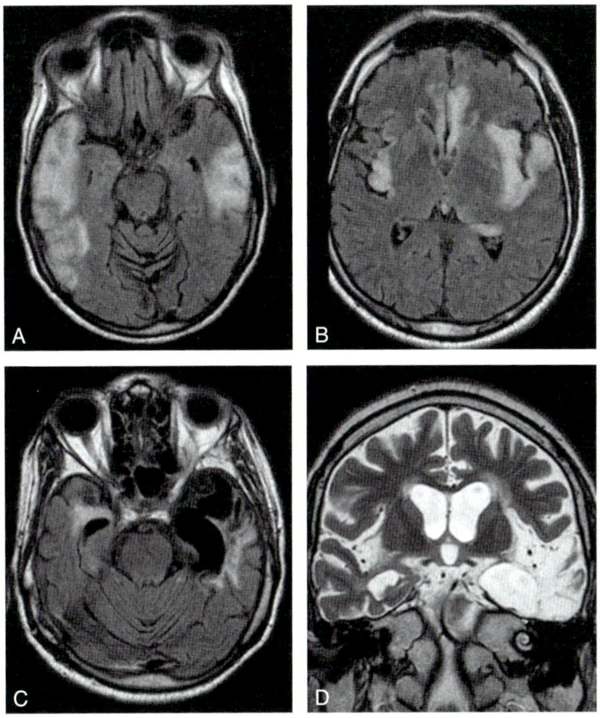

Fig. 24.1. B **Encéphalite herpétique (IRM).**
En phase aiguë, hypersignal temporal bilatéral (A), temporal gauche, insulaire bilatéral et du gyrus cingulaire (B) sur les séquences T2/FLAIR. Aspect séquellaire de cavité porencéphalique temporale gauche en hyposignal sur les séquences axiales T2/FLAIR (C) et hypersignal sur les séquences coronales T2 (D). (Source : CEN, 2019.)

D. Autres examens complémentaires

- L'**EEG** est tout à fait justifié en cas de doute diagnostique ou en cas de contre-indication de l'IRM. Il montre des activités périodiques faites d'ondes lentes stéréotypées séparées d'intervalles réguliers.
- Ces éléments sont très évocateurs, mais sont inconstants et non spécifiques.
- Il faut souligner cependant leur précocité qui apporte un atout diagnostique supplémentaire.

VI. Traitement

A Le traitement repose sur la prescription systématique de l'aciclovir devant toute suspicion de méningo-encéphalite herpétique. Il doit être instauré le plus rapidement possible, sans attendre les résultats de la PCR dans le LCS.

- **Aciclovir** (Zovirax®) **par voie IV** : 10 à 15 mg/kg toutes les 8 heures (250 mg/m^2, soit environ 20 mg/kg chez l'enfant).
- Dilué dans une perfusette de 250 ml administrée sur 90 minutes.
- Durée : 21 jours.
- Risque d'insuffisance rénale dose-dépendante, le plus souvent régressive. On peut souvent poursuivre le traitement en réduisant les doses de moitié et en hydratant davantage (dilution dans 500 ml).
- En cas de résistance, rare : relais par ganciclovir (Cymévan®).

VII. Séquelles

B Le taux de mortalité en cas d'encéphalite herpétique est de 6 %. Selon une étude française en 2007, 7 % des patients garderont des séquelles neurologiques.

Il s'agit :

- principalement de séquelles mnésiques souvent isolées chez l'adulte, et en général fixées : syndrome amnésique pur de type Korsakoff, trouble de l'apprentissage épisodique ;
- épilepsie séquellaire ;
- séquelles comportementales : syndrome de Kluver et Bucy caractérisé par des troubles du comportement alimentaire (boulimie, parfois anorexie), une hyperoralité, une hyperactivité motrice, une apathie avec diminution des réactions émotionnelles, une désinhibition sexuelle et des troubles attentionnels ; des troubles anxiodépressifs, une hyperémotivité et une irritabilité sont aussi rapportés.

Points clés

- La méningo-encéphalite herpétique est une urgence thérapeutique affectant les lobes temporaux.
- Elle associe un syndrome infectieux, un syndrome méningé inconstant, un syndrome encéphalitique : troubles de vigilance, crises convulsives, hallucinations, troubles mnésiques.
- La recherche dans le LCS d'une réplication virale par PCR peut être obtenue dans les premières 24–72 heures.
- L'IRM met en évidence des hypersignaux des pôles temporaux.
- Le traitement repose sur la prescription systématique en urgence de l'aciclovir (Zovirax®) devant toute suspicion de méningo-encéphalite herpétique sans attendre les résultats de la PCR ou de l'IRM.
- Lorsque le tableau clinique est évocateur, il faut deux PCR HSV négatives dans le LCS avant d'infirmer le diagnostic de méningo-encéphalite herpétique.

Item 169 – Infections à VIH

I. Pour comprendre

- B Les complications neurologiques liées à l'infection par le virus de l'immunodéficience humaine (VIH) sont fréquentes, touchant le système nerveux central, périphérique et le muscle.

- Ces complications peuvent se rencontrer à tous les stades de la maladie, de la séroconversion au stade du syndrome d'immunodéficience acquise (sida).
- Les troubles neurologiques peuvent être liés directement au VIH, à des infections opportunistes, à un lymphome ou être secondaires à une toxicité médicamenteuse. Les infections opportunistes, en particulier la toxoplasmose, la cryptococcose et la tuberculose, devront être systématiquement suspectées en cas d'atteinte du système nerveux central.
- Certains troubles neurologiques doivent faire pratiquer une sérologie VIH.

A. Primo-infection

- Les symptômes de la primo-infection (*syndrome rétroviral aigu*) surviennent dans un délai de 1 à 3 semaines après le contact contaminant.
- La séroconversion s'accompagne dans 50 % des cas d'un *syndrome infectieux non spécifique* assez proche de la mononucléose infectieuse : fièvre dans 90 % des cas, adénopathies, pharyngite (60 %), rash cutané maculopapuleux (50 %), arthralgies et diarrhée.
- Biologiquement, cette primo-infection s'accompagne de thrombocytopénie (75 %), voire de leucopénie (50 %) avec neutropénie. On observe habituellement une lymphopénie initiale suivie d'un syndrome mononucléosique (hyperlymphocytose avec grands lymphocytes hyperbasophiles et inversion de la formule leucocytaire). L'élévation des transaminases est présente dans la moitié des cas.
- Le diagnostic repose précocement sur la mise en évidence d'ARN VIH plasmatique (dès 10 jours après la contamination) ou d'antigène p24 (à partir de 15 jours après la contamination, persistant 1 à 2 semaines) puis sur l'apparition progressive d'anticorps spécifiques (20 jours après le contage).
- **Les manifestations neurologiques** qui peuvent s'observer à cette phase (10 %) sont variées : méningo-encéphalite, méningite lymphocytaire isolée, polyradiculonévrite de type Guillain-Barré ou mononévrite – la paralysie faciale périphérique étant la plus fréquente – neuropathie périphérique, myélopathie.
- Ces manifestations disparaissent spontanément en quelques semaines.
- La primo-infection symptomatique, notamment avec atteinte neurologique, est une indication à l'initiation d'un traitement antirétroviral.

B. Phase de sida

Il s'agit de la forme évoluée de l'infection au VIH définie par la survenue de manifestations infectieuses opportunistes ou tumorales liées à la dépression de l'immunité cellulaire.

L'ensemble du système nerveux peut être touché à tout moment de l'évolution, précocement ou tardivement, conséquence directe de l'infection ou le plus souvent conséquence du déficit immunitaire, de lésions dégénératives ou toxiques.

II. Tableaux neurologiques liés à l'infection par le VIH

A. Atteintes du système nerveux périphérique

Des anomalies histologiques d'atteinte du système nerveux périphérique sont presque constantes au stade de sida (95 % des cas). Ces anomalies entraînent des manifestations cliniques significatives dans 15 % des cas avec des signes cliniques variés.

1. Polyradiculonévrites aiguës

Les polyradiculonnévrites aiguës peuvent se voir à des stades très variables, mais surtout au stade précoce. L'atteinte motrice bilatérale et symétrique est au premier plan, accompagnée d'une aréflexie. Le tableau clinique est comparable à un syndrome de Guillain-Barré à forme motrice prédominante ; il existe cependant une réaction inflammatoire dans le LCS (hypercytose s'accompagnant d'une hyperprotéinorachie). La corticothérapie est le traitement de référence.

2. Polyneuropathies axonales distales

Les polyneuropathies axonales, distales le plus souvent, surtout sensitives, surviennent à un stade avancé du déficit immunitaire. Les antirétroviraux pourraient être une option thérapeutique. Néanmoins, une origine toxique médicamenteuse doit toujours être recherchée (antirétroviraux), surtout si le taux de $CD4^{+}$ est élevé.

3. Mononeuropathies

Les mononeuropathies et mononeuropathies multiples, qui s'observent plus souvent à un stade précoce avec une évolution favorable, touchent les nerfs périphériques (nerf ulnaire, nerf fibulaire commun, nerf tibial) et les nerfs crâniens (nerf facial) ; elles ont à un stade tardif une évolution souvent rapide et progressive.

4. Polyradiculoneuropathies et myéloradiculopathies

Les polyradiculoropathies (en particulier une atteinte de la queue de cheval) et les myéloradiculopathies, responsables d'une paraplégie hyporéflexique associée à des troubles sensitifs et sphinctériens, parfois liées au cytomégalovirus, justifient un **traitement en urgence**, en raison des risques de nécrose des racines et de la moelle spinale (on recherchera systématiquement une atteinte rétinienne associée).

B. Myopathies

- Une atteinte musculaire peut être observée à n'importe quel stade de l'infection par le VIH.
- Elle se traduit dans un contexte d'amaigrissement par une *polymyosite proximale* associant faiblesse musculaire et douleurs, plus rarement par d'importantes difficultés à la marche occasionnant des chutes.
- Le diagnostic est affirmé devant une augmentation des enzymes musculaires et par l'électromyogramme (syndrome myogène) et la biopsie musculaire.
- Ces tableaux de myopathie peuvent être en rapport avec le VIH, à des infections opportunistes, à des infiltrations tumorales des muscles squelettiques, à un phénomène de vascularite ou s'intégrer dans le cadre d'une cachexie du sida.
- Des syndromes myasthéniques et des tableaux de rhabdomyolyse sont parfois décrits.

C. Atteintes du système nerveux central

- Elles surviennent le plus souvent dans un contexte de déficit immunitaire sévère (nombre de CD4 < 200/mm³).
- Six circonstances diagnostiques feront suspecter ces complications du système nerveux central :
  - un tableau de céphalée (isolée ou intégrée à un des trois tableaux ci-après) ;
  - un syndrome méningé ;
  - un syndrome neurologique focal ;
  - un tableau d'encéphalite ;
  - des troubles de la marche ;
  - des troubles cognitifs.
- Une céphalée inhabituelle chez un patient VIH doit faire suspecter une complication neurologique centrale et faire pratiquer une imagerie cérébrale et une analyse du LCS.

1. Complications liées au VIH lui-même

a. Méningite aseptique

Elle se révèle par des céphalées, une fièvre et un syndrome méningé habituellement modéré ; parfois une atteinte des nerfs crâniens principalement le V, le VI et le VII, peut y être associée. L'analyse du LCS met en évidence une réaction lymphocytaire (20 à 800 éléments) et une discrète hyperalbuminorrachie (0,5 à 1 g/l). L'évolution est spontanée en quelques jours mais la récidive est possible. Sa survenue témoigne d'un déclin des lymphocytes $CD4^+$. Elle doit être distinguée de la méningite à cryptocoque et de la méningite tuberculeuse qui relèvent d'un traitement spécifique.

b. Encéphalite

Elle peut survenir lors de la primo-infection (encéphalite aiguë) mais plus souvent, **en l'absence de traitement antirétroviral, chez des patients immunodéprimés (CD4 <200/mm3)**. Environ 7 à 9 % des patients atteints du sida développent une démence. La fréquence de cette complication a diminué depuis l'introduction des trithérapies antirétrovirales. Les mécanismes physiopathologiques de cette atteinte cognitive reposent essentiellement sur l'invasion du parenchyme cérébral par des cellules mononucléées infectées en provenance du sang périphérique. Le VIH relâché va infecter les cellules microgliales (macrophages du cerveau) ainsi que les astrocytes. Une réaction inflammatoire et des mécanismes excito-toxiques (toxicité de certaines protéines d'enveloppe du VIH) sont à l'origine de la perte neuronale. Ni les neurones ni les oligodendrocytes ne sont directement infectés par le VIH.

L'encéphalopathie due au VIH débute de manière insidieuse par un syndrome dépressif, des troubles de mémoire, un ralentissement idéomoteur, des troubles de la concentration et de l'attention. À un stade plus avancé, elle évolue vers un syndrome démentiel de type sous-cortical, les troubles cognitifs s'associant à des troubles du comportement (apathie, indifférence, isolement). L'IRM révèle une atrophie cérébrale et des signes de démyélinisation avec atteinte sous-corticale de la substance blanche (hypersignaux en T2 bilatéraux et symétriques, périventriculaires, prédominant dans les lobes frontaux et pariétaux). Le LCS est habituellement normal bien que, dans 20 % des cas, on y note une légère pléiocytose mononucléaire (<50 globules blancs/mm³) avec une augmentation des protéines (<2 g/l). Le traitement repose sur des antirétroviraux qui diffusent au travers de la barrière hématoencéphalique.

c. Myélopathie

La myélite aiguë est rare. La forme chronique est beaucoup plus fréquente : c'est une myélopathie vacuolaire qui survient à un stade tardif de la maladie. Il s'agit d'une dégénérescence vacuolaire de la substance blanche des cordons médullaires postérieurs et latéraux prédominant au niveau de la moelle spinale thoracique. Elle peut être isolée ou associée à une encéphalopathie à VIH. Elle se manifeste par un déficit moteur des membres inférieurs évoluant vers un tableau de paraparésie spastique avec des troubles sensitifs modérés et des troubles sphinctériens. Le diagnostic différentiel doit être établi avec des atteintes médullaires zostériennes, herpétiques et à CMV ; la toxoplasmose ou un lymphome sont parfois incriminés.

2. Infections opportunistes

a. Toxoplasmose cérébrale

Ⓐ Parasitose due à *Toxoplasma gondii*, elle constitue une infection ubiquitaire extrêmement répandue dans le monde. Elle est inapparente dans la plupart des cas, habituellement bénigne sauf dans deux circonstances : la grossesse et l'immunodépression. Au début de l'épidémie de sida, la toxoplasmose était une infection du SNC courante chez les patients en stade avancé d'une infection par le VIH en Europe et aux États-Unis. Malgré l'accès aux traitements antirétroviraux, la toxoplamose cérébrale reste, avec la pneumocystose, la manifestation clinique inaugurale la plus fréquente de l'infection par le VIH méconnue (diagnostiquée à un stade avancé d'immunodépression). La toxoplasmose cérébrale survient en règle avec un taux de $CD4^+ < 200/mm^3$ (rare quand $CD4^+ > 200/mm^3$) et en l'absence de prophylaxie spécifique.

Les symptômes aigus ou subaigus associent : céphalées (chez 50 à 70 % des patients), signes de focalisation en fonction de la localisation des abcès, crises convulsives (30 % des patients). La fièvre est présente chez environ 50 % des patients.

Le diagnostic repose sur l'imagerie cérébrale sans puis avec injection de produit de contraste. Ⓑ L'IRM ou le scanner cérébral révèlent des images multiples prenant le contraste de manière nodulaire ou en cocarde, correspondant à des abcès. Les localisations les plus fréquentes sont les lobes frontaux et les noyaux gris centraux (figure 24.2).

Ⓐ La sérologie n'a d'intérêt que si elle est négative. Sa valeur prédictive négative est élevée (94-97 %). En d'autres termes, l'abcès cérébral à *Toxoplasma* est moins probable si la sérologie de toxoplasmose est négative.
Un traitement spécifique doit être introduit en **urgence** : pyriméthamine (Malocide®, 50 à 75 mg par jour, après une dose de charge de 100 mg le premier jour) en association avec sulfadiazine (Adiazine®, 4 à 6 g par jour) ou clindamycine (Dalacine®, 2,4 g par jour) associé à de l'acide folinique (25 mg par jour) durant 3 à 6 semaines. Son effet sera évalué sur les données cliniques et radiologiques. L'absence d'amélioration clinique et/ou radiologique après 2 semaines de traitement bien conduit doit faire envisager un autre diagnostic (lymphome cérébral essentiellement). Les prophylaxies primaire et secondaire sont réalisées par l'association triméthoprime-sulfaméthoxazole (Bactrim®), 1 cp. à 160 mg/800 mg par jour, jusqu'à ce que le taux de CD4 soit $> 200/mm^3$ pendant plus de 6 mois.

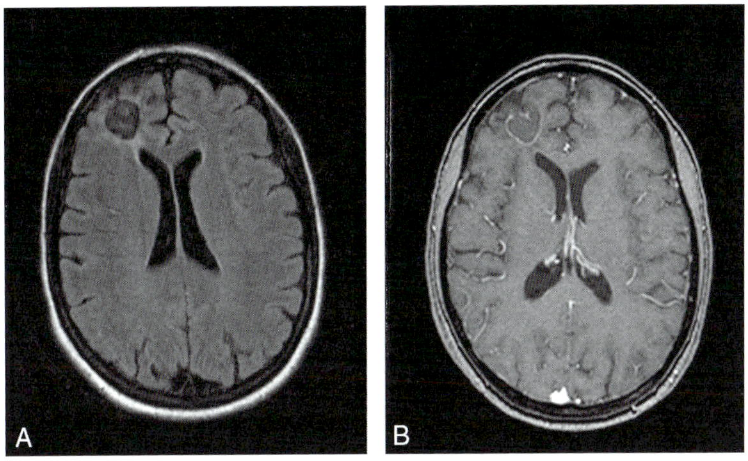

Fig. 24.2. B **Toxoplasmose cérébrale (IRM).**
Hyposignal T1 nodulaire sous-cortical frontal antérieur droit (A) avec rehaussement en cocarde après injection de gadolinium (B). (Source : CEN, 2019.)

b. Cryptococcose

C'est une méningite chronique de la base du crâne, avec parfois des signes de méningoencéphalite.

Cryptococcus neoformans est le pathogène de cette mycose qui est le plus souvent observée chez les patients VIH-positifs ayant des CD4 <50/mm^3. L'apparition de cette maladie est insidieuse, la fièvre et les céphalées étant souvent les seuls symptômes (dans 70 % de cas). Le syndrome méningé n'est présent que dans moins de 40 % des cas. La symptomatologie est parfois fruste (20 à 50 % des cas : vertiges, irritabilité, ralentissement de l'idéation, crises comitiales ou paralysie d'un nerf crânien).

Le diagnostic est établi par la mise en évidence de cryptocoques (levures encapsulées) à l'examen direct (**coloration à l'encre de Chine à demander spécifiquement lors de la ponction lombaire**) ou en culture et, surtout, sur la présence d'un antigène cryptococcique dans le sang ou le LCS. Le LCS révèle une réaction cellulaire faible à prédominance de lymphocytes (mais qui peut être absente dans 25 % des cas) avec hyperprotéinorachie modérée (< 1 g/l); l'hypoglycorachie est inconstante. À noter qu'une culture positive prouve toujours la présence d'une infection active, et qu'une infection cryptococcique active peut être présente chez certains patients dont les antigènes sont positifs mais dont la culture est négative.

Le traitement recommandé chez l'adulte consiste en : un traitement d'attaque par l'association amphotéricine B et fluorocytosine (2 semaines), suivi d' un traitement d'entretien par du fluconazole seul. L'hypertension intracrânienne nécessite souvent des ponctions lombaires évacuatrices répétées. Le taux de récidive est de 60 %.

c. Encéphalite à cytomégalovirus

L'encéphalite à cytomégalovirus (CMV) a un mode d'installation brutal ou subaigu, avec fièvre, troubles de la conscience, troubles du comportement et parfois signes focaux. Une atteinte des nerfs crâniens, un syndrome de la queue de cheval, une méningo-radiculomyélite et une atteinte multiviscérale (rétinienne, pulmonaire, digestive) sont parfois observés.

L'IRM cérébrale révèle une prise de contraste méningée périventriculaire (ventriculite) et, parfois, une hydrocéphalie.

Le diagnostic repose sur la présence du CMV dans le LCS, en culture ou par PCR.

Le traitement antiviral (ganciclovir, Cymevan®; ou foscarnet, Foscavir®) permet d'attendre la restauration immunitaire sous antirétroviraux.

d. Leucoencéphalopathie multifocale progressive

Il s'agit d'une infection opportuniste virale du cerveau provoquée par un papovavirus (le virus JC) qui infiltre les oligodendrocytes. La LEMP survient généralement mais pas exclusivement avec un taux de CD4 < 100/mm. Les manifestations cliniques sont celles d'une encéphalite progressive (signes de focalisation, crises convulsives, ataxie, troubles visuels) sans fièvre avec, parfois, une altération des fonctions supérieures ou des troubles psychiatriques.

L'IRM est l'examen de choix pour confirmer le diagnostic, révélant des images confluantes hypo-intenses de la substance blanche en T1, hyperintenses en T2 ou FLAIR, sans effet de masse, ne prenant que pas ou peu le contraste. L'étude du LCS est normale dans 50 % des cas. Le diagnostic biologique repose sur la PCR positive dans le LCS.

Il n'existe pas de traitement spécifique. Une amélioration clinique peut s'observer si la restauration immunitaire est obtenue par un traitement antirétroviral.

e. Méningite tuberculeuse et autres méningites

La tuberculose se manifeste par un syndrome méningé d'apparition progressive et une atteinte fréquente des nerfs crâniens ou, parfois, seulement par des manifestations psychiatriques. L'hyponatrémie est fréquente.

D'autres méningites peuvent être observées : listériose, syphilis.

f. Lymphome primitif du système nerveux central

Un lymphome primitif du système nerveux central est d'installation plus insidieuse. Les signes de localisation neurologique apparaissent souvent dans une seconde phase après les manifestations suivantes : céphalées, troubles mnésiques, confusion. À l'imagerie cérébrale, on observe des lésions multiples et bilatérales expansives, non spécifiques, à bords mal limités, prenant le contraste avec un faible effet de masse, siégeant préférentiellement dans le corps calleux, les noyaux gris centraux, le thalamus, les régions périventriculaires et le cervelet. La biopsie stéréotaxique permet de confirmer le diagnostic, mais l'histologie peut être ininterprétable en cas de corticothérapie. La chimiothérapie ainsi qu'une restauration immunitaire sont les bases du traitement.

Pour en savoir plus

Effets indésirables des antirétroviraux

- C Parmi les inhibiteurs nucléosidiques de la transcriptase inverse, la didanosine et la stavudine peuvent être responsables de l'apparition d'une polyneuropathie. Ces molécules ne doivent plus actuellement être utilisées.
- Certains inhibiteurs de protéase (ritonavir, amprénavir) peuvent entraîner l'apparition de céphalées, vertiges et paresthésies. Il en est de même pour les inhibiteurs non nucléosidiques, notamment l'éfavirenz, qui peut induire également un syndrome confusionnel et des crises convulsives.

Encadré 24.2.

Étiologies en fonction du tableau neurologique

Devant une céphalée, un syndrome méningé

Trois causes seront évoquées :

1. Cryptococcose.
2. Tuberculose.
3. Méningite aseptique liée au VIH (diagnostic d'élimination).

Encadré 24.2. Suite.

Devant un syndrome neurologique focal

Trois causes seront évoquées :
1. Toxoplamose cérébrale.
2. Lymphome primitif du SNC.
3. Leucoencéphalopathie multifocale progressive.

Autres

D'autres causes de lésions cérébrales focalisées sont parfois rencontrées : abcès tuberculeux, encéphalite à CMV ou liée à l'herpès.

Un syndrome neurologique focal justifie la réalisation d'une imagerie cérébrale (TDM ou IRM) en urgence. La confrontation entre le mode d'installation des troubles neurologiques (aigu, subaigu ou progressif) et l'aspect des lésions (prise de contraste, lésion unique ou lésions multiples) est déterminante pour établir le diagnostic.

Devant un tableau d'encéphalite

Trois causes seront évoquées :
1. Encéphalite à VIH.
2. Encéphalite à CMV.
3. Leucoencéphalopathie multifocale progressive.

Devant un trouble de la marche

Trois causes seront évoquées :
1. Neuropathie.
2. Polymyosite.
3. Myélopathie vacuolaire.

Devant des troubles cognitifs progressifs

Une encéphalopathie à VIH.

Points clés

- Les manifestations neurologiques se rencontrent à tous les stades de la maladie, liées directement au VIH, à des infections opportunistes, à un lymphome ou d'origine médicamenteuse.
- Primo-infection : un syndrome infectieux non spécifique peut s'associer à un syndrome méningé, une encéphalite, une paralysie faciale, une polyradiculonévrite, une neuropathie périphérique ou une myélopathie.
- Stade sida : l'atteinte du système nerveux périphérique et musculaire (polymyosite proximale) peut s'associer à une atteinte du système nerveux central justifiant une IRM. Les signes neurologiques sont variés :
  - céphalée ;
  - syndrome méningé ;
  - syndrome neurologique focal (toxoplasmose, lymphome, leucoencéphalopathie multifocale progressive) ;
  - encéphalite (à VIH, à CMV, leucoencéphalopathie multifocale progressive) ;
  - troubles cognitifs (encéphalopathie à VIH).
- Une origine iatrogène par les antirétroviraux doit toujours être évoquée.

Site internet

Venkatesan, et al. Case Definitions, Diagnostic Algorithms, and Priorities in Encephalitis : Consensus Statement of the International Encephalitis Consortium. Clin Infect Dis Off Publ Infect Dis Soc Am 2013;57(8):1114–28.

CHAPITRE

25

Item 299 – Tumeurs intracrâniennes

Objectifs pédagogiques

- Diagnostiquer une tumeur intracrânienne.
- Identifier les situations d'urgence et planifier leur prise en charge.

Hiérarchisation des connaissances

Rang	Rubrique	Intitulé	Descriptif
A	Définition	Principaux types et localisations des tumeurs intracraniennes	Savoir distinguer : tumeur primitive/secondaire, de l'encéphale/des annexes, bénigne/maligne, fraquente/rare, sus- ou sous-tentorielle
A	Définition	Tumeurs primitives intracraniennes : SNC et annexes	Connaître la distinction entre tumeur provenant du SNC et tumeur provenant de ses annexes
B	Définition	Connaître les principaux types histologiques des tumeurs cérébrales	Méningiome et adénome hypophysaire/tumeurs gliales de bas grade et de haut grade (glioblastome)/métastases
B	Prévalence, épidémiologie	Tumeurs primitives intracrâniennes : différents types	Connaître les principaux types de tumeurs primitives intracrâniennes et leur origine
B	Prévalence, épidémiologie	Tumeurs secondaires intracrâniennes : métastases cérébrales	Décrire la prévalence relative des métastases cérébrales, leur apparition dans l'histoire clinique du cancer et les principaux sites primitifs pourvoyeur de métastases cérébrales
A	Diagnostic positif (examen clinique, démarche diagnostique)	Fomes et symptômes cliniques	Connaître les principaux tableaux cliniques devant faire évoquer une tumeur intracrânienne
B	Examens complémentaires	Connaître la stratégie d'exploration en imagerie devant une tumeur intracrânienne de l'adulte	Le scanner et l'IRM sans et avec injection permettent d'évoquer le diagnostic de tumeur mais l'IRM est plus performante pour le diagnostic et le bilan préopératoire

Rang	Rubrique	Intitulé	Descriptif
A	Diagnostic positif (examen clinique, démarche diagnostique)	Tumeurs secondaires intracrâniennes : recherche du cancer primitif	Décrire la recherche systématique de cancer primitif à effectuer devant une métastase cérébrale
A	Identifier une urgence	Savoir évoquer une HTIC, une épilepsie chez un patient porteur d'une tumeur intra-cérébrale	Connaître les deux principales urgences (HTIC, épilepsie) révélant ou compliquant l'évolution d'une tumeur cérébrale
B	Suivi et/ou pronostic	Connaître les principes de la prise en charge de l'HTIC et de l'épilepsie chez un patient porteur d'une tumeur intra-cérébrale	

B La prise en charge des patients atteints de tumeurs intracrâniennes implique un partenariat multidisciplinaire où neuro-oncologue, neurochirurgien, neuroradiologue, anatomopathologiste, radiothérapeute, médecin généraliste, médecin de soins palliatifs ont leur place.

I. Épidémiologie

A. Tumeurs intracrâniennes de l'enfant

- Les tumeurs du système nerveux central sont les plus fréquentes des tumeurs solides de l'enfant.
- Il s'agit du deuxième cancer (20 %) derrière les leucémies (30 %).
- Les tumeurs les plus fréquentes sont :
  - à l'étage sous-tentoriel : les gliomes diffus du tronc cérébral, les astrocytomes pilocytiques et les médulloblastomes cérébelleux ;
  - à l'étage sus-tentoriel : les gliomes et les craniopharyngiomes.

B. Tumeurs intracrâniennes de l'adulte

1. Tumeurs primitives

- A L'incidence des tumeurs intracrâniennes primitives de l'adulte est de 10 cas pour 100 000 habitants par an (6 000 nouveaux cas par an) en France.
- Par ordre décroissant, il s'agit de méningiomes (40 % des tumeurs cérébrales primitives), de gliomes tous grades confondus (30 %) et d'adénomes hypophysaires (10 %).
- Les tumeurs cérébrales malignes représentent un tiers d'entre elles, soit 1 % de l'ensemble des cancers.

2. Métastases

- B Les métastases cérébrales constituent plus de 50 % des tumeurs intracrâniennes, tous types confondus.
- Leur incidence est sous-évaluée car ces tumeurs restent souvent asymptomatiques du vivant des patients.

- Les études autopsiques suggèrent qu'elles compliquent l'évolution de 20 % des cancers.
- En dehors des cancers du poumon, où les métastases cérébrales peuvent être révélatrices du cancer dans 20 % des cas, celles-ci surviennent tardivement dans l'histoire naturelle du cancer, et trois quarts des patients ont déjà des métastases dans d'autres localisations.

II. Neuropathologie

A. Tumeurs primitives

Le diagnostic de certitude repose sur l'analyse histologique d'un fragment tumoral obtenu par biopsie chirurgicale ou lors d'un geste d'exérèse.

La classification utilisée est celle de l'OMS qui distingue les tumeurs en fonction de leur cellule d'origine (astrocyte, oligodendrocyte…), de leur grade de malignité (nombre de cellules en mitoses, prolifération endothélocapillaire et foyers de nécrose) et la présence d'anomalies chromosomiques ou moléculaires dans les cellules tumorales (tableau 25.1).

Tableau 25.1. B Classification histopronostique de l'OMS (2016) des tumeurs cérébrales primitives.

Type tumoral	Sous-types
Gliomes	Astrocytome pilocytique et autres (grade I) Astrocytome diffus (grade II) Astrocytome anaplasique (grade III) Glioblastome (grade IV) Gliome diffus de la ligne médiane (mutation H3 K27-M) Tumeurs oligodendrogliales (avec codélétion 1p19q) : oligodendrogliome (grade II), oligodendrogliome anaplasique (grade III)
Tumeurs épendymaires	Subépendymome, épendymome myxopapillaire
Tumeurs neuronales et neurogliales mixtes	Gangliocytome, gangliogliome, tumeur neuroépithéliale dysembryoplasique (DNET), neurocytome central et autres
Tumeurs de la région pinéale	Pinéalocytome, pinéaloblastome, tumeur du parenchyme pinéal, tumeur papillaire de la région pinéale
Tumeurs du plexus choroïde	Papillome, carcinome du plexus choroïde
Tumeurs embryonnaires	Médulloblastome, tumeur tératoïde, rhabdoïde et autres
Tumeurs germinales	Germinomes, carcinome embryonnaire, choriocarcinome, tératome…
Méningiomes et tumeurs mésenchymateuses non méningothéliales	Tumeur fibreuse solitaire, hémangioblastome, sarcome, PNET, lipome et autres
Tumeurs de la région sellaire	Adénome et carcinome hypophysaire Craniopharyngiome
Lymphome primitif du système nerveux central	

DNET, Dysembryoplastic NeuroEpithelial Tumors ; PNET, Primitive NeuroEctodermal Tumors.
(Source : OMS).

B. Métastases

En pratique, le diagnostic de métastases cérébrales peut être retenu sur les caractéristiques de l'IRM cérébrale et ne nécessite pas obligatoirement de confirmation histologique si le cancer systémique est connu, en particulier s'il est évolutif et s'il existe d'autres localisations métastatiques. Dans le cas contraire, un examen histologique est nécessaire.

Les cancers du poumon et du sein sont à l'origine de plus de la moitié des métastases cérébrales, loin devant les cancers du rein, de l'appareil digestif et des mélanomes. Une IRM cérébrale doit systématiquement être réalisée au cours du bilan d'extension initial des cancers bronchiques à petites cellules et est recommandée chez tous les patients avec cancers bronchiques non à petites cellules.

III. Présentation clinique

A. Syndrome d'hypertension intracrânienne

A Lié à la croissance du processus expansif intracrânien et de l'œdème péri-lésionnel ou consécutif à un blocage des voies d'écoulement du liquide cérébro-spinal (LCS) responsable d'une hydrocéphalie, le syndrome d'hypertension intracrânienne (HTIC) est caractérisé par l'association de :

- céphalées typiquement matinales;
- vomissements;
- œdème papillaire au fond d'œil;
- une diplopie par atteinte du nerf abducens, qui peut parfois survenir, sans valeur localisatrice.

Chez le nourrisson, le syndrome d'HTIC comporte plusieurs signes spécifiques :

- une macrocrânie : toujours présente dans les hydrocéphalies chroniques se révélant avant l'âge de 2 ans, elle est caractérisée par un périmètre crânien > 2 DS (déviations standards) au-dessus de la normale; souvent révélatrice, elle peut être remarquée à l'occasion d'une rupture de la courbe de croissance du périmètre crânien;
- la tension marquée de la fontanelle antérieure et la disjonction des sutures, perceptibles à l'examen;
- le regard « en coucher de soleil » correspondant à une déviation permanente vers le bas des globes oculaires; la paupière supérieure est rétractée. Une baisse d'acuité visuelle pouvant conduire à la cécité par atrophie optique peut être une conséquence dramatique de l'hydrocéphalie méconnue.

B. Crises d'épilepsie

Une crise épileptique partielle ou généralisée est révélatrice de 20 à 40 % des tumeurs cérébrales.

L'épilepsie est plus fréquente pour les tumeurs corticales d'évolution lente (gliome de bas grade, méningiome).

C. Déficits focaux

- Liés à la compression ou à l'infiltration du parenchyme cérébral par la tumeur.
- Le déficit est aggravé en cas d'œdème vasogénique tumoral associé.
- Son mode d'apparition est généralement rapidement progressif, s'étendant « en tache d'huile ». Son type dépend de la topographie tumorale.

D. Troubles cognitifs

Syndrome confusionnel ou démentiel progressif sur quelques semaines en cas de lésions multiples (métastases) ou étendues (gliome infiltrant ou lymphome cérébral).

E. Troubles de l'équilibre et atteinte des nerfs crâniens

- Ataxie cérébelleuse : tumeur du cervelet.
- Atteinte multiple des nerfs crâniens : tumeur du tronc cérébral.

IRM et tumeur cérébrale

La réalisation d'une IRM cérébrale, sans et avec injection de gadolinium, est systématique en cas de suspicion de tumeur cérébrale et a supplanté le scanner cérébral. Elle permettra :

- de localiser le processus expansif (sus-tentoriel, sous-tentoriel, intra- ou extraparenchymateux, uni- ou multifocal) ;
- de préciser ses caractéristiques (existe-t-il une prise de contraste ? Est-elle homogène ou hétérogène ? Existe-t-il un œdème péri-lésionnel ? Des calcifications ? Une nécrose ? Une hémorragie intratumorale ?), afin d'écarter des diagnostics différentiels et de suggérer de quel type de tumeur il s'agit ;
- de diagnostiquer certaines complications évolutives de la tumeur (hémorragie, hydrocéphalie, engagement, méningite tumorale) ;
- de définir la qualité de l'exérèse tumorale et la suite de la stratégie thérapeutique après le temps chirurgical.

B La spectro-IRM qui apprécie le degré de prolifération cellulaire (rapport choline/N-acétyl-aspartate), et l'IRM de perfusion qui détecte l'existence d'une néoangiogenèse (volume sanguin cérébral relatif augmenté dans les gliomes de grade > II et certaines métastases) au sein d'une lésion, peuvent argumenter en faveur de la nature tumorale d'une lésion cérébrale et estimer son agressivité.

Diagnostics différentiels

- Un abcès cérébral (prise de contraste annulaire et contexte infectieux).
- Un tuberculome.
- Une toxoplasmose (immunosuppression, VIH).
- Une forme pseudotumorale d'une pathologie inflammatoire du système nerveux central (sarcoïdose, sclérose en plaques, maladie de Behçet...).

IV. Complications évolutives constituant des urgences thérapeutiques

A. Hémorragie intratumorale

A Elle est plus fréquente avec certains types de tumeurs (métastases de mélanome ou de cancer du rein) et peut être prise pour un hématome cérébral spontané quand la tumeur sous-jacente n'est pas connue. Elle se manifeste par une HTIC, un trouble de la conscience ou un déficit neurologique focal aigus. Il faut donc demander une IRM cérébrale à 4 à 6 semaines devant une hémorragie parenchymateuse spontanée pour rechercher une tumeur sous-jacente masquée par les signes aigus de l'hémorragie.

B. Hydrocéphalie

Elle peut résulter :

- de l'obstruction des voies d'écoulement du LCS par le processus tumoral; l'hydrocéphalie est alors non communicante et toute ponction lombaire est contre-indiquée à cause du risque d'engagement occipital;
- ou d'une dissémination tumorale leptoméningée entravant la résorption du LCS; l'hydrocéphalie est alors communicante et autorise une éventuelle ponction lombaire;
- d'une hypersécrétion du LCS, qui peut être observée dans les tumeurs du plexus choroïde.

Elle peut affecter :

- une partie du système ventriculaire : par exemple, hydrocéphalie triventriculaire par obstruction de l'aqueduc de Sylvius (aqueduc du mésencéphale);
- ou l'ensemble de celui-ci : hydrocéphalie tétraventriculaire, secondaire par exemple à une obstruction des trous de Magendie et de Luschka (ouvertures médiane et latérales) du quatrième ventricule, ou à un obstacle à la résorption du LCS lié à une méningite tumorale.

C. Engagement

L'engagement cérébral correspond au passage d'une partie du parenchyme cérébral à travers une structure rigide de l'encéphale (tente du cervelet, trou occipital, etc.).

1. Engagement temporal

Il correspond au passage des structures temporo-mésiales dans la fente de Bichat (fissure transverse du cerveau), entre le bord libre de la tente du cervelet et le tronc cérébral. Il doit être suspecté devant l'apparition d'une paralysie (souvent partielle) du nerf oculomoteur (III) homolatéral avec ptosis, mydriase aréactive, s'accompagnant d'une hémiparésie controlatérale à la tumeur.

2. Engagement des amygdales cérébelleuses dans le trou occipital

C'est une complication gravissime des processus sous-tentoriels. Un port guindé de la tête, un torticolis doivent faire craindre sa survenue. Son risque est la compression de la moelle allongée (bulbe) qui entraîne une déficience respiratoire majeure avec des mouvements de décérébration (enroulement des membres supérieurs et opisthotonos) ou une mort subite.

D. Méningite tumorale

Elle résulte de l'extension aux espaces sous-arachnoïdiens d'une tumeur cérébrale primitive ou de l'invasion par métastases d'un cancer systémique. Cliniquement, le diagnostic est suspecté devant une paralysie d'un ou plusieurs nerfs crâniens d'installation rapidement progressive, des douleurs rachidiennes souvent associées à des douleurs radiculaires et/ou une aréflexie, des troubles de l'équilibre, des céphalées, une atteinte des fonctions cognitives souvent fluctuante. C'est surtout la combinaison de ces signes qui est évocatrice, témoignant d'un processus multifocal. En revanche, la raideur méningée est plus rare. Le diagnostic repose sur l'IRM cérébrale et l'IRM médullaire, qui peuvent mettre en évidence des prises de contraste méningées ou périventriculaires anormales très évocatrices, mais aussi dans la région thoraco-lombaire et sur la ponction lombaire (en l'absence de contre-indication) à la recherche de cellules tumorales (qu'il faut analyser dans l'heure qui suit le prélèvement et savoir répéter au moins 3 fois).

V. Facteurs pronostiques

- B L'âge et l'état fonctionnel des patients au moment du diagnostic (mesuré par l'index de Karnofsky qui va de 0 à 100) constituent les facteurs pronostiques cliniques principaux dans les tumeurs cérébrales malignes.
- Trois biomarqueurs tumoraux ont été associés à un pronostic favorable dans les gliomes diffus de l'adulte et contribuent à définir la prise en charge des patients :
  - la codélétion des chromosomes 1p et 19q (résultat d'une translocation chromosomique déséquilibrée) ;
  - la mutation du gène *IDH* (qui code l'enzyme isocitrate déshydrogénase intervenant dans le métabolisme énergétique de la cellule) ;
  - la méthylation du gène *MGMT* (méthyl-guanine-méthyl transférase), qui code une enzyme de réparation de l'ADN.

VI. Principes généraux des traitements

A. Chirurgie

A La chirurgie des tumeurs cérébrales a fait des progrès considérables et la mortalité et morbidité post-opératoires sont devenues très faibles grâce au développement de techniques permettant le repérage des régions fonctionnelles à préserver (IRM fonctionnelle préopératoire, chirurgie en condition éveillée avec stimulation corticale et sous-corticale, neuronavigation, échographie peropératoire). L'exérèse chirurgicale, quand elle est possible, outre son intérêt diagnostique, permet de soulager immédiatement les symptômes d'hypertension intracrânienne, d'améliorer les déficits liés à une compression cérébrale et la tolérance des traitements post-opératoires éventuels comme la radiothérapie et la chimiothérapie. Elle est curative lorsqu'elle conduit à une exérèse complète des méningiomes de bas grade et des gliomes de grade I et améliore considérablement la durée de vie des patients souffrant de tumeurs primitives de haut grade quand l'exérèse peut être totale ou subtotale. La chirurgie permet aussi de lever des obstacles à l'écoulement du LCS liés à l'obstruction tumorale par la réalisation, entre autres, d'une dérivation ventriculaire ou d'une ventriculostomie. En revanche, dans certaines tumeurs très infiltrantes et radiochimiosensibles comme les lymphomes primitifs du système nerveux central, l'exérèse chirurgicale n'apporte pas de bénéfice au traitement médical.

B. Radiothérapie

B La radiothérapie est le traitement médical de choix des tumeurs cérébrales de haut grade. Ses modalités varient selon la tumeur, son extension et le siège de rechute potentielle au sein du système nerveux. Elle doit prendre en compte le risque de neurotoxicité post-radique qui dépend de la dose totale, du fractionnement (dose par fraction optimale < 1,8–2 Gy), du volume à irradier et des facteurs de risque liés au patient (âge, facteurs de risque cardiovasculaire), et la durée de survie attendue après le traitement.

On distingue :

- l'irradiation encéphalique totale : elle peut être discutée dans les métastases cérébrales multiples ou en consolidation dans les lymphomes cérébraux primitifs;
- la radiothérapie externe focale conventionnelle : indiquée dans les gliomes diffus;
- la radiothérapie conformationnelle : elle permet une collimation optimale de la lésion dans l'optique de limiter la dose des radiations délivrées aux structures cérébrales les plus fragiles (par exemple, le tronc cérébral ou les voies optiques);
- la radiothérapie en condition stéréotaxique : elle repose sur l'administration en une séance d'une irradiation par de multiples faisceaux convergents (*gamma knife* – radiochirurgie – ou *cyberknife*) et s'adresse à de petites lésions circonscrites (diamètre < 3 cm) comme les métastases cérébrales;
- la radiothérapie crâniospinale : pour les tumeurs à haut risque de dissémination au sein du névraxe et dans les méninges comme les médulloblastomes.

C. Chimiothérapie

L'effet de la chimiothérapie dans le traitement des tumeurs cérébrales est limité par la barrière hémato-encéphalique (BHE), qui réduit son accès au parenchyme cérébral, et par la chimiorésistance intrinsèque de la majorité des tumeurs cérébrales primitives, en particulier les gliomes malins. Les agents les plus efficaces sont des molécules de petites tailles et liposolubles. Outre son action cytotoxique propre, la chimiothérapie peut contribuer, pour certaines tumeurs comme le glioblastome, à accroître la sensibilité des cellules tumorales à la radiothérapie quand ces deux traitements sont administrés de façon concomitante. Les tumeurs primitives malignes les plus chimiosensibles sont les lymphomes, les germinomes, les oligodendrogliomes, les médulloblastomes.

D. Corticothérapie

A Les corticoïdes oraux (méthylprednisolone, Médrol®; prednisolone, Solupred®; prednisone, Cortancyl®) ou parentéraux (méthylprednisolone hémisuccinate, Solumédrol®) sont fréquemment utilisés en neuro-oncologie. Outre une action antitumorale propre (lymphome cérébral primitif), les corticoïdes agissent essentiellement sur l'œdème péritumoral. Ils permettent ainsi une réduction de l'HTIC et une amélioration fonctionnelle rapide (réduction des déficits et des crises comitiales).

Le problème essentiel des corticoïdes réside dans leurs effets indésirables (aspect cushingoïde, ostéoporose, complications psychiatriques, myopathie – surtout myopathie cortisonique des ceintures, très péjorative pour la déambulation chez ces patients). La prescription de corticoïdes doit donc toujours être revue de manière à ce qu'un patient donné reçoive seulement la dose minimale efficace adaptée à sa situation.

E. Traitement antiépileptique

Un traitement antiépileptique est recommandé chez les patients ayant présenté une crise inaugurale ou continuant à souffrir de crises itératives. Sauf rares exceptions (métastases de mélanome), il n'est pas indiqué au long cours chez les patients dont l'histoire ne comporte aucune crise. B Le choix du traitement utilisé ne présente pas de spécificité ; les médicaments les plus fréquemment utilisés en première intention sont des antiépileptiques non inducteurs enzymatiques et bien tolérés sur le plan cognitif, tels que le lévétiracétam (Keppra®), le lacosamide (Vimpat®), la lamotrigine (Lamictal®) en monothérapie. En cas de chimiothérapie envisagée, les agents non inducteurs enzymatiques sont privilégiés. Ils nécessitent une surveillance des effets indésirables.

F. Autres traitements symptomatiques

Divers traitements peuvent être nécessaires au cours de l'évolution d'une tumeur cérébrale de haut grade : antidépresseurs, anxiolytiques, anticoagulants, antalgiques, antiémétiques, protecteurs gastriques et autres.

G. Soins palliatifs

Malgré un traitement optimal comprenant une exérèse chirurgicale, une radiothérapie et plusieurs lignes de chimiothérapie, la tumeur peut récidiver ou poursuivre son évolution. Une décision collégiale d'arrêt des traitements oncologiques pour poursuivre un traitement de confort peut alors être prise.

VII. Particularités clinico-radiologiques et traitements spécifiques

A. Gliomes

1. Astrocytome pilocytique (astrocytome de grade I)

a. Particularités cliniques

A Il s'agit d'une tumeur de l'enfant ou plus rarement de l'adulte jeune. Elle peut survenir isolément ou dans un contexte de maladie de von Recklinghausen ou neurofibromatose de type 1 (NF1). L'astrocytome pilocytique est localisé préférentiellement le long de la ligne médiane (voies optiques, noyaux gris, hémisphères cérébelleux).

b. Aspects radiologiques

Il s'agit de tumeurs bien circonscrites, hypodenses en TDM, hyperintenses en IRM T2, prenant le contraste dans 95 % des cas et comportant souvent une composante kystique.

c. Traitement

B La guérison est la règle dès lors que les tumeurs sont résécables chirurgicalement. Dans les formes inopérables évolutives, une radiothérapie ou une chimiothérapie peuvent être proposées.

2. Gliome diffus de bas grade (astrocytome, oligodendrogliome et oligoastrocytome de grade II)

a. Particularités cliniques

A Ils surviennent classiquement chez l'adulte jeune (30–40 ans) et se révèlent le plus souvent par une crise d'épilepsie. L'évolution naturelle est l'extension progressive de l'infiltrat tumoral de proche en proche et une transformation anaplasique en grade III ou IV, dont ils prennent alors le pronostic. Si la médiane de survie est de 5–10 ans, il existe une grande hétérogénéité évolutive en fonction du profil moléculaire de la tumeur, certains patients progressant rapidement vers la malignité et décédant en 2 ou 3 ans, d'autres ayant une tumeur relativement stable pendant de nombreuses années et compatible avec une vie longtemps normale. Du fait de l'évolution tumorale relativement lente qui induit d'importants phénomènes de plasticité cérébrale, les patients sont le plus souvent indemnes de déficit neurologique majeur, même en cas de tumeurs volumineuses. Toutefois, divers troubles cognitifs sont le plus souvent détectés après une évaluation neuropsychologique détaillée, recommandée chez ces patients dans le bilan préopératoire et le suivi.

b. Aspects radiologiques

Les gliomes de grade II (cf. *infra* figure 25.2) sont des tumeurs infiltrantes apparaissant en hyposignal T1, ne se rehaussant classiquement pas par le gadolinium, et en hypersignal T2 ou FLAIR. Au scanner, les tumeurs apparaissent hypodenses. Des calcifications intra-tumorales sont parfois visibles.

c. Traitement

Une exérèse chirurgicale la plus complète possible est recommandée en cas de tumeur opérable. Au vu de la localisation fréquente de ces tumeurs en zones ou à proximité de zones hautement fonctionnelles, cette exérèse est le plus souvent réalisée en condition éveillée. Cette technique permet la réalisation de cartographies fonctionnelles corticales et sous-corticales en temps réel et de détecter, et ainsi de préserver, les régions éloquentes. C'est le traitement recommandé en première intention pour les gliomes diffus de bas grade car il permet une exérèse tumorale maximale selon des limites fonctionnelles, tout en préservant la qualité de vie des patients. Si la tumeur est inopérable, une biopsie pourra être discutée.

B Une radiothérapie cérébrale focale sera discutée en cas d'inopérabilité et de signes d'évolutivité clinique ou radiologique de la tumeur ou de la présence de facteurs de mauvais pronostic (clinique ou moléculaire). Une chimiothérapie adjuvante (agents alkylants comme le témozolomide et les nitroso-urées) est proposée en complément de la radiothérapie. Dans certaines tumeurs inopérables très étendues, pour lesquelles la radiothérapie nécessiterait des champs d'irradiation très larges exposant le patient à un risque accru de neurotoxicité, une chimiothérapie néoadjuvante est parfois proposée après discussion pluridisciplinaire.

3. Gliomes anaplasiques de grade III et glioblastome de grade IV

a. Particularités cliniques et radiologiques

Les gliomes dits de « haut grade » (III et IV) surviennent chez l'adulte plus âgé (âge moyen 50–60 ans). Ils peuvent survenir *de novo* ou provenir de la transformation maligne d'une tumeur de plus bas grade préexistante (gliomes malins secondaires ou « dégénérés »). À l'imagerie, les gliomes de haut grade sont d'aspect plus hétérogène, volontiers accompagnés d'un œdème et d'une prise de contraste.

b. Traitement

Gliomes anaplasiques (astrocytomes et oligodendrogliomes de grade III)

Le traitement des gliomes de grade III repose sur la chirurgie quand elle est possible et une radiothérapie focale sur le lit tumoral. Les tumeurs présentant une co-délétion chromosomique 1p et 19q et/ou une mutation du gène de l'enzyme isocitrate déshydrogénase (*IDH*) sont chimiosensibles et justifient l'adjonction d'une chimiothérapie à base d'alkylants (nitroso-urées ou témozolomide) qui peut être délivrée juste avant (condition néoadjuvante) ou juste après (condition adjuvante) la radiothérapie. Pour les gliomes de grade III sans co-délétion ni mutation du gène *IDH*, la séquence optimale de la chimiothérapie reste à déterminer.

Glioblastomes (astrocytome de grade IV)

Les glioblastomes sont les tumeurs gliales les plus agressives. Le traitement standard repose sur la chirurgie, suivie d'une radiothérapie focale combinée de façon concomitante à une chimiothérapie par témozolomide, qui sera ensuite poursuivie en condition adjuvante par plusieurs cycles supplémentaires. La récidive locale est malheureusement la règle et la médiane de survie est de 12 à 18 mois.

B. Méningiome

1. Particularités cliniques

A Les méningiomes sont des tumeurs le plus souvent bénignes qui se développent dans l'espace sous-dural aux dépens des cellules arachnoïdiennes. Le pic d'incidence se situe autour de la sixième décennie. Il existe une prédominance féminine avec un sex-ratio de 2:1. La plupart des méningiomes sont sporadiques mais ils peuvent se développer dans le cadre d'une neurofibromatose de type 2 (méningiomes multiples, association à des neurinomes). Leur découverte est souvent fortuite car ils sont souvent asymptomatiques. S'ils sont cliniquement symptomatiques, le tableau dépend de la localisation de la tumeur. Ils peuvent se révéler par une crise d'épilepsie.

2. Aspects radiologiques

Le scanner sans et avec injection de produit de contraste a une excellente sensibilité pour détecter un méningiome. Les méningiomes sont fréquemment calcifiés. L'IRM est plus performante dans l'évaluation des rapports anatomiques de la tumeur, notamment vasculaires. L'aspect radiologique est typique : lésion homogène, très bien circonscrite, parfois polylobée, prenant le contraste de façon massive et homogène. Il existe une base d'implantation durale et, classiquement, un épaississement dural caractéristique en continuité avec le méningiome (« signe de la queue de comète ») est retrouvé.

3. Traitement

Le traitement repose sur la chirurgie. Les indications opératoires dépendent des caractéristiques du méningiome (taille, localisation) et de son retentissement clinique. Il peut être tout à fait licite de proposer une surveillance simple devant une lésion asymptomatique. Une radiothérapie focalisée est discutée dans les méningiomes inopérables et évolutifs, dans les cas très rares de signes de malignité à l'analyse neuropathologique ou lors de récidive non opérable. Le méningiome étant une tumeur potentiellement hormonosensible, les traitements œstroprogestatifs sont par précaution à éviter. Le risque encouru doit néanmoins toujours être confronté au bénéfice du patient.

C. Métastases cérébrales

1. Aspects radiologiques

B Au scanner et à l'IRM, les métastases cérébrales apparaissent classiquement comme des lésions nodulaires prenant le contraste de façon variable (le plus souvent hétérogène mais parfois homogène ou annulaire). Elles sont le plus souvent accompagnées d'un œdème et d'un effet de masse important au regard de la taille des lésions. Elles sont volontiers hémorragiques dans le cas des mélanomes et, dans une moindre mesure, dans les cancers du rein. Elles siègent préférentiellement dans les zones de jonctions cortico-sous-corticales. L'IRM a une meilleure sensibilité que la TDM et permet de détecter des localisations passées inaperçues à la TDM. Les métastases cérébrales sont le plus souvent multiples mais peuvent être uniques dans 30 % des cas.

2. Traitement

A Le traitement des métastases cérébrales repose sur la chirurgie pour les lésions uniques, la radiothérapie stéréotaxique (radiochirurgie ou par *cyberknife*) pour les lésions uniques ou multiples de taille < 3 cm, la radiothérapie de l'encéphale *in toto* dans les lésions multiples, et dans une moindre mesure la chimiothérapie (qui s'adresse aux métastases cérébrales de cancers chimio-sensibles, en particulier les cancers du poumon à petites cellules et les cancers du sein). Ces derniers traitements peuvent se combiner. Le choix du traitement optimal se fait en réunion multidisciplinaire. Le pronostic est sombre, avec une médiane de survie de 5–8 mois ; cependant la majorité des patients traités décèdent des complications de leur maladie systémique, souvent avancée au moment où les métastases cérébrales sont découvertes. Le traitement des métastases cérébrales doit être ainsi considéré comme un traitement palliatif visant à améliorer ou prévenir les symptômes neurologiques. Pour certains cancers cependant, tels que le cancer du sein, certains cancers du poumon et le cancer du rein, des survies longues après traitement des métastases cérébrales sont observées.

D. Lymphomes cérébraux primitifs

1. Particularités cliniques

Le lymphome cérébral primitif est favorisé par l'existence d'une immunodépression (sida, transplantation d'organe nécessitant un traitement immunosuppresseur), mais il survient néanmoins, dans la grande majorité des cas, chez l'adulte immunocompétent avec un pic de fréquence autour de 60 ans. B Dans 90 % des cas, le lymphome est de type B à grandes cellules.

2. Aspects radiologiques

A Scanner et IRM montrent typiquement une ou des lésions volontiers périventriculaires se rehaussant de manière intense et homogène après injection de produit de contraste, prenant un aspect « cotonneux ». Chez le patient immunodéprimé, les lésions sont plus souvent multiples et prennent volontiers le contraste de façon annulaire, soulevant dans ce contexte le diagnostic différentiel d'une toxoplasmose cérébrale.

3. Traitement

Les lymphomes cérébraux primitifs sont souvent corticosensibles. Pour cette raison, quand le diagnostic est suspecté devant une imagerie souvent évocatrice, la prescription de corticoïdes doit être évitée si possible avant la biopsie. **B** Il s'agit d'une tumeur chimio- et radiosensible et l'exérèse chirurgicale n'a pas de place dans le traitement. Celui-ci repose sur une chimiothérapie à base de méthotrexate intraveineux à hautes doses qui permet à l'agent de passer la BHE. Le traitement peut être éventuellement consolidé chez les sujets jeunes par une radiothérapie de l'encéphale *in toto* ou une intensification de chimiothérapie avec greffe de cellules souches. Chez les patients âgés, la radiothérapie n'est pas recommandée en raison du risque important dans cette population de développer une démence iatrogénique (leucoencéphalopathie post-radique). Une rémission est obtenue dans la majorité des cas mais les rechutes sont fréquentes et on estime que 20 à 30 % de guérisons peuvent être obtenus.

E. Médulloblastome

1. Aspect clinique et radiologique

A Il s'agit d'une tumeur de l'enfant et près de 70 % des cas surviennent avant 20 ans. Typiquement, ces tumeurs intéressent le cervelet et se manifestent par une ataxie cérébelleuse et une HTIC par hydrocéphalie secondaire. **B** L'IRM montre typiquement une masse homogène en hypersignal T2 et isosignal T1, se rehaussant de façon relativement homogène. Le médulloblastome peut disséminer très précocement dans les méninges et beaucoup plus rarement hors du système nerveux central (métastases osseuses principalement). Le bilan d'extension doit ainsi comporter en post-opératoire une IRM craniospinale et une étude du LCS.

2. Traitement

Le traitement standard repose sur la chirurgie et l'association chirurgie-radiothérapie. L'irradiation doit être crâniospinale en raison du risque de dissémination méningée et de facteurs biologiques de mauvais pronostic. La place de la chimiothérapie est discutée en cas d'exérèse incomplète et/ou d'une dissémination méningée ou systémique. Dans les formes à faible risque de récidive d'après le profil moléculaire, des protocoles de chimiothérapie sont établis et la radiothérapie est parfois différée.

F. Tumeurs hypophysaires

(Cf. items d'endocrinologie.)

1. Adénomes hypophysaires

A Les adénomes hypophysaires sont classés en adénomes non sécrétants (25 % des cas) et en adénomes sécrétants. Ces derniers sont également divisés selon l'hormone synthétisée : prolactine, hormone de croissance (adénome somatotrope), LH et FSH (gonadotrope), ACTH (corticotrope), TSH (thyréotrope).

a. Particularités cliniques

Les signes cliniques suivants, parfois associés, doivent faire rechercher une lésion hypophysaire :

- le syndrome endocrinien d'hypersécrétion hormonale, par exemple aménorrhée-galactorrhée, ou d'hyposécrétion hormonale ; dans quelques rares cas, cette dernière peut être aiguë et menacer le pronostic vital par la décompensation d'une insuffisance surrénalienne ;
- le syndrome tumoral avec signes neurologiques (HTIC, baisse de l'acuité visuelle et déficit campimétrique par compression des voies optiques, atteinte des paires crâniennes par envahissement du sinus caverneux, etc.).

b. Diagnostic

Bilan hormonal

Le bilan hormonal cherchera, en fonction du tableau clinique et de la taille de l'adénome, une hypersécrétion hormonale et/ou une insuffisance antéhypophysaire.

Imagerie

Le diagnostic repose sur une IRM comportant des coupes millimétriques centrées sur la selle turcique dans les trois plans de l'espace avec injection de gadolinium. L'examen permet de visualiser la tumeur (généralement en isosignal T1, en hypersignal T2, se rehaussant après injection) et d'évaluer ses rapports avec les structures de voisinage, en particulier le chiasma optique, le sinus caverneux et les artères carotides. Ces informations sont capitales en vue d'un geste chirurgical. Un examen ophtalmologique avec champ visuel sera systématiquement demandé.

c. Traitement

B Le traitement dépend du type de l'adénome. Globalement, il est chirurgical en première intention, sauf pour l'adénome à prolactine pour lequel un traitement médical par agoniste dopaminergique (bromocriptine' cabergoline) est d'abord proposé.

Les déficits endocriniens associés sont traités par hormonothérapie substitutive adaptée à chaque cas.

2. Craniopharyngiome

Dérivant de l'épithélium pharyngé de la poche de Rathke (vestige du tractus pharyngo-hypophysaire primitif), cette tumeur est essentiellement représentée chez l'enfant. À l'imagerie, elle est suspectée devant une lésion supra-sellaire généralement calcifiée.

Points clés

- A Les tumeurs intracrâniennes les plus fréquentes sont, par ordre décroissant de fréquence : les métastases cérébrales, les méningiomes, les gliomes, les adénomes hypophysaires.
- Les circonstances de découverte les plus fréquentes sont : l'hypertension intracrânienne, une crise d'épilepsie, un déficit neurologique.
- L'évolution naturelle d'une tumeur cérébrale peut se compliquer d'un engagement cérébral, d'une hydrocéphalie, d'une hémorragie intratumorale, d'une dissémination leptoméningée.
- Le diagnostic est suspecté à l'imagerie (scanner ou IRM sans et avec injection de produit de contraste), éventuellement complétée par une spectro-IRM et une IRM de perfusion.
- Le diagnostic de certitude repose sur un examen histologique obtenu par biopsie ou exérèse de la tumeur.
- Un traitement antiépileptique n'est recommandé qu'en cas d'antécédent de crise d'épilepsie.
- Les corticoïdes sont indiqués en cas d'œdème tumoral symptomatique.
- Le traitement oncologique est discuté de façon pluridisciplinaire et comprend la chirurgie, la radiothérapie, la chimiothérapie ou une combinaison des différentes modalités en fonction du type histologique de la tumeur (tableau 25.2).

Tableau 25.2. B **Principales tumeurs cérébrales, traitement et pronostic.**

Tumeur		Traitement	Pronostic (médiane de survie)
Gliomes (30 % des TCP)	Gliome de grade I ou astrocytome pilocytique	Chirurgie	Guérison
	Gliome de grade II ou gliome diffus de bas grade (10 % des gliomes)	Chirurgie Si inopérable et signes évolutifs ou présence de facteurs de mauvais pronostic : RT ± chimiothérapie	Dépend du profil moléculaire de la tumeur 5–10 ans
	Gliome de grade III ou gliome anaplasique (30 % des gliomes)	Chirurgie + RT focale ± chimiothérapie dont les modalités dépendent du profil moléculaire	Dépend du profil moléculaire de la tumeur 2–10 ans (en cas de codélétion 1p–19q : > 10 ans)
	Gliome de grade IV ou glioblastome (60 % des gliomes)	Chirurgie + RT focale + chimiothérapie par TMZ concomitant et adjuvant	12–18 mois
Méningiome (40 % des TCP)		Chirurgie	Guérison
Lymphome primitif du SNC (5 % des TCP)		Chimiothérapie à base de MTX haute dose (chez les patients jeunes : ± RT encéphale *in toto* ou intensification avec autogreffe des cellules souches périphériques)	3–4 ans Guérison : 20–30 %
Médulloblastome (< 1 % TCP)		Chirurgie + RT craniospinale + chimiothérapie en cas de résection incomplète ou de diffusion leptoméningée	5–10 ans
Métastases cérébrales		Chirurgie Radiochirurgie (si < 3 et diamètre < 3 cm) RT de l'encéphale *in toto* Chimiothérapie si cancer chimiosensible	3–4 mois

MTX, méthotrexate ; RT, radiothérapie ; SNC, système nerveux central ; TCP, tumeur cérébrale primitive ; TMZ, témozolomide.

(Source : CEN, 2019.)

Annexe

Annexe 25.1 – Données d'imagerie

Astrocytome pilocytique (grade I)

Figure 25.1.

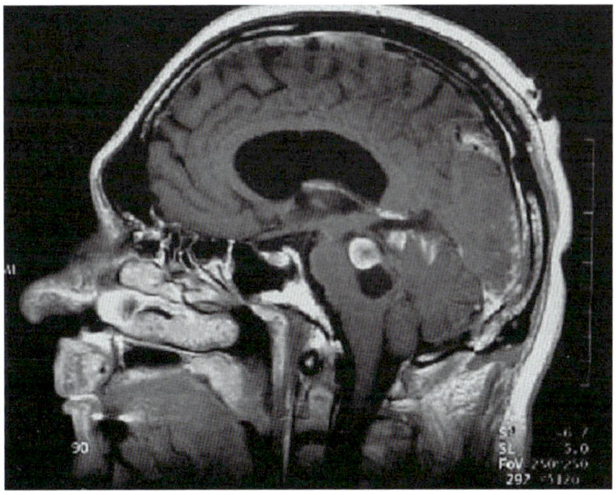

Fig. 25.1. Ⓐ **IRM cérébrale d'un patient de 22 ans présentant un tableau d'HTIC.**
Séquence T1 avec injection de gadolinium, coupe sagittale : lésion du tronc cérébral constituée d'une partie nodulaire prenant le contraste et d'une portion kystique (hyposignal). Hydrocéphalie (dilatation ventriculaire). (Source : CEN, 2019.)

Astrocytome diffus de bas grade (grade II de l'OMS) paralimbique gauche

Figure 25.2.

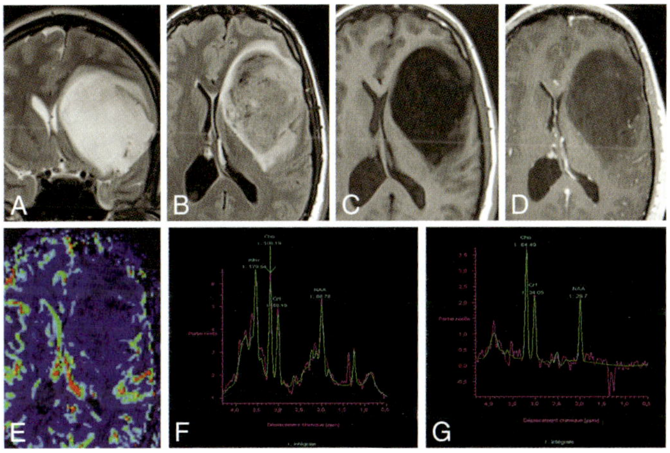

Fig. 25.2. Ⓐ **IRM cérébrale chez un patient de 26 ans présentant des crises épileptiques partielles depuis plusieurs mois. Volumineuse lésion paralimbique gauche en hypersignal T2 (A), en hypersignal hétérogène FLAIR (B), en hyposignal T1 (C), sans rehaussement pathologique (D), sans signes de néoangiogenèse : rCBV à 0,5 (E), avec un spectre tumoral : rapport choline/créatine (Cho/Cr) et choline/N-acétyl-aspartate (Cho/NAA) augmenté, présence de myo-inositol (mI) (F, G).**
A. T2, coupe coronale. B. FLAIR, coupe axiale. C. T1, coupe axiale. D. T1 avec injection de gadolinium, coupe axiale. E. Séquence de perfusion. F, G. Spectroscopie par résonance magnétique monovoxel à écho court 30 ms (F) et à écho long 135 ms (G). (Source : CEN, 2019.)

Glioblastome bi-fronto-calleux (grade IV)

Figure 25.3.

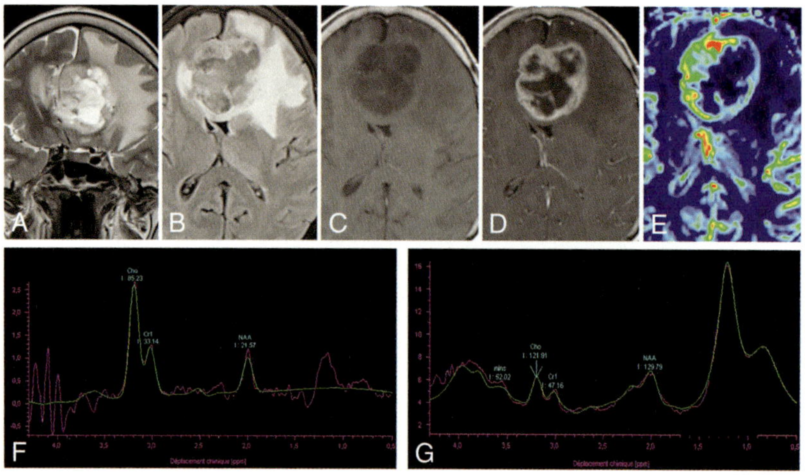

Fig. 25.3. ❹ **IRM cérébrale chez une patiente de 67 ans, présentant des céphalées et des troubles phasiques d'installation rapide. Lésion bi-fronto-calleuse en hypersignal hétérogène T2 (A), en signal hétérogène FLAIR et œdème péri-lésionnel important (B), en hyposignal T1 (C), avec rehaussement périphérique hétérogène et centre nécrotique (D), des signes francs de néoangiogenèse : rCBV à 3,6 (E), et un spectre tumoral : rapport choline/créatine (Cho/Cr) et choline/N-acétyl-aspartate (Cho/NAA) augmenté, présence de lipides et lactates (F, G).**

A. T2, coupe coronale. B. FLAIR, coupe axiale. C. T1, coupe axiale. D. T1 avec injection de gadolinium, coupe axiale. E. Séquence de perfusion. F, G. Spectroscopie par résonance magnétique monovoxel à écho court 30 ms (F) et à écho long 135 ms (G). (Source : CEN, 2019.)

Méningiome frontotemporal droit

Figure 25.4.

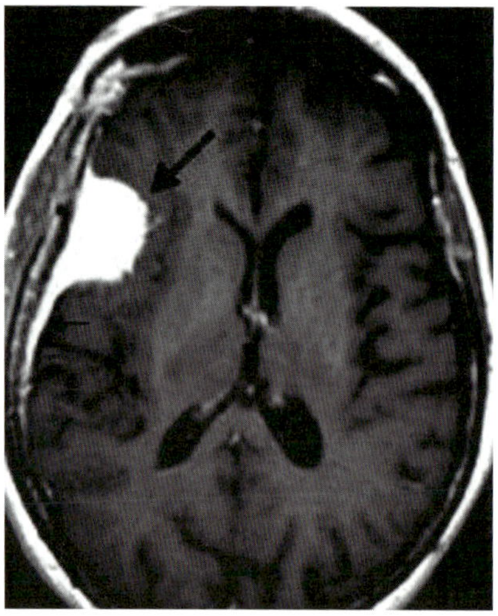

Fig. 25.4. ❹ **IRM cérébrale chez une femme de 54 ans présentant des crises d'épilepsie partielle depuis un mois. Séquence axiale T1 après injection de gadolinium : lésion extra-cérébrale, refoulant le parenchyme cérébral, bien limitée, à base d'implantation large sur la convexité, prenant le contraste de manière intense et homogène (flèche en gras). Prise de contraste de la dure-mère adjacente (petite flèche) correspondant à la languette d'insertion dure-mérienne du méningiome (image en « queue de comète »).**

(Source : CEN, 2019.)

Micro-adénome (< 1 cm) hypophysaire

Figure 25.5.

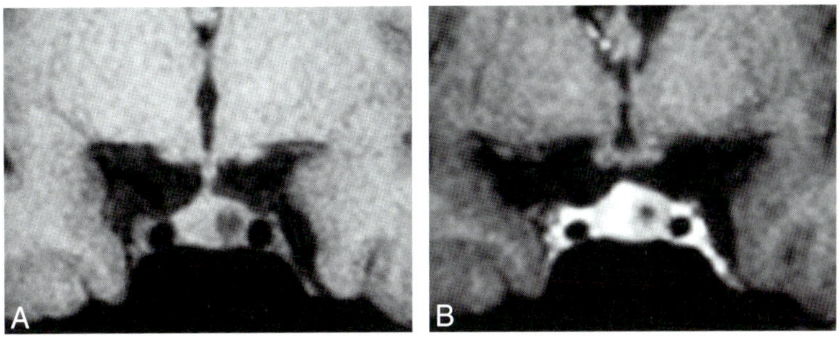

Fig. 25.5. A IRM, séquence T1 dans le plan coronal, avant et après injection de gadolinium chez une femme de 45 ans réalisée dans le cadre d'un bilan d'hyperprolactinémie.

Signes directs : lésion intrasellaire focale arrondie, infracentimétrique, développée dans l'aileron hypophysaire gauche, en hyposignal avant injection et restant en hyposignal après injection (rehaussement beaucoup moins rapide que l'hypophyse normale).

Signes indirects : surélévation modérée du diaphragme sellaire à gauche et déviation controlatérale de la tige pituitaire.

A. T1 frontal sans injection. B. T1 frontal après injection. (Source : CEN, 2019.)

Macro-adénome (> 1 cm) hypophysaire

Exemple 1

Figure 25.6.

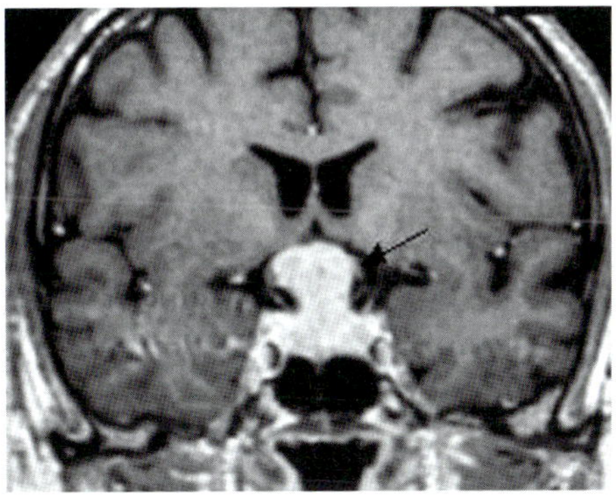

Fig. 25.6. A IRM cérébrale chez une femme de 57 ans avec hémianopsie bitemporale. Séquence T1 après injection dans le plan coronal : lésion à développement intrasellaire et à extension suprasellaire, en forme de « bonhomme de neige » ou de « 8 » (forme liée à la constriction du diaphragme sellaire), prenant le contraste de manière homogène. La tige pituitaire n'est plus visible. Important refoulement du chiasma optique (flèche). Pas d'envahissement des loges caverneuses.

(Source : CEN, 2019.)

Exemple 2

Figure 25.7.

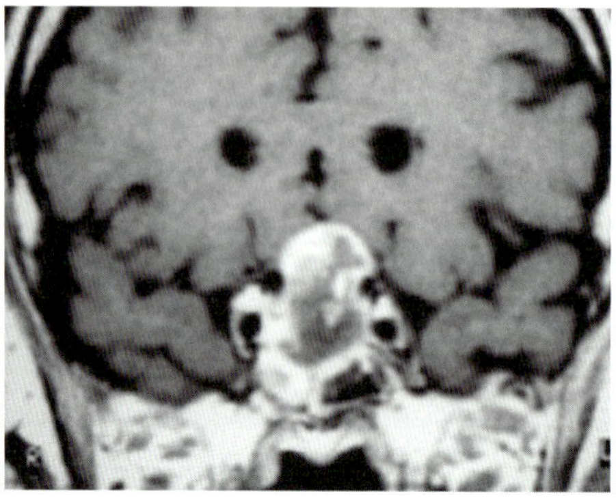

Fig. 25.7. Ⓐ **IRM cérébrale chez un homme de 72 ans avec céphalées et hémianopsie bitemporale. Séquence frontale T1 après injection : macro-adénome invasif, à développement intra-, supra- et infra-sellaire. Envahissement de la loge caverneuse droite et du sinus sphénoïdal. Prise de contraste hétérogène, avec remaniements nécrotiques centraux (zones en hyposignal).**

(Source : CEN, 2019.)

Métastases cérébrales

Figure 25.8.

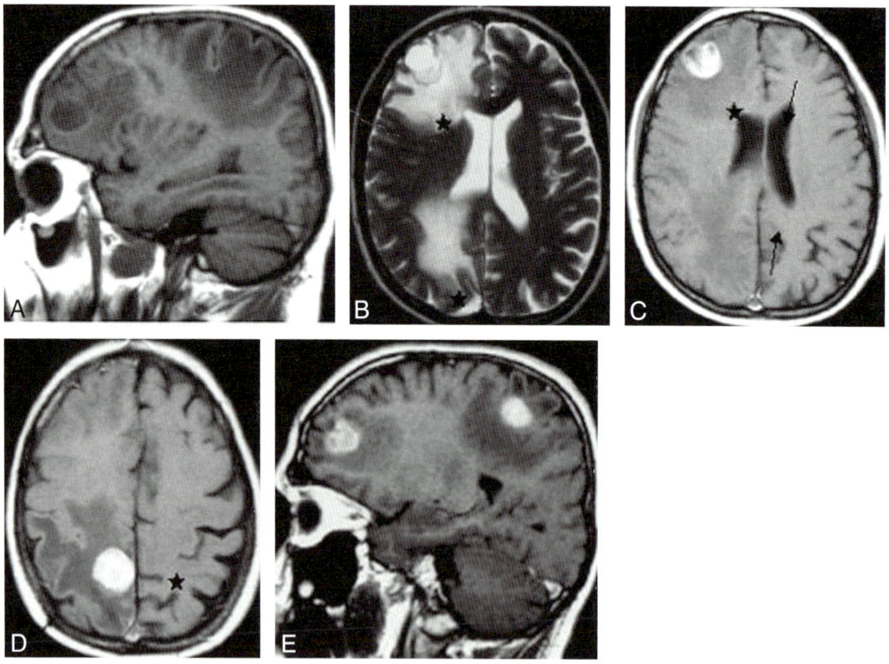

Fig. 25.8. Ⓐ **IRM cérébrale réalisée chez un patient de 67 ans traité pour un adénocarcinome bronchique avec une hémiparésie gauche récente. Présence de deux lésions intracérébrales hémisphériques droites, bien limitées et arrondies, développées respectivement dans la région frontale antérieure et au niveau du lobule paracentral (région centrale interne), en hyposignal T1 et en hypersignal T2, entourées d'un œdème important. Effet de masse sur le ventricule latéral droit avec effacement partiel des cornes frontale et occipitale. Après injection, important rehaussement des deux lésions permettant de les distinguer de l'œdème.**

A. T1 sagittal. B. T1 axial. C. T1 axial après injection. D. T1 axial après injection. E. T1 sagittal après injection.

(Source : CEN, 2019.)

Lymphome cérébral primitif

Figure 25.9.

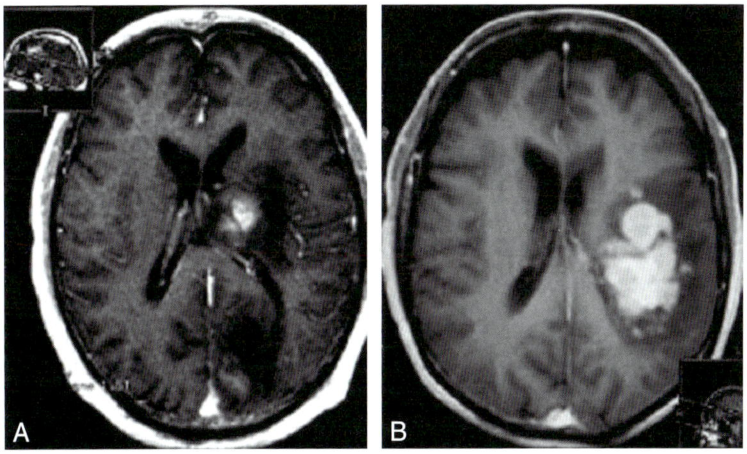

Fig. 25.9. **Ⓐ Lésions intracérébrales généralement paraventriculaires ou près des espaces sous-arachnoïdiens, prenant fortement le contraste de manière homogène. Les lymphomes sont très sensibles à la corticothérapie et les images peuvent « disparaître » en délai bref (1 ou 2 semaines), rendant difficile le repérage stéréotaxique, mais aussi l'interprétation anatomopathologique.**

A. Exemple 1. IRM cérébrale chez une patiente de 71 ans avec ralentissement idéomoteur depuis quelques mois ; séquence axiale T1 après injection. B. Exemple 2. IRM cérébrale chez un patient présentant une confusion récente ; séquence axiale T1 après injection. (Source : CEN, 2019.)

CHAPITRE

26

Item 336 – Comas non traumatiques chez l'adulte

Objectifs pédagogiques

- Diagnostiquer un coma non traumatique.
- Identifier les situations d'urgence et planifier leur prise en charge préhospitalière et hospitalière.

Hiérarchisation des connaissances

Rang	Rubrique	Intitulé
A	Définition	Coma chez l'adulte
B	Physiopathologie	Connaître les mécanismes pouvant concourir au coma
A	Diagnostic positif	Diagnostiquer un coma, évaluer son stade et la profondeur du coma (Glasgow Coma Scale)
A	Diagnostic positif	Savoir réaliser l'examen neurologique d'un patient dans le coma
A	Diagnostic positif	Savoir rechercher les éléments d'orientation clinique et anamnestique devant un coma
B	Diagnostic positif	Connaître les critères diagnostiques de mort cérébrale
A	Diagnostic positif	Connaître les signes cliniques d'une hypoglycémie et la corriger
A	Identifier une urgence	Identifier les situations d'urgence extrême d'un coma chez l'adulte
A	Examens complémentaires	Savoir prescrire les examens complémentaires à réaliser en urgence
B	Examens complémentaires	Connaître les indications de l'IRM en urgence
B	Contenu multimédia	Reconnaître une hémorragie intracrânienne sur le TDM
B	Contenu multimédia	Reconnaître un effet de masse et un engagement cérébral sur le TDM
A	Étiologies	Connaître les principales causes de coma non traumatique
A	Prise en charge	Connaître la prise en charge symptomatique initiale

Neurologie

NB. Ne seront traités dans ce chapitre que les objectifs concernant l'adulte. Pour « le coma non traumatique chez l'enfant », se référer au référentiel de pédiatrie.

I. Définition d'un coma et principaux diagnostics différentiels

- A Un coma est défini par une suppression de la vigilance (ou éveil), composante de la conscience.
- C'est une **urgence diagnostique et thérapeutique**.
- Il peut apparaître d'emblée ou faire suite à une obnubilation ou à une stupeur :
  - en cas d'obnubilation, il persiste une réaction aux ordres complexes : le patient répond à un ordre oral et écrit, exécute les ordres, l'orientation temporospatiale est normale, la réactivité moins rapide et moins précise ;
  - lors d'un état stuporeux, la réactivité à des stimuli extéroceptifs simples persiste (appel du nom, stimulation auditive, stimulation nociceptive), la réponse obtenue est un geste ou une parole.
- Dans le cas du coma, seule la réaction aux stimulations nociceptives est obtenue, sauf en cas de coma dépassé.

Pour en savoir plus

C Il existe plusieurs diagnostics différentiels.

- *Si le malade ne parle pas, n'obéit pas aux ordres, mais qu'il bouge et a les yeux ouverts* : aphasie globale ou aphasie de Broca, ou état psychotique.
- *Si le malade ne parle pas, n'obéit pas, garde les yeux ouverts, mais ne bouge pas* : mutisme akinétique caractérisé par un syndrome frontal bilatéral, négligence motrice et sensitive, inattention, absence de déficit moteur, réflexes et tonus normaux.
- *Syndrome de désafférentation motrice (locked-in syndrome)* : lié à un infarctus protubérantiel bilatéral entraînant une lésion des faisceaux pyramidaux et géniculés. Il se traduit par un tableau de quadriplégie avec diplégie faciale, paralysie labio-glosso-laryngo-pharyngée et de la latéralité du regard, conservation des mouvements de verticalité (respect de la partie haute du tronc cérébral) ; la vigilance et la conscience sont normales par intégrité des hémisphères cérébraux et de la partie rostrale mésodiencéphalique. Il est possible de communiquer avec le patient en établissant un code avec les mouvements de verticalité des yeux.
- *Si le malade ne parle pas, ne bouge pas et garde les yeux fermés* : hystérie ou simulation avec phénomène d'opposition lors de la levée des paupières, persistance d'un certain tonus lors de la mobilisation passive des membres, mouvement d'évitement de la main lorsqu'on laisse tomber celle-ci vers les yeux maintenus ouverts.

II. Physiopathologie

- B Le coma traduit une défaillance de la formation réticulée activatrice ascendante (FRAA) du tronc cérébral (partie postérieure du pont et du mésencéphale et partie postéro-antérieure du diencéphale), qui constitue le support neurophysiologique de la vigilance.

- Il peut résulter d'une souffrance cérébrale diffuse (par exemple de nature toxique, métabolique, traumatique, infectieuse, épileptique) ou d'une lésion cérébrale focale sous-tentorielle ou sus-tentorielle.

La conscience

La conscience est un concept complexe qui peut-être schématiquement divisé en deux composantes :
- l'éveil (ou vigilance ; *wakefulness* ou *arousal* en anglais) ;
- le contenu conscient (conscience de soi, de l'environnement ; *awareness* en anglais, terme sans équivalent en français, traduit par « conscience de... », ce qui peut prêter à confusion).

Ces deux fonctions sont sous-tendues par deux systèmes distincts :
- *le système de l'éveil* qui est sous le contrôle de neurones situés dans le tronc cérébral (substance réticulée activatrice ascendante), dans la partie postérieure du pont et du mésencéphale, ainsi que dans la partie postéro-antérieure du diencéphale (noyau de Meynert). Ces noyaux régulent le niveau de vigilance (éveil, sommeil lent, sommeil paradoxal) par des projections diffuses vers l'ensemble du cortex cérébral (directes ou relayées par les noyaux réticulaires du thalamus ;
- *un système organisé en réseau* dont le substrat anatomique reste débattu, mais qui implique des neurones à connexion longue distance, situés en grande partie dans les régions associatives pré-frontales et pariétales.

(Source : CEMIR, *Défaillances neurologiques aiguës*, « coma non traumatique ».)

III. Prise en charge symptomatique initiale

A. Premiers gestes

A Un examen initial rapide est indispensable pour s'assurer de l'intégrité des fonctions vitales (ventilation, PA, rythme cardiaque, température) qui justifie des gestes d'urgence détaillés dans le paragraphe suivant.

Devant tout coma non traumatique, il faut appeler le 15 pour une hospitalisation rapide dans le service des urgences le plus proche du domicile. La personne présente doit s'assurer de la liberté des voies aériennes et évaluer la fréquence cardiaque pour réaliser si nécessaire des mesures de réanimation (massage cardiaque et ventilation). Le patient doit être mis en position latérale de sécurité pour éviter tout risque d'inhalation.

À l'admission, il faut :
- effectuer un examen général : auscultation cardiaque et pulmonaire, palpation abdominale, prise de température et de la pression artérielle ;
- déshabiller le malade et rechercher toutes indications externes d'une étiologie évidente : traumatisme, même sans contexte évocateur, purpura, traces de piqûres, etc.
- rechercher une raideur de nuque, une hémiplégie, des troubles oculomoteurs évidents ;

- faire un une mesure de la glycémie capillaire pour éliminer une hypoglycémie ;
- obtenir auprès de toute personne (famille, médecin, pompiers, voisins) le maximum de renseignements : antécédents, circonstances entourant le coma, prise de toxique, mode d'installation progressif ou brutal, signes d'accompagnement, crises convulsives, traumatisme.

B. Principaux traitements de première ligne appropriés à réaliser en urgence

- *Maintien de la ventilation* : indications thérapeutiques (sonde à oxygène, intubation, ventilation assistée) posées en fonction de l'encombrement des voies aériennes, de la fréquence respiratoire, des gaz du sang.
- *Maintien de la circulation* : voie veineuse centrale, apport hydroélectrolytique, utilisation de vasopresseurs, scope ECG et monitoring de la PA.
- *Sondage urinaire* (surveillance de la diurèse) et *nasogastrique* (éviter le risque d'inhalation).
- *Administration de glucose* : systématique devant tout coma inexpliqué (en association à la vitamine B1 chez le patient éthylique ou dénutri).
- *Traitement de la cause* dès qu'elle est définie, voire suspectée sans attendre les résultats de certains examens : correction de troubles hydroélectrolytiques ou métaboliques, antibiothérapie en cas de méningite (en particulier en cas *purpura fulminans*), antidote en cas d'intoxication, contrôle de crises épileptiques répétées (diazepam ou clonazepam).
- *En cas d'œdème cérébral* : utilisation de corticoïdes ou de mannitol par voie veineuse.
- *Traitement chirurgical* d'un hématome, d'une tumeur, mise en place d'une valve en cas d'hydrocéphalie.
- *Dans un second temps, prévention des complications de décubitus* : accidents thrombo-emboliques, escarres.

C. Principaux examens complémentaires à réaliser en urgence

Les examens complémentaires dépendent du contexte. Les principaux examens demandés en urgence sont :

- *examens biologiques* (glycémie, ionogramme, fonctions rénale et hépatique, gaz du sang, NFS, bilan d'hémostase, alcoolémie, amoniémie, etc.), recherche de toxiques dans le sang et les urines, dosage du monoxyde de carbone, hémocultures en cas d'hyperthermie ;
- *ECG, radiographie du thorax* ;
- *scanner cérébral* sans injection en urgence : il précise parfois d'emblée la nature lésionnelle d'un coma (hématome cérébral) et l'importance de l'oedème cérébral (figure 26.1) ; il sera réalisé en l'absence de cause évidente, même en l'absence de signes de focalisation, surtout en cas de traumatisme crânien ;
- **B** *IRM encéphalique en urgence*. Cet examen est plus sensible que le scanner cérébral, il est parfois réalisé en première intention. Il est justifié en cas de suspicion de pathologie vasculaire cérébrale (AVC, thrombophlébite cérébrale), de méningo-encéphalite, de tumeurs cérébrales ;
- **A** *ponction lombaire* devant toute suspicion de méningite ;
- *électroencéphalogramme* en cas de coma métabolique (par exemple, encéphalopathie hépatique) ou en cas de suspicion de crise convulsive.

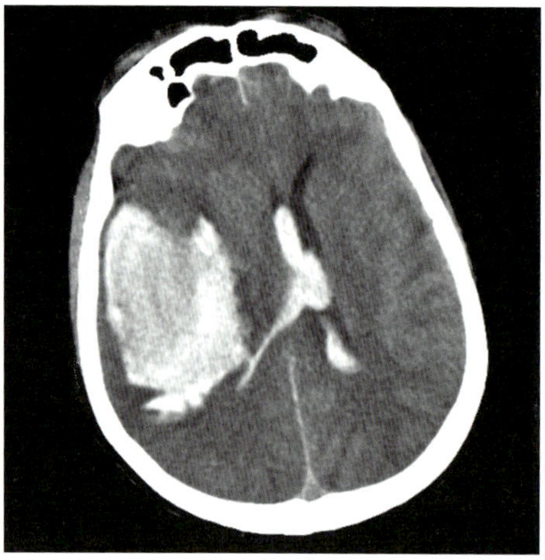

Fig. 26.1. B **Scanner cérébral : volumineuse hémorragie centro-hémispherique droite avec déviation ligne médiane traduisant un effet de masse et un engagement cérébral.**
(Source : Luc Defebvre)

IV. Examen neurologique d'un patient dans le coma

Il est réalisé lorsque les fonctions vitales sont stabilisées, afin de déterminer la profondeur et la cause du coma et de définir son pronostic.

Plan d'examen d'un malade avec troubles de vigilance

- Relation verbale (langage, exécution des gestes).
- Réactions d'éveil (ouverture des yeux selon les stimuli).
- Tonus musculaire (membres, nuque, paupières).
- Mimique ou grimace à la douleur.
- Réactivité motrice (adaptée ou non, répartition, symétrie).
- Réflexes tendineux et cutanés plantaires.
- Clignement à la menace et réflexe de clignement (cornéen, fronto-orbiculaire).
- Diamètre des pupilles, réflexe photomoteur.
- Position et mouvements des globes oculaires, réflexes oculomoteurs.
- Respiration (fréquence, amplitude, rythme), réflexe de toux.
- Réflexe oculocardiaque.

A. Réactivité à la douleur

- Étudiée par friction du sternum, pression du lit unguéal, pincement du mamelon, pression du nerf sus-orbitaire, compression du nerf facial derrière les maxillaires inférieurs.
- Réactions d'éveil : ouverture des yeux, réaction d'orientation, réaction mimique (déficit facial central ou paralysie faciale).
- Au niveau des membres, plusieurs types de réponses possibles :
- *absence de réponse* d'un côté en faveur d'une hémiplégie ;
- *réponse appropriée* dirigée vers la stimulation en cas de coma léger ;

- *réponse inappropriée* sans finalité : souffrance des structures hémisphériques profondes ou de la partie haute du tronc cérébral ;
- *réponse en décortication* (membres supérieurs en flexion, adduction, membres inférieurs en extension) : souffrance hémisphérique étendue ;
- *réponse en décérébration* (membres supérieurs en extension, adduction, rotation interne, membres inférieurs en extension) : souffrance de la partie haute du tronc cérébral.

B. Examen des yeux

1. Clignements réflexes

- Présence d'un clignement à la menace → persistance d'un certain degré d'activation corticale.
- Abolition unilatérale du réflexe cornéen → signe de localisation (atteinte de la voie efférente du VII ou de la voie afférente du V).
- Abolition bilatérale du réflexe cornéen → atteinte diencéphalo-mésencéphalique (nature lésionnelle, toxique ou métabolique).

2. Motricité intrinsèque (pupille)

- Mydriase aréactive unilatérale → engagement temporal (atteinte du III).
- Myosis aréactif, toujours évoquer un coma métabolique ou toxique ou un coma de mauvais pronostic (souffrance de la partie basse du tronc cérébral).
- Causes de mydriase bilatérale aréactive :
  - mort cérébrale ;
  - encéphalopathie post-anoxique ;
  - hypothermie ;
  - souffrance mésencéphalique ;
  - certaines intoxications (anticholinergiques, imipraminiques, organophosphorés, barbituriques).

3. Position des globes oculaires

- Le patient regarde son hémicorps sain : déviation conjuguée des yeux dans le plan horizontal ipsilatérale à la lésion → lésion hémisphérique.
- Le patient regarde son hémiplégie : déviation conjuguée des yeux controlatérale à la lésion → lésion protubérantielle.
- Strabisme horizontal → atteinte d'un nerf oculomoteur (III, VI).
- *Skew deviation* (déviation oblique avec un œil vers le haut et un vers le bas) → lésion du tronc cérébral.

4. Mouvements spontanés

- Mouvements d'errance oculaire conjugués horizontaux et mouvements réflexes ; préservés, ils témoignent d'une intégrité du tronc cérébral et écartent toute arrière-pensée de non-organicité.
- *Bobbing* oculaire : successivement déplacement des yeux vers le bas, suivi après une pause d'une réascension plus lente vers la position de départ (mouvement de « révérence ») → lésions protubérantielles.

5. Mouvements oculaires réflexes

Toute suspicion de lésion du rachis cervical interdit la recherche des mouvements oculaires réflexes (+++).

- On impose à la tête du malade des mouvements passifs de rotation, d'extension et de flexion. Ces réflexes physiologiques se traduisent par le phénomène des « yeux de poupée », les globes oculaires déviant de façon conjuguée dans le sens opposé au mouvement passif :
  - la possibilité d'obtenir une déviation conjuguée des deux côtés témoigne de l'intégrité fonctionnelle d'une grande partie du tronc cérébral ;
  - l'absence de toute réponse traduit une souffrance sévère du tronc cérébral (lésion, cause métabolique ou toxique).
- Les réflexes oculocéphaliques verticaux s'abolissent avant les réflexes oculocéphaliques horizontaux.

C. Étude de la motricité, du tonus et des réflexes

- Recherche de signes méningés et d'une hypotonie d'un hémicorps.
- Recherche d'un déficit hémiplégie, d'une tétraplégie.
- Recherche d'un signe de Babinski, de valeur localisatrice si unilatéral.
- Étude des réflexes du tronc cérébral (cf. annexe 26.1) : leur connaissance se justifie si on veut appliquer l'échelle de Glasgow-Liège, échelle de gravité d'un coma (cf. *infra*).

D. Étude de la fonction ventilatoire (figure 26.2)

- Respiration périodique de Cheyne-Stokes (mouvements respiratoires d'amplitude variable avec alternance régulière de périodes d'apnée et d'hyperpnée) → souffrance diencéphalique ou mésencéphalique supérieure ou perturbations métaboliques générales.

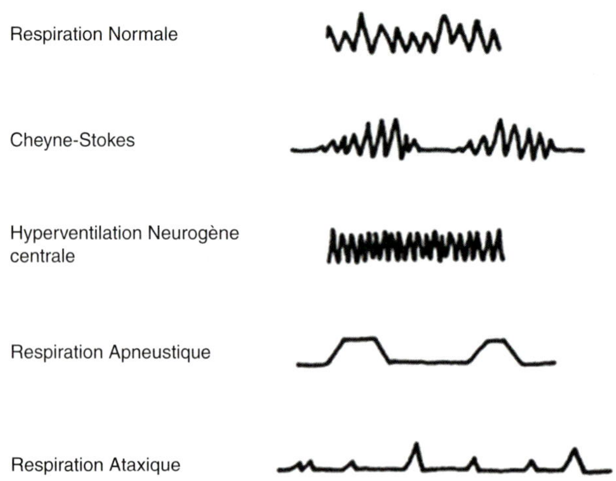

Fig. 26.2. Ⓐ Classification des dyspnées au cours des troubles de la vigilance et des comas.
(Source : CEN, 2019.)

- Hyperventilation neurogène centrale (hyperpnée) → atteinte mésodiencéphalique ou mésencéphalique, à distinguer de l'hyperventilation compensatrice d'une acidose métabolique ou d'une hypoxie (gaz du sang).
- Respiration apneustique (pauses en inspiration ou en expiration) → souffrance de la partie basse du pont (ou protubérance) (mauvais pronostic).
- Dyspnée de Kussmaul (alternance inspiration-pause en inspiration-expiration-pause en expiration) → souffrance de la partie basse du tronc, acidose métabolique ; pronostic variable selon la cause.
- Respiration ataxique, irrégulière et anarchique → souffrance bulbaire avant l'arrêt cardiaque.

Dans les encéphalopathies toxiques, notamment barbituriques, l'arrêt respiratoire peut survenir rapidement, sans être précédé d'autres signes de souffrance du tronc cérébral.

V. Classification des comas : évaluation du stade et de la profondeur

A. Stades de coma

- *Stade 1* : patient dit en coma vigil, réponses possibles (phrases ± compréhensibles) aux stimulations répétées verbales et sensorielles, mouvements de défense adaptés contre la douleur, il correspond en fait à l'état stuporeux.
- *Stade 2* : coma léger, réponse inadaptée aux stimulations nociceptives, pas de troubles neurovégétatifs.
- *Stade 3* (coma carus) : coma profond, mouvements de décérébration aux stimulations nociceptives ou absence de réponse, troubles neurovégétatifs.
- *Stade 4* : coma dépassé, pas de réponse aux stimulations, hypotonie, mydriase, abolition des fonctions végétatives.

B. Échelles de gravité

- Échelle de Glasgow (tableau 26.1) :
  - s'établit sur trois types de réponses : ouverture des yeux (E), réponse motrice (M), réponse verbale (V) (cotation attribuée à la meilleure des réponses) ;
  - somme E + M + V définit un score de 3 (coma profond) à 15 (conscience normale) ;
  - coma si score ≤ 7.

Pour en savoir plus

C Étude des réflexes du tronc cérébral utilisée comme instrument d'évaluation de la gravité. L'*échelle de Glasgow-Liège* (tableau 26.1) intègre l'étude de ces réflexes. Les scores additionnés (E + M + V + T) possibles vont de 3 à 20. Au cours du coma, il y a disparition progressive des réflexes du tronc cérébral dans l'ordre d'énumération.

Tableau 26.1. Ⓐ Échelle de Glasgow et échelle de Glasgow-Liège.

E	Ouverture des yeux	Spontanée	4	Glasgow (3 à 15)
		Stimulation verbale	3	
		Stimulation douloureuse	2	
		Absente	1	
M	Réponse motrice*	Sur commande	6	
		Réactivité aux stimulus douloureux :		
		– Appropriée	5	
		– Retrait, évitement	4	
		– Flexion anormale (stéréotypée)	3	
		– Extension	2	
		– Absente	1	
V	Réponse verbale	Orientée	5	
		Confuse	4	
		Incohérente	3	
		Incompréhensible	2	
		Absente	1	
		Score (E + M + V)		=
T	Réflexes du tronc	Fronto-orbiculaire	5	Glasgow-Liège (3 à 20)
		Oculocéphalique vertical	4	
		Photomoteur	3	
		Oculocéphalique horizontal	2	
		Oculocardiaque	1	
		Aucun	0	
		Score (E + M + V + T)		=

*En cas d'hémiplégie, seul le côté mobile est pris en compte dans la cotation.
(Source : CEN, 2019.)

VI. Identifier les situations d'urgence extrême d'un coma chez l'adulte

Les principales situations d'urgence sont les suivantes : une défaillance respiratoire ou cardiaque, une hypoglycémie, une méningite ou une méningo-encéphalite, un état de mal épileptique, une hypertension intracrânienne et des signes d'engagement.

A. L'hypoglycémie (transversalité : référentiel d'endocrinologie)

Ⓐ Il est de règle, chez tout patient présentant des troubles de conscience de quelque profondeur que ce soit, de mesurer immédiatement la glycémie. Le coma hypoglycémique est précédé par des signes de neuroglucopénie généralement similaires d'un épisode à l'autre chez un même patient.

On retrouve la notion :

- de diabète insulino-dépendant ou pas;
- de faim brutale;
- de troubles de concentration, de fatigue, de troubles de l'élocution, du comportement ou de symptômes psychiatriques francs;
- de troubles moteurs, d'hyperactivité, de troubles de la coordination des mouvements, de tremblements, d'hémiparésie, de diplopie, de paralysie faciale, etc.;
- de troubles sensitifs, de paresthésies d'un membre, de paresthésies péribuccales;
- de troubles visuels;
- de convulsions focales ou généralisées;
- de confusion.

À ces symptômes de neuroglucopénie s'associent souvent des signes de la réaction adrénergique (neurovégétative) à l'hypoglycémie : anxiété, tremblements, sensation de chaleur; nausées; sueurs; pâleur; tachycardie, palpitations.

Le coma hypoglycémique présente les caractéristiques suivantes :

- de profondeur variable, jusqu'à un coma profond;
- de début brutal;
- souvent agité, avec des sueurs profuses;
- avec des signes d'irritation pyramidale et hypothermie.

Le niveau de seuil de glycémie habituellement retenu pour le diagnostic d'une hypoglycémie en dehors du diabète est de 0,50 g/L (2,8 mmol/L). Chez le diabétique, la valeur retenue est de 0,60 g/L (3,3 mmol/L)

La CAT devant un coma hypoglycémique est la suivante :

- chez les patients inconscients, l'injection de glucagon à raison de 1 mg (Glucagen kit®), en IM (intramusculaire) ou sous-cutané, est facilement réalisable par la famille, ainsi qu'à l'hôpital; geste plus simple chez les patients agités que l'injection intraveineuse directe d'une ou deux ampoules de soluté de glucose à 30 %;
- chez les patients traités par sulfonylurées (sulfamides hypoglycémiants), l'injection de glucagon est contre-indiquée. Une perfusion de glucose doit être installée pour une durée supérieure de 2 à 3 fois la demi-vie de la sulfonylurée en cause.

B. L'hypertension intracrânienne (HTIC)

Lié à la croissance d'un processus expansif intracrânien et de l'œdème péri-lésionnel ou consécutif à un blocage des voies d'écoulement du LCS responsable d'une hydrocéphalie, le syndrome d'hypertension intracrânienne (HTIC) est caractérisé par l'association de :

- céphalées typiquement matinales, progressives, exagérées par toux, effort, décubitus, résistantes aux antalgiques, parfois brutales;
- vomissements : inconstants, typiquement sans effort, en jets et soulagent temporairement les céphalées;
- troubles de la vigilance : obnubilation, confusion, voire coma rapide;
- diplopie horizontale par atteinte du VI (uni- ou bilatérale) sans valeur localisatrice;
- éclipses visuelles (trouble bilatéral et transitoire de la vision, tardif et de signification péjorative);
- œdème papillaire bilatéral au fond d'œil.

Il faut évoquer les orientations diagnostique suivantes :

- processus occupant de l'espace : tumeur intracrânienne, hématome sous-dural, abcès;
- hydrocéphalie;
- thrombose veineuse cérébrale;
- dans tous les cas, une imagerie cérébrale doit être faite en urgence.

C. Les engagements

L'engagement est de **gravité extrême**, avec risque de mort imminente.

On distingue deux types d'engagements.

1. Engagement temporal

- Correspond à un engagement temporal interne en trans-tentoriel.
- Suspecté en cas de lésion focale sus-tentorielle devant toute modification de vigilance.
- Associe mydriase unilatérale aréactive homolatérale à l'engagement et hémiparésie controlatérale, précédant l'apparition des troubles de vigilance par lésions irréversibles du tronc cérébral.

2. Engagement des amygdales cérébelleuses

- Correspond à un engagement des amygdales cérébelleuses dans le trou occipital.
- Complication d'une lésion focale sous-tentorielle (fosse postérieure).
- Responsable de crises motrices postérieures avec attitude en opisthotonos, spontanées ou déclenchées par des stimuli nociceptifs.

VII. Pronostic, état végétatif et état de conscience minimale, mort cérébrale

- **B** Le pronostic des comas reste une problématique constante; c'est la cause du coma qui constitue le principal déterminant pronostique.
- Le retour à la conscience peut passer par des états intermédiaires : l'état végétatif et l'état de conscience minimale.
- Les étudiants pourront se référer au chapitre « Défaillances neurologiques aiguës » du référentiel de réanimation pour plus détails ainsi qu'aux caractéristiques de la mort cérébrale dont nous précisons ici les principaux éléments.
- Le diagnostic de mort cérébrale est posé :
  - quand tout signe de fonctionnement des hémisphères cérébraux et du tronc cérébral fait défaut de façon durable;
  - quand on est certain que cette abolition de la fonction cérébrale est d'origine lésionnelle et pas toxique ou métabolique.

- Les critères suivants doivent être réunis :
  - coma aréactif (Glasgow 3), absence totale de ventilation spontanée, absence de réflexes du tronc cérébral ;
  - dans l'optique du prélèvement d'organes, le diagnostic clinique de mort encéphalique doit être confirmé par l'un des examens complémentaires exigés par la loi qui peut être soit deux EEG nuls et non réactifs pendant 30 minutes réalisés avec amplification maximale et effectués à 4 heures d'intervalle, soit une angiographie cérébrale objectivant l'arrêt de perfusion des quatre axes ;
  - absence d'hypothermie et de traitement dépresseur de l'activité cérébrale.

VIII. Principales causes de coma non traumatique

Ⓐ On peut distinguer cinq cadres étiologiques (les comas traumatiques ne sont pas exposés dans ce chapitre).

A. Coma toxique

- Cause évoquée devant tout coma de cause inexpliquée (la recherche de toxiques dans les urines et dans le sang s'impose : barbitémie, alcoolémie).
- Devant un coma dépassé (aréactivité, mydriase, hypothermie, apnée, collapsus circulatoire, voire silence électrique à l'EEG), l'exclusion de toute participation toxique doit être formelle.

Le plus fréquent des comas.

- Si on craint une overdose (coma, myosis serré, dépression respiratoire, traces de piqûres), l'administration IV de naloxone (Narcan®), antidote des opiacés, permet de confirmer le diagnostic.
- On distingue causes iatrogènes et causes exogènes.

1. Causes iatrogènes

- Barbiturique responsable d'un coma calme et profond, hypotonique, avec dépression respiratoire (recherche dans les urines et dans le sang).
- Antidépresseur tricyclique (souvent associé aux benzodiazépines), responsable d'un coma avec convulsions, mydriase, risque de troubles du rythme.

2. Causes exogènes

- Intoxication oxycarbonée (« teinte cochenille », syndrome pyramidal et hypertonie généralisée, convulsions fréquentes).
- Intoxication alcoolique aiguë.
- Produits organophosphorés (insecticides : paralysie des muscles respiratoires, fasciculations, myosis serré ; antidote : atropine).

B. Coma métabolique

Quelle que soit la cause d'un coma, un facteur métabolique surajouté doit être envisagé.

- Évoqué devant un coma d'apparition rapidement progressive avec des antécédents évocateurs.
- Plusieurs causes métaboliques associées sont possibles (atteinte multiviscérale).
- L'étiologie peut être :
  - l'*anoxie cérébrale* par arrêt cardiaque, choc cardiogénique, infectieux ou hémorragique. Dans l'encéphalopathie respiratoire, les troubles de la vigilance s'associent à des mouvements anormaux (astérixis ou myoclonies négatives). Autres causes : asphyxie, fausse route alimentaire, embolie pulmonaire, trouble du rythme cardiaque ;
  - l'*hypoglycémie* : coma avec sueurs abondantes, signe de Babinski bilatéral, hypothermie, parfois crises convulsives et signes déficitaires localisés ;
  - les *encéphalopathies hypo-osmolaires* (les grandes hyponatrémies s'accompagnent de troubles de vigilance et de crises convulsives) *ou hyperosmolaire* (diabète) ;
  - l'*encéphalopathie de Gayet-Wernicke* (carence en vitamine B1) : troubles de vigilance avec paralysie oculomotrice, troubles de l'équilibre, syndrome cérébelleux ; l'évolution vers le coma est parfois précipitée par l'administration de sérum glucosé sans vitamine B1 associée ;
  - l'*encéphalopathie hépatique* : coma précédé d'une confusion avec astérixis (myoclonies négatives) et hypertonie oppositionnelle (l'hépatite fulminante peut justifier une greffe hépatique) ;
  - l'*encéphalopathie de l'insuffisance rénale* : évolution progressive vers le coma, manifestations motrices fréquentes (astérixis, myoclonies, crises convulsives) ;
  - l'*encéphalopathie des affections endocriniennes* : hypothyroïdie sévère, insuffisance surrénale aiguë, hypercalcémie.

C. Coma épileptique

Le coma post-critique n'excède pas 20 à 30 minutes. Au-delà, il faut envisager une complication traumatique, vasculaire, tumorale, infectieuse, toxique, iatrogène ou métabolique.

- Devant un coma en l'absence de notion de crise tonicoclonique, rechercher systématiquement une perte d'urine, morsure de langue, respiration stertoreuse.
- En l'absence de phénomènes convulsifs, l'hypothèse d'un état de mal épileptique non convulsif justifie la réalisation d'un EEG (activité paroxystique infraclinique).

D. Coma avec signes méningés

La prise de température oriente le diagnostic.

1. En dehors d'un contexte fébrile

On évoque une *hémorragie méningée* (présence de sang au scanner dans les espaces sous-arachnoïdiens) ; les causes du coma sont alors diverses : hypertension intracrânienne, vasospasme, hématome, hydrocéphalie.

2. Devant un coma fébrile

- Évoquer en premier lieu une *méningo-encéphalite bactérienne*, urgence absolue, en tenant compte de tout indice d'un contexte infectieux général, local (ORL, pulmonaire, cutané, etc.) ou biologique (NFS). Indication majeure de la ponction lombaire (réaction cellulaire, hypoglycorachie). En cas de signes de focalisation, elle sera précédée en urgence d'un scanner cérébral (contre-indication en cas d'effet de masse).
- Une méningite puriforme aseptique doit faire rechercher un foyer cérébral (abcès, possibles signes de focalisation) ou de voisinage (ORL, empyème sous-dural).
- Devant un coma fébrile d'aggravation rapide associé à des signes cliniques ou électriques de souffrance temporale, hypothèse d'une méningo-encéphalite herpétique justifiant sans retard l'instauration d'un traitement par aciclovir (Zovirax®).
- Un accès pernicieux palustre doit être envisagé en cas de séjour en zone d'endémie (diagnostic par frottis sanguin).

E. Coma avec signes de focalisation

L'imagerie cérébrale en urgence contribue au diagnostic.

1. Début progressif

Un début progressif évoque un processus expansif intracrânien.

2. En cas d'installation brutale

On évoque :

- une hémorragie cérébrale :
  - coma souvent d'installation brutale avec céphalées, vomissements et signes de focalisation ;
  - principales causes : hypertension artérielle, malformation vasculaire, trouble de la coagulation ;
- un accident vasculaire ischémique :
  - coma souvent retardé après un délai de quelques heures, conséquence de l'œdème cérébral développé autour de l'infarctus ;

- dans les infarctus du tronc cérébral, le coma peut survenir d'emblée, lorsque la lésion intéresse la FRAA;
- dans les infarctus du cervelet, les troubles de conscience surviennent secondairement (compression du tronc cérébral, risque d'engagement des amygdales cérébelleuses).

Les autres causes sont :

- encéphalopathie hypertensive : coma associé à des convulsions, céphalées et cécité corticale;
- thrombophlébite cérébrale du sinus longitudinal supérieur ou de la veine de Galien qui entraîne des lésions bilatérales (infarctus hémorragique, œdème); l'IRM avec séquences veineuses confirme le diagnostic;
- embolie gazeuse (accidents de décompression en plongée, chirurgie thoracique);
- embolie graisseuse (fractures des os longs);
- tumeurs primitives ou secondaires sus-tentorielles ou sous-tentorielles avec hydrocéphalie;
- hématome sous-dural chronique (le plus souvent précédé d'autres signes neurologiques avant le coma).

Points clés

- Un coma traduit une défaillance de la formation réticulée activatrice ascendante du tronc cérébral (support neurophysiologique de la vigilance) ou une souffrance corticale diffuse.
- Un examen initial rapide s'assure de l'intégrité des fonctions vitales (ventilation, PA, rythme cardiaque, température), justifiant des gestes d'urgence.
- Les examens biologiques suivants sont systématiques : glycémie, ionogramme, fonctions rénale et hépatique, gaz du sang, NFS, bilan d'hémostase; d'autres sont demandés en fonction du contexte (amoniémie, toxiques dans le sang et les urines au moindre doute, dosage du monoxyde de carbone, hémocultures, ECG, radiographie de thorax, etc.).
- Un scanner cérébral en urgence est réalisé en l'absence de cause évidente, même en l'absence de signes de focalisation; une ponction lombaire se justifie en cas de suspicion de méningite (fièvre).
- Une IRM encéphalique en urgence est parfois réalisée en première intention en cas de suspicion de pathologie vasculaire cérébrale (AVC, thrombophlébite cérébrale), de méningo-encéphalite, de tumeurs cérébrales.
- Un examen neurologique plus détaillé est réalisé (réactivité, motricité, tonus, réflexes, oculomotricité et pupilles, ventilation) lorsque les fonctions vitales sont stabilisées (détermination de la cause et du pronostic).
- On distingue des comas d'origine toxique, métabolique, épileptique, avec signes méningés, avec signes de focalisation (AVC ischémique ou hémorragique, processus expansif).

Annexe

Annexe 27.1 – Les huit réflexes du tronc cérébral

- C **Réflexe ciliospinal** : dilatation pupillaire après stimulation sus-claviculaire.
- **Réflexe fronto-orbiculaire homolatéral** : fermeture palpébrale après percussion glabellaire.
- **Réflexe oculocéphalique vertical** : mouvement conjugué des yeux dans le sens vertical dans le sens inverse du mouvement imprimé de flexion/extension de la tête.
- **Réflexe photomoteur** : contraction pupillaire par stimulation lumineuse.

- **Réflexe cornéen** : fermeture de la paupière par stimulation cornéenne (arc réflexe V, VII et III).
- **Réflexe massétérin** : contraction du masséter par percussion mentonnière.
- **Réflexe oculocéphalique horizontal** : mouvement conjugué des yeux dans le sens horizontal dans le sens inverse du mouvement imprimé de rotation de la tête.
- **Réflexe oculocardiaque** : ralentissement cardiaque après compression des globes oculaires.

Exemple de réflexe pathologique du tronc cérébral : le réflexe cornéomandibulaire, qui est un mouvement de diduction de la mandibule après stimulation de la cornée.

CHAPITRE

27

Item 340 – Accidents vasculaires cérébraux

Objectifs pédagogiques

- Diagnostiquer un accident vasculaire cérébral.
- Identifier les situations d'urgence et planifier leur prise en charge préhospitalière et hospitalière.
- Connaître les principes de la prise en charge à la phase aiguë de l'AVC ischémique.

Hiérarchisation des connaissances

Rang	Rubrique	Intitulé	Descriptif
A	Définition	Connaître la définition et la classification des AVC	Ischémique (constitué et transitoire), hémorragique et veineux
A	Prévalence, épidémiologie	Connaître les facteurs de risque des AVC	Facteurs de risque des AVC ischémiques et hémorragiques, leur importance relative et les risques vasculaires ultérieurs après un AVC (récidive, risque cardiaque)
A	Identifier une urgence	Connaître l'urgence diagnostique et thérapeutique des accidents vasculaires cérébraux	
B	Éléments physiopathologiques	Connaître la physiopathologie de l'ischémie cérébrale	Zone centrale, zone périphérique (zone de pénombre)
A	Diagnostic positif	Connaître les arguments cliniques diagnostiques en faveur des infarctus cérébraux constitués, accident ischémique transitoire, hémorragies intraparenchymateuses	Savoir faire préciser l'anamnèse au patient ou à son entourage et savoir chercher les signes neurologiques de localisation (territoire cérébral antérieur, territoire cérébral moyen, territoire cérébral postérieur, du tronc cérébral et du cervelet)
B	Diagnostic positif	Énumérer les arguments du diagnostic de dissection d'une artère à destinée cérébrale	

Rang	Rubrique	Intitulé	Descriptif
B	Diagnostic positif	Énumérer les arguments du diagnostic de thrombophlébite cérébrale	
A	Diagnostic positif	Connaître les signes de gravité d'un AVC	
A	Étiologies	Connaître les principales causes d'AVC ischémiques	
A	Étiologies	Connaître les principales causes d'AVC hémorragiques	
A	Examens complémentaires	Connaître la stratégie d'explorations complémentaires à la phase aiguë d'un accident vasculaire cérébral	
B	Examens complémentaires	Connaître le bilan étiologique de première ligne d'un AVC ischémique et d'un AVC hémorragique	
B	Contenu multimédia	Exemple d'AVC ischémique en phase aiguë en TDM	
B	Contenu multimédia	Exemple d'AVC hémorragique profond en phase aiguë en TDM	
A	Prise en charge	Connaître les actions à réaliser lors de la phase préhospitalière	Notification préhospitalière de tous les acteurs prenant en charge le patient
A	Prise en charge	Connaître les principes de la prise en charge a la phase aiguë de l'AVC ischémique	Thrombolyse, thrombectomie
A	Prise en charge	Connaître les mesures mise en œuvre dans la prévention primaire et secondaire	Facteurs de risque vasculaire et handicaps moteurs, cognitifs et sensoriels
A	Suivi et/ou pronostic	Connaître le pronostic fonctionnel et vital des AVC	
A	Suivi et/ou pronostic	Connaître les principes de l'évaluation du rapport bénéfice/risque de la prise en charge d'un patient atteint d'AVC	Transmission d'une information éclairée, prise en compte d'éventuelles directives anticipées en cas d'évolution défavorable

I. Pour comprendre

A. Définitions et épidémiologie

- A Les accidents vasculaires cérébraux (AVC) sont caractérisés par la survenue brutale d'un déficit neurologique focal.
- Ils affectent environ 150 000 patients par an, un nombre qui a tendance à augmenter en raison de l'augmentation de la population et de son vieillissement.
- Environ un quart des AVC sont des récidives survenant chez des patients ayant un antécédent cérébrovasculaire.
- Les AVC peuvent survenir à tout âge, y compris dans l'enfance, mais, dans 75 % des cas, il affecte des patients âgés de plus de 65 ans.
- L'âge moyen de survenue d'un AVC est de 73 ans (70 ans pour les hommes et 76 ans pour les femmes).
- L'AVC est une pathologie fréquente et potentiellement grave qui constitue une urgence médicale et, parfois, chirurgicale.
- Le terme d'AVC regroupe l'ensemble des pathologies vasculaires cérébrales d'origine artérielle ou veineuse, à savoir :

- les ischémies cérébrales artérielles (80 %) :
  - transitoires : accident ischémique transitoire (AIT),
  - constituées : infarctus cérébraux ;
- les hémorragies cérébrales, ou intraparenchymateuses (20 %) ;
- les thromboses veineuses cérébrales (rares).

- Environ un quart des hémorragies cérébrales (5 % de tous les AVC) correspondent à une hémorragie sous-arachnoïdienne, dont la prise en charge est totalement différente (neurochirurgie ou radiologie interventionnelle) (cf. chapitre 28, item 341, et le référentiel du Collège de neurochirurgie).
- Les AVC représentent :
  - la première cause de handicap moteur acquis de l'adulte ;
  - la première cause de mortalité pour les femmes et deuxième pour les hommes après les cancers ;
  - la deuxième cause de troubles cognitifs majeurs après la maladie d'Alzheimer.
- L'amélioration du pronostic dépend de la qualité de la prévention primaire et secondaire et de la rapidité de prise en charge diagnostique et thérapeutique à la phase aiguë.

B. Physiopathologie

- **B** Le fonctionnement cérébral nécessite un apport sanguin constant en oxygène et en glucose. En raison de l'absence de réserve en ces deux substrats, toute réduction aiguë du flux artériel cérébral sera responsable d'une souffrance du parenchyme cérébral situé en aval de l'occlusion artérielle. La vitesse d'extension de la zone ischémiée dépendra de la mise en jeu de systèmes de suppléances artérielles (collatérales) et de leur qualité (cf. annexe 27.1). Ainsi, en cas d'infarctus cérébral, il existe :
  - une zone centrale, où la nécrose s'installe immédiatement et qui sera responsable des séquelles neurologiques ;
  - une zone périphérique, dite « zone de pénombre » (figure 27.1), où les perturbations tissulaires sont réversibles si le débit sanguin cérébral est rétabli rapidement (premières heures), qui est responsable des symptômes présentés par le patient ; cette zone constitue la cible des traitements d'urgence de l'ischémie cérébrale.

514

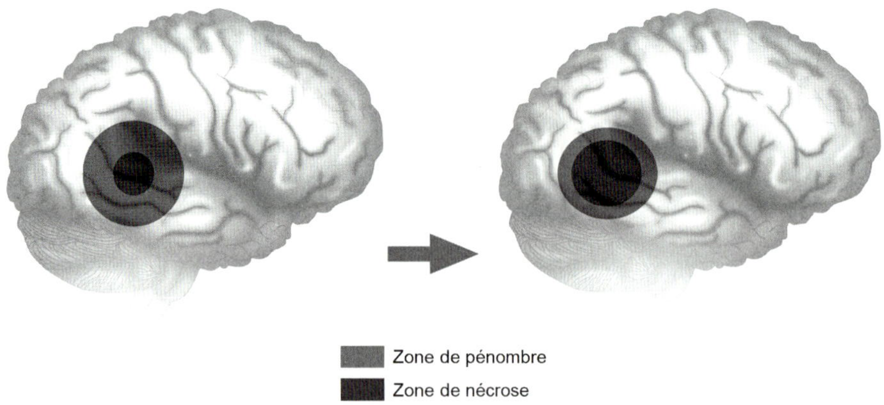

Fig. 27.1. B Évolution de la zone de l'ischémie cérébrale en l'absence de recanalisation.
(Source : CEN, 2019, illustration : Hélène Fournié.)

- On considère que chaque minute en ischémie est responsable d'une perte de 2 millions de neurones.
- Ⓐ L'ischémie cérébrale peut être la conséquence de deux mécanismes différents :
  - thrombotique ou thromboembolique (le plus fréquent) : occlusion artérielle ;
  - hémodynamique (rare) : chute de la perfusion cérébrale sans occlusion, à l'occasion d'un effondrement de la pression artérielle :
    - Ⓑ régionale par sténose aiguë artérielle pré-occlusive (sur athérosclérose par hématome sous plaque, dissection, vasospasme),
    - systémique (arrêt cardiaque) ;
  - en cas de mécanisme hémodynamique, l'infarctus cérébral touche volontiers une zone jonctionnelle entre deux territoires (perfusion de « dernier pré »).

II. Clinique des AVC

Ⓐ Un AVC doit être évoqué devant l'association (figure 27.2) :

- « *déficit neurologique* » :

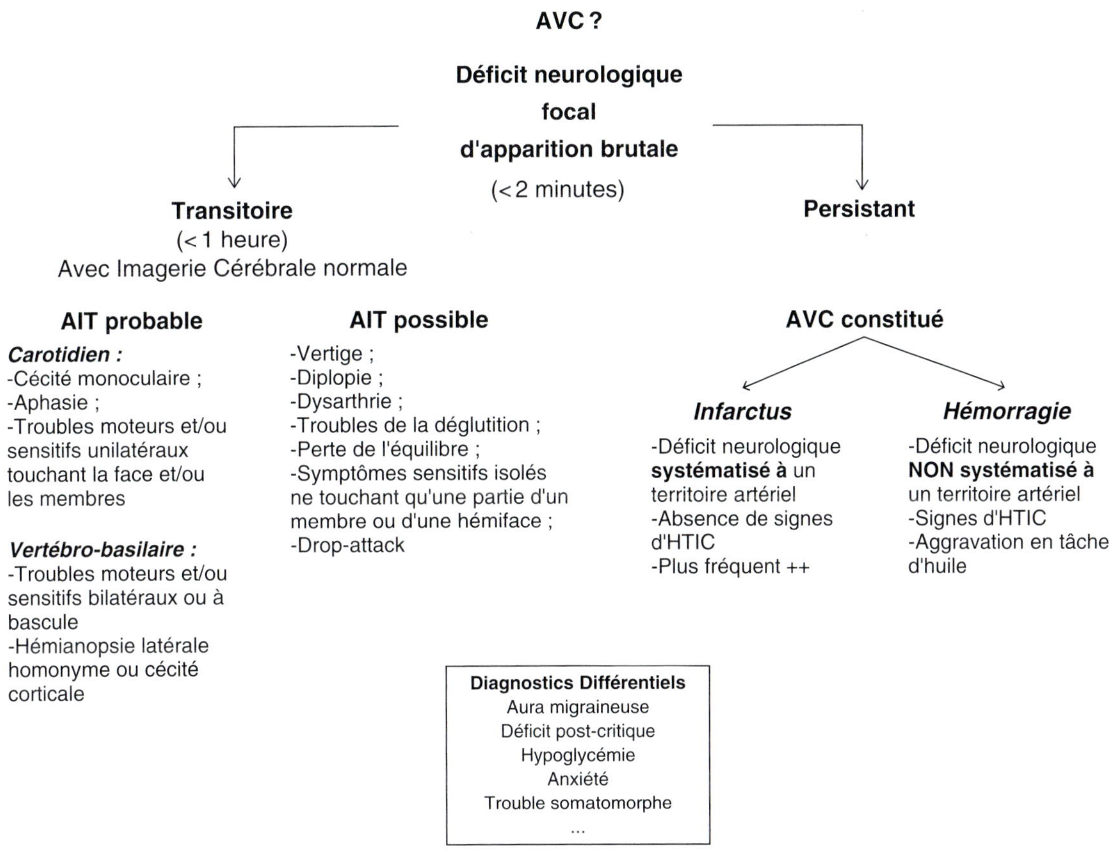

Fig. 27.2. Ⓐ Orientations diagnostiques devant une suspicion d'AVC.
(Source : CEN, 2019.)

- seules les pertes de fonctions (motricité, sensibilité, vision, audition, langage...) sont à prendre en compte,
- toute manifestation productive (clonies, phosphènes, douleurs...) doit faire remettre en question le diagnostic;

• « *focal* » : la perte de fonction correspond à la lésion d'une structure anatomique cérébrale donnée (cf. corrélations anatomocliniques en cours de sémiologie);
• « *d'apparition soudaine* » :
  - le plus souvent le déficit neurologique focal apparaît sans prodromes et est d'emblée maximal (symptômes d'intensité maximale en moins de 2 minutes),
  - B plus rarement, le déficit peut connaître :
    - une aggravation rapide sur quelques minutes (aggravation en « tache d'huile » de l'hémorragie intraparenchymateuse),
    - des paliers d'aggravation successifs (sténose artérielle pré-occlusive),
    - des fluctuations initiales (lacune),
  - A le déficit peut rester stable ou s'améliorer progressivement.

La nature ischémique ou hémorragique d'un AVC peut être évoquée cliniquement en fonction :

• des données épidémiologiques (fréquence plus importante des infarctus cérébraux);
• B du contexte :
  - affection cardiaque emboligène connue (valvulopathie, trouble du rythme) ou manifestations antérieures de maladie athéroscléreuse (coronaropathie, artériopathie des membres inférieurs) → infarctus cérébral,
  - trouble de la coagulation → hémorragie intraparenchymateuse;
• des données cliniques :
  - correspondance à un territoire artériel → infarctus cérébral,
  - symptomatologie d'hypertension intracrânienne (HTIC) associée précoce (céphalées, nausées, vomissements, troubles de la conscience) → hémorragie intraparenchymateuse.

A Cependant, seule l'imagerie cérébrale permet à ce jour de faire la différence.

A. Infarctus cérébraux constitués

On distingue (tableau 27.1) :

Tableau 27.1. A Principales manifestations cliniques des infarctus cérébraux en fonction des territoires artériels.

Circulation antérieure	Artère ophtalmique	• Cécité monoculaire
	Artère cérébrale antérieure	• Déficit moteur à prédominance crurale • Syndrome frontal
	Artère cérébrale moyenne superficielle	• Déficit moteur à prédominance brachiofaciale • Aphasie ou héminégligence
	Artère cérébrale moyenne profonde	• Hémiplégie proportionnelle
Circulation postérieure	Artère cérébrale postérieure	• Hémianopsie latérale homonyme • Hémianesthésie
	Territoire vertébrobasilaire	• Syndrome alterne (Wallenberg) • Syndrome cérébelleux • Infarctus médullaire cervical

(Surce : CEN, 2019.)

- les infarctus cérébraux de la circulation antérieure : carotidiens B (artères ophtalmique, cérébrale antérieure, cérébrale moyenne, choroïdienne antérieure) ;
- A les infarctus cérébraux de la circulation postérieure : vertébrobasilaires B (artères vertébrales, cérébelleuses et cérébrales postérieures) ;
- les petits infarctus profonds (ou « lacunes ») ;
- les infarctus cérébraux jonctionnels (aux confins de deux territoires artériels).

1. Infarctus cérébraux carotidiens

A Les symptômes déficitaires moteurs et sensitifs sont controlatéraux à la lésion cérébrale. Exception : l'occlusion de l'artère ophtalmique, qui provoque une cécité monoculaire homolatérale.

a. Infarctus cérébraux sylviens (territoire de l'artère cérébral moyenne)

Ce sont les plus fréquents (++). On les différencie en infarctus cérébral superficiel, profond ou total.

Infarctus cérébral sylvien superficiel (figure 27.3A)

- Déficit moteur d'intensité variable à prédominance brachiofaciale (++).
- Troubles sensitifs dans le même territoire.
- Hémianopsie latérale homonyme.
- B Associé en cas :
  - d'atteinte de l'hémisphère majeur :
    - aphasie motrice et non fluente (Broca) en cas d'infarctus antérieur (atteinte du pied de la troisième circonvolution frontale : zone de Broca),
    - aphasie sensorielle et fluente (Wernicke, aphasies de conduction) en cas d'infarctus postérieur (atteinte temporale postérieure : zone de Wernicke),
    - apraxie : idéomotrice et idéatoire (atteinte pariétale) ;
  - d'atteinte de l'hémisphère mineur : syndrome d'Anton-Babinski :
    - anosognosie (non-reconnaissance du trouble) (+),
    - hémiasomatognosie (non-reconnaissance de l'hémicorps paralysé) (+),
    - héminégligence (spatiale, motrice de l'hémicorps controlatéral, visuelle de l'hémichamp controlatéral et auditive controlatérale, gênant la rééducation).

Infarctus cérébral sylvien profond (figure 27.3B)

- A Hémiplégie massive proportionnelle (atteinte de la capsule interne).

Infarctus cérébral sylvien total (figure 27.3C)

Associe des signes d'infarctus cérébraux superficiel et profond en association avec :

- déviation conjuguée de la tête et des yeux vers la lésion (atteinte de l'aire oculocéphalogyre frontale) ;
- troubles de conscience initiaux fréquents.

b. Infarctus cérébral antérieur (figure 27.3D)

- B Hémiplégie à prédominance crurale avec troubles sensitifs (atteinte du lobule paracentral).
- Apraxie idéomotrice de la main.
- Syndrome frontal (adynamie, syndrome dysexécutif) ; en cas d'atteinte bilatérale et complète, un mutisme akinétique est observé.

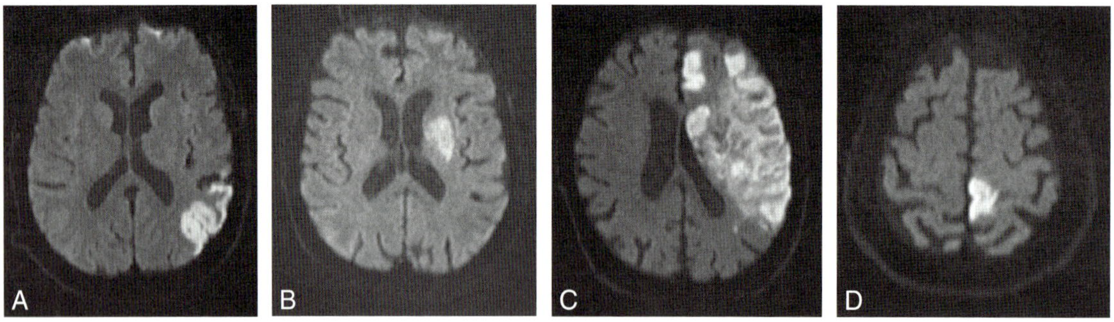

Fig. 27.3. B **Infarctus en territoire carotidien. IRM séquence de diffusion.**

A. Infarctus sylvien superficiel. B. Infarctus sylvien profond. C. Infarctus sylvien total. D. Infarctus cérébral antérieur. (Source : CEN, 2019.)

L'association à un infarctus cérébral sylvien est possible dans le cadre d'une thrombose de la terminaison de l'artère carotide interne (« T » carotidien).
L'association d'un infarctus cérébral antérieur et/ou sylvien à une cécité monoculaire controlatérale à l'hémiplégie par atteinte de l'artère ophtalmique définit le syndrome optico-pyramidal et suggère une occlusion carotidienne homolatérale à l'atteinte ophtalmique.

Pour en savoir plus

Infarctus choroïdien antérieur

- C Vascularisation du bras postérieur de la capsule interne.
- Syndrome des « trois H » incluant Hémiplégie, Hémianesthésie et Hémianopsie latérale homonyme controlatérale à l'occlusion artérielle.

2. Infarctus cérébraux vertébrobasilaires

a. Infarctus cérébral postérieur (figure 27.4A et B)

Territoire superficiel

A Hémianopsie latérale homonyme souvent isolée (++), avec parfois :

- B alexie/agnosie visuelle (hémisphère majeur) ;
- troubles de la représentation spatiale et prosopagnosie (physionomies) (hémisphère mineur).

Territoire profond

- A Syndrome thalamique :
  - troubles sensitifs à tous les modes de l'hémicorps controlatéral ;
  - B parfois douleurs neuropathiques intenses (jusqu'à l'hyperpathie) de l'hémicorps controlatéral d'apparition subaiguë ou chronique ;
  - rarement, mouvements anormaux de la main.
- En cas d'atteinte bilatérale et complète : cécité corticale et troubles mnésiques (syndrome de Korsakoff par atteinte bilatérale de la face interne des lobes temporaux).

b. Infarctus cérébraux sous-tentoriels (figure 27.4C, D et E)

A Responsables de lésions du tronc cérébral et du cervelet par occlusion d'artères perforantes du tronc basilaire (infarctus paramédians ou latéraux) (figure 27.4C) ou des branches d'artères cérébelleuses (figure 27.4D).

Infarctus du tronc cérébral

- B Ils peuvent être étagés et s'associer à des infarctus hémisphériques d'aval (artère cérébrale postérieure).
- A Responsables de syndromes alternes définis par :
  - l'atteinte d'un nerf crânien du côté de la lésion ;
  - l'atteinte d'une voie longue, sensitive ou motrice, controlatérale à la lésion.
- Le plus fréquent est le syndrome de Wallenberg (+++) (ou syndrome alterne sensitif) (figure 27.4E) :
  - B conséquence d'un infarctus de la partie latérale de la moelle allongée (rétro-olivaire) irriguée par l'artère de la fossette latérale de la moelle allongée, elle-même branche de l'artère cérébelleuse postéro-inférieure ;
  - A symptomatologie initiale dominée par une sensation vertigineuse avec troubles de l'équilibre, parfois associés à des céphalées postérieures ;
  - B à la phase d'état, le syndrome de Wallenberg se manifeste par :
    - du côté de la lésion : syndrome de Claude Bernard-Horner : atteinte de la voie sympathique ; hémisyndrome cérébelleux : atteinte du pédoncule cérébelleux inférieur ; atteinte du VIII : syndrome vestibulaire avec nystagmus rotatoire ; atteinte des nerfs mixtes (IX et X) : troubles de phonation et de déglutition (qui imposent un arrêt de l'alimentation orale), paralysie de l'hémivoile et de l'hémipharynx (signe du rideau) ; atteinte du V (racine descendante du trijumeau) : anesthésie de l'hémiface,
    - du côté opposé : atteinte du faisceau spinothalamique se traduisant par une anesthésie thermoalgique de l'hémicorps épargnant la face.
- Autre exemple : infarctus protubérantiel associant atteinte du VII de type périphérique homolatérale à la lésion et hémiplégie controlatérale épargnant la face.

Infarctus graves du tronc cérébral

A Conséquences, notamment, d'une occlusion du tronc basilaire, ils se révèlent par :

- une atteinte motrice bilatérale ;
- au maximum un *locked-in syndrome* par infarctus bilatéral du pied du pont (ou protubérance) : quadriplégie avec diplégie faciale (seul mouvement possible : verticalité des yeux) mais conscience normale ;
- un coma pouvant mener au décès.

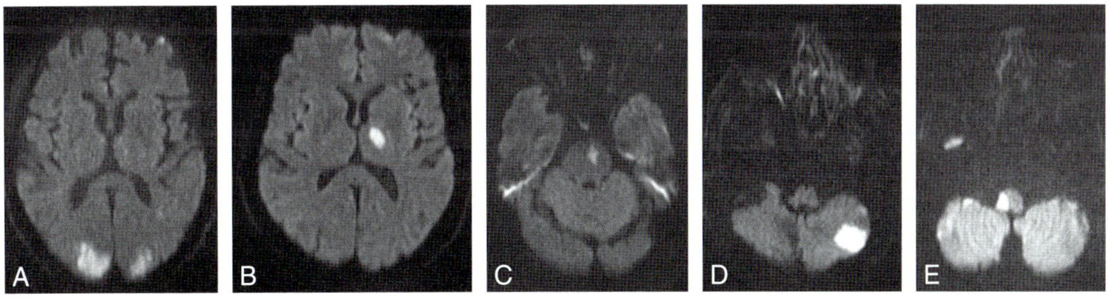

Fig. 27.4. B **Infarctus en territoire vertébrobasilaire. IRM séquence de diffusion.**
A. Infarctus cérébral postérieur superficiel. B. Infarctus thalamique. C. Infarctus de perforante. D. Infarctus cérébelleux. E. Infarctus de la fossette latérale du bulbe, ou moelle allongée (syndrome de Wallenberg). (Source : CEN, 2019.)

Infarctus cérébelleux

Parfois asymptomatiques, ils se révèlent souvent par un trouble de l'équilibre et provoquent un hémisyndrome cérébelleux ipsilatéral à la lésion.

B En cas d'infarctus cérébelleux de grande taille, il peut exister un risque vital par :

- compression du tronc cérébral par l'œdème cérébelleux ;
- hydrocéphalie aiguë par compression du quatrième ventricule.

3. Petits infarctus profonds, ou « lacunes » (figure 27.5)

- Conséquence d'une occlusion d'une artériole perforante (diamètre de 200 à 400 μm) par lipohyalinose (cf. *infra*).
- Des tableaux cliniques évocateurs divers peuvent révéler ces petits infarctus. Les plus fréquents sont :
  - hémiplégie motrice pure (capsule interne ou tronc cérébral) ;
  - hémianesthésie pure d'un hémicorps ou à prédominance chéiro-orale (thalamus) ;
  - hémiparésie + hémihypoesthésie (tronc cérébral) ;
  - dysarthrie + main malhabile (bras postérieur de la capsule interne ou pied du pont [ou protubérance]) ;
  - hémiparésie + hémiataxie (pont [ou protubérance] ou substance blanche hémisphérique).
- La fluctuation à la phase initiale de l'intensité des manifestations cliniques mentionnées ci-dessus est évocatrice de ce mécanisme.

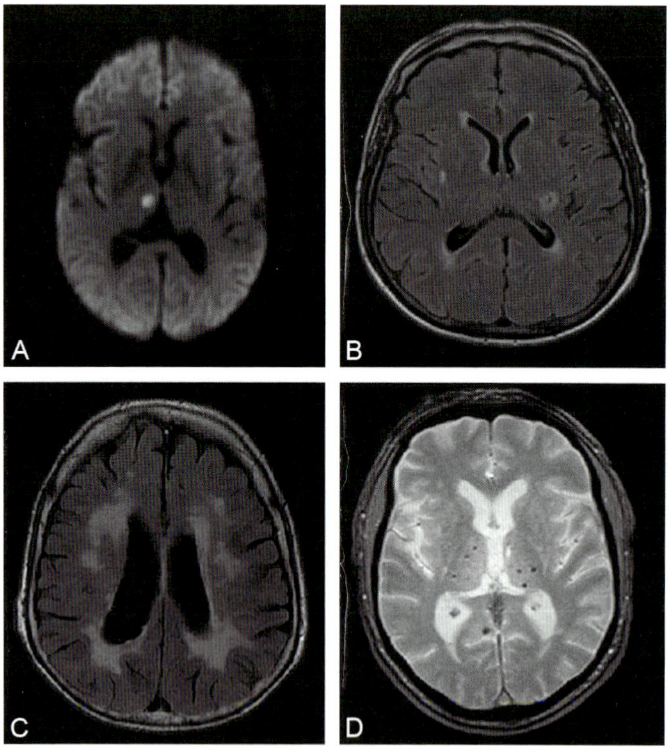

Fig. 27.5. B Infarctus lacunaire et marqueurs de microangiopathie cérébrale.

A. Infarctus lacunaire récent (IRM séquence de diffusion). B. Infarctus lacunaire ancien (IRM séquence FLAIR). C. Leucoencéphalopathie vasculaire (IRM séquence FLAIR). D. *Microbleeds* (microsaignements) (IRM séquence T2*). (Source : CEN, 2019.)

- L'« état multilacunaire » est la conséquence de la multiplication des petits infarctus profonds. Il est caractérisé par l'association de :
  - syndrome pseudo-bulbaire, troubles de la déglutition et de la phonation (voix nasonnée);
  - rires et pleurs spasmodiques;
  - marche à petits pas;
  - troubles sphinctériens;
  - détérioration des fonctions cognitives.

B. Accident ischémique transitoire

1. Définition

Ⓐ L'accident ischémique transitoire (AIT) est un épisode bref (typiquement de moins d'une heure) de dysfonction neurologique due à une ischémie focale cérébrale ou rétinienne, sans lésion cérébrale identifiable en imagerie.

2. Diagnostic de l'AIT

Il est difficile, du fait de la brièveté du phénomène. Il justifie un interrogatoire dit « policier » compte tenu des répercussions potentielles (bilan étiologique, complications socioprofessionnelles) d'un diagnostic d'AIT par excès ou par défaut pour le patient.

La symptomatologie clinique des AIT est aussi variée que celle des infarctus cérébraux.

B On distingue AIT probable et AIT possible.

a. AIT « probable »

- Installation rapide, habituellement en moins de 2 minutes, de l'un ou de plusieurs des symptômes suivants.
- Symptômes évocateurs d'un AIT carotidien :
  - cécité monoculaire;
  - troubles du langage (aphasie);
  - troubles moteurs et/ou sensitifs unilatéraux touchant la face et/ou les membres; ces symptômes traduisent le plus souvent une ischémie du territoire carotidien mais, en l'absence d'autres signes, il n'est pas possible de trancher entre une atteinte carotidienne ou une atteinte vertébrobasilaire.
- Symptômes évocateurs d'un AIT vertébrobasilaire :
  - troubles moteurs et/ou sensitifs bilatéraux ou à bascule d'un épisode à l'autre, touchant la face et/ou les membres;
  - perte de vision dans un hémichamp visuel homonyme (hémianopsie latérale homonyme) ou dans les deux hémichamps visuels homonymes (cécité corticale) (l'hémianopsie latérale homonyme peut être observée également dans les AIT carotidiens).

b. AIT « possible »

- Les symptômes suivants sont compatibles avec un AIT mais ne doivent pas faire retenir le diagnostic en première intention s'ils sont isolés :
  - vertige;
  - diplopie;
  - dysarthrie;
  - troubles de la déglutition;

- perte de l'équilibre ;
- symptômes sensitifs isolés ne touchant qu'une partie d'un membre ou d'une hémiface ;
- *drop-attack* (dérobement des jambes sans trouble de la conscience).

- Le diagnostic d'AIT devient probable si ces signes s'associent (++), de façon successive ou concomitante, entre eux ou aux signes cités dans le paragraphe « AIT probables ».
- A Une perte de connaissance, une confusion, une amnésie aiguë, une faiblesse généralisée transitoire ne sont pas évocatrices d'AIT.

3. AIT → Situation d'urgence

L'AIT est un « syndrome de menace cérébrale » car :

- B 30 % des infarctus cérébraux sont précédés d'AIT ;
- 10 % des patients ayant eu un AIT vont présenter un infarctus cérébral constitué dans le mois qui suit en l'absence de traitement spécifique ; ce risque est maximal dans les premiers jours suivant l'AIT.

Pour en savoir plus

Évaluation du risque de récidive précoce post-AIT

- C Peut être évalué cliniquement par le score ABCD2 (tableau 27.2).
- Un score ≥ 4 signe un risque élevé de récidive.
- Le risque sera d'autant plus accru qu'il existe :
  - un infarctus visible à l'imagerie cérébrale malgré la disparition des symptômes neurologiques (on parle d'infarctus constitué régressif) ;
  - un autre AIT récent ;
  - une sténose extra- ou intracrânienne des troncs supra-aortiques ;
  - une fibrillation atriale.

Tableau 27.2. C Évaluation du risque de récidive post-AIT : Le score ABCD2.

Symptôme		Nombre de points
Âge	≥ 60 ans	1
Pression artérielle (*Blood pressure*)	PAS ≥ 140 Ou PAD ≥ 90	1
Manifestation Clinique	Déficit moteur unilatéral	2
	Trouble du langage isolé	1
	Autre	0
Durée	< 10 minutes	0
	10 à 60 minutes	1
	> 60 minutes	2
Diabète	Oui	1
Score maximal		7

* Peuvent être rajoutés à ces scores : la présence d'une anomalie en diffusion, l'existence d'une sténose artérielle extra- ou intracrânienne, la notion d'AIT récent. Plus le score est élevé plus le risque d'infarctus cérébral constitué est élevé au cours du suivi.
(Source : CEN, 2019.)

4. Étiologie

A Les AIT et les infarctus cérébraux partagent les mêmes causes. Le bilan étiologique sera identique dans les deux situations (cf. *infra*).

5. Diagnostic différentiel de l'AIT

Les principaux diagnostics différentiels de l'AIT sont :

- neurologiques :
  - aura migraineuse (importance de la marche migraineuse progressive),
  - crise épileptique partielle (ou déficit post-critique) révélatrice d'une lésion sous-jacente (tumeur…) ;
- métaboliques :
  - hypoglycémie,
  - B hyponatrémie,
  - C mitochondriopathie ;
- A autres : ils sont nombreux et varient selon la présentation clinique :
  - vertige paroxystique bénin ou maladie de Ménière (en cas de vertige),
  - glaucome ou pathologie rétinienne (en cas de trouble visuel),
  - lipothymie,
  - trouble somatoforme, etc.

C. Hémorragies intraparenchymateuses

- La symptomatologie ne répond pas à une systématisation artérielle et dépend de la localisation de l'hémorragie intraparenchymateuse.
- Autres différences avec les infarctus cérébraux :
  - céphalées plus fréquentes et plus sévères ;
  - troubles de la vigilance plus précoces, conséquences de l'HTIC ou de l'étendue de l'hémorragie.
- Néanmoins, la symptomatologie clinique ne permet pas de distinguer une hémorragie intraparenchymateuse d'un infarctus cérébral de manière fiable : l'imagerie cérébrale est indispensable (++).
- On distingue les hémorragies intraparenchymateuses en fonction de leur localisation :
  - hématomes profonds (noyaux gris) (figure 27.6A et B) ;
  - hématomes superficiels (ou « lobaires ») (figure 27.6C et D) ;
  - hématomes sous-tentoriels (pont [ou protubérance], cervelet).
- B Les hémorragies intraparenchymateuses doivent être distinguées des hémorragies sous-arachnoïdiennes (cf. chapitre 28, item 341) qui peuvent être localisées :
  - au niveau de la base du crâne (origine souvent anévrismale) ;
  - au niveau périmésencéphalique (origine souvent idiopathique) ;
  - au niveau corticale (origine dominée par l'angiopathie amyloïde).

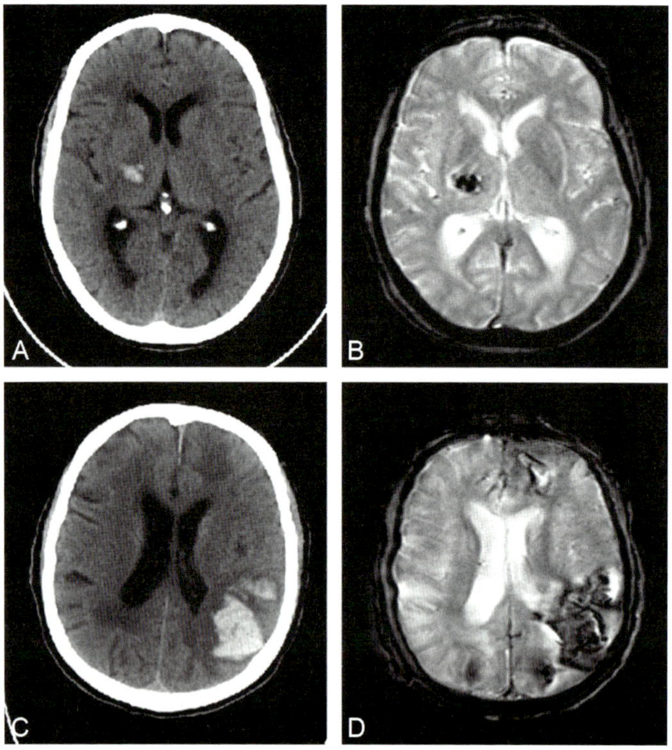

Fig. 27.6. B **Hémorragies intracérébrales.**

A. Hématome sous-cortical de l'HTA en scanner. B. Hématome sous-cortical de l'HTA en IRM (séquence T2*). C. Hématome lobaire de l'angiopathie amyloïde en scanner. D. Hématome lobaire de l'angiopathie amyloïde en IRM (séquence T2*). (Source : CEN, 2019.)

III. Étiologie des AVC

A. Infarctus cérébraux

- A Les causes sont multiples.
- Plusieurs causes peuvent être présentes en même temps chez un même patient (par exemple, athérosclérose et fibrillation atriale).
- Dans 25 % des cas environ, l'infarctus cérébral reste d'origine indéterminée.
- Les infarctus cérébraux peuvent être dus à (figure 27.7) :
  - une atteinte des grosses artères (macroangiopathies) (++) ;
  - une atteinte des petites artères (microangiopathies) (++) ;
  - une cardiopathie emboligène (++) ;
  - un état pro-thrombotique (rare) ;
  - des causes métaboliques (rare).

1. Macroangiopathies (figure 27.8)

a. Athérosclérose (figure 27.8A, B et C)

- Environ 30 % de l'ensemble des infarctus cérébraux.

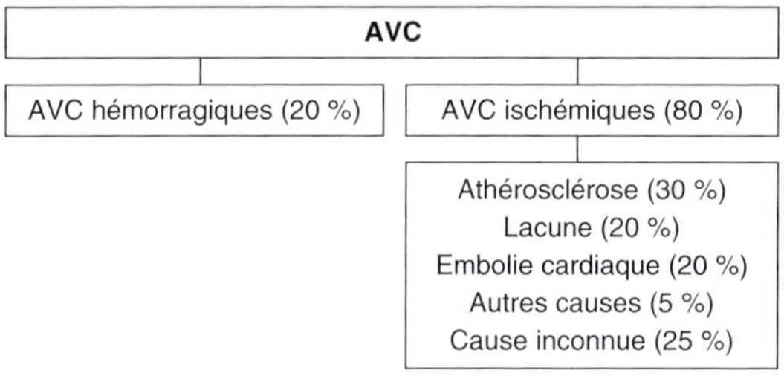

Fig. 27.7. A Étiologie des infarctus cérébraux.
(Source : CEN, 2019.)

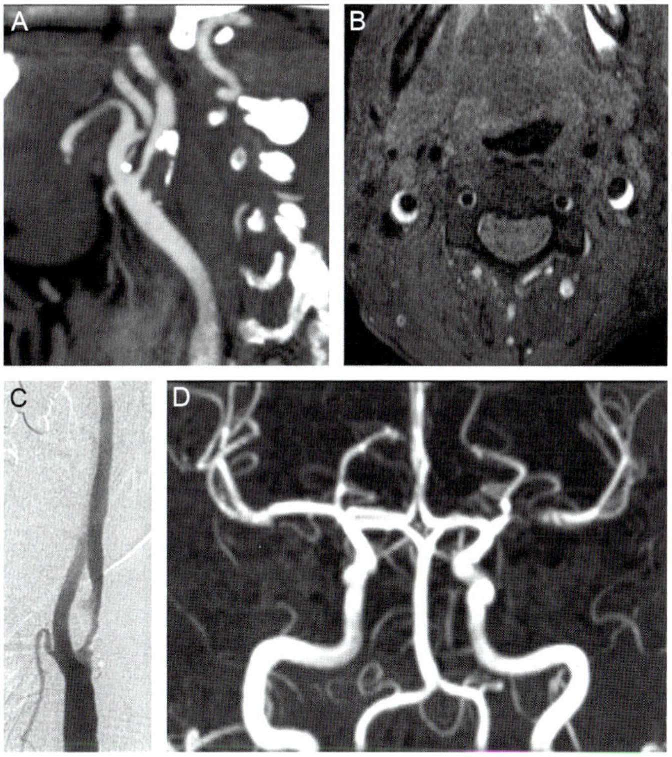

Fig. 27.8. B Pathologies des troncs supra-aortiques.
A. Sténose carotidienne athéromateuse en angio-scanner. B. Hématome pariétal de dissection carotidienne bilatérale (IRM séquence T1 STIR). C. Sténose carotidienne athéromateuse en artériographie. D. Sténose de l'artère sylvienne gauche en angio-IRM. (Source : CEN, 2019.)

- B Diagnostic : présence d'une sténose dite « significative » si > 50 % d'une artère en amont de l'infarctus cérébral et présence de facteurs de risque vasculaire.
- L'athérosclérose peut conduire à un infarctus cérébral par différents mécanismes :
  - thromboembolique (+++) : fragmentation d'un thrombus sur plaque et occlusion d'une artère distale ;
  - thrombotique : occlusion artérielle au contact de la plaque ;
  - hémodynamique (rare, sur sténose serrée).

Pour en savoir plus

C Les localisations privilégiées de l'athérome des troncs supra-aortiques :
- circulation antérieure : origine des carotides internes, siphons carotidiens, origine des artères sylviennes;
- circulation postérieure : origine des artères vertébrales, tronc basilaire;
- origine des artères perforantes.

b. Dissections des artères cervico-encéphaliques (figure 27.8D et E)

- A Une des causes les plus fréquentes des infarctus cérébraux du sujet jeune (environ 20 %).
- B La dissection correspond au développement d'un hématome dans la paroi de l'artère, responsable d'une sténose (avec risque d'embole distal) voire d'une occlusion de l'artère disséquée.
- Origine de la dissection :
  - post-traumatique (choc, hyperextension cervicale) ou spontanée;
  - elle peut survenir sur une artère pathologique (maladie du tissu conjonctif de type Elhers-Danlos, dysplasie fibromusculaire), mais plus souvent sur une artère saine (sans raison clairement identifiée);
  - elle est plus fréquente chez les patients ayant une hypertension artérielle chronique et moins fréquente chez les patients en surcharge pondérale.
- La symptomatologie associe une triade inconstante comprenant :
  - cervicalgie/céphalée : signe essentiel de la dissection, à rechercher devant tout infarctus cérébral du sujet jeune (céphalée péri-orbitaire sur dissection carotidienne, postérieure sur dissection vertébrale, parfois ressemblant à une céphalée trigeminovasculaire);
  - signes locaux homolatéraux à la dissection :
    - syndrome de Claude Bernard-Horner douloureux par compression du plexus sympathique péricarotidien,
    - paralysie des nerfs crâniens bas (IX, X, XI) par atteinte de l'artère carotide interne dans l'espace sous-parotidien postérieur,
    - acouphène pulsatile par perception de l'accélération du flux sanguin dans la carotide intrapétreuse;
  - signes ischémiques : variables en fonction du territoire artériel concerné.

c. Causes macroangiopathiques rares

- Syndrome de vasoconstriction réversible : favorisé par la prise de certains médicaments (inhibiteurs sélectifs de la sérotonine, vasoconstricteurs nasaux, etc.) ou toxiques (cannabis, etc.). Le diagnostic sera évoqué devant l'association d'un facteur déclenchant, de céphalées ictales récurrentes et de vasospasmes observés en imagerie.
- Certaines artérites (maladie de Horton, etc.).

2. Microangiopathies (figure 27.5)

a. Infarctus dits « lacunaires »

- A Environ 20 % de l'ensemble des infarctus cérébraux.
- B Petit infarctus profond de moins de 20 mm de diamètre.
- Liés à l'occlusion d'une artériole profonde sur artériopathie locale, la lipohyalinose, dont le principal facteur de risque est l'HTA.
- Localisation préférentielle des infarctus « lacunaires » :

- noyaux gris centraux ;
- capsule interne (bras postérieur) ;
- pied du pont (ou protubérance) .

- On suspecte un infarctus lacunaire chez un patient hypertendu en cas de tableau clinique évocateur (cf. *supra*).

Pour en savoir plus

Autres causes microangiopathiques rares

- C Rares maladies génétiques, telles que la mutation du gène *NOTCH3* responsable du CADASIL (*Cerebral Autosomal Dominant Arteriopathy with Subcortical Infarcts and Leukoencephalopathy*) ou des mutations des gènes codant le collagène IV A1 ou IV A2. La maladie de CADASIL associe au fil de l'âge : migraine avec aura puis infarctus lacunaires répétés puis état multilacunaire avec troubles cognitifs et troubles de l'humeur.
- Maladies inflammatoires : artérite primitive du système nerveux central ou secondaire touchant les petites artères distales, tel le syndrome de Susac associant infarctus cérébraux prédominant dans le corps calleux, épisodes encéphalopathiques et infarctus rétiniens.

3. Cardiopathies emboligènes

- A Environ 20 % des infarctus cérébraux.
- Conséquence d'une atteinte morphologique ou fonctionnelle du myocarde.
- La liste des cardiopathies emboligènes est longue (tableau 27.3) : on distingue celles à risque élevé (risque de complication embolique > 5 % par an) de celles à risque modéré ou mal déterminé.
- La fibrillation atriale est de très loin la plus fréquente des cardiopathies emboligènes (50 % des cas). Le risque embolique est d'autant plus élevé que le score CHA_2DS_2-VASc est élevé (cf. annexe 27.2).
- B Le mécanisme cardioembolique est systématiquement évoqué devant des infarctus cérébraux simultanés ou distincts survenant dans des territoires artériels différents.

Pour en savoir plus

Autres causes rares

- C États prothrombotiques :
  - hémopathie (maladie de Vaquez, thrombocytémie essentielle...) ;
  - coagulation intravasculaire disséminée ;
  - anticoagulant circulant (syndrome des anticorps anti-phospholipides).
- Maladies métaboliques rares : drépanocytose, maladie de Fabry, mitochondriopathies...

B. Hémorragies intraparenchymateuses

1. Microangiopathie associée à l'HTA chronique

- A Cause de 50 % des hémorragies intraparenchymateuses.
- L'hémorragie intraparenchymateuse est secondaire à la rupture des artérioles perforantes, due à l'HTA chronique (figure 27.6A et B).
- L'hémorragie intraparenchymateuse est typiquement profonde ; B par ordre de fréquence décroissante :

Tableau 27.3. B **Principales cardiopathies emboligènes.**

Cardiopathies à risque embolique élevé	Cardiopathies à risque modéré ou mal déterminé
Prothèse valvulaire mécanique Rétrécissement mitral avec fibrillation atriale Fibrillation atriale avec facteur de risque associé Thrombus dans l'atrium ou le ventricule gauche Maladie de l'atrium Infarctus du myocarde récent (< 4 semaines) Akinésie segmentaire étendue du ventricule gauche Cardiomyopathie dilatée Endocardite infectieuse Myxome de l'atrium	Rétrécissement mitral sans fibrillation atriale Rétrécissement aortique calcifié Calcifications annulaires mitrales Bioprothèse valvulaire Foramen ovale perméable Anévrisme du septum interauriculaire Endocardite non bactérienne

(Source : CEN, 2019.)

  - capsulothalamique,
  - capsulolenticulaire,
  - cérébelleuse.

2. Rupture d'une malformation vasculaire

- Elle ne concerne qu'environ 5 à 10 % des hémorragies intraparenchymateuses, mais au moins un tiers chez le sujet jeune.
- Il peut s'agir :
  - d'une malformation artérioveineuse ;
  - d'un cavernome (malformation cryptique, c'est-à-dire non visible à l'angiographie) : il peut être isolé ou multiple (cavernomatose, le plus souvent génétiquement déterminée).

3. Trouble de l'hémostase

- A Le trouble peut être :
  - d'origine congénitale (hémophilie…) ;
  - d'origine acquise (anticoagulants, alcoolisme chronique…).
- B Parmi les causes acquises, l'origine iatrogène est prédominante.
- Environ 10 % de l'ensemble des hémorragies intraparenchymateuses sont liées à la prise d'anticoagulants oraux au long cours. Le risque des antiplaquettaires est beaucoup plus faible.

4. Tumeurs cérébrales

- Cause de 5 à 10 % des hémorragies intraparenchymateuses.
- Les tumeurs malignes sont les plus concernées.
- L'hémorragie intraparenchymateuse est souvent révélatrice de la tumeur.

5. Autres causes

Elles sont nombreuses :

- angiopathie amyloïde (hémorragies intraparenchymateuses lobaires récidivantes + déficit cognitif), cause fréquente chez le sujet âgé (figure 27.6C et D) ;
- thrombose veineuse cérébrale (figure 27.9) ;
- endocardite infectieuse (rupture d'anévrisme mycotique) ;

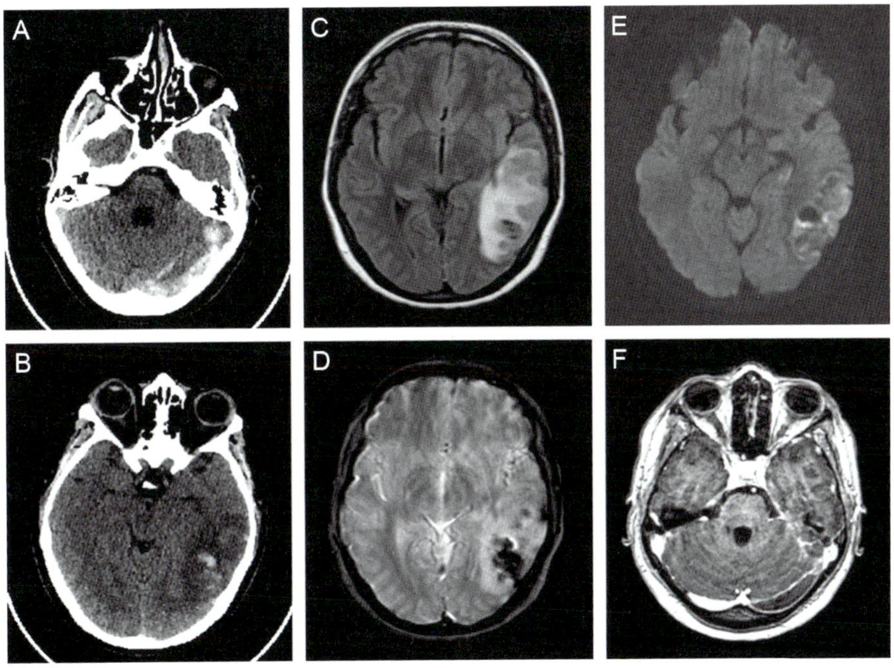

Fig. 27.9. B **Thrombose veineuse cérébrale.**
A. Thrombose du sinus latéral gauche en scanner sans injection. B. Infarctus veineux hémorragique en scanner. C. Infarctus veineux en séquence IRM FLAIR. D. Infarctus veineux avec remaniement hémorragique en séquence IRM T2*. E. Infarctus veineux avec remaniement hémorragique en séquence IRM diffusion. F. Thrombose du sinus latéral gauche en séquence IRM T1 après injection de gadolinium. (Source : CEN, 2019.)

- artérites cérébrales ;
- méningo-encéphalite herpétique.

IV. Prise en charge des AVC à la phase aiguë

A Le pronostic immédiat (vital) et le pronostic ultérieur (fonctionnel) dépendent de la rapidité et de la qualité de la prise en charge.

La réduction des délais de prise en charge repose sur plusieurs points :

- contact du 15 sans délai pour tout patient présentant des symptômes évocateurs d'un AVC ;
- non-médicalisation du transport. Le transport médicalisé doit être réservé aux patients pour lesquels sont rapportés un trouble de la vigilance ou une défaillance cardio-respiratoire associée ;
- admission dans le centre de proximité adapté à la prise en charge de l'urgence neurovasculaire défini par deux paramètres :
  - possibilité de réaliser une imagerie cérébrale adaptée (IRM ou scanner),
  - présence d'un neurologue ou d'un système de télémédecine permettant une prise en charge thérapeutique en urgence ;
- information préhospitalière des acteurs de la prise en charge hospitalière (neurologues, urgentistes, radiologues) pour activer la filière de prise en charge et limiter tout retard diagnostique et thérapeutique.

L'AVC justifie une hospitalisation en urgence en unité neurovasculaire pour :

- confirmation diagnostique par imagerie cérébrale ;
- prise en charge thérapeutique ;
- bilan étiologique.

A. Imagerie cérébrale

L'IRM est l'examen de référence pour confirmer le diagnostic d'AVC.
En cas de non-accessibilité, un scanner peut être réalisé.

1. Scanner sans injection

a. Dans les premières heures

Il présente les caractéristiques suivantes.

- En cas d'infarctus cérébral :
  - souvent normal ;
  - B signes précoces possibles (figure 27.10) :
    - hyperdensité artérielle (artère sylvienne « trop belle ») témoignant du thrombus dans l'artère,
    - effacement des sillons corticaux,
    - dé-différenciation substance blanche/substance grise : atténuation du manteau cortical de l'insula, atténuation du noyau lenticulaire.
- A En cas d'hémorragie intraparenchymateuse : hyperdensité spontanée dont on précisera la localisation lobaire ou profonde.

b. Au-delà de la 6e heure

- L'hypodensité de l'infarctus cérébral apparaît et s'accentue les premiers jours.
- B Elle est systématisée au territoire artériel infarci (figure 27.10).
- Elle entraîne, après plusieurs mois, une dilatation du ventricule en regard et une atrophie localisée du parenchyme.

A L'évaluation du parenchyme sera complétée par une évaluation des artères intra- et extra-crâniennes par un angio-scanner des troncs supra-aortiques, permettant l'identification d'un thrombus et/ou d'une sténose.

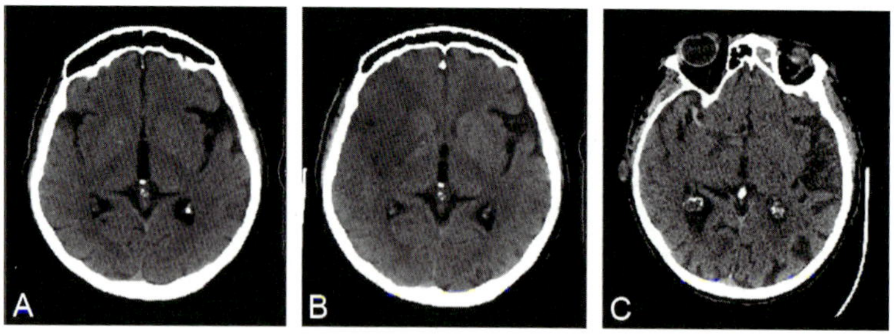

Fig. 27.10. B Signes précoces d'ischémie cérébrale en scanner : infarctus cérébral sylvien droit.
A. Scanner cérébral normal. B. Hypodensité systématisée au territoire sylvien, effacement partiel du noyau lenticulaire et effacement des sillons corticaux hémisphériques droit. C. Hyperdensité spontanée de l'artère cérébrale moyenne droite (signe de la sylvienne blanche). (Source : CEN, 2019.)

2. IRM

- Sa sensibilité est nettement supérieure à celle du scanner.
- B Elle sera privilégiée par rapport au scanner en première intention.
- Le protocole d'urgence comporte quatre à cinq séquences :
  - diffusion (DWI) :
    - elle visualise l'infarctus cérébral de manière très précoce (quelques minutes) sous la forme d'une hyperintensité systématisée à un territoire artériel (figure 27.11) ; elle permet le calcul du coefficient apparent de diffusion (ADC) qui est diminué (noir) en cas d'œdème cytotoxique,
    - elle permet aussi une mesure du volume de l'infarctus cérébral, contribuant à l'identification d'un « *mismatch* clinico-radiologique », qui permet d'identifier les patients éligibles à une stratégie de revascularisation endovasculaire au-delà de la 6e heure après le début des symptômes (figures 27.12 et 27.13) ;
  - T2/FLAIR :
    - elle visualise l'infarctus cérébral récent au bout de quelques heures et permet aussi l'identification des AVC plus anciens et des anomalies de la substance blanche (leucoencéphalopathie vasculaire) (figure 27.4),
    - l'existence d'une lésion sur la séquence de diffusion en l'absence de lésion sur la séquence FLAIR correspond à un « mismatch FLAIR-diffusion » qui traduit une ischémie datant probablement de moins de 4 h 30 (figure 27.12) ;
  - T2* (ou écho de gradient) : elle visualise toute lésion hémorragique intraparenchymateuse ;
  - perfusion, qui visualise la zone hypoperfusée. La soustraction entre perfusion et diffusion permet d'identifier la zone de pénombre où les lésions sont réversibles, qui constitue la cible des stratégies thérapeutiques de reperfusion. Cette séquence n'est à ce jour

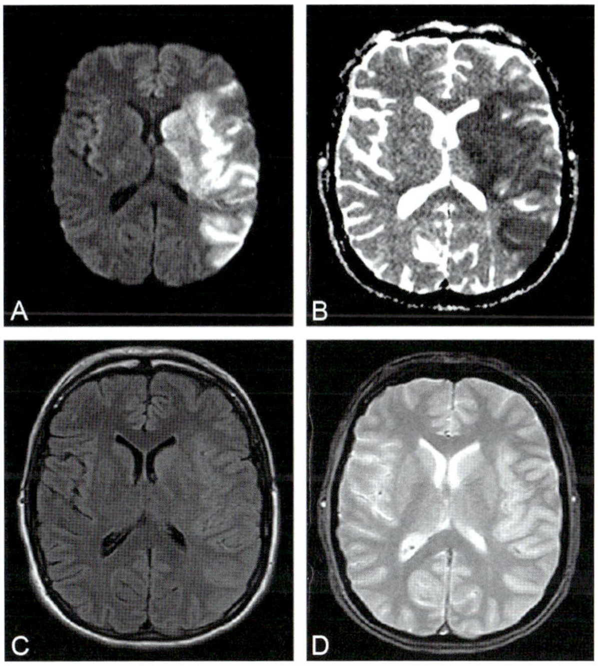

Fig. 27.11. B Séquences IRM visualisant l'infarctus cérébral : infarctus cérébral sylvien gauche à la phase précoce.

A. Hyperintensité en séquence de diffusion. B. Hypointensité (œdème cytotoxique) en séquence ADC (coefficient apparent de diffusion). C. Imagerie subnormal en séquence FLAIR. D. Absence d'anomalie en séquence T2*.
(Source : CEN, 2019.)

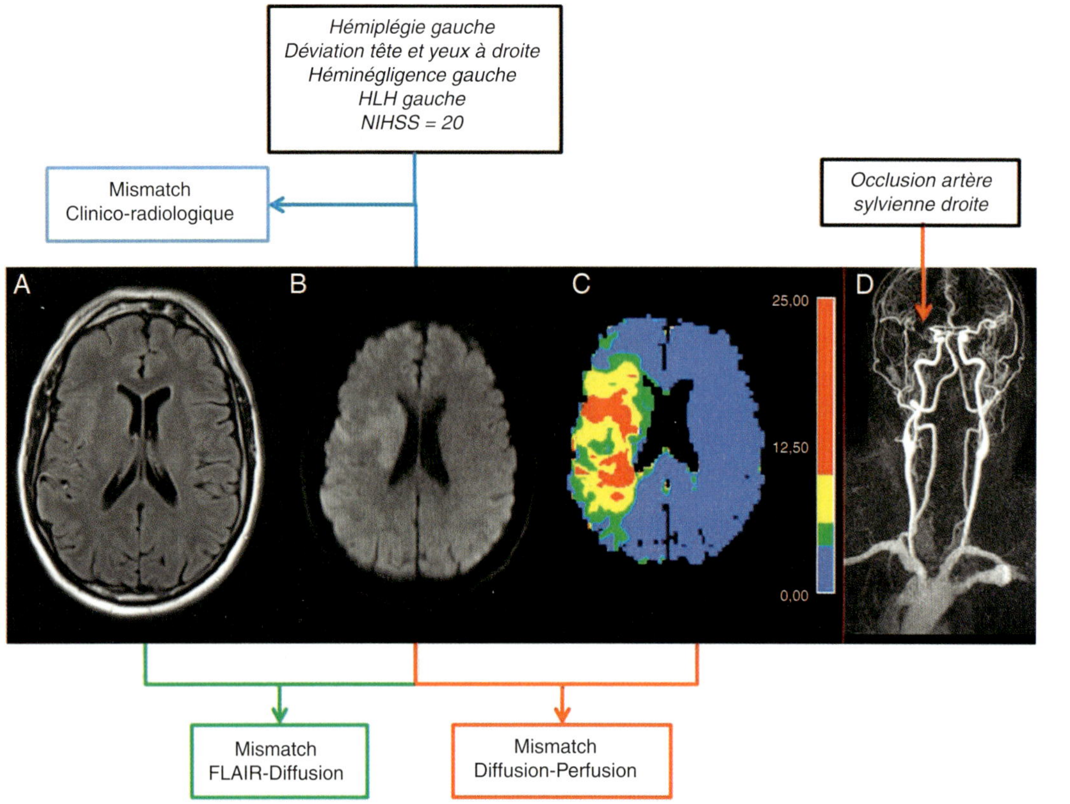

Fig. 27.12. Ⓐ Les mismatchs.
(Source : CEN, 2019.)

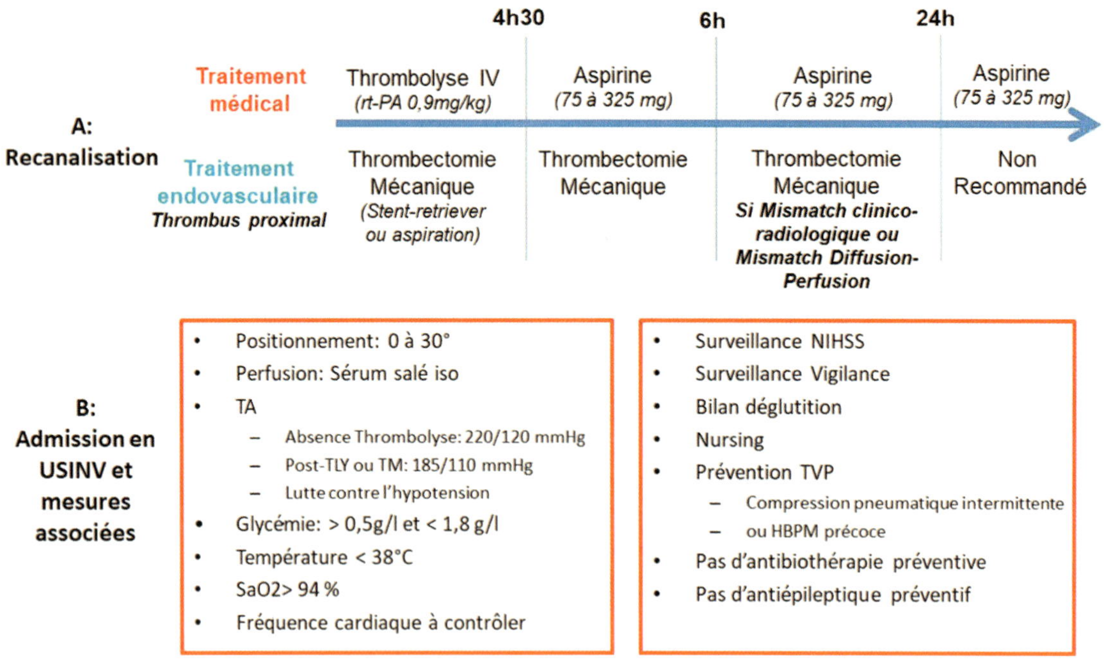

Fig. 27.13. Ⓐ Stratégie thérapeutique de la phase aiguë de l'infarctus cérébral.
A. Recanalisation par thrombolyse et/ou thrombectomie mécanique. B. Mesures associées mises en place au sein de l'unité neurovasculaire. (Source : CEN, 2019.)

pas obligatoire au cours des infarctus pris en charge dans les 6 premières heures. Elle contribue à l'identification d'un « mismatch diffusion-perfusion » permettant d'identifier les patients éligibles à une stratégie de revascularisation endovasculaire au-delà de la 6e heure après le début des symptômes (cf. *infra*) (figures 27.12 et 27.13);
  - *time of flight* (c'est-à-dire « temps de vol », ou 3D-ToF) : séquence d'angio-RM (ARM) réalisée sans injection de produit de contraste, pour l'étude des branches du polygone de Willis et la visualisation d'une éventuelle occlusion artérielle.
- Ⓐ L'évaluation du parenchyme sera complétée par une évaluation des artères intra- et extracrâniennes par une angio-IRM des troncs supra-aortiques, permettant l'identification d'un thrombus et/ou d'une sténose.

B. Unités neurovasculaires (*stroke units*) (figure 27.13)

L'unité neurovasculaire comporte des lits de soins intensifs :

- elle regroupe médecins et personnel paramédical spécialisés en pathologie neurovasculaire ;
- elle permet, en urgence et en parallèle, les prises en charge diagnostique et thérapeutique.

L'hospitalisation en unité neurovasculaire réduit la morbi-mortalité post-AVC (un décès ou handicap évité pour 20 patients traités).

L'hospitalisation en unité neurovasculaire est justifiée :

- pour les infarctus cérébraux et les hémorragies intraparenchymateuses ;
- quels que soient l'âge et le sexe des patients ;
- quelle que soit la sévérité clinique (de l'AIT à l'AVC grave).

C. Prise en charge thérapeutique

1. Mesures générales

a. Positionnement initial

- Alitement avec redressement de la tête à 30°.
- Prévention des attitudes vicieuses.
- Mise au fauteuil après exclusion d'une sténose artérielle serrée de la circulation cérébrale (écho-doppler + doppler transcrânien ou angio-TDM ou angio-IRM) en cas d'ischémie cérébrale.

b. Surveillance rapprochée

- Neurologique (score NIHSS, cf. annexe 27.4) : en cas d'aggravation, refaire une imagerie cérébrale à la recherche d'une extension de l'ischémie ou d'une complication hémorragique.
- Déglutition : troubles de la déglutition à rechercher systématiquement (++) car il y a risque de pneumopathie de déglutition ; donc, en leur présence :
  - suspension de l'alimentation orale ;
  - pose au besoin d'une sonde gastrique.
- Pression artérielle : respect de la poussée tensionnelle au décours de l'infarctus cérébral, indispensable au maintien d'un débit sanguin cérébral suffisant (risque de nécrose de la zone de pénombre en cas d'abaissement intempestif des chiffres tensionnels). En phase aiguë, on ne traite (de manière progressive) qu'en cas de chiffres très élevés au-delà des valeurs suivantes :
  - B infarctus cérébral : TA > 220/120 mm Hg ;
  - infarctus cérébral si thrombolyse ou thrombectomie endovasculaire : TA > 185/110 mm Hg ;
  - hémorragie intraparenchymateuse : TA > 140/90 mm Hg (diminuer la TA permet de réduire la croissance de l'hémorragie).

- **A** Fréquence cardiaque (si possible sous scope) pour recherche de troubles du rythme.
- Température : lutte contre l'hyperthermie même en l'absence de cause identifiée : paracétamol à partir d'une température supérieure à 38 °C.
- Saturation en oxygène : lutte contre l'hypoxie et l'hypercapnie :
  - oxygénothérapie si $SaO_2 < 95$ % ;
  - aspiration si encombrement bronchique.
- Glycémie : lutte contre l'hyperglycémie et l'hypoglycémie sévère :
  - **B** insulinothérapie sous-cutanée si glycémie > 1,8 g/l ;
  - glucosé si glycémie < 0,5 g/l.
- **A** Perfusion (si besoin) avec sérum physiologique et prévention des troubles métaboliques.
- Nursing : prévention d'escarres, soins de bouche, etc.
- Kinésithérapie motrice précoce, pour améliorer la perception d'un membre paralysé, prévenir les attitudes vicieuses et les limitations articulaires.
- Prévention de complications systémiques : thromboemboliques (cf. *infra*), ulcère gastrique, etc.

2. Thrombolyse (en cas d'infarctus cérébral) (figure 27.13)

La thrombolyse par le rt-PA (*recombinant tissue-Plasminogen Activator;* altéplase) par voie IV est bénéfique lorsqu'elle est appliquée dans les 4 h 30 qui suivent l'installation des premiers signes d'infarctus cérébral.

B En cas d'horaire indéterminé, l'existence d'un *mismatch* FLAIR-diffusion en IRM peut être utilisée pour décider de l'administration de rt-PA.

Elle s'accompagne d'un risque élevé d'hémorragie cérébrale et d'hémorragie systémique (gastrique). Il s'y associe un risque d'angiœdème, notamment chez les patients traités par inhibiteurs de l'enzyme de conversion.

La décision de thrombolyse doit donc être prise par un médecin spécialisé en pathologie neurovasculaire après évaluation des contre-indications majeures (sévérité de l'AVC, taille de l'infarctus cérébral en imagerie, antécédents, contrôle de la pression artérielle…).

3. Thrombectomie par voie endovasculaire

A La thrombectomie mécanique par voie endovasculaire consiste à extraire le thrombus intra-artériel par un stent non implantable dit « *retriever* » et/ou par thromboaspiration (figure 27.14).

La thrombectomie mécanique est proposée uniquement aux patients présentant une occlusion proximale d'une artère intracrânienne et peut être effectuée en complément de la thrombolyse intraveineuse pour les patients éligibles à la thrombolyse.

En présence d'une contre-indication à la thrombolyse, la thrombectomie mécanique peut être proposée seule.

Pour en savoir plus

Revascularisation tardive à la phase aiguë des infarctus cérébraux

C Les délais de thrombolyse intraveineuse et de thrombectomie mécanique peuvent être élargis en présence d'anomalies perfusionnelles.

- Thrombolyse intraveineuse jusqu'à 9 heures en présence d'une hypoperfusion étendue avec faible volume d'infarctus.
- Thrombectomie mécanique jusqu'à 16 heures chez des patients ayant un *mismatch* perfusion-diffusion : zone d'hypoperfusion cérébrale étendue contrastant avec un volume restreint de parenchyme cérébral déjà infarci.
- Thrombectomie mécanique jusqu'à 24 heures chez les patients avec un *mismatch* clinico-radiologique : sévérité clinique importante contrastant avec un volume restreint de parenchyme cérébral déjà infarci.

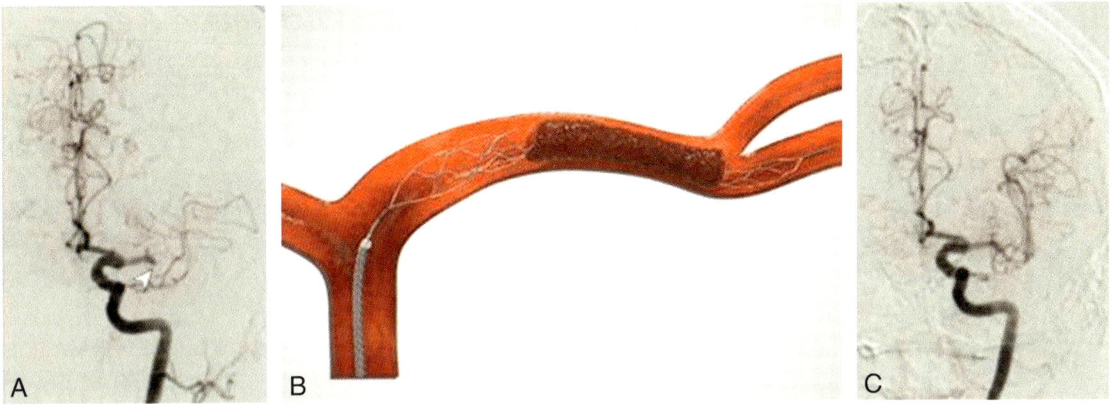

Fig. 27.14. B **Désobstruction artérielle par thrombectomie mécanique.**
A. Artériographie pré-thrombectomie objectivant une occlusion proximale. B. Système de type stent-*retriever*. C. Artériographie post-thrombectomie objectivant une recanalisation du vaisseau. (Source : CEN, 2019.)

Selon les recommandations de la HAS, la thrombectomie mécanique est proposée jusqu'à la 6e heure suivant le début des symptômes.

4. Traitements antithrombotiques (en cas d'infarctus cérébral)

- A Prescrits dès l'arrivée ou, en cas de thrombolyse, au décours de l'imagerie de contrôle effectuée à un délai de 24 heures.
- Bénéfices attendus :
  - prévention d'une récidive précoce d'infarctus cérébral :
    - aspirine entre 160 et 300 mg par jour,
    - B clopidogrel en cas de contre-indication à l'aspirine ;
  - A prévention d'une complication thromboembolique :
    - héparine à doses isocoagulantes (sous forme d'HBPM en l'absence d'insuffisance rénale chronique) pour prévenir le risque thromboembolique veineux en cas d'alitement dû au déficit d'un membre inférieur.

Pour en savoir plus

Place de la double antiagrégation plaquettaire à la phase aiguë ?

C Une association de clopidogrel ou ticagrélor à l'aspirine peut être proposée :
- pour les AIT avec score ABCD2 élevé (> 4) ou infarctus cérébraux mineurs avec NIHSS faible (< 5) ;
- pour une durée de 10 à 21 jours ;
- lorsqu'un mécanisme athéromateux est suspecté ;
- après évaluation du risque hémorragique cérébral et systémique.

Place de l'héparinothérapie curative et phase aiguë des infarctus cérébraux

L'héparine à doses hypocoagulantes (curative) :
- est rarement prescrite, car le bénéfice est largement contrebalancé par le risque hémorragique (cérébral et systémique) ;
- est contre-indiquée en cas d'infarctus cérébral étendu ;
- est discutée au cas par cas dans quelques situations particulières : cardiopathies emboligènes à haut risque, dissections des troncs supra-aortiques, en respectant dans tous les cas les contre-indications.

5. Antagonisation (en cas d'hémorragie intraparenchymateuse)

- A Hémorragie sous AVK : administration en urgence de PPSB + vitamine K adaptée au poids du patient.
- Hémorragie sous antithrombine (Anti-IIa) : administration en urgence d'idarucizumab ou de PPSB en cas d'indisponibilié de l'idarucizumab.
- Hémorragie sous anti-Xa oral : administration en urgence d'andexanet-alpha ou de PPSB ou FEIBA en cas d'indisponibilité de l'andexanet alpha.
- Hémorragie sous antiagrégant plaquettaire : absence de démonstration du bénéfice de la transfusion de plaquettes.

B En cas d'hémorragie intraparenchymateuse, la prévention d'une complication thromboembolique par héparine à doses isocoagulantes (sous forme d'HBPM en l'absence d'insuffisance rénale chronique) sera commencée 24 heures après le début des symptômes. Ce traitement peut être remplacé par l'utilisation d'une contre-pression pneumatique intermittente (traitement de référence en cas d'hémorragie intracérébrale).

6. Autres traitements

- Ils visent les complications neurologiques de l'AVC.
- Œdème cérébral : risque d'engagement et d'aggravation des lésions ischémiques :
  - lutte contre l'hypercapnie et l'hyponatrémie ;
  - parfois macromolécules (Mannitol®) mais pas de corticoïdes (effet délétère et absence d'efficacité car œdème cytotoxique) ;
  - craniectomie de décompression en cas d'infarctus cérébral étendu dit « malin » (réservé aux patients de moins de 60 ans avec NIHSS > 16 et troubles de la vigilance). Le bénéfice au-delà de 60 ans peut être évalué au cas par cas (figure 27.15).
- Crises épileptiques : pas de traitement préventif, traitement à discuter en cas de première crise isolée.
- Prise en charge neurochirurgicale rarement indiquée :
  - infarctus cérébral malin du sujet jeune (craniectomie de décompression) ;

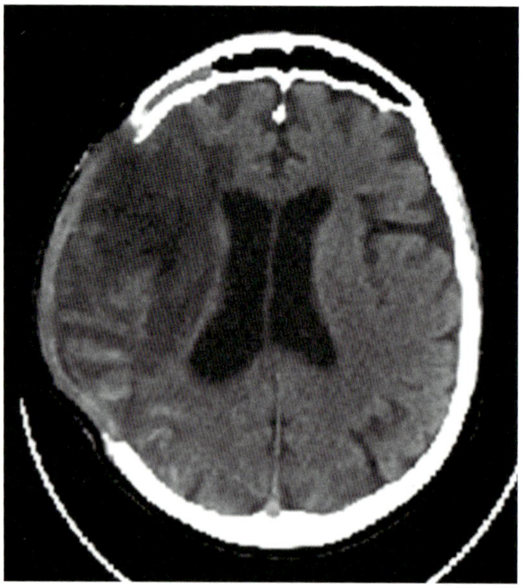

Fig. 27.15. B Craniectomie de décompression post-infarctus sylvien malin.
(Source : CEN, 2019.)

   - hématome ou infarctus cérébelleux avec compression du tronc cérébral ou du quatrième ventricule et risque d'engagement des amygdales cérébelleuses ou hydrocéphalie aiguë.

D. Diagnostic étiologique

A Le diagnostic étiologique commence par l'imagerie cérébrale qui seule permet la distinction entre infarctus cérébral et hémorragie intraparenchymateuse (cf. *supra*).

1. En cas d'infarctus cérébral

a. Orientation initiale

Elle dépend de :

- l'interrogatoire : palpitations, traumatisme cervical, contexte vasculaire antérieur (facteurs de risque, médicaments à tropisme vasculaire) ;
- la clinique : atteinte isolée de la motricité ou de la sensibilité d'un hémicorps (syndrome lacunaire), syndrome de Claude Bernard-Horner ou cervicalgie (dissection), souffle cardiaque (endocardite) ou artériel (sténose athéromateuse), etc. ;
- l'imagerie :
   - B des infarctus jonctionnels unilatéraux sont évocateurs d'une sténose artérielle sous-jacente, responsable d'une altération hémodynamique (figure 27.3E),
   - des infarctus cortico-sous-corticaux bilatéraux sont évocateurs d'une cardiopathie emboligène,
   - un infarctus sous-cortical de moins de 20 mm de diamètre associé à une leucoencéphalopathie vasculaire est évocateur d'un infarctus lacunaire (figure 27.5).

b. Examens complémentaires

A Ils ont pour objectif de rechercher les différentes causes.

Macroangiopathie extra- et intracrânienne

Examen à réaliser à l'admission :

- angio-scanner ;
- ou angio-IRM ;
- ou écho-doppler des troncs supra-aortiques avec doppler transcrânien.

L'angiographie conventionnelle n'a pas sa place en première intention.

Microangiopathie (petits infarctus profonds)

- Le diagnostic repose sur le tableau clinique (cf. *supra*) associé aux résultats de l'IRM (cf. *supra*), en l'absence d'autre étiologie évidente.
- La principale cause de microangiopathie est l'hypertension artérielle. B Des causes inflammatoires ou génétiques sont parfois observées.

Cardiopathie emboligène

- A Altération fonctionnelle :
   - ECG (recherche de trouble du rythme) : réalisé dès l'admission ;
   - scope si ECG négatif, holter-ECG si absence de cause évidente ;
   - B en cas de forte suspicion de fibrillation atriale paroxystique peuvent être discutés un enregistrement longue duré de type holter (3 semaines) ou l'implantation d'un holter implantable.

- **A** Altération morphologique :
  - échographie transthoracique : recherche de valvulopathie, anévrisme ventriculaire gauche, altération de la fraction d'éjection, thrombus intracardiaque apical ; à réaliser le plus vite possible en l'absence d'étiologie évidente ;
  - **B** échographie transœsophagienne (étude de l'atrium gauche, du septum interauriculaire et de la crosse de l'aorte) après élimination des contre-indications (radiothérapie médiastinale, cancer de l'œsophage, varice œsophagienne…) ; à réaliser en cas de bilan initial négatif.

Autres causes

- **A** Un état prothrombotique sera recherché sur la NFS-plaquettes et le TP-TCA réalisé à l'admission.
- En outre, le bilan biologique initial comprendra ionogramme sanguin avec créatininémie, CRP, glycémie et bilan lipidique afin d'évaluer l'état général du patient et ses facteurs de risque vasculaire.
- **B** Lorsqu'une cause rare est envisagée, d'autres examens sont discutés au cas par cas : ponction lombaire (artérite cérébrale), biopsies cutanée ou musculaire (maladies du tissu élastique et de surcharge), anticorps antinucléaires, dosage de l'homocystéinémie ou hémostase complète (recherche d'une thrombophilie), etc.

2. En cas d'hémorragie intraparenchymateuse

- **A** Le bilan étiologique dépend de l'âge du patient et de la localisation de l'hématome. Il comprendra :
  - une IRM cérébrale ;
  - un bilan de coagulation (plaquettes, TP, TCA) ;
  - **B** une angiographie des artères intracrâniennes (angio-TDM ou angio-IRM et, plus rarement, une angiographie conventionnelle) en l'absence d'argument pour une hémorragie intraparenchymateuse lié à l'HTA.
- Le bilan pourra être complété en fonction d'orientations étiologiques spécifiques (ponction lombaire pour artérite, bilan d'infarctus cérébral pour remaniement hémorragique post-infarctus cérébral…).

V. Prévention des AVC

A. Prévention primaire

A Elle repose sur la prise en charge des facteurs de risque d'AVC.

- HTA : principal facteur de risque des AVC, ischémiques ou hémorragiques : augmentation du risque relatif (RR) de 4 environ ; plus de la moitié des AVC surviennent dans un contexte d'HTA chronique.
- Tabac : **B** RR = 2. Important facteur de risque d'athérosclérose carotidienne.
- **A** Hypercholestérolémie : **B** RR = 1,5. Ce facteur de risque majeur de l'infarctus du myocarde est un facteur de risque plus accessoire des infarctus cérébraux.
- **A** Diabète : **B** RR = 1,5.
- Alcoolisme chronique : augmentation progressive du risque au-delà de 3 verres standard par jour (risque d'infarctus cérébral et d'hémorragie intraparenchymateuse).
- Migraine : augmentation du risque chez la femme jeune, surtout en cas de migraine avec aura associée à un tabagisme et une contraception orale.

- Contraception orale : faible augmentation du RR, limitée encore par l'utilisation des pilules microdosées ; le risque est essentiellement lié à l'effet synergique avec le tabac.
- Obésité, syndrome métabolique, absence d'activité physique, syndrome d'apnées obstructives du sommeil : leur rôle est moins bien démontré que pour les cardiopathies ischémiques.
- Il n'y a pas d'intérêt au plan neurovasculaire à la prise d'aspirine au long cours en l'absence de manifestation d'AIT ou d'infarctus cérébral.
- A L'administration d'un traitement anticoagulant par AVK antithrombine ou anti-facteur Xa en prévention primaire devant une fibrillation atriale apporte un bénéfice démontré pour un score $CHA_2DS_2VASc \geq 1$.
- B Le bénéfice de la chirurgie par endartériectomie sur sténose carotide asymptomatique serrée est modeste car le risque spontané d'infarctus cérébral est faible (1 % par an), alors que le risque opératoire avoisine 3 %. L'indication est donc discutée individuellement pour les patients ayant une sténose supérieure à 60 % et une espérance de vie supérieure à 5 ans. Elle nécessite une concertation multidisciplinaire (appréciation notamment du pronostic cardiaque).
- A L'information des patients à risque sur les manifestations évocatrices d'un AVC (critères FAST : *Face*, *Arm*, *Speech*, *Time*) est une étape importante de la stratégie de prévention.

B. Prévention secondaire des infarctus cérébraux

La prévention secondaire dépend de la cause de l'infarctus cérébral.

1. Athérosclérose

Prise en charge des facteurs de risque vasculaire :

- antihypertenseurs :
  - B privilégier les inhibiteurs de l'enzyme de conversion et diurétiques thiazidiques,
  - objectif : PA < 140/90 mm Hg ;
- A hypocholestérolémiants :
  - B privilégier les statines,
  - objectif : LDL-cholestérol < 0,7 g/l ;
- A antidiabétiques : B objectif : HbA1c < 8 % au cours des 6 premiers mois post-AVC puis < 7 % ;
- A règles hygiéno-diététiques ;
- activités physiques régulières (30 minutes de marche rapide quotidienne).

Traitement antiagrégant plaquettaire, qui réduit le risque de récidive d'infarctus cérébral de 20 % environ :

- B 3 traitements ont fait la preuve de leur efficacité :
  - aspirine (50 et 300 mg par jour),
  - clopidogrel (75 mg par jour ; Plavix® 1 cp. par jour),
  - association dipyridamole-aspirine (400 mg/50 mg par jour ; Asasantine® 2 cp. par jour) ;
- l'association de ces traitements au long cours n'apporte pas de bénéfice et augmente le risque de complications hémorragiques ;
- les anticoagulants oraux (AVK, antithrombine, anti-Xa) au long cours n'ont pas d'intérêt dans cette indication.

Prise en charge chirurgicale des sténoses carotidiennes symptomatiques serrées :

- les sténoses > 70 % à l'origine de l'artère carotide interne représentent l'indication principale ; l'indication sera discutée au cas par cas pour les sténoses entre 50 et 70 % ;

- l'endartériectomie est la technique de référence ; à ce jour, il n'y a pas d'indication démontrée de l'angioplastie (± stent) en première intention ;
- une intervention dans les 15 jours suivant l'infarctus cérébral est souhaitée ; le bénéfice diminue au fur à mesure qu'on s'éloigne de l'événement initial ;
- elle n'est pas indiquée en cas d'infarctus cérébral sévère.

2. Petits infarctus profonds (ou « lacunes »)

La prévention repose sur :

- le traitement des facteurs de risque (HTA ++) ;
- un médicament antiplaquettaire (cf. V.B.1. « Athérosclérose »).

3. Cardiopathies emboligènes

- **A** En cas de fibrillation atriale, les anticoagulants oraux – AVK, antithrombine (dabigatran), anti-Xa (rivaroxaban, apixaban) – constituent le traitement de référence :
  - **B** les anti-Xa (rivaroxaban, apixaban) et anti-thrombine (dabigatran) comportent un risque hémorragique cérébral moindre et ont une efficacité identique à celle des AVK. Ils doivent donc être proposés en première intention. Ils sont contre-indiqués en cas de fibrillation atriale valvulaire (rétrécissement mitral) ou d'insuffisance rénale sévère ;
  - les AVK peuvent être proposés en cas de contre-indication aux anticoagulants oraux directs. L'INR cible se situe entre 2 et 3 ;
  - la prescription des anticoagulants doit toujours tenir compte des risques hémorragiques. Ce risque pourra être évalué par le score HAS-BLED (cf. annexe 27.3) ;
  - en cas de contre-indication aux anticoagulants (risque de chutes traumatisantes, risque d'erreurs dans les traitements, par exemple du fait de troubles cognitifs) :
    - l'aspirine peut être utilisée, mais son efficacité est incertaine (réduit le risque de récidive entre 0 et 20 %). Sa prescription dépendra des maladies cardiovasculaires associées,
    - la fermeture de l'auricule gauche est une méthode alternative pouvant être proposée aux patients ayant une contre-indication définitive aux anticoagulants et un score CHA_2DS_2-VASc ≥ 4.
- **A** En cas de prothèses valvulaires mécaniques, les AVK sont les seuls anticoagulants oraux autorisés. L'INR cible est entre 2,5 et 3,5 pour les valves aortiques et entre 3 et 4,5 pour les valves mitrales.
- **B** En cas de cardiopathies à risque embolique modéré ou mal déterminé, le risque des anticoagulants dépasse habituellement le bénéfice attendu : un antiagrégant plaquettaire est alors recommandé.
- En cas d'infarctus cérébral attribué à un foramen ovale perméable de taille moyenne ou large ou associé à un anévrisme du septum interauriculaire chez un patient de moins de 60 ans et en l'absence d'autre étiologie, une fermeture percutanée du foramen doit être proposée en association au traitement antiagrégant plaquettaire au long cours.

4. Autres causes

- Après dissection artérielle extracrânienne :
  - les AVK ou l'aspirine peuvent être prescrits ;
  - le choix du traitement dépend de la taille de l'infarctus cérébral et du degré de sténose ;
  - le traitement est interrompu après cicatrisation de l'artère (3 à 6 mois habituellement).
- Infarctus cérébral sans cause identifiée : un traitement par antiplaquettaire au long cours est recommandé.

C. Prévention secondaire des hémorragies intraparenchymateuses

A Elle repose avant tout sur le traitement de l'étiologie :

- traitement de l'HTA ;
- traitement endovasculaire ou chirurgical d'une malformation vasculaire ;
- correction d'un trouble de la coagulation.

Pour en savoir plus

Anticoagulation curative dans les suites d'une hémorragie cérébrale

- C Elle doit être évaluée au cas par cas, l'hémorragie cérébrale ne constitue pas toujours une contre-indication définitive.
- Elle doit tenir compte de la localisation de l'hémorragie et de son étiologie.
- En cas de fibrillation atriale et de contre-indication formelle aux anticoagulants oraux, une exclusion de l'auricule gauche peut être discutée.

VI. Pronostic des AVC

A. Mortalité

- A La mortalité après un AVC est de 20 % à 1 mois et de 40 % à 1 an.
- La mortalité précoce est plus élevée en cas d'hémorragie intraparenchymateuse que d'infarctus cérébral, en raison de l'effet de masse.
- La surmortalité à distance est surtout liée à l'augmentation du risque coronarien (40 % des décès à distance d'un AVC).

B. Morbidité

1. À distance d'un AVC

- Un tiers des survivants sont dépendants.
- Un tiers des survivants gardent des séquelles tout en étant indépendants.
- Un tiers des survivants retrouvent leur état antérieur.

2. Pronostic fonctionnel

- B Le pronostic fonctionnel est meilleur en cas de :
  - âge jeune ;
  - infarctus cérébral de petite taille ;
  - infarctus cérébral peu sévère ;
  - entourage aidant ;
  - hémorragie intraparenchymateuse plutôt qu'un infarctus cérébral à taille égale (le saignement peut refouler les structures nerveuses sans destruction).
- Le pronostic d'un AVC est toujours difficile à établir à la phase aiguë et doit amener le praticien à rester prudent dans les informations délivrées à l'entourage (++).

- L'essentiel de la récupération se fait dans les 3 premiers mois, mais elle se poursuit jusqu'à 6 mois.
- Au-delà, l'amélioration fonctionnelle est possible et tient à une meilleure adaptation au handicap résiduel.

3. Complications

A Les différentes complications potentielles sont :

- récidive : 30 % à 5 ans ;
- troubles cognitifs (ou démence vasculaire) ;
- troubles de l'humeur post-AVC (dépression, anxiété) ;
- spasticité ;
- troubles vésico-sphinctériens ;
- douleurs neuropathiques et syndrome régional complexe ;
- épilepsie vasculaire ;
- syndrome parkinsonien vasculaire et mouvements anormaux (chorée, tremblement).

VII. Suivi du patient

Les objectifs du suivi post-AVC sont les suivants :

- évaluer les séquelles :
  - déficit moteur résiduel,
  - déficit sensitif résiduel, ataxie proprioceptive,
  - troubles de l'équilibre et de la marche,
  - aphasie, dysarthrie,
  - dysphagie, dysphonie, diplopie ;
- évaluer les complications neurologiques :
  - spasticité,
  - mouvements anormaux et syndromes parkinsoniens,
  - douleurs neuropathiques,
  - troubles vésico-sphinctériens,
  - troubles du sommeil,
  - troubles de l'humeur (dépression, anxiété),
  - troubles cognitif ;
- confirmer le diagnostic étiologique ;
- s'assurer de la prescription, tolérance et efficacité du traitement de prévention secondaire :
  - antithrombotique en cas d'infarctus cérébral,
  - équilibre des facteurs de risque vasculaire ;
- évaluer le retentissement des facteurs de risque vasculaire sur les différents organes cibles ;
- B suivre l'évolution de l'adaptation du patient dans son lieu de vie, la modalité de reprise de l'activité professionnelle et la réalisation de la consultation auprès de la commission du permis de conduire avant la reprise de la conduite automobile.

Le suivi aura lieu entre 2 et 6 mois après l'événement initial, puis à 1 an. Une adaptation de la fréquence des suivis sera effectuée au cas par cas.

La prise en charge au long cours fera intervenir en fonction des problématiques spécifiques différents intervenants médicaux (neurologues, médecins de médecine physique et réadaptation, cardiologues, médecin généraliste, etc.) et paramédicaux (kinésithérapeute, ergothérapeute, orthophoniste, neuropsychologues, etc.).

Une information claire et loyale sera donnée au patient et à sa personne de confiance quant aux décisions des choix thérapeutiques et d'investigation ainsi qu'au pronostic fonctionnel.

Le rapport bénéfice/risque des investigations complémentaires ou prise en charge thérapeutique sera évalué en fonction de l'état clinique de chaque patient.

En cas d'évolution clinique défavorable, il sera tenu compte d'éventuelles directives anticipées définies par le patient avant l'accident vasculaire cérébral. Toute décision de prise en charge en réanimation sera prise de façon collégiale en tenant compte des arguments pronostiques neurologiques ainsi que de l'origine de la défaillance viscérale.

VIII. Thromboses veineuses cérébrales

A Les thromboses veineuses cérébrales, ou thrombophlébites, sont rares (< 2 % des AVC) mais doivent être bien connues car elles sont accessibles à un traitement anticoagulant.

B Elles touchent un ou plusieurs sinus veineux, exceptionnellement une veine corticale.

Elles peuvent provoquer ou non un infarctus cérébral, souvent avec composante hémorragique, dont la topographie ne correspond pas à un territoire artériel.

A. Symptomatologie

A La triade céphalées-crises d'épilepsie-déficit neurologique focal est fortement évocatrice du diagnostic. B Ces trois signes peuvent être isolés ou associés et leur installation peut être aiguë ou progressive sur quelques semaines. La grande variabilité des présentations cliniques peut rendre le diagnostic difficile.

- Les céphalées :
  - témoignent de l'HTIC ;
  - intenses ou modérées, permanentes ou intermittentes, diffuses ou focalisées ;
  - associées à un œdème papillaire ;
  - parfois associées à des troubles de la conscience ;
  - isolées dans 25 % des thromboses veineuses cérébrales.
- Les crises épileptiques :
  - partielles ou généralisées ;
  - hémicorporelles à bascule, rares, mais évocatrices.
- Les déficits neurologiques focaux :
  - inconstants et variables selon la localisation de la thrombose veineuse cérébrale ;
  - par exemple, déficits à bascule en cas de thrombose du sinus longitudinal supérieur, ophtalmoplégie en cas de thrombose du sinus caverneux.

B. Diagnostic

1. IRM cérébrale avec angio-IRM veineuse

A C'est l'examen de référence, à réaliser devant toute suspicion de thrombose veineuse cérébrale. Elle permet la visualisation (figure 27.9) :

- B du sinus thrombosé :
  - hypersignal T1 et T2 et hyposignal T2* à la phase d'état,

- absence de flux dans le sinus occlus en angio-RM veineuse,
- « signe du delta » après injection de gadolinium (prise de contraste de la paroi du sinus thrombosé);
- du retentissement sur le parenchyme cérébral :
  - œdème vasogénique,
  - infarctus veineux,
  - remaniement hémorragique;
- du retentissement ventriculaire : hydrocéphalie;
- d'une orientation étiologique :
  - tumeur cérébrale comprimant un sinus (méningiome),
  - méningite chronique,
  - pathologie locorégionale (ORL, mastoïdite).

2. Scanner cérébral et angio-scanner

A Moins sensible que l'IRM, il peut montrer (figure 27.9) :

- B un infarctus hémorragique;
- une hydrocéphalie aiguë;
- une hyperdensité spontanée du thrombus dans le sinus (sinus thrombosé = signe du triangle dense pour le sinus longitudinal supérieur, signe de la corde pour les sinus latéraux);
- un « signe du delta » au niveau du sinus après injection de produit de contraste.

3. Examen du liquide cérébro-spinal (LCS)

- Il est réalisé en l'absence de lésion intracrânienne focale responsable d'une HTIC.
- Il peut montrer :
  - une élévation de la pression d'ouverture;
  - une hyperprotéinorachie;
  - une pléiocytose de formule variable et quelques hématies.
- Il apporte peu d'information sur le diagnostic positif mais peut orienter le diagnostic étiologique en identifiant une méningite. En outre, il peut soulager les céphalées liées à l'HTIC par défaut de résorption du LCS.

C. Étiologie, facteurs de risque

Les causes sont nombreuses et s'associent volontiers chez un même patient. Il est habituel de les séparer en causes générales, telles que des états d'hypercoagulabilité (grossesse et post-partum, troubles de l'hémostase congénitaux [déficit en protéine C, protéine S, antithrombine III] ou acquis [anticoagulant circulant, CIVD, cryoglobulinémie]) et causes locorégionales (méningites, otite, mastoidite, sinusite, traumatisme crânien) (tableau 27.4).

D. Traitement et pronostic

A Le traitement comprend :

- anticoagulation :
  - héparinothérapie commencée en urgence (même en cas d'infarctus hémorragique), apportant une amélioration rapide de la symptomatologie,
  - relayée par des AVK (minimum 6 mois, parfois plus si une cause persiste);

Tableau 27.4. B Principales causes de thromboses veineuses cérébrales.

Causes et facteurs généraux	Période post-opératoire Grossesse et surtout *post-partum* (méfiance devant toute céphalée dans ce contexte) Contraception orale Affections hématologiques Troubles de l'hémostase congénitaux (déficit en protéine C, protéine S, antithrombine III) ou acquis (anticoagulant circulant, CIVD, cryoglobulinémie) Infections (septicémies, endocardite) Cancers et chimiothérapie Maladies inflammatoires (Behçet notamment) Causes diverses (déshydratation sévère, cirrhose, syndrome néphrotique, etc.)
Causes et facteurs locaux infectieux	Infection de voisinage (otite, mastoïdite, sinusite, infection bucco-dentaire, etc.) Infection intracrânienne (abcès, empyème sous-dural, méningite)
Causes et facteurs locaux non infectieux	Traumatisme crânien (ouvert ou fermé, avec ou sans fracture) Intervention neurochirurgicale Malformation vasculaire (fistule dure-mérienne) Cathétérisme jugulaire

(Source : CEN, 2019.)

- traitement étiologique (éradication d'un foyer infectieux, arrêt définitif de la contraception orale…);
- B traitement symptomatique :
  - antiépileptique en cas de crise,
  - antiœdémateux (mannitol) si signes d'HTIC.

Le pronostic est favorable dans la grande majorité des cas après mise en route du traitement anticoagulant. Les thromboses veineuses cérébrales profondes sont plus souvent d'évolution défavorable.

Points clés

- A Les AVC en chiffres : 150 000 nouveaux cas par an; première cause de handicap moteur de l'adulte; deuxième cause de démence; troisième cause de mortalité; 80 % d'infarctus cérébraux; 75 % des patients ont plus de 65 ans; 75 % des patients vont garder une séquelle; 30 % de dépression à 3 mois; 20 % de mortalité à 1 mois; 30 % de récidive à 5 ans.
- Diagnostic :
  - déficit neurologique focal d'apparition brutale;
  - seule l'imagerie cérébrale permet la distinction entre AIT, infarctus cérébral et hémorragie intraparenchymateuse;
  - l'IRM est l'examen d'imagerie de référence.
- Étiologie :
  - 3 causes représentent 70 % de l'étiologie des infarctus cérébraux : athérosclérose; petits infarctus profonds (infarctus lacunaire); cardiopathie emboligène (fibrillation atriale ++);
  - la microangiopathie de l'HTA chronique est la principale cause d'hémorragie intraparenchymateuse profonde.

- Prise en charge à la phase aiguë :
  - hospitalisation en urgence en unité neurovasculaire pour toute suspicion d'AVC;
  - l'AIT est un syndrome de menace justifiant une prise en charge en urgence;
  - une imagerie cérébrale et artérielle doit être réalisée en urgence devant toute suspicion d'AVC;
  - l'unité neurovasculaire réduit la morbi-mortalité de tous les patients;
  - évoquer la possibilité d'une thrombolyse pour tout infarctus cérébral de moins de 4 heures et demie;
  - évoquer la possibilité d'une thombectomie pour tout infarctus cérébral de moins de 6 heures lié à une occlusion proximale d'une artère intracrânienne;
  - aspirine pour tout infarctus cérébral non thrombolysé;
  - l'HTA doit être respectée à la phase initiale d'un infarctus cérébral;
  - l'HTA doit être contrôlée à la phase initiale d'une hémorragie cérébrale;
  - il faut lutter contre : l'hyperthermie, l'hyperglycémie, l'hypoxie.
- Il faut prévenir :
  - les thromboses veineuses profondes par une HBPM ou contre-pression pneumatique intermittente en cas d'alitement;
  - les pneumopathies de déglutition par une sonde nasogastrique en cas de troubles de la déglutition.
- Le bilan étiologique :
  - doit explorer : le cœur, les grosses artères cervico-encéphaliques, les petites artères cérébrales, l'hémostase;
  - comprend au minimum : un bilan biologique (NFS-plaquettes, ionogramme, urée, créatinine, CRP); un ECG, si possible un monitoring continu initial; une évaluation des artères cervicales et cérébrales dans leur portion extra- et intracrânienne par un examen non invasif; une échocardiographie transthoracique en l'absence d'étiologie évidente.
- Prévention des AVC :
  - prévention primaire : l'HTA est le principal facteur de risque des AVC; l'aspirine n'est pas indiquée en prévention primaire;
  - prévention secondaire des infarctus cérébraux, qui repose sur : le contrôle des facteurs de risque vasculaire; l'utilisation d'un antithrombotique adapté à l'étiologie : antiagrégant plaquettaire en cas d'athérosclérose ou d'infarctus lacunaire, anticoagulant oral en cas de cardiopathie emboligène à haut risque; l'endartériectomie dans les 15 jours en cas de sténose carotidienne supérieure à 70 % et d'infarctus cérébral peu sévère;
  - prévention secondaire des hémorragies intraparenchymateuses : dominée par le contrôle de la pression artérielle.
- Le pronostic des AVC est marqué par :
  - un fréquent handicap physique séquellaire;
  - un risque accru de survenue de troubles cognitifs et de dépression;
  - un fort risque de récidive à 5 ans.
- Les thromboses veineuses cérébrales :
  - sont des affections rares;
  - la symptomatologie associe des signes d'HTIC, des crises épileptiques et des déficits neurologiques focaux;
  - le diagnostic repose sur l'IRM cérébrale associée à l'ARM veineuse;
  - le traitement repose sur les anticoagulants;
  - le pronostic est le plus souvent favorable (selon l'étiologie).

Sites internet

Société française neurovasculaire : https://www.societe-francaise-neurovasculaire.fr.

European Stroke Organisation: https://eso-stroke.org.

American Heart Association/American Stroke Association: https://www.heart.org.

Formation NIHSS (DVD d'autoformation au score NIHSS pour plateforme Windows) : https://www.sfmu.org/fr/formation/FormationSFMU/outils_formation.

Annexes

Annexe 27.1 – Rappels d'anatomie vasculaire cérébrale

Deux systèmes artériels

Système carotidien

B L'artère carotide interne (ACI) :

- possède une seule branche collatérale importante :
  - l'artère ophtalmique ;
- et se termine en quatre branches :
  - l'artère cérébrale moyenne (ou sylvienne),
  - l'artère cérébrale antérieure,
  - l'artère choroïdienne antérieure,
  - l'artère communicante postérieure.

Système vertébrobasilaire

Les deux artères vertébrales, après un long trajet intertransversaire, pénètrent dans la boîte crânienne et se rejoignent sur la ligne médiane pour donner une artère unique, le tronc basilaire. Les collatérales de ce système sont :

- les artères cérébelleuses (postéro-inférieures, moyennes, supérieures) ;
- les artères perforantes (tronc cérébral).

Le tronc basilaire se termine par les deux artères cérébrales postérieures.

Voies de suppléance

Leur qualité rend compte de la variabilité du tableau clinique d'un patient à l'autre pour une même occlusion artérielle.

Polygone de Willis

Il s'agit d'un cercle d'anastomoses entre le système carotidien (antérieur) et le système vertébrobasilaire (postérieur).

Il est composé :

- en avant : par les deux cérébrales antérieures réunies par l'artère communicante antérieure ;
- sur chaque côté : par l'artère communicante postérieure ;
- en arrière : par les deux artères cérébrales postérieures.

Anastomoses entre l'artère carotide interne et l'artère carotide externe

Les anastomoses entre l'artère carotide interne (ACI) et l'artère carotide externe (ACE) se font dans l'orbite entre l'artère ophtalmique (branche de l'artère carotide interne) et l'artère faciale (branche de l'artère carotide externe). En cas de thrombose de l'artère carotide interne, le sens de la circulation sanguine dans l'artère ophtalmique peut être inversé, établissant un shunt de l'artère carotide externe vers la terminaison de l'artère carotide interne, décelable par l'examen doppler.

Anastomoses corticales

Elles se développent entre deux artères voisines à la convexité du cerveau (par exemple, entre les extrémités des artères cérébrales antérieure et moyenne).

Annexe 27.2 – Score CHA_2DS_2-VASc[26]

Élément	Score
C Insuffisance cardiaque/dysfonction ventriculaire gauche	1
Hypertension	1
Âge > 75 ans	2
Diabète	1
AVC/AIT ou embolie périphérique	2
Pathologie vasculaire (infarctus du myocarde, artériopathie membres inférieurs, plaques de l'aorte)	1
Âge 65-74 ans	1
Sexe féminin	1
Score maximum	9

Annexe 27.3 – Évaluation du risque hémorragique sous anticoagulant : le score HAS-BLED

Un score > 3 témoigne d'un risque hémorragique augmenté.

Lettre	Caractéristique clinique	Nombre de points
H	Hypertension	1
A	Anomalie fonctionnelle hépatique ou rénale (1 point chacun)	1 ou 2
S	*Stroke* (AVC)	1
B	*Bleeding* (Saignement)	1
L	Labilité des INR	1
E	*Elderly* (âge > 65)	1
D	Drogue ou Alcool (1 point chacun)	1 ou 2

Annexe 27.4 – Score NIHSS de gravité des AVC

(Traduction par la SFNV de la National Institutes of Health Stroke Scale.)

- Score entre 1 et 4 : AVC mineur.
- Score entre 5 et 15 : AVC modéré.
- Score entre 15 et 20 : AVC sévère.
- Score > 20 : AVC grave.

26 CHA_2DS_2-VAScitre : Congestive Heart Failure, Hypertension, Age ≥75 [Doubled], Diabetes Mellitus, Prior Stroke or Transient Ischemic Attack [Doubled], Vascular Disease, Age 65-74, Female..

Item	Intitulé	Cotation	Score	
1a	Vigilance	0 = Vigilance normale, réactions vives		
		1 = Trouble léger de la vigilance : obnubilation, éveil plus ou moins adapté aux stimulations environnantes		
		2 = Coma ; réactions adaptées aux stimulations nociceptives		
		3 = Coma grave : réponse stéréotypée ou aucune réponse motrice		
1b	Orientation (mois, âge)	0 = Deux réponses exactes		
		1 = Une seule bonne réponse		
		2 = Pas de bonne réponse		
1c	Commandes (ouverture des yeux, ouverture du poing)	0 = Deux ordres effectués		
		1 = Un seul ordre effectué		
		2 = Aucun ordre effectué		
2	Oculomotricité	0 = Oculomotricité normale		
		1 = Ophtalmoplégie partielle ou déviation réductible du regard		
		2 = Ophtalmoplégie horizontale complète ou déviation forcée du regard		
3	Champ visuel	0 = Champ visuel normal		
		1 = Quadranopsie latérale homonyme ou hémianopsie incomplète ou négligence visuelle unilatérale		
		2 = Hémianopsie latérale homonyme franche		
		3 = Cécité bilatérale ou coma (1a = 3)		
4	Paralysie faciale	0 = Motricité faciale normale		
		1 = Asymétrie faciale modérée (paralysie faciale unilatérale incomplète)		
		2 = Paralysie faciale unilatérale centrale franche		
		3 = Paralysie faciale périphérique ou diplégie faciale		
5	Motricité du membre supérieur		D	G
		0 = Pas de déficit moteur proximal		
		1 = Affaissement dans les 10 secondes, mais sans atteindre le plan du lit		
		2 = Effort contre la pesanteur, mais le membre chute dans les 10 secondes sur le plan du lit		
		3 = Pas d'effort contre la pesanteur (le membre chute mais le patient peut faire un mouvement tel qu'une flexion de hanche ou une adduction)		
		4 = Absence de mouvement (coter 4 si le patient ne fait aucun mouvement volontaire)		
		X = Cotation impossible (amputation, arthrodèse)		

Item	Intitulé	Cotation	Score	
6	Motricité du membre inférieur		D	G
		0 = Pas de déficit moteur proximal		
		1 = Affaissement dans les 5 secondes, mais sans atteindre le plan du lit		
		2 = Effort contre la pesanteur, mais le membre chute dans les 5 secondes sur le plan du lit		
		3 = Pas d'effort contre la pesanteur (le membre chute mais le patient peut faire un mouvement tel qu'une flexion de hanche ou une adduction)		
		4 = Absence de mouvement (le patient ne fait aucun mouvement volontaire)		
		X = Cotation impossible (amputation, arthrodèse)		
7	Ataxie	0 = Ataxie absente		
		1 = Ataxie présente pour 1 membre		
		2 = Ataxie présente pour 2 membres ou plus		
8	Sensibilité	0 = Sensibilité normale		
		1 = Hypoesthésie minime à modérée		
		2 = Hypoesthésie sévère ou anesthésie		
9	Langage	0 = Pas d'aphasie		
		1 = Aphasie discrète à modérée : communication informative		
		2 = Aphasie sévère		
		3 = Mutisme ; aphasie totale		
10	Dysarthrie	0 = Normal		
		1 = Dysarthrie discrète à modérée		
		2 = Dysarthrie sévère		
		X = Cotation impossible		
11	Extinction, négligence	0 = Absence d'extinction et de négligence		
		1 = Extinction dans une seule modalité, visuelle ou sensitive, ou négligence partielle auditive, spatiale ou personnelle		
		2 = Négligence sévère ou anosognosie ou extinction portant sur plus d'une modalité sensorielle		
		Total		

CHAPITRE

28

Item 341 – Hémorragie méningée

Objectifs pédagogiques

- Diagnostiquer une hémorragie méningée.
- Identifier les situations d'urgence et planifier leur prise en charge.

Hiérarchisation des connaissances

Rang	Rubrique	Intitulé	Descriptif
A	Définition	Définition de l'hémorragie méningée dite sous-arachnoïdienne, spontanée et traumatique	
B	Étiologies	Connaître les principales causes d'hémorragie méningée et les facteurs favorisants	
A	Diagnostic positif	Connaître les présentations cliniques et le diagnostic d'hémorragie méningée	Évoquer le diagnostic devant une céphalée brutale évocatrice chez un patient sans autre argument pour une autre cause de céphalée urgente avec signes d'irritation pyramidale
A	Diagnostic positif	Connaître la stratégie d'exploration complémentaire devant un tableau clinique évocateur d'hémorragie méningée	Indication = scanner cérébral sans injection en urgence. Reconnaître la présence de sang dans les espaces sous-arachnoïdiens sur un scanner PUIS ponction lombaire (savoir quand et comment réaliser une ponction lombaire. Connaître les caractéristiques du LCS en cas d'hémorragie méningée)
A	Examens complémentaires	Connaître les signes évocateurs d'hémorragie méningée au scanner cérébral sans injection	
A	Examens complémentaires	Connaître les caractéristiques du liquide céphalo-rachidien dans l'hémorragie méningée	
A	Contenu multimédia	Exemples d'HSA sur TDM	1.hémorragie sous arachnoïdienne ; 2.hémorragie cérébro-méningée (hématome)

Rang	Rubrique	Intitulé	Descriptif
B	Examens complémentaires	Connaître la stratégie d'exploration complémentaire à visée étiologique	Indication = scanner cérébral avec injection. Reconnaître un anévrisme artériel (= image d'addition artérielle) ou une autre origine vasculaire
A	Identifier une urgence	Connaître l'urgence d'une hémorragie méningée	Identifier l'urgence diagnostique et la nécessité de référer en urgence à un service spécialisé : neurochirurgie, neuroradiologie interventionnelle
A	Prise en charge	Connaître le traitement symptomatique initial	Savoir prévenir les complications avec un isolement neuro-sensoriel au lit, antalgique IV, contrôle de la pression artérielle, et appel d'un réanimateur
B	Prise en charge	Connaître les principes du traitement étiologique	Connaître les grands principes du traitement étiologique (neurochirurgical et neuroradio-interventionnel)
B	Suivi et/ou pronostic	Connaître les complications évolutives d'une hémorragie méningée	Hypertension intracrânienne, hydrocéphalie aiguë précoce et retardée, récidive hémorragique, vasopasme cérébral

I. Pour comprendre

- A L'hémorragie méningée, ou hémorragie sous-arachnoïdienne (HSA) est définie par l'irruption de sang artériel dans les espaces sous-arachnoïdiens.
- L'HSA est soit spontanée, soit traumatique au décours d'un traumatisme crânien.
- L'anévrisme cérébral rompu en est la cause la plus fréquente et représente environ 85 % des HSA spontanées.
- Les HSA anévrismales représentent environ 5 % des accidents vasculaires cérébraux.
- L'HSA est une urgence diagnostique et thérapeutique qui impose une admission immédiate en milieu spécialisé et pluridisciplinaire pour une prise en charge diagnostique et thérapeutique optimale.
- 10 à 15 % environ des patients décèdent avant d'arriver à l'hôpital, et parmi les patients vivants pris en charge à l'hôpital : 25 à 40 % des patients décèderont.

Pour en savoir plus

C L'incidence annuelle moyenne de l'HSA non traumatique est de 7-9 pour 100 000 habitants, excepté en Finlande et au Japon où elle est deux fois supérieure. L'âge médian de survenue d'une HSA est d'environ 55 ans, et prédomine chez les femmes (1,6 fois plus). C'est une pathologie grave, caractérisée par une mortalité de 50 % (10-15 % en préhospitalier) et d'une dépendance fonctionnelle d'un tiers des survivants.

II. Principales causes et facteurs favorisants

A. Principales causes

B L'anévrisme artériel est de loin la principale cause (cf. tableau 28.1). Dans 10 % des cas, l'HSA est idiopathique et de bon pronostic. Les autres causes sont diverses et incluent, entre autres, les dissections artérielles, les malformations vasculaires cérébrales et médullaires, le syndrome de vasoconstriction cérébral réversible, les thromboses veineuses cérébrales.

1. Anévrisme artériel

Il s'agit d'une dilatation sacciforme (rarement fusiforme) de l'artère dont la zone d'implantation sur l'artère, plus ou moins étroite, est appelée collet. La malformation artérielle peut augmenter progressivement de taille, sous l'influence notamment d'une hypertension artérielle, d'un tabagisme et/ou de facteurs hémodynamiques.

Pour en savoir plus

C **Hémorragie sous-arachnoïdienne non anévrismale péri-mésencéphalique**

Cette HSA est centrée sur la citerne située en avant du mésencéphale avec ou sans extension à l'origine des vallées sylviennes. Il s'agit d'un diagnostic d'exclusion et un examen angiographique reste indispensable. La nature de l'examen (angioscanner ou angiographie) sera décidée au cas par cas en fonction des centres. En cas de négativité de l'examen angiographique, le diagnostic d'HSA non anévrismale péri-mésencéphalique peut être retenu et un contrôle angiographique ultérieur n'est pas nécessaire à la différence d'HSA plus abondantes dont la première angiographie est négative. La cause de cette HSA n'est pas clairement établie, mais l'évolution est le plus souvent favorable et les complications décrites pour les HSA d'origine anévrismale (resaignement, vasospasme, hydrocéphalie) sont très rares.

B. Facteurs favorisants

B Parmi les facteurs favorisants des HSA nous distinguerons ceux qui sont acquis de ceux qui sont constitutionnels.

1. Facteurs de risque acquis modifiables

Parmi les facteurs de risque modifiables, on retiendra 3 principaux facteurs de risque prouvés par des études épidémiologiques comme étant associés de manière significative à un risque accru de rupture. Il s'agit en premier lieu de l'hypertension artérielle, du tabagisme, et d'une intoxication alcoolique. L'intoxication tabagique étant le facteur de risque le plus péjoratif.

2. Facteurs de risque congénitaux non modifiables

- Antécédents familiaux au premier degré d'une HSA anévrismale. Le risque est majoré si 2 membres ou plus de 1er degré ont présentés une HSA.
- Les affections héréditaires du tissu conjonctif exposent au développement d'un anévrisme intracrânien :
  - en premier lieu la polykystose rénale ;
  - la neurofibromatose de type 1 ;
  - le syndrome Marfan ;
  - le syndrome d'Elher-Danlos.

Tableau 28.1. B Étiologie des HSA.

Causes		
Anévrisme rompu (85 %)		
Hémorragie sous-arachnoïdienne sans causes (10 %)		
Autres (5 %)	Lésion non inflammatoire des artères cérébrales	Malformation artérioveineuse Fistule durale Cavernome Thrombophlébite cérébrale Angiopathie amyloïde Maladie de Moya Moya Syndrome de vasoconstriction réversible Dissection artérielle
	Lésion inflammatoire des artères cérébrales	Maladie de Behçet Angéite primaire Granulomatose de Wegener Borréliose Anévrisme mycotique
	Lésions médullaires	Malformation artérioveineuse ou cavernome ou autre tumeur médullaire
	Tumeurs	Apoplexie pituitaire Myxome cardiaque Neurinome, méningiome, hémangioblastome, gliome, mélanome
	Coagulopathie acquise ou constitutionnelle	
	Toxiques	

(Source : CEN, 2019.)

- Les facteurs propres à l'anévrisme qui majorent le risque de rupture sont mal connus :
  - le principal facteur semble être la taille de l'anévrisme : le risque est extrêmement faible au-dessous de 6 mm, mais il existe des HSA consécutives à des anévrismes de petite taille ;
  - le second est la localisation sur le polygone de Willis : d'une façon générale, les anévrismes de la circulation postérieure (vertébro-basilaire y compris communicante postérieure) et de la communicante antérieure ont un risque de rupture plus élevé ;
  - croissance dans le temps ;
  - irrégularités du sac anévrismal.

III. Diagnostiquer une hémorragie méningée

A. Symptômes et signes cliniques d'une hémorragie sous-arachnoïdienne

1. Céphalées

- A Il s'agit de céphalées « explosives », d'emblée maximales.
- Des vomissements en jet ou des nausées, une photophobie et une phonophobie, peuvent être associés, mais sont inconstants.
- B Chez le patient migraineux, les caractères brutal et inhabituel de la céphalée sont recherchés.

- Un coma d'emblée ou une mort subite par inondation massive des espaces sous-arachnoïdiens peuvent survenir.
- Un syndrome confusionnel d'installation aiguë ou une crise épileptique généralisée sont des modes d'installation possible.

2. Signes neurologiques

- **A** *Raideur méningée* (enraidissement douloureux de la nuque).
- *Signes pyramidaux* (Babinski bilatéral, réflexes ostéo-tendineux vifs), paralysie du VI : ils n'ont pas de valeur localisatrice.
- **B** *Anomalies du fond d'œil* : hémorragies rétiniennes ou vitréennes (syndrome de Terson) qui peuvent être responsables d'une baisse d'acuité visuelle uni- ou bilatérale, œdème papillaire lié à une augmentation brutale de la pression intracrânienne.
- **A** *Paralysie du III* intrinsèque et extrinsèque (par un anévrisme de l'artère carotide interne intracrânienne).
- Les *autres signes de localisation* témoignent d'une diffusion intra-parenchymateuse de l'hémorragie (hématome intra-parenchymateux associé). Sont notamment observés : une hémiparésie, une hémianopsie, une aphasie en cas d'hématome temporal (touchant l'hémisphère dominant) compliquant un anévrisme de l'artère cérébrale moyenne; une paraparésie, un mutisme, un syndrome frontal en cas d'hématome fronto-basal compliquant un anévrisme de l'artère communicante antérieure ou de l'artère péricalleuse.

3. Signes extra-neurologiques

B Des *signes végétatifs* peuvent être observés, notamment dans les premières 24 heures :

- bradycardie ou tachycardie;
- choc avec oedème pulmonaire et insuffisance cardiaque aiguë (consécutif à l'orage catécholaminergique provoqué par l'HSA);
- modifications de la repolarisation à l'ECG;
- instabilité tensionnelle (hypertension artérielle sévère consécutive à l'hypertension intracrânienne);
- hyperthermie retardée (38-38,5 °C).

B. Explorations complémentaires visant à affirmer l'hémorragie sous-arachnoïdienne

A L'Imagerie cérébrale, réalisée en urgence, est indispensable pour :

- faire le diagnostic positif d'HSA (scanner cérébral sans injection de produit de contraste, IRM);
- établir le diagnostic étiologique de la cause sous-jacente (anévrisme le plus souvent) avec l'angioscanner, l'IRM/ARM et/ou l'artériographie cérébrale.

À noter

Une imagerie cérébrale normale n'élimine pas le diagnostic d'HSA.

1. Scanner cérébral

- Affirme le diagnostic lorsqu'il est réalisé sans injection et montre une hyperdensité spontanée dans les espaces sous-arachnoïdiens : les citernes de la base, vallées sylviennes, et scissure inter-hémisphérique essentiellement (figure 28.1). B Les anévrismes étant situés à la base du cerveau, les HSA corticales doivent faire évoquer une étiologie autre qu'anévrismale (par exemple, malformation artério-veineuse, thrombose veineuse cérébrale).
- A Recherche des complications précoces : hématome intra-parenchymateux associé, rupture intraventriculaire, ischémie cérébrale, hydrocéphalie aiguë et oedème cérébral.

2. IRM cérébrale

- B A une sensibilité comparable au scanner dans les premières 24 heures pour faire le diagnostic.
- A une meilleure sensibilité que le scanner dans les jours qui suivent l'HSA du fait d'une capacité plus grande à détecter le sang avec les séquences FLAIR (figure 28.2) et T2*.
- Détecte un certain nombre d'autres causes (tumeurs, thrombose veineuse cérébrale, syndrome de vasoconstriction cérébrale réversible…).
- Est donc indiquée dans certains cas particuliers, surtout si le scanner est normal : suspicion de diagnostic différentiel, hémorragie vue tardivement (figure 28.2).

3. Ponction lombaire

- A N'est jamais faite d'emblée.
- Est indiquée lorsque l'imagerie cérébrale ne montre pas l'HSA.
- Est contre-indiquée en cas d'hémorragie responsable d'un effet de masse (hématome intra-parenchymateux, hématome sous-dural aigu).

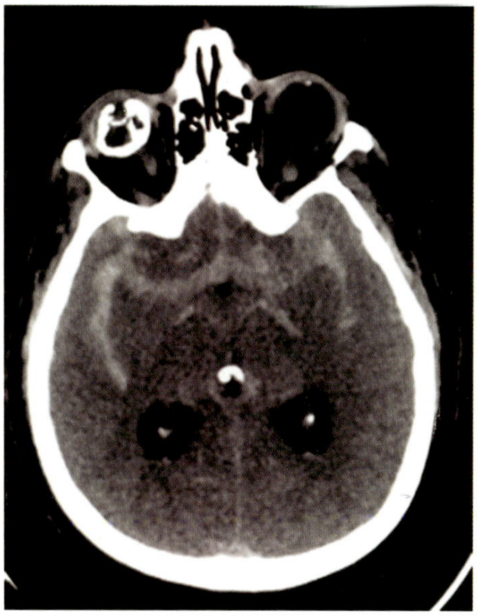

Fig. 28.1. A Scanner cérébral sans injection (coupe axiale) montrant une hyperdensité spontanée des citernes de la base, des deux vallées sylviennes.
(Source : CEN, 2019.)

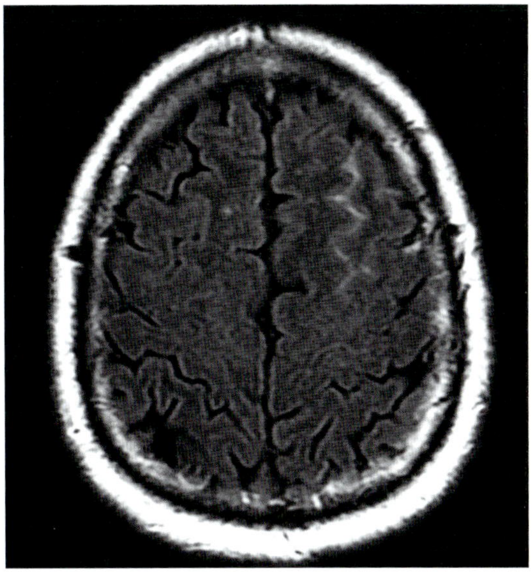

Fig. 28.2. Ⓐ **IRM cérébrale (coupe axiale, séquence FLAIR) montre HSA corticale frontale gauche.**
(Source : CEN, 2019.)

a. Résultats de la ponction lombaire

Les anomalies caractéristiques du liquide cérébro-spinal (LCS) en cas HSA sont les suivantes.

- Pression du LCS élevée (> 25 cm d'H20), témoignant de l'augmentation de la pression intracrânienne.
- Aspect visuel :
  - examen des tubes au lit du malade : liquide uniformément rouge (rosé), incoagulable, dans les trois tubes ;
  - teinte rosé jaunâtre du fait de la présence de pigments sanguins (bilirubine et oxyhémoglobine à partir de la 12e heure de l'hémorragie) ;
  - analyse par spectrophotométrie : recherche des chromoprotéines : oxyhémoglobine, bilirubine, méthémoglobine, ferritine.

Ces résultats s'opposent point par point à ceux d'une PL traumatique (tableau 28.2).

b. Quand réaliser la PL ?

- Une PL normale réalisée dans les 6 heures qui suivent la céphalée aiguë ne permet pas d'éliminer une HSA. Une PL doit donc être réalisée après 6 heures en cas de scanner normal.

Tableau 28.2. Ⓐ **Tableau comparatif du LCS dans l'HSA et PL traumatique**

LCS dans l'HSA	LCS en cas de PL traumatique
Liquide uniformément rouge (rosé), incoagulable, dans les trois tubes	Liquide coagulable et de moins en moins sanglant au fur et à mesure du recueil
Surnageant xanthochromique après centrifugation et présence de chromoprotéines	Surnageant clair après centrifugation avec absence de pigments sanguins
Rapport érythrocytes/leucocytes supérieur à celui du sang (10^3)	Rapport érythrocytes/leucocytes superposable à celui du sang
	Présence de chromoprotéines
Pression du LCS élevée	Pression d'ouverture normale

- La normalité d'une PL effectuée 12 heures après le début de la céphalée permet d'éliminer le diagnostic d'HSA.

C. Explorations complémentaires à visée étiologique

1. Angioscanner

B Réalisé immédiatement après le scanner sans injection, il permet de d'identifier la présence de l'anévrisme artériel (image d'addition opacifiée aux temps artériels précoces sur les artères du cercle de Willis), précisant sa taille, sa localisation (artère qui le porte), ses rapports avec les axes vasculaires à proximité, sa forme sacculaire ou fusiforme (figure 28.3).

2. Angiographie par résonance magnétique

Effectuée en même temps que l'IRM, elle permet également d'identifier la présence de l'anévrisme artériel (image d'addition), et de préciser la taille, la localisation de celui-ci.

3. Angiographie conventionnelle

L'angiographie conventionnelle ou artériographie cérébrale par cathéterisme artériel demeure l'examen de référence. Elle est réalisée lors du traitement de l'anévrisme ou à visée diagnostique dans certains cas où le diagnostic étiologique reste incertain.

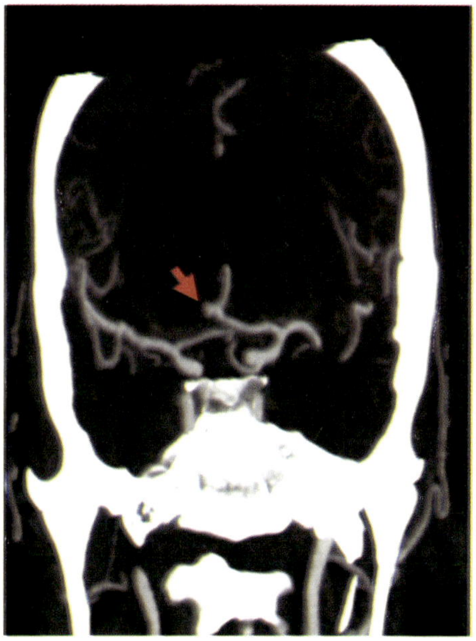

Fig. 28.3. A Angioscanner cérébral (coupe coronale) montrant un anévrisme de l'artère communicante antérieure (flèche rouge).
(Source : auteur.)

IV. Identifier les situations d'urgence et planifier leur prise en charge

A Toute HSA impose un transfert médicalisé immédiat dans un centre disposant d'un plateau de neurochirurgie et de neuroradiologie interventionnelle. En fonction des organisations locales et de son état clinique, le patient sera dans une unité de soins intensifs ou de réanimation, neurologique ou neurochirurgical. Les objectifs du traitement sont de :

- lutter contre la douleur du syndrome méningé aigu et assurer un isolement sensoriel ;
- supprimer la cause du saignement ;
- prévenir et traiter les complications éventuelles.

A. Traitement de l'hémorragie sous-arachnoïdienne

- Hospitalisation en urgence dans une unité de soins intensifs ou une réanimation d'un centre spécialisé assurant une surveillance continue une prise en charge pluridisciplinaire.
- Le traitement comporte plusieurs axes résumés dans le schéma ci-dessous (figure 28.4).

B Les antiépileptiques ne sont pas instaurés en l'absence de crise d'épilepsie. Il n'y a donc pas de prophylaxie. La prise en charge comprend également :

- A un bilan pré-opératoire : groupe-rhésus, NFS-plaquettes, TP, TCA, ionogramme sanguin, urée, créatinine, glycémie, ECG, radiographie de thorax ;
- une surveillance : pouls, PA, conscience toutes les heures, température toutes les 8 heures, examen neurologique plusieurs fois par jour à la recherche notamment d'un déficit focal.

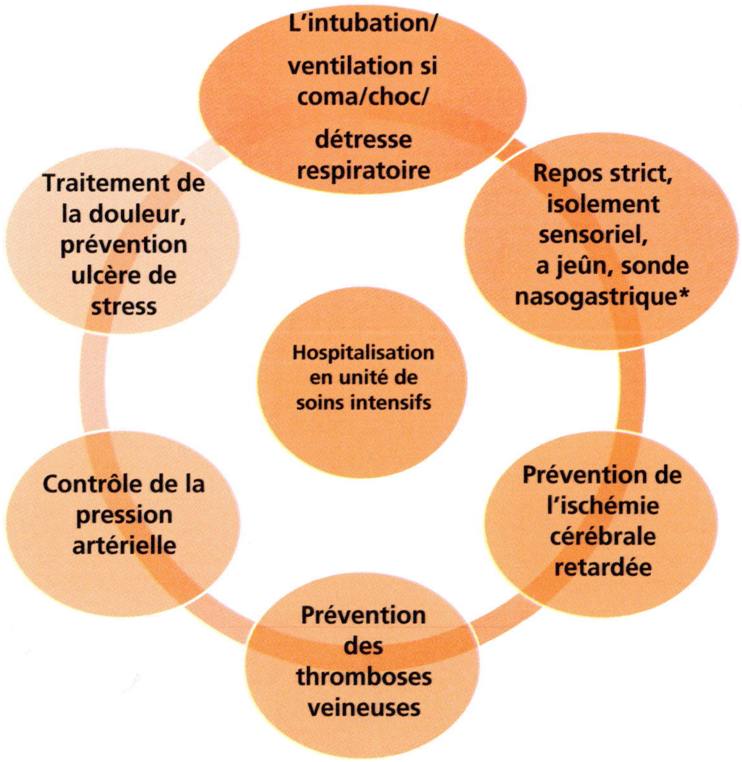

Fig. 28.4. A **Axes de la prise en charge thérapeutique de l'HSA.**
* La pose de sonde nasogastrique ne sera pas envisagée en cas d'hypertension intracrânienne.
(Source : auteur.)

B. Prévention du resaignement

B Elle repose sur le traitement précoce de l'anévrisme intracrânien dans les 24 à 48 heures qui suivent l'hospitalisation (et le plus précocement par rapport à la rupture). En cas de resaignement, la mortalité peut atteindre 60 %.

1. Traitement de l'anévrisme

Deux types de traitements existent : le traitement endovasculaire (ou embolisation) et le traitement chirurgical.

- **Le traitement endovasculaire ou embolisation** : c'est le traitement de première intention des anévrismes rompus. Cette thérapeutique se déroule sous anesthésie générale. Un micro-cathéter est positionné dans l'anévrisme. Des spires de platine (appelés *coils*) à mémoire de forme et à libération contrôlée sont alors introduites dans le micro-cathéter puis déployées et larguées dans l'anévrisme. La présence de ce matériel provoque une thrombose de la poche et donc l'exclusion de l'anévrisme de la circulation artérielle (figure 28.5).
- **Le traitement chirurgical** : c'est le plus ancien, il consiste, après ouverture du crâne, à disséquer sous microscope opératoire les artères de la base et à positionner un clip au niveau du collet de l'anévrisme. Celui-ci peut s'accompagner d'autres gestes chirurgicaux. Les traitements chirurgicaux possibles lors de la prise en charge d'une HSA sont :
  - clippage anévrisme +/- associé à une évacuation d'un hématome;
  - dérivation ventriculaire en cas d'hydrocéphalie;
  - évacuation hématome si hémorragie intra-parenchymateuse associée à un effet de masse;
  - dérivation ventriculaire externe en cas d'hydrocéphalie aiguë.

C. Hydrocéphalie

- Elle peut-être précoce (3-72 heures) ou retardée (3e jour- 3e semaine).
- Elle est liée à l'obstruction des voies de circulation du LCS.
- Son traitement consiste en la mise en place d'un cathéter de dérivation ventriculaire externe.

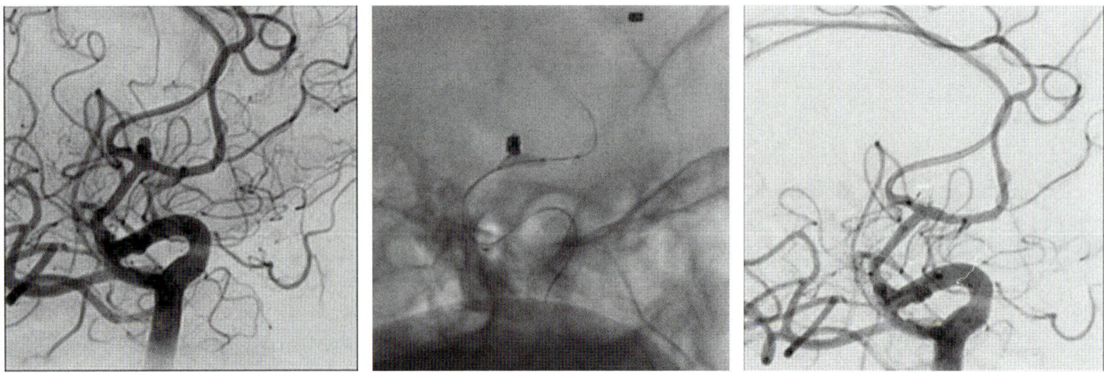

Fig. 28.5. **A** **Angiographie conventionnelle (temps artériel) : anévrisme de la communicante antérieure (A), pendant (occlusion avec *coils* sous protection d'un ballonnet d'angioplastie : B) et après embolisation (les clichés montrant l'exclusion de l'anévrisme : C).**

- L'hydrocéphalie chronique se révèle quelques semaines à quelques mois après l'HSA.
- Elle est la conséquence d'un feutrage de l'arachnoïde au niveau des aires de résorption du LCS (granulations de Pacchioni).
- La triade symptomatique classique associe des troubles de la marche et de l'équilibre, des troubles sphinctériens ainsi que des troubles cognitifs.

D. Ischémie cérébrale retardée (ICR)

- Elle complique l'occlusion et/ou le vasospasme des artères distales. Elle s'associe, ou pas, avec un vasospasme de la portion proximale des artères cérébrales.
- La sévérité de l'HSA, l'étendue du saignement et les troubles de la vigilance initiaux sont des facteurs de risque d'ICR.
- L'ICR est évoquée devant la survenue d'une confusion, de troubles de la vigilance et/ou de déficits neurologiques focaux et parfois fluctuants en rapport avec de nouvelles lésions ischémiques sur l'imagerie cérébrale.
- Le vasospasme survient habituellement entre le 4e jour et la fin de la 2e semaine avec un pic vers le 7e-8e jour.
- La prévention de l'ICR repose sur le maintien d'une euvolémie, la lutte contre l'hyponatrémie et l'hypotension, ainsi qu'un traitement par nimodipine.
- En cas d'ICR, il est possible d'optimiser les objectifs de PA afin d'améliorer la perfusion cérébrale ; un traitement endovasculaire par injection *in situ* de vasodilatateurs et par angioplastie est parfois proposé.

E. Autres complications

- Hyponatrémie par syndrome de perte en sel en rapport avec sécrétion inappropriée notamment de *Brain Natriuretic Peptide*. Un traitement par perfusion de Nacl (iso- ou hyper-osmolaire) pour compenser les pertes peut être proposé, ainsi qu'un recours à l'hydrocortisone et à la fludrocortisone (dans de rares cas, un SIADH pourrait s'observer).
- Cardiopathie cathécholinergique, tako-tsubo.
- Complications de réanimation (pneumopathie, ulcère, etc.).
- Anosmie pour les anévrismes de la communicante antérieure.
- Crises comitiales, notamment en cas de : HSA abondantes, hémorragie intra-parenchymateuse, ischémie.
- Troubles cognitifs.

Points clés

- L'HSA est une pathologie grave, caractérisée par une mortalité de 50 % et une dépendance fonctionnelle d'un tiers des survivants.
- Toute céphalée d'installation brutale doit faire pratiquer des examens radiologiques (scanner +/- IRM) et biologiques (analyse du LCS), nécessaires en vue de confirmer ou d'infirmer la présence de sang dans le LCS (= HSA).
- L'imagerie cérébrale (scanner ou IRM) est l'examen incontournable pour le diagnostic d'HSA ; elle doit être réalisée en urgence.
- La ponction lombaire est impérative en cas d'anamnèse typique et d'imagerie cérébrale interprétée comme normale.
- Le diagnostic d'HSA doit faire rechercher en première intention un anévrisme intracrânien. Les examens clés à visée étiologique sont l'angioscanner et l'angiographie conventionnelle cérébrale.
- Un transfert immédiat vers un centre où coexistent les spécialités de neuroréanimation, de neurochirurgie, de neurologie vasculaire et de neuroradiologie diagnostique et interventionnelle est impératif.
- Le traitement de l'anévrisme est urgent pour prévenir un resaignement. Il est réalisé en concertation avec les différents intervenants (neurochirurgiens et neuroradiologues interventionnels).
- L'abondance de l'hémorragie initiale ainsi que sa diffusion éventuelle dans le parenchyme et/ou dans les ventricules sont des caractéristiques déterminantes dans la survenue des complications telles que l'hydrocéphalie et les complications ischémiques retardées.

CHAPITRE

29

Item 342 – Malaise, perte de connaissance, crise comitiale chez l'adulte

Objectifs pédagogiques

- Diagnostiquer un malaise, une perte de connaissance, une crise comitiale chez l'adulte.
- Identifier les situations d'urgence et planifier leur prise en charge préhospitalière et hospitalière (posologies).

Hiérarchisation des connaissances

Rang	Rubrique	Intitulé	Descriptif
A	Définition	Définir un malaise,une syncope, une lipothymie, des prodromes, une crise d'épilepsie et un état de mal épileptique	
B	Éléments physiopathologiques	Connaître le mécanisme physiopathologique principal d'un malaise	Hypoperfusion cérébrale ou dysfonctionnement de l'activité cérébrale
A	Diagnostic positif	Savoir conduire l'interrogatoire et l'examen clinique d'un patient ayant souffert d'un malaise ou d'une perte de connaissance	Diagnostic rétrospectif de crise généralisée ; interrogatoire de l'entourage
A	Diagnostic positif	Connaître les éléments du diagnostic des syncopes et lipothymies	Circonstances déclenchantes, caractéristiques cliniques
A	Diagnostic positif	Connaître les éléments du diagnostic d'une hypotension orthostatique, d'une hypoglycémie	
A	Diagnostic positif	Connaître les caractéristiques d'un événement épileptique et non épileptique (pseudo-crise)	
A	Étiologies	Connaître les causes cardiovasculaires et non cardiovasculaires des syncopes/lipothymies	Réflexe, par hypotension, cardiaque
A	Étiologies	Connaître les causes neurologiques des malaises, crise épileptiques	Hypoglycémie, prise de toxiques, une méningite, un arrêt de traitement, une lésion intra-cérébrale focale

Rang	Rubrique	Intitulé	Descriptif
A	Étiologies	Connaître les causes non cardiaques et non neurologiques de malaises	Dont malaise somatomorphe, attaque de panique
A	Identifier une urgence	Connaître la gravité des malaises en fonction de leur cause et la surveillance à entreprendre	
A	Examens complémentaires	Connaître les indications et connaître les anomalies décisives de l'ECG en cas de syncope ou de lipothymie	Anomalies ECG ayant valeur diagnostique immédiate
B	Examens complémentaires	Connaître les indications d'un électroencéphalogramme en cas de survenue d'un malaise ou d'une perte de connaissance présumés d'origine épileptique	
B	Examens complémentaires	Connaître les examens de seconde intention dans les syncopes et lipothymies	Monitoring ECG implantable, test d'inclinaison, étude électrophysiologique endocavitaire
A	Identifier une urgence	Identifier les éléments cliniques et paracliniques justifiant d'un avis cardiologique, neurologique ou réanimatoire en urgence	
A	Prise en charge	Connaître les gestes d'urgence à effectuer en présence d'une crise convulsive généralisée	
A	Prise en charge	Connaître le traitement symptomatique d'un malaise	
B	Prise en charge	Connaître les recommandations et l'organisation du suivi d'un patient vu pour malaise, syncope ou lipothymie de cause rythmique	Prévention du risque de mort subite
B	Prise en charge	Connaître les recommandations et l'organisation du suivi d'un patient vu pour malaise, syncope ou lipothymie réflexe	Bénignité, éducation patient
B	Prise en charge	Connaître les recommandations et l'organisation du suivi d'un patient vu pour malaise, hypotension artérielle orthostatique	Sécurité des médicaments, sujet âgé
A	Prise en charge	Connaître les indications et les modalités de prescription d'un traitement anticonvulsivant : cf. chapitre 15, item 105	Savoir administrer un traitement antiépileptique de courte durée d'action (benzodiazépines)
A	Prise en charge	Connaître les principes de la prise en charge de la crise d'épilepsie : cf. chapitre 15, item 105	Connaître le principe des traitements de longue durée d'action à associer au traitement de courte durée d'action

I. Pour comprendre

A La **perte de connaissance transitoire** est une perte de conscience spontanée avec récupération complète touchant entre un quart et la moitié de la population à un moment de sa vie. Cette perte de connaissance a plusieurs causes dont les plus fréquentes sont les désordres cardiovasculaires (de l'arythmie cardiaque aux syncopes vasovagales), l'épilepsie et les crises non épileptiques psychogènes.

Les **syncopes** sont des pertes de connaissance brèves, de quelques minutes, avec une perte du tonus postural, spontanément résolutives, et un retour rapide à l'état de conscience normal, sur place et souvent avant l'arrivée des secours. B Elles sont dues à une hypoperfusion cérébrale globale et passagère, de début soudain ou rapidement progressif et de durée brève (en moyenne 12 secondes). Le mécanisme des **lipothymies** est le même, mais la durée de l'hypoperfusion cérébrale est trop brève pour entraîner une perte de connaissance complète. Leur prévalence est d'environ 40 % considérant une vie de 70 ans et une incidence annuelle d'environ 6 %. L'incidence des syncopes augmente après 70 ans. Parmi les causes des syncopes : les syncopes vasovagales, aussi connues comme neurocardiogéniques à médiation neurale, sont les plus fréquentes, représentant environ un tiers de l'ensemble des causes et conduisant les patients dans deux tiers des cas aux urgences. A Le diagnostic de syncope peut être fait grâce à l'interrogatoire, l'examen clinique et un électrocardiogramme dans 50 % des cas. L'histoire de la maladie, les antécédents personnels et familiaux sont d'une grande aide diagnostique. L'examen clinique doit comporter la mesure de la pression artérielle en position couchée puis debout (3 minutes après le lever).

B Les **crises d'épilepsie** sont dues à une décharge hypersynchrone de neurones. A Si la décharge a lieu dans les deux hémisphères simultanément, il peut s'agir d'une absence (perte de contact de quelques dizaines de secondes) ou d'une crise généralisée tonicoclonique (CGTC), avec perte de connaissance prolongée une dizaine ou quelques dizaines de minutes (cette durée incluant la crise elle-même [environ 3 minutes] et la confusion postcritique, de sorte que les malades reprennent conscience dans le camion du SAMU ou aux urgences).

Les **crises non épileptiques psychogènes sont la 3e cause** de malaise avec perte de connaissance. Les manifestations cliniques ressemblent à une crise d'épilepsie associant une modification du comportement soudaine et paroxystique, néanmoins sans modification électrique concomitante. Elles sont d'origine psychogène.

II. Conditions générales du diagnostic d'une perte de connaissance

- Le diagnostic est essentiellement clinique (parfois en assistant à la perte de connaissance mais, le plus souvent, après) et repose donc quasi exclusivement *sur l'interrogatoire très précis du patient et/ou d'un témoin* (y compris en joignant un témoin par téléphone).
- Il faut proscrire les bilans systématiques (ECG, EEG, doppler, holter, scanner, etc.), le plus souvent inutiles autant que coûteux et, parfois, sources d'erreurs.
- En pratique courante, le problème diagnostique est de distinguer syncope et crise d'épilepsie généralisée. Le critère diagnostique majeur est la durée de l'épisode ; celle-ci est souvent mal évaluée par les témoins et impossible à évaluer par le patient.

En pratique, c'est donc le lieu de reprise d'une conscience claire (du premier souvenir précis) qui va définir au mieux la durée de la perte de connaissance et orienter le diagnostic :

- **syncope** : reprise de conscience claire sur les lieux de la perte de connaissance avant l'arrivée des secours (médecins, pompiers);
- **crise d'épilepsie généralisée** : reprise de conscience progressive dans le camion des secours ou aux urgences.

III. Syncopes et lipothymies

La distinction entre syncope et lipothymie repose sur l'existence ou non d'une réelle perte de connaissance. En cas de simple lipothymie, le malade garde le souvenir de ce qu'il a entendu autour de lui pendant son malaise. Mais le fait que la perte de connaissance soit complète (syncope), partielle ou inexistante (lipothymie) ne doit pas modifier l'orientation diagnostique : une même affection peut se traduire soit par une syncope, soit par une lipothymie, selon l'importance et la durée de la baisse du débit sanguin cérébral.

A. Diagnostic

Arguments majeurs du diagnostic de syncope :

- brièveté de la perte de connaissance (quelques secondes à 3 minutes);
- état de mort apparente durant la perte de connaissance : pâleur extrême, hypotonie globale, pouls imprenable;
- reprise immédiate, sur place, d'une conscience claire.

Éléments parfois présents mais n'invalidant pas le diagnostic de syncope :

- chute traumatisante (par chute du tonus postural);
- perte d'urines (relâchement du tonus sphinctérien si vessie pleine);
- morsure du bout de la langue (et non du bord latéral) secondaire à la chute;
- survenue de quelques secousses cloniques limitées aux membres supérieurs, par hypoxie neuronale très transitoire : *syncope convulsivante*, possible source d'erreur diagnostique avec une crise d'épilepsie généralisée. Mais les clonies sont ici peu nombreuses et la perte de connaissance reste brève, sans confusion post-critique.

Encadré 29.1.

Drapeaux rouges

Arguments cliniques justifiant un avis cardiologique dans les moins de 24 heures

- Perte de connaissance au cours d'un effort physique.
- Dyspnée récente ou inexpliquée.
- Insuffisance cardiaque.
- Histoire familiale de mort soudaine cardiaque chez des personnes de moins de 40 ans ou maladie cardiaque familiale connue.
- Souffle cardiaque.
- Toute anomalie significative à l'ECG (cf. encadré 29.2).

Encadré 29.2.

Drapeaux rouges

En cas d'identification à l'ECG-12 dérivations des anomalies suivantes chez un patient ayant une perte de connaissance transitoire

- Anomalie de conduction. Par exemple :
  - bloc de branche droit complet ;
  - bloc de branche gauche ;
  - BAV de tout degré.
- Hypertrophie ventriculaire droite ou gauche.
- Intervalle QT long (corrigé > 450 ms).
- Intervalle QT court (corrigé < 350 ms).
- Onde Q pathologique.
- Préexcitation ventriculaire.
- Toute arythmie ventriculaire (y compris les extrasystoles ventriculaires).
- Syndrome de Brugada[27].
- Rythme cardiaque entraîné (pacemaker).
- Toute anomalie du segment ST ou de l'onde T (en particulier les inversions de l'onde T).
- Bradycardie persistante non appropriée.
- Arythmie atriale (soutenue).

NB : un drapeau rouge signifie qu'il s'agit d'un point particulièrement important pouvant avoir des conséquences vitales en cas d'omission.

B. Étiologie des syncopes (tableau 29.1)

1. Syncopes réflexes

a. Syncopes vasovagales

De loin les plus fréquentes et les plus bénignes des syncopes.

B Encore appelées syncopes « neurocardiogéniques » ou « à médiation neurale », leur physiopathologie est complexe et encore mal connue : très schématiquement, une diminution du retour veineux ou une émotion vive activent une boucle réflexe neurocardiogénique faisant relais dans le tronc cérébral, entraînant une inhibition sympathique (responsable d'une chute tensionnelle) et une hyperactivité vagale (à l'origine d'une bradycardie). Chute tensionnelle et bradycardie entraînent une baisse du débit sanguin cérébral (d'où l'ischémie cérébrale diffuse et la syncope).

Tableau 29.1. A **Causes fréquentes de syncope.**

Mécanisme physiopathologique	Causes
Syncope réflexe	Vasovagale, syncope situationnelle, hypotension orthostatique, hypersensibilité des sinus carotidiens
Syncope cardiaque	Maladie structurelle du cœur (cardiopathie), bradyarythmie, tachyarythmie

(Source : CEN, 2019.)

27 Le syndrome de Brugada est une maladie génétique rare caractérisée par un sus-décalage du segment ST au niveau des dérivations précordiales droites V1, V2 et V3, et un aspect de bloc de branche droit à l'électrocardiogramme, associés à un risque élevé d'arythmie ventriculaire pouvant entraîner syncope et mort subite, sur un cœur structurellement sain. La transmission se fait sur un mode autosomique dominant et la pénétrance est variable.

Arguments généraux du diagnostic

(En dehors de ceux de toute syncope : cf. *supra*.)

- A *Circonstances de survenue* : atmosphère confinée, chaleur, fin de repas (syncopes post-prandiales), émotions vives, « vue du sang », douleur aiguë, station debout prolongée.
- *Prodromes* (lipothymie) : pendant quelques secondes à quelques minutes, apparition de sensation de tête vide, sueurs, nausées, palpitations, vue brouillée (« voile noir »), éloignement des sons et acouphènes, jambes flageolantes – ce sont des symptômes d'ischémie vertébrobasilaire diffuse (noyaux vestibulaires, formation réticulée, lobe occipital); cette phase prodromale peut (rarement) être absente.
- *Asthénie intense* pouvant durer une ou plusieurs heures après la syncope, inconstante mais très évocatrice (de physiopathologie non connue).

Investigations

Les investigations sont inutiles dans la majorité des cas, sauf :

- en cas de doute diagnostique avec une syncope cardiaque (cf. *infra*), notamment en l'absence de prodromes;
- B dans les formes atypiques et/ou invalidantes par leur répétition; un *tilt-test* (cf. *infra*) peut alors être indiqué.

Mesures thérapeutiques

Des explications et des conseils simples (s'allonger au moindre malaise, jambes surélevées, où que le sujet se trouve, et surtout ne pas se lever) suffisent le plus souvent.

b. Autres syncopes réflexes (beaucoup plus rares)

- A **Syncopes sino-carotidiennes**, B dues à une hypersensibilité du sinus carotidien, A qui surviennent le plus souvent chez un homme de plus de 60 ans, en position debout, parfois lorsque le sujet se rase ou tourne la tête. Mais ces circonstances de survenue sont très inconstantes. Si les épisodes se répètent, proposer un massage carotidien en milieu cardiologique. B Un stimulateur cardiaque sentinelle peut être mis en place.
- A **Syncopes tussives** (ou ictus laryngé), survenant à l'acmé d'une quinte de toux chez le bronchiteux chronique.
- **Syncopes mictionnelles**, principalement nocturnes, chez l'homme âgé, le plus souvent liées à l'hypotension orthostatique (cf. *infra*).

2. Syncopes par hypotension orthostatique

a. Arguments généraux du diagnostic

- Sujet âgé.
- Même sémiologie que la syncope vasovagale avec phase prodromale, chute possible, état de mort apparente, reprise immédiate d'une conscience claire, ou parfois simple lipothymie si le sujet se rassoit.
- *Survenue à l'orthostatisme*, dès les premières secondes ou minutes du lever (par exemple, syncope mictionnelle nocturne), station debout prolongée, période post-prandiale (cumul de la séquestration splanchnique et de l'orthostatisme).
- *Démonstration d'une hypotension orthostatique* par la mesure de la PA en position couchée puis de manière répétée debout : baisse tensionnelle d'au moins (≥) 20 mm Hg pour la systolique ou d'au moins (≥) 10 mm Hg pour la diastolique, pendant les 3 premières minutes au moins (et jusqu'à 10 minutes en cas de doute) ou une diminution d'une pression artérielle systolique ≤ 90 mm Hg qui reproduisent les symptômes spontanés. Lorsque les symptômes sont présents lors de cette baisse, le diagnostic de syncope par hypotension

orthostatique est certain ; lorsque ces symptômes sont absents, le diagnostic est probable lorsque l'histoire est évocatrice (cf. *supra*).

b. Recherche d'une ou de plusieurs causes

- *Médicaments*, cause de loin la plus fréquente et à évoquer systématiquement, surtout chez le sujet âgé : antihypertenseurs (notamment en cas de bi- ou trithérapie), antiparkinsoniens, tricycliques, neuroleptiques, etc.
- Déshydratation, anémie.
- Beaucoup plus rarement *dysautonomie* liée à une affection neurologique : neuropathie diabétique, atrophie multisystématisée (cf. chapitre 16, item 106, « Maladie de Parkinson »). Dans les cas de dysautonomie (atteinte du système nerveux végétatif), le pouls ne s'accélère pas alors que la PA chute : c'est une hypotension orthostatique asympathicotonique.
- *Hypotension post-prandiale* : cause fréquente de syncope chez le sujet âgé. Elle survient par définition dans les 2 heures suivant un repas. Les facteurs favorisants sont les vasodilatateurs, des aliments très chauds, une atmosphère très chaude et un régime riche en glucides.

c. Traitement

- **B** Traitement de la ou des causes (suppression des médicaments hypotenseurs +++).
- Conseils posturaux : éviter les stations debout prolongées, levers en plusieurs temps.
- Contractions isométriques des muscles des membres supérieurs ou inférieurs (figure 29.1) : croisement des jambes (en contractant tous les muscles des membres inférieurs, de l'abdomen et des fesses), serrement maximal d'une balle en caoutchouc d'environ 4-5 cm pendant la durée maximale tolérée, tirement maximal des deux mains jointes et avant-bras en abduction (manœuvre de Jendrassik) jusqu'à disparition des symptômes.
- Bas de contention.
- Vasoconstricteurs agonistes alpha tels que la midodrine ou l'étilefrine en cas d'échec des mesures précédentes.
- Fludrocortisone (pas d'AMM).

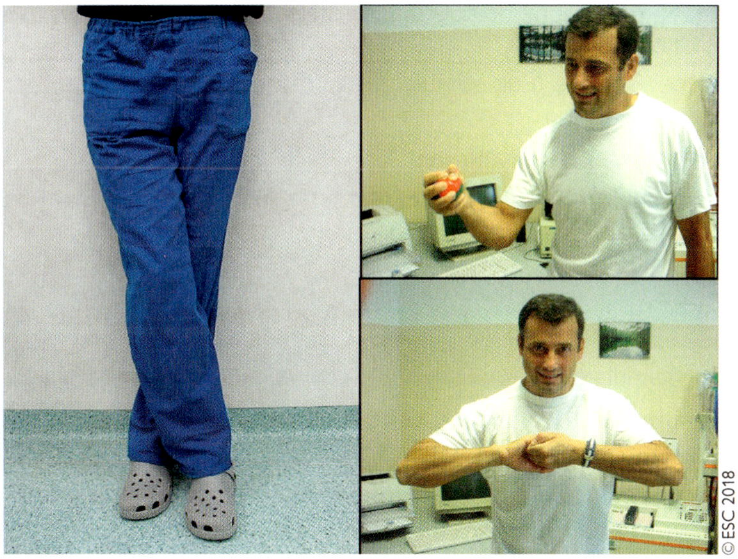

Fig. 29.1. B Contractions isométriques des muscles des membres supérieurs ou inférieurs.
(Source : Brignole M., et al. Practical Instructions for the 2018 ESC Guidelines for the diagnosis and management of syncope. *European Heart Journal*, 2018 ; 39 (21) : e43-e80. © The European Society of Cardiology 2018. All rights reserved.)

Connaissances

3. Syncopes cardiaques

(A) Plus rares que les deux précédentes, elles sont aussi beaucoup plus graves, en raison de leur **risque vital** (encadré 29.1).

(B) L'hypoperfusion cérébrale globale est due à une réduction de l'éjection ventriculaire gauche, soit par un trouble de la conduction ou par un trouble du rythme ventriculaire, soit par obstacle à l'éjection ou au remplissage ventriculaire.

a. Arguments généraux du diagnostic

- (A) Syncopes à l'emporte-pièce, de début et de fin extrêmement soudains, typiquement sans aucun prodrome (mais des palpitations ou un bref malaise peuvent exister).
- Sujet de plus de 60 ans le plus souvent.
- Antécédents cardiologiques : cardiopathie ischémique, traitement antiarythmique, etc.
- Survenue à l'effort.

b. Étiologie

Par troubles de la conduction et du rythme (encadré 29.2)

Blocs auriculoventriculaires (BAV)

- C'est le type même de la syncope cardiaque, à l'emporte-pièce.
- La perte de connaissance peut être tellement brève que le sujet se retrouve à terre et peut se relever aussitôt. Il faut donc l'évoquer lors des chutes inexpliquées du sujet âgé.
- Investigations :
  - lorsque le BAV est permanent, le diagnostic se fait sur l'ECG standard ;
  - (B) si le BAV est paroxystique, l'enregistrement ECG sur 24 heures (holter) peut le détecter ; sinon, la démonstration en revient à l'exploration électrophysiologique endocavitaire du faisceau de His.
- (A) Traitement :
  - en urgence, en présence d'une importante bradycardie permanente, le sulfate d'atropine IV, l'isoprénaline et, en cas de troubles de conscience prolongés, un massage cardiaque externe sont indiqués ; le transfert rapide en unité de soins intensifs cardiologiques s'impose ;
  - (B) la mise en place d'un stimulateur cardiaque constitue le seul traitement de fond efficace.

Blocs sino-auriculaires paroxystiques

- (A) Habituellement plus lipothymiques que syncopaux.
- Survenant préférentiellement après 70 ans.
- ECG de surface le plus souvent normal.
- (B) Diagnostic sur le holter-ECG de 24 heures, l'enregistrement endocavitaire, voire sur le holter implantable.
- Traitement : stimulateur cardiaque.

Tachycardies supraventriculaires et ventriculaires

- (A) La fibrillation et le *flutter* auriculaires sont très rarement syncopaux.
- La tachycardie ventriculaire est grave (risque de fibrillation ventriculaire).
- Diagnostic sur l'ECG : rythme rapide, QRS larges et dissociation auriculoventriculaire.
- Traitement en urgence : choc électrique externe par un défibrillateur externe en cas de mauvaise tolérance hémodynamique (hypotension sévère, troubles de vigilance) ou antiarythmiques.

Torsades de pointes

- Graves (risque de fibrillation ventriculaire) et reconnues sur l'ECG, elles peuvent compliquer une bradycardie, un traitement antiarythmique ou révéler une hypokaliémie, une hypercalcémie. Le syndrome du QT long congénital est exceptionnel.
- B Traitement : injection IV de magnésium et correction d'un trouble métabolique (recharge potassique, etc.) ou traitement de la bradycardie.

Par obstacle à l'éjection ou au remplissage ventriculaire

- A Rétrécissement aortique serré et cardiomyopathie obstructive.
- Syncopes d'effort, avec dyspnée et souffle éjectionnel.
- Tamponnade, myxome de l'atrium (syncopes aux changements de position).
- B Diagnostic : échographie cardiaque.

4. Syncopes inexpliquées

En cas de diagnostic hésitant entre les différents types de syncope ou entre syncope et autres types de malaise ou pertes de connaissance ou quand les épisodes se reproduisent, il peut être utile de recourir à un *tilt-test* : après une période de repos de 10 minutes en décubitus, le patient est verticalisé sur une table basculante, à un angle de 70° pendant 30 minutes. La pression artérielle (PA) et la fréquence cardiaque (FC) sont régulièrement enregistrées. Le test est considéré comme étant positif s'il permet de reproduire la symptomatologie, synchrone de modifications de la PA et de la FC. Il est ainsi possible de faire la preuve d'un mécanisme neurocardiogénique (vasovagal) quand la PA et/ou la FC chutent de manière significative.

En cas de syncopes récurrentes inexpliquées, y compris après test d'inclinaison, massage carotidien et exploration endocavitaire, on peut être amené à proposer l'*implantation d'un enregistreur ECG* (holter implantable) permettant de suivre la fréquence cardiaque jusqu'à 18 mois si besoin.

IV. Crises d'épilepsie généralisées et crises psychogènes non épileptiques

A. Crises d'épilepsie généralisées tonicocloniques (CGTC)

1. Arguments généraux du diagnostic

- A Début soudain sans prodromes (les prodromes sont possibles s'il s'agit d'une crise focale secondairement généralisée).
- Perte de connaissance prolongée : plusieurs dizaines de minutes, incluant la crise elle-même (environ 3 minutes) et le coma puis la confusion post-critique ; d'où une reprise de conscience progressive dans le camion du SAMU ou aux urgences.
- Séquence en trois phases :
  - tonique (hypertonie en extension des quatre membres, avec cyanose) ;
  - clonique (secousses régulières puis espacées) ;
  - résolutive (hypotonie et respiration bruyante).

2. Éléments inconstants

- *Morsure du bord latéral de la langue*, lors de la phase tonicoclonique.
- *Aura épileptique* : prodromes correspondant à une crise focale secondairement généralisée.
- Chute traumatisante et perte d'urines (relâchement du tonus sphinctérien si vessie pleine) n'ont pas de valeur diagnostique particulière.

Encadré 29.3.

Drapeaux rouges

Arguments cliniques justifiant un avis neurologique dans le mois

- Morsure de langue.
- Déviation de la tête lors de la perte de connaissance.
- Pas de souvenir d'un comportement anormal alors qu'un comportement anormal a été observé avant, pendant ou après la perte de connaissance.
- Posture inhabituelle.
- Mouvements des membres.
- Confusion après la perte de connaissance brève.
- Prodromes à type d'impression de « déjà-vu » ou de sensation épigastrique ascendante ou d'une autre symptomatologie évocatrice d'un début focal (manifestation sensitive, motrice ou végétative). Dans ce cadre une imagerie cérébrale devra être réalisée impérativement dans le cadre de l'urgence avec selon le résultat un avis neurologique.

3. Investigation et traitement

(Pour plus de details : cf. chapitre 15, item 105.)

- **B** L'EEG n'est pas nécessaire lorsque le malade est épileptique connu (ce qui constitue en soi un argument). En cas de crise inaugurale, un EEG doit pouvoir être réalisé dans les premières 24 heures afin d'identifier des éléments diagnostiques en faveur d'une épilepsie focale ou généralisée sous-jacente (avec risque de récidives de crises). Il permettra également d'orienter le diagnostic étiologique de cette crise (signes d'encéphalite, signes d'hématome sous-dural…). L'apport diagnostique de l'EEG réalisé après la crise d'épilepsie est d'autant plus grand qu'il est réalisé dans les 24 heures suivant la crise. Un EEG normal n'exclut en rien le diagnostic.
- **A** Pendant la crise généralisée tonicoclonique : éviction des objets contondants, protéger le patient d'eventuels chutes et traumatismes, position latérale de sécurité, oxygénothérapie si possible, ne rien mettre dans la bouche, surveillance.
- Au décours de la crise : aucun traitement urgent ne s'impose; si une deuxième crise survient sans reprise d'un état neurologique normal du patient, injection de 1 mg IV de clonazépam (Rivotril®).
- Si le malade est épileptique connu : chercher un facteur déclenchant (manque de sommeil, alcoolisation, fièvre), une mauvaise observance thérapeutique et, si besoin, réévaluer le traitement.
- **B** Si première crise généralisée tonicoclonique, isolée ou non : réaliser un bilan biologique usuel, un EEG et un scanner cérébral (ou une IRM si l'examen est accessible); l'imagerie cérébrale doit être réalisée en urgence si des symptômes évocateurs d'une crise focale secondairement généralisée (céphalées, déficits) sont associés, même en cas de crise « circonstancielle », notamment une alcoolisation. Pour plus de précisions sur le traitement, cf. chapitre 15.

B. Crises psychogènes non épileptiques

1. Arguments généraux du diagnostic

- **A** *Perte de connaissance de durée variable* (brêve voir prolongée de plusieurs heures).
- Les symptomes cliniques associés sont *variables mais si présents, évocateurs* :
  - *mouvements des membres anarchiques*, corps arc-bouté (opisthotonos), mouvements du bassin, prise de postures dystoniques et mouvements anarchiques et asynchrones des membres, hyperventilation, cris. Absence de séquence tonicoclonique;
  - *fluctuations de l'intensité des symptômes pendant la crise*;

- *résistance à l'ouverture des yeux* et éviction des traumatismes ; absence, habituellement, de blessure ou de perte d'urines mais cela peut s'observer ;
- les malaises surviennent en règle générale de manière brutale et d'emblée se répètent de manière très fréquente. Cette fréquence induit des conséquences sociales, professionnelles et scolaires d'emblée importantes et conduit à de multiples prises en charge aux urgences.

- Il faut noter que les crises psychogènes non épileptiques peuvent mimer un état de mal épileptique. Un EEG doit pouvoir être réalisé dans ce cadre avant une intensification thérapeutique délétère.
- *Contexte biographique et antécédents psychiatriques* : contexte traumatique fréquent : abus sexuels dans l'enfance, conflit familial, conjugal ou scolaire et professionnel.

2. Investigations et traitement

- *Éviter les actes invasifs* (intubation, etc.) et les examens complémentaires itératifs.
- *Annonce diagnostique.*
- *Psychothérapie,* notamment prise en charge du traumatisme.
- *Traitement psychotrope antidépresseur si dysthymie associée.*

B Le diagnostic différentiel avec celui de crises d'épilepsie peut être parfois difficile. C'est particulièrement le cas lorsque ces crises psychogènes non épileptiques s'intègrent dans une maladie épileptique connue (association des deux manifestations fréquentes). Le recours à la *vidéo-EEG* (avec épreuves d'activation : hyperpnée, stimulation lumineuse intermittente) peut s'avérer très utile. Les crises psychogènes non épileptiques sont très facilement enregistrées lors de ces enregistrements et l'absence d'anomalie électroencéphalographique lors de la survenue de la crise pose le diagnostic avec certitude.

V. Autres malaises et pertes de connaissance

Situations fréquentes aux urgences.

A. Malaises sans véritable perte de connaissance

1. Attaques de panique

- A Épisodes de plusieurs dizaines de minutes, sans perte de connaissance vraie.
- Vive anxiété, sensation de mort imminente.
- Symptômes somatiques : oppression thoracique, « tête vide », palpitations, striction laryngée, sueurs, tremblements, vue brouillée, etc. L'hyperventilation, des paresthésies des extrémités et péribuccales (parfois latéralisées), et un spasme carpopédal (« main d'accoucheur ») réalisent la classique « crise de tétanie ». B Une injection de benzodiazépine apaise rapidement la symptomatologie.

2. Éthylisme aigu

- A Agitation et agressivité, somnolence ou coma.
- Diagnostic facile (haleine, habitus, contexte, alcoolémie).
- Systématiquement évoquer une hypoglycémie, une intoxication médicamenteuse, un traumatisme crânien associés.
- Une crise d'épilepsie généralisée peut survenir lors d'une alcoolisation aiguë ou lors d'un sevrage.

3. Hypoglycémie

- Elle n'est jamais syncopale.
- « *Malaise hypoglycémique* » : sensation de faim, sueurs, céphalées, troubles visuels, pouvant régresser spontanément ou évoluer vers une confusion mentale, un trouble de la vigilance (somnolence, obnubilation, coma) et des convulsions épileptiques.
- Il s'agit le plus souvent d'un diabétique connu et traité. Le dosage de la glycémie est systématique devant tout malaise atypique ou inexpliqué.

4. Accident ischémique transitoire vertébrobasilaire

Il peut comporter des sensations de malaise au contenu variable (vertiges ou déséquilibre, céphalées postérieures, nausées, troubles visuels) *mais pas de perte de connaissance isolée*.

B. Malaises avec perte de connaissance

1. Traumatisme crânien

B Une syncope simple ou convulsivante, une crise d'épilepsie généralisée tonicoclonique peuvent survenir au décours immédiat d'un traumatisme crânien. En l'absence de circonstances accidentelles, la question d'un traumatisme crânien secondaire à une syncope ou à une crise d'épilepsie généralisée tonicoclonique peut se poser, mais n'est généralement pas soluble et ne modifie pas la prise en charge pratique : surveillance pendant 24 heures et scanner cérébral ou autres explorations au moindre doute d'une étiologie non traumatique.

2. Perte de connaissance et douleur thoracique

Formes syncopales d'angor, d'embolie pulmonaire.

C. Autres situations plus rares

1. Crises d'épilepsie focales

Parmi les crises focales comportant un trouble de conscience ou du contact, l'une des mieux connues est la crise d'épilepsie temporale : d'une durée de 2 à 3 minutes, elle est stéréotypée pour un même malade et comporte une sensation épigastrique ascendante, un arrêt d'activité avec rupture de contact, fixité du regard, mouvements de mâchonnement ou de déglutition, activité gestuelle simple (frottement, etc.).

2. Ictus amnésique

Ce n'est pas une perte de connaissance *stricto sensu* mais un oubli à mesure de plusieurs heures, pendant lesquelles le sujet pose les mêmes questions de façon itérative, tout en gardant un comportement par ailleurs adapté.

3. Narcolepsie-cataplexie

Elle est très rare, mais doit être identifiée : il s'agit de brusques accès de sommeil irrépressibles, pluriquotidiens, associés ou non à des chutes par hypotonie (cataplexie) (cf. chapitre 20, item 110, « Troubles du sommeil de l'enfant et de l'adulte »).

Points clés

Ⓐ Diagnostic essentiellement d'interrogatoire (du malade ou/et d'un témoin).

Reprise de conscience sur les lieux (perte de connaissance brève = **syncope**) :

- syncope vasovagale (la plus fréquente des syncopes réflexes) :
  - prodromes,
  - circonstances de survenue (atmosphère confinée, stress, etc.),
  - sujet souvent jeune ;
- syncope par hypotension orthostatique :
  - circonstances de survenue (orthostatisme), médicaments hypotenseurs,
  - sujet âgé ;
- syncope cardiaque :
  - à l'emporte-pièce (++) ou à l'effort,
  - sujet âgé,
  - antécédents cardiologiques,
  - diagnostic à l'ECG (BAV permanent, troubles du rythme ventriculaire) ou holter-ECG, enregistrement hisien (+++) si BAV ou troubles du rythme paroxystiques, et échographie cardiaque ;
- syncope inexpliquée :
  - test d'inclinaison (*tilt-test*),
  - implantation d'un enregistreur ECG (holter implantable) si syncopes récidivantes.

Reprise de conscience aux urgences ou dans le camion du SAMU (perte de connaissance prolongée) :

- crise d'épilepsie généralisée :
  - début soudain, sans prodromes (sauf si aura),
  - durée prolongée (crise elle-même + coma et confusion post-critique),
  - séquence tonicoclonique-résolution,
  - morsure de la langue latérale ;
- événement non épileptique (crise psychogène non épileptique) :
  - perte de connaissance brève à très prolongée,
  - mouvements des membres anarchiques,
  - fluctuations des mouvements au cours de la crise,
  - contexte biographique et antécédents psychiatriques.

Malaises :

- malaises sans véritable perte de connaissance (ou perte de connaissance non isolée) :
  - attaques de panique (crises d'angoisse),
  - éthylisme aigu,
  - hypoglycémie,
  - accident ischémique transitoire vertébrobasilaire ;
- malaises avec perte de connaissance :
  - traumatisme crânien avec perte de connaissance brève : surveillance de 24 heures,
  - angor ou embolie pulmonaire syncopale ;
- autres malaises plus rares :
  - ictus amnésique,
  - crises d'épilepsie focales avec troubles de la conscience ou du contact,
  - narcolepsie-cataplexie.

II

Entraînement

CHAPITRE
30

Dossiers progressifs

Énoncés et questions

Dossier progressif 1

Vous recevez en consultation une jeune femme de 35 ans, qui présente une diplopie depuis 3 jours. Elle est fumeuse, ne prend aucun médicament hormis un contraceptif oral. Elle vous rapporte un épisode de baisse d'acuité visuelle de l'œil droit, associée à une douleur à la mobilisation du globe oculaire, ayant duré 1 mois, avec une récupération complète, il y a 2 ans. Il n'y avait pas de rougeur oculaire. Elle avait vu un ophtalmologue et un neurologue pour cet épisode, qui avait été qualifié d'idiopathique. Elle vous présente le compte rendu de l'IRM cérébrale effectuée alors qui concluait qu'il y avait trois hypersignaux T2 juxtacorticaux et un hypersignal T2 au niveau du pont.

Question 1

Quel élément vous orienterait vers une cause neurologique à cette diplopie ?

A disparition de la diplopie à l'occlusion d'un œil
B douleur à la mobilisation du globe
C caractère fluctuant
D début insidieux
E ptosis

Question 2

L'examen de la motilité oculaire montre un déficit de l'adduction de l'œil droit lors du regard vers la gauche. Le reste des versions est normal. Il y a un nystagmus de l'œil gauche en abduction. L'examen de la convergence est normal.
Quelle est votre analyse sémiologique ?

A paralysie du IV
B paralysie du III
C paralysie du VI
D ophtalmoplégie internucléaire
E syndrome de Parinaud

Question 3

De quel côté est l'ophtalmoplégie internucléaire ?

Question 4

Quelle est la localisation probable de la lésion ?

A thalamus
B cervelet
C tronc cérébral
D sinus caverneux
E cortex occipital

Question 5

Quel(s) est (sont) le(s) diagnostic(s) possible(s) pour l'épisode antérieur de baisse d'acuité visuelle ?

A occlusion de branche de la veine centrale de la rétine
B décollement de rétine
C occlusion de l'artère centrale de la rétine
D uvéite antérieure aiguë
E neuropathie optique rétrobulbaire

Question 6

Quel(s) élément(s) clinique(s) ophtalmologique(s) aurai(en)t pu être mis en évidence lors de l'examen pour baisse d'acuité visuelle et conforterai(en)t l'hypothèse de neuropathie optique rétrobulbaire ?

A fond d'œil normal
B œdème maculaire
C nodules cotonneux
D hémorragies rétiniennes en taches
E déficit pupillaire afférent

Question 7

Dans une neuropathie optique rétrobulbaire unilatérale, le champ visuel peut montrer (une ou plusieurs propositions exactes) :

A un scotome central homolatéral
B une hémianopsie bitemporale
C une quadranopsie bitemporale supérieure
D une hémianopsie latérale homonyme controlatérale
E un scotome cæcocentral homolatéral

Question 8

Dans le cadre d'une neuropathie optique récente, quels examens complémentaires peuvent être anormaux ?

A OCT (tomographie) maculaire
B vision des couleurs
C électrorétinogramme
D potentiels évoqués visuels
E échographie mode B

Question 9

Une nouvelle IRM cérébrale est réalisée devant cette diplopie. Décrivez le cliché (figure 30.1).

A coupe sagittale
B séquence T1
C hypersignaux de la substance blanche périventriculaire
D hypersignaux du tronc cérébral
E hypersignaux juxtacorticaux

Question 10

Quelle maladie sous-jacente suspectez-vous ?

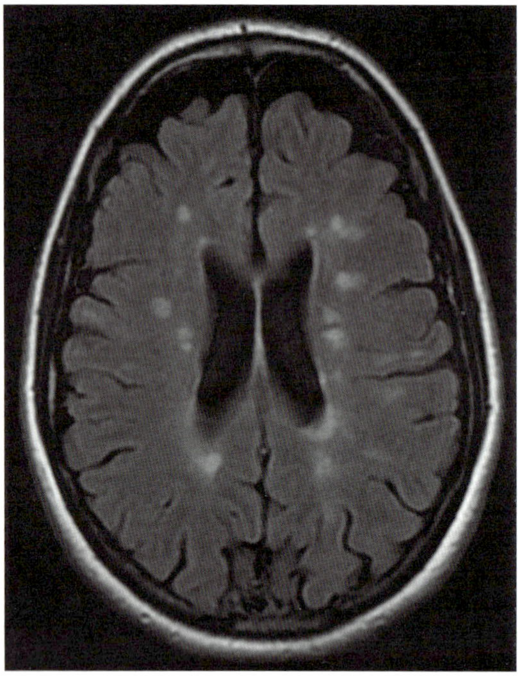

Fig. 30.1.
(Source : CEN, 2019.)

Question 11

La sclérose en plaques (une ou plusieurs propositions exactes) :

A touche la myéline centrale et périphérique
B est associée à une infection à Epstein-Barr virus
C est plus fréquente dans le nord de l'Europe
D est aussi fréquente chez l'homme que chez la femme
E est plus fréquente chez les fumeurs

Question 12

La patiente est perdue de vue. Elle consulte 3 ans après pour un nouvel épisode de diplopie. L'examen clinique est montré sur l'image suivante (figure 30.2).

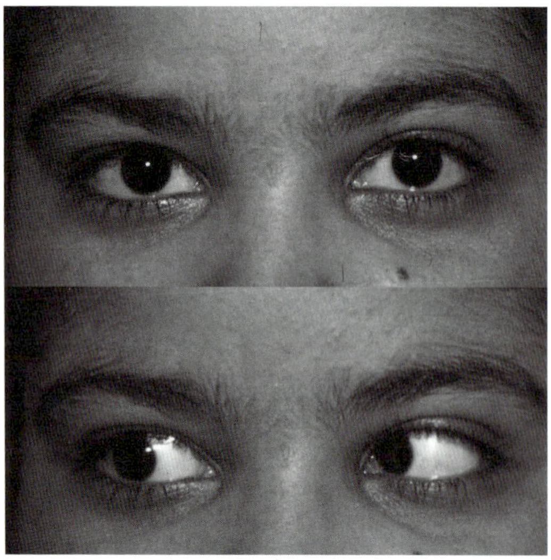

Fig. 30.2.
(Source : CEN, 2019.)

Quelle est votre analyse sémiologique ?

A reflets cornéens centrés en position primaire
B limitation de l'abduction de l'œil droit
C limitation de l'adduction de l'œil gauche
D limitation de l'adduction de l'œil droit
E limitation de l'abduction de l'œil gauche

Question 13

Quelle est la localisation la plus probable de la lésion ?

A cortex occipital
B cervelet
C tronc cérébral
D moelle épinière
E substance blanche périventriculaire

Question 14

Voici le coordimètre réalisé pour ce nouvel épisode de diplopie (figure 30.3). Quel diagnostic retenez-vous ?

A paralysie du III droit
B paralysie du IV gauche
C paralysie du VI droit
D paralysie du III gauche
E paralysie du VI gauche

Question 15

Si la diplopie était gênante en position primaire, quel(s) traitement(s) symptomatique(s) pourriez-vous proposer à la phase précoce ?

A prescription de correction optique
B prismation sur verre de lunette
C chirurgie oculomotrice
D injection intraoculaire de toxine botulique
E occlusion de l'œil droit par un cache

Dossier progressif 2

Vous accueillez un homme de 61 ans pour troubles de la marche apparus progressivement depuis quelques jours. Ce patient a pour antécédents un tabagisme évalué à 10 paquets-années, une appendicectomie à l'âge de 15 ans, une consommation alcoolique estimée à 7 verres de vin par jour.

Depuis 5 jours, il décrit une altération progressive de la marche devenue selon lui maladroite par faiblesse musculaire des membres inférieurs. Il a des difficultés à se relever d'une chaise ou à sortir de son lit, et a chuté à plusieurs reprises. Il se plaint également de fourmillements des pieds. Depuis 2 jours, il a tendance à lâcher les objets. À l'examen clinique, les constantes sont normales. La marche est en effet très difficile avec nécessité d'une aide. L'examen de la force musculaire retrouve une chute des membres inférieurs à la manœuvre de Mingazzini avec une force cotée à 3/5 en proximal, 4/5 pour les extenseurs et fléchisseurs des pieds de manière bilatérale. Aux membres supérieurs, on note une flexion et extension des doigts et des mains à 4/5, une abduction et adduction de l'épaule à 4/5 à droite comme à gauche.

Question 1

Quel(s) élément(s) sémiologique(s) en faveur d'un syndrome de Guillain-Barré recherchez-vous ?

A niveau sensitif
B syndrome rachidien
C abolition des réflexes tendineux

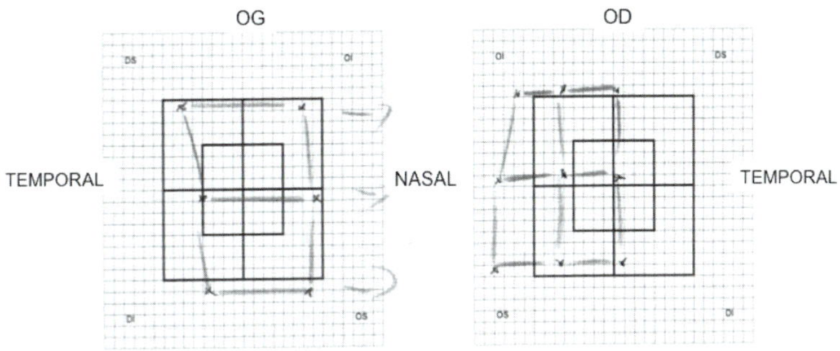

Fig. 30.3.
(Source : CEN, 2019.)

D signe de Babinski bilatéral
E globe urinaire

Question 2

Le reste de votre examen clinique est le suivant : sur le plan sensitif, il n'y a pas de troubles objectifs superficiels ou profonds. Les réflexes tendineux sont abolis aux quatre membres. Les réflexes cutanés plantaires sont indifférents de manière bilatérale. L'examen de l'extrémité céphalique met en évidence un effacement des sillons nasogéniens avec une occlusion des yeux révélant un enfouissement des cils incomplet. Vous suspectez un syndrome de Guillain-Barré.
Quelle(s) est (sont) l'(les) autre(s) cause(s) classique(s) de diplégie faciale ?
A maladie de Lyme
B infection par le VIH
C sclérose en plaques
D paralysie faciale *a frigore*
E sarcoïdose

Question 3

Quel(s) examen(s) complémentaire(s) réalisez-vous chez ce patient ?
A IRM cérébrale
B IRM médullaire
C ponction lombaire
D électroneuromyogramme
E potentiels évoqués moteurs

Question 4

Parmi les éléments biologiques suivants, lequel (lesquels) vous inciterai(en)t à ne pas réaliser une ponction lombaire ?
A plaquettes à 85 000/mm^3
B TCA ratio à 1,3
C TP à 40 %
D hémoglobine à 8 g/dl
E fibrinogène à 7 g/l

Question 5

Parmi les résultats de ponction lombaire suivants, lequel (lesquels) est (sont) compatible(s) avec le diagnostic de syndrome de Guillain-Barré démyélinisant ?
A globules rouges : 10/mm^3, leucocytes : 2/mm^3, protéines : 1,8 g/l
B globules rouges : 1 500/mm^3, leucocytes : 8/mm^3, protéines : 0,5 g/l
C globules rouges : 1/mm^3, leucocytes : 80/mm^3, protéines : 1,3 g/l
D globules rouges : 2/mm^3, leucocytes : 1/mm^3, protéines : 0,4 g/l
E globules rouges : 1/mm^3, leucocytes : 65/mm^3, protéines : 0,6 g/l

Question 6

Que peut montrer votre électroneuromyogramme en cas de syndrome de Guillain-Barré démyélinisant ?
A une augmentation de la latence distale motrice
B une diminution de l'amplitude des potentiels moteurs
C un allongement des latences des ondes F
D un ralentissement des vitesses de conduction motrice
E un examen normal

Question 7

Le patient vous rapporte un épisode de gastroentérite avec diarrhées 3 semaines avant le début des troubles.
Quelle(s) sérologie(s) réalisez-vous ?
A *Enterobacter species*
B *Campylobacter jejuni*
C *Staphylococcus aureus*
D *Yersinia enterocolitica*
E *Escherichia coli*

Question 8

L'électroneuromyogramme est en faveur de votre diagnostic. La ponction lombaire ramène 2 globules blancs/mm^3 et une protéinorachie augmentée à 1,2 g/l. Le reste du bilan est le suivant : numération-formule sanguine : Hb : 14 g/dl, leucocytes : 9 000/mm^3, plaquettes : 350 000/mm^3, ionogramme sanguin : Na^+ : 124 mmol/l, K^+ : 3,8 mmol/l, clairance de la créatininémie : 90 ml/min, glycémie : 6 mmol/l, transaminases, phosphatases alcalines, bilirubines et γGT normales, CRP : 2 mg/l, bandelette urinaire négative.
Quelle(s) stratégie(s) thérapeutique(s) proposez-vous ?
A corticothérapie par voie intraveineuse
B immunoglobulines polyvalentes par voie intraveineuse
C héparine de bas poids moléculaire à dose isocoagulante
D inhibiteurs de l'acétylcholinestérase par voie orale
E échanges plasmatiques

Question 9

Le lendemain de son admission, alors que vous n'avez débuté aucun traitement, le patient présente une agitation avec propos incohérents, hallucinations visuelles à type de vision d'animaux effrayant, des sueurs et un tremblement des mains. Vous suspectez un *delirium tremens*. Quelle(s) autre(s) complication(s) de sevrage peu(ven)t survenir chez un patient alcoolique ?

A encéphalopathie hépatique
B encéphalopathie de Gayet-Wernicke
C syndrome de Korsakoff
D crise épileptique
E maladie de Marchiafava-Bignami

Question 10

Quel est votre traitement pour l'épisode en cours ?

A hydratation
B vitaminothérapie B9 par voie intraveineuse
C benzodiazépines par voie intraveineuse
D neuroleptiques par voie intraveineuse
E vitaminothérapie B1 par voie intraveineuse

Question 11

Vous débutez un traitement par benzodiazépine, vitaminothérapie B1, B6, PP, réhydratation par sérum salé et immunoglobulines polyvalentes intraveineuses associées à une héparine de bas poids moléculaire à dose isocoagulante. Le lendemain matin le patient s'est aggravé d'un point de vue clinique. Il n'a plus d'hallucination visuelle mais il présente maintenant une tétraparésie évaluée à 3/5 avec ataxie des quatre membres, une dysarthrie, des troubles de la déglutition, et une ophtalmoplégie bilatérale. Un bilan biologique a été prélevé avant votre arrivée : numération formule sanguine : Hb : 13,8 g/dl, leucocytes : 8600/mm^3, plaquettes : 332000/mm^3, ionogramme sanguin : Na^+ : 142 mmol/l, K^+ : 4,2 mmol/l, clairance de la créatininémie : 92 ml/min, glycémie : 5,8 mmol/l, transaminases, phosphatases alcalines, bilirubines et γGT normales, CRP : 3 mg/l.

Une IRM cérébrale a été également réalisée (figure 30.4). Quelles sont les séquences présentées ?

A T1
B écho de gradient
C T2
D T2/FLAIR
E diffusion

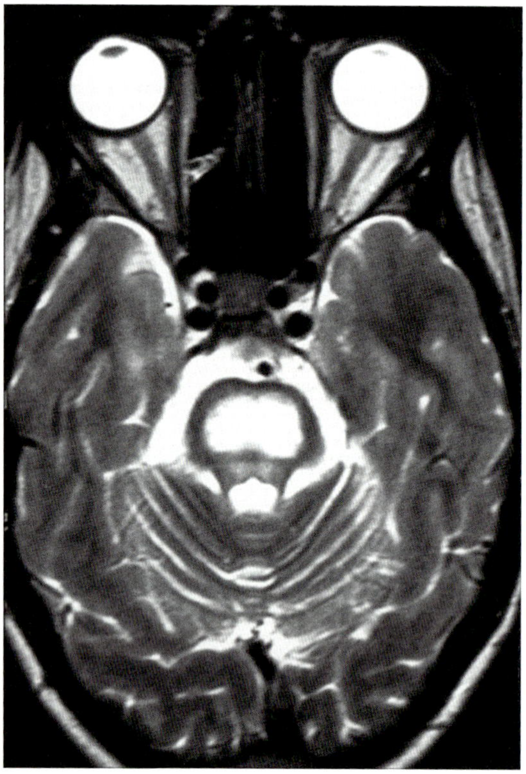

Fig. 30.4.
(Source : CEN, 2019.)

Question 12

Quel est votre diagnostic pour l'épisode actuel ?

A aggravation du syndrome de Guillain-Barré
B hémorragie du tronc cérébral
C infarctus du tronc cérébral
D myélinolyse centropontique
E œdème du tronc cérébral secondaire aux immunoglobulines

Question 13

Quel(s) facteur(s) est (sont) associé(s) à un mauvais pronostic en cas de syndrome de Guillain-Barré ?

A âge supérieur à 60 ans
B phase d'aggravation rapide
C impossibilité de marcher
D hyponatrémie par syndrome de sécrétion inappropriée d'hormone antidiurétique (SIADH)
E une diplégie faciale initiale

Question 14

Une semaine après son admission, le patient est toujours alité. Il se plaint d'une douleur au mollet droit qui apparaît rouge et chaud, avec augmentation de volume. Les pouls périphériques sont bien perçus, il n'y a pas de déficit sensitif associé. Les constantes sont les suivantes : pression artérielle : 120/70 mm Hg, pouls : 90/min, température : 38,2 °C. Quels diagnostics devez-vous évoquer ?

A érysipèle
B thrombose veineuse profonde
C ischémie aiguë de jambe
D eczéma aigu
E syndrome des loges

Question 15

Vous réalisez un écho-Doppler veineux des membres inférieurs qui confirme la présence d'une thrombose veineuse profonde surale droite. Vous débutez un traitement par héparinothérapie à dose curative. Deux jours après, le patient se plaint d'une douleur abdominale de l'hypochondre et du flanc gauches, majorée à la palpation. Les dernières selles remontent à la veille. Le toucher rectal est normal, de même que l'auscultation abdominale. Les constantes sont les suivantes : pression artérielle : 110/65 mm Hg, pouls : 95/min, température : 38,1 °C. Vous réalisez un scanner abdominopelvien (figure 30.5). Quel est votre diagnostic ?

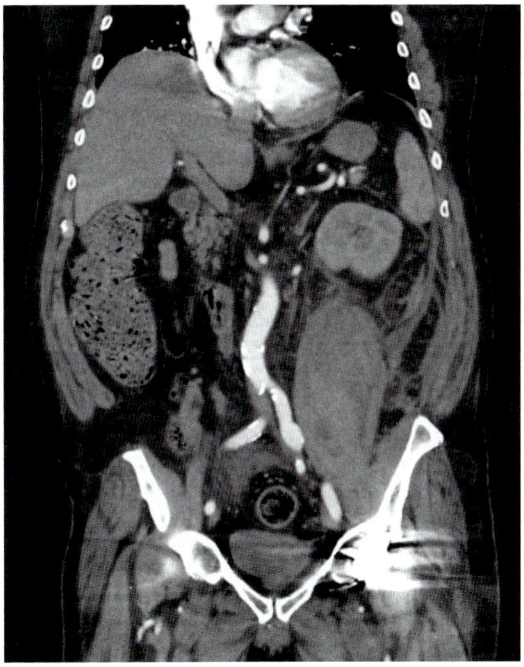

Fig. 30.5.
(Source : CEN, 2019.)

- **A** occlusion colique
- **B** infarctus mésentérique aigu
- **C** hématome du psoas
- **D** syndrome de Leriche
- **E** diverticulite aiguë

Dossier progressif 3

Vous recevez une patiente de 32 ans, n'ayant aucun antécédent personnel ou familial. Elle ne prend actuellement aucun traitement. Depuis 2 jours, elle présente une gêne visuelle de l'œil droit. En effet, elle dit voir moins bien de cet œil, comme s'il existait une tache noire au centre de celui-ci. De plus, l'œil est douloureux lorsqu'elle le mobilise. À l'examen, l'œil n'est pas rouge. Lorsque vous éclairez l'œil droit, les pupilles des deux yeux restent en position intermédiaire, alors que lorsque vous éclairez l'œil gauche, les deux pupilles se mettent en myosis. Vous notez également au passage de l'éclairage de la pupille gauche à la pupille droite une dilatation paradoxale de cette dernière. Le reste de l'examen clinique est normal.

Question 1

Quel(s) signe(s) clinique(s) présente la patiente à l'évaluation du réflexe photomoteur ?

- **A** signe de Lhermitte
- **B** signe de Marcus-Gunn
- **C** signe d'Uhthoff
- **D** signe d'Argyll-Robertson
- **E** signe d'Hoffman

Question 2

Vous réalisez un fond d'œil. L'œil droit est présenté ci-dessous (figure 30.6). Quelle(s) est (sont) votre (vos) conclusion(s) ?

- **A** œdème papillaire
- **B** atrophie papillaire
- **C** macula rouge cerise
- **D** hémorragies en flammèches
- **E** normal

Question 3

Le compte rendu de l'ophtalmologue conclut à la normalité du fond d'œil. Quel(s) diagnostic(s) évoquez-vous ?

- **A** neuropathie optique ischémique antérieure aiguë droite
- **B** occlusion de l'artère centrale de la rétine
- **C** poussée de sclérose en plaques

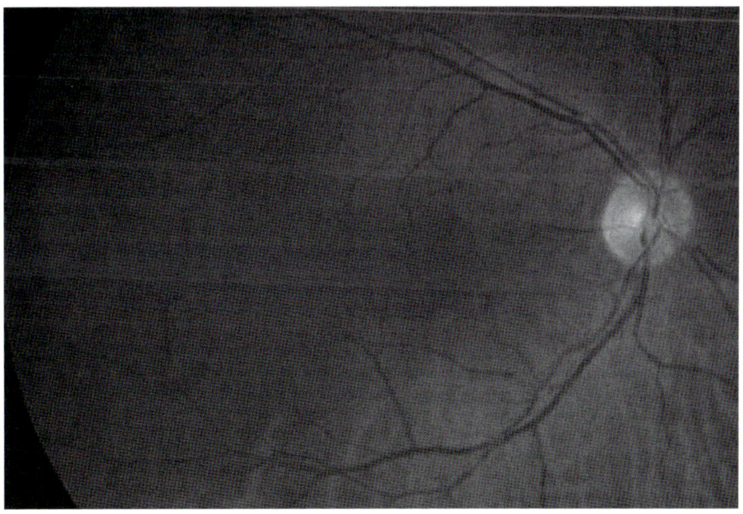

Fig. 30.6.
(Source : CEN, 2019.)

D névrite optique rétrobulbaire droite
E occlusion de la veine centrale de la rétine

Question 4

Vous suspectez une névrite optique rétrobulbaire droite. Parmi les examens ophtalmologiques suivants, lequel (lesquels) peu(ven)t être anormal (aux) dans le cadre de cette affection ?

A test de vision des couleurs
B examen à la lampe à fente
C périmétrie statique
D pachymétrie
E gonioscopie

Question 5

Quelle prise en charge thérapeutique de cette névrite optique rétrobulbaire proposez-vous ?

A méthylprednisolone par voie intraveineuse
B prednisolone par voie orale
C interféron bêta
D acétate de glatiramère
E anti-inflammatoire non stéroïdien

Question 6

Vous suspectez le diagnostic de sclérose en plaques. Quel(s) examen(s) systématique(s) de première intention réalisez-vous dans l'immédiat ?

A ponction lombaire
B IRM médullaire
C potentiels évoqués visuels
D potentiels évoqués somesthésiques
E IRM cérébrale

Question 7

Vous avez réalisé une ponction lombaire au cours du séjour de la patiente. Parmi les résultats suivants, lequel (lesquels) est (sont) compatible(s) avec le diagnostic de sclérose en plaques ?

A globules rouges : 5/mm^3, leucocytes : 2/mm^3, protéines : 0,75 g/l
B globules rouges : 3/mm^3, leucocytes : 15/mm^3, protéines : 0,50 g/l
C globules rouges : 1/mm^3, leucocytes : 120/mm^3, protéines : 0,90 g/l
D globules rouges : 2/mm^3, leucocytes : 3/mm^3, protéines : 2,80 g/l
E globules rouges : 1/mm^3, leucocytes : 12/mm^3, protéines : 0,80 g/l

Question 8

Finalement vous n'avez pas débuté de traitement de fond. La patiente n'est pas venue au rendez-vous de suivi que vous aviez programmé et vous l'avez perdu de vue. Malheureusement, elle revient vous consulter 3 ans plus tard car depuis 48 heures, elle a l'impression que quelque chose ne va pas. En effet, au lever, elle a senti une difficulté à l'appui de la jambe droite. Sa marche est difficile selon elle et elle a manqué de chuter à plusieurs reprises. Par ailleurs, elle ressent quelques picotements sur son membre inférieur gauche. À l'examen clinique, la patiente est apyrétique. La pression artérielle est à 130/75, le pouls à 65/min. L'étude de la marche montre effectivement un membre inférieur droit traînant et semblant retomber lourdement sur le sol. La marche sur les talons et la pointe des pieds est difficile à droite. Au niveau de la force musculaire segmentaire, celle-ci est cotée à 5/5 aux membres supérieurs ainsi qu'au membre inférieur gauche, par contre, elle est à 4/5 au membre inférieur droit aussi bien en proximal qu'en distal. Les réflexes tendineux sont discrètement plus vifs au membre inférieur droit par rapport au gauche, symétriques aux membres supérieurs. Le réflexe cutané plantaire est en extension du côté droit.

La patiente perçoit difficilement le diapason au membre inférieur droit jusqu'au niveau de l'épine iliaque antérosupérieure. Le sens de position du gros orteil droit est également mal défini par la patiente. Au niveau du membre inférieur gauche, on note une diminution de la sensibilité au chaud et au froid ainsi qu'à la douleur remontant jusqu'au niveau de l'ombilic. Le reste de l'examen est normal hormis un signe de Marcus-Gunn à droite.

Quel est votre diagnostic syndromique ?

A syndrome de Brown-Séquard gauche de niveau T10
B syndrome de Brown-Séquard droit de niveau T6
C syndrome de Brown-Séquard gauche de niveau T4
D syndrome de Brown-Séquard droit de niveau T10
E syndrome de Brown-Séquard gauche de niveau T6

Question 9

L'IRM cérébrale confirme l'existence d'une lésion démyélinisante latéromédullaire en regard de la vertèbre T8. Vous concluez au diagnostic de poussée médullaire dans le cadre d'une sclérose en plaques de forme rémittente. La patiente bénéficie de trois bolus de méthylprednisolone puis un traitement de fond par acétate de glatiramère est débuté. Vous revoyez la patiente trois mois après l'épisode. Elle est gênée par une spasticité séquellaire du membre inférieur droit, entravant la marche.

Parmi les traitements suivants, lequel (lesquels) pouvez-vous prescrire à la patiente afin d'améliorer sa spasticité ?

A amitriptyline
B baclofène
C dantrolène
D injection locale de toxine botulinique
E valproate de sodium

Question 10

La patiente va mieux avec votre traitement par baclofène. Quatre ans après, elle vous consulte pour un nouveau phénomène. En effet, elle présente des douleurs localisées au niveau de la pommette gauche, de l'aile du nez gauche et de la paupière inférieure gauche. Elle se plaint aussi de la gencive supérieure gauche. Ses douleurs surviennent en éclair, sont très vives comme une décharge électrique et durent quelques secondes. Elles sont tellement intenses qu'elles obligent l'arrêt de toutes les activités en cours. Elles peuvent se répéter plusieurs fois par jour, depuis plusieurs mois maintenant. Vous suspectez une névralgie du trijumeau.

Parmi les éléments suivants, lequel (lesquels) serai(en)t évocateur(s) d'une névralgie secondaire (symptomatique) du trijumeau ?

A atteinte d'une des trois branches du nerf
B hypoesthésie du territoire du trijumeau homolatérale à la douleur
C faiblesse du muscle masséter homolatérale à la douleur
D fond douloureux permanent
E abolition du réflexe cornéen homolatérale à la douleur

Question 11

Quel(s) traitement(s) de première intention proposez-vous ?

A lamotrigine
B carbamazépine
C oxcarbazépine
D vérapamil
E gabapentine

Question 12

Vous choisissez un traitement par carbamazépine (Tégrétol®). Quelle surveillance biologique préconisez-vous ?

A thyroid-stimulating hormone (TSH)
B calcémie
C numération-formule sanguine (NFS)
D transaminases
E natrémie

Question 13

Ravie de votre prise en charge, votre patiente vous adresse sa cousine âgée de 25 ans qui présente une maladie migraineuse depuis l'adolescence. Elle a pour autres antécédents un asthme et une dépression. Elle vous dit avoir des auras visuelles avant certaines de ses crises. Parmi les caractéristiques sémiologiques suivantes, laquelle (lesquelles) est (sont) typique(s) d'une aura migraineuse visuelle ?

A installation des troubles en moins de 5 minutes
B topographie hémianopsique latérale homonyme
C durée maximale de 3 heures
D scotome scintillant
E régression après la résolution de la céphalée

Question 14

Vous décidez l'instauration d'un traitement de fond. Lequel (lesquels) pouvez vous proposer à cette patiente ?

A propranolol (Avlocardyl®)
B pizotifène (Sanmigran®)
C flunarizine (Sibélium®)
D oxétorone (Nocertone®)
E gabapentine (Neurontin®)

Dossier progressif 4

Une jeune femme de 22 ans, sans antécédent particulier, vous consulte pour des fourmillements apparus il y a quinze jours. Ils ont débuté aux deux pieds, puis sont progressivement remontés jusqu'à mi-cuisse, avant de toucher les deux mains. La patiente se plaint également d'une instabilité à la marche et d'une grande fatigue. On retrouve à l'interrogatoire la notion d'un épisode rhinopharyngé fébrile il y a une dizaine de jours, spontanément résolutif. À l'examen, il existe une instabilité à la marche et à la station debout, aggravée par la fermeture des yeux. La patiente a du mal à se relever de la position accroupie. Il existe un déficit moteur à 4/5 des deux membres inférieurs, proximal et distal. La pallesthésie et l'arthrokinesthésie sont diminuées aux deux membres inférieurs jusqu'aux crêtes iliaques. L'examen de l'extrémité céphalique est normal.

Question 1

Parmi les éléments de l'examen neurologique suivants, lesquels sont présents de façon certaine chez cette patiente ?

A paraparésie
B signe de Romberg
C syndrome cérébelleux
D syndrome pyramidal
E signe de Claude Bernard-Horner

Question 2

Compte tenu de cette description sémiologique, et parmi les propositions suivantes, indiquez où l'atteinte neurologique pourrait se situer ?

A au niveau du tronc cérébral
B au niveau de l'hémisphère cérébral gauche
C au niveau médullaire cervical
D au niveau du cône terminal
E au niveau du système nerveux périphérique

Question 3

Sur les données de l'interrogatoire, quel(s) diagnostic(s) évoquez-vous ?

A polyradiculonévrite aiguë ou syndrome de Guillain-Barré
B myasthénie généralisée
C atteinte médullaire cervicale de type compression médullaire
D poussée de sclérose en plaques (SEP)
E myélite transverse

Question 4

Les réflexes tendineux sont polycinétiques aux deux membres inférieurs et le réflexe cutané plantaire est en extension des deux côtés. Il existe un signe de Lhermitte. Quel est le premier examen complémentaire à réaliser ?

A ponction lombaire
B IRM médullaire cervicale
C IRM encéphalique
D TDM cervicale centrée sur les étages C2 à C7
E électroneuromyogramme

Question 5

Une IRM médullaire cervicale est réalisée (figure 30.7). Quelle(s) est (sont) l'(les) affirmation(s) exacte(s) correspondant à cette planche d'IRM ?

A hypersignal extramédullaire à hauteur de C4-C5
B hypersignal extramédullaire à hauteur de C3-C4
C hypersignal intramédullaire à hauteur de C3-C4
D hypersignal intramédullaire à hauteur de C4-C5
E hypersignal intramédullaire à hauteur de C5-C6

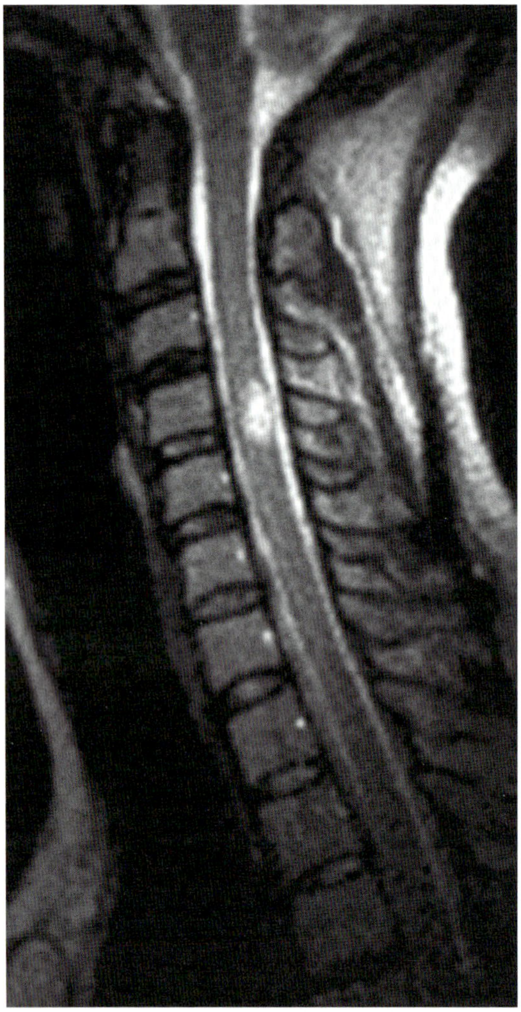

Fig. 30.7.
(Source : CEN, 2019.)

Question 6

Une analyse du liquide cérébrospinal (LCS) est réalisée :

- aspect « eau de roche » du liquide ;
- GB : 8 éléments/mm^3 (N < 2) avec présence de lymphoplasmocytes ;
- GR : 2 éléments/mm^3 (N < 5) ;
- protéinorachie : 0,7 g/l (N < 0,4 g/l) ;
- glycorachie : 4,0 mmol/l pour une glycémie à 5,0 mmol/l ;
- index d'IgG : 1,2 (N < 0,7).

Comment interprétez-vous ces résultats ?

A il existe une pléiocytose
B il existe une hypoglycorachie
C l'hyperprotéinorachie signe l'atteinte inflammatoire du LCS
D la présence de lymphoplasmocytes signe le caractère infectieux du LCS
E l'index d'IgG à 1,2 est en faveur d'une synthèse intrathécale d'immunoglobulines

Question 7

La patiente se souvient finalement avoir présenté des paresthésies et une faiblesse de la main droite, avec des épisodes de lâchage d'objets, pendant quelques semaines, il y a six mois, pour lesquels elle n'aurait pas consulté. Quel(s) autre(s) examen(s) proposez-vous ?

A IRM encéphalique
B potentiels évoqués visuels
C électroencéphalogramme
D sérologies VIH
E électroneuromyogramme

Question 8

Une IRM encéphalique est réalisée (figure 30.8).
Sur cette planche, quels sont les éléments évocateurs du diagnostic de sclérose en plaques (SEP) ?

A présence d'hypersignaux de la substance blanche
B localisation surtout périventriculaire des hypersignaux
C aspect arrondi des hypersignaux
D présence de trous noirs
E atrophie cérébrale marquée

Question 9

Vous portez le diagnostic de sclérose en plaques. Quels sont les principes de l'annonce du diagnostic et de l'organisation de sa prise en charge ?

A les mots « sclérose en plaques » doivent être prononcés
B la présence d'une personne de confiance est obligatoire
C une hospitalisation de suivi rapproché sera organisée
D une consultation de suivi rapproché sera organisée

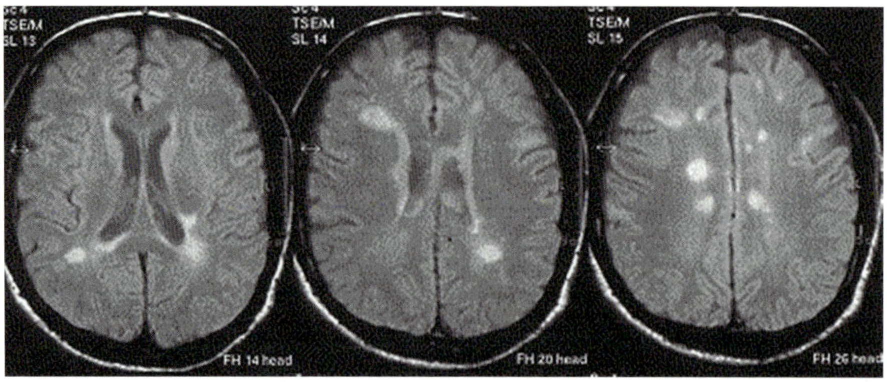

Fig. 30.8.
(Source : CEN, 2019.)

E la demande d'ALD doit être rédigée par le médecin de ville

Question 10
Quels sont les principes du traitement de l'épisode actuel ?
A abstention thérapeutique
B hospitalisation
C corticothérapie intraveineuse en bolus
D prévention des complications de décubitus
E échanges plasmatiques

Question 11
Deux ans plus tard, alors que la patiente n'a finalement pas souhaité débuter un traitement de fond, elle présente une gêne visuelle associée à un trouble oculomoteur (figure 30.9).

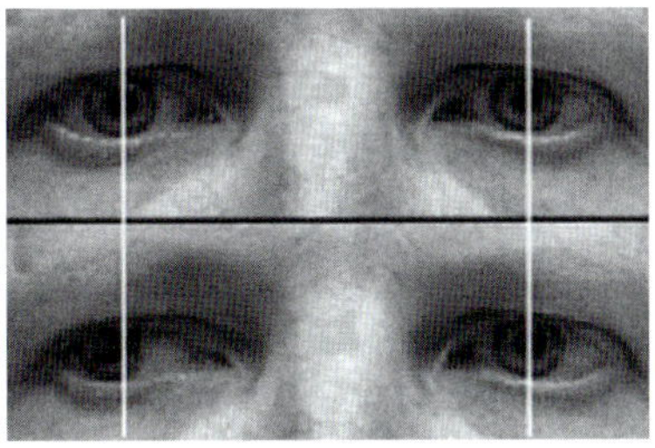

Regard neutre

Regard à droite

Fig. 30.9.
(Source : CEN, 2019.)

Quel(s) diagnostic(s) pouvez-vous évoquer ?
A névrite optique rétrobulbaire gauche
B ophtalmoplégie internucléaire droite
C ophtalmoplégie internucléaire gauche
D paralysie du nerf oculomoteur externe (VI) gauche
E paralysie du nerf oculomoteur commun (III) gauche

Question 12
Quels éléments sémiologiques allez-vous rechercher pour confirmer le diagnostic d'ophtalmoplégie internucléaire gauche ?
A nystagmus de l'œil droit dans le regard à droite
B nystagmus de l'œil gauche dans le regard à gauche
C préservation de la convergence
D impossibilité d'abduction de l'œil gauche
E paralysie de la convergence

Question 13
Après cet épisode, la patiente a été mise sous traitement de fond par interféron bêta et n'a pas présenté de nouveaux symptômes pendant 3 ans. Elle vient vous consulter car elle souhaite avoir un enfant. Quelle(s) information(s) pouvez-vous lui donner par rapport à ce projet de grossesse ?
A la grossesse est contre-indiquée compte tenu du diagnostic de SEP
B la grossesse est contre-indiquée compte tenu du traitement de fond
C il existe une diminution des poussées de SEP pendant la grossesse puis une recrudescence en post-partum
D la SEP est une maladie héréditaire, le risque de transmission à l'enfant est élevé
E un accouchement par césarienne est recommandé

Question 14
Finalement, la patiente a accouché par voie basse d'une petite fille, à terme, sans problème particulier. Vous la revoyez, un an après l'accouchement, car elle se plaint de troubles urinaires depuis 48 heures. En effet, elle est gênée par des mictions urgentes et impérieuses mais également une impression de mictions incomplètes.
Quel(s) examen(s) allez-vous proposer ?
A aucun
B échographie vésicale post-mictionnelle à la recherche d'un résidu
C échographie des voies urinaires
D ECBU
E IRM encéphalique

Question 15
À la suite de cet épisode un bilan urodynamique (BUD) est réalisé.
Quelles sont les affirmations exactes quant à la prise en charge des éventuels troubles vésicosphinctériens mis en évidence par le BUD chez cette patiente ?
A en cas d'hyperactivité vésicale, les anticholinergiques sont utilisés
B en cas de dysurie, les alphabloquants peuvent être prescrits
C en cas de résidu post-mictionnel, la pratique d'autosondages intermittents quotidiens doit être proposée
D l'injection intravésicale de toxine botulinique est indiquée en cas de dysurie
E les infections urinaires seront traitées pour éviter les pyélonéphrites

Dossier progressif 5
Monsieur D., 28 ans, ancien toxicomane, consulte aux urgences pour l'apparition de paresthésies des pieds depuis 4 jours. Il ressent également une faiblesse pour monter les escaliers depuis 24 heures avec une tendance à accrocher le pied gauche à la montée des escaliers. L'examen clinique montre une ataxie, un déficit moteur distal et proximal bilatéral des membres inférieurs.

Question 1
Ce tableau clinique vous fait évoquer en priorité (une ou plusieurs propositions exactes) :
A une myasthénie
B une compression médullaire
C un syndrome de Guillain-Barré
D une myopathie
E une sclérose latérale amyotrophique (SLA)

Question 2
Les examens à effectuer en priorité sont (une ou plusieurs propositions exactes) :
A une IRM cérébrale
B un électromyogramme (EMG)

C une ponction lombaire
D un écho-Doppler des troncs supra-aortiques
E une tomographie par émission de positons

Question 3
Vous faites une ponction lombaire, à quel résultat vous attendez-vous ?
A une hyperprotéinorachie
B une absence de cellules
C une hypercytose autour de 100
D la PL peut être normale, cela ne remet pas définitivement en cause le diagnostic
E une hypoglycorachie

Question 4
Comment se nomme l'atteinte typique du LCS dans le syndrome de Guillain-Barré ?

Question 5
Si le patient avait présenté des troubles sphinctériens quel diagnostic auriez-vous évoqué en priorité ?
A syndrome de Guillain-Barré
B atteinte médullaire
C myopathie
D myasthénie
E neuropathie dysautonomique

Question 6
Quels signes de gravité devez-vous rechercher ?
A atteinte sphinctérienne
B troubles du rythme
C troubles tensionnels
D troubles respiratoires
E antécédent récent de diarrhée

Question 7
Le diagnostic de Guillain-Barré se confirme, le patient signale également une gêne respiratoire depuis 24 heures qui semble assez nette à l'examen clinique. Où faut-il hospitaliser le patient ?

Question 8
Vous souhaitez débuter un traitement, quelles sont les possibilités ?
A aucun traitement n'est validé dans le Guillain-Barré
B immunoglobulines
C échanges plasmatiques
D corticoïdes par voie orale
E corticoïdes par voie intraveineuse

Question 9
Les mesures associées doivent être (une ou plusieurs propositions exactes) :
A héparines de bas poids moléculaire (HBPM)
B matelas à eau
C kinésithérapie précoce et intensive
D kinésithérapie douce et respiratoire
E lever le plus rapide possible

Question 10
Au bout de 24 heures le patient s'aggrave et il est hospitalisé en réanimation. Vos collègues vous appellent car il développe une confusion avec agitation et délire onirique, notamment avec des thèmes animaliers.
Vous évoquez (une ou plusieurs propositions exactes) :
A des hallucinations liées au syndrome de Guillain-Barré
B un delirium tremens
C une hyponatrémie liée à un SIADH entraînant une confusion secondaire
D une psychose hallucinatoire chronique
E un état de mal épileptique

Question 11
Vous suspectez une origine infectieuse, quelles sérologies allez-vous rechercher plus particulièrement ?
A CMV
B EBV
C lèpre
D Campylobacter jejuni
E VIH

Question 12
La sérologie VIH est négative, que concluez-vous ?
A cela ne peut pas être une infection à VIH
B il peut s'agir d'une phase précoce de séroconversion
C il faut faire une antigénémie p24
D il n'y a pas de risque de contagion
E il faut isoler le patient

Question 13
Si le syndrome de Guillain-Barré de ce patient était lié au VIH, quelle en serait la phase ?

Question 14
Parmi les mesures suivantes, lesquelles doivent être prises ?
A déclaration obligatoire
B discussion avec le patient du risque contagieux
C traitement antiviral en urgence pour limiter l'évolution du syndrome de Guillain-Barré
D protection vis-à-vis du (des) partenaire(s) sexuel(s)
E seringue à usage unique en cas de poursuite de la toxicomanie

Question 15
Parmi les propositions suivantes concernant l'évolution neurologique, lesquelles sont exactes ?
A celle-ci est imprévisible
B elle se fait habituellement en trois phases
C le pronostic est bon dans 80 % des cas
D il n'y a jamais de séquelles
E les récidives sont exceptionnelles

Dossier progressif 6

Une patiente âgée de 25 ans vous consulte pour un ptosis droit.

Question 1
Il s'agit d'un ptosis. L'anamnèse retrouve également la survenue occasionnelle d'une vision double, horizontale, qui disparaît à l'occlusion de n'importe lequel des deux yeux.
Parmi les propositions suivantes, laquelle (lesquelles) est (sont) exacte(s) ?
A il s'agit d'une diplopie monoculaire
B il s'agit d'une diplopie binoculaire

C il peut s'agir d'une atteinte d'un muscle droit interne
D il peut s'agir d'une atteinte d'un muscle droit externe
E il peut s'agir d'une atteinte d'un muscle droit supérieur
F il peut s'agir d'une atteinte d'un nerf optique

Question 2

La diplopie binoculaire et le ptosis sont fluctuants dans la journée, plus marqués le soir. Le ptosis est déjà survenu à gauche également. La patiente rapporte une fatigue à la marche qui rend difficile ses fins de journée. Elle a pour antécédent un vitiligo.
Quelle est votre hypothèse diagnostique ?

A myasthénie généralisée
B sclérose en plaques
C thrombophlébite cérébrale
D syndrome de Guillain-Barré
E sclérose latérale amyotrophique

Question 3

Vous suspectez une myasthénie généralisée. Dans la liste suivante, quels sont les éléments en faveur de cette hypothèse ?

A ptosis alternant
B respect de la motilité pupillaire
C prédominance vespérale des symptômes
D fatigabilité musculaire
E terrain auto-immun

Question 4

Quels éléments cliniques remettraient en cause l'hypothèse d'une myasthénie généralisée ?

A syndrome pyramidal
B syndrome extrapyramidal
C réflexes tendineux normaux
D amyotrophie
E fasciculations
F troubles sensitifs

Question 5

Quel(s) test(s) peu(ven)t conforter le diagnostic de myasthénie généralisée en permettant une disparition du ptosis ?

A test au glaçon
B test au curare
C test aux anticholinergiques
D test aux anticholinestérasiques

Question 6

L'hypothèse de myasthénie généralisée est retenue. Quel(s) examen(s) complémentaire(s) demandez-vous ?

A IRM cérébrale
B électromyogramme (EMG)
C ponction lombaire
D recherche d'anticorps anti-récepteurs à l'acétylcholine
E TDM thoracique

Question 7

Vous demandez un électromyogramme. Quel résultat confirmerait votre diagnostic ?

A neuropathie axonale
B neuropathie démyélinisante
C bloc de conduction présynaptique
D bloc de conduction post-synaptique
E anomalies myogènes

Question 8

Vous demandez une TDM thoracique. Quelle(s) anomalie(s) recherchez-vous ?

A pneumopathie interstitielle
B tumeur pulmonaire
C cardiomyopathie hypertrophique
D hyperplasie thymique
E thymome

Question 9

L'EMG a retrouvé un bloc de conduction post-synaptique. La TDM thoracique a mis en évidence une hyperplasie thymique. Les anticorps anti-récepteurs à l'acétylcholine sont positifs. Dans la liste suivante, quelle(s) est (sont) la (les) proposition(s) exacte(s) concernant la myasthénie généralisée ?

A c'est une maladie auto-immune
B c'est une maladie paranéoplasique
C c'est une maladie génétique autosomique dominante
D c'est une maladie de la jonction neuromusculaire des muscles lisses
E c'est une maladie de la jonction neuromusculaire des muscles striés

Question 10

Quelle prise en charge proposez-vous ?

A instauration d'un traitement par anticholinestérasiques
B exérèse de l'hyperplasie thymique
C déclaration en ALD 30
D remise d'une carte de myasthénique
E remise d'une liste de traitements contre-indiqués
F information quant aux symptômes de crise myasthénique
G information quant aux symptômes de surdosage en anticholinestérasiques

Question 11

Votre prise en charge a permis une disparition complète des symptômes. Vous devez préciser à la patiente les signes devant faire craindre une crise myasthénique. Dans la liste suivante, quel(s) est (sont) le(s) signe(s) en faveur d'une crise myasthénique ?

A fausses routes alimentaires
B voix nasonnée
C troubles du transit
D palpitations
E céphalées
F dyspnée

Question 12

Quelques mois plus tard, votre patiente consulte aux urgences pour une faiblesse généralisée. Elle se plaint de crampes et présente des fasciculations diffuses. Elle a fortement augmenté ses prises d'anticholinestérasiques.

Quels symptômes doivent faire craindre une crise cholinergique ?

A mydriase bilatérale aréactive
B sueurs diffuses
C hypersécrétion bronchique
D hypersialorrhée
E constipation

Question 13

Vous la revoyez en consultation à distance. Elle est asymptomatique et envisage une grossesse.
Parmi les propositions suivantes, laquelle (lesquelles) est (sont) exacte(s) ?

A la myasthénie contre-indique toute grossesse
B il y a un risque d'exacerbation de la maladie pendant la grossesse
C il y a un risque d'exacerbation de la maladie en post-partum
D il y a un risque de myasthénie néonatale chez l'enfant

Question 14

À 6 mois de grossesse, elle se plaint progressivement de paresthésies isolées des trois premiers doigts de la main droite, qui prédominent la nuit et cèdent lorsqu'elle secoue sa main. Quel diagnostic topographique évoquez-vous ?

A atteinte du nerf médian
B atteinte du nerf cubital
C atteinte du nerf radial
D atteinte de la racine C6
E atteinte de la racine C7
F atteinte de la racine C8

Question 15

Vous avez diagnostiqué une atteinte du nerf médian au canal carpien à droite. Dans la liste suivante, quelle(s) est (sont) la (les) proposition(s) exacte(s) concernant ce syndrome du canal carpien ?

A il est favorisé par la myasthénie
B il est favorisé par la grossesse
C il est irréversible
D il doit faire rechercher une dysthyroïdie
E il impose une prise en charge chirurgicale

Question 16

Quelques années plus tard, elle est hospitalisée pour un sepsis suite à une pyélonéphrite aiguë. Alors qu'elle est traitée par fluoroquinolones et aminosides, elle présente en quelques heures une faiblesse musculaire généralisée et une polypnée. Sa voix est inaudible, elle tousse en buvant un verre d'eau.
Parmi les propositions suivantes, laquelle (lesquelles) est (sont) exacte(s) ?

A il s'agit d'un choc septique
B il s'agit d'une crise aiguë myasthénique
C il s'agit d'une embolie pulmonaire
D il s'agit d'une urgence vitale motivant une hospitalisation en réanimation
E l'antibiothérapie prescrite était contre-indiquée chez cette patiente

Question 17

Vous avez reconnu une crise myasthénique favorisée par des traitements contre-indiqués. La patiente est hospitalisée en réanimation. Outre le changement d'antibiothérapie, quels sont les deux traitements qui peuvent être proposés en urgence dans cette situation ?

A anticholinestérasiques
B corticothérapie
C immunoglobulines polyvalentes
D échanges plasmatiques
E immunosuppresseurs

Dossier progressif 7

Monsieur H., 25 ans, consulte pour des douleurs de la face. Il a présenté au printemps dernier des douleurs de l'hémiface droite, évoluant par crises, avec des larmes de l'œil droit et une sensation de nez bouché du même côté. Les crises peuvent être multiples dans la journée. Il fume 1 paquet par jour. C'est actuellement l'automne et les crises reprennent de plus belle. Il a même été hospitalisé en psychiatrie 3 jours en avril dernier pour tentative de suicide car il ne supportait plus les douleurs. Il est sorti sans diagnostic. Il n'a aucun antécédent médicochirurgical. L'examen neurologique en dehors des crises est normal.

Question 1

Quel est votre diagnostic le plus probable ?

A névralgie du trijumeau
B céphalée toxique
C migraine sans aura
D algie vasculaire de la face
E céphalée de tension

Question 2

Quel(s) autre(s) signe(s) pourrait-on rechercher à l'interrogatoire en faveur d'une algie vasculaire de la face ?

A la durée de chaque crise entre 15 et 180 min
B l'existence d'une zone gâchette
C l'amélioration de la crise par le repos et l'obscurité
D une mydriase réactive du côté de la douleur
E une hypersudation au niveau du front

Question 3

Quel(s) examen(s) paraclinique(s) prescrivez-vous pour confirmer votre hypothèse ?

A TDM cérébrale sans injection
B IRM cérébrale avec ARM
C fond d'œil
D ponction lombaire
E aucun

Question 4

Vous confirmez l'hypothèse de l'algie vasculaire de la face. Quelle(s) est (sont) la (les) modalité(s) de prise en charge que vous proposez ?

A éducation et information du patient et de l'entourage
B traitement antidépresseur type inhibiteur de la recapture de la sérotonine

C traitement de crise par oxygénothérapie hyperbare avec masque nasobuccal
D traitement de crise par injection de sumatriptan (Imiject®), maximum deux injections par jour
E aide pour un sevrage tabagique

Question 5
Satisfait de la prise en charge, il vous adresse en consultation sa petite amie âgée de 25 ans qui présente depuis 5 ans des céphalées invalidantes, généralement unilatérales, précédées de symptômes visuels qu'elle décrit comme « bizarres ». Lors de ces accès, elle s'isole dans le noir et c'est le seul moyen pour elle de soulager ces céphalées. Le paracétamol est inefficace et elle consulte le moins possible son médecin à cause de ressources très faibles. Elle ne fume pas.
Quel(s) critère(s) devez-vous rassembler en faveur d'une migraine avec aura visuelle typique ?
A au moins cinq crises ayant des caractéristiques similaires
B symptômes visuels positifs ou négatifs unilatéraux
C symptômes visuels débutant dans les 60 minutes après la crise de migraine
D symptômes visuels durant au maximum 60 minutes et totalement résolutifs
E symptômes visuels ipsilatéraux à la crise de migraine

Dossier progressif 8
Monsieur F., âgé de 27 ans, infirmier de nuit dans un service d'urgences, présente à 2 heures du matin sur son lieu de travail une céphalée fronto-orbitaire droite d'intensité sévère. Il a pour antécédent un tabagisme actif à 10 paquets-années. Il est en bon état général, n'est pas fébrile, ne prend aucun traitement.

Question 1
Parmi les diagnostics suivants, quelle est l'urgence diagnostique la plus probable à évoquer pour cette céphalée ?
A tumeur cérébrale
B hémorragie méningée
C méningite
D maladie de Horton
E thrombose veineuse cérébrale

Question 2
Quelle est la caractéristique sémiologique la plus typique de la céphalée provoquée par une hémorragie méningée ?

Question 3
Dans l'hypothèse d'une hémorragie méningée un scanner cérébral sans injection de produit de contraste est réalisé en urgence, quelle(s) anomalie(s) confirmerai(en)t le diagnostic ?
A hyperdensité spontanée de la vallée sylvienne droite
B hypodensité spontanée du sinus latéral droit
C dilatation du ventricule latéral droit
D hyperdensité spontanée des cellules ethmoïdales droites
E hyperdensité spontanée des plexus choroïdes

Question 4
Voici une coupe axiale d'un scanner cérébral sans injection (figure 30.10).

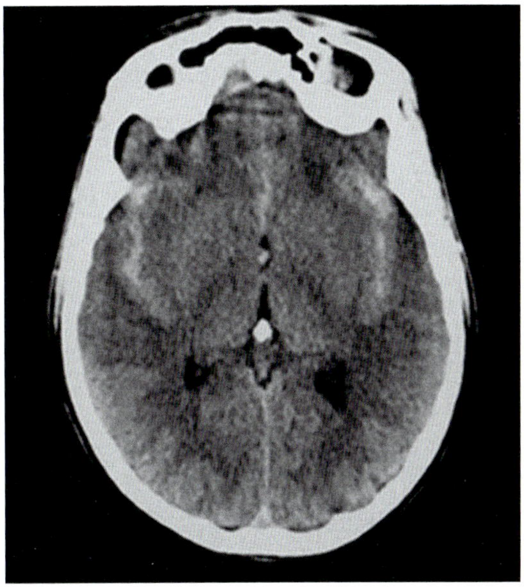

Fig. 30.10.
(Source : CEN, 2019.)

Concernant son interprétation, quelle(s) est (sont) la (les) proposition(s) exacte(s) ?
A hyperdensité spontanée des vallées sylviennes
B hyperdensité spontanée du sinus maxillaire droit
C hypodensité spontanée de l'épiphyse
D hyperdensité spontanée du 4e ventricule
E hypodensité spontanée des plexus choroïdes

Question 5
Les examens complémentaires réalisés pour Monsieur F. sont normaux. Lorsque vous le revoyez à 4 heures du matin, la céphalée a cessé depuis une demi-heure et son examen clinique est normal. Il vous apprend qu'il présente depuis l'adolescence, une à deux fois par an des céphalées en casque, pulsatiles, d'intensité modérée, accompagnées de phono- et photophobie et plus rarement de nausées. Ces accès duraient auparavant une demi-journée à une journée, il était parfois obligé de s'aliter. Depuis deux ans il traite ces crises par du naproxène sodique 550 mg *per os*. Il le tolère bien, ses crises cèdent en 30 minutes après la prise du traitement.
Quelle est votre principale hypothèse diagnostique ?

Question 6
Monsieur F. présente des migraines sans aura, à propos de son traitement quelle(s) est (sont) la (les) proposition(s) exacte(s) ?
A les AINS (anti-inflammatoires non stéroïdiens) font partie des traitements de première intention de la crise migraineuse
B un triptan doit être prescrit en remplacement du traitement actuel

C un traitement de fond doit être prescrit en complément du traitement de crise
D le chlorhydrate de morphine fait partie des traitements de première intention de la crise migraineuse
E le soulagement de la céphalée en moins de 2 heures fait partie des critères d'efficacité du traitement de crise

Question 7

Compte tenu de ses migraines sans aura, quelle(s) exploration(s) complémentaire(s) aurai(en)t due(s) être réalisée(s) avant la survenue de l'épisode de céphalée nocturne ?

A scanner cérébral sans et avec injection de produit de contraste
B IRM cérébrale
C électroencéphalogramme
D radiographies du rachis cervical
E aucune

Question 8

Monsieur F. vous informe qu'à deux reprises au cours de ses crises de migraines la céphalée a été précédée d'un trouble visuel. Vous suspectez une migraine avec aura visuelle.

Quel(s) symptôme(s) répond(ent) à la définition d'aura visuelle ?

A cécité brutale monoculaire
B phosphènes à type de fortification localisés dans un hémichamp visuel
C diplopie horizontale
D céphalée unilatérale siégeant dans la région orbitaire
E anisocorie

Question 9

Parmi les propositions suivantes concernant la migraine avec aura, laquelle (lesquelles) est (sont) exacte(s) ?

A la migraine avec aura touche 20 % de la population générale
B chez un patient souffrant de migraine avec aura, l'aura est toujours la même à chaque crise
C le diagnostic de migraine avec aura peut être retenu dès le premier épisode
D l'aura visuelle est la plus fréquente des auras suivie de l'aura sensitive puis aphasique
E la durée d'une aura est strictement inférieure à 15 minutes

Question 10

Monsieur F. consulte à nouveau 8 jours plus tard car depuis l'épisode de céphalée fronto-orbitaire droite sévère survenu à 2 heures du matin sur son lieu de travail il continue à présenter toutes les nuits et parfois dans la journée des accès de céphalées similaires. Une photographie du patient a été prise au cours d'un épisode douloureux (figure 30.11).

Sachant que le côté gauche du visage du patient est normal, quelle(s) est (sont) l'(les) anomalie(s) que vous observez ?

A paralysie faciale périphérique droite
B mydriase droite
C ectropion droit

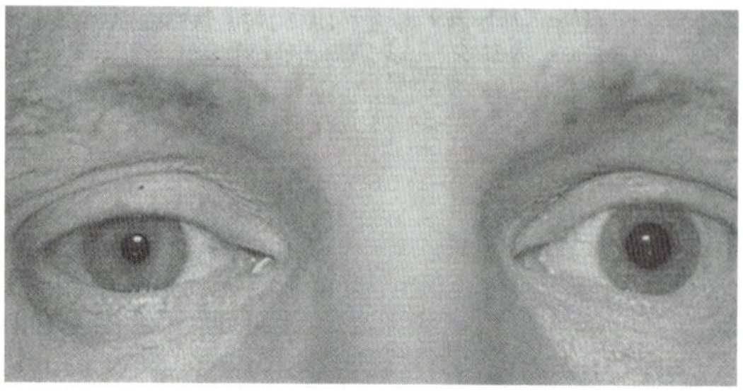

Fig. 30.11.
(Source : CEN, 2019.)

D ptosis droit
E myosis droit

Question 11

Les anomalies constatées sont un ptosis et un myosis droits.

Dans quelle(s) situation(s) peuvent être observées ces anomalies ?

A atteinte du nerf moteur oculaire commun droit
B atteinte du nerf grand oblique droit
C atteinte de la branche supérieure du nerf facial droit
D atteinte du système nerveux sympathique cervical droit
E atteinte de la première branche du nerf trijumeau droit

Question 12

Monsieur F. présente un syndrome de Claude Bernard-Horner droit (ptosis et myosis droits) associé à ses céphalées fronto-orbitaires droites.

Quel(s) est (sont) le(s) diagnostic(s) possible(s) ?

A maladie de Horton
B dissection cervicale de l'artère carotide interne droite
C hémorragie méningée par rupture d'un anévrisme terminocarotidien gauche
D migraine avec aura visuelle
E algie vasculaire de la face

Question 13

Le diagnostic d'algie vasculaire de la face est évoqué. Parmi les signes suivants, lequel (lesquels) fait (font) partie des critères de diagnostic de l'algie vasculaire de la face selon la classification internationale des céphalées ?

A injection conjonctivale et/ou larmoiement homolatéraux à la céphalée
B au moins deux crises de céphalées répondant aux critères descriptifs de l'algie vasculaire de la face
C durée des crises comprise entre 15 et 180 minutes
D céphalée aggravée par l'effort (tel que montée ou descente d'escaliers)
E signes d'accompagnement digestifs à type de nausées et/ou vomissements
F sensation d'impatience et/ou agitation motrice pendant les crises
G céphalée à type de décharge électrique

H fréquence des crises variant de une tous les 2 jours à huit par jour pendant les périodes actives de la maladie
I existence d'une zone gâchette

Question 14

En cas de suspicion d'algie vasculaire de la face quel examen complémentaire est recommandé ?

A scanner cérébral sans et avec injection de produit de contraste
B IRM cérébrale
C angiographie cérébrale
D radiographies de l'orbite
E aucun

Question 15

Quel(s) est (sont) le(s) traitement(s) de première intention de la crise d'algie vasculaire de la face ?

A sumatriptan par voie sous-cutanée
B chlorhydrate de morphine par voie sous-cutanée
C anti-inflammatoire non stéroïdien par voie intraveineuse
D paracétamol par voie intraveineuse
E oxygénothérapie au masque

Dossier progressif 9

Madame C., 28 ans, vient consulter car elle présente depuis 2 ans des épisodes de céphalées invalidantes qui perturbent ses études.

Il s'agit de céphalées hémicrâniennes droites, plus rarement gauches, qui s'accompagnent de nausées et qui sont d'intensité sévère. Elles surviennent une à deux fois par semaine. L'examen somatique est normal.

À l'interrogatoire, on ne retrouve aucune intoxication alcoolo-tabagique, pas de prise de contraception. La patiente s'automédique par du paracétamol.

Question 1

Vous pensez à des crises migraineuses. Quelle(s) autre(s) caractéristique(s) des céphalées devez-vous rechercher pour confirmer ce diagnostic selon les critères IHS (*International Headache Society*) ?

A caractère pulsatile
B caractère insomniant
C durée des céphalées de 4 à 24 heures
D la présence de phono- et photophobie
E la présence d'antécédent familial de migraine

Question 2

La patiente remplit les critères IHS de migraine sans aura. Vous lui donnez des explications sur la maladie migraineuse et vous souhaitez débuter un traitement. Quel(s) traitement(s) mettez-vous en route ?

A instauration d'un traitement de fond par bêtabloquant
B pas d'indication actuellement à un traitement de fond
C instauration d'un traitement de fond par triptans
D traitement de la crise par morphinique
E traitement de la crise par AINS en première intention

Question 3

La patiente suit votre prise en charge thérapeutique, associant un traitement de fond par bêtabloquant et un AINS en cas de crise, et voit diminuer la fréquence et la durée de ses crises de façon significative. Après 6 mois de traitement, elle revient vous voir inquiète car elle a présenté le matin même un trouble du champ visuel à type de déficit de la vision de l'hémichamp droit persistant lorsqu'elle fermait un œil ou l'autre. Le symptôme s'est installé sur plusieurs minutes et a duré 30 minutes. Ce trouble a été précédé de quelques taches colorées dans le champ visuel. Le trouble a été suivi d'une crise de migraine typique. Quel(s) diagnostic(s) le(s) plus probable(s) évoquez-vous ?

A AVC dans le territoire vertébrobasilaire gauche
B aura visuelle certaine
C compression chiasmatique
D aura visuelle possible
E crise focale avec conscience préservée occipitale gauche

Question 4

Une semaine plus tard, elle vous explique qu'elle présente depuis deux jours une installation progressive d'une vision double, tout particulièrement lors du regard vers le haut, qui se corrige lorsqu'elle ferme un œil ou l'autre. À l'examen oculomoteur, vous constatez ceci dans le regard vers la gauche (figure 30.12), et dans une moindre mesure lorsque le regard se porte vers le haut, alors que le reste de l'oculomotricité est normal (notamment pas de nystagmus) et que les pupilles sont symétriques et le réflexe photomoteur est normal.

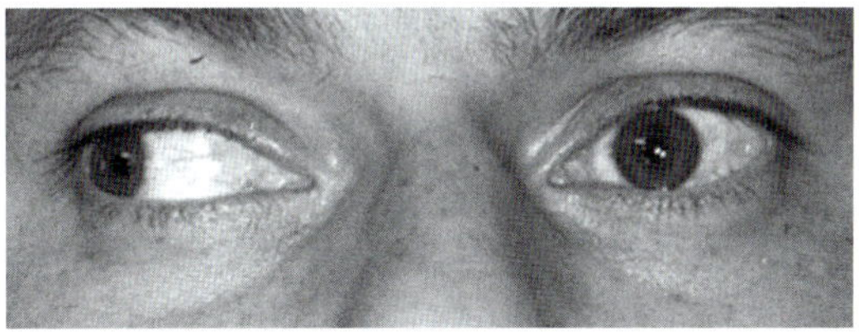

Fig. 30.12.
(Source : CEN, 2019.)

Que diagnostiquez-vous ?

A une atteinte intrinsèque pure du nerf III droit
B une ophtalmoplégie internucléaire
C une atteinte du nerf VI droit
D une atteinte du nerf IV gauche
E une atteinte extrinsèque pure du nerf III droit

Question 5

Le reste de l'interrogatoire et de l'examen clinique est pauvre en dehors de céphalées frontales. Vous orientez la patiente dans un service de neurologie. Quel(s) est (sont) le(s) diagnostic(s) qui pourrai(en)t être compatible(s) avec la clinique ?

A aura migraineuse
B anévrisme carotidien
C méningoradiculite virale
D possible poussée de sclérose en plaques
E méningiome occipital gauche

Question 6

Quel(s) examen(s) complémentaire(s) doi(ven)t être réalisé(s) en urgence, en première intention et en fonction de sa (leur) disponibilité dans ce contexte ?

A IRM cérébrale avec ARM cervicale
B angioscanner des troncs supra-aortiques
C ponction lombaire
D scintigraphie cérébrale
E artériographie cérébrale

Question 7

Devant cette atteinte du nerf III avec douleurs associées, vous souhaitez éliminer la présence d'un anévrisme carotidien, raison pour laquelle vous décidez de réaliser une IRM cérébrale avec ARM cervicale. Il n'y a pas d'anévrisme mais d'autres images attirent votre attention. Quelles sont les coupes et séquences utilisées pour ces deux images (figures 30.13 et 30.14) ?

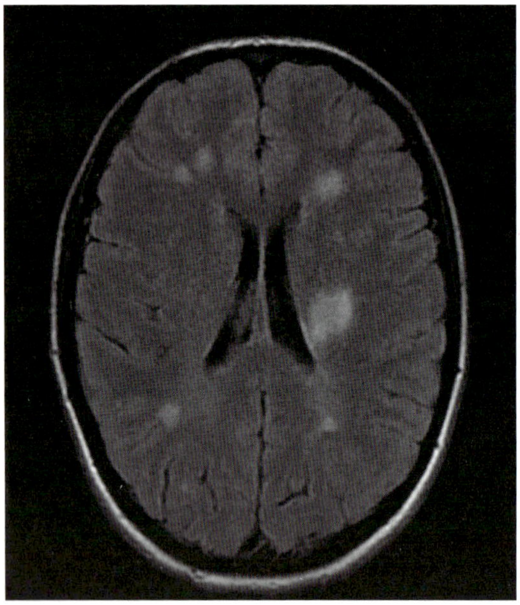

Fig. 30.13.
(Source : CEN, 2019.)

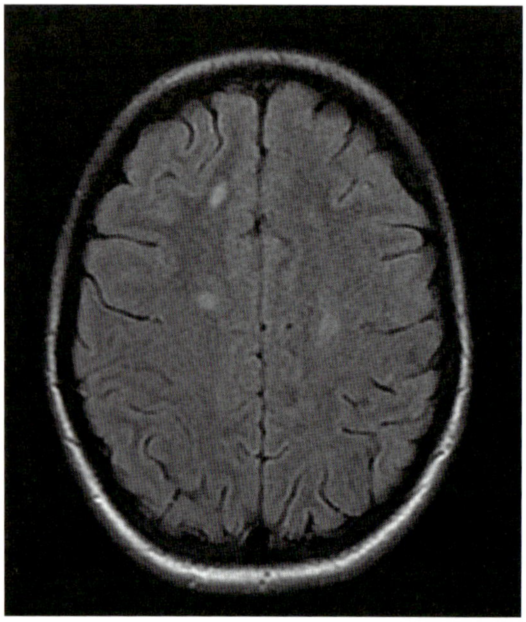

Fig. 30.14.
(Source : CEN, 2019.)

A coupes axiales en séquence T2 injectées
B coupes axiales en séquence T1 non injectées
C coupes sagittales en séquence T2/FLAIR
D coupes axiales en séquence T2/FLAIR
E coupes axiales en séquence 3DTOF

Question 8

Les lésions multiples visualisées sur cette IRM cérébrale (une ou plusieurs propositions exactes) :

A concernent les territoires périventriculaires
B sont en hyposignal T2/FLAIR
C ne sont pas responsables d'un effet de masse
D sont localisées dans la substance grise
E sont localisées dans la substance blanche

Question 9

Une des lésions visualisées ci-dessus prend le contraste en séquence T1 après injection de gadolinium. En interrogeant à nouveau la patiente, celle-ci décrit un autre épisode de paresthésies de la main droite d'apparition progressive ayant duré une semaine, il y a 1 an, pour lequel elle n'avait pas consulté. Compte tenu de ces nouvelles données cliniques et d'imagerie, quel(s) est (sont) le(s) diagnostic(s) que vous évoquez en priorité ?

A multiples infarctus cérébraux
B SEP rémittente récurrente (SEP RR)
C cysticercose cérébrale
D métastases multiples cérébrales
E migraine avec aura

Question 10

Vous posez le diagnostic de SEP RR, quel(s) résultat(s) est (sont) compatible(s) lors de l'exploration du LCS dans ce cas ?

A hyperprotéinorachie inférieure à 1 g/l
B absence de réaction cellulaire ou réaction inférieure à 50 éléments/mm^3
C profil oligoclonal
D réaction cellulaire supérieure à 200 éléments/mm^3
E hyperprotéinorachie supérieure à 6 g/l

Question 11

Quel(s) traitement(s) devez-vous envisager dans ce cas ?

A traitement de la poussée par bolus de Solumédrol IV
B traitement de la poussée par corticothérapie *per os*
C traitement de fond par immunosuppresseurs en première intention
D pas d'indication à un traitement de fond actuellement
E traitement de fond par immunomodulateur

Question 12

La patiente est traitée pour sa SEP RR par immunomodulateur au long cours. Elle récupère *ad integrum* de sa poussée oculomotrice.

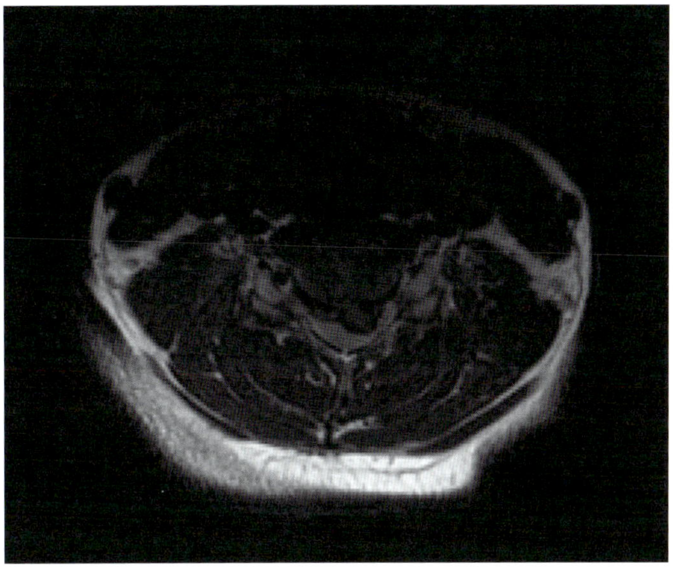

Fig. 30.15.
(Source : CEN, 2019.)

Quelques années plus tard, vous êtes appelé aux urgences pour cette même patiente qui présente depuis 15 jours une douleur du membre supérieur gauche, irradiant jusqu'au niveau du pouce gauche associée à une fatigabilité inhabituelle du membre inférieur gauche à la marche. La face est préservée.
Que devez-vous rechercher à l'examen clinique pour orienter le diagnostic étiologique ?

- **A** recherche d'un syndrome pyramidal
- **B** recherche de troubles vésicosphinctériens
- **C** recherche d'un niveau sensitif
- **D** recherche d'un syndrome dysexécutif
- **E** recherche d'un syndrome extrapyramidal

Question 13

Quelle(s) hypothèse(s) étiologique(s) est (sont) à évoquer dans ce contexte ?

- **A** compression médullaire cervicale par hernie C5-C6
- **B** myélite dorsale sur SEP
- **C** myélopathie cervico-arthrosique
- **D** canal lombaire rétréci
- **E** compression médullaire cervicale d'origine tumorale

Question 14

Il existe effectivement un syndrome pyramidal du membre inférieur, une abolition du réflexe tendineux bicipital et styloradial gauches ainsi qu'un discret déficit moteur du biceps brachial et du brachioradialis gauches. Vous suspectez une compression médullaire. Quel(s) examen(s) complémentaire(s) demandez-vous en urgence afin de le confirmer ?

- **A** potentiels évoqués somesthésiques (PES) et potentiels évoqués moteurs (PEM)
- **B** ponction lombaire
- **C** IRM lombaire
- **D** IRM cervicale
- **E** IRM cérébrale

Question 15

Vous faites réaliser une IRM cervicale (en séquence T2 sagittale et axiale) dont voici les résultats (figures 30.15 et 30.16). Sur les images, que visualisez-vous ?

- **A** compression médullaire cervicale
- **B** myélite cervicale
- **C** hernie discale C5-C6
- **D** syringomyélie
- **E** spondylodiscite cervicale

Dossier progressif 10

Une femme de 36 ans est admise vers 13 heures aux urgences pour un vertige associé à des

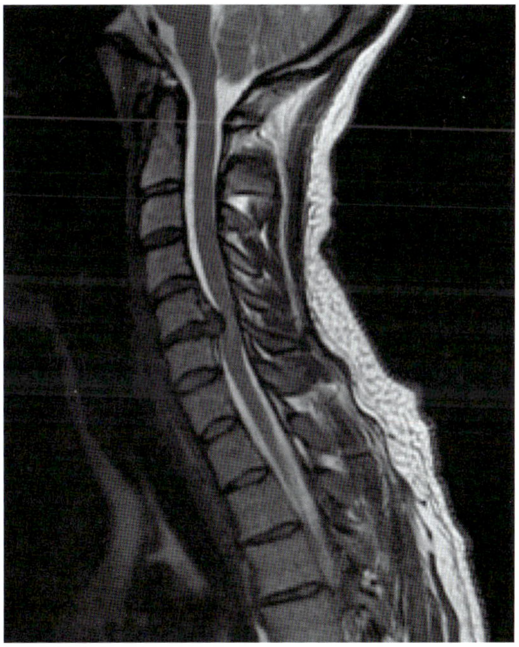

Fig. 30.16.
(Source : CEN, 2019.)

vomissements. Les troubles ont été constatés au réveil à 8 heures. Elle décrit une impression rotatoire (comme dans un manège), aggravée par la moindre mobilisation de la tête ou de son corps. Les mouvements déclenchent des nausées et parfois un vomissement. Elle fume 10 cigarettes par jour depuis l'âge de 18 ans et prend une contraception orale œstroprogestative.

Question 1

Au sein des voies vestibulaires, quelle est la structure anatomique plus particulièrement impliquée dans les mouvements rotatoires ?

A utricule
B saccule
C canaux semi-circulaires
D cervelet
E voies proprioceptives

Question 2

Un syndrome vestibulaire aigu peut résulter d'une lésion de/du (une ou plusieurs propositions exactes) :

A cervelet
B système otolithique
C VIIIe nerf crânien
D mésencéphale
E utricule

Question 3

La patiente ne peut pas être mise debout. En position assise, vous lui demandez de tendre les bras et les index et vous notez une déviation posturale vers la gauche. Vous recherchez un nystagmus. Dans l'hypothèse d'un syndrome vestibulaire périphérique, quel type de nystagmus vous attendez-vous à trouver ?

A horizonto-rotatoire battant à gauche dans toutes les directions du regard
B horizonto-rotatoire battant à droite dans toutes les directions du regard
C vertical dans le regard latéral gauche
D horizontal ou vertical selon la direction du regard
E vertical dans le regard latéral droit

Question 4

Dans une névrite vestibulaire, on s'attend à trouver (une ou plusieurs propositions exactes) :

A une hypoacousie homolatérale au syndrome vestibulaire
B un syndrome végétatif important
C un vertige déclenché par la manœuvre de Dix-Hallpike
D des acouphènes
E une aréflexie vestibulaire unilatérale aux épreuves caloriques

Question 5

À l'examen clinique, vous notez une chute de la paupière gauche, un myosis gauche, une hypoesthésie de l'hémiface gauche et une hypoesthésie à la piqûre de l'hémicorps droit respectant la face. Quelle est la localisation la plus probable de la lésion ?

A thalamus gauche
B vestibule gauche
C mésencéphale gauche
D hémisphère cérébelleux gauche
E bulbe gauche

Question 6

Vous demandez une IRM cérébrale. À propos de l'examen ci-joint (figure 30.17), quelle(s) est (sont) la (les) proposition(s) exacte(s) ?

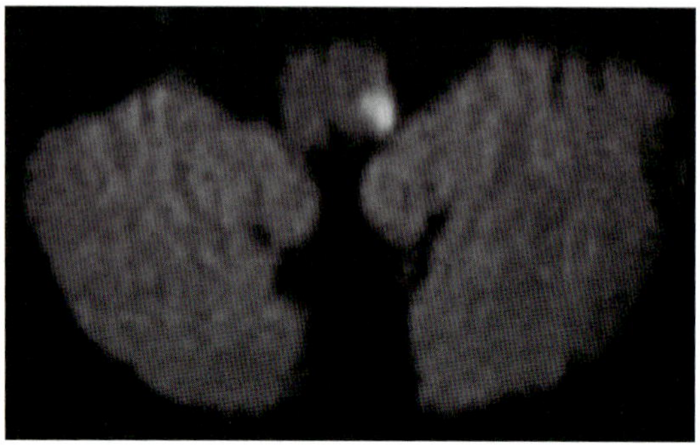

Fig. 30.17.
(Source : CEN, 2019.)

A coupe axiale en séquence de diffusion
B infarctus mésencéphalique gauche
C infarctus bulbaire gauche
D infarctus protubérantiel gauche
E dissection carotidienne gauche

Question 7

Le diagnostic d'infarctus latérobulbaire gauche est confirmé. Vous apprenez que la patiente a des douleurs cervicales depuis 1 semaine. Elle a d'ailleurs eu des manipulations cervicales il y a 3 jours, sans effet. Quel diagnostic suspectez-vous ?

A dissection carotidienne gauche
B dissection vertébrale gauche
C dissection carotidienne droite
D dissection vertébrale droite
E thrombose veineuse cérébrale

Question 8

Quel(s) traitement(s) symptomatique(s) du vertige proposez-vous ?

A antiémétiques
B acétyl-leucine
C manœuvres libératoires
D rééducation vestibulaire
E bétahistine

Dossier progressif 11

Une patiente de 25 ans est hospitalisée pour des troubles de la marche d'apparition subaiguë, sur 5 jours. Elle n'a pas d'antécédent notable en dehors d'un épisode de paresthésies distales des deux mains survenu il y a 2 ans et qui avait spontanément disparu. L'examen neurologique montre un déficit moteur à 3/5 du membre inférieur droit. Les réflexes tendineux sont vifs au niveau du membre inférieur droit et on note un signe de Babinski du même côté.

L'examen de la sensibilité révèle une hypoesthésie tactile remontant jusqu'au niveau de l'ombilic à droite et une hypoesthésie thermoalgique controlatérale touchant le membre inférieur gauche.

Question 1

Sur le plan syndromique, à quoi correspond ce tableau ?

A syndrome syringomyélique
B syndrome alterne
C syndrome cérébelleux
D syndrome de Brown-Séquard
E syndrome neurogène périphérique

Question 2

Il s'agit d'un syndrome de Brown-Séquard par atteinte de l'hémimoelle droite.
Sur le plan étiologique, que recherchez-vous à l'interrogatoire ?

A contexte traumatique
B éruption cutanée
C fièvre
D épisodes neurologiques antérieurs
E douleurs radiculaires
F épistaxis

Question 3

Pouvez-vous donner le niveau précis de l'atteinte ?

Question 4

Quelle hypothèse diagnostique faites-vous en priorité ?

A ischémie médullaire
B tumeur de la queue de cheval
C métastase vertébrale
D sclérose en plaques
E méningiome

Question 5

Vous évoquez en priorité une poussée de sclérose en plaques avec atteinte médullaire.
Quels examens complémentaires confortent positivement votre hypothèse ?

A IRM pan-médullaire
B IRM cérébrale
C échographie abdominale
D ponction lombaire
E bilan hépatique
F sérologie VIH
G vitesse de sédimentation

Question 6

Une IRM cérébrale est réalisée et conforte l'hypothèse de sclérose en plaques.
Décrivez cette IRM (figure 30.18).

Question 7

Quel traitement mettez-vous en œuvre à la phase aiguë ?

A méthylprednisolone IV
B interféron bêta
C rt-PA
D corticothérapie orale
E carbamazépine

Question 8

Vous instaurez un traitement par méthylprednisolone 1 g par jour en IV pendant 3 jours. Quelle prise en charge complémentaire devez-vous mettre en place avec ce traitement ?

A bandelette urinaire avant le début de la corticothérapie
B ionogramme sanguin avant le début de la corticothérapie
C insulinothérapie
D traitement par héparine de bas poids moléculaire
E régime sans sel strict

Question 9

Un an plus tard la patiente revient pour une baisse d'acuité visuelle de l'œil droit. Elle note une douleur à la mobilisation de l'œil. L'œil n'est pas rouge. Un ophtalmologiste consulté n'a rien constaté d'anormal.
Quelle est votre hypothèse diagnostique ?

A décollement de rétine
B glaucome aigu à angle fermé
C cataracte
D névrite optique rétrobulbaire
E uvéite

Question 10

Vous évoquez une névrite optique rétrobulbaire droite devant une baisse d'acuité visuelle, douloureuse sans anomalie de l'examen ophtalmologique. Que pouvez-vous maintenant en conclure en termes de diagnostic ?

Question 11

Quels examens complémentaires pouvez-vous demander pour confirmer votre hypothèse de névrite optique rétrobulbaire ?

A fond d'œil
B angiographie rétinienne
C champs visuels
D examen des couleurs
E potentiels évoqués sensitifs
F potentiels évoqués visuels

Question 12

Quelle stratégie thérapeutique proposez-vous à cette patiente à ce stade pour son affection neurologique ?

A corticothérapie *per os*
B ciclosporine
C interféron
D lévétiracétam
E baclofène

Question 13

La patiente vous consulte car elle envisage une grossesse. Que lui dites-vous à ce sujet ?

A la grossesse est contre-indiquée dans la sclérose en plaques
B il y a une recrudescence des poussées pendant la grossesse
C le risque de fausses couches est augmenté
D le risque de poussée augmente en post-partum
E la grossesse est péjorative pour le pronostic neurologique à long terme

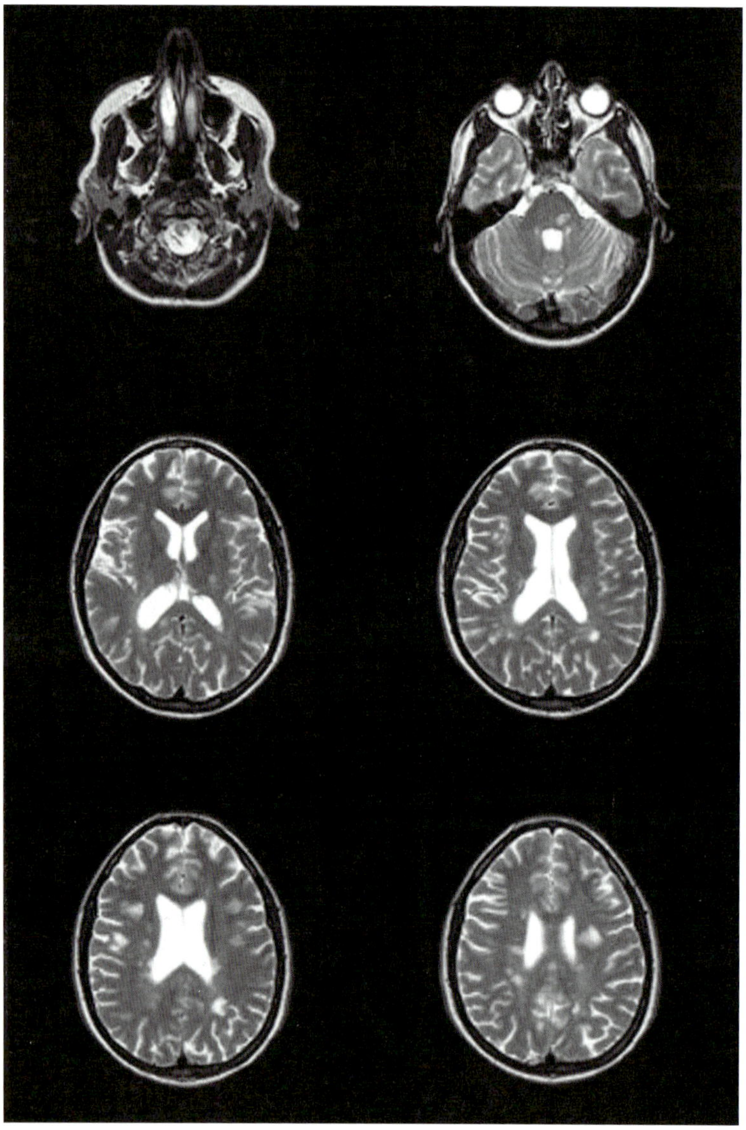

Fig. 30.18.
(Source : CEN, 2019.)

F le traitement par interféron peut être poursuivi
G aucune des réponses précédentes

Question 14
Quel(s) vaccin(s) est (sont) contre-indiqué(s) chez cette patiente ?
A grippe
B rougeole
C fièvre jaune
D hépatite B
E hépatite A
F aucun vaccin

Question 15
La patiente revient vous voir car elle présente depuis l'épisode initial médullaire, des douleurs à type de brûlure du membre inférieur gauche. Elle n'est pas soulagée par le paracétamol. Que lui proposez-vous ?
A amitryptiline
B imipramine
C morphine
D carbamazépine
E gabapentine

Dossier progressif 12
Mme A., 25 ans, secrétaire, sans antécédent médical, est hospitalisée pour des troubles de la marche. Depuis 10 jours, elle se plaint de fourmillements douloureux des membres inférieurs avec une sensation de serrement. Son périmètre de marche est limité à 30 mètres du fait d'une jambe droite lourde qui traîne. Elle dit qu'elle ne sent pas bien le sol sous ses pieds, notamment à droite. Elle se plaint d'aller uriner beaucoup plus fréquemment et d'avoir du mal à retenir ses urines.

L'état général est bon. La patiente est apyrétique. Lors de la marche, il existe un fauchage à droite. L'épreuve de Romberg est positive. Il existe un signe de Mingazzini au membre inférieur droit, un signe de Babinski à droite, et les réflexes tendineux sont vifs aux quatre membres mais de façon plus importante à droite. La piqûre et le chaud et froid sont mal ressentis au membre inférieur gauche jusqu'à l'ombilic. Le diapason est mal ressenti au niveau du membre inférieur droit. Le reste de l'examen clinique est normal.

Question 1

Quels syndromes neurologiques retenez-vous ?

- **A** syndrome cérébelleux statique
- **B** syndrome pyramidal du membre inférieur droit
- **C** syndrome cordonal postérieur du membre inférieur droit
- **D** syndrome myogène du membre inférieur gauche
- **E** syndrome extralemniscal du membre inférieur gauche

Question 2

Quels éléments d'examen clinique sont en faveur d'un syndrome pyramidal ?

- **A** fauchage du membre inférieur droit
- **B** épreuve de Romberg positive
- **C** signe de Babinski droit
- **D** réflexes tendineux vifs aux quatre membres
- **E** troubles de la pallesthésie du membre inférieur droit

Question 3

Quelle est la localisation la plus probable de la lésion ?

- **A** lobule paracentral gauche
- **B** moelle cervicale, latéralisée du côté gauche
- **C** moelle lombaire, latéralisée du côté droit
- **D** moelle thoracique de niveau T9-T10, latéralisée du côté gauche
- **E** moelle cervicothoracique au-dessus de T9-T10, latéralisée du côté droit

Question 4

Quel examen complémentaire demandez-vous en priorité ?

- **A** IRM cérébrale
- **B** IRM pan-médullaire
- **C** IRM lombaire
- **D** potentiels évoqués somesthésiques
- **E** électroneuromyogramme

Question 5

Interprétez le cliché suivant (figure 30.19).

- **A** séquence pondérée en T1
- **B** séquence pondérée en T2
- **C** hypersignal intramédullaire en C4
- **D** hypersignal extradural en C3
- **E** hyposignal intramédullaire

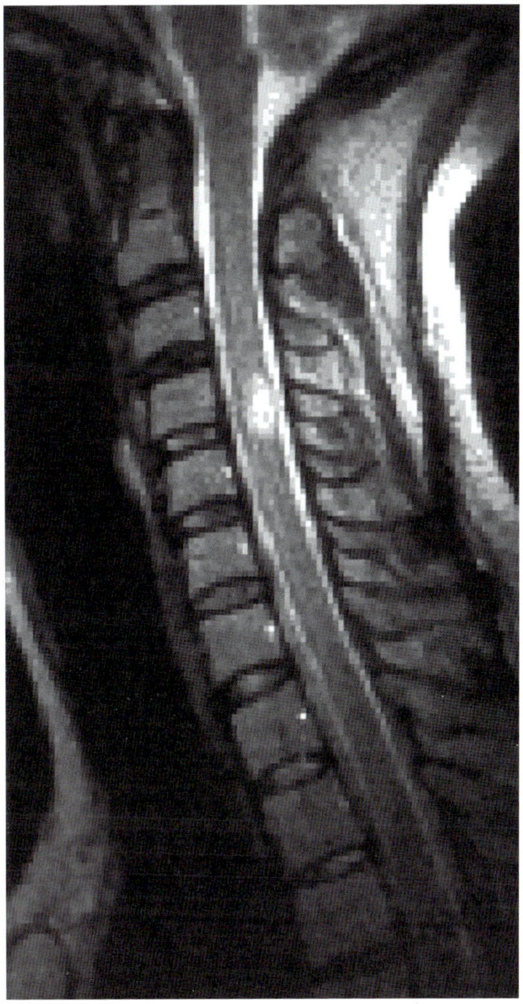

Fig. 30.19.
(Source : CEN, 2019.)

Question 6

En réinterrogeant la patiente, vous apprenez que deux ans auparavant elle avait présenté une baisse de l'acuité visuelle de l'œil droit. Son ophtalmologue l'avait alors examinée et n'avait rien retrouvé. Tout était rentré dans l'ordre en trois semaines sans aucun traitement.

Quels sont les deux types de dissémination recherchés dans la sclérose en plaques (SEP) ?

Question 7

Citez deux examens utiles pour le diagnostic de SEP.

Question 8

Vous suspectez une sclérose en plaques chez Mme A. Quel examen complémentaire permet de démontrer la dissémination des symptômes dans l'espace ?

- **A** nouvel examen ophtalmologique
- **B** IRM cérébrale
- **C** potentiels évoqués visuels
- **D** potentiels évoqués moteurs
- **E** analyse du liquide cérébrospinal

Question 9

Quelles sont les assertions exactes quant à l'IRM dans la SEP ?

- **A** elle permet d'éliminer une tumeur
- **B** sa normalité élimine définitivement une SEP
- **C** elle peut définir la dissémination spatiale
- **D** elle peut définir la dissémination temporelle

E elle doit être réalisée annuellement chez tous les patients

Question 10
Quels sont les signes IRM évocateurs de SEP ?
A hypersignaux T1
B hypersignaux T2
C prise de contraste après injection de gadolinium
D prise de contraste méningée
E hypersignaux des noyaux gris

Question 11
Une ponction lombaire est réalisée. Quels résultats apportent des arguments en faveur du diagnostic positif de SEP ?
A globules blancs : 70 éléments par mm^3 (N < 5 par mm^3)
B protéines : 0,30 g/l (N 0,20 à 0,40 g/l)
C index d'IgG : 1,18 (N ≤ 0,70)
D glycorachie : 2,5 mmol/l
E présence de bandes oligoclonales

Question 12
Quelques mois plus tard, après avoir effectué un jogging pendant 1 heure la patiente présente de nouveau un flou visuel de l'œil droit. Ce dernier régresse en 2 heures. La patiente, inquiète, vous appelle pour savoir ce qu'il faut faire. Que lui dites-vous ?
A ces symptômes n'ont pas de lien avec la SEP
B ces symptômes sont dus à une nouvelle poussée
C ces symptômes sont dus à un phénomène de Uhthoff
D il faut contrôler l'IRM cérébrale
E il faut contrôler l'examen ophtalmologique

Question 13
Si vous réalisez des flashs de corticoïdes, quels peuvent être les effets secondaires ?
A hypokaliémie
B troubles du rythme cardiaque
C cancer
D insomnie
E dysrégulation de la glycémie

Question 14
Vous décidez d'instaurer un traitement de fond. Quelles mesures devez-vous prendre ?
A faire une demande de reconnaissance de travailleur en situation de handicap
B informer le médecin du travail pour aménager le poste de travail
C proposer un arrêt de travail pour mettre en route le traitement
D faire une demande de reconnaissance d'affection longue durée
E faire une demande d'allocation adulte handicapé

Question 15
Lors d'une consultation de suivi, la patiente se plaint d'infections urinaires à répétition et de troubles urinaires permanents, avec des impériosités urinaires et des difficultés à vider sa vessie en une seule fois. Que lui proposez-vous ?
A un traitement antibiotique séquentiel
B une surveillance hebdomadaire de la bandelette urinaire
C une échographie des voies urinaires avec mesure du résidu post-mictionnel
D une cystoscopie
E un bilan urodynamique

Dossier progressif 13
Mlle K., droitière, âgée de 18 ans, vous est adressée pour une chute accompagnée d'une perte de connaissance, de secousses des quatre membres.

Question 1
Quels signes recherchez-vous à l'interrogatoire en faveur d'une crise généralisée tonicoclonique ?
A perte d'urine
B contraction tonique généralisée ayant précédé les secousses cloniques
C morsure latérale de la langue
D trémulations généralisées
E amnésie de la phase post-critique

Question 2
La patiente vous rapporte que la perte de connaissance décrite ci-dessus a été précédée d'une sensation épigastrique désagréable ascendante, elle s'est levée pour prendre l'air puis son premier souvenir après la perte de connaissance était dans l'ambulance. À son réveil, elle avait du mal à trouver ses mots, se plaignait de douleurs musculaires diffuses et d'une douleur à la langue. Quelle est votre hypothèse diagnostique principale concernant cet épisode ?
A crise généralisée tonicoclonique
B syncope secondairement convulsivante
C absence myoclonique
D crise focale secondairement généralisée
E accident ischémique transitoire

Question 3
Vous retenez le diagnostic d'une crise focale secondairement généralisée. Quels autres éléments sémiologiques recherchez-vous à l'interrogatoire de ses parents et de la patiente en faveur d'une origine temporale ?
A une sensation initiale à type de paresthésies ascendantes de la main, puis du bras, puis de la face
B une sensation initiale de déjà vécu
C des hallucinations visuelles élémentaires
D des contractions cloniques du membre supérieur droit ayant précédé la généralisation secondaire
E une rupture de contact prolongé ayant précédé la généralisation secondaire

Question 4
L'interrogatoire de la patiente vous apprend qu'elle a présenté depuis quelques mois cinq épisodes de sensation épigastrique ascendante angoissante associée à une sensation de déjà vécu intense identiques à celles ressenties au début de la crise. À une reprise, cela s'est passé au cours d'un repas devant ses parents qui ont observé qu'elle ne répondait plus aux questions, qu'elle a commencé à se frotter les mains de façon répétitive et stéréotypée, qu'elle était pâle et que son visage était figé. En reprenant toute son histoire, quels éléments sémiologiques vous permettent d'écarter formellement une épilepsie-absences de l'enfant ?

A âge de début des crises
B durée de la rupture de contact
C sensations initiales
D présence d'une crise généralisée tonicoclonique
E fréquence des crises
F expression figée du visage au cours de la crise

Question 5

Vous retenez le diagnostic d'une épilepsie temporale gauche. Dans le cadre du bilan étiologique vous réalisez une imagerie cérébrale (figure 30.20). De quel type d'examen s'agit-il ?

A scanner cérébral en coupe coronale
B scanner cérébral en coupe axiale
C IRM cérébrale en séquence FLAIR et en coupe coronale
D IRM cérébrale en séquence T1 et en coupe coronale
E IRM cérébrale en séquence T1 et en coupe axiale

Question 6

À propos de cet examen que concluez-vous ?

A aucune anomalie
B sclérose hippocampique gauche
C hypersignal hippocampique gauche
D élargissement des ventricules latéraux
E atrophie corticale

Question 7

Au vu de l'anamnèse et de l'IRM vous retenez le diagnostic d'une épilepsie temporale interne gauche structurelle avec sclérose hippocampique gauche. Quel facteur étiologique spécifique survenu dans l'enfance recherchez-vous à l'interrogatoire des parents ?

A traumatisme crânien
B méningite
C prématurité
D césarienne
E convulsions fébriles compliquées

Question 8

Les parents vous rapportent que leur fille a présenté des convulsions fébriles dans l'enfance. Quels critères recherchez-vous en faveur de convulsions fébriles compliquées ?

A survenue avant 1 an
B température supérieure à 40 °C
C durée supérieure à 3 minutes
D asymétriques
E déficit post-critique supérieur à 48 heures

Question 9

Vous revoyez la patiente à 6 mois. Malgré un traitement par lamotrigine qui a été porté à dose progressive jusqu'à un palier de 100 mg par jour, il persiste une à deux crises partielles par mois. Parmi les propositions suivantes, quelles sont les propositions vraies concernant la persistance des crises ?

A elles peuvent être liées à une pharmacorésistance de l'épilepsie
B elles peuvent être liées à une prise irrégulière du traitement
C elles peuvent être liées à une aggravation paradoxale sous lamotrigine
D elles peuvent être liées à la progression de la lésion objectivée à l'IRM
E elles peuvent être liées à une posologie insuffisante du traitement

Question 10

Vous lui remettez une ordonnance pour augmenter progressivement sur 1 mois la posologie du lamictal jusqu'à 200 mg par jour. Au bout de 5 jours la patiente vous téléphone en urgence car elle présente un prurit associé à un érythème généralisé. Que faites-vous ? (une réponse juste)

A j'arrête immédiatement son traitement par lamotrigine
B je lui recommande de continuer à augmenter son traitement et je prescris une crème à base de corticoïdes
C je lui recommande de continuer à augmenter le traitement jusqu'à ce qu'elle ait vu un dermatologue
D je la rassure car ce n'est pas un effet indésirable rapporté avec la lamotrigine
E je la revois en urgence pour baisser rapidement le lamotrigine en vue de son remplacement par un autre antiépileptique

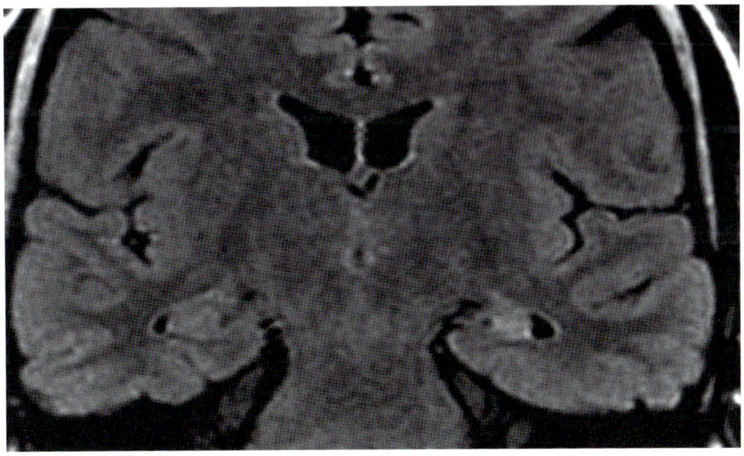

Fig. 30.20.
(Source : CEN, 2019.)

Question 11

Vous revoyez la patiente en urgence pour baisser rapidement le traitement et le remplacer par un autre antiépileptique. Quelle complication dermatologique rare mais grave de la lamotrigine redoutez-vous ?

A érythrodermie
B eczéma généralisé
C pemphigus
D nécrolyse épidermique toxique
E prurit résistant

Question 12

Vous revoyez la patiente en consultation à intervalle régulier et malgré deux tentatives successives de traitement à dose efficace par lévétiracétam (Keppra®) puis par carbamazépine LP (Tégrétol LP®), les crises persistent. La patiente a été licenciée de son emploi de vendeuse suite à une crise survenue sur son lieu de travail.

Concernant la prise en charge ultérieure, que lui expliquez-vous ?

A l'échec de ces deux monothérapies successives fait redouter une pharmacorésistance
B l'échec de ces deux monothérapies n'a pas de valeur pronostique quant à sa sensibilité aux autres médicaments antiépileptiques
C il est possible de faire un dossier auprès de la maison départementale du handicap pour une reconnaissance en qualité de travailleur handicapé.
D vous lui proposez un bilan vidéo-EEG de longue durée qui consiste à essayer d'enregistrer des crises afin de confirmer le diagnostic d'épilepsie du lobe temporal
E il est possible d'envisager un traitement chirurgical de son épilepsie sans autre examen complémentaire

Question 13

Un enregistrement vidéo-EEG est réalisé et permet d'enregistrer en tout trois crises identiques et confirme leur origine temporale interne gauche. Concernant la prise en charge thérapeutique et médicosociale ultérieure, que lui expliquez-vous ?

A ses crises ne sont pas si graves car elles ne comportent pas de généralisations secondaires
B le retentissement de son épilepsie justifie une demande de reconnaissance en qualité de travailleur handicapé
C elle peut reconduire, et chercher un nouveau travail sous traitement
D son épilepsie lui interdit la conduite automobile tant que les crises persistent
E il faut continuer à privilégier le traitement médicamenteux de son épilepsie, on finira bien par trouver le bon médicament efficace sur ses crises
F il est possible d'envisager un traitement neurochirurgical curatif de son épilepsie
G la gravité de son épilepsie justifie une demande de prise en charge par la Sécurité sociale au titre des affections longue durée

Dossier progressif 14

Vous voyez en consultation une jeune femme de 23 ans. Cette patiente est droitière, ambulancière, elle vit en concubinage et n'a pas d'enfant. Elle pratique la course à pied et l'escalade.

Elle a pour antécédents des crises convulsives fébriles compliquées dans la petite enfance.

Elle prend pour seul traitement une contraception œstroprogestative.

Cette patiente se plaint d'épisodes stéréotypés se manifestant par une sensation épigastrique ascendante puis une suspension du contact, un mâchonnement décrit par sa mère, présente à la consultation. En post-événementiel, la mère décrit un trouble phasique assez marqué.

Question 1

Quelle(s) est (sont) votre (vos) hypothèse(s) diagnostique(s) principale(s) devant ces manifestations ?

A accident ischémique transitoire dans le territoire de la carotide interne gauche
B crises d'épilepsie de type absence
C crises d'épilepsie à point de départ focal
D hypoglycémie
E attaques de panique

Question 2

Vous évoquez une épilepsie focale. D'après vous quelle(s) localisation(s) cérébrale(s) peu(ven)t être le siège de l'épilepsie ?

A frontale gauche
B frontale droite
C temporale interne gauche
D temporale interne droite
E occipitale gauche

Question 3

Quel(s) examen(s) paraclinique(s) proposez-vous en première intention ?

A EEG standard
B enregistrement vidéo-EEG de 48 heures
C scanner cérébral avec injection de produit de contraste
D IRM cérébrale
E tomographie par émission de positons cérébrale

Question 4

Voici l'IRM que vous avez fait réaliser (figure 30.21).

À propos de cette IRM, quelle(s) est (sont) la (les) proposition(s) exacte(s) ?

A il s'agit d'une séquence T2/FLAIR
B il s'agit d'une coupe coronale
C on peut observer une sclérose hippocampique droite
D la flèche pleine désigne le corps calleux
E la flèche pointillée désigne le tronc basilaire

Question 5

Vous avez donc mis en évidence une sclérose hippocampique gauche. Vous décidez de mettre en route un traitement par lamotrigine (Lamictal®).

De quel(s) effet(s) indésirable(s) principal (aux) de ce traitement devez-vous prévenir la patiente ?

A hyponatrémie
B éruption cutanée
C tremblements

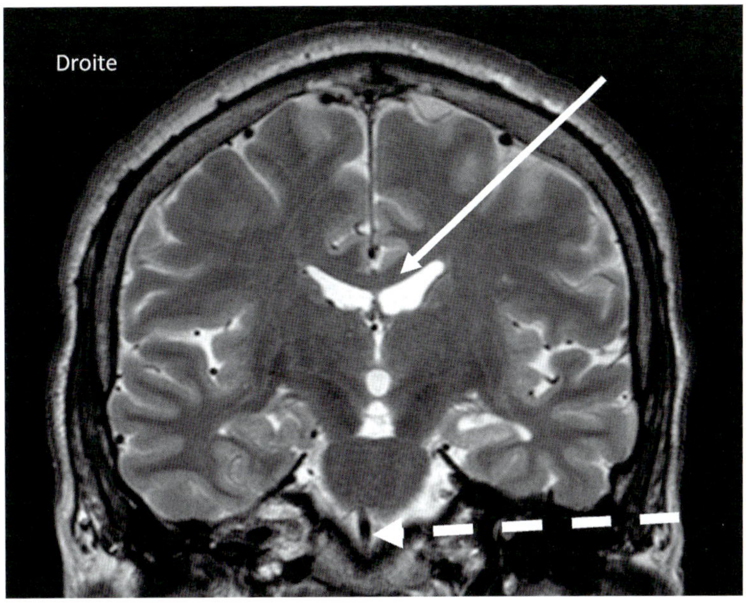

Fig. 30.21.
(Source : CEN, 2019.)

D troubles psychiatriques
E troubles de la conduction cardiaque

Question 6

En dehors de la mise en route du traitement, que faites-vous pour la patiente ?

A vous prévenez son médecin du travail, pour un éventuel reclassement professionnel
B vous l'informez sur la législation vis-à-vis de la conduite automobile et du permis de conduire
C vous lui contre-indiquez toute activité sportive
D vous lui déconseillez d'envisager une grossesse
E vous lui expliquez les facteurs favorisants de crise à éviter

Question 7

Alors que la patiente a été perdue de vue, vous la retrouvez quelques mois plus tard aux urgences. Elle est hospitalisée pour la survenue d'une crise tonicoclonique généralisée survenue quelques heures plus tôt.
Alors que vous étiez en train d'interroger la patiente, elle présente devant vous une crise tonicoclonique généralisée.
Quelle est votre conduite à tenir immédiate ?

A vous allongez la patiente et sécurisez l'environnement
B vous demander une contention de la patiente pour éviter qu'elle ne se blesse
C vous assurez la liberté des voies aériennes à l'aide d'une canule de Guedel
D vous débutez une oxygénothérapie
E vous injectez immédiatement une ampoule de clonazépam (Rivotril®)

Question 8

Cela fait maintenant 5 minutes que la crise tonicoclonique a débuté devant vous.
Parmi les propositions suivantes, laquelle (lesquelles) fait (font) partie de votre prise en charge immédiate ?

A vous intubez la patiente
B vous injectez une ampoule de clonazépam (Rivotril®)
C vous mettez en route un traitement par phénobarbital (Gardénal®) ou fosphénytoïne (Prodilantin®) en intraveineux
D vous débutez une sédation
E vous ne traitez pas pour le moment, il faut attendre 30 minutes, la crise va peut-être s'arrêter seule

Question 9

Cette première ampoule de Rivotril® n'a pas permis de faire céder la crise.
Que faites-vous ?

A clonazépam (Rivotril®) IV seule
B clonazépam (Rivotril®) IV et dose de charge de phénobarbital (Gardénal®) ou fosphénytoïne (Prodilantin®)
C dose de charge de phénobarbital (Gardénal®) ou fosphénytoïne (Prodilantin®) seule
D dose de charge de phénobarbital (Gardénal®) et fosphénytoïne (Prodilantin®)
E sédation

Question 10

Cette prise en charge est efficace.
Vous continuez de suivre la patiente, voilà maintenant plusieurs années que vous la connaissez. Plusieurs lignes de traitement antiépileptique ont été tentées avec une bonne observance. La patiente présente toujours plusieurs crises par mois.
Que pensez-vous de cette épilepsie ?

A il s'agit d'une épilepsie pharmacorésistante
B une modification des combinaisons d'antiépileptiques serait inutile
C vous proposez un bilan préchirurgical de l'épilepsie

D la patiente peut bénéficier d'une prise en charge à 100 % par la Sécurité sociale
E vous proposez une diète cétogène

Question 11

La patiente a maintenant 40 ans, elle va mieux. Elle vous amène en consultation sa fille adoptive qui a 7 ans et qui présente des ruptures de contact pluriquotidiennes depuis 1 mois maintenant. Par ailleurs, il n'y a pas d'anomalie à l'examen neurologique et le développement psychomoteur se poursuit normalement.
Voici l'EEG de cet enfant (figure 30.22). Qu'en pensez-vous ?

A l'EEG met en évidence une crise focale de type absence
B l'EEG met en évidence une crise généralisée de type absence
C sous traitement antiépileptique adapté, la jeune patiente devrait être libre de crise
D il existe un risque important que les crises persistent à l'âge adulte
E un traitement par carbamazépine (Tégrétol®) semble le plus adapté

Dossier progressif 15

Mlle A., 27 ans, consulte pour des phénomènes survenant par épisodes de quelques minutes, depuis quelques mois. Le phénomène commence en général par une sensation de peur injustifiée et d'inquiétudes inhabituelles, avec l'impression que le monde autour devient irréel, comme si son environnement devenait surnaturel. La jeune femme présente alors des palpitations, avec gêne respiratoire, nausées, et impression de striction épigastrique. Le début et la fin de chaque épisode sont décrits comme brutaux, un état de fatigue de quelques heures lui succède. La patiente est très inquiète. Les épisodes surviennent 4 à 5 fois par semaine.

Question 1

Parmi les hypothèses diagnostiques suivantes, laquelle vous semble la plus plausible ?

A attaques de panique
B hypoglycémie
C épilepsie focale
D malaise vagal
E accident ischémique transitoire

Question 2

Parmi les hypothèses syndromiques suivantes, laquelle (lesquelles) semble(nt) la (les) plus plausible(s) ?

A épilepsie myoclonique juvénile
B épilepsie-absences de l'adulte
C épilepsie focale occipitale
D épilepsie focale frontale
E épilepsie focale temporale

Question 3

Vous interrogez l'amie de Mlle A. Quelle(s) réponse(s) renforce(nt) votre hypothèse diagnostique ?

A caractère stéréotypé
B caractère non stéréotypé
C caractère non paroxystique
D caractère paroxystique
E caractère spontanément résolutif

Question 4

Durant certains accès, l'entourage décrit une altération du contact. Qu'en déduisez-vous quant à la nature de la crise ?

A crise focale avec conscience préservée
B crise focale avec conscience altérée
C crise généralisée avec conscience préservée
D crise généralisée avec conscience altérée
E crise focale secondairement généralisée

Question 5

Un EEG est réalisé. Quel(s) graphoélément(s) typique(s) d'un tracé de crise épileptique est (sont) représenté(s) en bouffée sur cet EEG (figure 30.23) ?

A pointe-onde
B onde lente
C polypointe
D polypointe-onde
E onde delta

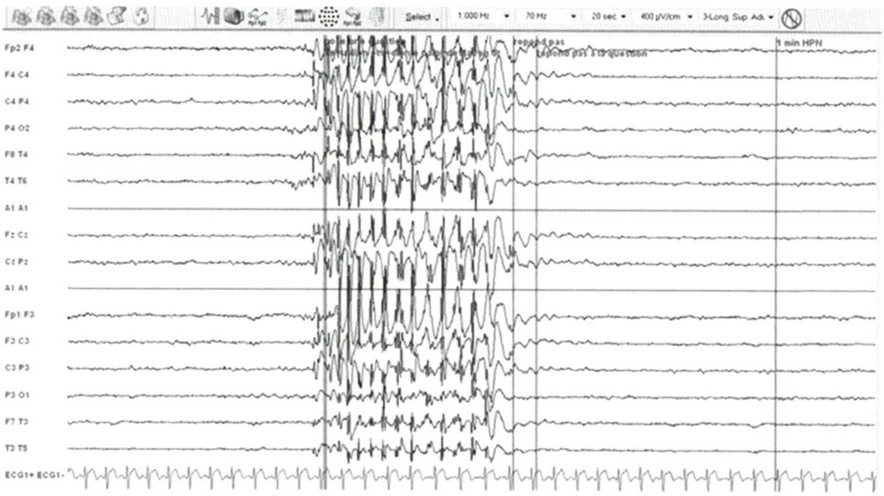

Fig. 30.22.
(Source : CEN, 2019.)

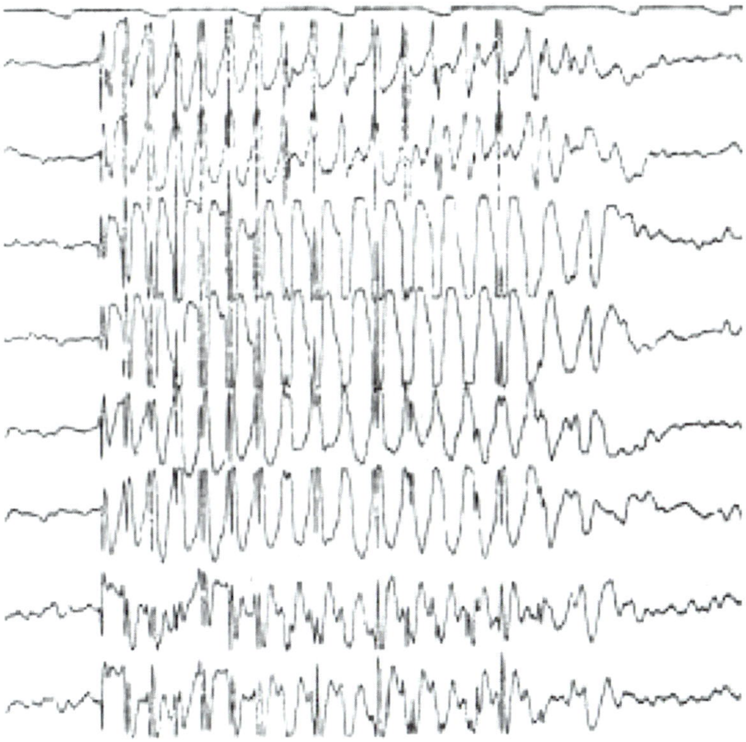

Fig. 30.23.
(Source : CEN, 2019.)

Question 6

L'entourage vous apprend que certains des épisodes de Mlle A. se poursuivent par des chutes avec tremblements des quatre membres et perte d'urines. Au décours elle est désorientée, se plaint de myalgies diffuses, et vous retenez donc le fait que la patiente présente parfois des crises généralisées tonicocloniques

D'une manière générale, une crise d'épilepsie généralisée tonicoclonique (une ou plusieurs propositions exactes) :

A peut survenir en l'absence de maladie épileptique
B peut être favorisée par une privation de sommeil
C est la conséquence d'une lésion cérébrale dans plus de 80 % des cas
D est suivie d'une période confusionnelle
E impose l'introduction d'un traitement de fond

Question 7

Une IRM cérébrale est effectuée (figure 30.24). À propos de cette imagerie, quelle(s) est (sont) la (les) proposition(s) exacte(s) ?

A IRM cérébrale séquence FLAIR sans injection
B IRM cérébrale séquence FLAIR + gadolinium
C IRM cérébrale séquence T1 + gadolinium
D coupe réalisée en plan sagittal
E nécessité de coupes IRM en plan coronal

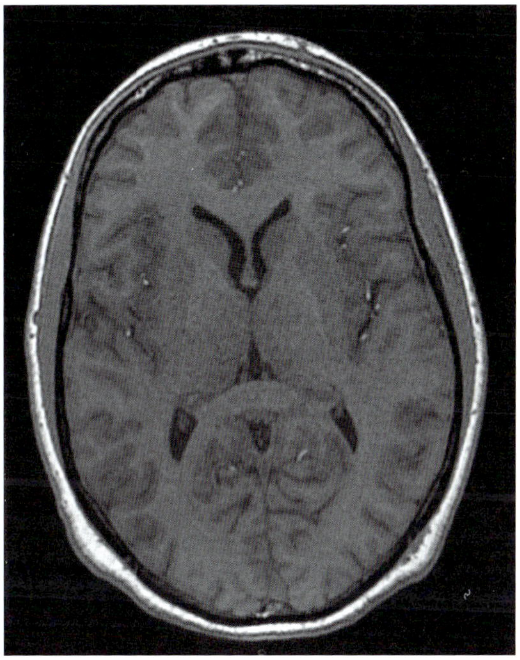

Fig. 30.24.
(Source : CEN, 2019.)

Question 8

Les examens à visée étiologique n'ont pas révélé de cause particulière à l'affection de Mlle A. Quel(s) traitement(s) préconisez-vous ?

A aucun
B antiépileptique en monothérapie
C antiépileptiques en association

D corticoïde *per os*
E antiagrégants plaquettaires *per os*

Question 9
Vous débutez un traitement par carbamazépine. Dans quelle(s) indication(s) ce traitement est-il préconisé en première intention ?
A crises d'épilepsie focales
B épilepsie généralisée
C névralgie du trijumeau
D algie vasculaire de la face
E migraine

Question 10
Comment évaluez-vous l'apport du traitement dans les mois qui suivent ?
A fréquence des crises
B tolérance
C IRM cérébrale de contrôle
D EEG mensuel
E dosage médicamenteux

Question 11
Mlle A. évoque avec vous la possibilité de mettre en route une grossesse. Que préconisez-vous ?
A arrêter l'antiépileptique
B programmer la grossesse
C contre-indiquer toute grossesse
D réaliser un scanner cérébral au cours de la grossesse
E prescrire une polythérapie antiépileptique

Question 12
Mlle A. utilisait quotidiennement sa voiture pour se rendre à son travail. Que lui dites-vous sur la possibilité de conduire désormais ?
A interdiction définitive
B interdiction sans être accompagnée
C possibilité après cinq ans de traitement sans crises
D possibilité après un an de traitement sans crises, avec l'accord de la commission du permis de conduire
E possibilité après un an de traitement sans crises, avec certificat du neurologue traitant

Question 13
Quelques années plus tard, vous recevez l'appel du SAMU car Mlle A. présente depuis 40 minutes des crises tonicocloniques répétées sans reprise de conscience entre les crises.
Quel(s) traitement(s) pré-hospitalier(s) de première ligne le SAMU administrera-t-il ?
A Lamictal® IV
B Gardénal® IV
C Rivotril® IV
D Tégrétol® IV
E Di-Hydan® IV

Dossier progressif 16
Un patient de 70 ans, droitier, agriculteur en retraite, vous consulte pour des douleurs du membre supérieur droit. Ces douleurs sont apparues progressivement depuis 6 mois, n'ont pas de trajet précis, ne sont pas impulsives à la toux et sont majorées à l'effort. Le patient décrit par ailleurs des difficultés à se raser depuis 4 mois environ et un changement de son écriture.
Il décrit enfin un tremblement intermittent du membre supérieur droit.

Question 1
Quels éléments du tremblement vous orienteraient vers un tremblement parkinsonien ?
A tremblement d'action
B tremblement de repos
C tremblement à prédominance proximale
D tremblement du chef
E tremblement à 6 Hz

Question 2
Quels éléments recherchez-vous à l'examen pour conforter votre hypothèse de syndrome parkinsonien ?
A signe de Babinski
B abolition des réflexes tendineux
C rigidité crantée
D hyperkinésie
E bradykinésie
F amimie

Question 3
À quoi correspond la manœuvre de Froment ?
A mise en évidence d'un tremblement parkinsonien lors du calcul mental
B révélation d'un signe de Babinski après effort
C mise en évidence d'une rigidité lors d'un mouvement volontaire controlatéral
D mise en évidence d'un clignement palpébral inépuisable

Question 4
Vous avez évoqué un syndrome parkinsonien. Pouvez-vous à ce stade conclure à une maladie de Parkinson idiopathique ?

Question 5
Quel argument vous manque-t-il pour confirmer votre hypothèse de maladie de Parkinson ?
A présence d'une ophtalmoplégie
B chutes fréquentes
C réponse à la L-dopa
D présence d'une hypotension orthostatique
E troubles cognitifs

Question 6
Afin de confirmer votre hypothèse, quel examen complémentaire devez-vous demander ?
A IRM pan-médullaire
B IRM cérébrale
C échographie abdominale
D ponction lombaire
E EEG
F aucun

Question 7
Le patient vous interroge sur d'éventuels facteurs étiologiques concernant cette maladie. Que lui répondez-vous ?
A il existe des formes génétiques de la maladie de Parkinson

B le tabac est un facteur étiologique de la maladie de Parkinson
C un régime riche en protéine est un facteur étiologique de la maladie de Parkinson
D l'exposition aux pesticides est un facteur étiologique de la maladie de Parkinson
E aucun facteur étiologique n'est connu

Question 8
Quel traitement mettez-vous en œuvre chez ce patient ?
A inhibiteur de la recapture de la sérotonine
B neuroleptique
C agoniste dopaminergique
D corticothérapie orale
E L-dopa

Question 9
Vous instaurez un traitement par L-dopa. Quels effets secondaires pouvez-vous redouter ?
A hypotension
B nausées
C œdèmes des membres inférieurs
D confusion
E troubles du rythme cardiaque

Question 10
Cinq ans plus tard, le patient indique qu'à certains moments de la journée il présente des mouvements involontaires et qu'à d'autres il est ralenti. À quoi correspondent ces mouvements involontaires ?

Question 11
Quels traitements sont contre-indiqués chez votre patient ?
A anticalciques
B tricycliques
C benzodiazépines
D neuroleptiques
E métoclopramide

Question 12
Dix ans après le début de son affection neurologique, le patient vous est amené car il est agité, confus et a des hallucinations. Que devez-vous chercher à l'interrogatoire de sa famille ?
A notion de traumatisme crânien
B fièvre
C changement de traitement récent
D mauvaise observance thérapeutique
E existence de troubles cognitifs récents

Question 13
Quels examens complémentaires demandez-vous en première intention devant cet état confusionnel et ces hallucinations ?
A NFP
B CRP
C ionogramme sanguin
D EEG
E scanner cérébral
F IRM cérébrale

Question 14
Cet épisode confusionnel est rentré dans l'ordre. Que peut-il néanmoins traduire le plus probablement quant à l'évolution de la maladie de Parkinson chez ce patient ?
A développement d'une maladie d'Alzheimer
B évolution démentielle de la maladie de Parkinson
C développement d'une maladie de Creutzfeldt-Jakob
D développement d'une encéphalite
E aucun élément évolutif spécifique

Question 15
À ce stade de l'évolution quels troubles doparésistants devez-vous redouter ?
A chutes
B enrayage cinétique (freezing)
C dyskinésies
D dysarthrie
E dysphagie

Dossier progressif 17

Monsieur P., 55 ans, se plaint d'une douleur de l'épaule droite qui le gêne dans ses activités et au repos. Il a subi des radios qui ont révélé une calcification tendineuse. La prise en charge par le rhumatologue et la kinésithérapie n'ont apporté aucune amélioration. Il demeure gêné pour conduire, ne peut plus bricoler et a dû interrompre son activité professionnelle en raison de ses difficultés à utiliser son membre supérieur droit, pour écrire par exemple.

Il consulte à l'instigation de son entourage qui le trouve triste, ralenti et penché en avant lorsqu'il se déplace. On lui demande fréquemment de répéter car il parle à voix basse. Spontanément, il ne sourit pas, parle sans utiliser son membre supérieur droit et marche sans le balancer.

Question 1
Parmi les antécédents suivants, lequel (lesquels) recherchez-vous à l'interrogatoire ?
A prise de neuroleptique ou apparenté
B prise de toxique
C traumatisme cervical
D maladies psychiatriques
E facteurs de risque vasculaire

Question 2
Dans la liste suivante, relevez les éléments du syndrome extrapyramidal présents dans cette observation ?
A tremblement de repos
B adiadococinésie droite
C amimie
D anosognosie
E hypophonie

Question 3
Quelle est votre principale hypothèse diagnostique ?
A maladie de Parkinson
B maladie de Wilson
C syndrome dépressif
D atrophie multisystématisée
E paralysie supranucléaire progressive

Question 4

Parmi les signes cliniques suivants, lequel (lesquels) pourrai(en)t remettre en cause l'hypothèse d'une maladie de Parkinson ?

A hallucinations précoces spontanées
B syndrome pyramidal
C tremblement de repos du pied droit
D syndrome cérébelleux
E paralysie de la verticalité du regard

Question 5

Parmi les examens complémentaires suivants, lequel (lesquels) permet(tent) de poser le diagnostic de maladie de Parkinson ?

A scintigraphie DaTSCAN®
B IRM cérébrale
C bilan hépatique
D dosage de la cuprémie
E aucun des examens précédents

Question 6

Le diagnostic de maladie de Parkinson est finalement retenu. Vous décidez d'instaurer un traitement médicamenteux.

Parmi les paramètres suivants, lequel (lesquels) pourrai(en)t influencer votre choix ?

A âge du patient
B ancienneté des symptômes
C présence d'une dysphonie
D sévérité du handicap
E profession du patient

Question 7

Parmi les classes thérapeutiques suivantes, laquelle allez-vous proposer en première intention chez ce patient ?

A L-dopa
B agonistes dopaminergiques
C anticholinergiques
D anticholinestérasiques
E inhibiteurs de la recapture de la sérotonine

Question 8

Vous avez instauré un traitement par agoniste dopaminergique.

Quelle(s) est (sont) l'(les) évolution(s) attendue(s) au cours des deux premières années ?

A amélioration de l'akinésie
B apparition de dyskinésies induites par la L-dopa
C période de stabilité dite de « lune de miel »
D apparition de chutes
E apparition de troubles sphinctériens

Question 9

Parmi les complications suivantes, laquelle (lesquelles) liée(s) au traitement par agonistes dopaminergiques allez-vous surveiller ?

A jeu pathologique
B dépression
C hypersexualité
D achats compulsifs
E troubles alimentaires

Question 10

Parmi les propositions suivantes, quelle(s) autre(s) mesure(s) allez-vous proposer ?

A orthophonie
B régime pauvre en protéines
C demande d'ALD
D kinésithérapie
E orthoptie

Question 11

L'évolution progressive de la maladie vous a conduit à associer la L-dopa à l'agoniste dopaminergique avec une amélioration satisfaisante pendant 4 ans.

Le traitement actuel du patient est le suivant :

- pramipexole LP 2,1 mg : 1 le matin ;
- lévodopa, carbidopa 100 : 1 cp. ½ matin, midi et soir.

Depuis 6 mois, les signes de la maladie réapparaissent de façon quasi systématique à la fin de chaque prise. Comment interprétez-vous cette évolution ?

A il s'agit d'un phénomène d'accoutumance au traitement
B il s'agit de complications motrices liées à la L-dopa
C il s'agit de dyskinésies induites par la L-dopa
D il s'agit d'une akinésie de fin de dose
E il s'agit de fluctuations motrices prévisibles

Question 12

Parmi les spécialités médicamenteuses suivantes, laquelle (lesquelles) peu(ven)t être proposée(s) dans la prise en charge des fluctuations motrices liées à la L-dopa ?

A inhibiteurs de la recapture de la sérotonine
B anticholinestérasiques
C antagonistes dopaminergiques
D inhibiteurs de la MAO-B
E inhibiteurs de la COMT

Question 13

Vous avez choisi d'ajuster le traitement du patient en associant un inhibiteur de la COMT. L'amélioration est à nouveau satisfaisante. Cependant, deux ans après cette modification, le patient décrit l'apparition de mouvements anormaux involontaires de son hémicorps droit.

Cette évolution traduit l'apparition (une ou plusieurs propositions exactes) :

A d'un épuisement de l'effet du traitement
B de complications motrices liées à la L-dopa
C de dyskinésies induites par la L-dopa
D d'une dystonie
E de fluctuations motrices imprévisibles
F d'une intolérance aux agonistes dopaminergiques
G d'une addiction médicamenteuse

Question 14

Afin de réduire les dyskinésies induites par la L-dopa, vous avez fractionné les prises de L-dopa et introduit l'amantadine. Après une période de stabilité de quelques années, les complications motrices sont réapparues avec une alternance de dyskinésies et de fluctuations motrices dont l'intensité est beaucoup

plus marquée. Tous les matins au réveil, le patient présente une posture en varus équin du pied droit très douloureuse.
Comment désigne-t-on sémiologiquement cette posture anormale du pied droit ?
A hyperlaxité
B complication ostéoarticulaire de la maladie
C steppage
D dystonie
E syndrome pyramidal

Question 15
À ce stade avancé de la maladie, lequel (lesquels) des traitements suivants peu(ven)t être proposé(s) ?
A crâniectomie
B pompe à morphine
C application intraduodénale continue de L-dopa
D stimulation magnétique transcrânienne
E stimulation à haute fréquence du noyau sous-thalamique

Question 16
Le patient n'a pas souhaité bénéficier des traitements chirurgicaux ou par pompe. Par conséquent, vous avez ajusté son traitement médicamenteux. Dans les années qui suivent, il va développer des troubles de la marche invalidants.
Dans la liste suivante, quel(s) trouble(s) de la marche est (sont) évocateur(s) de signes axiaux tardifs associés à la maladie de Parkinson ?
A démarche ébrieuse
B festination
C démarche dandinante
D fauchage
E enrayage cinétique (freezing)

Question 17
Monsieur P. est atteint de la maladie de Parkinson depuis 20 ans. Depuis plusieurs mois, son entourage constate des modifications de son comportement. Il a noté l'apparition de troubles de la mémoire associés à des hallucinations visuelles de plus en plus fréquentes.
Parmi les propositions suivantes, quelles sont vos trois hypothèses diagnostiques ?
A syndrome dépressif
B syndrome démentiel associé à la maladie de Parkinson
C effet indésirable des agonistes dopaminergiques
D psychose associée à la maladie de Parkinson
E fluctuation motrice

Question 18
Vous évoquez un syndrome démentiel associé à la maladie de Parkinson. Les hallucinations sont fréquentes et invalidantes.
Parmi les propositions thérapeutiques suivantes, laquelle (lesquelles) pourrai(en)t être envisagée(s) ?
A arrêt des agonistes dopaminergiques
B prescription d'un anticholinergique
C prescription d'un antipsychotique type clozapine
D prescription d'un anticholinestérasique
E arrêt de la L-dopa

Dossier progressif 18
Vous examinez en consultation Monsieur A., 50 ans qui depuis six mois se plaint progressivement d'une douleur du pied droit à la course. Il a constaté selon ses dires qu'après quelques centaines de mètres son pied a « tendance à tourner » en dedans. Sa gestualité est moins bonne dans les mouvements rapides surtout à droite quand il se brosse les dents. Il a parfois en alternance des douleurs de l'épaule droite qui existent depuis un an. Il a comme principal antécédent une HTA bien équilibrée traitée par une association antagoniste de l'angiotensine II et inhibiteur calcique.

Question 1
Quel(s) diagnostic(s) neurologique(s) peu(ven)t être évoqué(s) en première intention ?
A syndrome alterne
B syndrome parkinsonien
C syndrome neurogène
D symptomatologie dystonique
E syndrome médullaire lombaire

Question 2
Vous examinez le patient. Vous mettez en évidence une hypokinésie segmentaire bilatérale aux membres supérieurs prédominante à droite, un phénomène de roue dentée au poignet et à l'épaule droits, une micrographie. Vous évoquez une maladie de Parkinson débutante.
Quel(s) autre(s) symptôme(s) peu(ven)t être observé(s) à ce stade ?
A hyposmie
B troubles de déglutition
C hallucinations
D cauchemars
E impuissance

Question 3
Le patient a consulté sur Internet et découvert que l'examen ci-dessous peut « dépister une maladie de Parkinson » (figure 30.25). Il veut avoir votre avis sur l'intérêt de cet examen pour lui.
Parmi les propositions suivantes, quelle(s) est (sont) la (les) réponse(s) exacte(s) ?
A c'est une IRM encéphalique normale sans intérêt diagnostique
B c'est une IRM encéphalique, indiquée pour confirmer le diagnostic
C c'est une scintigraphie cérébrale au DaTSCAN® normale
D c'est une scintigraphie au DaTSCAN® anormale
E c'est une scintigraphie cérébrale au DaTSCAN® qui n'est pas indiquée chez ce patient pour confirmer le diagnostic

Question 4
Le patient est gêné par ses symptômes, quelle(s) conduite(s) thérapeutique(s) peu(ven)t être adoptée(s) ?
A instaurer une dopathérapie
B instaurer un inhibiteur de la MAO-B
C instaurer un agoniste dopaminergique

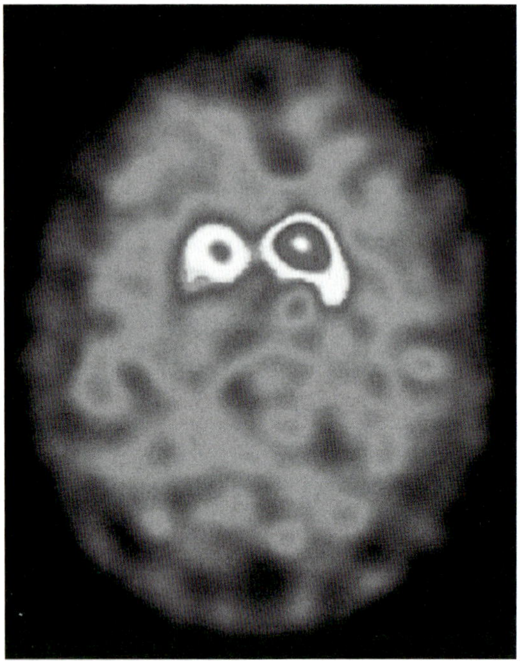

Fig. 30.25.
(Source : CEN, 2019.)

D instaurer une association dopathérapie et agoniste dopaminergique
E instaurer une association dopathérapie et un inhibiteur de la COMT

Question 5

Vous avez instauré un agoniste dopaminergique et un inhibiteur de la MAO-B. Vous revoyez le patient en consultation après quelques mois. Ces symptômes moteurs sont bien contrôlés mais il signale la survenue de malaises répétés lorsqu'il se lève de son lit ou de sa chaise. Il n'a jamais perdu connaissance mais il a dû s'allonger au sol à deux reprises tant il se sentait mal. Vous suspectez une hypotension orthostatique.
Parmi les profils suivants, lequel confirme votre diagnostic ? (valeurs en mm Hg)

A repos : PAS : 140, PAD : 110, FC : 68/min ; 1 minute : PAS : 128, PAD : 101, FC : 72/min ; 3 minutes : PAS : 138, PAS : 108, FC : 72/min
B repos : PAS : 140, PAD : 110, FC : 68/min ; 1 minute : PAS : 109, PAD : 92, FC : 81/min ; 3 minutes : PAS : 135, PAS : 105, FC : 85/min
C repos : PAS : 140, PAD : 110, FC : 68/min ; 1 minute : PAS : 107, PAD : 94, FC : 65/min ; 3 minutes : PAS : 119, PAS : 90, FC : 68/min
D repos : PAS : 140, PAD : 110, FC : 68/min ; 1 minute : PAS : 128, PAD : 101, FC : 72/min ; 3 minutes : PAS : 130, PAS : 108, FC : 70/min
E aucune de ces réponses

Question 6

En plus de cette hypotension orthostatique son épouse qui l'accompagne soulève un autre problème : son mari a une fréquentation assidue de sites « spécialisés » sur Internet, une augmentation de la libido, des dépenses aux jeux de hasard dont elle s'est aperçue en consultant ses comptes. Traitement suivi : agoniste dopaminergique et inhibiteur de la monoamine oxydase B.
Quelle(s) conduite(s) adoptez-vous en fonction du diagnostic que vous posez ?

A c'est un trouble du contrôle des impulsions habituel avec ce traitement antiparkinsonien qui est transitoire et ne justifie pas de modification du traitement
B c'est un trouble du contrôle des impulsions habituel avec ce traitement antiparkinsonien qui justifie d'arrêter l'agoniste dopaminergique
C c'est une psychose dopaminergique qui justifie d'arrêter l'agoniste dopaminergique
D il faut remplacer l'agoniste par une dopathérapie
E vous rassurez son épouse en précisant que la situation va s'arranger progressivement spontanément

Question 7

Vous avez remplacé à juste titre l'agoniste dopaminergique par une dopathérapie. Après une période de stabilité les symptômes de la maladie deviennent difficiles à équilibrer. Le patient se plaint souvent de blocages à la marche ou de ralentissements gestuels marqués. Lorsque vous l'examinez il est animé de mouvements anarchiques du cou et des membres supérieurs prédominante à droite. Il signale que ces mouvements sont aussi fréquents et invalidants que les épisodes de blocage. Son épouse mentionne que lorsqu'il est ralenti il prend très souvent des doses supplémentaires de son traitement.
Quelle(s) est (sont) la (les) possibilité(s) thérapeutique(s) en fonction du diagnostic posé ?

A devant ces fluctuations motrices associées à des mouvements dystoniques on peut renforcer le traitement antiparkinsonien
B devant ces fluctuations motrices associées à des mouvements choréiques on peut fractionner le traitement antiparkinsonien
C il faut discuter un geste de stimulation cérébrale profonde du noyau subthalamique
D il ne faut pas envisager un traitement par pompe à apomorphine par voie sous-cutanée
E aucune réponse n'est exacte

Question 8

Après plusieurs années, alors que la maladie évolue depuis 14 ans, la situation se dégrade. Les déplacements sont souvent limités avec des épisodes de blocages à la marche responsables de chutes fréquentes. Les propos ne sont pas toujours compréhensibles.
Quel(s) est (sont) à ce stade le(s) signe(s) qui peu(ven)t être observé(s) ?

A épisodes de festination à la marche
B épisodes de *freezing* à la marche
C syndrome cérébelleux locomoteur
D démence
E hallucinations auditives

Question 9

À ce stade de l'évolution de la maladie (déclin moteur et cognitif), quelle(s) est (sont) la (les) proposition(s) exacte(s) ?

A il faut maintenir une dopathérapie
B il ne faut pas maintenir une dopathérapie car les risques d'effet secondaires sont élevés
C la prescription de clozapine sera discutée en cas d'hallucinations
D la clozapine est contre-indiquée car c'est un neuroleptique atypique
E la stimulation cérébrale profonde reste une alternative thérapeutique

Question 10

Vous décidez d'effectuer une évaluation des fonctions cognitives. Parmi les tests suivants, lequel (lesquels) proposez-vous ?
A test de l'horloge
B batterie rapide d'efficience frontale (BREF)
C échelle de Rankin
D test de mémoire des 5 mots
E index de Barthel

Dossier progressif 19

Un homme âgé de 55 ans vous consulte pour la première fois pour des troubles de la marche qui évoluent progressivement depuis 2 ans. Le patient a constaté que ses déplacements à l'extérieur du domicile étaient moins rapides, sans troubles de l'équilibre associés, sans notion de fatigabilité. Sa gestuelle semble également affectée, avec une plus grande lenteur pour des activités quotidiennes, notamment à l'utilisation de la main droite. De temps en temps, se manifeste un tremblement de la main droite, qui cesse immédiatement dès qu'une action est entreprise.
Ce patient présente comme principaux antécédents une hernie hiatale qui évolue depuis un an pour laquelle il prend parfois des pansements gastriques et régulièrement du métoclopramine et une hypertension artérielle modérée bien contrôlée par de l'amlodipine.

Question 1

Quel diagnostic évoquez-vous en premier lieu ?
A syndrome parkinsonien vasculaire
B atrophie multisystématisée
C syndrome parkinsonien induit par les traitements
D maladie de Parkinson
E paralysie supranucléaire progressive

Question 2

Devant la présence d'un syndrome parkinsonien asymétrique avec tremblement de repos, vous suspectez une maladie de Parkinson. Par quelle observation confirmez-vous votre diagnostic ?
A atrophie du putamen à l'IRM
B dénervation du putamen au DaTSCAN®
C hypométabolisme du putamen au HMPAO SPECT
D hypométabolisme du putamen au FDG PET
E aucune réponse n'est correcte

Question 3

Si le patient avait en plus présenté une dysautonomie sévère et inexpliquée par ses comorbités, quel aurait été votre diagnostic ?
A maladie de Parkinson
B atrophie multisystématisée
C démence à corps de Lewy
D syndrome parkinsonien vasculaire
E paralysie supranucléaire progressive

Question 4

Quelle(s) alternative(s) thérapeutique(s) proposez-vous au patient compte tenu de son âge ?
A lévodopa/carbidopa
B agoniste dopaminergique
C inhibiteur de la COMT
D inhibiteur de la MAO-B
E anticholinergique

Question 5

Compte tenu de l'âge du patient inférieur à 65–70 ans, vous prescrivez un traitement par agoniste dopaminergique. Quel est l'intérêt de ce choix à ce stade par rapport à un traitement par lévodopa/carbidopa ?
A retardement des troubles cognitifs
B retardement des dyskinésies
C retardement des fluctuations motrices
D retardement de la dysautonomie
E retardement des signes axiaux

Question 6

De quel(s) effet(s) secondaire(s) potentiel(s) du traitement par agoniste dopaminergique devez-vous prévenir le patient ?
A trouble du contrôle des impulsions
B dyspnée
C rétention urinaire
D hypotension orthostatique
E nausées

Question 7

Pendant plusieurs années, la situation reste dans l'ensemble bien contrôlée sous couvert d'une augmentation progressive du traitement antiparkinsonien. Lors de la consultation, le patient vous signale une majoration des signes moteurs environ une heure avant chaque prise de lévodopa/carbidopa. Il reçoit actuellement un traitement par agoniste dopaminergique à libération prolongée à la posologie maximale (1 prise par jour) et un traitement par lévodopa/carbidopa (3 prises par jour).
De quel phénomène s'agit-il ?
A dyskinésies de pic de dose
B akinésie du petit matin
C akinésie de fin de dose
D dyskinésies biphasiques
E aucune réponse n'est correcte

Question 8

Quelles sont les options thérapeutiques au vu du traitement actuel ?
A fractionnement du traitement par lévodopa/carbidopa
B augmentation de la posologie de la lévodopa
C association d'un inhibiteur de la COMT
D association d'un deuxième agoniste dopaminergique
E association d'un inhibiteur de la MAO-B

Question 9

Vous optez pour l'association d'un inhibiteur de la COMT. Une semaine plus tard, l'épouse vous appelle en vous décrivant l'apparition de mouvements involontaires invalidants, arythmiques, brusques, imprévisibles et chaotiques touchant les membres supérieurs et le tronc. De quel type de mouvements involontaires s'agit-il ?

A mouvements hémiballiques
B mouvements dystoniques
C mouvements myocloniques
D mouvements choréiques
E mouvements épileptiques

Question 10

Ces mouvements apparaissent environ une heure après les trois prises de lévodopa/carbidopa/inhibiteur de la COMT et persistent pendant 3 heures. Dans quel contexte s'inscrivent ces mouvements ?

A dyskinésies biphasiques
B dyskinésies de pic de dose
C hémiballisme alternant
D phénomène on-off
E dystonie off

Question 11

Le patient est maintenant âgé de 65 ans. Malgré vos efforts pour adapter le traitement médicamenteux, l'alternance entre les blocages et dyskinésies devient intenable pour le patient.
Quelle(s) est (sont) l'(les) alternative(s) thérapeutique(s) ?

A stimulation cérébrale profonde
B pompe par apomorphine
C pompe par lévodopa intraduodénale
D pompe par anticholinergique
E pompe par inhibiteur de la COMT

Question 12

Vous avez pratiqué une stimulation cérébrale profonde qui a soulagé le patient pendant plusieurs années. Compte tenu de la progression des troubles moteurs, vous avez augmenté la posologie du traitement dopaminergique lors de la dernière consultation. Quelques jours plus tard, l'épouse du patient se présente avec son mari à la consultation car depuis 48 heures il est très agité la nuit, il fait des cauchemars et présente quotidiennement en fin de journée des hallucinations visuelles s'associant à des sentiments de jalousie vis-à-vis de son épouse. Le patient est désorienté dans le temps et dans l'espace et persuadé que son épouse veut le placer pour « refaire sa vie ». Celle-ci est très surprise et inquiète de ces propos et précise qu'il n'en est rien. Vous hospitalisez en urgence le patient devant la suspicion d'une psychose liée au traitement dopaminergique et vous diminuez le traitement à la posologie précédant la dernière consultation.
Malgré la diminution de posologie du traitement dopaminergique, la psychose persiste, sachant que le patient reçoit un traitement par lévodopa/carbidopa, inhibiteur de la COMT, inhibiteur de la MAO-B et agoniste dopaminergique. Quelle est votre stratégie thérapeutique ?

A arrêt de la lévodopa/carbidopa
B arrêt de l'inhibiteur de la COMT
C arrêt de l'inhibiteur de la MAO-B
D arrêt de l'agoniste dopaminergique
E aucune réponse n'est correcte

Question 13

Le patient est maintenant âgé de 75 ans. Il vous signale plusieurs épisodes de chutes survenues au cours d'épisodes d'enrayages cinétiques précédés d'une festination. Ces manifestations correspondent au stade du déclin. Quelle(s) autre(s) manifestation(s) peu(ven)t être constatée(s) à ce stade ?

A troubles de la déglutition
B troubles cognitifs
C syndrome pyramidal
D troubles du contrôle postural
E troubles proprioceptifs

Question 14

Le patient a présenté une chute sévère au domicile qui vous amène à réaliser un scanner cérébral révélant un hypersignal spontané du côté droit (figure 30.26). Comment interprétez-vous les anomalies ?

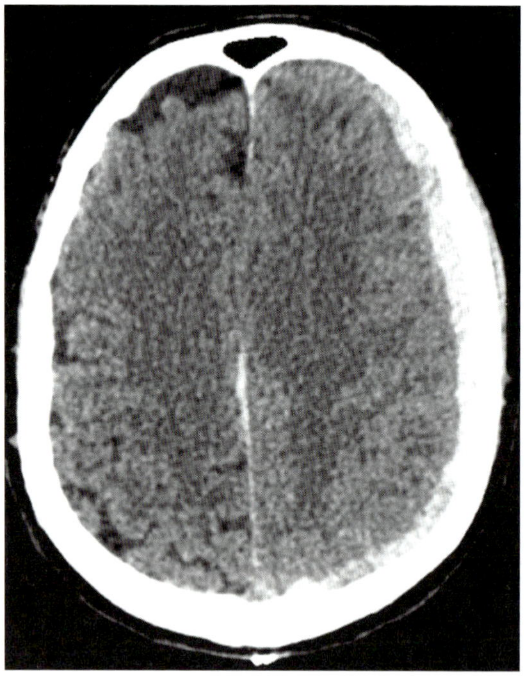

Fig. 30.26.
(Source : CEN, 2019.)

A hématome épidural chronique
B hématome sous-dural aigu
C hématome sous-dural chronique
D hématome épidural aigu
E hémorragie sous-arachnoïdienne

Dossier progressif 20

Une patiente de 75 ans vous est adressée pour des difficultés de marche avec chutes fréquentes depuis 6 mois. Elle a comme antécédents une HTA traitée par amlodipine, un diabète non insulinodépendant traité par metformine, et une dépression actuellement traitée par inhibiteur de la recapture de la sérotonine (escitalopram 20 mg par jour) et neuroleptique (lévomépromazine 25 mg matin et soir) depuis plusieurs années. Elle se plaint de lombalgies. La marche est lente. La manœuvre du funambule est difficile à réaliser. Il n'est pas noté de déficit focal à l'examen neurologique.

Question 1

Parmi les propositions suivantes, quelles sont celles qui constituent des complications ou effets secondaires spécifiques des traitements par neuroleptiques ?

A dyskinésies
B syndrome malin
C céphalées
D syndrome extrapyramidal
E vomissements

Question 2

Quels autres éléments pouvez-vous retrouver à l'interrogatoire ou à l'examen dans le cadre d'un syndrome parkinsonien iatrogène ?

A tremblement
B syndrome de jambes sans repos
C troubles sphinctériens
D troubles de mémoire
E akathisie

Question 3

Au terme de votre interrogatoire et de votre examen, vous évoquez plutôt une hydrocéphalie à pression normale. Quelle est la triade évocatrice de ce syndrome ?

A troubles de la marche, troubles sphinctériens, troubles cognitifs
B troubles de la marche, akinésie, rigidité
C troubles de la marche, malaises, troubles sphinctériens
D troubles de la marche, ophtalmoplégie, troubles cognitifs
E troubles de la marche, akinésie, troubles cognitifs

Question 4

Votre examen approfondi retient l'association troubles de la marche, troubles urinaires et troubles cognitifs. Parmi les examens complémentaires suivants, quels sont ceux que vous demandez pour conforter votre hypothèse d'hydrocéphalie à pression normale et éliminer certains diagnostics différentiels ?

A scanner cérébral
B EEG
C ECG
D radiographies du rachis lombaire
E radiographies des genoux

Question 5

Un scanner cérébral est réalisé (figure 30.27). Que montre-t-il ?

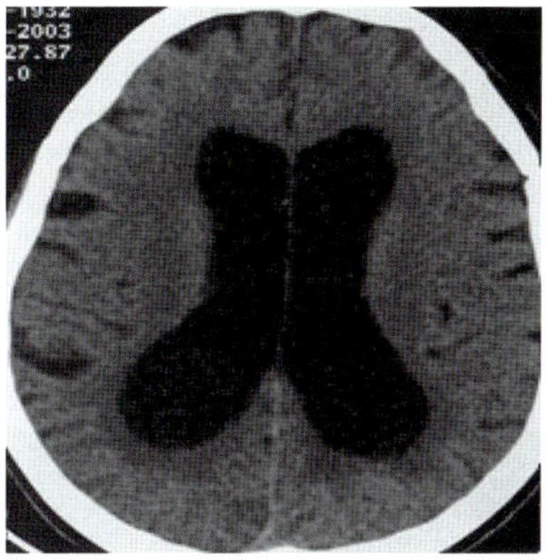

Fig. 30.27.
(Source : CEN, 2019.)

A état multilacunaire
B un infarctus
C dilatation biventriculaire
D atrophie corticale
E résorption transépendymaire

Question 6

Quels traitements proposez-vous en première intention chez ce patient ?

A dopathérapie
B kinésithérapie
C ponction lombaire soustractive
D furosémide
E anticholinestérasique

Question 7

Une ponction lombaire soustractive est l'option retenue. La marche de la patiente s'améliore grandement après celle-ci. Cela conforte votre diagnostic d'hydrocéphalie à pression normale. Quelles options thérapeutiques vous paraissent à considérer dans ce cas ?

A acétazolamide
B ponction du ventricule latéral droit
C nouvelle ponction lombaire soustractive
D dérivation lombopéritonéale
E dérivation ventriculopéritonéale

Question 8

Une dérivation ventriculopéritonéale est finalement réalisée. Quelques semaines après la chirurgie, la patiente présente des troubles de vigilance, est confuse, sans déficit focal associé. Parmi les propositions suivantes, lesquelles peuvent correspondre à des complications de la dérivation ?

A aggravation de l'hydrocéphalie
B hématome sous-dural aigu
C hématome intraparenchymateux
D AVC ischémique
E infection de la valve

Question 9

Quel examen complémentaire demandez-vous en urgence en première intention ?

A EEG
B CRP
C ponction lombaire
D scanner cérébral
E échographie cardiaque

Question 10

Le scanner sans injection demandé montre l'image suivante (figure 30.28). À quoi correspond-elle ?

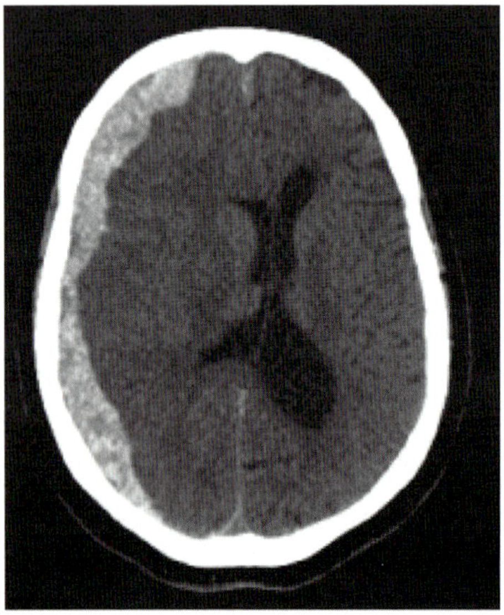

Droit Gauche

Fig. 30.28.
(Source : CEN, 2019.)

A AVC ischémique
B hématome extradural
C hématome sous-dural
D hématome intraparenchymateux
E abcès intraparenchymateux

Question 11

Compte tenu du résultat de ce scanner, quels traitements proposez-vous ?
A réglage de la valve
B évacuation chirurgicale de l'hématome
C ponction lombaire soustractive
D thrombolyse intraveineuse
E crâniectomie

Question 12

Six mois plus tard, la patiente vous consulte de nouveau car elle a remarqué depuis deux mois l'apparition d'un tremblement des mains lorsqu'elle regarde la télévision. Elle reste ralentie dans ses gestes et sur le plan intellectuel. Le réglage de la valve et le nouveau scanner cérébral de contrôle sont satisfaisants. Les traitements médicamenteux sont inchangés par rapport à la période précédant la mise en place de la dérivation ventriculaire. Vous reprenez votre examen neurologique. Parmi les propositions suivantes, quels signes reliés au tremblement devez-vous rechercher à l'examen ?
A tremblement de repos
B dyskinésies buccofaciales
C tremblement d'attitude
D hypertonie spastique
E bradykinésie

Question 13

L'examen neurologique retient un syndrome parkinsonien pur bilatéral à prédominance droite. Quelles hypothèses étiologiques faites-vous ?
A maladie de Parkinson
B atrophie multisystématisée
C syndrome parkinsonien post-neuroleptique
D syndrome extrapyramidal lié à l'hydrocéphalie
E paralysie supranucléaire progressive

Question 14

La patiente se dit gênée par ses symptômes. Quelles décisions thérapeutiques prenez-vous en première intention ?
A agoniste dopaminergique
B kinésithérapie
C anticholinergique
D arrêt des neuroleptiques
E L-dopa

Question 15

Vous revoyez la patiente trois mois plus tard. Malgré l'arrêt des neuroleptiques, le syndrome parkinsonien persiste et tend même à s'aggraver. Vous évoquez une maladie de Parkinson. Vous réalisez des examens complémentaires et des tests thérapeutiques et revoyez la patiente trois mois après pour faire une synthèse. Quelles sont parmi les propositions suivantes celles permettant de conforter le diagnostic de maladie de Parkinson idiopathique ?
A atrophie du mésencéphale à l'IRM cérébrale
B atrophie du pont à l'IRM cérébrale
C dénervation dopaminergique striatale à la scintigraphie cérébrale au DaTSCAN®
D amélioration après au moins trois mois de traitement par L-dopa
E aucune

Dossier progressif 21

Un homme de 77 ans est hospitalisé pour instabilité à la marche avec chutes répétées depuis plusieurs mois. Ses principaux antécédents sont une HTA, un adénome prostatique, une angine de poitrine, un diabète non insulinodépendant, une cataracte bilatérale opérée, une polyarthrose handicapante, et un rétrécissement aortique athéromateux opéré par prothèse valvulaire. Son traitement associe propranolol 40 mg/j, furosémide 20 mg le matin, diltiazem 60 mg matin et soir, acénocoumarol 2 mg le soir (ajusté selon l'INR), metformine 850 mg matin et soir, et gliclazide 30 mg le matin. L'interrogatoire révèle une dysurie avec pollakiurie nocturne et diurne, quelques épisodes de « pertes urinaires » accidentelles.

L'examen objective à la station debout une légère déviation du tronc vers la gauche. La marche est précautionneuse et ralentie. Il n'y a pas de déficit moteur aux manœuvres de Barré et Mingazzini ou de signes cérébelleux et vestibulaire. Pour se lever, le sujet doit pousser sur les barres du siège, avec une nette tendance à la rétropulsion. La marche s'effectue très lentement, à petits pas, avec un élargissement du polygone de sustentation. Il n'y a pas d'enrayage cinétique de la marche. Le demi-tour est décomposé, avec une tendance à perdre spontanément l'équilibre. Au test de la poussée, une tendance à la chute est observée si le patient n'est pas retenu. Les réflexes tendineux sont plus vifs à l'hémicorps gauche avec une hypertonie non crantée homolatérale modérée. Une hypoesthésie « en chaussettes » (tact épicritique) et une apallesthésie bilatérale des membres inférieurs sont retenues. L'oculomotricité extrinsèque est normale. Il n'y a pas de trouble de la parole. Le sujet apparaît ralenti sur le plan psychique. L'auscultation cardiaque est normale avec un rythme régulier à 60/min. La pression artérielle est à 110/70 mm Hg en position couchée et à 85/60 debout à 3 minutes.

Question 1

Parmi les facteurs suivants, lequel (lesquels) est (sont) susceptible(s) de favoriser les chutes chez ce patient ?

A hypoglycémie
B syndrome parkinsonien
C angine de poitrine
D antécédents visuels
E troubles proprioceptifs

Question 2

Parmi les propositions suivantes, quelle est la maladie vous paraissant refléter le mieux les troubles de marche et signes associés présentés par ce patient ?

A maladie de Parkinson
B AVC de la fosse postérieure
C canal lombaire étroit rétréci par l'arthrose
D hydrocéphalie à pression normale
E syndrome de la queue de cheval

Question 3

Le patient présente une hypotension orthostatique symptomatique. Quel(s) est (sont) le (les) critère(s) diagnostique(s) ?

A baisse de la PAS d'au moins 30 mm Hg et/ou de la PAD d'au moins 10 mm Hg 1 à 10 minutes après l'orthostatisme
B baisse de la PAS d'au moins 20 mm Hg et/ou de la PAD d'au moins 20 mm Hg 1 à 10 minutes après l'orthostatisme
C baisse de la PAS d'au moins 20 mm Hg et de la PAD d'au moins 10 mm Hg 1 à 10 minutes après l'orthostatisme
D présence obligatoire de symptômes cliniques concomitants
E présence ou non de symptômes cliniques concomitants

Question 4

Dans le cadre du bilan de chutes chez ce patient, quel(s) examen(s) complémentaire(s) demandez-vous ?

A ionogramme sanguin
B glycémie
C IRM encéphalique
D TSH
E électroencéphalogramme

Question 5

Dans l'hypothèse où une hydrocéphalie à pression normale serait envisagée, quel(s) antécédent(s) devez-vous rechercher à l'interrogatoire ?

A méningite
B traumatisme crânien
C brèche ostéodurale de la base
D hémorragie méningée
E hypotension intracrânienne

Question 6

L'IRM encéphalique retrouve un élargissement ventriculaire modéré sans signes de résorption du LCS ce qui ne permet pas de retenir formellement une hydrocéphalie à pression normale.
Dans ce cadre, parmi les propositions suivantes, quel(s) est (sont) le(s) diagnostic(s) différentiel(s) à envisager ?

A sténose rachidienne cervicale arthrosique
B complications de l'alcoolisme chronique
C maladie de Parkinson
D syndrome lacunaire
E neuropathie périphérique

Question 7

Concernant les troubles urinaires du patient, quel(s) est (sont) l'(les) examen(s) le(s) plus important(s) à pratiquer parmi les propositions suivantes ?

A dosage de la protéinurie des 24 heures
B dosage sanguin de PSA
C réalisation d'un *Bladder-Scan*® pré- et post-mictionnel
D échographie prostatique
E coloscopie

Question 8

Parmi les propositions suivantes concernant les signes parkinsoniens (marche à petits pas, akinésie), quelles propositions faites-vous ?

A on réalise un doppler cervical
B on envisage un test à la L-dopa aigu ou chronique
C on réalise une nouvelle IRM centrée sur les noyaux gris centraux
D on réalise une tomoscintigraphie cérébrale au DaTSCAN®
E on réalise une échographie transcrânienne des noyaux gris centraux

Question 9

Les syndromes parkinsoniens à début tardifs ont certaines caractéristiques. Lesquelles ?

A ils sont surtout vasculaires après 70 ans
B ils comportent volontiers des signes axiaux
C ils répondent moins bien à la L-dopa

D les agonistes dopaminergiques doivent être privilégiés
E un trouble cognitif est fréquemment présent

Question 10

Concernant le déclin cognitif dans la maladie de Parkinson, quelle(s) est (sont) l'(les) affirmation(s) exacte(s) ?

A l'apathie est fréquente
B la maladie de Parkinson ne se complique pas de démence
C l'amnésie antérograde est au premier plan
D il existe des troubles de flexibilité mentale
E aucun traitement médicamenteux n'est indiqué

Question 11

Parmi les propositions suivantes concernant les troubles sensitifs de ce patient, quelle(s) est (sont) celle(s) exacte(s) ?

A il peut s'agir d'une neuropathie diabétique
B ils traduisent une sclérose combinée de moelle
C une ataxie peut en résulter
D des troubles trophiques doivent être recherchés
E la neuropathie peut aggraver la dysautonomie

Question 12

Quel(s) traitement(s) peu(ven)t être entrepris chez ce patient ?

A dopathérapie
B arrêt des diurétiques
C majoration du diltiazem
D évaluation de l'équilibre tensionnel par une MAPA
E insulinothérapie adaptée

Question 13

Quelle(s) est (sont) la (les) mesure(s) thérapeutique(s) à prendre dans le cadre de l'hypotension orthostatique ?

A éviter les repas trop copieux et l'alcool
B prendre des bains chauds
C levers progressifs
D chlorhydrate de midodrine
E limiter l'hydratation

Question 14

Parmi les décisions non médicamenteuses et sociales à prendre, quelle(s) est (sont) celle(s) qui est (sont) recommandée(s) ?

A diagnostic ergothérapique du domicile
B demande d'une APA à la MDPH
C prise en charge orthophonique
D kinésithérapie sèche
E balnéothérapie

Question 15

Votre patient est traité par Modopar® (lévodopa + bensérazide) au long cours. Vous le revoyez au bout de quelques années de suivi, car il présente des hallucinations visuelles, rapportées par son auxiliaire de vie. Ces phénomènes sont quotidiens, et entraînent un délire paranoïaque. Quelle(s) mesure(s) doit-on prendre ?

A on prescrit un traitement antidépresseur à faible dose
B aucune adaptation thérapeutique n'est nécessaire
C il convient d'arrêter le Modopar®
D on prescrit un traitement par Leponex® (clozapine) à faible dose
E on propose une évaluation neuropsychologique à distance

Dossier progressif 22

Vous recevez en urgence dans l'après-midi un patient de 23 ans qui a pour seul antécédent un tabagisme actif évalué à 5 cigarettes par jour depuis l'âge de 16 ans. Il présente depuis le matin des céphalées d'installation progressive, diffuses, en casque, intenses et continues, rebelles au paracétamol, associées à une fièvre, une photophobie et des épisodes de vomissements intenses. Sur le brancard, le patient est replié en position de chien de fusil. À l'examen clinique : T°= 38,5 °C ; PA = 130/80 mm Hg, FC = 90/minute. Il existe une raideur de nuque avec flexion des membres inférieurs au cours de la manœuvre de flexion forcée de nuque. Il n'y a pas de déficit moteur ou sensitif des membres. Les réflexes tendineux sont symétriques et normaux. Les réflexes cutanés plantaires sont indifférents de manière bilatérale. L'examen général est normal.

Question 1

Quel(s) est (sont) l'(les) élément(s) sémiologique(s) à rechercher en faveur d'un syndrome d'hypertension intracrânienne ?

A phosphènes lumineux
B paralysie d'un nerf moteur oculaire commun (III)
C paralysie d'un nerf abducens (VI)
D troubles de la vigilance
E incontinence urinaire

Question 2

Vous suspectez une méningite aiguë. Parmi les éléments biologiques suivants, lequel (lesquels) vous inciterai(en)t à ne pas réaliser une ponction lombaire ?

A plaquettes à 85 000/mm^3
B TCA ratio à 1,3
C TP à 40 %
D hémoglobine à 8 g/dl
E fibrinogène à 7 g/l

Question 3

Lors de la ponction lombaire vous constatez d'emblée un liquide cérébrospinal d'aspect trouble. D'après les connaissances épidémiologiques, quel(s) germe(s) doit (ven)t être évoqué(s) en priorité ?

A Haemophilus influenzae
B Neisseria meningitidis
C Streptococcus pneumoniae
D Listeria monocytogenes
E Staphylococus aureus

Question 4

Les résultats de la ponction lombaire sont les suivants :

- globules blancs : 1 450 par mm^3 avec 95 % de polynucléaires neutrophiles ;
- globules rouges : 50 par mm^3 ;
- protéinorachie : 1,8 g/l ;

- glycorachie : 0,3 g/l (glycémie veineuse à 1,1 g/l) ;
- chlorurorachie normale ;
- examen direct du liquide cérébrospinal : présence de cocci à Gram négatif.

Parmi ces propositions thérapeutiques intraveineuses, laquelle (lesquelles) est (sont) valide(s) ?

A amoxicilline
B gentamicine
C dexaméthasone
D céfotaxime
E ciprofloxacine

Question 5

La culture du liquide cérébrospinal confirme la méningite à *Neisseria meningitidis*. Le patient est ouvrier dans un atelier de confection d'outils et travaille habituellement dans une pièce commune en binôme avec un collègue. Il est en vacances depuis 15 jours et vit avec une compagne sans enfant. Par ailleurs il fait partie d'un club de judo où il s'est entraîné il y a 5 jours. Quelle(s) mesure(s) complémentaire(s) allez-vous adopter ?

A rifampicine chez le patient
B rifampicine chez la compagne
C rifampicine chez le collègue de travail
D rifampicine des membres du club de judo
E vaccination anti-méningocoque de la compagne

Question 6

Alors que vous avez initié votre traitement depuis 5 heures et que le patient a été transféré dans un service de médecine, vous êtes appelé d'urgence par l'infirmière. Elle vous décrit qu'elle a entendu le patient pousser un grand cri puis chuter de son lit il y a 5 minutes. À votre arrivée 15 minutes après le début des troubles, vous notez les constantes vitales suivantes : PA : 155/95 mm Hg, FC : 90/min, T : 38 °C, fréquence respiratoire : 11/min, SaO_2 : 97 %. Le patient est inconscient et présente des clonies des quatre membres de manière permanente. Parmi les propositions diagnostiques suivantes, laquelle (lesquelles) est (sont) exacte(s) ?

A crise tonicoclonique généralisée
B crise épileptique focale avec conscience altérée
C état de mal épileptique focal avec conscience altérée
D état de mal épileptique-absences
E état de mal épileptique convulsivant

Question 7

Parmi les propositions de mesures non spécifiques à mettre en œuvre immédiatement, laquelle (lesquelles) est (sont) exacte(s) ?

A canule de Mayo
B voie veineuse centrale
C mesure de la glycémie capillaire
D perfusion d'une solution de bicarbonates de sodium
E surveillance hémodynamique continue

Question 8

Vous décidez d'administrer immédiatement un traitement en urgence. Parmi les molécules suivantes, laquelle (lesquelles) devez-vous utiliser en première intention ?

A clonazépam
B valproate de sodium
C phénobarbital
D fosphénytoïne
E thiopental

Question 9

Cinq minutes après le traitement, vous constatez toujours des clonies des membres et le patient n'a pas repris conscience. Quelle(s) est (sont) alors votre (vos) possibilité(s) thérapeutique(s) ?

A clonazépam seul
B fosphénytoïne seule
C Xthiopental seul
D clonazépam et fosphénytoïne
E clonazépam et phénobarbital

Question 10

Votre traitement permet la disparition des clonies. Vous réalisez un scanner cérébral (avec injection de produit de contraste) en urgence. Parmi les propositions diagnostiques suivantes, laquelle (lesquelles) est (sont) exacte(s) ?

A hémorragie méningée
B thrombose veineuse cérébrale
C encéphalite présuppurative
D empyème sous-dural
E angéite cérébrale

Dossier progressif 23

Vous recevez une patiente de 62 ans en consultation pour céphalées. Cette patiente ne présente aucun antécédent notable et n'a aucun traitement.

Question 1

Quelles caractéristiques des céphalées, doivent vous amener à évoquer une hypertension intracrânienne ?

A prédominance en fin de journée
B résistantes aux antalgiques usuels
C majorées par le décubitus
D diffuses (en casque)
E accompagnées de rachialgies

Question 2

Quel(s) autre(s) signe(s) peu(ven)t être classiquement associé(s) à l'hypertension intracrânienne ?

A nausées
B vomissements
C phonophobie
D somnolence
E diplopie par atteinte du nerf oculomoteur commun (III)

Question 3

Vous finissez par opter pour ce diagnostic d'hypertension intracrânienne. Quel(s) est (sont) l'(les) examen(s) à faire réaliser de première intention ?

A scanner cérébral

B tomographie par émission de positons (TEP-scanner)
C ponction sous-occipitale
D imagerie par résonnance magnétique (IRM) cérébrale
E ponction lombaire

Question 4
Vous faites réaliser une IRM avec injection (figure 30.29). Quelle(s) pathologie(s) apparaît(ssent) la (les) plus probable(s) ici ?
A accident vasculaire cérébral ischémique
B accident vasculaire cérébral hémorragique
C sclérose en plaques
D tumeur intracrânienne
E hématome sous-dural chronique

Question 5
Vous évoquez une tumeur intracrânienne. Quel(s) type(s) histologique(s) semble(nt) le(s) plus probable ici ?
A glioblastome
B métastase
C lymphome cérébral primitif
D épendymome
E méningiome

Question 6
Vous décidez d'hospitaliser la patiente devant cette suspicion de méningiome. Le lendemain elle vous signale que sa vision s'altère sévèrement depuis 2 semaines mais qu'elle a oublié de vous en parler. Quel(s) est (sont) le(s) mécanisme(s) le(s) plus probable(s) dans ce contexte ?
A compression directe des nerfs et du chiasma optiques
B compression des radiations optiques
C cataracte cortico-induite
D œdème papillaire
E photophobie

Question 7
Quel(s) examen(s) simple(s) permet(tent) de confirmer le diagnostic d'œdème papillaire ?
A potentiels évoqués visuels
B champ visuel
C fond d'œil
D IRM cérébrale avec séquence de diffusion
E électroencéphalogramme (EEG)

Question 8
Le fond d'œil confirme l'œdème papillaire. Vous décidez de traiter activement l'hypertension intracrânienne. Quelle(s) mesure(s) mettez-vous en place ?
A restriction hydrique
B héparinothérapie
C position demi-assise
D corticothérapie
E décubitus dorsal strict

Question 9
Après avoir traité l'hypertension intracrânienne, vous chercher à savoir si la tumeur entraîne des signes de focalisation. Quel(s) signe(s) est (sont) possible(s) au vu de la localisation, sachant que la patiente est droitière homogène ?
A déficit moteur gauche
B hémianopsie latérale homonyme droite
C hémianopsie latérale homonyme gauche
D aphasie non fluente de Broca
E troubles du comportement

Question 10
Vous optez pour une exérèse chirurgicale.
La veille de l'opération, vous êtes appelés par l'infirmière car la patiente est somnolente. Elle n'ouvre les yeux qu'à la demande et tient des propos confus. Toutefois, elle vous serre la main et lève les bras quand vous lui demandez.
Évaluez la patiente selon l'échelle de Glasgow.
A l'ouverture des yeux est chiffrée à 3 sur 4
B la réponse verbale est chiffrée à 2 sur 5
C la réponse motrice est chiffrée à 3 sur 5
D la réponse motrice est chiffrée à 6 sur 6
E la réponse verbale est chiffrée à 4 sur 5

Dossier progressif 24
Un patient, droitier, âgé de 55 ans, guide de haute montagne se plaint de céphalées intenses apparues depuis quelques jours. Les céphalées le réveillent la nuit et s'accompagnent de nausées matinales. Il se plaint également d'un flou visuel dans le regard latéral gauche. Les céphalées sont apparues au décours d'une course en haute montagne dans les Alpes. Il n'a pas d'antécédents particuliers en dehors d'épisodes

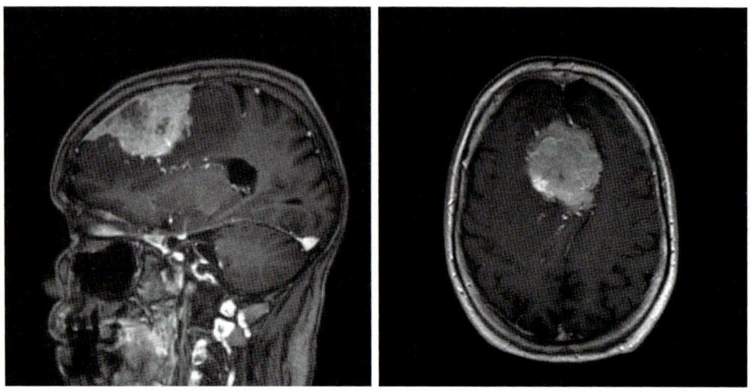

Fig. 30.29.
(Source : CEN, 2019.)

de migraine avec aura ophtalmique. L'examen général est normal. Il n'y a pas de fièvre.

Question 1

À l'interrogatoire, vous pouvez suspecter (une ou plusieurs propositions exactes) :

A un processus expansif intracrânien
B une thrombose veineuse cérébrale
C une migraine avec aura ophtalmique
D des céphalées de tension
E une méningite

Question 2

À l'examen, vous observez un effacement du pli nasogénien gauche et un abaissement de la commissure labiale gauche. L'occlusion palpébrale est possible. Il n'y a pas de contraction des peauciers du cou à gauche lors de la grimace contrariée.

Que vous évoquent ces signes cliniques ?

A une atteinte du faisceau cortico-nucléaire droit
B une atteinte du faisceau cortico-nucléaire gauche
C une atteinte nucléaire du nerf facial gauche
D une atteinte nucléaire du nerf facial droit
E une atteinte tronculaire du nerf facial gauche

Question 3

Voici ce que vous observez lorsque vous demandez au patient de regarder vers la gauche (figure 30.30).

Qu'est-ce que ceci vous évoque ?

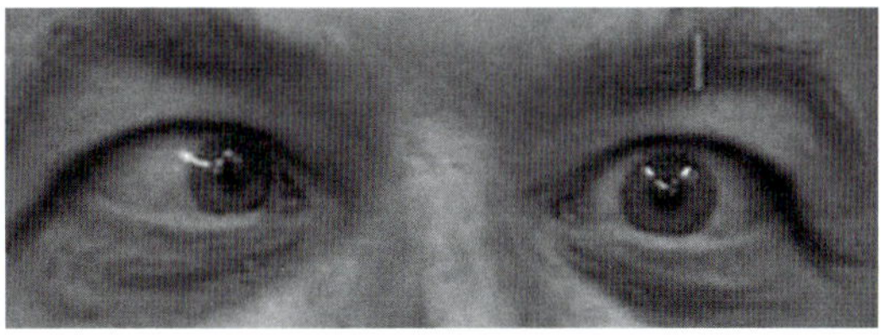

Fig. 30.30.
(Source : CEN, 2019.)

A une paralysie extrinsèque du nerf oculomoteur commun (III) droit
B une paralysie intrinsèque du nerf oculomoteur commun (III) droit
C une paralysie partielle du nerf oculomoteur commun (III) droit
D une paralysie du nerf oculomoteur externe (VI) gauche
E une paralysie du nerf oculomoteur externe (VI) droit

Question 4

Vous notez également une chute du membre supérieur gauche à l'épreuve de Barré et des réflexes tendineux plus vifs au membre supérieur gauche qu'au membre supérieur droit.

Que pouvez-vous désormais suspecter ?

A hémorragie méningée
B processus expansif frontal droit
C AVC ischémique sylvien superficiel droit
D rhombencéphalite
E thrombose veineuse cérébrale

Question 5

Dans ces conditions, et parmi les propositions suivantes, à quoi pensez-vous que l'atteinte oculomotrice que vous observez pourrait être liée ?

A rupture d'anévrisme
B hypertension intracrânienne
C atteinte du tronc cérébral
D engagement temporal débutant
E dissection carotidienne

Question 6

Une IRM cérébrale avec injection de gadolinium est réalisée. Elle met en évidence un processus expansif intra-axial hémisphérique droit, prenant le contraste. Sur la coupe ci-dessous (séquence T1 avec injection de gadolinium) (figure 30.31) qu'observez-vous ?

A un effet de masse
B une prise de contraste homogène
C une prise de contraste hétérogène
D un engagement sous-falcoriel
E un engagement temporal

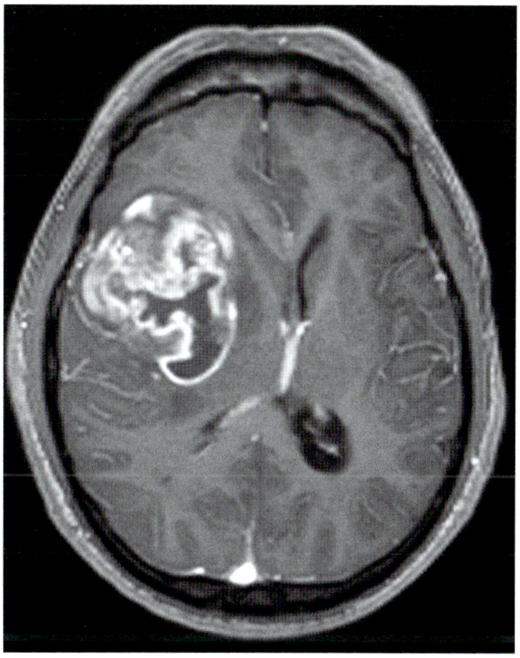

Fig. 30.31.
(Source : CEN, 2019.)

Question 7

Avec quel(s) diagnostic(s) cet aspect radiologique est-il compatible ?

A glioblastome
B métastase cérébrale
C méningiome
D hématome intracrânien
E transformation hémorragique d'un AVC ischémique

Question 8

Dans l'après-midi, les infirmières vous appellent car le patient est somnolent. Ses propos sont confus. Il ouvre les yeux uniquement à la stimulation douloureuse. Il vous serre la main sur commande. Vous notez enfin que la pupille droite est en mydriase.

Quel est le score de Glasgow ?

A 8
B 9
C 10
D 11
E 12

Question 9

Que suspectez-vous en première intention ?

A une crise focale avec conscience altérée
B une confusion post-critique
C un engagement temporal
D une hydrocéphalie aiguë
E un nouvel AVC ischémique

Question 10

Un mois après la fin de la radiochimiothérapie, alors que le patient allait bien, son épouse vous appelle car son mari tient des propos incohérents depuis la veille au soir.

À l'examen, vous notez que le patient est désorienté dans le temps et dans l'espace, il semble par moments anxieux. À d'autres moments il est obnubilé. Il ne semble pas y avoir de céphalées. Il n'y a pas de déficit neurologique focal.

Quel diagnostic évoquez-vous ?

A syndrome frontal
B syndrome confusionnel
C syndrome dépressif
D syndrome d'hypertension intracrânienne
E syndrome démentiel

Question 11

Avec laquelle (lesquelles) des propositions suivantes ce syndrome pourrait-il être en rapport ?

A méningite post-opératoire
B œdème cérébral post-radique
C trouble métabolique
D récidive tumorale précoce
E démence post-radique

Question 12

Quels examens complémentaires demandez-vous ?

A scanner cérébral sans et avec injection d'iode
B dosage de la kaliémie
C dosage de la natrémie
D dosage de la glycémie
E dosage de la CRP

Question 13

Le bilan biologique est normal. Le scanner cérébral ne montre pas d'œdème ni d'argument pour une récidive tumorale. Une ponction lombaire est réalisée. L'analyse du LCS est normale.

Dans ces conditions, quel est l'examen qu'il vous paraît le plus important de réaliser ?

A EEG
B IRM cérébrale
C angioscanner veineux
D gazométrie artérielle
E dosage de l'ammoniémie

Question 14

L'EEG montre que le patient est en état de mal focal frontal droit.

Quel(s) traitement(s) pouvez-vous prescrire en première intention ?

A diazépam
B clonazépam
C fosphénytoïne
D thiopental
E midazolam

Question 15

L'évolution est favorable et vous décidez d'introduire un traitement de fond par carbamazépine. Quelques jours plus tard vous êtes appelé auprès du patient car il présente des sensations vertigineuses et une diplopie prédominant en milieu de matinée et s'estompant dans l'après-midi.

Que suspectez-vous ?

A AVC ischémique vertébrobasilaire
B rhombencéphalite infectieuse
C cause iatrogène
D hydrocéphalie
E récidive tumorale

Dossier progressif 25

Madame X., 62 ans, droitière, présente un matin au réveil un déficit de l'hémicorps droit. Elle bute sur les mots lorsqu'elle tente de s'exprimer et présente quelques paraphasies.

Le SAMU est appelé immédiatement, arrive en 20 minutes, suspecte un AVC, et transfère Madame X. aux urgences de l'hôpital où vous êtes l'interne de garde. Le trajet a duré 15 minutes.

Dès l'arrivée, la patiente est parfaitement consciente, la pression artérielle à 165/100 mm Hg, le pouls régulier, la température à 37 °C. Elle a pour seul antécédent un tabagisme actif (45 paquets-années) et une hypercholestérolémie traitée. Vous notez des paraphasies avec compréhension préservée, il n'y a pas de trouble de la sensibilité. Madame X. tient à vous montrer elle-même sa gêne.

Question 1

Le score NIHSS est à 8. À quoi sert ce score NIHSS à la phase aiguë d'un AVC ?

A à poser le diagnostic d'AVC
B à distinguer ischémie d'hémorragie cérébrale
C à préciser la cause d'un AVC ischémique
D à décider d'une thérapeutique de désocclusion artérielle d'urgence
E à estimer un pronostic

Question 2

Un scanner cérébral sans injection est réalisé (figure 30.32).

Quelle(s) anomalie(s) observez-vous ?

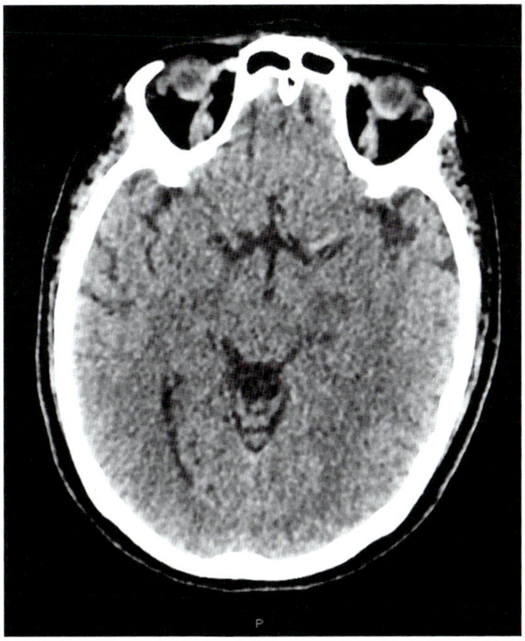

Fig. 30.32.
(Source : CEN, 2019.)

A hémorragie cérébrale
B fracture de la voûte crânienne
C hyperdensité de l'artère sylvienne (ou cérébrale moyenne) gauche
D calcification de la base du crâne
E hémorragie méningée

Question 3

Quel est votre diagnostic précis à ce stade ?
A accident ischémique transitoire gauche
B infarctus sylvien profond gauche
C infarctus sylvien superficiel gauche
D infarctus jonctionnel postérieur gauche
E infarctus lacunaire gauche

Question 4

Au sortir du scanner cérébral, 10 minutes après le début de l'examen, la famille vous demande si un traitement par thrombolytique intraveineux peut être débuté immédiatement. Vous complétez l'interrogatoire.
Pour quelle(s) raison(s) la thrombolyse n'est pas ou pourrait ne pas être envisageable ?
A heure de début de l'AVC inconnue
B hyperdensité de l'artère sylvienne gauche
C traitement par statine pour l'hypercholestérolémie
D chirurgie de l'œil la semaine précédente
E traitement par clopidogrel au long cours

Question 5

Parmi les autres mesures de prise en charge, laquelle (lesquelles) est (sont) prioritaire(s) ?
A biologie simple (NFS-plaquettes, TP-TCA, ionogramme sanguin)
B mise en route d'une héparinothérapie à doses hypocoagulantes
C transfert en soins intensifs neurovasculaires
D radiographie pulmonaire
E électrocardiogramme

Question 6

Un écho-Doppler cervical couplé à un Doppler transcrânien est réalisé le jour même.
La conclusion de cet examen est la suivante : « Présence de plaques athéromateuses sur les deux bifurcations carotidiennes. À droite, les plaques n'entraînent pas de modification du diamètre artériel. Au bulbe carotidien gauche, le diamètre circulant est nettement rétréci à 2,6 mm pour un diamètre du bulbe à 6, 4 mm. Le diamètre de la carotide d'aval est à 2,8 mm, sans plaque infiltrative. Les artères vertébrales sont normales en cervical. Le Doppler transcrânien ne montre pas de ralentissement hémodynamique sur les artères intracrâniennes. »
Quelle(s) est (sont) votre (vos) proposition(s) thérapeutique(s) ?
A aspirine (250 à 325 mg/j)
B héparine de bas poids moléculaire à doses hypocoagulantes
C endartériectomie de la bifurcation carotidienne gauche
D angioplastie de la bifurcation carotidienne gauche
E maintien du repos strict au lit les jours suivants

Question 7

Une IRM cérébrale est réalisée à J3 (figure 30.33).
En dehors de l'ischémie sylvienne superficielle gauche, que montre cet examen (séquence FLAIR) ?

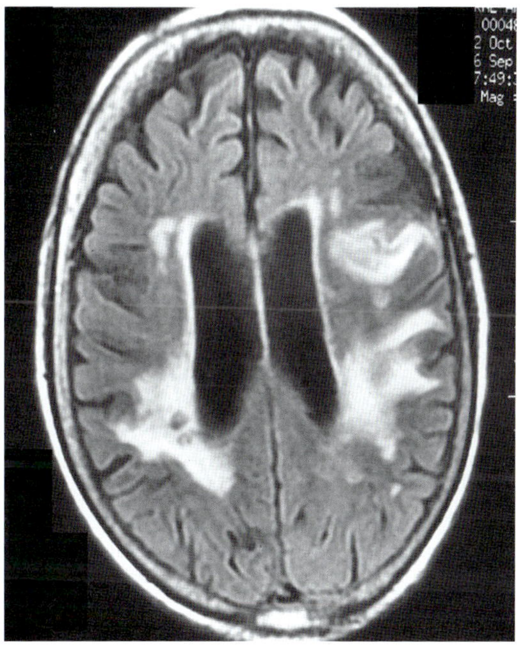

Fig. 30.33.
(Source : CEN, 2019.)

A une transformation hémorragique de l'infarctus cérébral
B une hémorragie controlatérale
C des anomalies de la substance blanche

D des microbleeds
E une leucoaraïose

Question 8

Au 5e jour, la patiente se plaint d'une gêne thoracique. Sa pression artérielle est à 145/80 mm Hg. Un ECG est réalisé au cours de l'épisode, qui dure environ 5 minutes (figure 30.34).
Que constatez-vous ?
A fibrillation atriale
B bloc de branche gauche
C maladie de Bouveret
D extrasystoles supraventriculaires nombreuses
E bloc auriculoventriculaire

Question 9

À J15 de l'AVC, la patiente va bien. Un scanner de contrôle montre pour seule anomalie la séquelle ischémique.
Quel(s) traitement(s) antithrombotique(s) de prévention secondaire pouvez-vous proposer ?
A clopidogrel
B anticoagulant oral direct
C aspirine
D association aspirine-clopidogrel
E association aspirine-anticoagulant

Question 10

Six mois plus tard, la patiente fait une chute au milieu du salon. À l'arrivée aux urgences elle est légèrement somnolente et présente une hémiplégie gauche. Sa pression artérielle est à 200/95 mm Hg, son pouls régulier. Un scanner cérébral est réalisé quelques minutes plus tard (figure 30.35).
Quelle cause évoquez-vous en priorité pour expliquer cet hématome cérébral ?
A chute traumatisante
B surdosage en anticoagulants
C poussée hypertensive
D rupture de malformation vasculaire
E angiopathie amyloïde

Question 11

La patiente présente des difficultés de déglutition avec fausses routes importantes, et vous constatez une amimie. Quel(s) syndrome(s) évoquez-vous ?
A extrapyramidal
B cérébelleux
C pseudobulbaire
D bulbaire
E Foville supérieur

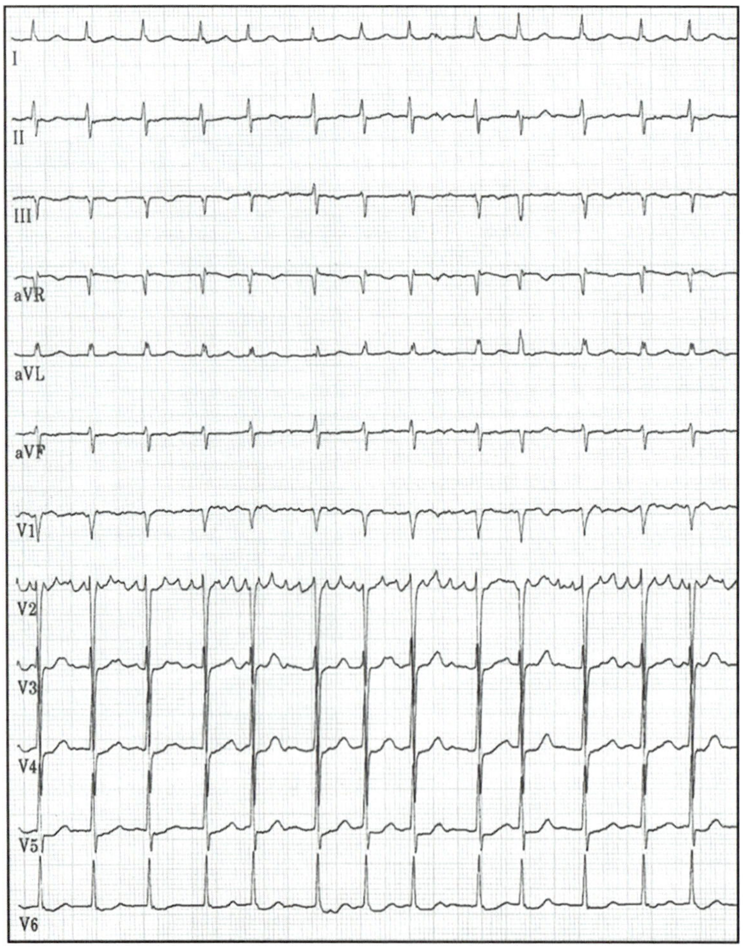

Fig. 30.34.
(Source : CEN, 2019.)

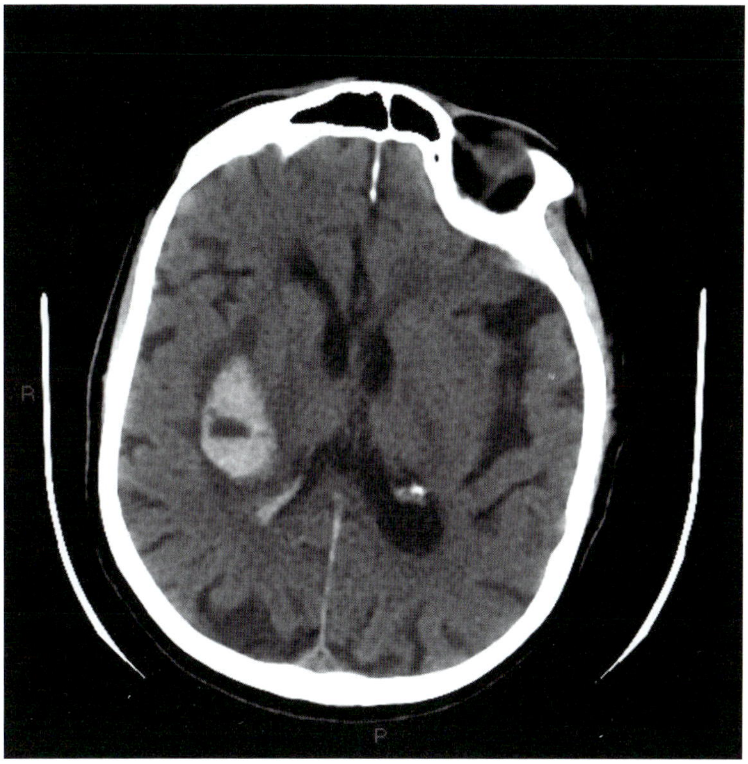

Fig. 30.35.
(Source : CEN, 2019.)

Dossier progressif 26

Madame V., 79 ans a comme principal antécédent un infarctus du myocarde ayant eu un stent il y a 10 ans. Ses facteurs de risque vasculaire comportent : une hypertension artérielle traitée mal équilibrée, une dyslipidémie traitée, un diabète de type 2 traité par sulfamides hypoglycémiants (dernière hémoglobine glyquée à 6,8 %). La patiente vit à son domicile de façon autonome. Le 07/10 à 13 heures après le repas et devant ses enfants, elle présente une hémiplégie droite massive aux trois étages. Mme V. est mutique. Elle comprend les ordres simples. Il n'y a pas de mouvement anormal constaté aux niveaux des membres ou du visage.

Question 1

Devant le déficit neurologique présenté par cette patiente, quelle(s) est (sont) la (les) principale(s) hypothèse(s) diagnostique(s) à évoquer ?

A hypoglycémie
B accident vasculaire cérébral
C crise d'épilepsie
D migraine avec aura
E tumeur cérébrale

Question 2

Parmi les propositions suivantes, laquelle (lesquelles) est (sont) correcte(s) concernant l'attitude de la famille dans une telle situation ?

A appeler le médecin traitant immédiatement
B donner au patient une boisson sucrée et un sucre lent et appel des secours uniquement si la symptomatologie ne régresse pas
C appeler le SAMU (numéro de téléphone 15)
D appeler une ambulance
E donner au patient de l'aspirine le plus vite possible et appeler le SAMU

Question 3

La patiente est admise au CHRU après appel du SAMU. Une IRM cérébrale est réalisée dès son arrivée. En voici quelques images (figure 30.36).

Parmi les propositions suivantes concernant l'IRM cérébrale de cette patiente, laquelle (lesquelles) est (sont) exacte(s) ?

A la séquence de diffusion (figure 30.36A) met en évidence une hyperdensité dans le territoire de l'artère cérébrale moyenne gauche
B la séquence FLAIR (figure 30.36C) ne met pas en évidence d'infarctus cérébral ancien
C la séquence écho de gradient T2* (figure 30.36C) ne met pas en évidence d'hyposignal
D la séquence écho de gradient T2* (figure 30.36C) permet d'éliminer une hémorragie cérébrale
E sur la figure 30.36B, on note une occlusion de l'artère cérébrale moyenne gauche

Question 4

Devant le tableau clinique et l'imagerie cérébrale, quel(s) est (sont) votre (vos) diagnostic(s) ?

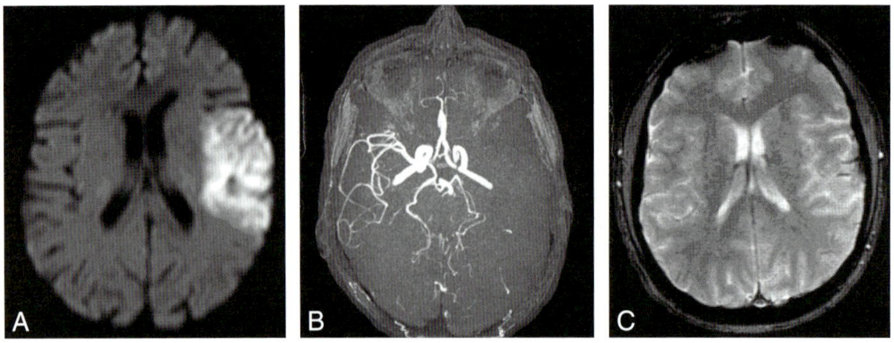

Fig. 30.36.
(Source : CEN, 2019.)

- **A** infarctus cérébral dans le territoire de l'artère cérébrale moyenne gauche
- **B** infarctus cérébral dans le territoire de l'artère cérébrale moyenne droite
- **C** hémorragie profonde hémisphérique gauche
- **D** hémorragie lobaire hémisphérique gauche
- **E** accident ischémique transitoire temporal gauche

Question 5

Il s'agit d'un infarctus sylvien gauche avec occlusion de l'artère cérébrale moyenne. La patiente reste hémiplégique et mutique. La tension artérielle est à 160/80 mm Hg. Le Dextro à 3,5 g/l. La saturation en oxygène est à 100 %. Nous sommes à 1 h 30 de l'installation des signes cliniques.

Parmi les propositions suivantes, quel(s) élément(s) de prise en charge recommandez-vous en urgence ?

- **A** hospitalisation aux soins intensifs cardiologiques, antiagrégants plaquettaires, antihypertenseurs
- **B** hospitalisation aux soins intensifs neurovasculaires, rt-PA par voie veineuse (fibrinolyse), antihypertenseurs
- **C** hospitalisation aux soins intensifs neurovasculaires, héparine
- **D** hospitalisation aux soins intensifs neurovasculaires, antiagrégants plaquettaires, héparine de bas poids moléculaire à dose préventive
- **E** hospitalisation aux soins intensifs neurovasculaires, rt-PA par voie veineuse (fibrinolyse)

Question 6

Vous décidez d'une thrombolyse par voie intraveineuse. Vingt-quatre heures plus tard, vous réalisez une IRM cérébrale de contrôle. Malheureusement, la thrombolyse a échoué : l'artère cérébrale moyenne gauche reste occluse. On note une majoration de la taille de l'infarctus sylvien gauche sans remaniement hémorragique.

Concernant les risques liés à la thrombolyse par voir veineuse, quelle(s) est (sont) l'(les) affirmation(s) exacte(s) ?

- **A** plus le délai entre le début des symptômes et l'injection augmente, plus le risque de transformation hémorragique diminue
- **B** le taux de transformation hémorragique symptomatique est d'environ 15 %
- **C** le risque d'œdème angioneurotique aigu est de 1 %
- **D** le risque d'hémorragie grave extracrânienne est de moins de 1 %
- **E** le risque d'hydrocéphalie aiguë obstructive est de 3 %

Question 7

Concernant le bilan étiologique chez cette patiente, quelle(s) est (sont) l'(les) affirmation(s) exacte(s) ?

- **A** un trouble de la coagulation avec exploration des dosages des protéines C et S doit être recherché au cours des 24 premières heures
- **B** un écho-Doppler des vaisseaux du cou permet de rechercher une lésion athéromateuse
- **C** un fond d'œil permet de rechercher une pathologie cardioembolique
- **D** une échographie cardiaque transœphagienne est réalisée chez tous les patients ayant un infarctus cérébral
- **E** chez cette patiente si l'écho-Doppler des vaisseaux du cou et l'échographie cardiaque n'apportent pas d'argument pour une cause spécifique, la cause la plus probable est une maladie des petites artères (lipohyalinose)

Question 8

Vous suspectez une cause cardioembolique car le mari de la patiente vous apporte un ECG réalisé 1 an auparavant pour des palpitations. Cet ECG montre une fibrillation atriale. Pourtant depuis son admission, l'ECG puis le monitoring cardiaque montrent un rythme sinusal.

En ce qui concerne l'origine cardioembolique de cet infarctus cérébral, quelle(s) est (sont) l'(les) affirmation(s) exacte(s) ?

- **A** le caractère sinusal de l'ECG depuis l'admission de la patiente permet d'exclure l'origine cardioembolique
- **B** même si le mari de la patiente ne vous avait pas amené cet ancien ECG, la notion de palpitations est suffisante pour retenir la cause cardioembolique de cet infarctus cérébral
- **C** devant une fibrillation atriale paroxystique, la cause cardioembolique peut être retenue
- **D** la visualisation d'un thrombus intracavitaire gauche permet de retenir une cause cardioembolique

E la cause cardioembolique est la cause la plus fréquente d'infarctus cérébral du sujet de moins de 60 ans

Question 9

Après 3 mois de rééducation, la patiente remarche avec une canne. Un retour à domicile est organisé.
En ce qui concerne la prévention du risque de récidive vasculaire, quel(s) traitement(s) prescrivez-vous sur l'ordonnance de sortie ?

A héparine de bas poids moléculaire à dose préventive
B antihypertenseurs uniquement si les chiffres tensionnels sont supérieurs à 140/80
C antiagrégants plaquettaires
D anticoagulants oraux
E antihypertenseurs y compris si les chiffres tensionnels sont toujours aux alentours de 130/80

Question 10

Quelles sont les principales complications tardives pouvant survenir après un accident vasculaire cérébral ?

A troubles digestifs d'origine centrale
B pneumopathie d'inhalation
C crises d'épilepsie
D troubles cognitifs
E syndrome douloureux chronique

Dossier progressif 27

Monsieur A., âgé de 75 ans est retrouvé à 17 heures par son épouse sur son canapé, incapable de se déplacer en raison d'une paralysie de son hémicorps droit. Monsieur A. n'arrive pas à s'exprimer et ne semble pas comprendre ce que lui dit son épouse mais son état de vigilance est normal. Dans les antécédents de ce patient vous retenez un diabète non insulinodépendant évoluant depuis 5 ans, une hypertension artérielle connue depuis l'âge de 50 ans, un syndrome coronarien aigu survenu il y a 2 ans et une hypothyroïdie. Ce patient de 1 m 72 et 82 kg est habituellement parfaitement autonome et indépendant pour l'ensemble des activités de la vie quotidienne. Le traitement du patient est habituellement composé de metformine, Lévothyrox®, Avlocardyl® 160 mg et Kardegic® 75 mg.

Question 1

Quelles sont les deux principales hypothèses diagnostiques à évoquer chez ce patient ?

A aura migraineuse
B hypoglycémie
C accident vasculaire cérébral
D paralysie de Todd
E méningo-encéphalite

Question 2

Son épouse a eu le réflexe de lui faire un Dextro à son arrivée, lequel est à 1,4.
Quelle question clé dans la stratégie thérapeutique de phase aiguë devez-vous poser à son épouse ?

Question 3

Vous apprenez que le patient a été laissé par son épouse à 14 h 30 en parfait état après le déjeuner. La tension artérielle est à 195/100, l'état de vigilance du patient reste satisfaisant mais le déficit neurologique persiste avec un score NIHSS à 16.
Quelle(s) est (sont) votre (vos) stratégie(s) thérapeutique(s) initiale(s) en attendant le transfert hospitalier ?

A administration d'un comprimé de Loxen® en sublingual
B administration de 250 mg d'aspirine
C positionnement du patient en décubitus dorsal tête surélevée à 30°
D mise en place d'une perfusion de soluté glucosé isotonique
E injection de Lovenox® sous-cutanée à dose préventive de phlébite

Question 4

Une fois admis aux urgences le patient bénéficie de la réalisation d'un scanner cérébral sans injection.
Quels signes précoces évocateurs d'un infarctus cérébral sylvien gauche pourriez-vous identifier sur ce scanner ?

A hypodensité insulaire gauche
B hypodensité thalamique gauche
C effacement du noyau lenticulaire gauche
D hydrocéphalie aiguë
E hyperdensité de l'artère cérébrale moyenne gauche

Question 5

Le scanner effectué à 17 h 45 est le suivant (figure 30.37).
Quelle est votre attitude thérapeutique ?

A thrombolyse intra-artérielle par rt-PA
B aspirine intraveineuse
C héparine à la seringue électrique
D thrombolyse intraveineuse par rt-PA
E thrombectomie

Question 6

Le patient bénéfice d'une thrombolyse par voie intraveineuse.
Quelles mesures thérapeutiques associées mettez-vous en place ?

A antihypertenseur IV à la seringue électrique si TA > 185/110 mm Hg
B insulinothérapie IV à la seringue électrique si glycémie supérieure à 1,5 g/l
C héparine de bas poids moléculaire à partir de la 24e heure suivant la thrombolyse
D oxygénothérapie si SaO_2 < 95 %
E antiépileptique de type lévétiracétam (Keppra®)

Question 7

Quels examens complémentaires préconisez-vous dans le bilan étiologique de première intention de cet infarctus sylvien gauche ?

A électrocardiogramme
B échographie cardiaque transthoracique
C artériographie
D électroencéphalogramme
E écho-Doppler des troncs supra-aortiques

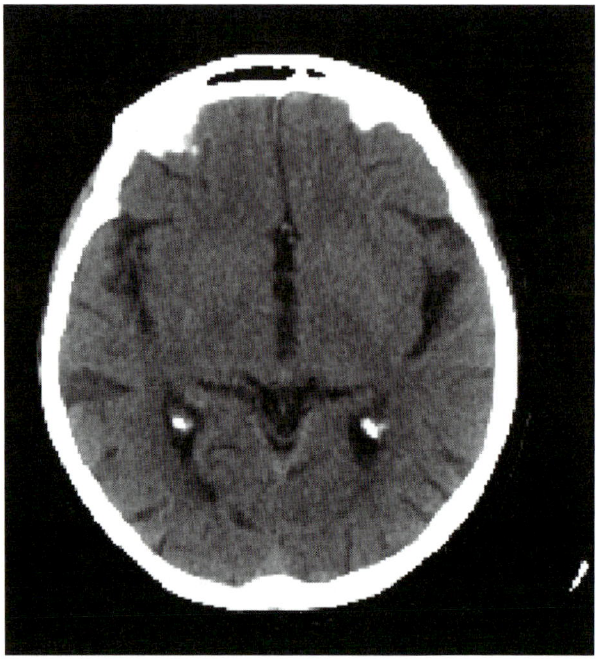

Fig. 30.37.
(Source : CEN, 2019.)

Question 8

Votre bilan identifie une sténose de l'artère carotide interne gauche à 80 % et une sténose de la carotide interne droite à 40 %. L'évolution clinique du patient est satisfaisante, ne laissant persister qu'une hémiparésie modérée et une aphasie d'expression avec manque du mot isolé.
Quelle stratégie de revascularisation proposez-vous et avec quel délai ?

Question 9

Quelles sont les complications neurologiques potentielles de cette endartériectomie carotidienne gauche ?

- **A** œdème cérébral
- **B** récidive d'infarctus cérébral
- **C** paralysie du XII
- **D** paralysie récurrentielle
- **E** cécité monoculaire droite

Question 10

Quels sont les éléments de votre stratégie thérapeutique en prévention secondaire ?

- **A** double antiagrégation plaquettaire à vie
- **B** anticoagulants à vie
- **C** antihypertenseurs avec objectif tensionnel inférieur à 130/80
- **D** hypocholestérolémiant avec objectif de LDL inférieur à 1 g/l
- **E** *Continuous positive airway pressure* (CPAP) si SAOS avec plus de 10 apnées/heure

Question 11

Trois mois après son accident le patient revient vous voir en consultation. Il se plaint de secousses musculaires involontaires du membre supérieur droit intermittentes associées à des suspensions du langage d'une durée de quelques minutes. À l'issue de ces épisodes il a l'impression que son bras est plus lourd pendant quelques minutes. Son état de conscience est toujours préservé pendant ces épisodes.
Quel diagnostic soupçonnez-vous ?

Question 12

Quelles anomalies électrophysiologiques seraient évocatrices de ce diagnostic d'épilepsie focale ?

- **A** pointes-ondes bilatérales symétriques et synchrones
- **B** polypointes-ondes frontopariétales gauches
- **C** pointes-ondes frontopariétales gauches après hyperventilation
- **D** complexes triphasiques bihémisphériques
- **E** polypointes-ondes frontopariétales droites après privation de sommeil

Question 13

Au cours de l'examen le patient signale par ailleurs une fatigue persistante depuis l'AVC.
Citez trois causes potentielles de fatigue post-AVC.

Question 14

Vous revoyez ce patient 2 ans plus tard. Son épouse vous rapporte des difficultés de concentration évoluant depuis 8 mois avec des difficultés attentionnelles et des troubles de la mémoire. Ces éléments ont amené ce patient à quitter son club de bridge.
Quelles sont les hypothèses diagnostiques possibles ?

- **A** état de mal épileptique
- **B** démence vasculaire
- **C** récidive de sténose carotidienne
- **D** hématome sous-dural chronique
- **E** maladie d'Alzheimer

Question 15

Parmi les éléments paracliniques suivants, lesquels renforcent l'hypothèse d'une maladie d'Alzheimer ?

A atrophie cérébrale à prédominance hippocampique
B activité pseudo-périodique sur l'électroencéphalogramme
C dilatation des cornes temporales des ventricules latéraux
D diminution du taux de protéine β-amyloïde dans le liquide cérébrospinal
E leucoencéphalopathie périventriculaire

Dossier progressif 28

Madame R., âgée de 52 ans, se présente aux urgences pour l'apparition brutale d'une diplopie. Elle a pour seul antécédent une hypertension artérielle équilibrée par un inhibiteur de l'enzyme de conversion de l'angiotensine. Voici la photographie de son visage lorsqu'elle regarde droit devant elle (figure 30.38).

Question 1

Vous évoquez une paralysie d'un nerf crânien gauche. Lequel ?

A paralysie du nerf abducens
B paralysie du nerf facial
C paralysie du nerf trochléaire
D paralysie du nerf oculomoteur
E paralysie du nerf trijumeau

Question 2

Vous faites le diagnostic de paralysie du nerf oculomoteur gauche. Quels symptômes en rapport avec ce déficit pouvez-vous trouver à l'examen clinique ?

A paralysie de l'élévation de l'œil gauche
B strabisme externe de l'œil gauche
C paralysie de l'abduction de l'œil gauche
D myosis gauche
E ptosis gauche

Question 3

À l'interrogatoire, Madame R. vous raconte qu'elle a eu mal à la tête à 20 h 50 en aidant son mari à déplacer un meuble lourd. Elle dit que la céphalée a été d'emblée très intense, qu'elle a ressenti des nausées, mais elle n'a pas vomi. C'est depuis cette céphalée qu'elle se plaint de voir « double ».
À quels diagnostics pensez-vous en premier ?

A hémorragie méningée
B accident ischémique du tronc cérébral
C rupture d'anévrisme intracrânien
D dissection carotidienne
E thrombophlébite cérébrale

Question 4

Vous évoquez le diagnostic d'hémorragie méningée. Quel(s) examen(s) complémentaire(s) permet(tent) d'affirmer le diagnostic en urgence ?

A artériographie cérébrale
B Doppler transcrânien
C Doppler des troncs supra-aortiques
D scanner cérébral sans injection
E imagerie par résonance magnétique nucléaire cérébrale

Question 5

Le scanner cérébral sans injection est strictement normal.
Comment pouvez-vous alors établir le diagnostic d'hémorragie méningée ?

A ponction lombaire
B artériographie cérébrale diagnostique
C Doppler des troncs supra-aortiques
D scanner cérébral avec injection
E fond d'œil

Question 6

La ponction lombaire vous permet de recueillir un liquide cérébrospinal uniformément hémorragique aux trois tubes. Vous établissez formellement le diagnostic d'hémorragie méningée.
Compte tenu du tableau clinique initial, quelle est la localisation très probable de l'anévrisme rompu responsable de l'hémorragie méningée ?

A artère cérébrale moyenne gauche
B artère cérébrale antérieure gauche
C artère méningée moyenne
D face postérieure de l'artère carotide interne gauche
E face antérieure de l'artère cérébelleuse postéro-inférieure

Question 7

L'angioscanner cérébral réalisé une heure plus tard confirme la présence d'un anévrisme de la face postérieure de la carotide interne gauche. Le traitement étiologique est prévu le lendemain matin. Vous hospitalisez Madame R. en soins intensifs de neurochirurgie.
Quelles mesures thérapeutiques mettez-vous en place ?

A traitement anticalcique intraveineux
B maintien d'une volémie normale
C antalgiques de classes 1 et 2
D antalgiques de classe 3 si les antalgiques de classes 1 et 2 sont inefficaces
E traitement antihypertenseur systématique

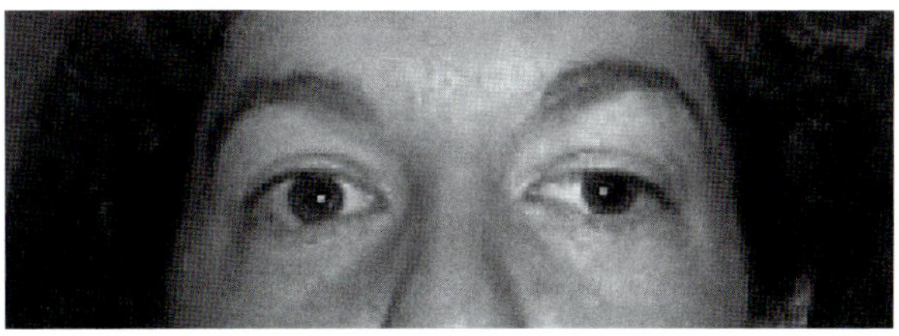

Fig. 30.38.
(Source : CEN, 2019.)

Question 8

Une heure après l'admission en soins intensifs de neurochirurgie, l'infirmière vous appelle car la situation clinique de la patiente s'est brutalement dégradée. Lorsque vous l'examinez, elle n'ouvre les yeux qu'à la stimulation douloureuse et tient des propos incompréhensibles. Les réponses motrices sont orientées à la stimulation douloureuse, mais vous constatez une hémiparésie droite.
Quel est le score de Glasgow ?

A 7
B 8
C 9
D 12
E 15

Question 9

Quelle(s) complication(s) de l'hémorragie méningée pouvez-vous évoquer ?

A crise comitiale
B hydrocéphalie aiguë
C récidive hémorragique
D hyponatrémie
E ischémie cérébrale retardée

Question 10

Quel (s) examen(s) complémentaire(s) demandez-vous en urgence pour confirmer votre hypothèse diagnostique ?

A Doppler transcrânien
B ionogramme sanguin
C scanner cérébral avec injection de produit de contraste
D scanner cérébral sans injection de produit de contraste
E imagerie par résonance magnétique nucléaire cérébrale

Question 11

Vous demandez immédiatement un nouvel examen scannographique cérébral sans injection de produit de contraste. Il est reproduit ci-dessous (figure 30.39).
Quel en est votre interprétation ?

A hémorragie cérébroméningée
B hématome temporal gauche
C hématome temporal droit
D Nouveau saignement anévrismal
E absence d'hémorragie ventriculaire

Question 12

Quel traitement proposez-vous en urgence ?

A évacuation de l'hématome
B traitement endovasculaire de l'anévrisme seulement
C ponction lombaire
D clippage de l'anévrisme
E ventilation contrôlée sous sédation sans traitement endovasculaire ou chirurgical

Question 13

La patiente est opérée en urgence pour évacuation de l'hématome intracérébral, et l'anévrisme postérocarotidien est exclu par clippage pendant l'intervention. Les suites opératoires sont favorables : la patiente est extubée au 2e jour postopératoire, elle est consciente et l'hémiparésie a régressé. Au 10e jour postopératoire, la patiente présente une hyperthermie à 38,5 °C, une aggravation des céphalées résiduelles, et l'hémiparésie droite réapparaît.
Quel(s) diagnostic(s) pouvez-vous évoquer ?

A infection parenchymateuse cérébrale
B thrombophlébite cérébrale
C hydrocéphalie aiguë
D ischémie cérébrale retardée par vasospasme cérébral
E hydrocéphalie chronique

Dossier progressif 29

Madame C., droitière, âgée de 53 ans, est traductrice d'anglais pour un éditeur d'ouvrages médicaux. Elle se présente en consultation, seule, pour des paresthésies des deux membres inférieurs évoluant depuis 1 an, sans réelle douleur.
Elle a pour principaux antécédents une HTA traitée par IEC et une intoxication alcoolique chiffrée à une demi-bouteille de vin et deux bières par jour.

Question 1

Quel(s) est (sont) l'(les) élément(s) clinique(s) que vous recherchez en faveur d'une neuropathie des membres inférieurs ?

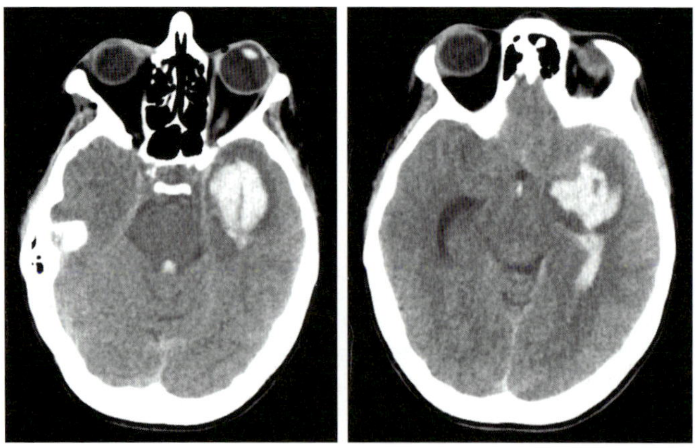

Fig. 30.39.
(Source : CEN, 2019.)

A un signe de Babinski bilatéral
B une diminution des réflexes achilléens
C une diminution globale de la force motrice des deux membres inférieurs
D une pallesthésie conservée
E une peau sèche et squameuse des pieds

Question 2
Votre examen met en évidence une abolition des réflexes achilléens et une diminution des réflexes rotuliens, alors qu'ils sont préservés aux membres supérieurs. Il existe une hypoesthésie subjective « en chaussette » et une peau sèche aux membres inférieurs. Vous concluez à une neuropathie des membres inférieurs.
Quel(s) examen(s) complémentaire(s) pouvez-vous proposer en première intention ?
A numération-formule sanguine
B électromyogramme
C créatininémie
D TSH
E biopsie nerveuse

Question 3
Le bilan sanguin que vous avez réalisé révèle une augmentation du VGM à 106 μm^3 et des γ-GT à 200. Il n'y a pas d'autres anomalies. Vous concluez à une neuropathie périphérique des membres inférieurs liée à l'alcool.
Quelle prise en charge proposez-vous ?
A arrêt de l'alcool
B supplémentation vitaminique
C kinésithérapie mobilisatrice
D benzodiazépine à demi-vie courte par voie orale
E arrêt de travail

Question 4
Trois mois plus tard, cette patiente est amenée aux urgences par les pompiers pour un état d'agitation fluctuant apparu dans la journée. À votre interrogatoire, elle est désorientée dans le temps, sa pensée est désorganisée et les propos sont incohérents.
Quelle(s) est (sont) les hypothèses envisageables ?
A syndrome psychotique
B syndrome confusionnel
C aphasie de Wernicke
D ictus amnésique
E syndrome de Korsakoff

Question 5
Devant une vigilance fluctuante, l'absence de paraphasie et de néologisme, vous concluez à un syndrome confusionnel plutôt qu'à une aphasie de Wernicke. Le bilan biologique à l'entrée retrouve une alcoolémie à 1,9 g/l. Après une surveillance de 8 heures, la patiente présente des sueurs, une élévation de la température à 37,8 °C, une tachycardie et réclame de retourner travailler. L'examen neurologique ne retrouve pas d'anomalie en dehors de celles déjà connues.
Quelle est votre hypothèse diagnostique ?
A alcoolisation aiguë
B syndrome de Korsakoff
C encéphalopathie hépatique
D syndrome de sevrage
E encéphalopathie de Gayet-Wernicke

Question 6
Vous concluez à un sevrage éthylique. Quelle est votre prise en charge ?
A benzodiazépine par voie orale
B supplémentation en thiamine par voie parentérale
C supplémentation en vitamine B6 par voie orale
D injection de neuroleptique
E traitement antiépileptique préventif

Question 7
Après 3 jours d'hospitalisation, la confusion persiste. L'examen clinique rigoureux objective un syndrome cérébelleux statique et un nystagmus vertical.
Quelle(s) est (sont) vos hypothèses ?
A delirium tremens
B hématome sous-dural chronique
C encéphalopathie hépatique
D encéphalopathie de Gayet-Wernicke
E AVC de la fosse postérieure

Question 8
Vous avez demandé une IRM cérébrale en urgence et vous retenez le diagnostic d'encéphalopathie de Gayet-Wernicke.
Quelle prise en charge proposez-vous ?
A hospitalisation en réanimation
B supplémentation en thiamine par voie parentérale
C hyperhydratation rapide
D injection de vitamine B12
E rééducation orthoptique

Question 9
Après plusieurs jours de traitement par vitamine B1 en intraveineuse, vous constatez une amélioration progressive du nystagmus et une disparition de l'ataxie et du syndrome confusionnel. L'évaluation cognitive révèle des troubles mnésiques importants.
Parmi les propositions suivantes, lesquelles peuvent orienter vers un syndrome de Korsakoff ?
A un « oubli à mesure » majeur
B des troubles du comportement
C une aphasie transcorticale sensorielle
D des fabulations
E un syndrome dysexécutif cognitif

Question 10
Devant l'existence d'un « oubli à mesure » majeur, de fausses reconnaissances et de fabulations, vous concluez à un syndrome de Korsakoff.
Quelle est votre prise en charge ?
A arrêt définitif de l'intoxication alcoolique
B poursuite de la supplémentation vitaminique B1
C traitement antiépileptique préventif
D traitement par benzodiazépine
E traitement par neuroleptique

Dossier progressif 30
Un homme portugais de 42 ans, maçon, vient consulter pour des douleurs des mains, évoluant depuis

quelques mois, s'aggravant lentement et progressivement. Ces manifestations sont plus importantes la nuit et obligent le patient à agiter les mains pour les faire diminuer. Ces douleurs touchent sur la face antérieure des mains, le pouce l'index et le majeur. Le patient se plaint également de fourmillements dans les mêmes territoires. À l'examen, il existe une diminution de la sensibilité à la piqûre dans le territoire douloureux et du tact dans le même territoire, une discrète diminution (coté à 4/5) de la force dans le muscle court abducteur du pouce et un début d'amyotrophie de l'éminence thénar. Il n'existe aucune autre manifestation et l'examen clinique général est normal.

Question 1

Quel est le syndrome évoqué par les manifestations du patient ? Justifiez. Quel examen vous permet de l'affirmer. Quelle est votre attitude thérapeutique en fonction du résultat de celui-ci ?

Question 2

Trois ans plus tard, le patient revient vous consulter en raison de difficultés pour travailler. Celui-ci a ressenti des picotements dans les orteils qu'il a longtemps cru être liés à ses chaussures de sécurité inconfortables. Ces manifestations s'aggravent. Les picotements sont devenus permanents s'étendent désormais à l'ensemble des pieds et remontent jusqu'aux chevilles. Les douleurs entraînées par ces manifestations sont intenses. Lorsque le patient se lave les pieds, il a des difficultés à faire la différence entre l'eau chaude et l'eau froide. À l'examen clinique, les réflexes tendineux achilléens sont abolis, la sensibilité à la piqûre est abolie jusqu'aux chevilles et diminuée jusqu'aux genoux, la sensibilité tactile fine est diminuée jusqu'aux chevilles. La force musculaire des muscles releveurs des orteils (pédieux) est à 4/5 à droite et à gauche, celle des muscles extenseurs des pieds à droite et à gauche à 4 +/5.

Quel syndrome neurologique vous évoque ce tableau ? Quels éléments de l'anamnèse non précisés dans l'observation sont à rechercher chez ce patient ? Quel traitement symptomatique proposez-vous à ce stade ?

Question 3

Donnez le nom de l'examen suivant et interprétez-le (les valeurs pathologiques sont soulignées).

	Droit	Gauche	Normal
Conduction motrice			
Amplitude de potentiel d'action musculaire (mV)			
Médian	1	1,5	> 5
Ulnaire	5,5	6	> 5
Fibulaire commun	1,2	1	> 3
Tibial	0,02	0,1	> 5
Vitesse de conduction nerveuse (m/s)			
Médian	48	49	> 48
Ulnaire	48	50	> 48
Fibulaire commun	40	42	> 40
Tibial	41	41	> 40
Latence distale (ms)			
Médian	4,2	4,1	< 4
Ulnaire	2,5	2,4	< 3
Fibulaire commun	4	4,2	< 5,5
Tibial	4,6	5	< 6,5
Latence des ondes F (ms)			
Médian	30	29	< 30
Ulnaire	31	31	< 34
Fibulaire commun			
Tibial	52	49	< 54
Conduction nerveuse sensitive			
Amplitude de potentiel évoqué sensitif (µV)			
Médian	13	9	> 40
Ulnaire	20	24	> 20
Fibulaire superficiel	0	0	> 5
Sural	0	0	> 15
Vitesse de conduction nerveuse sensitive (m/s)			
Médian	44	42	> 45
Ulnaire	43	43	> 45
Fibulaire superficiel			> 40
Sural			> 40

Question 4

Quelles explorations complémentaires allez-vous effectuer pour le diagnostic étiologique de ce patient ?

Question 5

Un an plus tard, les manifestations se sont aggravées. Les douleurs se sont étendues à mi-cuisse et aux membres supérieurs, touchant l'ensemble des mains en remontant jusqu'à la moitié des avant-bras. Elles ont pris une tournure différente et sont en éclairs de tonalité électrique, brefs et répétés. Le patient se

plaint de malaise en se levant trop vite de son lit le matin, de difficultés à digérer les repas trop lourds, d'épisodes de diarrhées. Il vous signale que lors de ses vacances en famille au Portugal, il a appris qu'un de ses cousins commençait à ressentir des symptômes ressemblant aux siens.
Pensez-vous que les manifestations nouvelles du patient puissent s'intégrer dans le même cadre que les précédentes ? Citer deux examens à réaliser pour objectiver les manifestations nouvelles ? Que proposez-vous pour améliorer les douleurs du patient ? Les données nouvelles vous permettent-elles de proposer un diagnostic étiologique ?

Dossier progressif 31

Madame M., 68 ans, aux antécédents d'hypertension artérielle bien traitée par inhibiteur de l'enzyme de conversion, consulte en raison de fourmillements douloureux des pieds. Ces manifestations ont débuté il y a environ 3 semaines. La patiente dit qu'elles sont plus importantes au pied gauche qu'au pied droit et que cela la gêne pour marcher. Elle se plaint également d'une certaine fatigue et de l'apparition de boutons sur les zones douloureuses.

Question 1

Quel(s) est (sont) l'(les) élément(s) clinique(s) que vous recherchez en faveur d'une neuropathie des membres inférieurs ?

A un signe de Babinski bilatéral
B une diminution des réflexes achilléens
C un déficit moteur des releveurs du pied gauche
D un déficit proportionnel moteur de la main gauche
E un trouble sensitif du cou-de-pied gauche et de la plante du pied droit

Question 2

Certains éléments dans l'histoire de la maladie sont utiles pour le diagnostic de l'atteinte neurologique. Lesquels ?

A un antécédent de diabète
B la survenue simultanée ou non des troubles du pied gauche et du pied droit
C une diarrhée survenue 2 mois avant le début des troubles
D l'existence de troubles de l'équilibre sans vertige vrai
E un tabagisme ancien

Question 3

Voici les topographies du déficit sensitif (les points rouges sont anormaux) et du déficit moteur (points oranges) de la patiente (figure 30.40).
Quel est votre diagnostic syndromique ?

A mononeuropathie
B mononeuropathie multiple
C polyradiculonévrite
D polyneuropathie
E neuronopathie sensitive

Question 4

Quels sont les nerfs atteints ?

A nerf fibulaire droit
B nerf fibulaire gauche
C nerf sciatique gauche
D nerf sural gauche
E nerf sural droit

Question 5

Quelles sont les causes les plus fréquentes à évoquer dans votre hypothèse ?

A diabète
B diarrhée à *C. jejuni*
C gammapathie à IgM à activité anti-MAG
D vascularite du nerf
E insuffisance rénale

Question 6

Dans ce contexte, vous pensez à une vascularite.
Quels sont les éléments qui peuvent étayer votre hypothèse ?

A des arthralgies
B les manifestations asymétriques
C un syndrome inflammatoire biologique
D la présence de lésions cutanées en regard des zones douloureuses
E le caractère douloureux de la neuropathie

Question 7

Vous réalisez un électromyogramme.

	Droit	**Gauche**	**Normal**
Conduction motrice			
Amplitude de potentiel d'action musculaire (mV)			
Médian	1	1,5	> 5
Ulnaire	5,5	6	> 5
Fibulaire commun	1,2	1	> 3
Tibial	0,02	0,1	> 5
Vitesse de conduction nerveuse (m/s)			
Médian	48	49	> 48
Ulnaire	48	50	> 48
Fibulaire commun	40	42	> 40
Tibial	41	41	> 40
Latence distale (ms)			
Médian	4,2	4,1	< 4
Ulnaire	2,5	2,4	< 3
Fibulaire commun	4	4,2	< 5,5

	Droit	Gauche	Normal
Tibial	4,6	5	< 6,5
Latence des ondes F (ms)			
Médian	30	29	< 30
Ulnaire	31	31	< 34
Fibulaire commun			
Tibial	52	49	< 54
Conduction nerveuse sensitive			
Amplitude de potentiel évoqué sensitif (μV)			
Médian	13	9	> 40
Ulnaire	20	24	> 20
Fibulaire superficiel	0	0	> 5
Sural	0	0	> 15
Vitesse de conduction nerveuse sensitive (m/s)			
Médian	44	42	> 45
Ulnaire	43	43	> 45
Fibulaire superficiel			> 40
Sural			> 40

Quelles sont vos conclusions ?

A les anomalies observées sont superposables strictement aux manifestations cliniques
B une atteinte inattendue, infraclinique, confirme l'hypothèse d'une mononeuropathie multiple
C l'atteinte sensitive et motrice sur le nerf fibulaire suggère un mécanisme démyélinisant
D l'atteinte distale aux membres inférieurs et de nerfs du membre supérieur confirme le caractère longueur dépendants
E l'atteinte sensitive isolée sur le nerf sural mais pas compatible avec un mécanisme ischémique

Question 8

Parmi les examens suivants, lesquels vous semblent indispensables dans un délai rapide ?

A bilan biologique avec : NFS, VS, CRP
B bilan biologique avec : anticorps antinucléaires, cryoglobuline, sérologies hépatite B, C, VIH
C bilan biologique avec : vitamine B12, folates, bilan thyroïdien
D biopsie neuromusculaire
E examen du liquide cérébrospinal

Question 9

Vous réalisez la biopsie neuromusculaire. Parmi les propositions suivantes, laquelle (lesquels) est (sont) exacte(s) ?

A la biopsie sera réalisée sur un nerf moteur pour juger de la cause de l'atteinte motrice
B la perte en fibres sera inhomogène selon les faisceaux
C l'oblitération des vaisseaux par une inflammation de la paroi signe la vascularite
D on peut observer de la nécrose fibrinoïde
E il n'est pas utile de biopsier simultanément le muscle

Question 10

Vous mettez en évidence une vascularite de type panartérite du nerf et concluez à une vascularite isolée du nerf périphérique sans cause trouvée.
Quelle est votre prise en charge ?

A traitement corticoïde
B immunoglobulines intraveineuses
C échanges plasmatiques
D anti-inflammatoires non stéroïdiens
E immunosuppresseurs en urgence

Dossier progressif 32

Une femme de 28 ans, droitière, non fumeuse, sans enfant, consulte pour une céphalée survenant par crises. Les crises ont débuté il y a une dizaine d'années. La patiente consulte car ses maux de tête ne sont plus soulagés par le paracétamol (1 g, 4 fois par jour).
Lors de la consultation, elle n'a pas de céphalée. Elle suit une contraception par pilule œstroprogestative. L'examen clinique est strictement normal.

Question 1

Si les autres critères diagnostiques sont présents, vous retiendrez un diagnostic de migraine sans aura si la patiente vous dit que ses crises, non soulagées par le paracétamol, durent :

A 6 à 12 heures
B 15 à 180 minutes
C quelques minutes
D deux jours
E une semaine

Question 2

La patiente décrit des crises de céphalée durant 12 à 48 heures, de topographie unilatérale à bascule, droite ou gauche, orbitotemporale, pulsatile, accompagnée d'une photophobie, d'une phonophobie et de nausées. Depuis 1 an, après un déménagement et une rupture sentimentale, la patiente a deux ou trois crises chaque mois, dont une au moment des règles, et doit parfois interrompre ses activités en raison de l'intensité de la douleur.
Parmi les diagnostics suivants, lequel évoquez-vous ?

A migraine ophtalmique
B algie vasculaire de la face

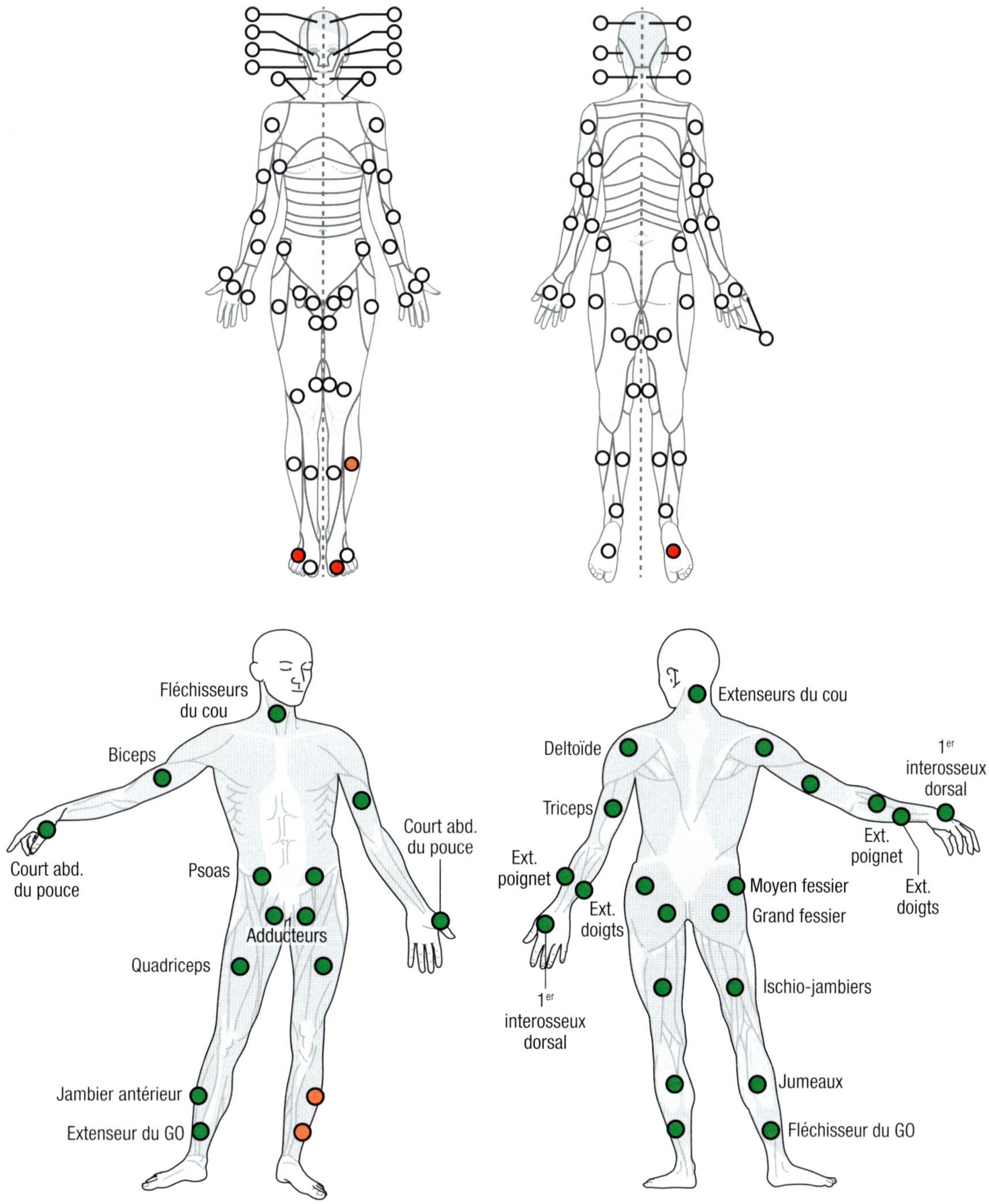

Fig. 30.40.
(Source : CEN, 2019, illustration de Carole Fumat.)

C migraine sans aura
D céphalée de tension musculaire
E céphalée due à un état dépressif

Question 3

Concernant des investigations complémentaires, quelle(s) est (sont) la (les) proposition(s) exacte(s) ?

A bilan biologique à faire avant la consultation de suivie
B IRM cérébrale à faire avant la consultation de suivie
C IRM cérébrale à faire rapidement
D imagerie cérébrale inutile au diagnostic
E examen ORL à faire avant la consultation de suivie

Question 4

La patiente traite ses crises par du paracétamol en comprimé 1 000 mg. Elle est très partiellement soulagée en 4 heures, puis doit reprendre trois comprimés à 1 000 mg dans la journée (total 4 g par jour de crise). Malgré le paracétamol, elle doit s'allonger et passer une journée dans le noir au moins une fois par mois.

Vous proposez une prise en charge comportant :

- **A** identification et éviction des facteurs déclenchants des crises
- **B** optimisation du traitement de crise
- **C** prescription d'antalgiques opioïdes
- **D** discussion d'une prophylaxie médicamenteuse
- **E** autosurveillance des crises par un agenda

Question 5

Parmi les traitements suivants, lequel (lesquels) est (sont) recommandé(s) en traitement de crise ?

- **A** ibuprofène
- **B** zolmitriptan
- **C** tramadol et paracétamol
- **D** almotriptan
- **E** propranolol

Question 6

Parmi les traitements suivants, lequel (lesquels) est (sont) indiqué(s) en prophylaxie de la migraine sans aura ?

- **A** propranolol
- **B** carbamazépine
- **C** métoprolol
- **D** vérapamil
- **E** topiramate

Question 7

La patiente a suivi une prophylaxie médicamenteuse pendant 1 an puis, en raison de la diminution de fréquence des crises, a pu la stopper.

Elle revient consulter à 31 ans. Elle décrit toujours des crises de céphalées à maximum orbitaire, droite ou gauche, durant 12 à 48 heures, deux fois par mois dont une au moment des règles. Les douleurs sont accompagnées de photophobie et de nausées. Depuis 2 ans, ses céphalées sont précédées d'un flou visuel avec ensuite des zigzags lumineux durant 30 à 45 minutes, parfois du côté droit de son champ de vision, et parfois à gauche. Environ 20 % des crises comportent ce trouble visuel.

Son examen clinique est strictement normal.

Vous retenez les diagnostics de :

- **A** crises de migraine sans aura
- **B** épisodes de cécité monoculaire transitoire
- **C** crises de migraine avec aura
- **D** crises épileptiques focales visuelles
- **E** crises d'algie vasculaire de la face

Question 8

Quels conseils devez-vous donner à la patiente ?

- **A** arrêt de la contraception œstroprogestative
- **B** contraception par un progestatif pur
- **C** surveillance annuelle de la pression artérielle
- **D** ne plus prendre de triptan lors des crises avec aura
- **E** lutter contre la sédentarité

Question 9

La patiente a du mal à soulager les crises de migraine avec aura. Que lui conseillez-vous ?

- **A** triptan dès le début de la céphalée
- **B** AINS dès le début de l'aura
- **C** triptan dès le début de l'aura
- **D** AINS dès le début de la céphalée
- **E** triptan seulement après la disparition de l'aura

Dossier progressif 33

Une jeune femme de 33 ans consulte aux urgences pour l'apparition d'une diplopie horizontale. Elle n'a pas d'antécédent connu. Il existe une fluctuation et une aggravation le soir lorsqu'elle regarde la télévision. À l'examen on retrouve un déficit de l'adduction de l'œil droit.

Question 1

Quel est le diagnostic le plus probable ?

- **A** AVC du tronc
- **B** anévrisme carotidien
- **C** sclérose en plaques
- **D** myasthénie
- **E** tumeur du tronc cérébral

Question 2

Dans une paralysie du III, on peut retrouver les signes suivants :

- **A** déficit de l'adduction
- **B** strabisme
- **C** ptosis
- **D** myosis
- **E** déficit de la verticalité

Question 3

Si la patiente avait un déficit de l'abduction, on évoquerait plutôt une atteinte :

- **A** du II
- **B** du III
- **C** du IV
- **D** du VI
- **E** du VIII

Question 4

Si la patiente avait une atteinte du nerf oculomoteur (IIIe nerf crânien) droit et une atteinte pyramidale controlatérale, on évoquerait :

- **A** une myopathie
- **B** une neuropathie périphérique
- **C** une lésion vasculaire du tronc cérébral
- **D** une myasthénie
- **E** une lésion tumorale du tronc cérébral

Question 5

Dans la myasthénie, le déficit musculaire touche plutôt :

- **A** les ceintures
- **B** les extrémités
- **C** les petits muscles notamment oculomoteurs et des paupières
- **D** entraîne souvent une amyotrophie focale
- **E** peut entraîner une chute de la tête vers l'avant

Question 6

Vous avez posé le diagnostic de myasthénie. Quels signes cliniques seraient en faveur du diagnostic ?

- **A** troubles de la déglutition
- **B** troubles de la phonation
- **C** fatigabilité à la marche
- **D** paresthésies
- **E** signe de Babinski

Question 7
Quels examens effectuez-vous pour confirmer le diagnostic ?
A recherche de bloc neuromusculaire par stimulation répétitive
B IRM cérébrale
C dosage des anticorps anti-récepteurs de l'acétylcholine
D fond d'œil
E échographie cardiaque

Question 8
Quel examen radiologique est utile dans le bilan d'extension ?
A scanner thymique
B IRM cérébrale
C TEP « corps entier »
D scintigraphie pulmonaire
E oculomotilogramme

Question 9
Le diagnostic de myasthénie se confirme. Quelles sont les maladies associées à rechercher systématiquement en cas de myasthénie ?
A cancer pulmonaire
B cancer du sein
C thymome malin
D thymome bénin
E cancer de la plèvre

Question 10
Quelles sont les maladies auto-immunes fréquemment associées à la myasthénie ?
A maladie de Basedow
B thyroïdite d'Hashimoto
C lupus
D neuromyélite optique
E maladie de Biermer

Question 11
Quelles recommandations donnez-vous à la patiente ?
A liste des médicaments contre-indiqués
B déclaration en ALD
C faire du sport intensif
D port d'une carte précisant la maladie
E conseil génétique

Question 12
Sur le plan thérapeutique, vous recommandez :
A un traitement par anticholinesterasiques
B d'éviter les médicaments aggravant la myasthénie
C immunoglobulines polyvalentes en cas de rechute
D échanges plasmatiques en cas de résistance aux immunoglobulines
E thymectomie en cas de thymome

Question 13
Si la patiente avait eu un ptosis unilatéral et douloureux, quel aurait été le diagnostic à évoquer en priorité ?

Question 14
En cas de poussée myasthénique sévère, où la patiente doit-elle être hospitalisée ?

Question 15
L'évolution est bonne et la patiente vous demande quelle est l'évolution possible de sa maladie. Que lui répondez-vous ?
A elle est imprévisible
B la patiente aura un handicap irréversible
C la patiente peut rencontrer des périodes d'intense fatigue
D la myasthénie n'est pas une maladie dégénérative
E les traitements permettent habituellement de contrôler la maladie

Question 16
Concernant les médicaments contre-indiqués dans la myasthénie, on retrouve :
A les anticoagulants
B l'insuline
C certains antibiotiques
D les psychotropes
E le paracétamol

Dossier progressif 34

Monsieur D., 70 ans, consulte aux urgences pour l'apparition de vertiges depuis quelques jours. Il a comme principaux antécédents une hypertension artérielle équilibrée, un adénome de prostate et une cholécystectomie. Il consomme quotidiennement deux verres de vin et fume un paquet de cigarettes depuis l'âge de 25 ans. Il est traité par valsartan 80 mg par jour et hydrochorothiazide 25 mg par jour.

Il raconte que depuis 10 jours, il a présenté quatre épisodes identiques : il décrit un vertige rotatoire intense qui survient brutalement et qui régresse en moins d'une minute. Il n'avait jamais eu ce type de symptômes auparavant.

Question 1
Parmi les éléments suivants, le(s)quel(s) défini(ssen)t un vertige ?
A malaise
B lipothymie
C instabilité
D illusion de déplacement de l'environnement
E illusion de déplacement de soi-même dans l'environnement

Question 2
Parmi les symptômes suivants, le(s)quel(s) fait (font) partie du syndrome vestibulaire ?
A oscillation du corps en tous sens lors de la manœuvre de Romberg
B dysmétrie à l'épreuve doigt-nez
C déviation en étoile à la marche aveugle
D latérodéviation à la manœuvre de Fukuda
E hypoacousie

Question 3
Concernant Monsieur D., quelle(s) est (sont) la (les) proposition(s) exacte(s) ?
A les symptômes sont caractéristiques d'une maladie de Ménière

B la présence d'un acouphène associé à la symptomatologie vertigineuse vous ferez évoquer une névrite vestibulaire
C les symptômes sont compatibles avec un accident ischémique transitoire
D les symptômes sont compatibles avec un vertige positionnel paroxystique bénin
E les symptômes sont compatibles avec une migraine vestibulaire

Question 4

Le patient est reçu aux urgences et un diagnostic de vertige positionnel paroxystique bénin est évoqué. Parmi ces items, quel(s) est (sont) l'(es) élément(s) de l'examen clinique qui permet(tent) de proposer ce diagnostic ?

A description du déclenchement du vertige en se retournant dans son lit
B association à des acouphènes ou une hypoacousie
C diplopie au cours du vertige
D observation du déclenchement du vertige par la manœuvre de Dix et Hallpike
E observation d'un nystagmus vertico-rotatoire battant vers le sol pendant le vertige

Question 5

Si le diagnostic de vertige positionnel paroxystique bénin est retenu, parmi les items suivants, quel(s) est (sont) celui (ceux) que vous prescrivez ?

A IRM encéphalique
B exploration audiovestibulaires
C bétahistine
D manœuvre libératoire
E acétyl-leucine

Question 6

Quelques jours plus tard, le patient est adressé aux urgences pour l'apparition brutale d'un vertige rotatoire intense associé à des vomissements. Les symptômes persistent depuis 3 heures.
Parmi les symptômes suivants, le(s)quel(s) peut-on rencontrer dans un syndrome vestibulaire droit secondaire à une névrite vestibulaire ?

A diplopie
B nystagmus horizonto-rotatoire battant du côté gauche
C paralysie faciale périphérique droite
D déficit du réflexe vestibulo-oculaire au *Head Impulse Test* à droite
E vomissements

Question 7

Parmi les propositions suivantes, quelle(s) est (sont) celle(s) qui serai(en)t suggestive(s) d'un syndrome vestibulaire central ?

A céphalées
B nystagmus horizontal
C vomissements
D signe de Claude Bernard-Horner
E déviation latéralisée à l'épreuve de Romberg

Question 8

Parmi les symptômes suivants, le(s)quel(s) peut-on rencontrer dans un syndrome vestibulaire central secondaire à un infarctus cérébelleux ?

A diplopie
B nystagmus horizonto-rotatoire battant du côté gauche
C paralysie faciale périphérique droite
D absence de déficit du réflexe vestibulo-oculaire au *Head Impulse Test* à droite
E vomissements

Question 9

L'examen clinique met en évidence un nystagmus horizonto-rotatoire battant vers la gauche, une déviation des index vers la droite, une dysmétrie touchant les membres inférieurs et supérieurs droits, une paralysie pharyngée droite et un signe de Claude Bernard-Horner droit.
Vous évoquez le diagnostic d'infarctus cérébral. Où se situerait la lésion ?

A partie antérieure et médiane de la moelle allongée
B fossette latérale droite de la moelle allongée
C fossette latérale gauche de la moelle allongée
D vermis cérébelleux
E partie médiane du pont

Question 10

Vous évoquez le diagnostic d'infarctus de la fossette latérale droite de la moelle allongée (syndrome de Wallenberg).
Quel(s) autre(s) signe(s) clinique(s) appartien(nen)t à ce syndrome ?

A hypoesthésie thermoalgique de l'hémiface ipsilatérale à l'infarctus
B déficit proprioceptif de l'hémicorps controlatéral à la lésion
C hypoacousie droite
D déficit moteur de l'hémicorps controlatéral à la lésion
E paralysie de l'hémilangue ipsilatérale à la lésion

Question 11

Parmi les territoires vasculaires suivants, le(s)quel(s) peu(ven)t être responsable(s) d'un vertige rotatoire ?

A artère cérébrale antérieure
B artère cérébelleuse postéro-inférieure
C artère vertébrale
D artère cérébrale postérieure
E artère cérébelleuse antéro-inférieure

Question 12

Quel est l'examen radiologique à réaliser en urgence chez ce patient ?

A scanner cérébral avec angioscanner
B doppler cervical
C IRM encéphalique
D scanner thoraco-abdominal
E IRM cervicale

Question 13

Vous réalisez chez ce patient une IRM encéphalique. Les résultats principaux sont sur la figure 30.41.
Concernant cette IRM, parmi les items suivants, le(s) quel(s) est (sont) juste(s) ?

A séquence de diffusion
B séquence T1 avec injection de gadolinium
C coupe centrée sur le pont (ou protubérance)

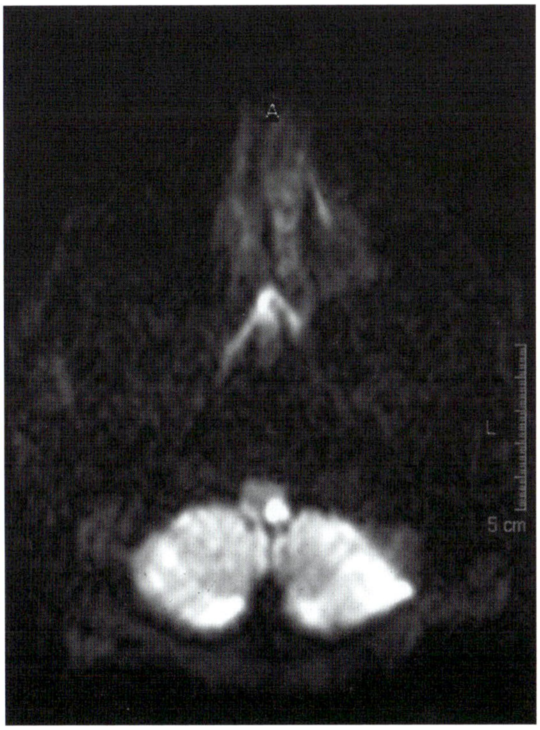

Fig. 30.41.
(Source : CEN, 2019.)

D coupe centrée sur la moelle allongée
E lésion en hypersignal latéralisée à gauche

Question 14

Quel est votre diagnostic définitif ?
A accident vasculaire ischémique transitoire
B accident vasculaire ischémique constitué
C accident vasculaire hémorragique
D tumeur
E sclérose en plaques

Question 15

Vous retenez définitivement le diagnostic d'accident ischémique constitué de la fossette latérale droite de la moelle allongée (syndrome de Wallenberg). Parmi les items suivant, le(s)quel(s) doi(ven)t dicter votre conduite à tenir immédiate ?
A demande de mutation en unité neurovasculaire
B demande de mutation en unité de neurologie conventionnelle
C prise de pression artérielle
D électrocardiogramme
E mise sous anticoagulants

Question 16

Une fois la prise en charge neurologique instaurée en unité neurovasculaire, quel(s) est (sont) le(s) traitement(s) que vous pouvez proposer à visée antivertigineuse ?
A manœuvre libératoire
B méclozine (Agyrax®)
C acétylleucine (Tanganil®)
D bétahistine (Serc®)
E acétazolamide (Diamox®)

Dossier progressif 35

Une femme âgée de 72 ans vous consulte pour la première fois pour des troubles de la marche qui évoluent progressivement depuis environ 1 an. Elle a constaté que ses déplacements à l'extérieur du domicile étaient moins rapides, sans troubles de l'équilibre associés. Elle rapporte également une plus grande lenteur pour la réalisation des activités quotidiennes, notamment à l'utilisation de la main droite. De temps en temps se manifeste un tremblement de la main droite, qui cesse immédiatement dès qu'une action est entreprise. Elle signale qu'elle est gênée par ces symptômes.
La patiente présente comme principaux antécédents une cholécystectomie et une migraine qui est responsable d'une à deux crises par mois d'intensité modérée à sévère pour lesquelles elle prend un traitement par almotriptan.

Question 1

Quel diagnostic évoquez-vous en premier lieu ?
A syndrome parkinsonien vasculaire
B atrophie multisystématisée
C syndrome parkinsonien induit par les traitements
D maladie de Parkinson
E paralysie supranucléaire progressive

Question 2

Devant la présence d'un syndrome parkinsonien asymétrique avec tremblement de repos, vous suspectez une maladie de Parkinson. Par quel examen confirmez-vous votre diagnostic ?
A atrophie du putamen à l'IRM
B dénervation du putamen au DaTSCAN®
C hypométabolisme du putamen au HMPAO SPECT
D hypométabolisme du putamen au FDG-PET
E aucune réponse n'est correcte

Question 3

Si la patiente avait en plus présenté une diminution des mouvements oculaires de la verticalité, quel aurait été votre diagnostic ?
A maladie de Wilson
B atrophie multisystématisée
C démence à corps de Lewy
D syndrome parkinsonien vasculaire
E paralysie supranucléaire progressive

Question 4

À ce stade, quelle(s) est (sont) la (les) alternative(s) thérapeutique(s) potentielle(s) chez cette patiente ?
A lévodopa + inhibiteur de la dopa décarboxylase
B agoniste dopaminergique
C inhibiteur de la COMT
D inhibiteur de la MAO-B
E anticholinergique

Question 5

Compte tenu de l'âge de la patiente (72 ans), vous choisissez un traitement par lévodopa/carbidopa. Quelle(s) est (sont) parmi les suivantes, la (les) caractéristique(s) pharmacologique(s) de la lévodopa ?

A elle est un précurseur de la dopamine
B elle est un antagoniste des récepteurs NMDA
C son site d'absorption est entérique
D elle est stockée dans les vésicules post-synaptiques
E sa demi-vie est de 24 heures

Question 6

Chez des patients plus jeunes, l'initiation d'un traitement par agoniste dopaminergique aurait été une alternative. Dans ce cas, de quels effets secondaires potentiels du traitement par agoniste devriez-vous prévenir les patients ?

A trouble du contrôle des impulsions
B somnolence diurne
C rétention urinaire
D hypotension orthostatique
E œdèmes des membres inférieurs

Question 7

Pendant plusieurs années, la situation reste dans l'ensemble bien contrôlée sous couvert d'une augmentation progressive du traitement dopaminergique.

La patiente, maintenant âgée de 76 ans, reçoit actuellement un traitement par lévodopa/carbidopa matin, midi et soir. Lors de la consultation, elle vous signale une majoration des signes moteurs environ une à deux heures avant la prise de lévodopa/carbidopa le soir. De quel phénomène s'agit-il ?

A dyskinésies de pic de dose
B akinésie paradoxale
C akinésie de fin de dose
D dyskinésies biphasiques
E aucune réponse n'est correcte

Question 8

Quelle(s) est (sont) la (les) option(s) thérapeutique(s) potentielle(s) au vu du traitement actuel ?

A fractionnement du traitement par lévodopa/carbidopa
B association d'un anticholinergique
C association d'un inhibiteur de la COMT
D association de l'amantadine
E association d'un inhibiteur de la MAO-B

Question 9

Vous optez pour le fractionnement du traitement par lévodopa/carbidopa en passant à quatre prises par jour. Au cours du suivi, vous continuez à augmenter la posologie de lévodopa/carbidopa par prise et associez un inhibiteur de la COMT à chaque prise.

Lors d'une consultation de suivi, la patiente vous signale l'apparition de mouvements involontaires. Ces mouvements sont arythmiques, brusques, imprévisibles et chaotiques, touchant les membres supérieurs et le tronc. De quel type de mouvements involontaires s'agit-il ?

A myoclonies
B dystonie
C chorée
D tremblement
E tics

Question 10

Ces mouvements apparaissent environ une heure après chaque prise de lévodopa/carbidopa/inhibiteur de la COMT et persistent pendant 2 heures. Dans quel contexte s'inscrivent ces mouvements ?

A dyskinésies biphasiques
B phénomène « on/off »
C hémibalisme alternant
D dyskinésie de pic de dose
E dystonie « off »

Question 11

Malgré vos efforts pour adapter le traitement médicamenteux, l'alternance entre les blocages et dyskinésies de pic de dose devient intenable pour la patiente, âgée de 79 ans. Quelles sont les alternatives thérapeutiques à ce stade pour la patiente ?

A stimulation cérébrale profonde
B pompe par apomorphine
C pompe par anticholinergique
D pompe par lévodopa intraduodénale
E pompe par amantadine

Question 12

La stimulation cérébrale profonde étant contre-indiquée en raison de l'âge (plus de 70 ans), vous avez mis en place une pompe d'apomorphine. En parallèle, vous avez diminué la posologie du traitement par lévodopa/carbidopa/ICOMT. La patiente est satisfaite du résultat moteur. Cependant, quelques jours après la sortie, l'époux vous rapporte une agitation nocturne et des hallucinations visuelles. La patiente est désorientée dans le temps et dans l'espace et persuadée que son époux veut la placer pour « refaire sa vie ». Celui-ci est très surpris de ces propos et précise qu'il n'en est rien.

Vous hospitalisez en urgence la patiente devant la suspicion d'une psychose liée au traitement dopaminergique et revenez au schéma thérapeutique antérieur. Malgré cela, la psychose persiste. Quelle(s) est (sont) la (les) option(s) thérapeutique(s) potentielle(s) ?

A arrêt de la lévodopa/carbidopa
B association de l'amantadine
C arrêt de l'inhibiteur de la COMT
D association d'un agoniste dopaminergique LP
E association de clozapine

Question 13

La patiente, âgée de 81 ans, se plaint de chutes fréquentes. Selon sa description, les chutes surviennent uniquement lorsque les pieds restent « collés au sol » à l'initiation de la marche, parfois au cours de déplacement. Dans quel(s) contexte(s) les chutes s'inscrivent-elles très probablement ?

A une camptocormie
B une hypotension orthostatique
C une festination
D un trouble du contrôle postural
E un enrayement cinétique

Question 14
La patiente a présenté une chute sévère au domicile il y a quelques jours, qui vous amène à réaliser un scanner cérébral (figure 30.42).
Comment interprétez-vous les anomalies ?
A hématome lobaire
B hématome sous-dural chronique
C hématome épidural aigu
D hémorragie sous-arachnoïdienne
E hématome sous-dural aigu

Question 15
Il s'agit d'un hématome sous-dural aigu. Quelle(s) est (sont) la (les) situation(s) qui peu(ven)t favoriser la chronicité de cet hématome ?
A l'âge avancé
B la prise du traitement antiparkinsonien
C la prise d'antiagrégants
D la prise du traitement par almotriptan
E un éthylisme chronique

Dossier progressif 36
Un patient âgé de 62 ans consulte en raison d'un tremblement des mains apparu depuis quelques mois, notamment lors des émotions. Il dit ne pas avoir d'antécédent particulier et ne prendre aucun traitement, mis à part un somnifère depuis 2 ans. Ce tremblement le gêne dans la vie quotidienne.

Question 1
Que recherchez-vous à l'interrogatoire ?
A des antécédents de maladie de Wilson
B le nom du somnifère
C s'il s'agit d'un tremblement de repos ou d'action
D une prise de neuroleptique
E des antécédents familiaux de tremblement

Question 2
Ce somnifère s'avère être le Théralène® (alimémazine). Quelles sont les affirmations correctes ?
A il faut arrêter ce traitement totalement et immédiatement
B il faut arrêter ce traitement de façon progressive
C il faut augmenter la posologie de ce traitement pour lutter contre le tremblement lié à l'émotion
D l'alimémazine est une benzodiazépine
E l'alimémazine est un neuroleptique (antipsychotique) caché

Question 3
Que recherchez-vous à l'examen neurologique ?
A une hypermétrie
B un tremblement d'action
C une chorée
D une akinésie
E une paralysie des saccades oculaires verticales

Question 4
Vous effectuez un DaTSCAN® qui est anormal. Quel est le diagnostic le plus probable ?

Question 5
Quels sont les « drapeaux rouges » devant un syndrome parkinsonien ?
A absence de réponse prolongée à la levodopa
B chutes précoces
C atteinte pyramidale associée
D aphasie
E asthénie

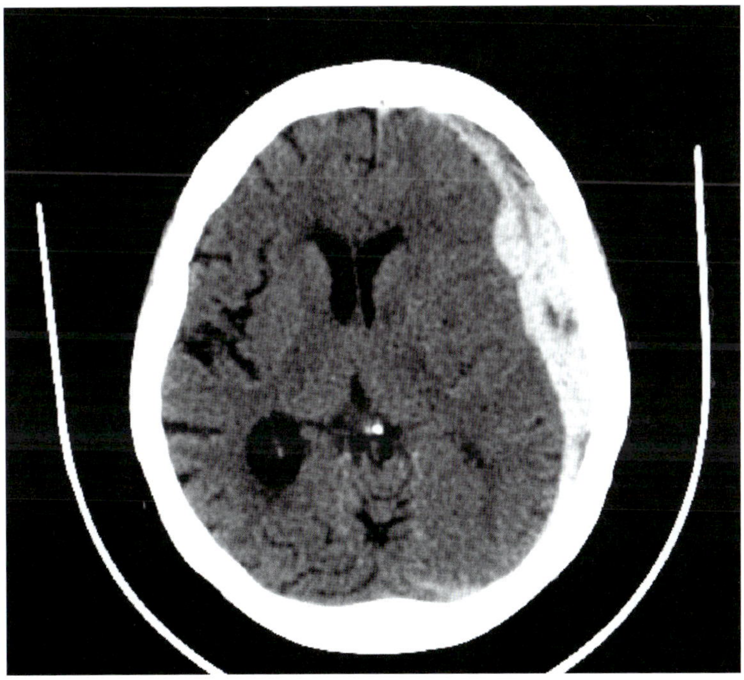

Fig. 30.42.
(Source : CEN, 2019.)

Question 6

S'il devait s'agir en fait d'une atrophie multisystématisée, quelle(s) anomalie(s) pourriez-vous retrouver à l'examen neurologique ?

A une paralysie supranucléaire des saccades oculaires verticales
B une ataxie cérébelleuse
C une chorée
D une apraxie
E des hallucinations visuelles

Question 7

Le tableau neurologique évoque finalement une maladie de Parkinson. Parmi les options thérapeutiques suivantes, indiquez celle(s) que vous pouvez envisager chez cet homme de 62 ans qui est gênée par ses symptômes ?

A instauration d'un traitement par levodopa associée à un inhibiteur de la dopa décarboxylase en monothérapie
B instauration d'un traitement inhibiteur de la catéchol-O-méthyl-transférase en monothérapie
C instauration d'un traitement inhibiteur de l'acétylcholine estérase en monothérapie
D instauration d'un traitement par agoniste dopaminergique en monothérapie
E instauration d'un traitement par amantadine en monothérapie

Question 8

Vous optez pour un traitement par agoniste dopaminergique en monothérapie. Quels sont les effets secondaires principaux à rechercher lors du suivi du patient ?

A une somnolence diurne
B une rétention aiguë d'urine
C des hallucinations visuelles
D une hypersexualité
E un tremblement

Question 9

Quelques années plus tard, le patient se plaint de l'apparition de mouvements et de postures incontrôlés des mains et du cou à certains moments de la journée au cours desquels l'effet du traitement (qui repose désormais sur la L-dopa en association à un agoniste dopaminergique) sur le syndrome parkinsonien est bon. Que vous évoque cette donnée de l'interrogatoire ?

A un trouble du contrôle des impulsions
B des dyskinésies de pic de dose induites par le traitement antiparkinsonien
C des fluctuations motrices
D un syndrome dysexécutif
E il ne s'agit pas d'une maladie de Parkinson mais d'une maladie de Huntington

Question 10

Quelques années plus tard, l'épouse du patient signale la présence d'hallucinations visuelles vespérales qui sont parfois anxiogènes et associées à des idées délirantes de persécution. Quelles sont les options thérapeutiques préférentielles ?

A poursuite du traitement à l'identique car il s'agit de l'évolution naturelle de la maladie de Parkinson
B baisse progressive de la posologie de l'agoniste dopaminergique
C instauration d'un traitement par clozapine
D instauration d'un traitement par inhibiteur de l'acétylcholine estérase
E baisse du traitement par lévodopa

Question 11

Vous avez décidé d'instaurer un traitement par clozapine. Indiquez pour quelle raison principale le suivi de la NFS-plaquettes est nécessaire.

A risque de thrombopénie
B risque de lymphopénie
C risque de neutropénie
D risque d'hyperleucocytose
E risque de myélémie

Question 12

Quelques années plus tard, l'épouse du patient sollicite une consultation car ce dernier est l'objet d'une altération marquée de la capacité d'organiser sa vie quotidienne avec des troubles attentionnels et une altération de sa mémoire de travail. Quelles fonctions supérieures sont atteintes ?

Question 13

Le patient présente désormais une maladie de Parkinson avec des épisodes de dyskinésies induites par la levodopa, des fluctuations motrices invalidantes, un syndrome dysexécutif sévère et des hallucinations visuelles. Il est maintenant traité par levodopa toutes les 3 heures de 7 h à 22 h et par clozapine. Parmi les propositions suivantes, quelles sont les options thérapeutiques envisageables ?

A stimulation chronique à haute fréquence des noyaux subthalamiques
B fractionnement du traitement antiparkinsonien
C traitement par infusion intrajéjunale de gel de levodopa (pompe à duodopa)
D instauration d'un traitement par olanzapine
E instauration d'un traitement anticholinergique

Question 14

Quels sont, parmi les suivants, les signes moteurs axiaux ?

A enrayage cinétique (freezing)
B festination
C syndrome dysexécutif
D troubles dysautonomiques
E dysarthrie

Question 15

Parmi les mouvements anormaux suivants, indiquez ceux que l'on peut rencontrer dans la maladie de Parkinson au cours de son évolution sous traitement :

A tremblement
B tic
C chorée
D dystonie
E ataxie cérébelleuse

Dossier progressif 37

Vous recevez en urgence un patient de 48 ans, sans antécédent notable, qui présente des céphalées d'aggravation progressive depuis 6 semaines et des troubles visuels récents. Dans la salle d'attente, il présente un malaise avec vomissements et perte d'urine. Un traitement antihypertenseur a été introduit par son médecin traitant un mois plus tôt et le scanner cérébral non injecté réalisé à ce moment n'avait pas mis en évidence d'anomalie particulière.

Question 1

Quel examen réalisez-vous en première intention ?

- A scanner cérébral
- B ponction lombaire
- C IRM cérébrale
- D électroencéphalogramme
- E échographie cardiaque

Question 2

Vous faites réaliser une IRM cérébrale (figure 30.43). Quel diagnostic évoquez-vous ?

- A abcès cérébral
- B adénome hypophysaire
- C tumeur cérébrale primitive
- D métastase
- E méningiome

Question 3

Quelle(s) autre(s) anomalie(s) est (sont) associé(es) ?

- A œdème péri-lésionnel
- B hématome sous-dural
- C hémorragie sous-arachnoïdienne
- D hydrocéphalie communicante
- E hydrocéphalie non communicante

Question 4

Sur l'imagerie, quelle est l'origine de la dilatation ventriculaire ?

- A obstruction des ouvertures latérales du quatrième ventricule (trous de Luschka)
- B obstruction de l'ouverture médiane du quatrième ventricule (trou de Magendie)
- C obstruction des foramens interventriculaires (trous de Monro)
- D obstruction de l'aqueduc du mésencéphale (aqueduc de Sylvius)
- E obstructions des villosités arachnoïdiennes (granulations de Pacchioni)

Question 5

Sur cette imagerie, quelle est l'origine la plus probable de l'hypersignal FLAIR péri-ventriculaire ?

- A œdème péri-lésionnel
- B résorption transépendymaire
- C leucopathie vasculaire
- D affection démyélinisante primitive
- E vieillissement physiologique

Question 6

Vous diagnostiquez une hydrocéphalie non communicante secondaire à une lésion tumorale obstruant les foramens des Monro. Lesquels des signes/symptômes suivants ne peuvent pas être associés à cette pathologie ?

- A troubles visuels
- B crises d'épilepsie
- C troubles de la conscience
- D douleurs abdominales
- E hypertension artérielle

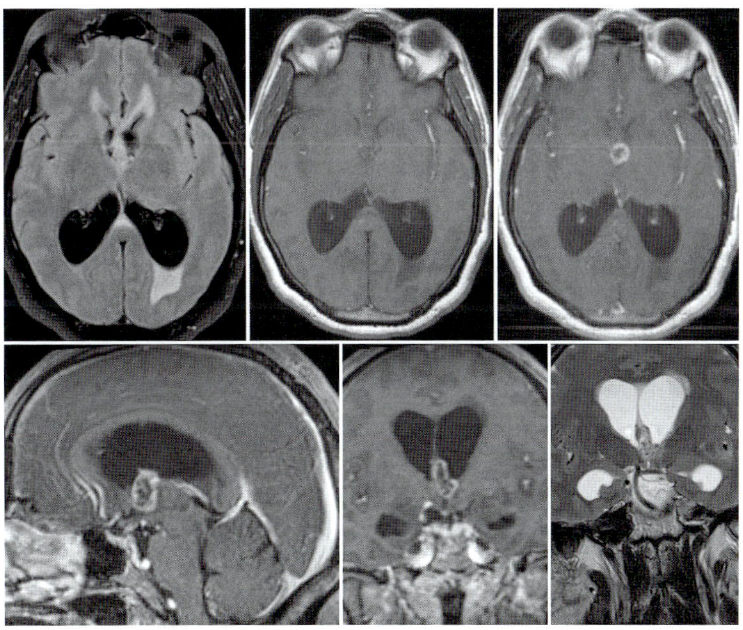

Fig. 30.43.
(Source : CEN, 2019.)

Question 7
Vous suspectez une tumeur cérébrale intraventriculaire occasionnant une hydrocéphalie biventriculaire aiguë. Quelle est l'urgence thérapeutique ?
A traitement de l'hydrocéphalie
B exérèse de la tumeur
C réalisation d'un bilan d'extension
D consultation ophtalmologique
E ponction lombaire

Question 8
Un scanner cérébral a été réalisé après la prise en charge chirurgicale (figure 30.44).
Quel a été le geste effectué par le chirurgien ?
A exérèse tumorale
B traitement de l'hydrocéphalie
C évacuation d'un hématome intracérébral
D Scraniectomie décompressive
E biopsie tumorale

Question 9
L'examen histologique obtenu par biopsie tumorale endoscopique est en faveur d'un glioblastome. Quel(s) traitement(s) adjuvant(s) est (sont) envisagé(s) pour ce type de tumeur ?
A hormonothérapie
B immunothérapie
C aucun
D radiothérapie
E chimiothérapie

Question 10
Environ un an après le diagnostic et le traitement adjuvant, comprenant une chimiothérapie et une radiothérapie focalisée, le patient présente un déficit moteur brutal, régressif après quelques jours.
Une IRM cérébrale est réalisée (figure 30.45).
Elle retrouve :
A une récidive tumorale
B une récidive de l'hydrocéphalie
C un accident vasculaire ischémique récent
D une hémorragie cérébrale
E une leucoencéphalopathie

Question 11
Le patient présente au cours des mois suivants des accidents vasculaires ischémiques disséminés à répétition. Les bilans cardiovasculaire, infectieux et d'hémostase sont sans anomalie ; la tumeur cérébrale est en rémission. Quelle est l'origine la plus probable de ces accidents vasculaires ?
A emboles d'origine cardiaque
B vascularite post-radique des petites artères
C vascularite infectieuse
D emboles tumoraux
E dissection artérielle

Dossier progressif 38

Une patiente de 32 ans, migraineuse, consulte pour une céphalée brutale (EVA 10/10), rétro-orbitaire survenue alors qu'elle faisait cours il y a 2 jours. Ces céphalées sont différentes des céphalées habituelles. La crise douloureuse a duré 1 heure et a laissé place à un fond douloureux permanent d'intensité moindre. La patiente ne décrit pas de frissons, ni de nausées, ni de photo/phonophobie, ni de troubles visuels, ni de symptômes neurologiques.
La patiente a des antécédents personnels de migraine (céphalées en hémicrânies, pulsatiles, avec photo/phonophobie) sans aura, fume un paquet de cigarettes par jour et prend une contraception orale œstroprogestative normodosée.

Question 1
Quelles sont, à l'anamnèse, les deux caractéristiques de la céphalée pertinentes pour l'orientation diagnostique ?
A mode d'installation
B l'absence de nausées
C le caractère inhabituel
D l'absence de troubles visuels
E les antécédents de migraine

Question 2
Devant le caractère brutal et inhabituel de la céphalée, quelle hypothèse étiologique cherchez-vous à éliminer en premier ?
A accident vasculaire cérébral ischémique

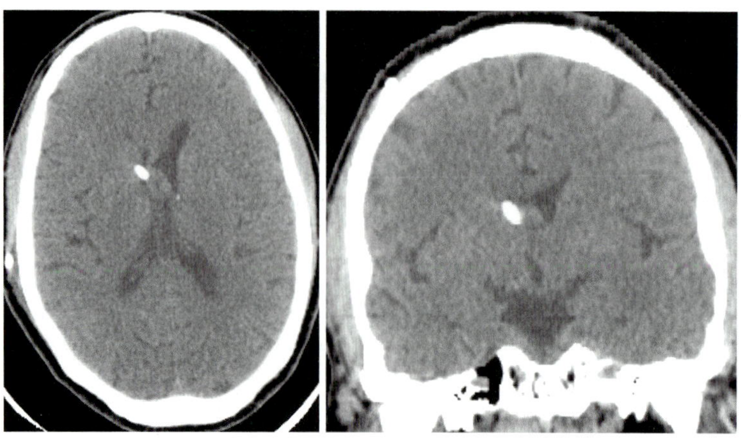

Fig. 30.44.
(Source : CEN, 2019.)

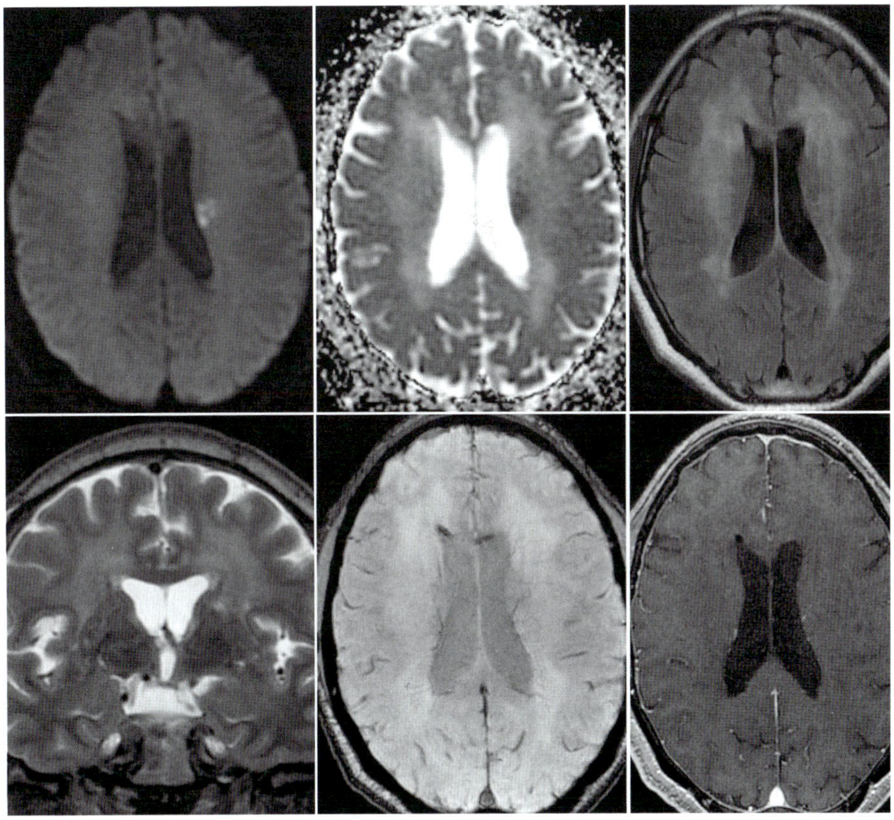

Fig. 30.45.
(Source : CEN, 2019.)

- **B** crise de migraine
- **C** méningite
- **D** hémorragie sous-arachnoïdienne
- **E** algie vasculaire de la face

Question 3

Les examens neurologique et somatique sont normaux ; la pression artérielle est à 130/85 mm Hg. Vous suspectez une hémorragie sous-arachnoïdienne. Un scanner cérébral a été effectué. Il est normal. Quelle est votre prise en charge ?

- **A** retour à domicile
- **B** réalisation d'une ponction lombaire
- **C** scanner de contrôle dans une semaine
- **D** bilan biologique avec NFS-plaquettes, TP, TCA
- **E** radiographie standard des sinus

Question 4

Le bilan suivant est effectué : GB : 5 700 g/l, Hb : 12,8 g/dl, plaquettes : 255 000/mm^3, TP : 100 %, TCA : 28/32, ponction lombaire : « eau de roche », 100 hématies, 2 éléments, protéines : 0,39 g/l, glycorachie : 3,2 mmol/l, mesure de pression : 26 cm H_2O. Quelle est votre interprétation de la ponction lombaire et votre diagnostic ?

- **A** hémorragie sous-arachnoïdienne
- **B** méningite
- **C** hypertension du liquide cérébrospinal
- **D** protéinorachie normale
- **E** bilan dans les limites de la normale

Question 5

Vous retenez le diagnostic d'hémorragie sous-arachnoïdienne et une artériographie conventionnelle est réalisée (figure 30.46).
Comment l'interprétez-vous ?

- **A** examen normal
- **B** présence d'un vasospasme de l'artère cérébrale moyenne droite
- **C** anévrisme de la communicante antérieure
- **D** sténose du tronc basilaire
- **E** thrombose veineuse du sinus latéral

Dossier progressif 39

Un homme de 45 ans se présente à votre cabinet pour une diplopie évoluant depuis 24 heures. Son épouse vous apprend qu'il est hypertendu mais qu'il n'a jamais suivi de traitement, qu'il est tabagique à 25 paquets-années et qu'il consomme régulièrement du whisky à raison d'au moins un verre tous les soirs (et plus le week-end), accompagné de 2 à 3 verres de vin par repas, depuis au moins 10 ans. À l'examen clinique, vous constatez un nystagmus dans les deux regards latéraux, un élargissement du polygone de sustentation et une abolition des réflexes achilléens.

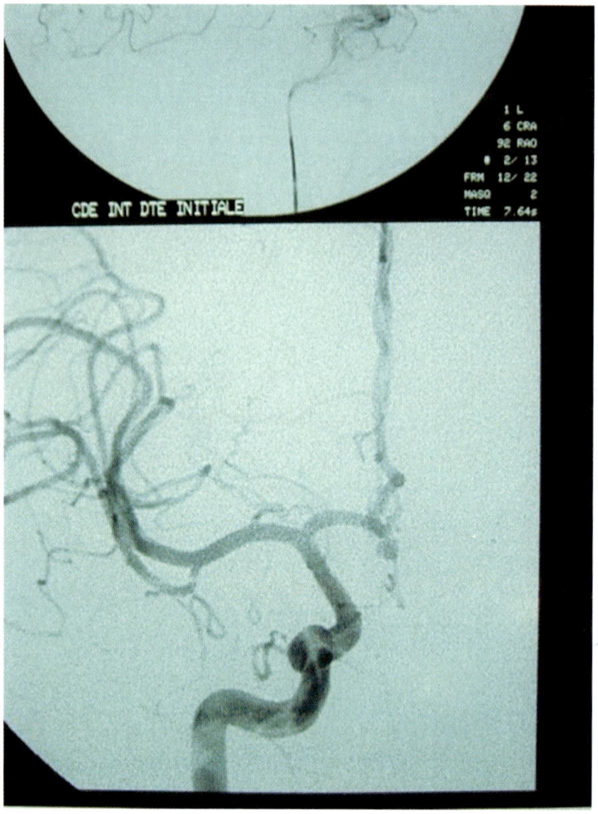

Fig. 30.46.
(Source : CEN, 2019.)

Question 1
Quel est votre diagnostic principal (ne proposer qu'un seul diagnostic) ?

Question 2
Quels autres signes cliniques allez-vous rechercher en faveur de votre diagnostic ?
- **A** hypertonie oppositionnelle
- **B** akinésie
- **C** abolition des réflexes rotuliens
- **D** désorientation temporo-spatiale
- **E** paralysie oculomotrice
- **F** une morsure du bord latéral de la langue
- **G** des hallucinations visuelles
- **H** une glossite
- **I** une fluctuation de la vigilance
- **J** une dysarthrie
- **K** un *flapping tremor*

Question 3
Quelle prise en charge proposez-vous pour cette encéphalopathie de Gayet-Wernicke ?
- **A** lactulose en per os
- **B** benzodiazépine per os
- **C** hospitalisation
- **D** benzodiazépine en intraveineuse
- **E** vitamine PP en intraveineuse
- **F** vitamine B1 en intraveineuse
- **G** neuroleptique per os

Dossier progressif 40
Monsieur X., 60 ans alcoolo-tabagique consulte pour une dysphonie qui s'est installée de manière progressive au cours des 2 derniers mois. L'examen clinique de la région cervicale et de la cavité buccale ne révèle pas d'anomalie. Vous complétez votre examen clinique par une laryngoscopie indirecte.

Question 1
Quelles sont les propositions exactes concernant la laryngoscopie directe :
- **A** elle doit être réalisée devant toute dysphonie
- **B** elle est réalisée sous anesthésie générale
- **C** elle permet d'obtenir une vue précise du larynx
- **D** elle permet d'accéder au larynx par voie endoscopique pour effectuer des gestes thérapeutiques
- **E** elle permet d'obtenir des renseignements précis sur la mobilité du larynx et des cordes vocales

Question 2
Quelles sont les étiologies susceptibles d'expliquer cette dysphonie ?
- **A** néoplasie thyroïdienne
- **B** cancer du larynx
- **C** nodule des cordes vocales
- **D** laryngite chronique
- **E** cancer pulmonaire

Dossier progressif 41

Une femme de 36 ans migraineuse sans aura connue, ne prenant aucun traitement, présente brutalement des difficultés d'élocution pendant 5 minutes suivies de cervicalgies droites et des céphalées ayant les caractéristiques de sa migraine habituelle. Elle ne prend aucun traitement. L'examen neurologique est normal.

Question 1

Parmi les propositions suivantes quelle est l'hypothèse diagnostique qui vous paraît la plus probable ?

A migraine avec aura
B accident ischémique transitoire
C crise d'épilepsie
D hypoglycémie
E céphalée cervicogénique

Question 2

L'IRM cérébrale est normale et l'IRM cervicale en coupe axiale est la suivante (figure 30.47). Quelle est votre interprétation ?

A hématome de paroi de l'artère carotide interne droite
B dissection de l'artère carotide interne droite
C imagerie normale
D athérome de l'artère carotide interne droite
E artérite de l'artère carotide interne gauche

Question 3

Quel est le lien entre les différents symptômes et les résultats de l'imagerie chez cette patiente ?

A cervicalgie droite en lien avec la dissection
B AIT secondaire à la dissection
C migraine sans aura déclenchée par la dissection
D migraine avec aura en lien avec la dissection
E aucun lien entre les différents symptômes

Dossier progressif 42

Une jeune femme de 33 ans consulte pour une asymétrie faciale installée depuis la veille. Vous observez une paralysie faciale droite nette, touchant les nerfs faciaux supérieur et inférieur. La paralysie s'accompagne de douleurs de la joue droite, pénibles car très paresthésiantes. Vous évoquez une paralysie faciale périphérique *a frigore*.

Question 1

Quel geste clinique complémentaire doit être effectué avant toute prescription thérapeutique ?

Question 2

Ce geste ne met pas en évidence d'anomalie. Quel(s) est (sont) le(s) principe(s) de prise en charge ?

Question 3

La patiente ne comprend pas pourquoi elle perçoit mal le goût des aliments depuis la veille. Comment l'expliquez-vous ?

Dossier progressif 43

Un patient, âgé de 59 ans, se présente aux urgences pour des vertiges évoluant depuis quelques jours. Il a comme antécédents une hypertension artérielle, un diabète de type 2 et une hypercholestérolémie.
Il décrit une sensation de chute dans un trou assez brutale, transitoire, de quelques secondes, uniquement lorsqu'il se retourne vers la droite alors qu'il est couché. Les symptômes sont isolés et il ne présente aucune gêne entre ces crises.

Question 1

Parmi ces hypothèses diagnostiques, laquelle vous paraît la plus probable ?

A maladie de Ménière
B schwannome vestibulaire

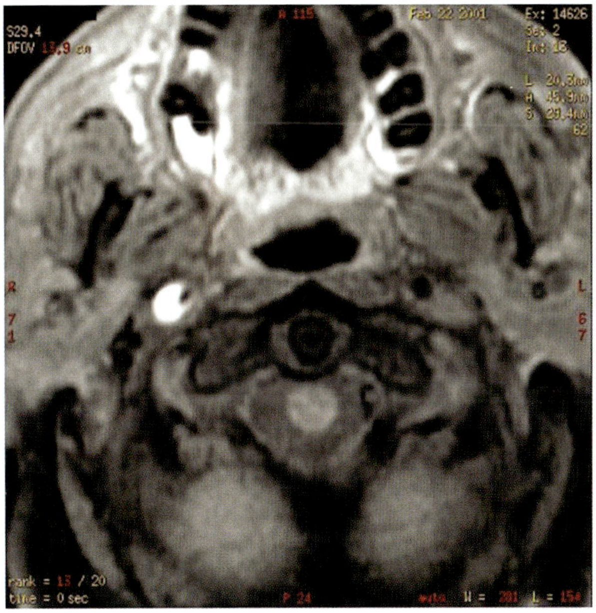

Fig. 30.47.
(Source : CEN, 2019.)

C névrite vestibulaire
D vertige paroxystique positionnel bénin
E accident ischémique transitoire

Question 2
Parmi ces éléments cliniques, quel(s) est (sont) celui (ceux) qui permet(tent) de confirmer le diagnostic de vertige paroxystique positionnel bénin ?
A nystagmus spontané horizonto-rotatoire battant à gauche
B déviation posturale latéralisée à droite lors de la manœuvre de Fukuda
C vertige et nystagmus vertico-rotatoire transitoire lors de la manœuvre de Hallpike droite
D diplopie avec strabisme vertical
E saccade de refixation à la manœuvre du Head Impulse Test à droite

Question 3
Dans l'hypothèse d'un vertige paroxystique positionnel bénin, parmi les items suivants, quel(s) est (sont) celui (ceux) que vous prescrivez ?
A IRM encéphalique
B exploration vidéosyntagmographique
C betahistine
D manœuvre libératoire
E acetyl-leucine

Dossier progressif 44
Un homme âgé de 55 ans vous consulte pour la première fois pour des troubles de la marche qui évoluent progressivement depuis 2 ans. Le patient a constaté que ses déplacements à l'extérieur du domicile étaient moins rapides, sans troubles de l'équilibre associés, sans notion de fatigabilité. Sa gestuelle semble également affectée, avec une lenteur actuellement peu gênante pour la réalisation des activités quotidiennes, notamment à l'utilisation de la main droite. De temps en temps, se manifeste un tremblement de la main droite, qui cesse immédiatement dès qu'une action est entreprise.
Ce patient présente comme principaux antécédents une hernie hiatale qui évolue depuis un an pour laquelle il prend parfois des pansements gastriques et une migraine ancienne pour laquelle il reçoit un traitement de fond.

Question 1
Quelle entité sémiologique est évoquée par ces signes cliniques ?
A un syndrome cérébelleux
B un syndrome parkinsonien
C un syndrome myogène
D un syndrome neurogène
E un syndrome médullaire

Question 2
Le patient reçoit un traitement de fond pour sa migraine. Lequel de ces traitements peut potentiellement induire un syndrome parkinsonien iatrogène ?
A topiramate
B propranolol
C flunarizine
D pizotifène
E emitryptiline

Question 3
Devant la présence d'un syndrome parkinsonien asymétrique avec tremblement de repos et un traitement de fond par propranolol pour sa migraine, vous suspectez une maladie de Parkinson. Quelles sont les caractéristiques du tremblement de repos chez les patients parkinsoniens ?
A il est rapide
B il touche les membres
C il persiste lors du mouvement
D il est aggravé par les émotions
E il est unilatéral ou asymétrique

Question 4
Quels autres signes révélateurs d'une maladie de Parkinson recherchez-vous à l'interrogatoire pour étoffer votre suspicion ?
A hallucinations
B hyposmie
C stridor
D troubles du sommeil paradoxal
E constipation

Question 5
Votre examen confirme la présence d'un syndrome parkinsonien asymétrique et conforte le diagnostic d'une maladie de Parkinson. Quels sont les éléments physiopathologiques caractéristiques de cette affection ?
A agrégats contenant de la protéine TDP-43
B perte de neurones de la voie nigro-striatale
C perte de neurones du cervelet
D déficit en dopamine
E présence de corps de Lewy

Question 6
Quelles sont les observations lors de la consultation qui seraient incompatibles avec ce diagnostic ?
A hallucinations
B hypotension orthostatique sévère
C bradykinésie
D syndrome pyramidal
E rigidité de type plastique

Question 7
Par quelle observation confirmez-vous votre diagnostic ?
A atrophie du putamen à l'IRM
B dénervation du putamen au DatScan®
C hypométabolisme du putamen au HMPAO SPECT
D hypométabolisme du putamen au FDG PET
E aucune réponse n'est correcte

Question 8
Quelle(s) alternative(s) thérapeutique(s) pouvez-vous proposer à ce patient qui a peu de plaintes ?
A lévodopa/inhibiteur de la DDC
B agoniste dopaminergique
C inhibiteur de la COMT
D inhibiteur de la MAO-B
E anticholinergique

Question 9
En raison du jeune âge et parce que les troubles moteurs semblent peu gênants, vous initiez un traitement par agoniste dopaminergique. Quel est l'intérêt de ce choix à ce stade par rapport à un traitement par lévodopa/inhibiteur de la DDC ?
A retardement des dyskinésies
B retardement des troubles cognitifs
C retardement de la dysautonomie
D retardement des fluctuations motrices
E retardement des signes axiaux

Question 10
De quel(s) effet(s) secondaire(s) potentiel(s) du traitement par agoniste dopaminergique prévenez-vous le patient ?
A trouble du contrôle des impulsions
B dyspnée
C somnolence diurne
D rétention urinaire
E nausées

Question 11
En raison de l'apparition d'un jeu pathologique dès l'initiation du traitement par agoniste dopaminergique, vous le remplacez par de la lévodopa/inhibiteur de la DDC (matin, midi et soir). Sous ce régime, la situation reste bien contrôlée pendant plusieurs années sous couvert d'une augmentation progressive de la posologie. Lors de la consultation, le patient âgé de 62 ans vous signale une majoration des signes moteurs vers 18 heures. De quel phénomène s'agit-il ?
A dyskinésies de pic de dose
B akinésie du petit matin
C akinésie de fin de dose
D dyskinésies biphasiques
E phénomène « on/off »

Question 12
Vous ajoutez une prise de lévodopa/inhibiteur de la DDC dans l'après-midi. Deux semaines plus tard, le patient vous appelle pour vous signaler l'apparition de mouvements involontaires des membres et du tronc se manifestant régulièrement entre 17 h 30 et 19 heures. De quel phénomène s'agit-il ?
A dyskinésies de pic de dose
B myoclonies généralisées
C hémiballisme
D dyskinésies biphasiques
E dyskinésies circadiennes

Question 13
Le patient est maintenant âgé de 75 ans. Il vous signale lors de la consultation plusieurs chutes survenues dans le contexte de pieds qui restent « collés au sol » à l'initiation de la marche. De quel phénomène s'agit-il ?
A camptocormie
B enrayement cinétique
C festination
D triple flexion
E syndrome de Pise

Question 14
Cette manifestation correspond au stade du déclin moteur et cognitif. Quelle(s) autre(s) manifestation(s) typique(s) pour ce stade recherchez-vous à la consultation ?
A troubles de la déglutition
B hallucinations
C phénomène « on/off »
D troubles du contrôle postural
E troubles proprioceptifs

Question 15
Le patient a présenté une chute sévère au domicile qui vous amène à réaliser un scanner cérébral révélant un hypersignal spontané du côté gauche (figure 30.48). Comment interprétez-vous les anomalies ?

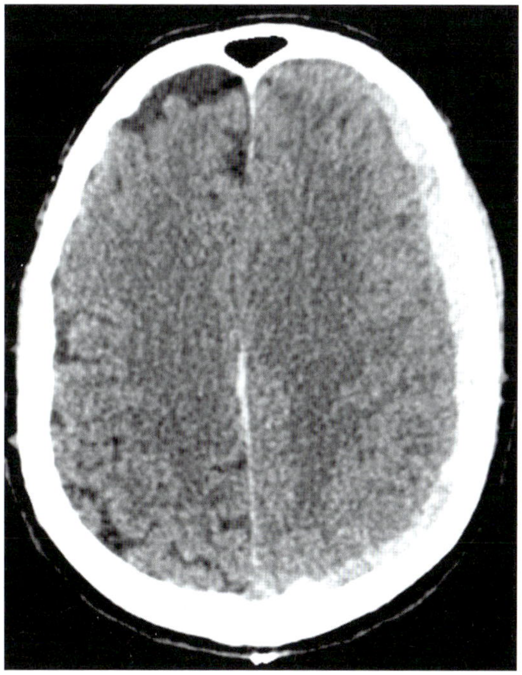

Fig. 30.48.
(Source : CEN, 2019.)

A hématome épidural chronique
B hématome sous-dural aigu
C hématome sous-dural chronique
D hématome épidural aigu
E hémorragie sous-arachnoïdienne

Dossier progressif 45
Vous voyez un jeune patient de 10 ans accompagné par sa mère qui s'inquiète en raison de mouvements anormaux permanents depuis plus de 2 ans, qui peuvent correspondre à un clignement des yeux, excessif et fréquent, un haussement des épaules, avec l'apparition depuis plus d'un an aussi de raclements de gorge. L'enfant ressent une envie de faire ces mouvements juste avant leur apparition, mais est capable de les contrôler pendant quelques secondes

s'il se concentre. Il explique que ces manifestations le dérangent dans la vie de tous les jours et notamment à l'école ou lors des repas pris en famille. Votre examen neurologique constate en effet ces mouvements anormaux, sans aucune autre anomalie particulière.

Question 1

Que retenez-vous parmi les options suivantes (rang A) :

A il s'agit de mouvements choréiques du visage, du tronc et du pharynx
B il s'agit de tics moteurs isolés
C il s'agit de tics vocaux isolés
D il s'agit d'une maladie de Huntington
E il s'agit d'un syndrome de Gilles de la Tourette

Question 2

Quel(s) examen(s) complémentaire(s) effectuez-vous (rang A) ?

A IRM cérébrale
B électroencéphalogramme
C analyse génétique
D scintigraphie cérébrale
E aucun examen complémentaire

Dossier progressif 46

Un homme âgé de 46 ans vient en consultation accompagné par son épouse. Celle-ci signale que son époux est agité depuis environ un an, gigote de façon anormale, est anxieux, a du mal à se concentrer, et semble un peu déprimé. Il ne prend aucun médicament particulier. La mère du patient est décédée à l'âge de 68 ans d'une démence survenue après l'apparition de troubles psychiatriques, le diagnostic de maladie d'Alzheimer n'ayant pas été formellement retenu. À l'examen neurologique, vous constatez que le patient n'est pas vraiment conscient des mouvements anormaux qu'il présente. Il s'agit de mouvements diffus, brefs, anarchiques, arythmiques, non stéréotypés et non contrôlables. Vous confirmez qu'il existe un syndrome anxio-dépressif.

Question 1

Quelle est votre principale hypothèse diagnostique (rang B) ?

A syndrome de Gilles de la Tourette
B maladie de Parkinson
C démence fronto-temporale
D maladie de Huntington
E maladie de Wilson

Question 2

Quel(s) examen(s) complémentaire(s) effectuez-vous (rang B) ?

A scintigraphie cérébrale de type DatScan®
B IRM cérébrale
C analyse génétique à la recherche d'une expansion de triplets CAG dans le gène ATP7B
D un bilan neuropsychologique
E aucun

Question 3

Parmi les items suivants concernant la maladie de Huntington, lesquels sont corrects (rang B) ?

A la transmission est liée à l'X
B la prise en charge est multidisciplinaire
C il existe des troubles de cognitifs de type hippocampique
D le traitement des mouvements choréiques repose sur la tétrabénazine
E la maladie évolue vers la démence et la grabatisation

Dossier progressif 47

Interne de neurologie, vous passez la visite avec votre chef de clinique dans une aile du service dédiée aux mouvements anormaux. Vous présentez chaque patient, et votre chef de clinique vous demande finalement le diagnostic que vous évoquez et les examens complémentaires appropriés. Dans la première chambre, le patient, âgé de 58 ans, se plaint de l'apparition insidieuse et progressive depuis quelques mois de troubles de la marche et de l'équilibre, d'une voix mal articulée, et d'un tremblement présent à l'action, notamment lors de l'arrivée à la cible.

Question 1

Quelle(s) hypothèse(s) peu(ven)t être formulée(s) (rang A) ?

A il s'agit d'un tremblement essentiel
B il s'agit d'un tremblement parkinsonien
C il s'agit d'un tremblement cérébelleux
D il s'agit d'une exagération de tremblement physiologique
E aucune de ces réponses n'est correcte.

Question 2

Le chef de clinique vous interroge sur les causes possibles de ce syndrome cérébelleux. Que lui répondez-vous (rang A) ?

A sclérose en plaques
B syndrome de Wallenberg
C atrophie multisystématisée
D encéphalopathie de Gayet-Wernicke
E hypothyroïdie

Question 3

L'hypothèse de l'atrophie multisystématisée retient l'attention de votre chef de clinique, qui vous demande quels signes supplémentaires seraient en faveur de cette hypothèse diagnostique. Que lui répondez-vous (rang B) ?

A une dysautonomie
B un syndrome pyramidal
C un syndrome extrapyramidal
D une apraxie
E une paralysie des mouvements oculaires verticaux

Question 4

Le voisin de chambre de ce patient est âgé de 64 ans et est également hospitalisé en raison d'un tremblement. Il s'agit aussi d'un tremblement d'action évoluant depuis une dizaine d'années, touchant principalement les mains, de façon bilatérale et symétrique, ainsi que le chef. Il est gêné pour écrire et lorsqu'il porte une fourchette à sa bouche ou encore lorsqu'il verse de l'eau dans son verre. Votre examen neurologique ne décèle aucune anomalie à part ce tremblement d'action dont la fréquence est évaluée à 6 Hz, et le patient ne suit aucun traitement particulier, mais son père souffrait également d'un tremblement dont la cause n'a jamais été identifiée à sa connaissance. Quelle(s) hypothèse(s) peu(ven)t être formulée(s) (rang A) ?

A il s'agit d'un tremblement essentiel
B il s'agit d'un tremblement parkinsonien
C il s'agit d'un tremblement cérébelleux
D il s'agit d'une exagération de tremblement physiologique
E aucune de ces réponses n'est correcte

Question 5

Votre chef de clinique vous demande quels examens complémentaires vous préconisez devant ce tremblement essentiel. Vous proposez (rang B) :

A une IRM cérébrale
B un DatScan®
C un électroencéphalogramme
D une sérologie VIH
E aucun de ces examens

Question 6

Votre chef de clinique, qui n'a pas réussi à vous piéger jusqu'ici, vous demande quel(s) traitement(s) médicamenteux peu(ven)t être instauré(s) chez ce patient gêné par son tremblement. Vous proposez (rang A) :

A amytriptilline
B propranolol
C mysoline
D clozapine
E pramipexole

Dossier progressif 48

Madame C, 54 ans, hypertendue, est admise dans le service des urgences pour des troubles de la vigilance fluctuants évoluant depuis 48 heures.

À son arrivée, elle présente un coma Glasgow 10 (E3, M6, V1), une température à 38,4 °C. L'examen neurologique retrouve un signe de Babinski bilatéral, un réflexe palmo-mentonnier bilatéral, pas de déficit moteur, pas de syndrome méningé.

Question 1

Quel diagnostic évoquez-vous en première intention ?

A une tumeur cérébrale
B une encéphalite infectieuse
C un accident vasculaire cérébral
D une hémorragie méningée
E un coma d'origine métabolique

Question 2

Quels examens réalisez-vous en première intention ?

A une ponction lombaire
B une NFS
C des hémocultures
D un ionogramme sanguin
E une IRM cérébrale

Question 3

L'entourage décrit depuis 2 mois, une perte de poids de 25 kg, un ralentissement idéo-moteur et des troubles de la mémoire. À propos de l'IRM cérébrale, quelles sont les propositions exactes ?

A il s'agit d'une séquence Flair sans injection
B il s'agit d'une séquence Flair avec injection
C il s'agit d'une séquence T1 avec injection de gadolinium
D les coupes sont réalisées en axial
E Les coupes sont coronales

Question 4

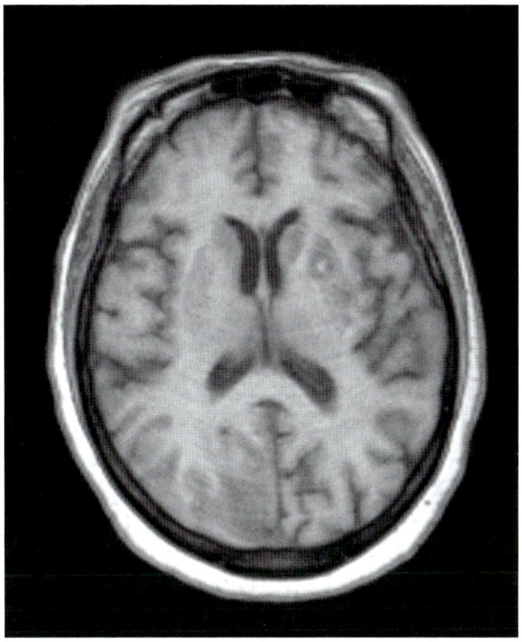

Fig. 30.49.
(Source : CEN, 2019.)

Les diagnostics que vous évoquez sont :

A un infarctus cérébral
B une thrombophlébite cérébrale
C un abcès cérébral
D une méningo-encéphalite herpétique
E un hématome intracérébral

Question 5

La PL retrouve 0 leucocyte, une protéinorachie à 1,99 g/l et une glycorachie normale. La sérologie VIH se révèle positive avec un taux de CD4 à 29/mm^3. Au vu de ces éléments et des séquences d'IRM ci-dessous (figure 30.50), quel est le diagnostic le plus probable ?

A une toxoplasmose cérébrale
B une encéphalite à CMV
C une cryptococcose cérébrale
D une tuberculose cérébro-méningée
E une encéphalite à VIH

Question 6

Vous instaurez en urgence un traitement par :

A pyriméthamine
B sulfadiazine
C cortancyl
D antirétroviral
E ganciclovir

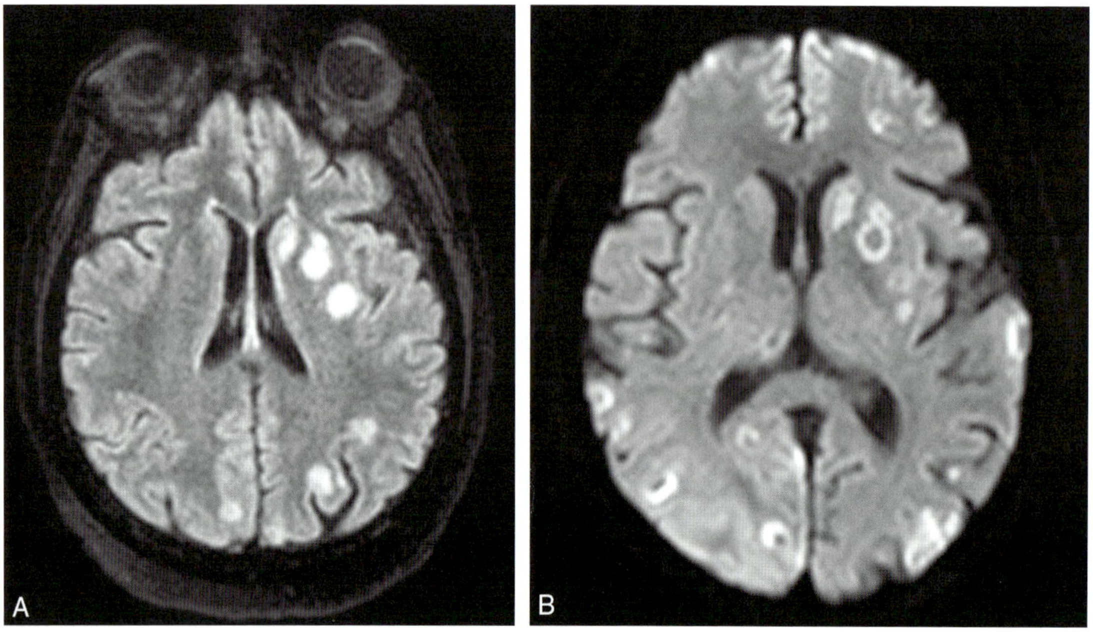

Fig. 30.50.
A. Flair. B. Diffusion
(Source : CEN, 2019.)

Dossier progressif 49

Un homme de 78 ans, droitier veuf, est admis aux urgences à 12 heures pour un trouble du langage à type de mutisme et une paralysie faciale centrale droite. Il a dîné chez son fils la veille au soir jusqu'à 20 h 30 puis est rentré seul chez lui avec sa voiture. Il s'est couché à 22 heures puis s'est levé à 02 h 30 pour uriner. Il s'est réveillé à 07 h 45 et a préparé son petit déjeuner tout en regardant la télévision. Son fils lui a rendu visite à 10 h 30, heure à laquelle il constate les troubles du langage et donne l'alerte.

Dans les antécédents du patient on note un infarctus sylvien droit superficiel responsable d'une dysarthrie transitoire il y a 2 ans, une hypertension artérielle, un diabète non insulino-dépendant, une coronaropathie stentée, une fibrillation atriale sous AVK avec un INR à 2,3 il y a 2 jours. En dehors des anomalies neurologiques persistantes, l'examen objective un souffle de rétrécissement mitral et un souffle carotidien gauche. Le patient est apyrétique et la tension à l'entrée est à 195/105 mm Hg.

Question 1

Quel horaire de début des symptômes considérez-vous pour votre prise en charge ?

A 20 h 30
B 22 heures
C 02 h 30
D 07 h 45
E 10 h 30

Question 2

Quels examens sont indispensables pour décider de votre prise en charge thérapeutique de phase aiguë ?

A IRM cérébrale
B angio-IRM des troncs supra-aortiques
C ECG
D NFS
E bilan de coagulation

Question 3

L'imagerie exclut une hémorragie cérébrale. Compte tenu de l'ensemble des éléments dont vous disposez, quelle étiologie est la plus probable pour expliquer ces symptômes ?

A infarctus cérébral sur fibrillation atriale
B infarctus cérébral sur endocardite
C infarctus cérébral sur sténose carotidienne
D infarctus cérébral par microangiopathie
E épilepsie partielle symptomatique sur séquelle d'infarctus cérébral

Dossier progressif 50

Patiente de 40 ans, migraineuse, rapporte une céphalée brutale, il y a 3 jours, d'emblée maximale (EVA 10/10), inhabituelle. Vous suspectez une hémorragie sous-arachnoïdienne et réalisez un scanner cérébral, qui est normal.

Question 1

Quelle est votre prise en charge ?

A retour à domicile
B réalisation d'une ponction lombaire
C faire une IRM en externe
D bilan biologique avec NFS, plaquettes, TP, TCA
E radiographie standard des sinus

Question 2

Le bilan suivant est effectué : GB : 5700 G/l, Hb : 12,8 g/dl, plaquettes : 255000/mm^3, TP : 100 %, TCA :

28/32, ponction lombaire : eau de roche, 100 hématies (recherche de chromoprotéines positive), 2 éléments, protéines : 0,39 g/L, glycorachie : 3,2 mmol/l, mesure de pression : 26 cm H_2O. Quels sont votre interprétation de la ponction lombaire et votre diagnostic ?

A hémorragie sous--rachnoïdienne
B méningite
C hypertension du liquide cérébrospinal
D protéinorrachie normale
E anémie

Question 3

Vous retenez le diagnostic d'hémorragie sous-arachnoïdienne. L'angioscanner réalisé montre un anévrisme de l'artère communicante antérieure. Quelle est votre prise en charge ?

A surveillance en unité de soins intensifs
B embolisation en urgence de l'anévrisme
C prescription de nimodipine
D traitement antiépileptique
E recherche de signes d'ischémie cérébrale retardée

Réponses

Dossier progressif 1
Item 82 – Anomalie de la vision d'apparition brutale
Item 102 – Diplopie
Item 104 – Sclérose en plaques

Question 1
Vrai : A

Question 2
Vrai : D

Question 3
Réponse : droit

Question 4
Vrai : C

Question 5
Vrai : E

Question 6
Vrai : A, E

Question 7
Vrai : A, E

Question 8
Vrai : B, D

Question 9
Vrai : C, E

Question 10
Réponse : sclérose en plaques

Question 11
Vrai : B, C, E

Question 12
Vrai : A, B

Question 13
Vrai : C

Question 14
Vrai : C

Question 15
Vrai : B, E

Dossier progressif 2
Item 91 – Déficit neurologique récent
Item 97 – Polyradiculonévrite aiguë inflammatoire
Item 108 – Confusion, démences

Question 1
Vrai : C

Question 2
Vrai : A, B, E

Question 3
Vrai : C, D

Question 4
Vrai : C

Question 5
Vrai : A, D

Question 6
Vrai : A, C, D

Question 7
Vrai : B

Question 8
Vrai : B, C, E

Question 9
Vrai : D

Question 10
Vrai : A, C, E

Question 11
Vrai : C, D

Question 12
Vrai : D

Question 13
Vrai : A, B, E

Question 14
Vrai : A, B

Question 15
Vrai : C

Dossier progressif 3
Item 91 – Déficit neurologique récent
Item 104 – Sclérose en plaques
Item 134 – Bases neurophysiologiques, mécanismes physiopathologiques d'une douleur aiguë et d'une douleur chronique
Item 134 – Thérapeutiques antalgiques, médicamenteuses et non médicamenteuses

Question 1
Vrai : B

Question 2
Vrai : E

Question 3
Vrai : D

Question 4
Vrai : A, C

Question 5
Vrai : A

Question 6
Vrai : B, E

Question 7
Vrai : A, B, E

Question 8
Vrai : D

Question 9
Vrai : B, C, D

Question 10
Vrai : A, B, C, D, E

Question 11
Vrai : B

Question 12
Vrai : C, D, E

Question 13
Vrai : B, D

Question 14
Vrai : B, D, E

Dossier progressif 4
Item 82 – Anomalie de la vision d'apparition brutale
Item 91 – Déficit neurologique récent
Item 92 – Déficit moteur et/ou sensitif des membres
Item 102 – Diplopie
Item 104 – Sclérose en plaques

Question 1
Vrai : A, B

Question 2
Vrai : A, C, E

Question 3
Vrai : A, C, D, E

Question 4
Vrai : B

Question 5
Vrai : D

Question 6
Vrai : A, E

Question 7
Vrai : A, B, D

Question 8
Vrai : A, B

Question 9
Vrai : A, D, E

Question 10
Vrai : B, C, D

Question 11
Vrai : C, E

Question 12
Vrai : A, C

Question 13
Vrai : C

Question 14
Vrai : B, C, D

Question 15
Vrai : A, B, C, E

Dossier progressif 5
Item 95 – Radiculalgie et syndrome canalaire
Item 96 – Neuropathies périphériques
Item 97 – Polyradiculonévrite aiguë inflammatoire

Question 1
Vrai : C

Question 2
Vrai : B, C

Question 3
Vrai : A, B, D

Question 4
Réponse : dissociation albuminocytologique (ou de manière plus appropriée : hyperprotéinorachie isolée)

Question 5
Vrai : B

Question 6
Vrai : B, C, D

Question 7
Réponses : réanimation ou neurologie à proximité de la réanimation ou soins intensifs de neurologie

Question 8
Vrai : B, C

Question 9
Vrai : A, D

Question 10
Vrai : A, B, C

Question 11
Vrai : A, B, D, E

Question 12
Vrai : B, C

Question 13
Réponse : primo-infection

Question 14
Vrai : B, D, E

Question 15
Vrai : A, B, C, E

Dossier progressif 6
Item 96 – Neuropathies périphériques
Item 98 – Myasthénie

Question 1
Vrai : B, C, D

Question 2
Vrai : A

Question 3
Vrai : A, B, C, D, E

Question 4
Vrai : A, B, D, E, F

Question 5
Vrai : A, D

Question 6
Vrai : B, D, E

Question 7
Vrai : D

Question 8
Vrai : D, E

Question 9
Vrai : A, E

Question 10
Vrai : A, B, C, D, E, F, G

Question 11
Vrai : A, B, F

Question 12
Vrai : B, C, D

Question 13
Vrai : B, C, D

Question 14
Vrai : A

Question 15
Vrai : B, D

Question 16
Vrai : B, D, E

Question 17
Vrai : C, D

Dossier progressif 7
Item 99 – Migraine, névralgie du trijumeau et algies de la face
Item 340 – Accidents vasculaires cérébraux

Question 1
Vrai : D

Question 2
Vrai : A, E

Question 3
Vrai : E

Question 4
Vrai : A, C, D, E

Question 5
Vrai : B, D

Dossier progressif 8
Item 99 – Migraine, névralgie du trijumeau et algies de la face
Item 100 – Céphalée aiguë et chronique chez l'adulte et l'enfant

Question 1
Vrai : B

Question 2
Réponse : mode d'installation brutal (ou survenue brutale, ou début brutal)

Question 3
Vrai : A

Question 4
Vrai : A

Question 5
Réponse : migraine sans aura

Question 6
Vrai : A, E

Question 7
Vrai : E

Question 8
Vrai : B

Question 9
Vrai : D

Question 10
Vrai : D, E

Question 11
Vrai : D

Question 12
Vrai : B, E

Question 13
Vrai : A, C, F, H

Question 14
Vrai : B

Question 15
Vrai : A, E

Dossier progressif 9
Item 93 – Compression médullaire non traumatique et syndrome de la queue de cheval
Item 100 – Céphalée aiguë et chronique chez l'adulte et l'enfant
Item 102 – Diplopie
Item 104 – Sclérose en plaques

Question 1
Vrai : A, D

Question 2
Vrai : A, E

Question 3
Vrai : D

Question 4
Vrai : E

Question 5
Vrai : B, C, D

Question 6
Vrai : A, B

Question 7
Vrai : D

Question 8
Vrai : A, C, E

Question 9
Vrai : B

Question 10
Vrai : A, B, C

Question 11
Vrai : A, E

Question 12
Vrai : A, B, C

Question 13
Vrai : A, E

Question 14
Vrai : D

Question 15
Vrai : A, C

Dossier progressif 10
Item 103 – Vertige
Item 340 – Accidents vasculaires cérébraux

Question 1
Vrai : C

Question 2
Vrai : A, B, C, E

Question 3
Vrai : B

Question 4
Vrai : B, E

Question 5
Vrai : E

Question 6
Vrai : A, C

Question 7
Vrai : B

Question 8
Vrai : A, B

Dossier progressif 11
Item 104 – Sclérose en plaques

Question 1
Vrai : D

Question 2
Vrai : A, B, C, D, E

Question 3
Réponse : non car il n'y a pas de syndrome lésionnel. Le niveau de l'atteinte est situé entre C1 et T10

Question 4
Vrai : D

Question 5
Vrai : A, B, D

Question 6
Réponse : hypersignaux de la substance blanche en IRM T2

Question 7
Vrai : A

Question 8
Vrai : A, B, D

Question 9
Vrai : D

Question 10
Réponse : deux épisodes neurologiques en 1 an traduisant une dissémination dans le temps et dans l'espace : diagnostic de sclérose en plaques à forme rémittente confirmé

Question 11
Vrai : A, C, D, F

Question 12
Vrai : C

Question 13
Vrai : D

Question 14
Vrai : B, C

Question 15
Vrai : A, B, E

Dossier progressif 12
Item 104 – Sclérose en plaques

Question 1
Vrai : B, C, E

Question 2
Vrai : A, C

Question 3
Vrai : E

Question 4
Vrai : B

Question 5
Vrai : B, C

Question 6
Réponse : spatiale (ou dans l'espace), temporelle (ou dans le temps)

Question 7
Réponse : IRM cérébrale, ponction lombaire (ou PL, ou analyse du liquide cérébrospinal…), potentiels évoqués visuels

Question 8
Vrai : B

Question 9
Vrai : A, C, D

Question 10
Vrai : B, C

Question 11
Vrai : C, E

Question 12
Vrai : C

Question 13
Vrai : A, B, D, E

Question 14
Vrai : D

Question 15
Vrai : C, E

Dossier progressif 13
Item 105 – Épilepsie de l'enfant et de l'adulte

Question 1
Vrai : B, C, E

Question 2
Vrai : D

Question 3
Vrai : B, E

Question 4
Vrai : A, B, C, E

Question 5
Vrai : C

Question 6
Vrai : B, C

Question 7
Vrai : E

Question 8
Vrai : A, D

Question 9
Vrai : B, E

Question 10
Vrai : A

Question 11
Vrai : D

Question 12
Vrai : A, C, D

Question 13
Vrai : B, D, F, G

Dossier progressif 14
Item 105 – Épilepsie de l'enfant et de l'adulte

Question 1
Vrai : C

Question 2
Vrai : C

Question 3
Vrai A, D

Question 4
Vrai : B, D, E

Question 5
Vrai : B

Question 6
Vrai : B, E

Question 7
Vrai : A, C, D

Question 8
Vrai : B

Question 9
Vrai : B

Question 10
Vrai : A, C, D

Question 11
Vrai : B, C

Dossier progressif 15
Item 105 – Épilepsie de l'enfant et de l'adulte

Question 1
Vrai : C

Question 2
Vrai : E

Question 3
Vrai : A, D, E

Question 4
Vrai : B

Question 5
Vrai : A

Question 6
Vrai : A, B, D

Question 7
Vrai : C, E

Question 8
Vrai : B

Question 9
Vrai : A, C

Question 10
Vrai : A, B

Question 11
Vrai : B

Question 12
Vrai : D

Question 13
Vrai : C

Dossier progressif 16
Item 106 – Maladie de Parkinson

Question 1
Vrai : B, E

Question 2
Vrai : C, E, F

Question 3
Vrai : C

Question 4
Réponse : non
Commentaire : non, car il manque la dopasensibilité

Question 5
Vrai : C

Question 6
Vrai : F

Question 7
Vrai : A, D

Question 8
Vrai : E

Question 9
Vrai : A, B, D

Question 10
Réponse : dyskinésies

Question 11
Vrai : D, E

Question 12
Vrai : A, B, C, D, E

Question 13
Vrai : A, B, C, E

Question 14
Vrai : B

Question 15
Vrai : A, B, D, E

Dossier progressif 17
Item 106 – Maladie de Parkinson

Question 1
Vrai : A, B, D, E

Question 2
Vrai : C, E

Question 3
Vrai : A

Question 4
Vrai : A, B, D, E

Question 5
Vrai : E

Question 6
Vrai : A, D, E

Question 7
Vrai : B

Question 8
Vrai : A, C

Question 9
Vrai : A, C, D, E

Question 10
Vrai : A, C, D

Question 11
Vrai : B, D, E

Question 12
Vrai : D, E

Question 13
Vrai : B, C

Question 14
Vrai : D

Question 15
Vrai : C, E

Question 16
Vrai : B, E

Question 17
Vrai : B, C, D

Question 18
Vrai : A, C, D

Dossier progressif 18
Item 106 – Maladie de Parkinson

Question 1
Vrai : B, D

Question 2
Vrai : A, D

Question 3
Vrai : E

Question 4
Vrai : B, C

Question 5
Vrai : C

Question 6
Vrai : B, D

Question 7
Vrai : B, C, D

Question 8
Vrai : A, B, D, E

Question 9
Vrai : A, C

Question 10
Vrai : A, B, D

Dossier progressif 19
Item 106 – Maladie de Parkinson

Question 1
Vrai : D

Question 2
Vrai : E

Question 3
Vrai : B

Question 4
Vrai : B

Question 5
Vrai : B

Question 6
Vrai : A

Question 7
Vrai : C

Question 8
Vrai : A, C, E

Question 9
Vrai : D

Question 10
Vrai : B

Question 11
Vrai : A

Question 12
Vrai : E

Question 13
Vrai : A, B, D

Question 14
Vrai : B

Dossier progressif 20
Item 109 – Troubles de la marche et de l'équilibre

Question 1
Vrai : A, B, D

Question 2
Vrai : A, B, E

Question 3
Vrai : A

Question 4
Vrai : A, D, E

Question 5
Vrai : C, E

Question 6
Vrai : B, C

Question 7
Vrai : A, C, E

Question 8
Vrai : A, B, E

Question 9
Vrai : D

Question 10
Vrai : C

Question 11
Vrai : A, B

Question 12
Vrai : A, B, E

Question 13
Vrai : A, C, D

Question 14
Vrai : B, D

Question 15
Vrai : C, D

Dossier progressif 21
Item 131 – Troubles de la marche et de l'équilibre

Question 1
Vrai : A, B, E

Question 2
Vrai : D

Question 3
Vrai : C, E

Question 4
Vrai : A, B, C

Question 5
Vrai : A, B, D

Question 6
Vrai : B, C, D

Question 7
Vrai : C, D

Question 8
Vrai : B, D

Question 9
Vrai : B, C, E

Question 10
Vrai : A, D

Question 11
Vrai : A, C, D, E

Question 12
Vrai : A, B, D, E

Question 13
Vrai : A, C, D

Question 14
Vrai : A, B, D

Question 15
Vrai : D, E

Dossier progressif 22
Item 151 – Méningites, méningoencéphalites chez l'adulte et l'enfant

Question 1
Vrai : A, C, D

Question 2
Vrai : C

Question 3
Vrai : B

Question 4
Vrai : C, D

Question 5
Vrai : B, D, E

Question 6
Vrai : E

Question 7
Vrai : A, C, E

Question 8
Vrai : A

Question 9
Vrai : D, E

Question 10
Vrai : B

Dossier progressif 23
Item 299 – Tumeurs intracrâniennes

Question 1
Vrai : B, C, D

Question 2
Vrai : A, B, D

Question 3
Vrai : D

Question 4
Vrai : D

Question 5
Vrai : E

Question 6
Vrai : D

Question 7
Vrai : C

Question 8
Vrai : C, D

Question 9
Vrai : A, E

Question 10
Vrai : A, D, E

Dossier progressif 24
Item 91 – Déficit neurologique récent
Item 92 – Déficit moteur et/ou sensitif des membres
Item 102 – Diplopie
Item 151 – Méningites, méningo-encéphalites chez l'adulte et l'enfant
Item 299 – Tumeurs intracrâniennes

Question 1
Vrai : A, B, E

Question 2
Vrai : A

Question 3
Vrai : D

Question 4
Vrai : B, E

Question 5
Vrai : B

Question 6
Vrai : A, C, D

Question 7
Vrai : A, B

Question 8
Vrai : E

Question 9
Vrai : C

Question 10
Vrai : B

Question 11
Vrai : A, B, C, D

Question 12
Vrai : A, C, D, E

Question 13
Vrai : A

Question 14
Vrai : A, B

Question 15
Vrai : C

Dossier progressif 25
Item 340 – Accidents vasculaires cérébraux

Question 1
Vrai : E

Question 2
Vrai : C

Question 3
Vrai : C

Question 4
Vrai : A, D

Question 5
Vrai : A, C, E

Question 6
Vrai : A

Question 7
Vrai : C, E

Question 8
Vrai : A

Question 9
Vrai : B

Question 10
Vrai : B

Question 11
Vrai : C

Dossier progressif 26
Item 340 – Accidents vasculaires cérébraux

Question 1
Vrai : A, B

Question 2
Vrai : C

Question 3
Vrai : C, D, E

Question 4
Vrai : A

Question 5
Vrai : E

Question 6
Vrai : C, D

Question 7
Vrai : B

Question 8
Vrai : C, D

Question 9
Vrai : D, E

Question 10
Vrai : C, D

Dossier progressif 27
Item 340 – Accidents vasculaires cérébraux

Question 1
Vrai : B, C

Question 2
Réponse : quelle est la dernière heure où le patient a été vu sans symptômes neurologiques ?

Question 3
Vrai : C

Question 4
Vrai : A, C, E

Question 5
Vrai : D

Question 6
Vrai : A, C, D

Question 7
Vrai : A, B, E

Question 8
Réponse : endartériectomie carotidienne gauche dans les 15 jours

Question 9
Vrai : A, B, C, D

Question 10
Vrai : C, D

Question 11
Réponse : épilepsie focale avec conscience préservée symptomatique sur séquelle d'AVC

Question 12
Vrai : B, C

Question 13
Réponse : trouble du sommeil, syndrome anxiodépressif, syndrome de fatigue post-AVC, douleur chronique, sévérité du handicap physique (choisir parmi)

Question 14
Vrai : B, D, E

Question 15
Vrai : A, C, D

Dossier progressif 28
Item 102 – Diplopie
Item 341 – Hémorragie méningée

Question 1
Vrai : D

Question 2
Vrai : A, B, E

Question 3
Vrai : A, C

Question 4
Vrai : D, E

Question 5
Vrai : A

Question 6
Vrai : D

Question 7
Vrai : A, B, C, D

Question 8
Vrai : C

Question 9
Vrai : A, C

Question 10
Vrai : D, E

Question 11
Vrai : A, B, D

Question 12
Vrai : A, D

Question 13
Vrai : A, D

Dossier progressif 29
Item 76 – Addiction à l'alcool. Complications neurologiques

Question 1
Vrai : B, E
Les réponses A et C seraient en faveur d'une atteinte centrale, tandis que la normalité de la pallesthésie ne donne pas d'information.

Question 2
Vrai : A, C, D
L'électromyogramme n'est pas recommandé en première intention dans ce cadre, tout comme la biopsie nerveuse, réservée aux cas sans étiologie déterminée.

Question 3
Vrai : A, B
Aucun déficit ici ne justifie de kinésithérapie ou d'un arrêt de travail ; de même, les benzodiazépines ne sont pas données dans ce cadre (le clonazépam peut parfois être prescrit à visée antalgique, mais la patiente ne présente pas de douleur dans le cas présent).

Question 4
Vrai : B, C
Il n'y a pas ici de description de délire à proprement parler; l'ictus amnésique et le syndrome de Korsakoff s'expriment plutôt par des troubles mnésiques au premier plan sans confusion.

Question 5
Vrai : D
Les signes physiques accompagnateurs et la durée de surveillance orientent vers un sevrage, tandis que la normalité de l'examen neurologique est en défaveur d'une encéphalopathie hépatique ou de Gayet-Wernicke.

Question 6
Vrai : B
Les benzodiazépines sont données par voie parentérale sans traitement systématique par neuroleptique ou antiépileptique; la supplémentation en vitamine B1 ne traite pas le sevrage mais prévient ses complications.

Question 7
Vrai : D, E
L'association confusion-ataxie-trouble oculomoteur doit faire évoquer une encéphalopathie de Gayet-Wernicke, mais on ne peut formellement écarter un AVC de la fosse postérieure chez cette patiente hypertendue.

Question 8
Vrai : B
Le seul traitement est l'apport de vitamine B1 en intraveineux; attention à l'hyperhydratation rapide à risque de myélinolyse centropontine.

Question 9
Vrai : A, D
De manière générale, les troubles du langage sont très inhabituels dans les troubles cognitifs liés à l'alcool; le syndrome de Korsakoff se caractérise par les troubles mnésiques mais pas dysexécutifs (cognitif ou comportemental).

Question 10
Vrai : A, B
Pas de traitement antiépileptique, benzodiazépine ou neuroleptique systématique dans le syndrome de Korsakoff.

Dossier progressif 30
Item 95 – Radiculalgie et syndromes canalaires

Question 1
Syndrome du canal carpien bilatéral car topographie du nerf médian avec atteinte sensitive et à un moindre degré (asymptomatique) motrice. Électromyogramme. En cas d'atteinte modérée (sans précision), proposer un traitement par infiltration au poignet de corticoïdes avec surveillance clinique et électrique à 3 mois. Proposer de diminuer dans la mesure du possible les traumatismes favorisés par le travail. En cas d'atteinte motrice confirmée (signes neurogènes), intervention sur le ligament annulaire du carpe pour libérer le nerf médian.

Question 2
Polyneuropathie sensitivomotrice à prédominance sensitive. Existence de manifestations dysautonomiques peu marquées (cf. question 5). Antécédents : personnels : diabète, alcool, insuffisance rénale, troubles endocriniens, prise de médicaments neurotoxiques, infections connues (VIH, VHC) sources de polyneuropathies;
familiaux : manifestations identiques dans la famille.
Traitement antalgique par antidépresseurs tricycliques (valable aussi : antiépileptiques ou benzodiazépines).

Question 3
Électromyogramme. Polyneuropathie axonale marquée par une diminution de l'amplitude des potentiels moteurs et sensitifs des membres inférieurs sans anomalie des vitesses de conduction nerveuse, des latences distales ou des ondes F. Syndrome du canal carpien bilatéral avec anomalies axonales des nerfs médians.

Question 4
Recherche de diabète, insuffisance rénale, anomalies hépatiques évocatrices de consommation d'alcool, sérologies VIH, hépatites B et C, recherche de dysthyroïdie (TSH), dosage de vitamine B12 et folates, immunofixation des immunoglobulines avec dosage pondéral des IgG, IgA, IgM, autoanticorps antinoyaux. Dans un deuxième temps, biopsie de glandes salivaires à la recherche d'un syndrome de Gougerot-Sjögren ou d'une amylose. Dans un troisième temps, biopsie neuromusculaire à discuter pour la recherche d'amylose et recherche d'une mutation du gène de la transthyrétine sans biopsie.

Question 5
Manifestations dysautonomiques à type d'hypotension orthostatique s'intégrant dans une polyneuropathie dysautonomique. ECG et mesure de la pression artérielle couché et debout, au mieux par un *tilt-test*. Ajouter des antiépileptiques au traitement par antidépresseurs. Les manifestations dysautonomiques dans le cadre d'une neuropathie sensitive familiale, associée à un canal carpien chez un patient portugais font évoquer le diagnostic de neuropathie amyloïde (foyer de haute prévalence).

Dossier progressif 31
Item 96 – Neuropathies périphériques

Question 1
Vrai : B, C, E
Les réponses A et D sont en faveur d'une atteinte du système nerveux central. Le déficit proportionnel au membre inférieur et au membre supérieur témoigne d'une atteinte hémiparétique. Une atteinte du releveur du pied gauche suggère un déficit du nerf fibulaire et des troubles sensitifs du cou-de-pied et de la plante du pied sont compatibles avec une atteinte de la branche sensitive du nerf fibulaire et du nerf sural.

Question 2

Vrai : A, B, D, E

Certains éléments sont utiles pour le diagnostic de l'atteinte. Un diabète est source de neuropathie, le tabagisme peut être associé à une atteinte paranéoplasique. Sur le plan sémiologique, des troubles de l'équilibre évoquent une ataxie périphérique, la survenue simultanée (1) ou pas (2) des troubles est en faveur d'une atteinte de type polyneuropathique (1) ou de type mononeuropathie multiple (2). Les diarrhées précédant les polyradiculonévrites chroniques surviennent en général 1 semaine avant les troubles.

Question 3

Vrai : B

l'atteinte asymétrique touchant des territoires tronculaires est caractéristique d'une mononeuropathie multiple.

Question 4

Vrai : B, E

L'atteinte du releveur du pied gauche accompagnée d'un trouble sensitif du cou-de-pied gauche remontant sur la face latérale de la jambe est caractéristique d'une atteinte du nerf fibulaire moteur et sensitif.

L'atteinte du bord latéral du pied est celle du nerf sural. On peut y ajouter le nerf plantaire sous le pied.

Question 5

Vrai : A, D

Le diabète est une cause de mononeuropathie multiple même si ce n'est pas la première à laquelle penser dans le cas présent car l'atteinte du nerf sural y est rare. La présence d'une mononeuropathie multiple douloureuse aiguë est évocatrice avant tout d'une vascularite du nerf. La présence d'une éruption cutanée sur les zones douloureuses suggère une vascularite cutanée locale. Les diarrhées à *Campylobacter jejuni* sont source de polyradiculonévrites (AMAN). C et E : produisent des polyneuropathies.

Question 6

Vrai : A, B C, D, E

Tous les éléments sont corrects. Ils sont évocateurs soient de manifestations systémiques d'une pathologie inflammatoire soient de manifestations ischémiques donc douloureuses du nerf périphérique telles qu'on les observe dans les vascularites isolées ou pas du nerf périphérique.

Question 7

Vrai : B

A : Faux, puisqu'il existe une atteinte infraclinique. C : L'atteinte est typiquement axonale avec des diminutions des amplitudes. D : Le caractère longueur-dépendant des polyneuropathies signifie longueur des fibres et non distalité dans les membres ; les fibres nerveuses des membres supérieurs sont plus courtes que de nombreuses fibres nerveuses des membres inférieurs. E : L'ischémie peut toucher uniquement les nerfs sensitifs.

Question 8

Vrai : A, B, D

A et B : Ce sont des bilans biologiques à la recherche de causes inflammatoires susceptibles d'entraîner une vascularite du nerf. C : Les propositions sont des éléments métaboliques causes de polyneuropathie. D : La biopsie neuromusculaire est l'examen clé permettant de mettre en évidence la vascularite. E : L'examen du liquide cérébrospinal n'est pas urgent dans ce contexte, puisqu'il n'y a pas d'arguments pour une pathologie proximale ou démyélinisante.

Question 9

Vrai : B, C, D

A : Seule la biopsie d'un nerf sensitif est réalisée, sur un nerf déjà lésé sur l'électromyogramme, car la biopsie réalise une amputation. B : La perte inhomogène témoigne du caractère vasculaire et incomplet de la nécrose. C : C'est la définition même. D : Caractéristique de la panartérite noueuse. E : L'examen simultané du muscle permet d'augmenter la chance de mettre en évidence une lésion caractéristique.

Question 10

Vrai : A

Les immunoglobulines intraveineuses et les échanges plasmatiques sont un traitement des polyradiculonévrites. Les AINS ne sont pas indiqués. Quant aux immunosuppresseurs, ils n'ont pas d'indication en urgence mais se discuteront par la suite. Seuls les corticoïdes à forte dose doivent être initiés en urgence pour sauvegarder le nerf périphérique non lésé.

Dossier progressif 32

Item 99 – Migraine, névralgie du trijumeau et algies de la face

Question 1

Vrai : A et D

Migraine sans aura = Crises de céphalées durant 4 à 72 heures (sans traitement ou, si traitement, inefficace) ; voir les critères ICHD-3.

Question 2

Vrai : C

Les crises satisfont les critères diagnostiques de la migraine sans aura selon la classification internationale des céphalées.

Question 3

Vrai : D

Chez cette jeune femme, les critères diagnostiques de la migraine sans aura sont tous présents ; il n'y a pas eu de modification récente des céphalées (elles ont augmenté depuis un an) et elle est parfaitement asymptomatique entre deux crises (pas de céphalée et examen normal). Il n'y a pas de nécessité de faire des examens complémentaires.

Question 4

Vrai : A, B, D, E

A, B, D et E : recommandations sur la prise en charge thérapeutique de la migraine (mais aussi simple bon sens). C : Non ; les antalgiques opioïdes ne sont pas recommandés en traitement de crise de migraine : car ils augmentent les troubles digestifs de la crise migraineuse (nausées, vomissements) et car ils sont associés à un risque élevé de céphalée par abus médicamenteux. Lorsque les antalgiques simples (paracétamol) ne sont pas efficaces, il faut proposer (en l'absence de contre-indication) un AINS et un triptan sur la même ordonnance.

Question 5
Vrai : A, B, D.
Dans la migraine, les traitements de crise recommandés sont les AINS et les triptans. Les antalgiques opioïdes ne sont pas recommandés (cf. question 4). Le propranolol est un traitement de fond, inefficace en crise.

Question 6
Vrai : A, C, E
B : Faux ; carbamazépine = traitement de fond de la névralgie essentielle du trijumeau (et antiépileptique). D : Faux ; vérapamil = traitement de fond de l'algie vasculaire de la face (et anticalcique antihypertenseur).

Question 7
Vrai : A et C
Elle a des crises de migraine avec et aussi sans aura satisfaisant les critères diagnostiques ICHD-3. B : La cécité monoculaire transitoire donne une perte de la vue monoculaire, brève. D : Des crises focales visuelles seraient plus courtes et stéréotypées, toujours du même côté.

Question 8
Vrai : A, B, C, E.
A et B : En raison du risque vasculaire (la migraine avec aura double le risque d'infarctus cérébral), la contraception œstroprogestative est contre-indiquée chez la femme ayant une migraine avec aura. Une contraception purement progestative ou un autre moyen de contraception doivent être privilégiés. C et E : Par ailleurs, une prise en charge des facteurs de risque vasculaire est souhaitable (prévention primaire des AVC) : dépistage d'une éventuelle HTA, lutte contre la sédentarité, lutte contre le surpoids et ne pas fumer. D : Les triptans ne sont pas contre-indiqués dans la migraine avec aura.

Question 9
Vrai : A et B
Traitement de crise dans la migraine avec aura : de l'aspirine (au moins 1,5 à 2 g, en cp. à croquer) ou un AINS peuvent être pris dès que l'aura débute afin d'écourter et de diminuer l'intensité de la céphalée ultérieure. En revanche, les triptans ne doivent être pris que lorsque la céphalée a débuté, car ils sont inefficaces sur la douleur s'ils sont pris avant son début. Ils peuvent être pris dès que la céphalée démarre, pendant l'aura si la céphalée démarre avant la fin de celle-ci. Aucun traitement n'a d'efficacité démontrée pour écourter l'aura.

Dossier progressif 33
Item 98 – Myasthénies

Question 1
Vrai : D

Question 2
Vrai : A, B, C, E

Question 3
Vrai : D

Question 4
Vrai : C, E

Question 5
Vrai : A, C, E

Question 6
Vrai : A, B, C

Question 7
Vrai : A, C

Question 8
Vrai : A

Question 9
Vrai : C, D

Question 10
Vrai : A, B, C, E

Question 11
Vrai : A, B, D

Question 12
Vrai : A, B, C, D, E

Question 13
Réponse : Anévrisme du sinus caverneux ou anévrisme.

Question 14
Réponse : Réanimation ou soins intensifs de neurologie.

Question 15
Vrai : A, C, D, E

Question 16
Vrai : C, D

Dossier progressif 34
Item 103 – Vertige
Item 102 – Diplopie
Item 340 – Accidents vasculaires cérébraux

Question 1
Vrai : D, E

Question 2
Vrai : C, D

Question 3
Vrai : C, D

Question 4
Vrai : A, D, E

Question 5
Vrai : D

Question 6
Vrai : B, D, E

Question 7
Vrai : A, D

Question 8
Vrai : A, B, D, E

Question 9
Vrai : B

Question 10
Vrai : A, B

Question 11
Vrai : B, C

Question 12
Vrai : C

Question 13
Vrai : A, D

Question 14
Vrai : B

Question 15
Vrai : A, C, D

Question 16
Vrai : B, C

Dossier progressif 35
Item 106 – Maladie de Parkinson

Question 1
Vrai : D

Question 2
Vrai : E

Question 3
Vrai : E

Question 4
Vrai : A, D

Question 5
Vrai : A, C

Question 6
Vrai : A, B, D, E

Question 7
Vrai : C

Question 8
Vrai : A, C, E

Question 9
Vrai : C

Question 10
Vrai : D

Question 11
Vrai : B, D

Question 12
Vrai : B, C, E

Question 13
Vrai : C, E

Question 14
Vrai : E

Question 15
Vrai : A, C, E

Dossier progressif 36
Item 106 – Maladie de Parkinson

Question 1
Vrai : B, C, D, E

Question 2
Vrai : B, E

Question 3
Vrai : A, B, C, D, E

Question 4
Réponse : maladie de Parkinson, Parkinson, maladie de Parkinson idiopathique, Parkinson idiopathique. (Syndrome parkinsonien = faux.)
La cause la plus fréquente de syndrome parkinsonien (notamment dégénératif c'est-à-dire avec DaTSCAN® anormal) est la maladie de Parkinson.

Question 5
Vrai : A, B, C, D

Question 6
Vrai : B

Question 7
Vrai : A, D

Question 8
Vrai : A, C, D

Question 9
Vrai : B

Question 10
Vrai : B, C

Question 11
Vrai : C

Question 12
Réponse : exécutives/frontales.

Question 13
Vrai : B, C

Question 14
Vrai : A, B, E

Question 15
Vrai : A, C, D

Dossier progressif 37
Item 299 – Tumeurs intracrâniennes

Question 1
Vrai : C
Les signes cliniques du patient (céphalées, troubles visuels, hypertension artérielle d'allure secondaire) évoquent un syndrome d'hypertension intracrânienne. Le scanner cérébral n'ayant pas permis d'établir un diagnostic un mois plus tôt, une IRM cérébrale est recommandée d'emblée.

Question 2
Vrai : C, D
Le rehaussement hétérogène de la lésion, mais aussi ses caractéristiques avant l'injection du gadolinium excluent un abcès cérébral ou un méningiome. La localisation extrasellaire de la lésion élimine un adénome. Une métastase ne peut pas être éliminée malgré l'absence d'antécédents oncologiques.

Question 3
Vrai : E
L'hydrocéphalie est non communicante puisqu'il existe une dilation seulement des ventricules latéraux, le troisième et le quatrième ventricules ayant une taille normale.

Question 4
Vrai : C
Les foramens de Monro sont situés entre les ventricules latéraux et le troisième ventricule et sont ici obstrués par la tumeur, ce qui provoque une dilatation biventriculaire.

Question 5
Vrai : B
La résorption transépendymaire est due à un passage du liquide cérébrospinal dans le tissu cérébral à travers l'épendyme ventriculaire. Il est donc localisé dans les régions péri-ventriculaire.

Question 6
Vrai : D
L'hydrocéphalie provoque une hypertension intracrânienne. Afin de maintenir une perfusion cérébrale correcte, la tension artérielle augmente. Les troubles visuels reflètent un œdème papillaire. Des troubles de la conscience apparaissent au cours de l'évolution d'une hydrocéphalie aiguë non traitée. Toute lésion cérébrale peut induire des crises d'épilepsie.

Question 7
Vrai : A
L'hydrocéphalie aiguë est une urgence thérapeutique car, non traitée, elle provoque des troubles neurologiques irréversibles et entraîne le décès du patient.

Question 8
Vrai : B, E
L'hydrocéphalie a été traitée par une dérivation ventriculaire (cathéter visible sur le scanner) après la réalisation d'une septostomie (ouverture du septum pellucidum) par voie endoscopique. La tumeur n'a pas été réséquée et est toujours visible sous forme d'un épaississement dans la partie antérieure du septum pellucidum. Le diagnostic a été établi après une biopsie lors du geste endoscopique.

Question 9
Vrai : D, E
Le protocole classique de traitement adjuvant des glioblastomes comprend une radiothérapie et une chimiothérapie concomitantes selon le protocole STUPP.

Question 10
Vrai : C, E
L'AVC récent est visible sous forme d'un hypersignal en séquence de diffusion et d'un hyposignal en ADC dans la région péri-ventriculaire gauche. La leucoencéphalopathie est visible sous forme d'un hypersignal FLAIR étendu dans la substance blanche des deux hémisphères.

Question 11
Vrai : B
L'artériopathie post-radique est localisée dans les régions irradiées et son apparition est tardive. Les vaisseaux atteints (par des athéromes) peuvent être sténosés ou dilatés (anévrismes) et des complications aiguës (thromboses, emboles) provoquent des AVC au niveau cérébral.

Dossier progressif 38
Item 341 – Hémorragie méningée

Question 1
Vrai : A, C

Question 2
Vrai : D

Question 3
Vrai : B, D

Question 4
Vrai : A, C, D

Question 5
Vrai : C

Dossier progressif 39
Question 1
Devant un nystagmus et un syndrome cérébelleux chez un éthylique chronique, le diagnostic d'encéphalopathie de Gayet-Wernicke doit être évoqué en priorité.

Question 2
L'encéphalopathie de Gayet-Wernicke associe des signes de syndrome confusionnel (D et I), de troubles oculomoteurs (E), de syndrome cérébelleux statique, et d'hypertonie oppositionnelle (A). L'abolition des réflexes (C) est en faveur d'une neuropathie associée, la morsure du bord de la langue (F) d'une crise d'épilepsie, les hallucinations visuelles (G) d'un *delirium tremens*, la glossite (H) d'une encéphalopathie pellagreuse, la dysarthrie (J) d'une maladie de Marchiafava-Bignami, et le *flapping tremor* (K) d'une encéphalopathie hépatique.

Question 3
Le traitement de l'encéphalopathie de Gayet-Wernicke implique l'injection parentérale de vitamine B1 (F), ce qui se fait en hospitalisation (C). En cas de sevrage durant l'hospitalisation, une hydratation adaptée et l'usage de benzodiazépine en intraveineuse (D), voire de neuroleptique (G) sera probablement nécessaire, tout comme une prévention par vitamine PP (E), notamment si le patient est dénutri,

mais il ne s'agit pas du traitement de l'encéphalopathie de Gayet-Wernicke *per se*.

Dossier progressif 40

Question 1

Vrai : C, E

Question 2

Vrai : A, B, D, E

Dossier progressif 41

Question 1

Vrai : B

Question 2

Vrai : A, B

Question 3

Vrai : A, B, C

Dossier progressif 42

Question 1

Examen cutané de la conque de l'oreille : recherche d'une éruption vésiculeuse dans la zone de Ramsay-Hunt.

Question 2

Prescription d'une corticothérapie *per os* à fortes doses pour quelques jours et prévention de la kératite.

Question 3

Atteinte du nerf intermédiaire de Wrisberg (VII bis), lequel véhicule la fonction gustative portée par les deux tiers antérieurs de la langue. Cette atteinte sensorielle est habituelle au cours de la paralysie faciale *a frigore*.

Dossier progressif 43

Question 1

Vrai : D

Question 2

Vrai : C

Une déviation posturale latéralisée évoque une ataxie d'origine vestibulaire.

Question 3

Vrai : D

La triade d'un syndrome vestibulaire associe vertiges, trouble postural et nystagmus.

Dossier progressif 44

Question 1

Vrai : B

Question 2

Vrai : C

Question 3

Vrai : B, D, E

Question 4

Vrai : B, D, E

Question 5

Vrai : B, D, E

Question 6

Vrai : A, B, D

Question 7

Vrai : E

Question 8

Vrai : B, D

Question 9

Vrai : A, D

Question 10

Vrai : C, E

Question 11

Vrai : C

Question 12

Vrai : A

Question 13

Vrai : B

Question 14

Vrai : A, B, D

Question 15

Vrai : B

Dossier progressif 45

Question 1

Vrai : E

Question 2

Vrai : E

Dossier progressif 46

Question 1

Vrai : D

Question 2

Réponse : B, D

Question 3

Réponse : B, D, E

Dossier progressif 47

Question 1

Réponse : C

Question 2

Réponse : A, C, E

Question 3

Réponse : A, B, C

Question 4

Réponse : A

Question 5

Réponse : E

Question 6

Réponse : B, C

Dossier progressif 48

Question 1

Vrai : B

Question 2

Vrai : B, C, D, E

Question 3

Vrai : C, D

Question 4
Vrai : C

Question 5
Vrai : A

Question 6
Vrai : A, B

Dossier progressif 49

Question 1
Vrai : A
Il s'agit d'un trouble du langage et d'un déficit non invalidant. Le patient n'ayant pas eu de communication verbale après avoir quitté son fils la dernière fois vue bien correspond à 20 h 30.

Question 2
Vrai : A, B, E
L'IRM permettra de confirmer le diagnostic d'infarctus cérébral et de rechercher un mismatch FLAIR-diffusion faisant évoquer un horaire de début de moins de 4 h 30 compatible avec une thrombolyse intraveineuse.
L'angio-IRM permettra d'identifier un thrombus proximal qui permettra de poser l'indication d'une thrombectomie mécanique.
La mesure de l'INR est indispensable pour envisager une éventuelle thrombolyse intraveineuse qui ne sera possible que si sa valeur est inférieure à 1,7.

Question 3
Vrai : C
L'infarctus cérébral survient chez un patient en FA avec séquelle controlatérale qui pourrait faire discuter une hypothèse cardio-embolique. Cependant cet accident survient alors que l'INR indique une anticoagulation efficace et vous identifiez une probable sténose carotidienne homolatérale (souffle carotidien) chez un patient athéromateux (coronaropathie) renforçant l'hypothèse de la sténose carotidienne athéromateuse symptomatique.
L'absence de fièvre n'est pas en faveur d'une endocardite malgré la présence d'un souffle cardiaque.
L'aphasie n'est pas un signe clinique évocateur d'un infarctus par microangiopathie.

Dossier progressif 50

Question 1
Vrai : B, D
Le diagnostic d'HSA ne peut être éliminé tant que la ponction lombaire n'est pas réalisée. Toute céphalée brutale doit conduire à éliminer une HSA. L'IRM pourrait mettre en évidence des lésions non visibles en scanner (dont la sensibilité diminue fortement après 24 heures), mais elle doit être faite en urgence et non en externe.

Question 2
Vrai : A, C, D
L'analyse du liquide cérébrospinal montre la présence d'une hémorragie (> 5 hématies) et une hypertension intracrânienne (pression d'ouverture > 25 cm d'H_2O). Il n'y a pas de méningite car le nombre d'éléments est inférieur à 5/mm^3.

Question 3
Vrai : A, B, C, E
Il s'agit d'une urgence thérapeutique avec engagement du pronostic vital. La surveillance en soins intensifs ou réanimation est nécessaire. Il est urgent d'exclure l'anévrisme pour prévenir le resaignement. Parmi les complications redoutées, la survenue d'une ischémie cérébrale retardée justifie la prescription systématique d'un traitement inhibiteur calcique par nimodipine. Un traitement antiépileptique n'est quant à lui pas justifié en l'absence de crise comitiale.

CHAPITRE

31

Questions isolées

Questions

QI 1

Parmi les propositions suivantes, laquelle (lesquelles) caractérise(nt) la polyneuropathie toxique alcoolique ?

- **A** elle est secondaire à une toxicité directe de l'alcool
- **B** elle peut être associée à une carence en thiamine
- **C** elle épargne les fibres végétatives
- **D** elle touche les fibres motrices
- **E** c'est une polyneuropathie démyélinisante

QI 2

Un patient de 30 ans, sans antécédent, consulte après avoir présenté ce matin, au décours d'un jogging, un trouble de vision « du côté gauche », à type de flou et de « trous » dans son champ de vision, tel qu'en se regardant dans le miroir, il ne se voyait qu'un œil à la fois. L'évolution a été régressive en 10 minutes. Il s'agit (une ou plusieurs propositions exactes) :

- **A** d'une cécité monoculaire gauche transitoire
- **B** d'une hémianopsie latérale homonyme gauche
- **C** d'un tableau compatible avec une aura visuelle de migraine
- **D** d'un tableau compatible avec un accident ischémique transitoire dans le territoire basilaire
- **E** d'un tableau évocateur d'un signe de Uhthoff

QI 3

Un homme de 63 ans a présenté sur trois jours deux épisodes de flou visuel massif de l'œil droit ayant duré une minute. Il présente également des céphalées récentes et inhabituelles. L'examen ophtalmologique de l'acuité visuelle, du fond d'œil et de la tension oculaire est normal. Ce tableau peut correspondre à (une proposition exacte) :

- **A** des éclipses visuelles dans le cadre d'une hypertension intracrânienne
- **B** une ischémie transitoire de la rétine dans le cadre d'une maladie de Horton
- **C** une neuropathie optique ischémique antérieure aiguë
- **D** un accident vasculaire cérébral dans le territoire carotidien
- **E** une occlusion de la veine centrale de la rétine

QI 4

Une femme de 31 ans, migraineuse, diabétique, tabagique et hypertendue, présente une baisse de vision de son œil gauche, qui s'est aggravée sur 4 jours, conduisant à un stade de vision limitée à « compte les doigts à 1 mètre ». L'examen du fond d'œil montre un petit œdème papillaire du côté gauche. Elle décrit également des douleurs rétro-oculaires du côté gauche lorsqu'elle bouge les yeux. Vous l'examinez 5 jours après le début. Elle n'a pas d'autres manifestations cliniques. Parmi les propositions suivantes, laquelle (lesquelles) est (sont) exacte(s) ?

- **A** vous évoquez une névrite optique rétrobulbaire aiguë
- **B** il existe très probablement un déficit pupillaire afférent relatif du côté gauche
- **C** il existe probablement une anisocorie, avec une pupille gauche plus dilatée
- **D** le diagnostic le plus probable est celui de neuropathie optique ischémique antérieure aiguë
- **E** il s'agit probablement d'une neuropathie optique inflammatoire, qui pourrait être la première manifestation d'une sclérose en plaques

QI 5

Un patient de 62 ans, droitier, hypertendu, présente depuis ce matin un trouble de vision ayant concerné simultanément les deux yeux. Il ne peut décrire précisément son trouble, mais a constaté que depuis lors il ne peut plus lire le journal. Il n'a pas d'autre déficit. L'acuité visuelle est de 10/10 sur chaque œil. L'examen du fond d'œil est normal. Vous vous attendez à constater (une ou plusieurs propositions exactes) :

- **A** un syndrome d'alexie sans agraphie
- **B** une neuropathie optique ischémique antérieure aiguë bilatérale
- **C** un déficit pupillaire afférent relatif bilatéral
- **D** une hémianopsie latérale homonyme droite
- **E** un AVC dans le territoire sylvien gauche

QI 6

Un déficit neurologique transitoire peut être causé par (une ou plusieurs propositions exactes) :

- **A** un accident ischémique transitoire
- **B** une aura migraineuse
- **C** une hypoglycémie
- **D** une hyponatrémie
- **E** une malformation vasculaire cérébrale

Neurologie

QI 7

Un syndrome médullaire aigu peut être causé par (une ou plusieurs propositions exactes) :

A un accident vasculaire médullaire
B un neurinome
C un méningiome
D une myélite
E une épidurite infectieuse

QI 8

Parmi les causes de déficit neurologique récent suivantes, laquelle (lesquelles) nécessite(nt) des mesures thérapeutiques immédiates ?

A myélopathie carentielle
B hématome sous-dural aigu
C encéphalopathie de Gayet-Wernicke
D hémorragie cérébrale
E méningo-encéphalite

QI 9

Devant un déficit neurologique, l'imagerie cérébrale (une ou plusieurs propositions exactes) :

A doit être réalisée dans les 6 heures en cas de suspicion d'AVC aigu
B doit être réalisée immédiatement en cas de traumatisme crânien
C doit être réalisée après la ponction lombaire en cas de syndrome méningé associé
D est inutile si le déficit neurologique dure moins d'une heure
E doit être réalisée en urgence en cas de syndrome médullaire aigu

QI 10

Parmi les syndromes neurologiques suivants, lequel (lesquels) est (sont) associé(s) à un déficit moteur des membres ?

A syndrome de Brown-Séquard
B syndrome de Parsonage-Turner
C syndrome de Wallenberg
D syndrome de Tolosa-Hunt
E syndrome de Miller-Fisher

QI 11

Un homme de 52 ans atteint d'un adénocarcinome bronchique se présente pour des douleurs dorsales associées à des troubles de la marche évoluant depuis 2 semaines. Vous réalisez l'IRM suivante (figure 31.1) et suspectez une épidurite métastatique. Parmi les propositions suivantes,

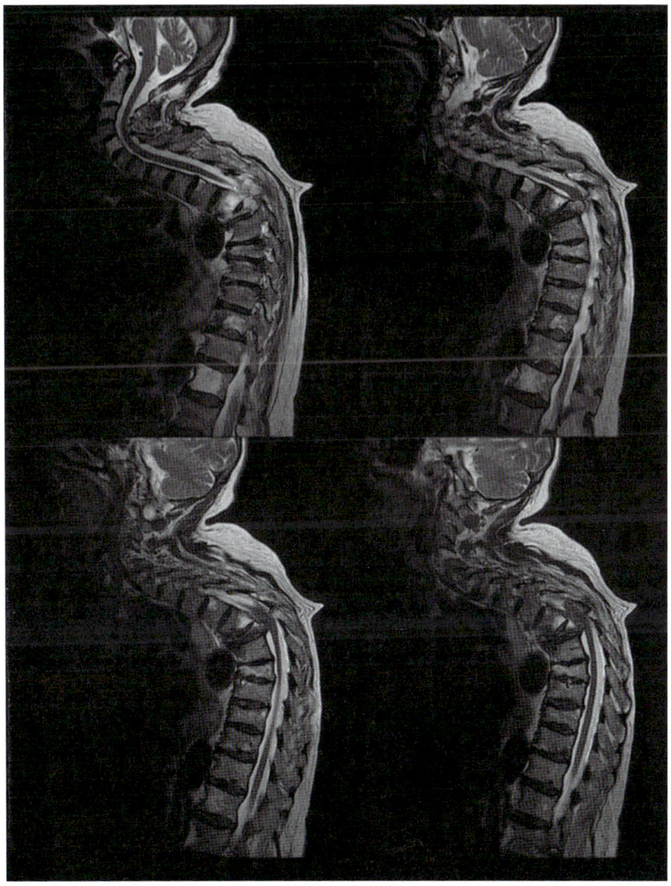

Fig. 31.1.
(Source : CEN, 2019.)

à quelle hauteur avez-vous la plus grande probabilité de retrouver un niveau lésionnel sensitif ?
A au niveau du cou
B au niveau des mamelons
C au niveau de l'appendice xyphoïde
D au niveau de l'ombilic
E au niveau des plis de l'aine

QI 12

Parmi les signes cliniques suivants, lequel (lesquels) est (sont) en faveur d'une sclérose latérale amyotrophique ?
A réflexes tendineux vifs et polycinétiques
B hypoesthésie « en chaussettes »
C fasciculations diffuses
D troubles du langage
E désorientation temporospatiale

QI 13

Parmi les éléments suivants, lequel (lesquels) permet(tent) d'exclure une mononeuropathie ulnaire au coude devant une suspicion de sclérose latérale amyotrophique ?
A hypoesthésie du Ve doigt
B déficit moteur de l'abduction du pouce
C signe de Tinel à hauteur de la gouttière épitrochléo-olécranienne
D sensibilité normale de la tabatière anatomique
E déficit de l'adduction du pouce

QI 14

Parmi les troubles cognitifs suivants, lequel (lesquels) peu(ven)t être associé(s) classiquement à une sclérose latérale amyotrophique ?
A troubles du comportement
B troubles mnésiques
C désorientation temporospatiale
D troubles de l'humeur
E désinhibition

QI 15

La sclérose latérale amyotrophique (une ou plusieurs propositions exactes) :
A correspond à une atteinte des racines antérieures (motrices) des nerfs
B entraîne systématiquement une abolition des réflexes tendineux
C peut provoquer une atteinte respiratoire
D est le plus souvent symétrique à sa phase initiale
E est toujours d'évolution fatale même avec prise en charge médicale

QI 16

Le syndrome de Guillain-Barré (une ou plusieurs propositions exactes) :
A est plus fréquent chez la femme jeune
B est toujours précédé d'un épisode infectieux
C se manifeste classiquement par une augmentation de la protéinorachie dans le liquide cérébrospinal
D se manifeste classiquement par des anomalies démyélinisantes à l'électromyogramme
E récupère sans séquelles

QI 17

Concernant la symptomatologie du syndrome de Guillain-Barré, quelle(s) est (sont) la (les) proposition(s) exacte(s) ?
A le déficit moteur peut toucher les muscles respiratoires
B le déficit moteur peut toucher les muscles oculomoteurs
C le déficit moteur peut toucher les muscles pharyngolaryngés
D la dysautonomie peut mettre en jeu le pronostic vital
E le déficit moteur peut être hémicorporel

QI 18

Le syndrome de Guillain-Barré (une ou plusieurs propositions exactes) :
A correspond à une neuropathie démyélinisante restreinte aux racines nerveuses
B entraîne une abolition des réflexes tendineux
C peut comporter une atteinte sensitive
D peut provoquer une atteinte respiratoire
E justifie la mise en route d'une corticothérapie en urgence

QI 19

Concernant le traitement de la myasthénie, quelle(s) est (sont) la (les) proposition(s) exacte(s) ?
A les anticholinestérasiques peuvent être à l'origine de sueurs et de crampes musculaires
B les anticholinestérasiques sont prescrits en cas d'échec de la corticothérapie
C la thymectomie est proposée en priorité après 50 ans
D une liste des médicaments contre-indiqués doit être fournie au patient
E les plasmaphérèses (échanges plasmatiques) sont parfois proposées en cas de crise déficitaire aiguë

QI 20

La myasthénie auto-immune (une ou plusieurs propositions exactes) :
A peut être purement oculaire
B est toujours généralisée
C doit faire rechercher des anomalies de la loge thymique
D doit faire rechercher des anomalies de la tige pituitaire
E est la conséquence d'anticorps anticanaux calciques

QI 21

Concernant la symptomatologie de la myasthénie auto-immune généralisée, quelle(s) est (sont) la (les) proposition(s) exacte(s) ?

A le déficit moteur ne concerne que les muscles striés
B le déficit moteur prédomine sur les muscles proximaux
C le déficit moteur prédomine sur les muscles distaux
D les réflexes tendineux sont normaux
E il n'y a pas de trouble sensitif

QI 22

Parmi les éléments suivants, lesquels évoquent une polyneuropathie ?

A hypoesthésie « en chaussettes »
B niveau sensitif marqué
C steppage bilatéral
D dépilation distale
E abolition des réflexes achilléens

QI 23

Quels examens complémentaires parmi les suivants sont recommandés en première intention devant une polyneuropathie ?

A NFS, plaquettes
B fonction rénale
C sérologie VIH
D anticorps antinucléaires
E glycémie à jeun

QI 24

Parmi les éléments suivants, lequel (lesquels) est (sont) évocateur(s) d'une algie vasculaire de la face ?

A douleur strictement unilatérale
B douleur périorbitaire
C douleur en décharge électrique
D douleur durant 45 minutes
E douleur déclenchée par une zone gâchette

QI 25

Parmi les signes suivants, lequel (lesquels) oriente(nt) vers un syndrome d'hypertension intracrânienne ?

A syndrome confusionnel
B paralysie d'un nerf moteur oculaire commun (III)
C éclipses visuelles
D troubles de la vigilance
E incontinence urinaire

QI 26

Parmi les symptômes et signes suivants, quel(s) est (sont) celui (ceux) qui peu(ven)t être présent(s) en cas d'hypertension intracrânienne ?

A photophobie
B éclipses visuelles
C diplopie par atteinte du nerf oculomoteur III
D diplopie par atteinte du nerf oculomoteur VI
E signe de Brudzinski

QI 27

Parmi les caractéristiques sémiologiques suivantes, laquelle (lesquelles) concerne(nt) l'algie vasculaire de la face ?

A manifestations neurovégétatives homolatérales
B présence d'une « zone gâchette »
C douleurs soulagées par le vérapamil
D douleurs à type de décharges électriques
E signe de Claude Bernard-Horner possible

QI 28

Une patiente de 84 ans présente des céphalées inhabituelles depuis 10 jours. L'imagerie suivante est réalisée (figure 31.2). À propos de cette imagerie, quelle(s) est (sont) la (les) proposition(s) exacte(s) ?

A IRM cérébrale montrant une atrophie corticale gauche
B scanner cérébral injecté montrant une prise de contraste arachnoïdienne
C hémorragie cérébrale
D hématome sous-dural aigu
E hématome extradural

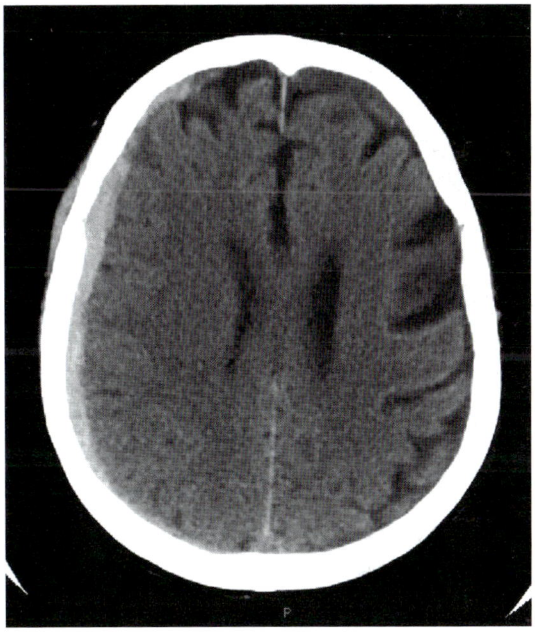

Fig. 31.2.
(Source : CEN, 2019.)

QI 29

En présence d'une paralysie faciale, quel(s) est (sont) l'(les) argument(s) en faveur d'une borréliose de Lyme ?

- **A** association à des troubles sensitivomoteurs asymétriques des membres
- **B** caractère récidivant de la paralysie faciale
- **C** association à une ophtalmoplégie bilatérale
- **D** contexte de piqûre au cours des semaines précédentes
- **E** amélioration rapide sous corticothérapie

QI 30

À propos du traitement de la paralysie faciale *a frigore*, quelle(s) est (sont) la (les) proposition(s) exacte(s) ?

- **A** une corticothérapie doit être commencée le plus rapidement possible
- **B** une corticothérapie par voie injectable est plus efficace que par voie orale
- **C** l'injection de toxine botulique est utile au cours de la première semaine
- **D** les larmes artificielles ont pour but de prévenir l'iridocyclite
- **E** en l'absence de traitement, l'évolution est le plus souvent défavorable

QI 31

Dans la liste suivante, relevez l'(les) anomalie(s) clinique(s) qui peu(ven)t être observée(s) en cas de paralysie faciale périphérique.

- **A** préservation du territoire facial supérieur
- **B** dissociation automaticovolontaire
- **C** signe de Charles Bell
- **D** hyperacousie douloureuse
- **E** agueusie des deux tiers antérieurs de l'hémilangue

QI 32

Dans la liste suivante, relevez l'(les) anomalie(s) clinique(s) qui peu(ven)t être observée(s) en cas de paralysie faciale centrale.

- **A** préservation du territoire facial inférieur
- **B** dissociation automaticovolontaire
- **C** signe des cils de Souques
- **D** hyperacousie douloureuse
- **E** préservation du goût

QI 33

Dans la liste suivante, quelle(s) est (sont) la (les) cause(s) possible(s) d'ophtalmoplégie douloureuse ?

- **A** anévrisme supraclinoïdien
- **B** neurinome de l'acoustique
- **C** maladie de Horton
- **D** diabète
- **E** parotidite

QI 34

Dans la liste suivante, relevez l'(les) anomalie(s) clinique(s) qui peu(ven)t être observée(s) en cas d'atteinte du III extrinsèque.

- **A** paralysie de l'élévation du globe oculaire
- **B** ptosis
- **C** mydriase aréactive
- **D** déficit du muscle droit médial
- **E** déficit du muscle oblique supérieur

QI 35

Dans la liste suivante, relevez la (les) caractéristique(s) du nystagmus en cas de syndrome vestibulaire périphérique.

- **A** multidirectionnel
- **B** horizonto-rotatoire
- **C** aboli par la fixation oculaire
- **D** bat du côté opposé à la lésion
- **E** aucune des propositions précédentes

QI 36

Un grand vertige unique durant plus de 72 heures doit faire évoquer (une ou plusieurs propositions exactes) :

- **A** un vertige positionnel paroxystique bénin
- **B** une névrite vestibulaire
- **C** un accident vasculaire cérébral vertébrobasilaire
- **D** une fracture du rocher translabyrinthique
- **E** une maladie de Ménière

QI 37

Chez une patiente suspecte de sclérose en plaques, quelle(s) localisation(s) des hypersignaux visibles à l'IRM en séquence T2 est (sont) évocatrice(s) du diagnostic ?

- **A** thalamique
- **B** périventriculaire
- **C** juxtacorticale
- **D** cérébelleuse
- **E** médullaire

QI 38

Un diagnostic de sclérose en plaques peut être porté devant (une ou plusieurs propositions exactes) :

- **A** un épisode de neuropathie optique rétrobulbaire associé à une prise de contraste du nerf optique en IRM
- **B** un épisode de neuropathie optique rétrobulbaire associé à des hypersignaux IRM encéphaliques en T2 (nombre = 15, dont 5 périventriculaires, et 2 juxtacorticaux)
- **C** un épisode de neuropathie optique rétrobulbaire associé à des hypersignaux IRM encéphaliques en T2 (nombre = 15, dont 5 périventriculaires, et 2 juxtacorticaux), et l'apparition d'une prise de contraste sur une IRM réalisée 3 mois plus tard

D un épisode de neuropathie optique rétrobulbaire associé à des hypersignaux IRM encéphaliques en T2 (nombre = 15, dont 5 périventriculaires, et 2 juxtacorticaux), et un antécédent de syndrome médullaire spontanément résolutif 3 ans plus tôt
E un syndrome médullaire progressif associé à des hypersignaux IRM encéphaliques en T2 (nombre = 15, dont 5 périventriculaires, et 2 juxtacorticaux), et un antécédent de neuropathie optique rétrobulbaire

QI 39

Parmi les symptômes suivants, lequel (lesquels) est (sont) compatible(s) avec une névrite optique rétrobulbaire ?
A voile clair devant l'œil atteint
B cécité complète de l'œil atteint
C dyschromatopsie rouge-bleu
D diplopie monoculaire
E scotome lumineux

QI 40

Parmi les propositions suivantes, quelle(s) est (sont) la (les) proposition(s) exacte(s) concernant la sclérose en plaques (SEP) ?
A la SEP est une maladie génétique
B la SEP est la conséquence de certaines vaccinations (par exemple, hépatite B)
C la SEP est plus fréquente dans les pays du nord que dans les pays du sud
D la SEP est plus fréquente chez les femmes que chez les hommes
E la SEP se déclare préférentiellement après 40 ans

QI 41

Parmi les objectifs suivants, quels sont ceux du traitement de fond dans la sclérose en plaques ?
A réduire le risque de poussée
B favoriser la plasticité neuronale
C réduire l'intensité des poussées
D améliorer les performances cognitives, motrices ou sensitives
E réduire le risque de handicap à long terme

QI 42

Parmi les symptômes suivants, quel(s) est (sont) celui (ceux) observé(s) dans la sclérose en plaques à sa phase précoce ?
A céphalées
B troubles sensitifs complexes
C diplopie
D troubles de l'équilibre
E crises épileptiques

QI 43

Une jeune femme de 30 ans présente une gêne visuelle rapportée à une ophtalmoplégie internucléaire. Une IRM est pratiquée (figure 31.3). À propos de cette IRM, quelle(s) est (sont) la (les) proposition(s) exacte(s) ?
A IRM en séquence de diffusion
B lésions situées dans la substance blanche hémisphérique
C lésions évocatrices de localisations néoplasiques secondaires
D dissémination spatiale en faveur du diagnostic de sclérose en plaques
E séquence IRM en T1 injecté nécessaire avant de retenir le diagnostic de sclérose en plaques

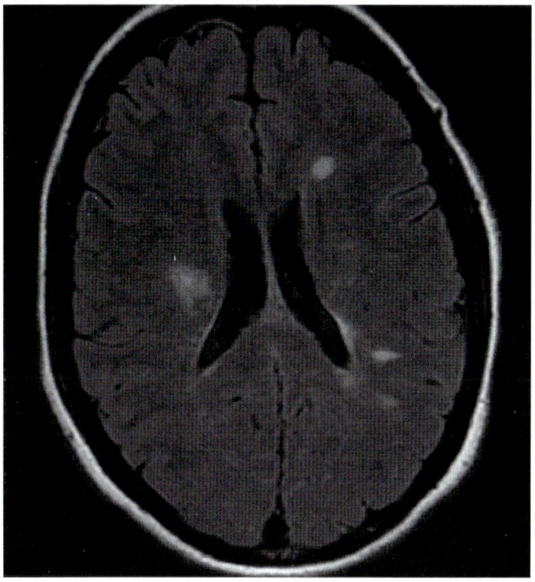

Fig. 31.3.
(Source : CEN, 2019.)

QI 44

Devant une perte de connaissance, quels sont les deux arguments principaux en faveur d'une crise d'épilepsie ?
A perte d'urines
B trouble de la conscience ayant duré 20 minutes
C absence de prodromes
D morsure latérale de langue
E cyanose pendant la perte de connaissance

QI 45

Parmi les propositions suivantes concernant les épilepsies, laquelle (lesquelles) est (sont) exacte(s) ?
A les épilepsies sont des maladies cérébrales chroniques
B les épilepsies se caractérisent uniquement par la répétition de crises épileptiques

C les épilepsies n'ont pas de conséquence neuropsychologique, psychiatrique ou sociale
D les épilepsies peuvent débuter à tout âge
E l'incidence des épilepsies est plus élevée pendant l'enfance et chez les sujets âgés

QI 46

Parmi les propositions suivantes concernant les crises épileptiques, laquelle (lesquelles) est (sont) exacte(s) ?
A les crises épileptiques comportent par définition une altération de la conscience
B une crise épileptique dure habituellement moins de 5 minutes si l'on ne prend pas en compte la phase post-critique
C les crises épileptiques peuvent comporter des signes psychiques ou cognitifs
D les crises épileptiques sont caractérisées par une séquence de signes cliniques transitoires qui reflètent la topographie initiale et la propagation de l'hyperactivité neuronale
E les crises épileptiques résultent habituellement d'une hyperactivité de neurones thalamiques

QI 47

Parmi les propositions suivantes concernant les crises épileptiques, laquelle (lesquelles) est (sont) exacte(s) ?
A les crises épileptiques ont un début et une fin progressive
B pour un patient donné, et un type de crise donné, la séquence des signes cliniques des crises est très reproductible
C le moment de survenue d'une crise est imprévisible
D il existe des circonstances favorisantes des crises
E un même patient peut avoir plusieurs types de crises

QI 48

Une crise épileptique généralisée est une crise (une ou plusieurs propositions exactes) :
A qui résulte d'une hyperactivité paroxystique corticale étendue, bilatérale et synchrone
B qui résulte d'une hyperactivité paroxystique de tous les neurones corticaux
C qui comporte toujours des troubles de la conscience
D qui peut être tonique, clonique ou tonicoclonique
E qui comporte toujours des signes moteurs paroxystiques

QI 49

Les absences typiques (une ou plusieurs propositions exactes) :
A sont des crises généralisées qui durent habituellement une minute
B peuvent débuter à tout âge avec une prédominance dans l'enfance
C ne débutent jamais chez l'adulte
D peuvent comporter des signes moteurs violents
E peuvent se répéter plusieurs dizaines de fois par jour

QI 50

Les absences typiques (une ou plusieurs propositions exactes) :
A ont une définition clinique et électroencéphalographique
B se caractérisent sur le plan électroencéphalographique par une décharge de pointes-ondes bilatérales < 2 c/s
C peuvent comporter des myoclonies palpébrales dans 50 % des cas
D se caractérisent par une décharge épileptique bilatérale, symétrique et synchrone à l'EEG
E s'accompagnent d'une chute

QI 51

Les myoclonies épileptiques (une ou plusieurs propositions exactes) :
A peuvent s'observer dans des épilepsies généralisées
B surviennent habituellement à l'endormissement
C sont favorisées par la fatigue et le manque de sommeil
D sont favorisées par la stimulation lumineuse intermittente
E peuvent survenir en l'absence de décharge épileptique visible concomitante sur l'EEG

QI 52

Les crises tonicocloniques (une ou plusieurs propositions exactes) :
A peuvent être secondairement généralisées
B ont un point de départ partiel lorsqu'elles débutent par une déviation unilatérale de la tête
C surviennent fréquemment au réveil dans les épilepsies généralisées idiopathiques
D sont associées à une phase post-critique comportant une dépression respiratoire et un stertor
E comportent trois phases caractéristiques

QI 53

Parmi les propositions suivantes, citer les différentes propositions vraies concernant la crise d'épilepsie.
A la morsure de langue touche typiquement la pointe de la langue
B la morsure de langue touche typiquement les bords latéraux de la langue
C une durée de perte de connaissance supérieure à 5 minutes est évocatrice de crise
D elle est souvent responsable d'une syncope à l'emporte-pièce
E elle est associée à une confusion post-critique

QI 54

Parmi les effets secondaires suivants, lequel (lesquels) est (sont) classiquement associé(s) à la lamotrigine ?

A lithiase urinaire
B tremblement des extrémités
C hyponatrémie
D syndrome de Lyell
E algodystrophie

QI 55

Les convulsions fébriles simples (une ou plusieurs propositions exactes) :

A surviennent entre 3 mois et 5 ans
B sont plus fréquentes chez le garçon
C sont asymétriques
D durent 30 à 60 minutes
E récidivent dans 30 à 40 % des cas

QI 56

Le syndrome de West se caractérise par (une ou plusieurs propositions exactes) :

A un début après 2 ans
B des spasmes en flexion
C une régression psychomotrice
D une bonne réponse au traitement corticoïde
E une hypsarythmie

QI 57

Face à une crise épileptique, laquelle (lesquelles) des propositions suivantes est (sont) évocatrice(s) d'un point de départ situé en temporal interne ?

A sensation de déjà-vu déjà vécu
B gêne épigastrique
C hallucination auditive
D sensation de peur intense
E paresthésies chéiro-orales

QI 58

Vous annoncez le diagnostic d'épilepsie généralisée idiopathique à une patiente de 25 ans. Fleuriste, elle utilise régulièrement son monospace pour effectuer ses livraisons.
Parmi les propositions suivantes, laquelle (lesquelles) est (sont) exacte(s) ?

A vous déclarez son épilepsie à la préfecture Ainsi, son aptitude à conduire sera évaluée
B vous déclarez son épilepsie à son médecin du travail
C elle doit déclarer son épilepsie à la préfecture. Ainsi, son aptitude à conduire sera évaluée
D le délai d'un an sans crise et sous traitement bien conduit sera nécessaire pour reprendre la conduite
E son traitement par lamotrigine est compatible avec la grossesse et l'allaitement

QI 59

Un patient parkinsonien, âgé de 61 ans, présente une akinésie de fin de dose survenant systématiquement vers 17 heures. Il reçoit actuellement un comprimé de lévodopa/carbidopa matin, midi et soir. Quelles sont les options thérapeutiques selon les recommandations actuelles ? Indiquez la ou les réponses correctes.

A ajouter une quatrième prise de lévodopa/carbidopa
B associer un agoniste dopaminergique
C associer un inhibiteur de la COMT
D associer un inhibiteur de la MAO-B
E associer un anticholinergique

QI 60

Parmi les signes non moteurs suivants, lequel (lesquels) peu(ven)t être en lien avec une maladie de Parkinson ?

A troubles cognitifs
B dépression
C douleurs
D troubles du sommeil
E dysautonomie

QI 61

Parmi les propositions suivantes, quelle(s) est (sont) l'(les) anomalie(s) biologique(s) typique(s) retrouvée(s) dans la maladie de Wilson ?

A céruléoplasmine sérique augmentée
B cuivre sérique total augmenté
C cuivre sérique libre diminué
D cuivre hépatique augmenté
E cuprurie diminuée

QI 62

Vous diagnostiquez une maladie de Parkinson chez un homme de 58 ans, qui se plaint de tremblements et de troubles de la marche entravant sa vie quotidienne. Parmi les traitements suivants, lequel proposez-vous ?

A lévodopa
B inhibiteurs de la COMT
C apomorphine
D agoniste dopaminergique
E inhibiteurs de la MAO-B

QI 63

Vous recevez un patient de 56 ans pour suspicion de maladie de Parkinson idiopathique évoluant depuis moins de 6 mois. Parmi les éléments sémiologiques suivants, lequel (lesquels) remet(tent) en cause ce diagnostic ?

A hallucinations visuelles
B caractère asymétrique du syndrome extrapyramidal
C dyskinésies buccofaciales
D paralysie de la verticalité du regard
E signe de Babinski bilatéral

QI 64

Dans la liste suivante, quel(s) est (sont) l'(les) élément(s) du syndrome extrapyramidal ?

A tremblement de repos
B adiadococinésie
C amimie
D anosognosie
E hypertonie spastique

QI 65

Parmi les signes cliniques suivants, lequel (lesquels) doi(ven)t faire remettre en cause le diagnostic de maladie de Parkinson ?

A hallucinations précoces spontanées
B syndrome pyramidal
C tremblement de repos du pied
D syndrome cérébelleux
E paralysie de la verticalité du regard

QI 66

Parmi les examens complémentaires suivants, lequel (lesquels) permet(tent) de poser le diagnostic de maladie de Parkinson ?

A scintigraphie DaTSCAN®
B IRM cérébrale
C bilan hépatique
D dosage de la cuprémie
E aucun des examens précédents

QI 67

Parmi les paramètres suivants, lequel (lesquels) influence(nt) votre choix pour le traitement initial d'une maladie de Parkinson ?

A âge du patient
B ancienneté des symptômes
C présence d'une dysphonie
D gêne ressentie par le patient
E profession du patient

QI 68

Dans les stades avancés de la maladie de Parkinson, lequel (lesquels) des traitements suivants peu(ven)t être proposé(s) ?

A thalamotomie
B pompe à morphine
C application intraduodénale continue de L-dopa
D stimulation magnétique transcrânienne
E stimulation à haute fréquence du noyau sous-thalamique

QI 69

Dans la liste suivante, quel(s) trouble(s) de la marche est (sont) évocateur(s) de signes axiaux tardifs associés à la maladie de Parkinson ?

A démarche ébrieuse
B festination
C démarche dandinante
D fauchage
E enrayage cinétique *(freezing)*

QI 70

Vous voyez en consultation un patient de 72 ans qui vous est adressé pour des épisodes de chute à répétition. Il vous présente l'IRM cérébrale suivante réalisée en externe (figure 31.4). Quels sont les signes cliniques classiques que peut présenter ce patient en rapport avec le diagnostic suspecté devant les données de l'imagerie ?

A une marche à petits pas
B des céphalées chroniques
C une démence de type frontale
D un signe de Babinski bilatéral
E une incontinence urinaire

QI 71

Parmi les propositions suivantes, quel(s) est (sont) l'(les) examen(s) complémentaire(s) recommandé(s) en première intention avant de porter le diagnostic de maladie d'Alzheimer ?

A IRM cérébrale
B tomographie par émission de positons (TEP) cérébrale
C ponction lombaire
D électroencéphalogramme
E dosage sanguin de la *Thyroid-Stimulating Hormone* (TSH)

QI 72

Parmi les propositions suivantes, quelles sont les caractéristiques sémiologiques d'un syndrome confusionnel ?

A il s'associe à une perplexité anxieuse
B il accompagne toujours un syndrome démentiel
C il apparaît de manière lentement progressive
D il est constant dans le temps
E il existe des troubles attentionnels

QI 73

Parmi les propositions suivantes, quelles sont les causes fréquentes de syndrome confusionnel chez un patient alcoolique chronique ?

A ivresse aiguë
B crise épileptique
C delirium tremens
D encéphalopathie hépatique
E encéphalopathie de Gayet-Wernicke

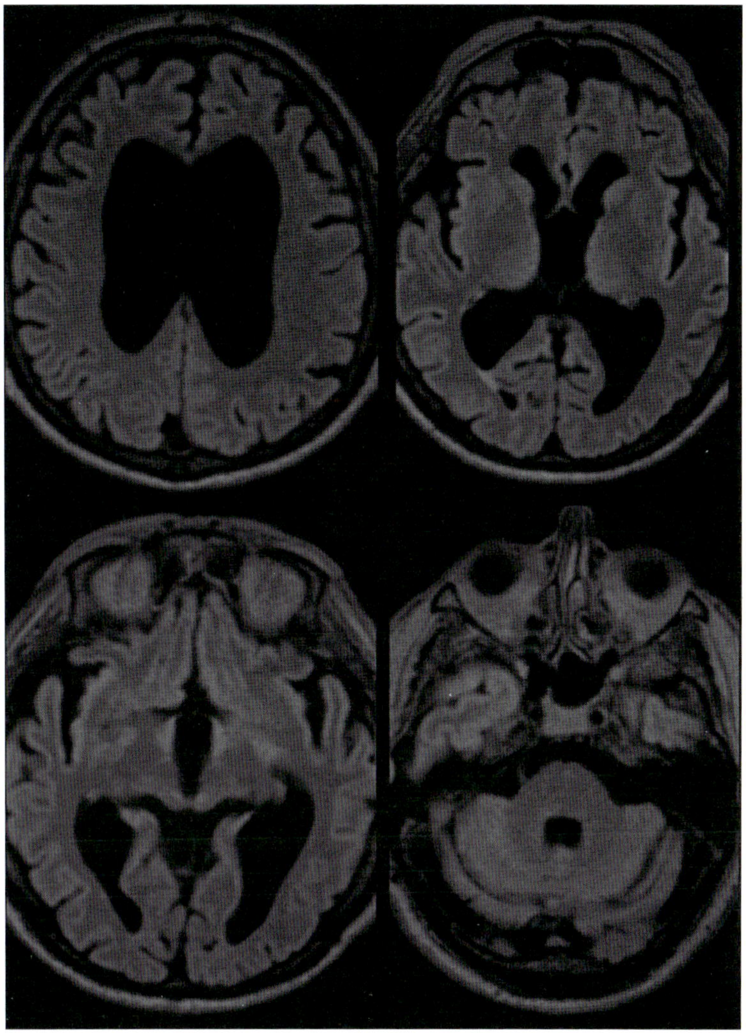

Fig. 31.4.
(Source : CEN, 2019.)

QI 74

Face à un tableau démentiel, quels arguments retenez-vous en faveur d'une origine vasculaire ?

A l'importance des troubles mnésiques antérogrades
B l'aggravation par à-coups successifs
C l'existence de troubles du comportement
D la présence d'une leucoaraïose importante à l'imagerie cérébrale
E la présence de céphalées associées

QI 75

Dans la liste suivante, quelle(s) est (sont) la (les) proposition(s) en faveur d'un diagnostic positif de maladie d'Alzheimer ?

A un score au MMSE inférieur aux normes en fonction de l'âge, du sexe et du niveau scolaire
B un dosage du peptide AB42 dans le LCS inférieur aux normes
C un dosage du peptide AB42 dans le LCS supérieur aux normes
D un dosage du peptide P-Tau dans le LCS inférieur aux normes
E une atrophie bihippocampique à l'IRM

QI 76

Dans la liste suivante, quelle(s) est (sont) la (les) proposition(s) exacte(s) concernant les syndromes démentiels dégénératifs ?

A les hallucinations visuelles sont précoces dans l'évolution d'une maladie d'Alzheimer
B les hallucinations visuelles sont parfois inaugurales d'une démence à corps de Lewy
C la raideur extrapyramidale est précoce dans l'évolution d'une démence à corps de Lewy
D la raideur extrapyramidale est tardive dans l'évolution d'une maladie d'Alzheimer
E l'épilepsie est une complication évolutive de la maladie d'Alzheimer

QI 77

Dans la maladie d'Alzheimer, quel(s) traitement(s) peu(ven)t être proposé(s) ?

A anticholinestérasique central
B antiglutamate
C inhibiteur de la recapture de la sérotonine
D agoniste dopaminergique
E statine

QI 78

Parmi les pathologies suivantes, quelle(s) est (sont) celle(s) susceptible(s) de provoquer une apraxie précoce ?

A démence parkinsonienne
B dégénérescence corticobasale
C paralysie supranucléaire progressive
D démence à corps de Lewy
E maladie d'Alzheimer

QI 79

Vous recevez en consultation un patient de 55 ans pour un tremblement évoluant progressivement depuis 10 mois. Il n'a aucun antécédent et ne prend pas de traitement. Parmi les caractéristiques suivantes, laquelle (lesquelles) est (sont) évocatrice(s) d'un tremblement extrapyramidal ?

A tremblement lent
B tremblement d'attitude
C tremblement calmé par le calcul mental
D tremblement de repos
E tremblement majoré par le sommeil

QI 80

Un patient de 72 ans consulte pour des chutes. Parmi les signes d'examen clinique suivants, quel(s) est (sont) celui (ceux) qui vous fait (font) suspecter une paralysie supranucléaire progressive ?

A dystonie d'un membre
B syndrome cérébelleux
C paralysie du regard
D troubles dysexécutifs
E hypotension orthostatique sévère

QI 81

Parmi les causes de méningites bactériennes suivantes, laquelle (lesquelles) est (sont) le plus souvent associée(s) à un liquide cérébrospinal clair ?

A méningocoque
B pneumocoque
C Listeria monocytogenes
D Haemophilus influenzae
E tuberculose

QI 82

Chez un patient présentant un tableau de méningite bactérienne, quel(s) élément(s) proposé(s) oriente(nt) vers une maladie de Lyme ?

A douleurs radiculaires des membres inférieurs
B paralysie faciale périphérique bilatérale
C bloc auriculoventriculaire
D insuffisance rénale
E éruption cutanée vésiculeuse en collerette

QI 83

Devant un tableau évocateur de méningite bactérienne de l'adulte à examen direct du liquide cérébrospinal négatif, en l'absence d'argument clinique pour une listériose, quelle(s) est (sont) la (les) prise(s) en charge thérapeutique(s) initiale(s) recommandée(s) ?

A amoxicilline seule
B dexaméthasone et amoxicilline
C céfotaxime seule
D dexaméthasone et céfotaxime
E ceftriaxone seule

QI 84

Parmi les situations suivantes, laquelle (lesquelles) indique(nt) la réalisation d'une imagerie cérébrale avant ponction lombaire dans le cadre d'une suspicion de méningite aiguë chez un patient de 30 ans ?

A crise épileptique focale avec conscience préservée somatomotrice
B score de Glasgow à 13
C vomissements intenses
D aphasie
E paralysie de l'adduction d'un œil

QI 85

Les méningiomes (une ou plusieurs propositions exactes) :

A sont des tumeurs cérébrales malignes
B peuvent se manifester par un syndrome d'hypertension intracrânienne
C peuvent se manifester par des crises d'épilepsie
D se développent aux dépens des cellules astrocytaires
E ne se développent jamais en sous-tentoriel

QI 86

Parmi les manifestations cliniques suivantes, lesquelles peuvent être rencontrées au cours d'une thrombose veineuse cérébrale ?

A céphalée ictale
B crise d'épilepsie focale
C vomissements en jet
D hémiplégie
E aphasie

QI 87

Parmi les explorations à visée étiologique suivantes, lesquelles peuvent être proposées devant une hémorragie intracérébrale ?

- **A** IRM encéphalique
- **B** artériographie des artères cérébrales
- **C** échographie transœsophagienne
- **D** holter-ECG
- **E** bilan de coagulation

QI 88

Parmi les stratégies thérapeutiques suivantes, lesquelles sont recommandées face à une hémorragie intracérébrale capsulothalamique chez un patient de 80 ans avec un Glasgow à 14 ?

- **A** admission en réanimation
- **B** abaissement de la tension artérielle systolique à moins de 140 mm Hg
- **C** administration d'une héparine de bas poids moléculaire à dose préventive dans les 24 premières heures
- **D** antagonisation d'un traitement anticoagulant
- **E** administration d'un traitement antiépileptique préventif

QI 89

Parmi les éléments cliniques suivants, lesquels sont évocateurs d'un infarctus sylvien superficiel antérieur gauche ?

- **A** hémianopsie latérale homonyme gauche
- **B** hémiplégie proportionnelle droite
- **C** aphasie de Broca
- **D** héminégligence sensitive gauche
- **E** déficit moteur à prédominance brachiofaciale droite

QI 90

Une patiente de 85 ans, droitière, hypertendue traitée, est amenée aux urgences pour trouble neurologique de début brutal. L'imagerie suivante est réalisée (figure 31.5). Sur cette imagerie, quel(s) est (sont) le (les) signe(s) compatible(s) avec cette atteinte ?

- **A** hémiplégie gauche
- **B** aphasie de Wernicke
- **C** apraxie idéomotrice gauche
- **D** diplopie horizontale binoculaire
- **E** hémianospie latérale homonyme gauche

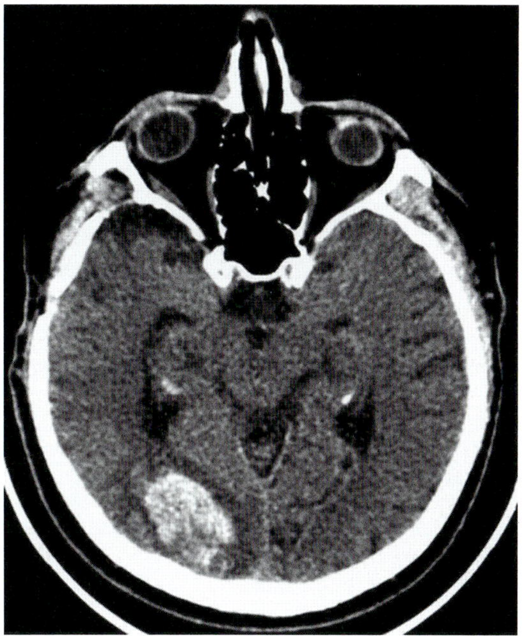

Fig. 31.5.
(Source : CEN, 2019.)

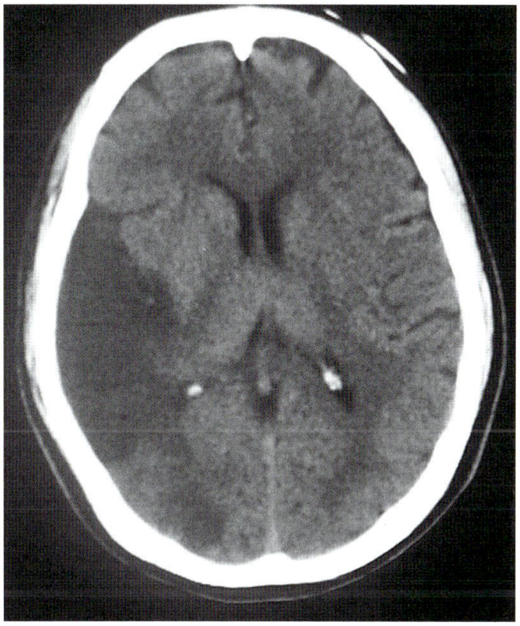

Fig. 31.6.
(Source : CEN, 2019.)

QI 91

Un patient de 65 ans, droitier est adressé pour un syndrome d'Anton-Babinski depuis 3 jours. Vous suspectez un infarctus cérébral et réalisez le scanner suivant (figure 31.6). Parmi les territoires artériels suivants, lequel est concerné ?

- **A** territoire profond de l'artère cérébrale moyenne droite
- **B** territoire superficiel de l'artère cérébrale moyenne droite
- **C** territoire total de l'artère cérébrale moyenne droite
- **D** territoire de l'artère cérébrale antérieure droite
- **E** territoire l'artère cérébrale postérieure droite

QI 92

Vous recevez une patiente de 62 ans, hypertendue et diabétique de type 2, pour vertiges intenses apparus

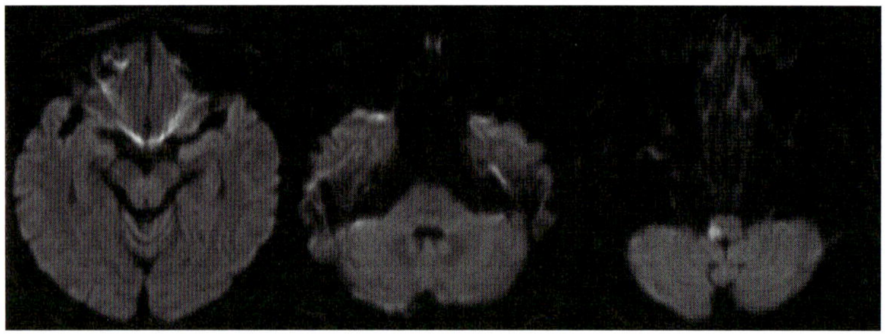

Fig. 31.7.
(Source : CEN, 2019.)

de manière soudaine 5 heures auparavant. Une IRM cérébrale en séquence de diffusion vous est présentée (figure 31.7). Les autres séquences sont normales. Parmi les signes neurologiques suivants, quels sont ceux que vous pouvez classiquement retrouver devant cette lésion ?

A hémiplégie gauche
B hypoesthésie faciale droite
C syndrome cérébelleux cinétique droit
D signe de Claude Bernard-Horner gauche
E hypoesthésie au froid hémicorporelle gauche respectant la face

QI 93

Une hémianopsie latérale homonyme droite peut résulter d'une lésion (une ou plusieurs propositions exactes) :

A du chiasma à droite
B des bandelettes optiques gauches
C de radiations optiques gauches
D du cortex occipital droit
E du thalamus gauche

QI 94

Parmi les mesures suivantes, laquelle (lesquelles) doi(ven)t être appliquée(s) à un patient admis à l'hôpital pour une hémiplégie brutale survenue 3 h 30 auparavant ?

A contact immédiat avec une unité de soins intensifs neurovasculaires
B un traitement de désobstruction artériel d'urgence doit être envisagé
C un traitement antiépileptique de prévention doit être prescrit
D le patient doit boire afin d'être parfaitement hydraté
E la glycémie doit être régulièrement contrôlée

QI 95

L'hémorragie sous-arachnoïdienne non traumatique est (une ou plusieurs propositions exactes) :

A plus fréquente chez l'homme que chez la femme
B une pathologie avec un taux de mortalité à 50 %
C associée à une dépendance chez un tiers des survivants
D consécutive à la rupture d'une malformation artérioveineuse dans la majorité des cas
E parfois associée à des complications cardiaques

QI 96

En cas de suspicion d'hémorragie sous-arachnoïdienne (HSA), si le scanner cérébral est normal (une ou plusieurs propositions exactes) :

A le diagnostic d'HSA est formellement éliminé
B une ponction lombaire normale réalisée dans les 6 heures qui suivent la céphalée aiguë ne permet pas d'éliminer une HSA
C une ponction lombaire normale 12 heures après le début de la céphalée permet d'éliminer le diagnostic d'HSA
D une ponction lombaire montera une pression d'ouverture du LCS normale en cas d'HSA
E le rapport érythrocytes/leucocytes sera superposable à celui du sang en cas d'HSA

QI 97

Parmi les propositions suivantes, citer les propositions exactes concernant la syncope.

A c'est une hypoperfusion cérébrale globale et brève
B c'est une hypoperfusion cérébrale focale et brève
C sa prévalence augmente après 40 ans
D sa prévalence augmente après 70 ans
E le diagnostic peut être fait dans 50 % des cas grâce à l'interrogatoire, l'examen clinique et l'électrocardiogramme

QI 98

Parmi les signes cliniques et les signes ECG suivants, lesquels justifient un avis cardiologique rapide lors d'une syncope ?

A perte de connaissance survenant en station debout dans une file d'attente
B perte de connaissance au cours d'un effort physique
C une histoire d'infarctus du myocarde chez un parent à l'âge de 75 ans
D la découverte d'une anomalie de conduction à l'ECG
E un intervalle QT long à l'ECG

QI 99

Parmi les propositions suivantes concernant la syncope vasovagale, lesquelles sont exactes ?

A elle est associée à une hyperactivité sympathique
B elle est associée à une hyperactivité parasympathique
C elle est associée à une chute tensionnelle et une tachycardie
D elle est associée à une chute tensionnelle et une bradycardie
E elle n'est pas précédée de prodromes

QI 100

Parmi les propositions suivantes concernant la syncope vasovagale, lesquelles sont exactes ?

A les prodromes sont typiquement des sueurs, des nausées, une vue brouillée
B les prodromes sont typiquement une vision double, un trouble de l'équilibre, des fourmillements d'un hémicorps, des vertiges
C en cas de survenue de malaise à répétition, il faut rester debout le plus longtemps possible pour lutter contre la perte de connaissance
D en cas de survenue de ce malaise à répétition il faut s'allonger les jambes surélevées
E elle est favorisée par la chaleur, les émotions vives, la station debout prolongée

QI 101

Parmi les syncopes suivantes, laquelle (lesquelles) est (sont) classée(s) comme appartenant au groupe des syncopes réflexes ?

A syncopes par bloc auriculoventriculaire
B syncopes vasovagales
C syncopes par effort de toux
D syncopes par hypotension orthostatique
E syncopes sinocarotidiennes

QI 102

Parmi les propositions suivantes concernant les caractéristiques des infarctus cérébraux lacunaires liés à la microangiopathie cérébrale, laquelle (lesquelles) est (sont) exacte(s) ?

A ce sont des infarctus de moins de 15 mm de diamètre
B ils sont secondaires à la lipohyalinose
C ils touchent le cortex cérébral
D leur facteur de risque principal est l'hypertension artérielle
E ils sont responsables fréquemment d'une aphasie de Broca

QI 103

Un déficit neurologique transitoire peut être causé par :

A un accident ischémique transitoire
B une aura migraineuse
C une hypoglycémie
D une hyponatrémie
E une malformation vasculaire cérébrale

QI 104

Un syndrome médullaire aigu peut être causé par :

A un accident vasculaire médullaire
B un neurinome
C un méningiome
D une myélite
E une épidurite infectieuse

QI 105

Parmi les causes de déficit neurologique récent suivantes, identifiez celle(s) nécessitant des mesures thérapeutiques immédiates :

A une myélopathie carentielle
B un hématome sous-dural aigu
C une encéphalopathie de Gayet-Wernicke
D une hémorragie cérébrale
E une méningo-encéphalite

QI 106

Dans les dysphonies par paralysie laryngée unilatérale la voix peut être :

A grave
B bitonale
C rauque
D soufflée
E voilée

QI 107

Les causes les plus fréquentes de dysphonies par paralysie laryngée sont :

A coarctation de l'aorte
B syndrome de Guillain-Barré
C sclérose latérale amyotrophique
D séquelle de chirurgie cervicale
E néoplasies thyroïdiennes

QI 108

Les nodules des cordes vocales :

A surviennent surtout chez les patients alcoolo-tabagiques
B peuvent dégénérer en lésions cancéreuses
C se caractérisent par des lésions blanchâtres symétriques
D se situent sur le tiers moyen des cordes vocales
E sont dus au papillomavirus

QI 109

En cas de laryngite aiguë l'examen clinique révèle :

A des cordes vocales œdématiées
B des cordes vocales hypertrophiques
C des cordes vocales blanches

D une paralysie le plus souvent unilatérale
E des dépôts purulents

QI 110

Les causes les plus fréquentes de dysphonies d'origine neurologique sont :
A maladie de Parkinson
B syndrome de Guillain-Barré
C sclérose latérale amyotrophique
D myasthénie
E atrophie multisystématisée

QI 111

Concernant le réflexe vestibulo-oculaire, quelle(s) est(sont) la(les) réponse(s) juste(s) ?
A il permet d'orienter le regard
B il permet de stabiliser la posture
C il permet de stabiliser le regard
D il est déclenché par une stimulation visuelle
E il est déclenché par une rotation de la tête

QI 112

Parmi ces éléments, quel(s) est (sont) celui (ceux) qui doivent évoquer un syndrome vestibulaire ?
A lipothymie
B vomissements en jet
C sensation de chute prolongée
D perte de connaissance
E ataxie accentuée à la fermeture des yeux

QI 113

Parmi ces éléments, quel(s) est (sont) celui (ceux) qui doit(vent) évoquer une origine vestibulaire lors d'une ataxie ?
A paresthésie
B dysarthrie
C déviation latéralisée à l'épreuve de Romberg
D vertiges
E déviation en arrière à la manœuvre des index

QI 114

Parmi ces diagnostics, quelles sont les étiologies principales à évoquer devant un syndrome vestibulaire aigu isolé, intense, durable et inaugural ?
A accident ischémique transitoire
B accident vasculaire ischémique constitué cérébelleux
C névrite vestibulaire
D maladie de Ménière
E schwannome vestibulaire

QI 115

Quelle est la durée habituelle de la crise vertigineuse d'un vertige paroxystique positionnel bénin ?
A moins de 30 secondes
B quelques minutes
C quelques heures
D 1 à 2 journées
E 3 à 4 semaines

QI 116

Parmi les propositions suivantes relatives à la mémoire, laquelle (lesquelles) est (sont) exacte(s) :
A la mémoire sémantique est la mémoire de nos évènements de vie
B la mémoire épisodique est la mémoire de notre savoir-faire
C la mémoire de travail permet à la fois le maintien temporaire d'une information et son traitement
D la mémoire de travail repose sur le cortex préfrontal dorsolatéral
E la mémoire épisodique repose sur le circuit de Papez

QI 117

Parmi les propositions suivantes relatives à l'évaluation de la mémoire, laquelle (lesquelles) est (sont) exacte(s) :
A la mémoire antérograde correspond aux informations anciennes, acquises avant le début des troubles
B l'incapacité à récupérer une information correctement apprise, malgré la présentation d'indices, relève d'un trouble de l'encodage
C l'incapacité à récupérer une information correctement apprise, malgré la présentation d'indices, relève d'un trouble du stockage
D un trouble de l'encodage renvoie à une dysfonction pariétale
E un trouble du stockage renvoie à une dysfonction temporale interne

QI 118

Un syndrome amnésique aigu peut se rencontrer dans l'une ou plusieurs des circonstances suivantes; laquelle ou lesquelles ?
A ictus amnésique
B crises épileptiques à point de départ temporal interne
C trouble psychogène
D encéphalite herpétique
E encéphalite limbique

QI 119

Une lésion pariétale gauche (chez le droitier) peut être associée avec un ou plusieurs des symptômes suivants; lequel ou lesquels ?
A apraxie idéomotrice
B agraphie
C acalculie
D indistinction entre la droite et la gauche
E syndrome d'Anton-Babinski

QI 120

Parmi les propositions suivantes relatives à l'héminégligence, laquelle (lesquelles) est (sont) exacte (s) :

- **A** correspond à une incapacité à répondre ou s'orienter vers les stimuli controlatéraux à une lésion
- **B** n'intéresse jamais l'espace corporel
- **C** est recherchée cliniquement par la mise en évidence du phénomène d'extinction
- **D** s'observe le plus souvent après lésion hémisphérique droite
- **E** peut être associée à une anosognosie de l'hémiplégie

QI 121

Parmi les propositions suivantes relatives à l'apraxie idéomotrice, laquelle (lesquelles) est (sont) exacte(s) :

- **A** trouble du geste qui se manifeste lors de l'utilisation d'objets réels
- **B** peut s'observer indépendamment d'une atteinte du langage
- **C** est généralement bilatérale
- **D** est évaluée par l'exécution de gestes symboliques ou mimant l'utilisation d'un objet (pantomimes)
- **E** est généralement associée à des lésions pariétales gauches chez le droitier

QI 122

Parmi les propositions suivantes relatives aux fonctions exécutives cognitives, laquelle (lesquelles) est (sont) exacte(s) :

- **A** désignent les aptitudes engagées dans la réalisation d'activités routinières
- **B** comprennent les capacités de planification, de jugement et de raisonnement
- **C** comprennent les capacités d'abstraction et de résistance aux interférences
- **D** comprennent les capacités visuo-spatiales
- **E** sont déficitaires dans les lésions frontales dorso-latérales

QI 123

Parmi les propositions suivantes, lesquelles sont vraies ?

- **A** les infarctus cérébraux représentent 80 % des AVC
- **B** deux tiers des patients victimes d'AVC sont des hommes
- **C** deux tiers des patients victimes d'AVC conservent des séquelles physiques
- **D** les AVC représentent la première cause de démence
- **E** les AVC représentent la première cause de mortalité chez les femmes en France

QI 124

Quels sont les facteurs de risque d'AVC parmi les éléments suivants ?

- **A** hypertension artérielle
- **B** diabète insipide
- **C** hyper-HDLémie
- **D** obésité
- **E** consommation d'un verre de vin par jour

QI 125

Quelle recommandation donnez-vous à un patient à risque d'AVC sur l'attitude nécessaire devant la survenue de symptômes évocateurs ?

- **A** appel du médecin généraliste
- **B** appel du 15
- **C** attente 30 minutes avant appel
- **D** attente en position semi-couchée
- **E** appel du 112

QI 126

Parmi les éléments suivants, lesquels font évoquer en première intention une hémorragie cérébrale devant un déficit neurologique focal ?

- **A** épidémiologie
- **B** cervicalgies
- **C** déficit neurologique sévère
- **D** manifestations transitoires
- **E** aucune des propositions suivantes

QI 127

Devant un déficit neurologique focal d'apparition brutale le transport, doit être effectué :

- **A** par le SAMU
- **B** en décubitus dorsal strict
- **C** avec une perfusion de glucosé
- **D** vers le centre de thrombectomie le plus proche
- **E** sans délai

QI 128

Quelles évaluations menez-vous à la phase aiguë d'une suspicion d'AVC ?

- **A** évaluation de la sévérité du déficit neurologique par l'EDSS
- **B** score de Glasgow
- **C** prise de tension artérielle aux deux bras
- **D** prise de température
- **E** glycémie

QI 129

Dans un contexte d'infarctus cérébral, quels traitements doivent être discutés durant la phase aiguë ?

- **A** thrombolyse intraveineuse
- **B** corticoïdes intraveineux
- **C** revascularisation mécanique
- **D** thrombectomie chirurgicale
- **E** antiagrégant en bolus

QI 130

Quelles sont les trois principales causes d'infarctus cérébral parmi les suivantes :

A microangiopathie hypertensive
B athérosclérose
C dissection des troncs supra-aortiques
D fibrillation atriale
E foramen ovale perméable

QROC 1

Un patient de 54 ans, éthylique chronique, présente une hémiparésie gauche installée sur 15 jours et des céphalées. Le patient est apyrétique et l'examen général est normal. Le scanner cérébral montre une hypodensité frontale droite avec effet de masse et prenant le contraste en périphérie de façon annulaire. Quel diagnostic nécessitant une prise en charge thérapeutique immédiate évoquez-vous ? (2 mots)

Réponses

QI 1

Vrai : A, B, D

QI 2

Vrai : B, C, D

QI 3

Vrai : B

QI 4

Vrai : B, E

QI 5

Vrai : A, D

QI 6

Vrai : A, B, C, E

QI 7

Vrai : A, D, E

QI 8

Vrai : B, C, D, E

QI 9

Vrai : B

QI 10

Vrai : A, B

QI 11

Vrai : C

QI 12

Vrai : A, C

QI 13

Vrai : B, C

QI 14

Vrai : A, D, E

QI 15

Vrai : C, E

QI 16

Vrai : C, D

QI 17

Vrai : A, B, C, D

QI 18

Vrai : B, C, D

QI 19

Vrai : A, D, E

QI 20

Vrai : A, C

QI 21

Vrai : A, B, D, E

QI 22

Vrai : A, C, D, E

QI 23

Vrai : A, B, E

QI 24
Vrai : A, B, D

QI 25
Vrai : A, C, D

QI 26
Vrai : B, D

QI 27
Vrai : A, C, E

QI 28
Vrai : D

QI 29
Vrai : A, D

QI 30
Vrai : A

QI 31
Vrai : C, D, E

QI 32
Vrai : B, E

QI 33
Vrai : A, C, D

QI 34
Vrai : A, B, D

QI 35
Vrai : B, C, D

QI 36
Vrai : B, C, D

QI 37
Vrai : B, C, D, E

QI 38
Vrai : C, D, E

QI 39
Vrai : A, B

QI 40
Vrai : C, D

QI 41
Vrai : A, C, E

QI 42
Vrai : B, C, D

QI 43
Vrai : B, D, E

QI 44
Vrai : B, D

QI 45
Vrai : A, D, E

QI 46
Vrai : B, C, D

QI 47
Vrai : B, C, D, E

QI 48
Vrai : A, D

QI 49
Vrai : C, E

QI 50
Vrai : A, C, D

QI 51
Vrai : A, C, D

QI 52
Vrai : A, C, D, E

QI 53
Vrai : B, E

QI 54
Vrai : D

QI 55
Vrai : A, B

QI 56
Vrai : B, C, E

QI 57
Vrai : A, B

QI 58
Vrai : C, D, E

QI 59
Vrai : A, B, C, D

QI 60
Vrai : A, B, C, D, E

QI 61
Vrai : D

QI 62
Vrai : D

QI 63
Vrai : A, C, D, E

QI 64
Vrai : A, C

QI 65
Vrai : A, B, D, E

QI 66
Vrai : E

QI 67
Vrai : A, D, E

QI 68
Vrai : C, E

QI 69
Vrai : B, E

QI 70
Vrai : A, C, E

QI 71
Vrai : A, E

QI 72
Vrai : A, E

QI 73
Vrai : A, B, C, D, E

QI 74
Vrai : B, D

QI 75
Vrai : B, E

QI 76
Vrai : B, C, D, E

QI 77
Vrai : A, B

QI 78
Vrai : B, E

QI 79
Vrai : A, D

QI 80
Vrai : A, C, E

QI 81
Vrai : C, E

QI 82
Vrai : A, B, C

QI 83
Vrai : D

QI 84
Vrai : A, D, E

QI 85
Vrai : B, C, D

QI 86
Vrai : A, B, C, D, E

QI 87
Vrai : A, B, E

QI 88
Vrai : B, D

QI 89
Vrai : C, E

QI 90
Vrai : E

QI 91
Vrai : B

QI 92
Vrai : B, C, E

QI 93
Vrai : B, C

QI 94
Vrai : A, B, E

QI 95
Vrai : B, C, E

QI 96
Vrai : B, C

QI 97
Vrai : A, D, E

QI 98
Vrai : B, D, E

QI 99
Vrai : B, D

QI 100
Vrai : A, D, E

QI 101
Vrai : B, C, E

QI 102
Vrai : A, B, D

QI 103
Vrai : A, B, C, E

QI 104
Vrain : A, D, E

QI 105
Réponses : B, C, D, E

QI 106
Vrai : B, D

QI 107
Vrai : D, E

QI 108
Vrai : C, D

QI 109
Vrai : A, E

QI 110
Vrai : A, D, E

QI 111
Vrai : C, E

Le réflexe vestibulo-oculaire permet de stabiliser le regard lors des rotations de la tête. Les saccades sont les mouvements d'orientation du regard. Le réflexe vestibulo-oculaire ne participe pas à la stabilisation posturale. Il n'est pas déclenché par une stimulation visuelle.

QI 112
Vrai : C, E

Un syndrome vestibulaire est constitué de la triade : vertiges (sensation de chute prolongée), ataxie sensorielle et nystagmus. Les vomissements sont fréquents mais pas en jet. La lipothymie et la perte de connaissance ne sont pas des vertiges.

QI 113
Vrai : C, D

L'ataxie vestibulaire est une ataxie sensorielle, latéralisée lors d'une atteinte unilatérale. Elle s'accompagne de vertiges et d'un nystagmus. Les paresthésies accompagnent l'ataxie par déficit de la sensibilité profonde et la dysarthrie accompagne l'ataxie cérébelleuse.

QI 114
Vrai : B, C

QI 115
Vrai : A

Il s'agit d'un vertige bref de moins de 30 secondes. La crise de VPPB se répète durant une période de 3 semaines à un mois le plus souvent.

QI 116
Vrai : C, D, E

QI 117
Vrai : C, E

QI 118
Vrai : A, B, C, D, E

QI 119
Vrai : A, B, C, D

QI 120
Vrai : A, C, D, E

QI 121
Vrai : B, C, D, E

QI 122
Vrai : B, C, E

QI 123
Vrai : A, C, E

QI 124
Vrai : A, D

QI 125
Vrai : B, D, E

QI 126
Vrai : E

QI 127
Vrai : E

QI 128
Vrai : C, D, E

QI 129
Vrai : A, C, E

QI 130
Vrai : A, B, D

QROC 1
Réponse : abcès cérébral

Index

H

I

L

M

N

T

V

W

Z

Elsevier Masson S.A.S
65, rue Camille-Desmoulins
92442 Issy-les-Moulineaux Cedex
Dépôt légal : décembre 2021

Composition : STRAIVE

Imprimé en Espagne par EGEDSA